心血管危急重症诊疗学

主 编 李 伟 司晓云 吴立荣 罗振华

科 学 出 版 社

北 京

内 容 简 介

本书共 26 章,详细介绍了常见心血管危急重症相关临床症状,心脏危急重症的血流动力学变化,心脏危急重症的水、电解质、酸碱、代谢紊乱,心脏危急重症的心脏标志物,心肺复苏,心力衰竭,心源性休克,胸痛相关性疾病,高血压急症,致命性心律失常危急重症处理,先天性心脏病危急重症的临床诊治,肺动脉高压,心血管疾病合并多系统疾病处理,心血管介入治疗相关并发症,心血管危急重症辅助设备的应用,心血管危急重症辅助检查的应用,心血管急症相关穿刺技术等。本书内容全面新颖、语言简练,紧密结合临床,突出心血管疾病的"危、急、重",具有较强的临床实用性。

本书适合内科医师、重症医学科医师、急诊科医师,特别是心血管内科医师阅读参考。

图书在版编目(CIP)数据

心血管危急重症诊疗学 / 李伟等主编 . —北京:科学出版社,2021.6
ISBN 978-7-03-066520-1

Ⅰ . ①心… Ⅱ . ①李… Ⅲ . ①心脏血管疾病－急性病－诊疗 ②心脏血管疾病－险症－诊疗 Ⅳ . ① R540.597

中国版本图书馆 CIP 数据核字(2020)第 204548 号

责任编辑:路 弘 / 责任校对:张 娟
责任印制:李 彤 / 封面设计:龙 岩

科 学 出 版 社 出版
北京东黄城根北街 16 号
邮政编码:100717
http://www.sciencep.com

北京建宏印刷有限公司 印刷
科学出版社发行 各地新华书店经销

*

2021 年 6 月第 一 版 开本:889×1194 1/16
2023 年 5 月第二次印刷 印张:21 3/4
字数:450 000

定价:150.00 元
(如有印装质量问题,我社负责调换)

本书获如下项目资助

国家自然科学基金项目：81960047

贵州省急性心肌梗死救治与康复研究科技创新人才团队项目

贵州省科技计划项目：［2018］5608、［2019］2800、［2019］1260

贵州省科技支撑项目：黔科合支撑［2020］4Y231

贵阳市急性心肌梗死区域协调救治平台建设项目

贵阳市科技计划项目：GY2017-34；［2019］9-1-34

编 者 名 单

主　　编　李　伟　司晓云　吴立荣　罗振华
副 主 编　韦　波　梁金锋　沈　正　谢登海　吴代琴
编　　委　（按姓氏汉语拼音排序）

陈　慧	铜仁市人民医院	刘兴德	贵州中医药大学
陈炳秀	贵州医科大学附属医院	刘武鹏	贵州医科大学附属医院
陈国军	南方医科大学南方医院	龙拥军	中国贵航集团302医院
陈奕蓉	贵州医科大学附属医院	鲁玉明	贵阳市第一人民医院
陈章荣	大理大学第一附属医院	罗振华	贵州省人民医院
谌晶晶	贵州医科大学附属医院	梅　丽	六盘水市人民医院
董　琦	贵州医科大学附属医院	牛　力	贵州医科大学附属医院
方唯一	上海交通大学附属胸科医院	潘家义	贵州医科大学附属医院
何凌宇	贵州医科大学附属医院	沈　正	贵州医科大学附属医院
胡　欢	贵州医科大学附属医院	石　建	黔南州人民医院
胡　慧	六盘水市人民医院	石林艳	贵州医科大学附属医院
胡选义	贵州医科大学附属医院	司晓云	贵州医科大学附属医院
黄　平	中国贵航集团302医院	涂　琳	贵阳市第一人民医院
姜黔峰	遵义市第一人民医院	王朝富	兴义市人民医院
金　鹏	毕节市第一人民医院	王学胜	铜仁市人民医院
金　萍	毕节市第一人民医院	韦　波	贵州医科大学附属医院
李　兵	贵州大学医学院	文松海	黔东南州人民医院
李　屏	贵州医科大学附属医院	吴代琴	贵州医科大学附属医院
李　伟	贵州医科大学附属医院	吴立荣	贵州医科大学附属医院
李俊飞	贵州医科大学附属医院	吴延庆	南昌大学第二附属医院
李梦莎	贵州省职工医院	夏碧桦	贵州医科大学第二附属医院
李勇兵	盘州市人民医院	谢登海	贵州医科大学附属医院
梁　婷	贵州医科大学附属医院	徐　磊	安顺市人民医院
梁贵友	贵州医科大学附属医院	徐　敏	遵义市第一人民医院
梁金峰	贵州医科大学附属医院	许　滔	贵州中医药大学第二附属医院
廖付军	贵州医科大学附属医院	阳　艳	贵州医科大学第三附属医院
刘全义	兴义市人民医院	杨丽霞	中国人民解放军联勤保障部队第九二〇医院

杨思远　贵州医科大学附属医院　　张洪哲　贵州医科大学第三附属医院

于　琦　贵阳市第一人民医院　　　张开萍　中国贵航集团302医院

袁正强　遵义市第一人民医院　　　张羽松　铜仁市人民医院

曾安宁　黔南州人民医院　　　　　钟林涛　珠海市人民医院

张　泉　黔西南州人民医院　　　　周　纬　贵州医科大学附属医院

张　腾　贵州医科大学第二附属医院　朱舜明　陕西省人民医院

张国宁　清镇市第一人民医院　　　邹　杨　贵州医科大学附属医院

序

  心血管系统疾病作为内科疾病中的一个重要分支，长期以来内科系统医师处理时对之慎之又慎，即使是心内科专科医师也需要有扎实的临床功底处理起来才能游刃有余，这其中原因之一在于其病情特点，即：危、急、重。一方面源于心血管系统为人体的动力系统，时时刻刻将血液泵入、泵出，维持机体的血液循环；人体所有功能都建立在这个动力系统之上，一旦动力不稳定，其他器官随之受到影响，尤其是脑、肾等重要脏器。另一方面源于心血管系统除了具有实质性器官的一般特点外，还有很重要的电生理特性，这使得很多医师在处理此类疾病时尤为棘手，尤其是快速性心律失常。因此，有必要以此专列系统进行分析、归纳、整理。

  心血管系统疾病诊治理念、治疗技术及手术器械的变化日新月异，需要我们时刻关注学科领域的前沿进展。现在的心血管系统疾病的救治呈现出协同化、联盟化、网络化、中心化等整体化趋势。如冠心病的救治以胸痛中心建设为核心，实现了院间协同、地区协同、区域协同，同时实行了网络一体化的上报、监测、分析、指导等整体流程。心房颤动的诊治从过去的各自独立转向了心房颤动联盟的建立；心力衰竭方面有了心力衰竭联盟的建立；高血压方面有了高血压中心、高血压达标中心的建立。目前，此方面的书尚不多见。

  基于以上两方面原因，我们有必要以心血管系统危急重症为主题，结合目前最新前沿进展，诊治模式的新变化进行系统整理、分析，归纳成册，以便于各级医师进行学习，促进同行之间的学术交流。

  李伟教授是贵州医科大学附属医院大内科主任、心内科主任、教授、主任医师、医学博士、博士生导师，中国胸痛中心联盟副主席、中华医学会第七届心电生理和起搏分会委员会委员、中华医学会心血管病学分会肺血管学组委员、中国医药教育协会胸痛专业委员会常务委员、中国医师协会心血管内科医师分会双心医学专业委员会委员、中国医师协会第一届胸痛专业委员会委员、中国医师协会第一届心脏重症专业委员会委员、中国医师协会第五届心血管内科医师分会委员会委员，贵州省胸痛中心联盟联合主席、贵州省房颤中心联盟副主席、贵州省医学会心电与起搏学分会第五届委员会副主任委员及贵州省康复医学会心血管专委会常务委员兼秘书。他长期从事心血管危急重症的诊疗与研究工作，在此方面深有造诣。为此，他组织了长期活跃在临床一线的60多位心血管病专家、同道一起来完成此项工作。除此之外，他还邀请了该领域的同行专家对所编写的内容进行评阅、审议、斧正，以确保内容的实用性、前沿性和规范性。故为此序，期待佳作早日出版，以飨读者。

签名

2021年5月

前　言

　　心血管危急重症是临床常见危重症之一，具有发病急、病情重、变化快、死亡率及致残率高等特点。近年来医学进展及治疗方式的革新为之赋予了新的内容与含义。加强对此类疾病的认识，提高对此类疾病的诊治水平具有重要的临床意义。然而心血管危急重症涉及心脏血流动力学变化、多种病理生理变化、不同疾病的不同状态、新的医疗器械及受其他系统疾病的相互影响等，因此它不是单一疾病的概念，而是涉及心血管系统疾病的方方面面，需要将其进行归纳、总结、分析、提炼，这是一项系统而复杂的工程。若能组建一个团队，结合最新研究进展、最新诊治理念及最新技术方法，将心血管系统相关危急重症知识进行梳理，系统分析，按一定的体例、章节编撰成文，必将大大促进临床工作者对这一领域知识的认知，有利于促进同行之间的学习与交流，为此我们组织了长期从事临床一线相关专业的学者编写了本书。

　　本书共分26章，详述了常见心血管危急重症相关临床症状，心脏危急重症的血流动力学变化，心脏危急重症的水、电解质、酸碱、代谢紊乱，心脏危急重症的心脏标志物，心肺复苏，心力衰竭，心源性休克，胸痛相关性疾病，高血压急症，致命性心律失常危急重症处理，先天性心脏病危急重症的临床诊治，肺动脉高压，心血管疾病合并多系统疾病处理，心血管介入治疗相关并发症，心血管危急重症辅助设备的应用，心血管危急重症辅助检查的应用，心血管急症相关穿刺技术等。内容全面新颖，结合目前最新指南和进展，尤其对临床工作者一些棘手的问题做了深入探讨与阐述，对临床工作者有一定的参考、指导作用。

　　本书的编写得到了贵州省心血管界同仁的大力支持，并得到了省内外心血管专家的指导与点评，在此一并表示感谢。衷心感谢葛均波院士为本书作序。

　　金无足赤，本书在编写过程中还存在很多不足，欢迎各位同仁批评指正。

李　伟

2021年6月

目　　录

第1章　常见心血管危急重症相关临床症状 …………… 1

第一节　胸痛 ……………………………………… 1

第二节　呼吸困难 ………………………………… 2

第三节　心悸 ……………………………………… 4

第四节　晕厥 ……………………………………… 6

第五节　咯血 ……………………………………… 8

第六节　水肿 ……………………………………… 9

第七节　发绀 ……………………………………… 11

第八节　腹痛 ……………………………………… 12

第2章　心脏危急重症的血流动力学变化 ………… 15

第一节　急性心肌梗死的血流动力学 ………… 15

第二节　心源性休克的血流动力学 …………… 21

第三节　其他心脏疾病的血流动力学表现 …… 25

第3章　心脏危急重症的水、电解质、酸碱、

代谢紊乱 ……………………………… 28

第一节　水、电解质代谢紊乱 ………………… 28

第二节　酸碱平衡紊乱 ………………………… 34

第4章　心脏危急重症的心脏标志物 ……………… 41

第一节　心肌损伤标志物 ……………………… 41

第二节　神经内分泌相关标志物 ……………… 42

第三节　心血管炎症指标 ……………………… 42

第5章　心肺复苏 …………………………………… 44

第一节　基础生命支持 ………………………… 44

第二节　高级生命支持 ………………………… 46

第三节　长程生命支持 ………………………… 48

第四节　调度员指导的心肺复苏 ……………… 50

第五节　心肺脑复苏及高级心脏生命支持

培训与认证 ……………………… 51

第6章　心力衰竭 …………………………………… 53

第一节　心力衰竭的基本概念 ………………… 53

第二节　心力衰竭的现代治疗 ………………… 57

第三节　心力衰竭治疗新进展 ………………… 70

第7章　心源性休克 ………………………………… 73

第一节　病因及发病机制 ……………………… 73

第二节　心源性休克的诊断 …………………… 75

第三节　心源性休克的治疗 …………………… 78

第8章　胸痛相关性疾病 …………………………… 83

第一节　急性ST段抬高心肌梗死 …………… 83

第二节　不稳定型心绞痛和非ST段抬高

心肌梗死 ……………………………… 92

第三节　重症心肌炎 …………………………… 97

第四节　肺动脉栓塞 …………………………… 102

第五节　主动脉疾病 …………………………… 107

第六节　心包疾病 ……………………………… 115

第七节　其他心源性相关性疾病 ……………… 121

第9章　高血压急症 ………………………………… 128

第一节　普通人群高血压急症 ………………… 128

第二节　特殊人群高血压急症 ………………… 132

第三节　难治性高血压的评估及治疗 ………… 133

第10章　致命性心律失常危急重症处理 ………… 135

第一节　心律失常紧急处理研究进展 ………… 135

第二节　致命性心律失常紧急处理 …………… 144

第11章　先天性心脏病危急重症的临床诊治 …… 150

第12章　肺动脉高压 ……………………………… 160

第一节　肺动脉高压的病因及分类 …………… 160

第二节　肺动脉高压的诊断 …………………… 166

第三节　肺动脉高压的治疗 …………………… 171

第13章　心血管系统合并多系统疾病处理 ……… 184

第一节　急性冠脉综合征合并消化道出血 …… 184

第二节　心源性脑卒中 ………………………… 188

第三节　心血管危重症合并酸中毒 …………… 193

第四节　急性冠脉综合征合并肾功能不全 …… 196

第五节　急性冠脉综合征合并血液系统疾病 … 201

第六节　心血管危急重症合并妊娠 …………… 209

第14章　心血管介入相关并发症 ………………… 212

第一节　冠状动脉介入并发症处理及预防 …… 212

第二节　电生理介入并发症处理及预防 ……… 223

第三节　结构性心脏病介入治疗相关并发症的

处理及预防 …………………… 228

第15章　心血管危急重症辅助设备的应用 ……… 239

第一节　血管内超声与光学相干断层成像在

危急重症患者中的应用 …………… 239

第二节　血流储备分数在危急重症患者中的

应用 ………………………………… 241

第三节　主动脉内球囊反搏与体外膜氧合在

危急重症患者中的应用 …………… 242

第四节　除颤仪在危急重症患者中的应用 …… 245

第五节　呼吸机在危急重症患者中的应用 …… 249

第六节 临时起搏器在危急重症患者中的应用 …… 250
第16章 心血管危急重症辅助检查的应用 ………… 254
　　第一节 影像学检查在心血管危急重症中的
　　　　　 作用 …………………………………… 254
　　第二节 超声在心血管危急重症中的应用 …… 258
第17章 心血管急症相关穿刺技术 ………………… 268
　　第一节 深静脉穿刺技术 …………………… 268
　　第二节 心包穿刺技术 ……………………… 270
　　第三节 胸腔穿刺技术 ……………………… 271
第18章 心血管危急重症的外科治疗 ……………… 273
　　第一节 急性冠脉综合征的外科治疗 ……… 273
　　第二节 重症心脏瓣膜病的外科治疗 ……… 279
　　第三节 主动脉夹层的外科治疗 …………… 281
第19章 胸痛中心在危急重症中的作用 …………… 284
　　第一节 胸痛中心建设的现状与展望 ……… 284
　　第二节 基层胸痛中心在危急重症的作用 … 285
　　第三节 标准版胸痛中心在危急重症的作用 … 286
第20章 重症监护中心在危急重症中的作用 ……… 288
　　第一节 血管活性药物的应用 ……………… 288
　　第二节 重症监护中心电监护设备的应用 … 290
　　第三节 重症监护中血流动力学的监测 …… 291
第21章 心血管危急重症患者的预防 ……………… 294
　　第一节 心血管疾病的三级预防 …………… 294
　　第二节 心血管病危险因素及防治 ………… 298

第22章 中医药在心血管危急重症中的应用 ……… 302
　　第一节 概述 ………………………………… 302
　　第二节 中医药在心力衰竭诊治中的应用 … 302
　　第三节 中医药在冠心病诊治中的应用 …… 304
　　第四节 中医药在心律失常诊治中的应用 … 306
第23章 心血管危急重症患者的转运 ……………… 310
　　第一节 院内转运 …………………………… 310
　　第二节 院间转运 …………………………… 313
第24章 心血管危急重症患者的营养与
　　　　 代谢支持 ……………………………… 318
　　第一节 概述 ………………………………… 318
　　第二节 心血管危急重症患者营养支持方法 … 318
　　第三节 心血管危急重症患者特殊并发症
　　　　　 监测 ………………………………… 319
第25章 心血管危急重症患者的康复 ……………… 321
　　第一节 慢性心力衰竭患者的运动康复进展 … 321
　　第二节 慢性心力衰竭患者的康复治疗 …… 323
第26章 急危重症患者的护理 ……………………… 327
　　第一节 急性心肌梗死的急救护理 ………… 327
　　第二节 高血压危象的急救护理 …………… 328
　　第三节 主动脉夹层患者的急救护理 ……… 329
　　第四节 终末期心力衰竭患者的护理 ……… 331
　　第五节 COVID-19期间心血管急危重症患者的
　　　　　 护理策略 …………………………… 333

第1章

常见心血管危急重症相关临床症状

第一节 胸 痛

一、概述

胸痛（chest pain）是临床常见症状，主要由胸部疾病所致，少数由其他疾病引起。胸痛的程度因个体疼痛阈值的差异而不同，与疾病病情轻重程度不完全一致。内科医师必须熟练掌握胸痛的鉴别诊断，既不能忽略患者任何急性心脏病发生的可能性，也不要错误地诊断和推断心脏疾病，因为这种误诊可能会导致一些患者成为"医源性心脏残疾"。

引起胸痛的原因主要为胸部疾病。常见的病因如下。

1.心血管疾病 冠状动脉粥样硬化性心脏病（心绞痛、心肌梗死）、肥厚型心肌病、主动脉狭窄、急性心包炎、胸主动脉夹层动脉瘤、肺梗死、肺动脉高压、二尖瓣脱垂等。

2.胸壁疾病 急性皮炎、皮下蜂窝织炎、带状疱疹、肋间神经炎、肋软骨炎、流行性肌炎、肋骨骨折、多发性骨髓瘤、急性白血病、食管裂孔疝、膈下脓肿、肝脓肿、脾梗死以及神经症、女性微血管功能障碍、气体卡压综合征等。

3.呼吸系统疾病 胸膜炎、胸膜肿瘤、自发性气胸、血胸、支气管炎、肺部肿瘤、肺动脉高压等。

4.纵隔疾病 纵隔炎、纵隔气肿、纵隔肿瘤等。

5.其他 过度通气综合征、痛风、食管炎、食管癌。痛觉冲动可直接激发脊髓体表感觉神经元，引起相应体表区域的痛感。如心绞痛时除了出现心前区、胸骨后疼痛外，还可放射至左肩、左臂内侧或左颈、左侧面颊部。

二、发生机制

各种化学、物理因素及刺激因子均可刺激胸部的感觉神经纤维产生痛觉冲动，并传至大脑皮质的痛觉中枢引起胸痛。胸部感觉神经纤维有：①肋间神经感觉纤维；②支配主动脉的交感神经纤维；③支配气管与支气管的迷走神经纤维；④膈神经的感觉纤维。另外，除患病器官导致的局部疼痛外，还可见远离该器官某部位体表或深部组织疼痛，称放射痛（radiating pain）或牵涉痛。其原因是内脏病变与相应区域体表的传入神经进入脊髓同

一节段并在后角发生联系，故来自内脏的痛觉冲动直接激发脊髓体表神经元，引起相应体表区域的痛感。

三、临床表现

1.发病年龄 青壮年胸痛多考虑结核性胸膜炎、自发性气胸、心肌炎、心肌病、风湿性心脏瓣膜病，40岁以上患者则须注意心绞痛、心肌梗死和支气管肺癌。

2.胸痛部位 大部分疾病引起的胸痛常有一定部位特征。例如胸壁疾病所致的胸痛常固定在病变部位，且局部有压痛，若为胸壁皮肤的炎症性病变，局部可有红、肿、热、痛表现；带状疱疹所致的胸痛，可见成簇的水疱沿一侧肋间神经分布伴剧痛，且疱疹不超过体表中线；肋软骨炎引起的胸痛，常在第1、2肋软骨处见单个或多个隆起，局部有压痛但无红肿表现；心绞痛及心肌梗死的疼痛多在胸骨后方和心前区或剑突下，可向左肩和左臂内侧放射，甚至达环指与小指，也可放射至左颈或左侧面颊部，误认为牙痛；夹层动脉瘤引起疼痛多位于胸背部，向下放射至下腹、腰部、两侧腹股沟和下肢；胸膜炎引起的疼痛多在胸侧部；食管及纵隔病变引起的胸痛多在胸骨后；肝胆疾病及膈下脓肿引起的胸痛多在右下胸，侵犯膈肌中心部时疼痛放射至右肩部；肺尖部肺癌（肺上沟癌、Pancoast癌）引起的疼痛多以肩部、腋下部位为主，向上肢内侧放射。

3.胸痛性质 胸痛的程度可呈剧烈、轻微和隐痛。胸痛的性质多种多样。例如带状疱疹呈刀割样或灼热样剧痛；食管炎多呈烧灼痛；肋间神经痛为阵发性灼痛或刺痛；气胸在发病初期有撕裂样疼痛；胸膜炎常呈隐痛、钝痛和刺痛；夹层动脉瘤常呈突然发生的胸背部撕裂样剧痛或锥痛；肺栓塞或肺梗死亦可突然出现胸部剧痛或绞痛，常伴呼吸困难与发绀；心绞痛呈压榨样痛并有重压窒息感；心肌梗死则疼痛更为剧烈并有恐惧、濒死感。

典型心绞痛的临床特点是疼痛为阵发性、钝性、压榨样、压迫感，位于胸骨下，可放射至心前区、上臂、颈部和下颌。许多心绞痛患者并没有胸痛的感觉，而仅出现颈部、上臂或下颌的不适症状。心绞痛患者疼痛部位有个体差异，而同一患者再次发作心绞痛时，其疼痛部位基本固定。所以，如果患者疼痛在不同时间发作部

位不同，这种胸痛就可能不是由心绞痛引起的。胆道或食管系统起源的疼痛可能位于胸骨下，而心包炎的疼痛可能位于心前区。心绞痛患者将他们的疼痛形容为紧缩感、压迫感或沉重感，很少形容为烧灼感。烧灼样胸痛相对少见，它提示反流性食管炎的可能，是冠心病最常见的类似症状。心绞痛很少被形容为刀割样、针刺样或持续性的。虽然有些患者把疼痛描述为针刺样，而他们通常是指程度上剧烈，而不是性质上呈针刺样。心绞痛多于劳累后加重，休息或口服硝酸甘油后缓解。肺动脉高压合并冠心病患者经历的胸痛可能源于肺动脉高压、冠心病或二者兼有。

4.疼痛持续时间　平滑肌痉挛或血管狭窄缺血所致的疼痛为阵发性，炎症、肿瘤、栓塞或梗死所致的疼痛呈持续性。如心绞痛发作时间短暂（持续数分钟），而心肌梗死疼痛持续时间很长（数小时或更长）且不易缓解。

5.影响疼痛的因素　主要指疼痛发生的诱因、加重与缓解的因素。心绞痛通常发生在身体劳累时、有精神压力或者性生活、受凉时，进食时偶尔也会诱发。变异型心绞痛可于休息时出现。由肺动脉高压引起的胸痛也可由劳累诱发。反流性食管炎引起的胸痛常在暴食和卧位时出现，常使患者在夜间痛醒。食管痉挛引起的胸痛在吞食一些食物后会出现，如冷饮或刺激胃酸分泌的食物，饮酒后出现的胸痛需考虑食管痉挛的可能。在慢跑等运动时出现的胸痛不一定是心绞痛，有可能是食管反流病引起的，通常可被抑酸药缓解。胸痛区域受压后疼痛加重或重复出现说明可能是肋软骨炎、Tietze综合征、肋骨骨折、胸壁综合征和非特异性肌炎引起的。虽然少数肥厚型心肌病患者服用硝酸盐类药物后胸痛可缓解，但大部分肥厚型心肌病患者应用硝酸甘油后胸痛加重并且心脏杂音增强；正如胸痛伴呼吸困难提示应警惕肥厚型心肌病的那样，硝酸酯类药物加重胸痛也应提示肥厚型心肌病的可能；胸痛伴随头晕、眩晕或晕厥同样也提示肥厚型心肌病的可能。心绞痛患者在含服硝酸甘油后通常在数分钟内可以缓解，部分患者仅通过休息可缓解。但硝酸甘油的阳性反应不一定都是心绞痛。因为硝酸甘油的作用主要是舒张平滑肌，也可缓解食管炎、食管痉挛、胆囊运动障碍、胆道系统结石、气体卡压综合征、肺动脉高压、二尖瓣脱垂和部分精神神经症引起的胸痛。硝酸甘油也可能不能缓解心绞痛，原因是疼痛

可能太过剧烈、药物过期或是不正确服用。Valsalva动作可能会迅速缓解心绞痛，但是它往往不能减轻来自梗阻性肥厚型心肌病患者的胸痛。肥厚型心肌病偶尔可以通过下蹲的方法来缓解胸痛，下蹲位可以减轻流出道梗阻。如果抑酸药能缓解患者的胸痛，就提示反流性食管炎等胃部疾病。

四、伴随症状

1.伴咳嗽、咳痰和（或）发热常见于气管、支气管和肺部疾病。

2.伴呼吸困难常提示病变累及范围较大，如大叶性肺炎、自发性气胸、渗出性胸膜炎和肺栓塞等。

3.伴咯血主要见于肺栓塞、支气管肺癌。

4.伴苍白、大汗、血压下降或休克多见于心肌梗死、夹层动脉瘤、主动脉窦瘤破裂和大块肺栓塞。

5.伴吞咽困难多提示食管疾病，如反流性食管炎等。

（王学胜　张羽松）

参 考 文 献

潘祥林，许诗鸿，许伟华，等. 常见症状鉴别诊断［M］. 5版. 北京：人民军医出版社，2011：49-59.

万学红，卢雪峰. 诊断学［M］. 9版. 北京：人民卫生出版社，2018：23-24.

Basmah Safdar，MD，MSc，et al. Women and Chest Pain：Recognizing the Different Faces of Angina in the Emergency Department［J］. Yale J Biol Med，2016，89（2）：227-238.

Mehta LS，Beckie TM，DeVon HA，et al. Acute Myocardial Infarction in Women：A Scientific Statement From the American Heart Association［J］. Circulation，2016，133（9）：916-947.

Melloni C，Berger JS，Wang TY，et al. Representation of women in randomized clinical trials of cardiovascular disease prevention［J］. Circulation Cardiovascular quality and outcomes，2010，3（2）：135-142.

Mozaffarian D，Benjamin EJ，Go AS，et al. Heart disease and stroke statistics-2015 update：a report from the American Heart Association［J］. Circulation，2015，131（4）：29-322.

第二节　呼吸困难

呼吸困难（dyspnea）是指各种原因引起的患者主观上有呼吸气量不足或呼吸费力的感觉，客观上表现为呼吸运动用力，严重时可出现张口呼吸、鼻翼扇动、端坐呼吸，甚至发绀，呼吸辅助肌参与呼吸运动，并且可有呼吸频率、深度、节律的改变。主要是由于通气的需要量超过呼吸器官的通气能力所致。

一、病因

引起呼吸困难的原因很多，主要为呼吸系统和循环系统疾病。

1.循环系统疾病　常见于各种原因所致的左心和（或）右心衰竭、心脏压塞、肺栓塞和原发性肺动脉高压等。

2.呼吸系统疾病

（1）气道阻塞：如喉气管、支气管的炎症、水肿、肿瘤或异物所致的狭窄或阻塞及支气管哮喘、慢性阻塞性肺疾病等。

（2）肺部疾病：如肺炎、肺脓肿、肺结核、肺不张、肺淤血、肺水肿、弥漫性肺间质疾病、细支气管肺泡癌等。

（3）胸壁、胸廓、胸膜腔疾病：如胸壁炎症、严重胸廓畸形、胸腔积液、气胸、广泛胸膜粘连、结核、外伤等。

（4）神经肌肉疾病：如脊髓灰质炎病变累及颈髓、急性多发性神经根神经炎和重症肌无力累及呼吸肌、药物导致呼吸肌麻痹等。

（5）膈肌运动障碍：如膈肌麻痹、大量腹水、腹腔巨大肿瘤、胃扩张和妊娠末期等。

3.中毒　如糖尿病酮症酸中毒、吗啡类药物中毒、有机磷农药中毒、氰化物中毒、亚硝酸盐中毒和急性一氧化碳中毒等。

4.神经精神性疾病　如脑出血、脑外伤、脑肿瘤、脑炎、脑膜炎、脑脓肿等颅脑疾病引起呼吸中枢功能障碍和精神因素所致的呼吸困难，如焦虑症、癔症等。

5.血液病　常见于重度贫血、高铁血红蛋白血症、硫化血红蛋白血症等。

二、发生机制及临床表现

根据发生机制及临床表现特点，将呼吸困难分为以下5种类型。

1.心源性呼吸困难　主要由左心和（或）右心衰竭引起，尤其是左心衰竭时呼吸困难更为严重。

（1）左心衰竭引起的呼吸困难：①有引起左心衰竭的基础病因，如风湿性心脏瓣膜病、高血压心脏病、冠状动脉粥样硬化性心脏病等；②呈混合性呼吸困难，活动时呼吸困难出现或加重，休息时减轻或消失，卧位明显，坐位或立位时减轻，故而当患者病情较重时，往往被迫采取半坐位或端坐呼吸（orthopnea）；③两肺底部或全肺出现湿啰音；④应用强心药、利尿药和血管扩张药改善左心功能后呼吸困难症状随之好转。急性左心衰竭时，常可出现夜间阵发性呼吸困难，表现为夜间睡眠中突感胸闷气急，被迫坐起，惊恐不安。轻者数分钟至数十分钟后症状逐渐减轻、消失；重者可见端坐呼吸、面色发绀、大汗、咳浆液性粉红色泡沫痰，哮鸣音，两肺底有较多湿啰音，心率加快，可有奔马律。左心衰竭引起呼吸困难的机制为：①肺淤血，使气体弥散功能降低；②肺泡张力增高，刺激牵张感受器，通过迷走神经反射兴奋呼吸中枢；③肺泡弹性减退，使肺活量减少；④肺循环压力升高对呼吸中枢的反射性刺激。

（2）右心衰竭引起的呼吸困难：右心衰竭严重时也可引起呼吸困难，但程度较左心衰竭轻，其主要原因为体循环淤血。发生机制为：①右心房和上腔静脉压升高，刺激压力感受器反射性兴奋呼吸中枢；②血氧含量减少，乳酸、丙酮酸等代谢产物增加，刺激呼吸中枢；③淤血性肝大、腹水和胸腔积液，使呼吸运动受限，肺气体交换面积减少。临床上主要见于慢性肺源性心脏病、某些先天性心脏病或由左心衰竭发展而来。另外，也可见于各种原因所致的急性或慢性心包积液。其发生呼吸困难的主要机制是大量心包渗液致心脏压塞或心包纤维性增厚、钙化、缩窄，使心脏舒张受限，引起体循环静脉淤血所致。

2.肺源性呼吸困难　主要是呼吸系统疾病引起的通气、换气功能障碍导致缺氧和（或）二氧化碳潴留。临床上常分为3种类型。

（1）吸气性呼吸困难：吸气显著费力，严重者吸气时可见"三凹征"，表现为胸骨上窝、锁骨上窝和肋间隙明显凹陷，此时亦可伴有干咳及高调吸气性喉鸣。"三凹征"的出现主要是由于呼吸肌极度用力，胸腔负压增加所致。常见于喉部、气管、大支气管的狭窄与阻塞。

（2）呼气性呼吸困难：表现为呼气费力、呼气缓慢、呼吸时间明显延长，常伴有呼气期哮鸣音。主要是由于肺泡弹性减弱和（或）小支气管的痉挛或炎症所致。常见于慢性支气管炎（喘息型）、慢性阻塞性肺疾病、支气管哮喘、弥漫性泛细支气管炎等。

（3）混合性呼吸困难：表现为吸气期及呼气期均感呼吸费力、呼吸频率增快、深度变浅，可伴有呼吸音异常或病理性呼吸音。主要是由于肺或胸膜腔病变使呼吸面积减少导致换气功能障碍所致。常见于重症肺炎、重症肺结核、大面积肺栓塞（梗死）、弥漫性肺间质疾病、大量胸腔积液、气胸、广泛性胸膜增厚等。

3.中毒性呼吸困难　主要由于代谢性酸中毒、药物化学毒物中毒等引起。

（1）代谢性酸中毒：此时血中酸性代谢产物增多，刺激颈动脉窦、主动脉体化学感受器或直接刺激呼吸中枢引起呼吸困难。其特点为：①有引起代谢性酸中毒的基础病因，如尿毒症、糖尿病酮症等；②出现深长而规则的呼吸，可伴有鼾声，称为酸中毒深大呼吸（Kussmaul呼吸）。

（2）药物中毒：某些药物如吗啡类、巴比妥类药物、有机磷农药中毒时，可抑制呼吸中枢，引起呼吸困难。其特点为：①有药物中毒史；②呼吸缓慢、变浅，伴有呼吸节律异常的改变，如潮式呼吸（Cheyne-Stokes 呼吸）或间停呼吸（Biot's 呼吸）。

（3）化学毒物中毒：常见于一氧化碳中毒、亚硝酸盐和苯胺类中毒、氰化物中毒，使机体缺氧引起呼吸困难。其发生机制分别为：一氧化碳中毒时，吸入的一氧化碳与血红蛋白结合形成碳氧血红蛋白，失去携带氧的能力导致缺氧而产生呼吸困难；亚硝酸盐和苯胺类中毒时，使血红蛋白变为高铁血红蛋白失去携带氧的能力导致缺氧；氰化物中毒时，氰离子抑制细胞色素氧化酶的活性，影响细胞呼吸作用，导致组织缺氧引起呼吸困难，严重时引起脑水肿抑制呼吸中枢。

4.神经精神性呼吸困难　主要由于神经系统疾病和精神因素引起。

（1）神经性呼吸困难：主要是由于呼吸中枢受增高的颅内压和供血减少的刺激，使呼吸变为慢而深，并常伴有呼吸节律的改变，如双吸气（抽泣样呼吸）、呼吸遏制（吸气突然停止）等。临床上常见于重症颅脑疾病，如脑出血、脑炎脑膜炎、脑脓肿、脑外伤及脑肿瘤等。

（2）精神性呼吸困难：主要表现为呼吸快而浅，伴有叹息样呼吸或出现手足搐搦。临床上常见于焦虑症、癔症患者，患者可突然发生呼吸困难。其发生机制多为过度通气而发生呼吸性碱中毒所致，严重时也可出现意识障碍。

5.血源性呼吸困难　多由红细胞携氧量减少，血氧含量降低所致。表现为呼吸浅、心率快。临床常见于重度贫血、高铁血红蛋白血症、硫化血红蛋白血症等。大出血或休克时，因缺氧和血压下降，刺激呼吸中枢，也可使呼吸加快。

三、伴随症状

1.发作性呼吸困难伴哮鸣音　多见于支气管哮喘、心源性哮喘；突发性重度呼吸困难，见于急性喉水肿、气管异物、大面积肺栓塞、自发性气胸等。

2.伴发热　多见于肺炎、肺脓肿、肺结核、胸膜炎、急性心包炎等。

3.伴一侧胸痛　见于大叶性肺炎、急性渗出性胸膜炎、肺栓塞、自发性气胸、急性心肌梗死、支气管肺癌等。

4.伴咳嗽、咳痰　见于慢性阻塞性肺疾病、肺炎、支气管扩张、肺脓肿等；伴大量泡沫痰可见于有机磷农药中毒；伴粉红色泡沫痰见于急性左心衰竭。

5.伴意识障碍　见于脑出血、脑膜炎、糖尿病酮症酸中毒、尿毒症、肺性脑病、急性中毒、休克型肺炎等。

（王学胜　张羽松）

参考文献

万学红，卢雪峰. 诊断学［M］. 9版. 北京：人民卫生出版社，2018：21-23.

张蕊，孙宗丕，陈燕茹，等. 急诊科常见症状处理流程［M］. 北京：人民军医出版社，2015：23-28.

Burkhardt R，Pankow W. The diagnosis of chronic obstructive pulmonary disease［J］. Dtsch Arztebl Int，2014，111：834-846.

Dominik Berliner，Nils Schneider，Tobias Welte，et al. The differential diagnosis of dyspnea［J］. Dtsch Arztebl Int，2016，113（49）：834-845.

Iung B，Vahanian A. Epidemiology of valvular heart disease in the adult［J］. Nat Rev Cardiol，2011，8：162-172.

第三节　心　悸

心悸（palpitation）是一种自觉心脏跳动的不适感或心慌感，包括不规则心律、快速或缓慢心率及心跳的过度感知。当心率加快时感到心脏跳动不适，心率缓慢时则感到搏动有力。心悸时，心率可快可慢，也可有心律失常，心率和心律正常者亦可有心悸。心悸最常见的诱因有焦虑、刺激食物（如咖啡因、乙醇）、药物（如安非他命、可卡因、抗精神病药物、甲状腺激素）及一些心脏疾病（如心脏瓣膜病、心肌缺血、心肌病、二尖瓣脱垂和心力衰竭）。如果心悸发作不频繁，不伴有其他症状（如胸痛、晕厥、眩晕等），并且其他方面都健康，则不必要担心或行过度的检查和治疗。如果频繁出现的心悸对患者造成了困扰，或者出现近似晕厥或晕厥、眩晕、胸痛、活动诱发或有心脏疾病的证据，医师就需要认真地考虑和行进一步检查，包括让患者做静息和运动时的心电图，24h动态心电图监护或实时监控。

一、病因

引起心悸的病因有很多，除心脏本身病变外，某些全身性疾病也可引起心悸，还有生理性和功能性心悸。

1.心脏搏动增强　引起的心悸可为生理性或病理性。

（1）生理性：①健康人在剧烈运动或精神过度紧张时；②饮酒、喝浓茶或咖啡后；③应用某些药物，如肾上腺素、麻黄碱、咖啡因、阿托品、甲状腺片等；④妊娠。

（2）病理性

1）心室肥大：高血压心脏病、主动脉瓣关闭不全、二尖瓣关闭不全等引起的左心室肥大，心脏收缩力增强。动脉导管未闭、室间隔缺损回流量增多，增加心脏的负荷量，导致心室肥大，也可引起心悸。此外脚气性心脏病，因维生素B_1缺乏，周围小动脉扩张，阻力降低，回心血量增多，心脏负荷增加，也可出现心悸。

2）其他疾病：①甲状腺功能亢进症。由于基础代谢与交感神经兴奋性增高，导致心率加快、搏动增强。②贫血。贫血时血液携氧量减少，器官及组织缺氧，机体为保证氧的供应，通过增加心率、提高心排血量来代偿，心率加快导致心悸。以急性失血时心悸为明显。③发热。此时基础代谢率增高，心率加快，心排血量增加，也可引起心悸。④低血糖症、嗜铬细胞瘤。肾上腺素释放增多，心率加快、搏动增强，也可发生心悸。

2.心律失常　心动过速、过缓或其他心律失常，均可出现心悸。

（1）心动过速：各种原因引起的窦性心动过速、阵发性室上性或室性心动过速等，均可发生心悸。

（2）心动过缓：高度房室传导阻滞（二、三度房室传导阻滞）、窦性心动过缓或病态窦房结综合征等，由于心率缓慢，舒张期延长，心室充盈度增加，心搏强而有力，引起心悸。

（3）其他心律失常：期前收缩、心房扑动或颤动等，由于心脏跳动不规则或有一段间歇，使患者感到心悸，甚至有心脏停搏的感觉。

3.心力衰竭　各种原因引起的心力衰竭均可以出现心悸。

4.心脏神经官能症　由自主神经功能紊乱所引起，心脏本身并无器质性病变。多见于青年女性。临床表现除心悸外尚有心率加快、心前区或心尖部隐痛，以及疲乏、失眠、头晕、头痛、耳鸣、记忆力减退等神经衰弱表现，且在焦虑、情绪激动等情况下更易发生。

5.β受体亢进综合征　也与自主神经功能紊乱有关，易在紧张时发生，其表现除心悸、心动过速、胸闷、头晕外还可有心电图的一些改变，出现窦性心动过速，轻度ST段下移及T波平坦或倒置，易与心脏器质性病变相混淆。采用普萘洛尔（心得安）试验可以鉴别。β受体亢进综合征，在应用普萘洛尔后心电图改变可恢复正常，显示其改变为功能性。

6.围绝经期综合征　在绝经期前后出现系列内分泌与自主神经功能紊乱症状，心悸也是其中的一个症状。

7.其他　胸腔大量积液、高原病、胆心综合征等。

二、发生机制

心悸的发生机制尚未完全清楚，一般认为心脏活动过度是心悸发生的基础，常与心率、心律、心肌收缩力及心排血量改变有关。

1.血流动力学改变　器质性心脏病出现心室肥大，心肌收缩力增强，心排血量增加，心脏搏动增强产生心悸。某些疾病因代谢增强或交感神经兴奋性增高，致心率加快，心脏搏动增强而引起心悸。

2.心律失常　心动过速时，由于舒张期缩短，心室充盈量减少，收缩期心室内压力上升率增快，使心室肌与心脏瓣膜的紧张度突然增加而产生心悸。心动过缓时，舒张期延长，心室充盈量增加，心肌收缩力代偿性增强而导致心悸。期前收缩时，一个较长间歇之后的心室收缩强而有力，引起心悸，加之提前的心脏搏动距前一次心脏搏动间期较短，似连续心跳，患者也会感到心悸。

3.神经体液调节　心力衰竭时，交感神经兴奋性增强，去甲肾上腺素分泌增多，心肌收缩力增强，心率增快，引起心悸；再者，心力衰竭患者由于心排血量降低，肾血流减少，肾素-血管紧张素-醛固酮系统被激活，心肌收缩力增强引起心悸。

4.神经精神因素　心脏本身无器质性病变，心悸是由于自主神经功能紊乱而引起的，在焦虑、紧张、情绪激动及注意力集中时更易出现。

三、临床表现

1.症状特点

（1）应询问患者心悸的所有特征（快速、缓慢、不规则等）、发病方式、结束方式、诱发因素、发作频率和任何早前治疗的结果。患者会主诉有强有力的、快速的、缓慢的或不规则的心跳。让患者敲打出其所感觉到的心跳节律通常有助于诊断。如果患者无法做到，医师可敲打出几种节律让患者选择（如缓慢而规则、缓慢而不规则、快速而规则及快速而不规则、在一段代偿间期后出现的期前收缩），以让患者描述他们所感觉到的心悸情况。

（2）突然发作的心率超过160次/分，规则的心动过速多为室上性心动过速。如果心率为150次/分，则心房扑动2∶1传导的可能性大。如果是快速而又不规则的心动过速，同时有脉搏短绌，则可能是心房颤动。必须通过超声心动图或24h动态心电图来确诊心律失常。

（3）在同一患者，不同时间可出现各种不同类型的心律。反复发生于下午或傍晚的心律失常可能是由于反应性低血糖引起的。若餐后几小时发生原因不明的心律失常，患者应做5h糖耐量试验以排除反应性低血糖，这种心律失常通常来源于室上性。在1型糖尿病患者中，发生在胰岛素第一时相峰值时间附近的心律失常通常也被认为是由低血糖引起的。糖尿病患者常合并冠状动脉疾病，这也是导致心律失常的一种可能原因。

2.诱发和加重因素

（1）虽然对于正常心脏，运动也可导致心律失常，但这种随着运动而发生的心律失常多由心脏疾病导致，特别是冠状动脉疾病、二尖瓣脱垂和心肌病（包括肥厚型和扩张型两种类型）。当室性期前收缩在运动时减少（伴随窦性心律相应地增加），此时多为良性。

（2）洋地黄诱发的心律失常可表现为期前收缩、快速性心律失常或缓慢性心律失常、室上性心律失常、室上性心动过速伴阻滞或室性心动过速。增加洋地黄用量、低钾血症、低镁血症或肾功能减退可促发洋地黄性心律失常。抗心律失常药物特别是Ⅰ类药物（如奎尼丁、普鲁卡因、利多卡因、丙吡胺和苯妥英钠），既可抑制又可促发心律失常。QT间期延长使患者更脆弱，可导致尖端扭转型室性心动过速，出现心悸或眩晕。可卡因、吩噻嗪、苯海拉明、普罗帕酮、丙氧酚、三环类抗抑郁药、乙胺碘呋酮和Ⅰ类抗心律失常药物均可导致室性心律失常。

（3）大多数β受体阻滞药、锂、许多抗高血压药物（如利血平、甲基多巴、可乐定）和钙通道阻滞药可导致心动过缓。肼屈嗪和米诺地尔可导致窦性心动过速。有时某些药物停用（如可乐定、苯妥英钠、β受体阻滞药、抗心律失常药）也与心悸的发生有关。

3.缓解因素　如果随着刺激物或其他药物的停用，患者心悸有所减轻，这种心律失常大多是由该刺激物或药物造成的。某些患者发现堵鼻鼓气法（Valsalva动作）、压迫颈动脉窦或呕吐可以使心律失常停止，这些患者的心律失常多为室上性的。

四、伴随症状

1.伴心前区疼痛　见于冠状动脉粥样硬化性心脏病（如心绞痛、心肌梗死）、心肌炎、心包炎，亦可见于心脏神经官能症等。

2.伴发热　见于急性传染病、风湿热、心肌炎、心包炎、感染性心内膜炎等。

3.伴晕厥或抽搐　见于窦性停搏、高度房室传导阻滞、室性心动过速、病态窦房结综合征等。

4.伴贫血　见于各种原因引起的急性失血，此时患者常有虚汗、脉搏微弱、血压下降或休克。慢性贫血，心悸多在劳累后较明显。

5.伴呼吸困难　见于急性心肌梗死、心肌炎、心包炎、心力衰竭、重症贫血等。

6.伴消瘦及出汗　见于甲状腺功能亢进症。

7.伴发绀　见于先天性心脏病、右心功能不全和休克。

（王学胜　张羽松）

参 考 文 献

潘祥林，许诗鸿，许伟华，等. 常见症状鉴别诊断［M］. 5版. 北京：人民军医出版社，2011：49-59.

万学红，卢雪峰. 诊断学［M］. 9版. 北京：人民卫生出版社，2018：24-26.

Jamshed N，Dubin J，Eldadah Z. Emergency management of palpitations in the elderly：epidemiology，diagnostic approaches，and therapeutic options［J］. Clin Geriatr Med，2013，29（1）：205-230.

Raviele A，Giada F，Bergfeldt L，et al. Management of patients with palpitations：a position paper from the European Heart Rhythm Association［J］. Europace，2011，13（7）：920-934.

第四节　晕　厥

晕厥（syncope）是指一过性广泛脑供血不足所致短暂的意识丧失状态。发作时患者因肌张力消失不能保持正常姿势而倒地，一般为突然发作，迅速恢复，很少有后遗症。特点是发生迅速、持续时间短暂、有自限性、可完全恢复。晕厥约占急诊患者的3%，75岁以上的老年人发生率约为6%，近30%的患者反复发作，是造成老年人跌伤的常见原因。

一、病因

晕厥病因大致分为4类。

1.心源性晕厥　存在明确的器质性心脏病；有不明原因猝死或离子通道病的家族史；有心悸、胸痛等发作后立即出现晕厥；有提示心律失常性晕厥心电图表现。常见于严重心律失常、心脏排血受阻、心肌缺血及心力衰竭等，如阵发性心动过速、阵发性心房颤动，QT间期延长综合征、病态窦房结综合征、高度房室传导阻滞、主动脉瓣狭窄、部分先天性心脏病、原发性肥厚型心肌病、左心房黏液瘤、心绞痛与急性心肌梗死等，最严重的为阿-斯（Adams-Stokes）综合征。

2.血管舒缩障碍　见于单纯性晕厥、直立性低血压、颈动脉窦综合征、排尿性晕厥、咳嗽性晕厥及疼痛性晕厥等。

3.脑源性晕厥　见于脑动脉粥样硬化、短暂性脑缺血发作、偏头痛、无脉症、慢性铅中毒性脑病等。

4.血液成分异常　见于低血糖、通气过度综合征、哭泣性晕厥、重症贫血及高原晕厥等。

二、发生机制和临床表现

最主要的临床表现是短暂的意识丧失，意识丧失的时间一般为数秒，个别可超过1min。

1.心源性晕厥　由于心脏结构、节律及收缩力改变使心排血量突然减少或心脏停搏，导致脑组织缺氧而发生晕厥。最严重的为阿-斯综合征，在心搏停止5～10s则可出现晕厥。

2.血管舒缩障碍

（1）血管抑制性晕厥：又称血管迷走性晕厥，还称单纯性晕厥，约占晕厥的70%。多见于年轻体弱的女性，发作常有明显诱因（如疼痛、情绪紧张、恐惧、轻微出血等），在天气闷热、空气污浊、疲劳、空腹、失眠及妊娠等情况下更易发生。晕厥前可有头晕、眩晕、恶心、上腹不适、面色苍白、肢体发软、坐立不安和焦虑等，持续数分钟，继而突然意识丧失，常伴有血压下降、脉搏微弱，持续数秒或数分钟后可自然苏醒，无后遗症。发生机制是由于各种刺激通过迷走神经反射，引起短暂的血管床扩张、回心血量减少、心排血量减少、血压下降导致脑供血不足所致。

（2）直立性低血压：表现为体位骤变时，主要由卧位或蹲位突然站起时发生晕厥。可见于：①某些长期站立于固定位置及长期卧床者；②服用某些药物，如氯丙嗪、胍乙啶、亚硝酸盐类等或交感神经切除术后患者；③某些全身性疾病，如脊髓空洞症、多发性神经根炎、脑动脉粥样硬化、急性传染病恢复期、慢性营养不良等。发生机制可能是由于下肢静脉张力低，血液蓄积于下肢（直立性）、周围血管扩张淤血（服用亚硝酸盐药物）或血液循环反射调节障碍等因素，使回心血量减少、心排血量减少、血压下降导致脑供血不足所致。

（3）颈动脉窦综合征：由于颈动脉窦附近病变，如局部动脉硬化动脉炎、颈动脉窦周围淋巴结炎或淋巴结肿大、肿瘤以及瘢痕压迫或颈动脉窦受刺激，致迷走神经兴奋、心率减慢、心排血量减少、血压下降致脑供血不足。可表现为发作性晕厥或伴有抽搐。常见的诱因有用手压迫颈动脉窦、突然转头、衣领过紧等。

（4）排尿性晕厥：多见于青年男性，在排尿中或排尿结束时发作，持续1～2min，自行苏醒，无后遗症。机制可能为综合性的，包括自身自主神经不稳定，体位骤变（夜间起床），排尿时屏气动作或通过迷走神经反射致心排血量减少、血压下降、脑缺血。

（5）咳嗽性晕厥：见于慢性肺部疾病患者，剧烈咳嗽后发生。机制可能是剧烈咳嗽时胸腔内压力增加，静脉血回流受阻，心排血量降低，血压下降脑缺血所致，亦有人认为剧烈咳嗽时脑脊液压力迅速升高，对大脑产生震荡作用所致。

（6）舌咽神经痛性晕厥：疼痛刺激迷走神经而引起心率减低和血压下降而导致晕厥。

（7）其他因素：如剧烈疼痛、锁骨下动脉盗血综合征、下腔静脉综合征、食管或纵隔疾病、胸腔疾病、胆绞痛及支气管镜检等引起血管舒缩功能障碍或迷走神经兴奋，而发生晕厥。

3.脑源性晕厥　由于脑部血管或主要供应脑部血液的血管发生循环障碍，导致一过性广泛性脑供血不足。如脑动脉硬化引起血管腔变窄、高血压引起脑动脉痉挛、偏头痛及颈椎病时基底动脉舒缩障碍，无脉症、慢性铅中毒性脑病等均可出现晕厥。短暂性脑缺血发作可表现为多种神经功能障碍症状。由于病变的血管不同而表现多样化，如偏瘫、肢体麻木、语言障碍等。

4.血液成分异常

（1）低血糖综合征：是由于血糖降低而影响大脑的能量供应所致，表现为头晕、乏力、饥饿感、心悸、出汗、震颤、神志恍惚、晕厥甚至昏迷。

（2）通气过度综合征：是由于情绪紧张或癔症发作时，呼吸急促、通气过度，二氧化碳排出增加，导致呼吸性碱中毒、脑部毛细血管收缩，引起脑缺血缺氧而发生晕厥。

（3）哭泣性晕厥：好发于幼童，先有哭泣，继而屏住呼吸，导致脑缺氧而发生晕厥。

（4）重症贫血：是由于血氧低而在用力时发生晕厥。

（5）高原晕厥：是由于短暂缺氧所引起。

三、伴随症状

1.伴明显的自主神经功能障碍（如面色苍白、出冷汗、恶心、乏力等）　多见于血管抑制性晕厥。

2.伴面色苍白、发绀、呼吸困难　见于急性左心衰竭。

3.伴心率和心律明显改变　见于心源性晕厥。

4.伴抽搐　见于中枢神经系统疾病和心源性晕厥。

5.伴头痛、呕吐、视听障碍　提示中枢神经系统疾病。

6.伴发热、水肿、杵状指　提示心肺疾病。

7.伴呼吸深而快、手足发麻、抽搐　见于通气过度综合征、癔症等。

8.伴心悸、乏力、出汗、饥饿感　见于低血糖性晕厥。

（王学胜　张羽松）

参 考 文 献

万学红，卢雪峰. 诊断学［M］. 9版. 北京：人民卫生出版社，2018：57-58.

张蕊，孙宗丕，陈燕茹，等. 急诊科常见症状处理流程［M］. 北京：人民军医出版社，2015：23-28.

Carpenter CR，Avidan MS，Wildes T，et al. Predicting geriatric falls following an episode of emergency department care：a systematic review［J］. Acad Emerg Med，2014，21（10）：1069-1082.

Chang VC，Do MT. Risk factors for falls among seniors：implications of gender［J］. Am J Epidemiol，2015，181（7）：521-531.

Chen MA. Frailty and cardiovascular disease：potential role of gait speed in surgical risk stratification in older adults［J］. J Geriatr Cardiol，2015，12（1）：44-56.

Ungar A，Mussi C，Ceccofiglio A，et al. Etiology of syncope and unexplained falls in elderly adults with dementia：syncope and dementia（SYD）study［J］. J Am Geriatr Soc，2016，64（8）：1567-1573.

Ungar A，Mussi C，Nicosia F，et al. The "syncope and dementia" study：a prospective，observational，multicenter study of elderly patients with dementia and episodes of "suspected" transient loss of consciousness［J］. Aging Clin Exp Res，2015，27（6）：877-882.

第五节　咯　　血

咯血（hemoptysis）是指喉及喉以下的呼吸道及肺任何部位的出血，经口腔咯出。少量咯血有时仅表现为痰中带血，大咯血时血液从口鼻涌出，严重者可阻塞呼吸道，导致窒息死亡。咯血需与口腔、鼻腔等上呼吸道出血及呕血进行鉴别。应首先仔细检查口腔与鼻咽部局部有无出血灶。鼻出血多自前鼻孔流出，常在鼻中隔前下方发现出血灶；鼻腔后部出血，尤其是出血量较多时，血液经后鼻孔沿软腭与咽后壁下流，使患者咽部有异物感，引起咳嗽，将血液咳出，易与咯血相混淆。鼻咽镜检查可确诊。

一、病因

引起咯血的原因有很多，其中最常见的疾病是肺结核、支气管扩张、肺脓肿、支气管肺癌；心血管疾病引起的咯血以二尖瓣狭窄最为常见。此外，支气管结石、肺寄生虫病、结缔组织病、钩端螺旋体病等也可引起咯血（表1-1）。

表1-1　引起咯血的常见疾病分类

一、气管和支气管疾病	三、肺血管及其他循环系统疾病
1.急性支气管炎	1.肺血栓栓塞症
2.慢性支气管炎	2.肺动脉高压症
3.支气管扩张（结核性，非结核性）	3.肺动静脉瘘
4.支气管结核	4.单侧肺动脉发育不全
5.支气管结石	5.肺淤血
6.原发性支气管肺癌（肺癌）	6.高血压
7.支气管类癌	7.先天性心脏病
8.良性支气管瘤	四、全身性疾病与其他原因
二、肺部疾病	1.急性传染病
1.肺结核	肺出血型钩端螺旋体病
2.肺炎	流行性出血热
3.肺脓肿	2.血液病
4.肺部真菌感染	3.白塞病
5.肺寄生虫病（如肺阿米巴病、肺吸虫病、肺包虫病）	4.结缔组织病
6.恶性肿瘤的肺转移	5.肺出血-肾炎综合征
7.肺梅毒	6.韦氏肉芽肿病
8.肺囊肿	7.弯刀综合征
9.肺尘埃沉着病	8."替代性月经"

二、发生机制

1.支气管疾病 主要是由于炎症、肿瘤、结石致支气管黏膜或毛细血管通透性增加或黏膜下血管破裂所致。

2.肺部疾病 在我国，引起咯血的首要原因仍为肺结核，引起咯血的肺结核多为浸润型、空洞型肺结核和干酪样肺炎，急性血行播散型肺结核较少出现咯血。肺结核咯血的机制为结核病变使毛细血管通透性增高，血液渗出，导致痰中带血或小血块：如病变累及小血管使管壁破溃，则造成中等量咯血：如空洞壁肺动脉分支形成的小动脉瘤破裂，或继发的支气管扩张形成的动静脉瘤破裂则造成大量咯血，甚至危及生命。肺炎咯血的机制为炎症致肺泡毛细血管通透性增加或黏膜下小血管壁破裂而出现痰中带血或咯血。

3.心血管疾病 较常见于二尖瓣狭窄，其次为先天性心脏病所致的肺动脉高压或原发性脉动脉高压，另有肺栓塞、肺血管炎等。心血管疾病引起的咯血可表现为小量咯血或痰中带血、大量咯血、粉红色泡沫痰和黏稠暗红色血痰。其发生机制是肺淤血造成肺泡壁或支气管内膜毛细血管破裂和支气管黏膜下层支气管静脉曲张破裂。

4.其他 血液病（如白血病、血小板减少性紫癜、血友病、再生障碍性贫血等），某些急性传染病（如流行性出血热、肺弥漫性出血型钩体病等），风湿性疾病（如结节性多动脉炎、系统性红斑狼疮、韦氏肉芽肿病、白塞病等），气管、支气管子宫内膜异位症等均可引起咯血。

三、临床表现

1.年龄 青壮年咯血常见于肺结核、支气管扩张、二尖瓣狭窄等。40岁以上有长期吸烟史（纸烟20支/日×20年）者，应高度警惕支气管肺癌的可能。儿童慢性咳嗽伴少量咯血须注意特发性含铁血黄素沉着症的可能。

2.咯血量 咯血量大小的标准尚无明确界定，一般认为每日咯血量在100ml以内为小量咯血，100～500ml为中等量咯血，500ml以上或一次咯血100～500ml

为大量咯血。大咯血主要见于空洞型肺结核、支气管扩张和慢性肺脓肿。支气管肺癌少有大咯血，主要表现为痰中带血。慢性支气管炎和支原体肺炎也可出现痰中带血或血痰，但常伴有剧烈咳嗽。

3.颜色和性状 因肺结核、支气管扩张、肺脓肿和出血性疾病所致的咯血为鲜红色；铁锈色痰见于肺炎球菌性肺炎，也可见于肺吸虫病和肺泡出血；砖红色胶冻痰见于肺炎克雷伯菌肺炎。二尖瓣狭窄所致咯血多为暗红色，左心衰竭所致的咯血为浆液性粉红色泡沫痰，肺栓塞所致的咯血为黏稠暗红色血痰。

四、伴随症状

1.伴发热 多见于肺结核肺炎、肺脓肿、流行性出血热、肺弥漫性出血型钩体病、支气管肺癌等。

2.伴胸痛 多见于肺炎球菌性肺炎、肺结核、肺栓塞（梗死）、支气管肺癌等。

3.伴呛咳 多见于支气管肺癌、支原体肺炎等。

4.伴脓痰 多见于支气管扩张、肺脓肿、空洞型肺结核继发细菌感染等。

5.伴皮肤黏膜出血 可见于血液病、风湿病、流行性出血热等。

6.伴杵状指（趾） 多见于支气管扩张、肺脓肿、支气管肺癌等。

7.伴黄疸 须注意钩端螺旋体病、肺炎球菌性肺炎、肺栓塞等。

（王学胜 陈 慧）

参 考 文 献

方宗君，蔡映云.咯血鉴别诊断的临床思维［J］.中国呼吸与危重监护杂志，2004，3（6）：344-345.

金光发，钱桂生，刘同刚，等.支气管镜检查在老年咯血患者诊断中的作用［J］.中国急救医学，2005，25（7）：486-488.

李若梅.双ACT技术及其临床应用［J］.医学影像杂志，2009，1（66）：395-396.

万学红，卢雪峰.诊断学［M］.9版.北京：人民卫生出版社，2018：18-19.

第六节 水 肿

水肿（edema）是指人体组织间隙有过多的液体积聚，使组织肿胀。水肿可分为全身性与局部性。当液体在体内组织间隙呈弥漫性分布时呈全身性水肿（常为凹陷性）；液体积聚在局部组织间隙时呈局部性水肿。发生于体腔内称积液，如胸腔积液、腹水、心包积液等。一般情况下，水肿不包括内脏器官局部的水肿，如脑水肿、肺水肿等。

一、发生机制

在正常人体内，血管内的液体不断从毛细血管小动脉端滤出至组织间隙成为组织液，另外，组织液又不断从毛细血管小静脉端回吸收入血管内，两者经常保持动态平衡，因而组织间隙无过多液体积聚。保持这种平衡的主要因素有：①毛细血管内静水压；②血浆胶体渗透压；③组织间隙机械压力（组织压）；④组织液胶体渗透压。当维持体液平衡的因素发生障碍出现组织间液的生成大于吸收时，则可产生水肿。产生水肿机制有以下几种。

1.毛细血管血流动力学改变　①毛细血管内静水压增加；②血浆胶体渗透压降低；③组织液胶体渗透压增高；④组织间隙机械压力降低；⑤毛细血管通透性增强。

2.钠水潴留

（1）肾小球滤过功能降低：①肾小球滤膜通透性降低；②球管平衡失调；③肾小球滤过面积减少；④肾小球有效滤过压下降。

（2）肾小管对钠水的重吸收增加：①肾小球滤过分数（filtration fraction，FF）增加；②醛固酮分泌增加；③抗利尿激素分泌增加。

3.静脉、淋巴回流障碍　多产生局部性水肿。

二、病因与临床表现

1.全身性水肿

（1）心源性水肿：主要是右心衰竭。发生机制主要是有效循环血量减少，肾血流量减少，继发性醛固酮增多引起水钠潴留及静脉淤血，毛细血管内静水压增高，组织液回吸收减少所致。水肿程度可由于心力衰竭程度而有所不同，可自轻度踝部水肿直至严重全身性水肿。水肿特点是首先出现于身体低垂部位（低垂部流体静水压较高）。能起床活动者，最早出现于踝内侧，行走活动后明显，休息后减轻或消失，经常卧床者以腰骶部较为明显。颜面一般不出现水肿。水肿为对称性、凹陷性。此外，通常有颈静脉怒张、肝大，静脉压升高严重时还出现胸腔积液、腹水等右心衰竭的其他表现。心源性水肿还可见于某些缩窄性心脏病，如缩窄性心包炎、心包积液或积血、心肌或心内膜纤维组织增生及心肌硬化等。这些疾病多由于心包、心肌或心内膜的广泛病变，导致心肌顺应性降低、心脏舒张受限、静脉回流受阻、静脉淤血、静脉压增高，从而出现腹水、胸腔积液及肢体水肿。

（2）肾源性水肿：可见于各型肾炎和肾病。发生机制主要是由多种因素引起肾排泄钠、水减少，导致水钠潴留，细胞外液增多，引起水肿。水钠潴留是肾源性水肿的基本机制。导致肾源性水肿主要因素有：①肾小球滤过功能降低；②肾小管对水钠重吸收增加；③血浆胶体渗透压降低（蛋白尿所致）。水肿特点是疾病早期晨间起床时眼睑与颜面水肿，以后很快发展为全身水肿。常有尿常规改变、高血压及肾功能损害的表现。肾源性水肿需与心源性水肿相鉴别，鉴别要点见表1-2。

表 1-2　肾源性水肿与心源性水肿的鉴别

项目	肾源性水肿	心源性水肿
发生速度	迅速，开始即可有全身性水肿	水肿逐渐形成
开始部位	从眼睑、颜面而遍及全身	从下肢开始而遍及全身
水肿性质	软而易移动	比较坚实，移动性较小
其他临床表现	伴有其他肾病的征象，如高血压、高胆固醇血症、蛋白尿、血尿、管型尿、眼底改变等	伴有心力衰竭的征象，如心脏增大、心脏杂音、肝大、颈静脉怒张、肝-颈静脉回流征阳性、静脉压升高等

（3）肝源性水肿：肝硬化是肝源性水肿最常见的原因，主要表现为腹水，也可首先出现踝部水肿，逐渐向上蔓延，而头、面部及上肢常无水肿。门静脉高压症、低蛋白血症、肝淋巴液回流障碍继发醛固酮增多等因素是水肿与腹水形成的主要机制。肝硬化在临床上主要有肝功能减退和门静脉高压两方面表现。

（4）内分泌代谢疾病所致水肿

1）甲状腺功能减退症：由于组织间隙亲水物质增加而引起的一种特殊类型水肿，称为黏液性水肿。该水肿特点为非凹陷性，水肿不受体位影响，水肿部位皮肤增厚粗糙、苍白，温度降低。

2）甲状腺功能亢进症：部分患者可出现凹陷性水肿及局限性黏液性水肿，其原因可能与蛋白质分解加速而致低蛋白血症及组织间隙黏多糖、黏蛋白等胶体物质沉积有关。

3）原发性醛固酮增多症：可出现下肢及面部轻度水肿，其主要原因为醛固酮及去氧皮质酮分泌过多致水钠潴留。

4）库欣综合征：出现面部及下肢轻度水肿，其原因是肾上腺皮质激素分泌过多，引起水钠潴留。

5）腺垂体功能减退症：多出现面部黏液性水肿伴上肢水肿。

6）糖尿病：部分患者在发生心、肾并发症前即出现水肿。

（5）营养不良性水肿：慢性消耗性疾病长期营养缺乏、蛋白丢失性胃肠病、重度烧伤等所致低蛋白血症或维生素B缺乏症可产生水肿。其特点是水肿发生前常有体重减轻。皮下脂肪减少所致组织松弛、组织压降低，加重了水液的潴留。水肿常从足部开始逐渐蔓延至全身。

（6）妊娠性水肿：大多数妇女在妊娠后期出现不同程度的水肿，其中多数属于生理性水肿，待分娩后水肿可自行消退，部分妊娠妇女的水肿为病理性的。妊娠性水肿的主要原因为水钠潴留，血浆胶体渗透压降低，静脉和淋巴回流障碍。

（7）结缔组织疾病所致水肿：可见于系统性红斑狼疮、硬皮病皮肌炎等。

（8）变态反应性水肿：常见致敏原有致病微生物、异种血清、动植物毒素、某些食物及动物皮毛等。

（9）药物所致水肿：①药物过敏反应，常见于解热镇痛药、磺胺类、某些抗生素等；②药物性肾脏损害，见于某些抗生素、磺胺类、别嘌醇、木通、雷公藤等；③药物导致内分泌紊乱，见于肾上腺皮质激素、性激素、胰岛素、萝芙木制剂、甘草制剂和钙拮抗剂等，引起水肿的原因为水钠潴留。

（10）经前期紧张综合征：育龄妇女在月经来潮前7～14d出现眼睑、下肢水肿，其原因可能与内分泌激素改变有关。

（11）特发性水肿：水肿原因不明，可能与内分泌功能失调有关，绝大多数见于女性，水肿多发生在身体低垂部位。

（12）功能性水肿：患者无引起水肿的器质性疾病，而是在环境、体质、体位等因素影响下，使体液循环功能发生改变而产生的水肿，称为功能性水肿。功能性水肿包括：①高温环境引起的水肿；②肥胖性水肿；③老年性水肿；④旅行者水肿；⑤久坐者水肿。

2.局部性水肿　①炎症性水肿：见于蜂窝织炎、疖肿痛、丹毒、高温及化学烧伤等；②淋巴回流障碍性水肿：见于非特异性淋巴管炎淋巴结切除后、丝虫病等；③静脉回流障碍性水种：见于静脉曲张、静脉血栓和血栓性静脉炎、上腔静脉阻塞综合征、下腔静脉阻塞综合征等；④血

管神经性水肿；⑤神经源性水肿；⑥局部黏液性水肿。

三、伴随症状

1.伴肝大　可为心源性、肝源性与营养不良性，而同时有颈静脉怒张者则为心源性。

2.伴重度蛋白尿常　为肾源性，而轻度蛋白尿也可见于心源性。

3.伴呼吸困难与发绀　常提示由于心脏病、上腔静脉阻塞综合征等所致。

4.伴心率缓慢、血压偏低　可见于甲状腺功能减退症。

5.伴消瘦、体重减轻　可见于营养不良。

6.水肿与月经周期有明显关系　可见于经前期紧张综合征。

（王学胜　陈　慧）

参 考 文 献

那开宪，余平，张桂云，等. 水肿诊断思路［J］. 中国临床医生，2012，40（5）：34-38.

Bhagat N，Grigorian RA，Tutela A，et al，Diabetic macularedema：pathogenesis and treatment［J］. Surv Ophthal-mol，2009，54（1）：1-32.

Zuraw BL，Christiansen SC. HAE Pathophysiology and underlying mechanisms［J］. Clin Rev Allerg Immunol，2016，51（2）：216-229.

第七节　发　　绀

发绀（cyanosis）是指血液中还原血红蛋白增多使皮肤和黏膜呈青紫色改变的一种表现。全身皮肤与黏膜均可出现发绀，但以皮肤较薄、色素较少和毛细血管较丰富部位明显，如口唇、舌、口腔黏膜、鼻尖、颊部、耳垂与指（趾）末端等。血液中含有异常血红蛋白衍化物（高铁血红蛋白、硫化血红蛋白），以及皮肤的异常色素或异物沉着（银质沉着症、金质沉着症等），也可出现皮肤发绀，但不应与真性发绀相混淆。此外，寒冷时小动脉的强烈收缩，也可引起局部发绀。

一、病因

引起发绀的原因很多，可分为以下几类。

1.血液中还原血红蛋白增加（真性发绀）

（1）中心性发绀：其特点是发绀为全身性，除颜面及四肢外，也累及躯干，但受累部位的皮肤是温暖的。发绀的原因多由心肺疾病引起呼吸功能衰竭、通气与换气功能障碍、肺氧合作用不足导致血氧饱和度（SaO_2）降低所致。

1）肺性发绀：由于呼吸功能不全，肺氧合作用不

足所致。常见于各种严重的呼吸系统疾病，如喉气管、支气管的阻塞性肺炎、慢性阻塞性肺疾病、弥漫性肺间质纤维化、肺淤血、肺水肿、急性呼吸窘迫综合征、肺栓塞、原发性肺动脉高压等。

2）心性混合性发绀：由于异常通道分流，使部分静脉血未通过肺的氧合作用而进入体循环动脉，如分流量超过心排血量的1/3，即可出现发绀。常见于发绀型先天性心脏病，如法洛四联症、Eisenmenger综合征等。

（2）周围性发绀：其特点是发绀常出现于肢体末端与下垂部位。受累部位的皮肤是冷的，但若给予按摩或加温，使皮肤转暖，发绀可消退。发绀的原因是周围循环血流障碍。

1）淤血性周围性发绀：常见于引起体循环淤血、周围血流缓慢的疾病，如右心衰竭、渗出性心包炎、心脏压塞、缩窄性心包、血栓性静脉炎、上腔静脉阻塞综合征、下肢静脉曲张等。

2）缺血性周围性发绀：常见于引起心排血量减少和局部血流障碍性疾病，如严重休克、暴露于寒冷中和

血栓闭塞性脉管炎、肢体动脉痉挛症（雷诺病）、肢端发绀症、冷球蛋白血症等。

（3）混合性发绀：中心性发绀与周围性发绀同时存在，可见于心力衰竭等。

2.血液中存在异常血红蛋白衍生物

（1）高铁血红蛋白血症：包括先天性和后天获得性。先天性高铁血红蛋白血症是指自幼即有发绀，而无心肺疾病及引起异常血红蛋白的其他原因。通常有家族史，身体一般状况较好。后天获得性高铁血红蛋白血症最常见于各种化学物质或药物中毒，引起血红蛋白分子中二价铁被三价铁所取代，使其失去与氧结合的能力。当血中高铁血红蛋白量达到30g/L时可出现发绀。常见于苯胺、硝基苯、伯氨喹啉、亚硝酸盐、磺胺类等中毒所致。发绀的特点是急剧出现，抽出的静脉血呈深棕色，虽给予氧疗但发绀不能改善，静脉注射亚甲蓝或大量维生素C可消退，用分光镜检查可证实血中高铁血红蛋白的存在。由于大量进食含亚硝酸盐的变质蔬菜引起的中毒性高铁血红蛋白血症，也可出现发绀，称为"肠源性青紫症"。

（2）硫化血红蛋白血症：为后天获得性。服用某些含硫药物或化学品后使血液中硫化血红蛋白达到5g/L，即可出现发绀。但一般认为本病患者须同时有便秘和服用含硫药物在肠内形成大量硫化氢这些先决条件。发绀的特点是持续时间长可达数月以上，血液呈蓝褐色，分光镜检查可证明有硫化血红蛋白的存在。

二、发生机制

发绀是由于血液中还原血红蛋白的绝对量增加所致。还原血红蛋白浓度可用血氧未饱和度来表示。正常血液中含血红蛋白150g/L，能携带20vol/dl的氧，此种情况称为100%氧饱和度。正常情况下，从肺毛细血管流经左心至体动脉的血液，其氧饱和度为96%（9vol/dl），而静脉血的氧饱和度为72%～75%（14～15vol/dl），氧未饱和度为5～6vol/dl，在周围循环毛细血管血液中，氧未饱和度平均约为3.5vol/dl。当毛细血管内的还原血红蛋白超过50g/L时（即血氧未饱和度超过6.5vol/dl）皮肤黏膜可出现发绀。但临床实践资料表明，此说法并非完全可靠，因为以正常血红蛋白浓度150g/L计，50g/L为还原血红蛋白时提示已有1/3的血红蛋白不饱和。当SaO_2为66%时，相应动脉血氧分压（PaO_2）已

降至34mmHg（4.5kPa）的危险水平。事实上，在血红蛋白浓度正常的患者，如$SaO_2 < 85\%$时，发绀已明显可见。但近年来有些临床观察资料显示在轻度发绀患者中，$SaO_2 > 85\%$占60%左右。此外，若患者吸入氧能满足120g/L血红蛋白氧合时，病理生理上并不缺氧。而若患者血红蛋白增多达180g/L时，虽然$SaO_2 > 85\%$，亦可出现发绀。而严重贫血（Hb < 60g/L）时，虽然SaO_2明显降低，但常不能显示发绀。因此临床所见的发绀，并不能全部确切地反映动脉血氧下降的情况。

三、伴随症状

1.伴呼吸困难　常见于重症心肺疾病及急性呼吸道梗阻、大量气胸等。

2.伴杵状指（趾）　常见于发绀型先天性心脏病及某些慢性肺部疾病。

3.伴意识障碍　常见于肺性脑病、某些药物或化学物质中毒、休克、急性肺部感染或急性心力衰竭等。

（王学胜　陈　慧）

参 考 文 献

杜立中. 新生儿常见疾病的鉴别诊断：新生儿青紫的鉴别诊断［J］. 中国实用儿科杂志，2001，16（3）：112-114.

欧阳钦. 临床诊断学［M］. 北京：人民卫生出版社，2005：33-35.

万学红，卢雪峰. 诊断学.［M］. 9版. 北京：人民卫生出版社，2018：19-20.

Di Nardo M, Stoppa F, David P, et al. Reversed differential cyanosis during veno-arterial extracorporeal membrane oxygenation in infants: the reevaluation of an old phenomenon［J］. Eur J Heart Fail, 2017, 19（2）：117-119.

Haslam PL, Baker CS, Hughes DA, et al. Pulmonary surfactant composition early in development of acute lung injury after cardiopulmonary bypass: Prophilactic use of surfactant therapy［J］. Int J Exp pathol, 1997, 78：277-289.

Hiremath G, Kamat D. Diagnostic considerations in infants and children with cyanosis［J］. Pediatr Ann, 2015, 44（2）：76-80.

Singh J, Singh A. Differential cyanosis［J］. Am J Med, 2013, 126（10）：9-21.

第八节　腹　痛

腹痛（abdominal pain）是临床常见的症状，多数由腹部脏器疾病引起，但腹腔外疾病及全身性疾病也可引起。腹痛的性质和程度，既受病变性质和病变严重程度的影响，也受神经和心理因素的影响。由于腹痛的病因较多，病理机制复杂，因此，必须认真了解病史，进行全面的体格检查和必要的辅助检查，并结合病理生理

改变进行综合分析。临床上一般将腹痛按起病缓急、病程长短分为急性腹痛和慢性腹痛，本节主要论述急性腹痛。

一、病因

1.腹腔器官急性炎症 急性胃炎、急性肠炎、急性胰腺炎、急性出血坏死性肠炎、急性胆囊炎、急性阑尾炎等。

2.空腔脏器阻塞或扩张 肠梗阻、肠套叠、胆道结石、胆道蛔虫病、泌尿系统结石等。

3.脏器扭转或破裂 肠扭转、绞窄性肠梗阻、胃肠穿孔、肠系膜或大网膜扭转、卵巢囊肿蒂扭转、肝破裂、脾破裂、异位妊娠破裂等。

4.腹膜炎症 多由胃肠穿孔引起，少部分为自发性腹膜炎。

5.腹腔内血管阻塞 缺血性肠病、腹主动脉瘤及门静脉血栓形成等。

6.腹壁疾病 腹壁挫伤、脓肿及腹壁皮肤带状疱疹。

7.胸腔疾病所致的腹部牵涉痛 大叶性肺炎、肺梗死、心绞痛、心肌梗死、急性心包炎、胸膜炎、食管裂孔疝、胸椎结核。

8.全身性疾病所致的腹痛 腹型过敏性紫癜、糖尿病酮症酸中毒、尿毒症、铅中毒、血卟啉病等。

二、发生机制

腹痛的机制可分为3种，即内脏性腹痛、躯体性腹痛和牵涉痛。

1.内脏性腹痛 是腹内某一器官的痛觉信号由交感神经传入脊髓引起。其特点是：①疼痛部位不确切，接近腹中线；②疼痛感觉模糊，多为痉挛、不适、钝痛、灼痛；③常伴恶心、呕吐、出汗等其他自主神经兴奋症状。

2.躯体性腹痛 是由来自腹膜壁层及腹壁的痛觉信号，经体神经传至脊神经根，反应到相应脊髓节段所支配的皮肤所引起。其特点是：①定位准确，可在腹部一侧；②程度剧烈而持续；③可有局部腹肌强直；④腹痛可因咳嗽、体位变化而加重。

3.牵涉痛 指内脏性疼痛牵涉身体体表部位，即内脏痛觉信号传至相应脊髓节段，引起该节段支配的体表部位疼痛。其特点是：①定位明确；②疼痛剧烈；③有压痛、肌紧张及感觉过敏等。

三、临床表现

1.腹痛部位 一般多为病变所在部位。如胃、十二指肠和胰腺疾病，疼痛多在中上腹部，但心绞痛或心肌梗死有时也可表现为上腹部疼痛；胆囊炎、胆道系统结石、肝脓肿等疼痛多在右上腹部；急性阑尾炎疼痛在右

下腹麦氏点；小肠疾病疼痛多在脐部或脐周；结肠疾病疼痛多在下腹或左下腹部；膀胱炎、盆腔炎及异位妊娠破裂，疼痛亦在下腹部；弥漫性或部位不定的疼痛见于急性弥漫性腹膜炎、机械性肠梗阻、急性出血坏死性肠炎、血卟啉病、铅中毒、腹型过敏性紫癜等。

2.诱发因素 若为心绞痛引起，多有增加心肌耗氧的相关诱因；胆囊炎或胆道系统结石发作前常有进油腻食物史；急性胰腺炎发作前常有酗酒和（或）暴饮暴食史；部分机械性肠梗阻多与腹部手术有关；腹部受暴力作用引起的剧痛并有休克者，可能系肝、脾破裂所致。

3.腹痛性质和程度 突发的中上腹剧烈刀割样或烧灼样痛，多为胃十二指肠溃疡、穿孔；中上腹持续性隐痛多为慢性胃炎或胃十二指肠溃疡；上腹部持续性钝痛或刀割样疼痛呈阵发性加剧，多为急性胰腺炎；持续性广泛性剧烈腹痛伴腹壁肌紧张或板样强直，提示急性弥漫性腹膜炎。其中隐痛或钝痛多为内脏性疼痛，多由胃肠张力变化或轻度炎症引起，胀痛可能为实质脏器包膜紧张所致。胆石症或泌尿系统结石常为阵发性绞痛，疼痛剧烈，致使患者辗转不安；阵发性剑突下钻顶样疼痛是胆道蛔虫病的典型表现。

4.发作时间 餐后疼痛可能是由于胆胰疾病、胃部肿瘤或消化不良所致；周期性、节律性上腹痛见于胃十二指肠溃疡；子宫内膜异位者腹痛与月经来潮相关；卵泡破裂者腹痛发生在月经间期。

5.与体位的关系 某些体位可使腹痛加剧或减轻，如胃黏膜脱垂患者左侧卧位疼痛可减轻；十二指肠淤滞症（肠系膜上动脉综合征）患者膝胸位或俯卧位可使腹痛及呕吐等症状缓解；胰腺癌患者仰卧位时疼痛明显，前倾位或俯卧位时减轻；反流性食管炎患者烧灼痛在躯体前屈时明显，直立位时减轻。

四、伴随症状

1.伴发热、寒战 提示有炎症存在，见于急性胆道感染、胆囊炎、肝脓肿、腹腔脓肿，也可见于腹腔外感染性疾病。

2.伴黄疸 可能与肝、胆、胰疾病有关。急性溶血性贫血也可出现腹痛与黄疸。

3.伴休克 同时有贫血可能是腹腔脏器破裂（如肝、脾或异位妊娠破裂）；无贫血者则见于胃肠穿孔、绞窄性肠梗阻、肠扭转、急性出血坏死性胰腺炎等。腹腔外疾病如心肌梗死、大叶性肺炎也可有腹痛与休克，应特别警惕。

4.伴呕吐、反酸 提示食管胃肠病变。呕吐量大提示胃肠道梗阻；伴反酸、嗳气则提示胃十二指肠溃疡或胃炎。

5.伴腹泻 提示肠道吸收障碍或肠道炎症、溃疡或肿瘤。

6.伴血尿 可能为泌尿系统疾病，如泌尿系结石。

7.伴血便　应注意肠套叠、绞窄性肠梗阻、急性出血坏死性肠炎、缺血性"结肠炎"、腹腔内大血管急性阻塞。

8.伴皮肤对称性、成批出现出血性皮疹，尤其是双下肢　提示过敏性紫癜。

（王学胜　陈　慧）

参 考 文 献

胡连仲.急性腹痛诊治中应注意的几个问题［J］.中外女性健康研究，2016（14）：72.

李春盛.急诊科疾病临床诊疗思维.［M］.2版.北京：人民卫生出版社，2016：3-4.

廖中华，方凯，肖小培，等.急诊急性腹痛436例临床诊断分析［J］.中外医学研究，2019，22：123-126.

万学红，卢雪峰.诊断学［M］.9版.北京：人民卫生出版社，2018：31-33.

张琼.以急性腹痛就诊的心血管疾病源性18例病因分析［J］.现代养生，2016（2）：114.

张绍华.内科急性腹痛患者的诊治体会［J］.心血管病防治知识（学术版），2016，14（2）：145-146.

第2章

心脏危急重症的血流动力学变化

第一节 急性心肌梗死的血流动力学

一、概述

冠状动脉是第一个从主动脉分出的分支血管，静息状态下心脏通过冠状动脉接受约心排血量5%（或250ml/min）的血液供应。心脏是人体单位体表面积耗氧量最大的器官。基础状态下，心肌通常消耗输氧量的75%（心肌基础代谢需氧量是静息状态下骨骼肌需氧量的15～20倍，等同于严重酸中毒下骨骼肌的需氧量）。在人体主要器官中，心脏的动静脉血氧浓度差是最大的（10～13ml/100ml），心肌需氧量的决定因素包括前负荷、后负荷、心率、心肌收缩力及基础代谢率，除基础代谢率外，其他因素均会影响心排血量。收缩期室壁收缩约消耗心肌耗氧量的30%。而心室腔内压力、后负荷、舒张末期容积及心肌室壁厚度均会影响心肌室壁收缩力。由于增加摄氧余地很小，心脏无氧代谢能力又很差，所以主要是通过增加冠状动脉血流量从而提高心脏的代谢能力（即血流量与耗氧量密切相关）。

绝大多数心肌梗死患者供应梗死部位的冠状动脉存在严重闭塞性动脉粥样硬化。大多数研究表明，约90%的心肌梗死患者胸痛发生数小时内，冠状动脉造影显示供应梗死部位的冠状动脉完全闭塞是由于动脉粥样硬化斑块的内膜破裂而引起急性血栓形成，临床研究也表明，溶栓治疗可使闭塞性血栓溶解，缩小心肌梗死范围，改善心功能和降低死亡率。促使梗死发生的少见原因有：动脉粥样硬化的冠状动脉或正常的冠状动脉痉挛可引起不可逆的缺血而导致心肌梗死。

心肌梗死可分为两种主要类型：透壁性心肌梗死和心内膜下（非透壁性）心肌梗死。前者指心肌坏死累及心室壁全区，后者指心肌坏死仅累及心内膜下心肌壁间心肌，而没有贯穿全层心肌到心外膜。急性冠状动脉血栓形成在透壁性心肌梗死中非常多见且常发生于单支血管病变的受累区域内。非透壁性心肌梗死常发生于严重狭窄但仍有供血的冠状动脉内。非透壁性心肌梗死的发病机制仍不清楚，可能与梗死相关血管未完全闭塞或血栓自溶、痉挛缓解或侧支循环的保护有关。

心肌缺血几秒后，心肌细胞内代谢发生变化，缺血局部心肌的收缩力降低，缺血30min后心肌有效收缩立即终止。在动物实验中，冠状动脉闭塞15～20min这些变化是可逆的，当闭塞解除后，心肌收缩功能可在几分钟内恢复，几小时后，细胞结构基本恢复正常；然而，缺血超过20min，心肌即可发生不可逆损害。

冠状动脉血流的减少导致心肌缺血和节段性运动减低，这种心肌功能的异常程度与坏死心肌和缺血心肌的范围大小直接相关。心肌功能低下表现为：由于左心室收缩与舒张功能受损，左心室舒张末压和左心房压增高，使左室射血分数（LVEF）降低，每搏输出量（SV）和心脏指数（CI）下降。急性心肌梗死后，可借助Swan-Ganz漂浮导管间接监测左心室舒张末压-肺毛细血管楔压和心排血量（CO）以了解左心室的功能。

二、急性心肌梗死的血流动力学监测

对于无合并症的急性心肌梗死患者，有创血流动力学监测不是必须的，因为循环状态可以通过仔细的临床评价来确定，包括心率和心律、血压测量、肺部听诊、胸片、组织灌注，如尿量和皮肤黏膜的检查。

有创血流动力学监测包括动脉导管的插入持续监测动脉血压。经漂浮导管可及时、准确地提供各种病理生理学参数，包括肺动脉压（PAP）、肺毛细血管楔压（PCWP）、右心房压（RAP）和心排血量（CO），从而可以同时精确地评价左、右心功能，故血流动力学监测对于血流动力学不稳定的急性心肌梗死患者，包括低心排血量、低血压、肺水肿和心源性休克是非常有价值的，最有意义的是鉴别相对或绝对血容量不足所致的低血压状态、右心室梗死所致的低血压及心源性休克。前两者是由于左心室充盈压降低导致低心排血量和低血压，通过扩容治疗可迅速稳定血压；而心源性休克是由于大面积心肌坏死、泵衰竭、心排血量下降而导致肺淤血和低血压，左心室充盈压是增高的。对于这类患者，用漂浮导管监测左心室充盈压和测定心排血量以调节输液量和血管活性药物用量是十分重要的。此外，对于临床怀疑右心室梗死、急性心肌梗死的机械性并发症，如急性乳头肌功能不全、乳头肌断裂和室间隔穿孔的诊断与治疗也具有十分重要的指导意义。

（一）急性心肌梗死血流动力学监测的适应证与禁忌证

急性心肌梗死血流动力学监测的适应证：①严重充血性心力衰竭、低心排综合征或心源性休克；②合并右心室梗死，需进一步诊断及指导治疗；③急性心肌梗死存在机械性并发症，如室间隔穿孔、乳头肌断裂、急性二尖瓣反流、急性心脏破裂或伴心脏压塞；④无肺淤血证据，但对补充液体治疗无反应的低血压。

急性心肌梗死血流动力学监测的禁忌证：血流动力学检测无绝对禁忌证，但有相对禁忌证。①肝素过敏，或已经使用过大量肝素，存在出血高风险者；②不能配合的患者或合并精神障碍、情绪激动、烦躁不安，有自行拔管风险的患者；③合并严重凝血功能障碍或出血性疾病的患者；④穿刺部位合并脓肿，或者疑似存在感染，穿刺后可能导致感染加重或扩散风险的患者。

（二）急性心肌梗死血流动力学分型

根据CI和PCWP将急性心肌梗死分为4型（表2-1）。

Ⅰ型：临床上无肺淤血及周围灌注不足的表现，血流动力学改变为CI、PCWP在正常范围或CI低于正常，但 >2.2 L/（min·m^2），PCWP>1.6 kPa（12mmHg），但≤2.4 kPa（18mmHg）。

Ⅱ型：临床上存在心力衰竭征象，如肺部存在干、湿啰音的肺淤血表现，但无周围灌注不足的表现，血流动力学改变为PCWP>2.4 kPa（18mmHg），CI>2.2 L/（min·m^2），此型多见于急性心肌梗死合并左心室功能减退，尚未显著影响心排血量，但如不及时治疗或梗死范围扩大很可能进展为心源性休克。一般临床表现常滞后于血流动力学改变数小时，因此，在心力衰竭出现临床表现以前，通过血流动力学监测进行早期治疗，对这类患者有重要的临床意义。

Ⅲ型：表现为低血压，周围灌注不足。CI≤2.2 L/（min·m^2），PCWP≤2.4 kPa（18mmHg）。

Ⅳ型：为心源性休克，临床上有肺淤血及周围灌注不良的表现，血流动力学改变有动脉血压下降，

表2-1 急性心肌梗死血流动力学分型

类型	临床表现		血流动力学分型		死亡率（%）
	肺淤血	周围灌注不足	CI [L/(min·m^2)]	PCWP [kPa（mmHg）]	
Ⅰ	无	无	>2.2	≤2.4（18）	3
Ⅱ	有	无	>2.2	>2.4（18）	9
Ⅲ	无	有	≤2.2	<2.4（18）	23
Ⅳ	有	有	≤2.2	>2.4（18）	51

注：Ⅲ型根据RAP分为两个亚型。①RAP<0.7 kPa（5mmHg）（低血容量）；②RAP>1.33 kPa（10mmHg）（右心室梗死）。

CI≤2.2 L/（min·m^2），PCWP>2.4 kPa（18mmHg）。此型为急性心肌梗死最严重类型。对于这类患者及早在血流动力学监测下采用机械辅助循环措施并经皮腔内冠状动脉成形术（PTCA）及外科冠状动脉旁路移植术（CABG），可以有效降低患者的死亡率。

（三）导管室中对冠状动脉血流动力学的临床测量

有几种方法可以直接测量冠状动脉血流量，但这些方法都比较困难、耗时，并且不能测量冠状动脉血流的快速变化。更常见的是使用带有多普勒探头或压力感受器的介入导丝来帮助制订临床决策或研究冠状动脉生理学。多普勒导丝（靠近头端处有一个多普勒探头的介入导丝）用于静息或最大血流状态下的冠状动脉血流速度。如果认为探头处的血管直径恒定，那么最大血流状态与静息状态的流速比值就等于冠状动脉血流储备（CFR）。这一技术在临床上大部分已经被压力导丝（靠近头端处有一个压力感受器的介入导丝）所取代。通过在最大充血状态下计算远端灌注压力与主动脉压力的比值可以获取血流储备分数（FFR）（图2-1～图2-3）。

CFR应用的生理学原理是指在充血性压力下具有临床意义的动脉粥样硬化将会削弱冠状动脉血流的反应。无论年龄还是性别，静息状态下冠状动脉血流一般是正常患者最大冠状动脉血流量的15%～20%。在动脉粥样硬化过程中，冠状动脉最大血流量是明显降低的，严重状态下静息冠状动脉血流量也会下降。CFR为最大血流量与基础血流量比值，随着动脉粥样硬化使心外膜冠状动脉管腔逐步阻塞而出现CFR下降。

人体CFR起初是由探针测量的，而后期在心外科手术中置入脉搏式多普勒导管。这些技术的推广存在一系列问题，如心外膜冠状动脉血管探针仅局限于外科手术患者，而且多普勒导管的大小限制了其放置于冠状动脉狭窄的远端。随着0.014in（1in＝0.0254m）的指引钢丝及导管头端12MHz压电效应传感器的发展，这些问题都已克服。为了测量CFR，这些导丝放置于病变远端的冠状动脉内并测量节段性光谱血流速度。假设冠状动脉直径变化微小，血流速度等同于流量（流量＝速度×面积）。基础条件下测量冠状动脉血流速度，然后在充血刺激下，再次测量患者的冠状动脉血流速度，这样CFR值即可算出。常规使用腺苷诱导充血，因为腺苷与罂粟碱相比很少导致低血流动力学及心电图改变。

虽然多普勒导丝具有很多理论上的优势，但是由于诸多严重缺点导致其无法广泛使用。①不仅是动脉粥样硬化会影响CFR，还包括提高基础冠状动脉血流量的因素（如发热、缺氧、心动过速、贫血或心室肥大）及削弱微循环血管扩张反应的因素（如心室肥大或糖尿病）。②测量结果的准确性取决于多普勒导丝的准确位置。传感器应该远离血管壁而置于血流中。白色刻度信号幅度

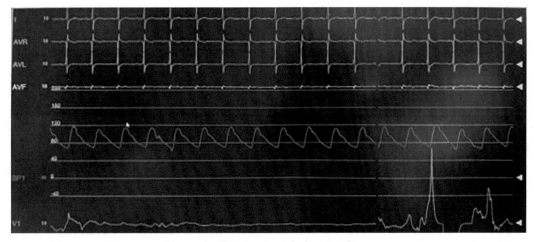

图2-1 术中右冠状动脉的压力曲线

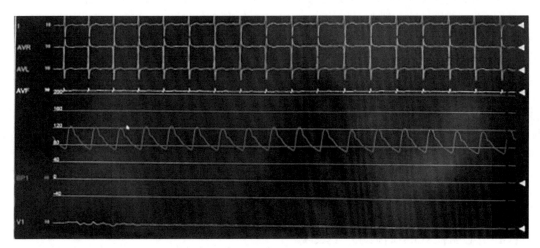

图2-2 术中左冠状动脉的压力曲线

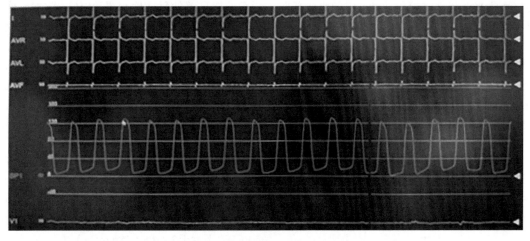

图2-3 术中左心室内的压力曲线

及峰值速度都需要合适的位置才能测量。③对于有血流动力学意义病变的CFR值缺乏统一的认识。在诸多研究中，CFR值16～2.5都被认为是导致缺血的病理改变。由于CFR值不能区分心外膜病变及微循环障碍，"相对CFR"（rCFR）的概念逐步形成。这种方法是为了解释有病变的心外膜冠状动脉的CFR值，需要先测量无心外膜冠状动脉病变的CFR值。如果没有病变动脉的CFR值异常，说明微循环受损。

在血管成形术导丝基础上发展起来的压力传感器使测量冠状动脉狭窄远端的压力成为可能。在血管内介入治疗早期，利用压力阶差来评估狭窄程度的概念已经出现。在32例成功实施PTCA术的患者中，PTCA术导致压力阶差从58mmHg降至19mmHg，具有划时代意义。早期测量狭窄远端压力的尝试受阻于流量探针的使用，因为其自身尺寸会导致病变区压力阶差。压力传感器及血管成形术导丝的发展克服了这些困难，从而促进了压力驱动冠状动脉血流储备分数（FFR）概念的出现。按照Ohm定律，压力可以作为流量的替代物：流量＝压力/阻力。FFR定义为狭窄处最大心肌血流量除以正常血管（没有任何狭窄性病变）最大血流量的理论值。在最大量动脉扩张剂的作用下，正常心肌床的阻力最小，血流量与压力呈正相关。由于心肌缺血的发生，最大血流量不能满足心肌的需求，FFR旨在监测最大血流量期间的压力灌注，从而鉴别具有生理学意义的狭窄性病变。FFR的变化完全独立于收缩压、心率及心肌收缩力的改变。

三、急性右心室心肌梗死的血流动力学表现

（一）缺血对右心室的影响

右心室血供来源于多支冠状动脉，室间隔由前降支和后降支供血，侧壁由右冠状动脉的边缘支供血，前壁由右冠状动脉的圆锥支和前降支的间隔支供血。也有学者认为心室内血液可以通过弥散作用直接向右心室供氧。无论是正常情况，还是右冠状动脉闭塞形成侧支循环时，右心室冠状动脉灌注在收缩期和舒张期大致相等。由于收缩期较低的心肌内压力和舒张期较低的心腔内压力，右心室收缩期血流灌注优于左心室。尽管前降支和回旋支病变也会导致右心室心肌梗死，但其绝大部分是右冠状动脉闭塞引起的。右冠状动脉右心室分支的起源和数量有很大的个体差异性，但右冠状动脉近端闭塞与右心室大面积心肌梗死有直接相关性。

（二）右心室心肌梗死的血流动力学

右冠状动脉近段闭塞时，右心室游离壁血液灌注会减少，伴有右心室运动障碍和功能障碍。反映在右心室波形上就是上升支变缓、收缩波峰增宽压低，舒张期延长和右心室心搏功降低，右心室收缩功能障碍会

使左心室前负荷降低，尽管左心室收缩功能正常，也会导致心排血量减少。右心室功能障碍通过右心房和左心室间隔收缩增强代偿，后者在心脏收缩期以活塞形式膨入右心室以对抗僵硬的右心室游离壁。右心室急性缺血时，左、右心室的舒张功能是关键所在。右心室收缩功能减退会导致右心室扩张，并且缺血会损害右心室舒张。右心室变得僵硬并在舒张早期扩张，导致右心室充盈早期阻力增加。随着右心室舒张期逐渐充盈，右心室顺应性下降会形成陡峭的压力-容积曲线，导致心室舒张压快速上升。急性右心室扩张和舒张压升高导致室间隔在舒张期膨入左心室，会影响左心室的顺应性，并且可能限制左心室充盈。由于心包不具有顺应性，急剧扩张的右心室导致心包内压力升高。由于两个心室在舒张期同时充盈，并且竞争心包内空间，右心室会产生舒张阻抗，三尖瓣的流入速度降低导致钝性Y降波（在呼气时更显著）。在右心房压力曲线中，钝性Y降波提示右心室舒张功能障碍，而锐利X降波反映右心房松弛。

（三）治疗策略

1.在急性右心室梗死不伴有右心衰竭或低血压时无须特殊治疗，但需注意，对于这类患者在应用硝酸甘油治疗心肌缺血时要特别小心，因急性右心室梗死对硝酸甘油非常敏感，由于容量血管的扩张会促使左心室灌注减少而导致低心排血量和低血压。如果对硝酸甘油需要量大时，需在血流动力学监测下合理应用，需维持左室舒张末压在2.0～2.4kPa（15～18mmHg）。

2.在急性右心室梗死伴右心衰竭和低心排血量、低血压而无左心衰竭时应首选血浆或血浆代用品或生理盐水扩容治疗以增加右心室压力，增加左心室灌注，从而维持足够的每搏输出量（SV）或CO。使用期间应仔细观察容量负荷对SV或CO的效应，因此，应建立心室功能曲线以评价每个患者对治疗的反应。并且需密切观察PCWP，使其不超过2.4kPa（18mmHg），以保证左心室既有足够的灌注和良好的心排血量，又不会引起肺水肿。对于扩容治疗反应不佳者可给予正性肌力药物，如多巴胺或多巴酚丁胺，以改善SV和射血分数。

3.在急性右心室梗死伴右心衰竭的同时也存在左心衰竭，PCWP已达2.4kPa（18mmHg）或＞2.4kPa（18mmHg）时不宜首选扩容。如无低血压时可用血管扩张药如硝普钠联合应用多巴胺或多巴酚丁胺治疗，同时小心扩容使PCWP不大于2.4kPa（18mmHg）。

四、心功能不全的血流动力学

（一）概述

心力衰竭（heart failur，HF）是心脏不能满足机体

血液需求，导致心脏充盈压增加或有效心排血量减少而产生的一组临床综合征。心力衰竭最常用的分类根据左室射血分数（LVEF）而定，LVEF主要通过超声心动图测得。射血分数减低的心力衰竭（HFrEF，也称为收缩性心力衰竭）的界限是LVEF＜50%，或更加严格的＜40%。LVEF＞50%的患者被认为是射血分数保留的心力衰竭（HFpEF，也称为舒张性心力衰竭）。虽然两者在大体解剖学、组织学、影像学、血流动力学及治疗效果等很多方面不同，但不能单纯通过临床症状和体征将两者相鉴别。心力衰竭的病因是由于某种形式的心肌受损，这一点收缩性心力衰竭比舒张性心力衰竭更容易理解。心力衰竭的常见病因见表2-2。

表2-2　心力衰竭的常见病因

冠状动脉疾病
高血压
先天性心脏病
原发性心脏瓣膜疾病
心动过速相关的心肌病
心肌毒性药物损害
应激性心肌病
先天性心肌病
感染性（HIV，柯萨奇病毒，埃可病毒，莱姆病）疾病
浸润性（血色素沉着病，淀粉样变性，结节病）疾病
围生期心肌病、肥厚型心肌病、限制型心肌病
心肌炎（巨细胞病毒性心肌炎，淋巴细胞性心肌炎，嗜酸细胞性
　心肌炎/超敏反应）
结缔组织病（SLE）
营养缺乏（硒，铜）
内分泌代谢性疾病（甲状腺疾病）

（二）不同类型心力衰竭的病因与机制

压力-容积环能很好地说明HFrEF和HFpEF之间的区别，因为HFrEF患者的心肌收缩性降低，必须通过左心室扩大以增加更大的前负荷来维持心脏有效输出量。在血流动力学方面，HFrEF患者有更高的左室舒张末容积（LVEDV）和左室舒张末压（LVEDP），以及更低的心搏量、脉压和有效心排血量，进而导致更高的左室收缩末容积（LVESV）和左室收缩末压（LVESP）。随着收缩功能不全的程度加重，压力-容积环进一步右移。同样，当出现二尖瓣反流时，由于等容收缩期消失，每搏输出量和心脏有效排血量会进一步减少。

HFpEF的确切机制还不清楚。有一些证据表明，与同年龄段的对照者相比，HEpEF患者更容易出现心肌肥厚、心外膜冠状动脉疾病、冠状动脉微血管稀疏和心肌纤维化。与HFrEF相比，在增加相同容积时，已经"僵硬"的左心室充盈压增加更多。因此，为了克服主动脉

压，左室舒张末压降低，导致心搏量及有效心排血量和左室收缩末容积降低。每搏输出量与左室舒张末容积的比值保持不变。

病史、体格检查、心肌标志物、胸部X线、实时心脏成像在慢性心力衰竭急性加重期临床管理中具有重要作用。有时单独依靠这些很难准确评估慢性心力衰竭患者真实的血流动力学状态。在肺毛细血管楔压（PCWP）增加的患者中，体格检查能发现40%的心力衰竭患者。然而，在心力衰竭晚期患者中，由于肺淋巴管引流，胸部X线通常发现不了肺充血的证据。此时，灵活运用右心导管很有帮助。

然而，常规使用肺动脉导管（PAC）并未降低心力衰竭患者的死亡率和长期终点事件。在随机多中心充血性心力衰竭和肺动脉导管有效性评估研究试验中，临床评价加用常规PAC组与单独临床评价组比较并未改善重症和再发收缩性心力衰竭患者的临床预后。两组的临床状况都明显改善，PAC组临床改善更明显（相比随访6个月的患者，特别是在随访1个月的患者中更明显）。当然，两组6个月内住院患者的死亡率和生存率相似，而PAC组由于PAC感染导致的住院不良事件更多。对于心力衰竭晚期患者，提高心脏功能和生活质量比延长生命更有意义。因此，当失代偿性心力衰竭患者出现临床症状时可以应用PAC帮助最优化地管理血流动力学。右心衰竭导管置入的适应证见表2-3。

在心脏充盈压增加时HFrEF和HFpEF的血流动力学表现相似，但有效心排血量降低，通常只出现在HFpEF晚期，它在HFrEF中出现更早。慢性心力衰竭患者通常比急性心力衰竭有更高的基础心腔内压，因为慢性心力衰竭患者需要更高的充盈压维持最佳心排血量（可以通过Frank-Starling机制阐明）。因此，慢性HFrEF患者的"正常"参数相比心功能正常者的理想范围轻度升高。

表2-3　心力衰竭患者右心导管置入的适应证

单纯依靠非侵入临床评估手段无法确定血流动力学和心脏内的真
　实状态
初始使用血管收缩药和扩张药或优化收缩药和扩张药剂量时
高危患者心胸外科手术围手术期的监测和管理
肺动脉高压诊断和管理的金标准
血流动力学监测，包括肺血管阻力、等待心脏移植的晚期心力衰
　竭患者
联合左心导管鉴别缩窄性心包炎和限制型心肌病
其他方法（如超声心动图）无法确定瓣膜性心脏病的严重程
　度时

（三）心功能不全血流动力学测量指标

直接测量心脏内压　左心室前负荷最好的测量参数

是左心房压。实际上，左心房压很难测得，因此通常用两种方式替代：左室舒张末压和肺毛细血管楔压。现分述如下。

（1）左室舒张末压（LVEDP）：由于LVEDP是在舒张末期测得，窦性心律患者的压力主要来自心房的收缩。值得注意的是，舒张末压–容积关系曲线，在收缩和舒张功能不全患者中越严重，形成的曲线就越不明显。HFrEF时左心室容积扩大，增加的LVEDV需要LVEDP相应地增加，以此使心排血量达到最优化。相比之下，HFpEF时左心室松弛或僵硬导致左心室僵硬、顺应性降低，LVEDV变化较小导致LVEDP下降。LVEDP的直接测量方式是经动脉导管置入左心室。

（2）肺毛细血管楔压（PCWP）：急性和慢性心力衰竭患者PCWP的情况不同。对于急性心肌损伤患者，如突发的前降支近端完全闭塞导致心功能不全，PCWP突然升高到17～20mmHg会引起急性肺水肿。但慢性心力衰竭患者需要17～20mmHg的PCWP去维持并优化心排血量，这一点可以用Frank-Starling机制来解释。心力衰竭患者的PCWP波形中V波通常比较明显，这种V波形态通常见于射血分数下降的心力衰竭，可能是由于左心室或左心房顺应性差，或中重度功能性二尖瓣反流（左心室扩大）所致。V波增加的压力将会传导至肺血管，导致计算出的平均PCWP被高估，不能准确反映左心室前负荷。

（3）肺动脉压：肺动脉高压（pulmonary arterial hypertension，PAH）的定义是平均肺动脉压＞25mmHg。世界卫生组织界定第2组肺动脉高压是由左心疾病引起的（如肺静脉高压或毛细血管后肺动脉高压），这是目前PAH和右心衰竭最常见的原因。高达60%的重度收缩功能不全患者和70%的单纯心室舒张功能不全患者可能出现PAH。出现PAH的慢性心力衰竭患者预后较差。

在没有出现明显肺血管重构时肺动脉收缩压和肺毛细血管楔压应当相互关联。需要指出的是平均肺动脉压对于评估跨肺动脉瓣膜压力梯度、肺血管阻力和右心室做功指数很重要，这些都是确定是否适合心室辅助装置置入和心脏移植的重要参数。

（4）右心室压：在没有出现肺动脉狭窄时，右心室收缩压与肺动脉收缩压有很好的相关性。在没有出现病理性三尖瓣反流时，右心室收缩压应当与平均右心房压力相对应。右心室收缩压升高通常表示右心室收缩功能代偿。如果右心室心肌收缩压降低，右心房压力＞15mmHg，心脏指数＜2.0L/（min·m^2），需要考虑右心衰竭。

（5）右心房压：正常值2～8mmHg。通过无创颈静脉搏动检查，颈静脉和下腔静脉超声检查可以评估右心房压（RAP）。通常情况下，慢性心力衰竭和正常心脏的平均PCWP要高于RAP。三尖瓣反流时，平均RAP升高超过平均PCWP，右心房波形上出现明显的V波。

有明显右心衰竭的患者，变化的RAP使心房波形上出现一个明显的V波和陡峭的Y降支。

（四）心功能不全时血流动力学变化及特点

1. 心力衰竭时的典型血流动力学变化

（1）中心静脉压升高，常大于12mmH$_2$O，以右心衰竭时更明显。程度较轻的患者休息功能正常，但压肝或运动后则升高。

（2）右心房压

1）曲线呈M形或W形。

2）平均压升高，见于继发于瓣膜病、冠心病、肺源性心脏病的右心衰竭及左心衰竭后引起的右心功能不全。

3）右心室衰竭时a波增大，继发三尖瓣关闭不全时V波也增大。

（3）右室舒张末压升高。

（4）肺动脉压升高。早期轻症患者静息时正常，活动后则升高。

（5）肺毛细血管楔压/左心房压升高，见于左心衰竭和严重二尖瓣狭窄，a波增大继发二尖瓣关闭不全时V波也增大。当其平均压处于2.0～2.4kPa（15～18mmHg）时左心室做功处于最佳水平，2.67kPa（20mmHg）以上时肺部充血，3.33kPa（25mmHg）时出现肺淤血，4kPa（30mmHg）时发生肺泡和肺间质水肿。

（6）主动脉收缩压降低，可有高、低交替现象，脉压变小。

（7）射血分数、心排血量、心脏指数均降低。

2. 心力衰竭时血流动力学特点　虽然心力衰竭有众多分类方法，但临床上不外乎左心收缩功能衰竭、左心舒张功能衰竭、右心衰竭，其各自的血流动力学特点如下。

（1）左心收缩功能衰竭

1）左心室每搏输出量下降，射血分数降低，心排血量减少，心脏指数降低，动脉血压下降。

2）体循环血管阻力增高。

3）左室舒张末压升高，左心房压升高。肺动脉压及肺毛细血管楔压也升高，肺循环阻力增大。左室舒张末容积增大。

4）中心静脉压和右心房压可以正常，继发右心功能受累时则增高。

5）由于肺淤血、肺水肿、外周组织灌注不良，使肺血氧合障碍而外周组织摄氧增加，混合静脉血氧饱和度降低。

（2）左心舒张功能衰竭

1）左室舒张末容积正常而舒张末压力明显增高，左心房压、肺动脉压、肺毛细血管楔压增高。

2）肺循环阻力增大。

3）右心室功能受累时右心房压、中心静脉压也增高。

　　4）左室射血分数正常。

（3）右心衰竭

　　1）中心静脉压、右心房压升高。

　　2）右室舒张末压升高。

　　3）肺毛细血管楔压、左室舒张末压降低。

　　4）心排血量降低，动脉血压下降。

　　心力衰竭发生时，心脏指数多小于2.5L/（min·m²），一个特例是高心排血量的心力衰竭，多继发于高代谢疾病和外周阻力降低的疾病，如甲状腺功能亢进、贫血、脚气病等，此时心脏指数正常甚至偏高，外周血管阻力降低、脉压增大，因左室舒张末压、肺毛细血管楔压升高而引起肺水肿。

（徐　磊）

参 考 文 献

Giustino G，Dangas GD. Integrating invasive hemodynamic parameters into risk stratification of acute myocardial infarction and cardiogenic shock [J]. Catheter Cardiovasc Interv，2017，90（3）：396-397.

Kay GN，Wagner GS. Hemodynamic abnormalities in acute myocardial infarction [J]. Dis Mon，1986，32（8）：445-514.

Kupper W，Bleifeld W，Hanrath P，et al. Left ventricular hemodynamics and function in acute myocardial infarction：studies during the acute phase，convalescence and late recovery [J]. Am J Cardiol，1977，40（6）：900-905.

Michel L，Stock P，Rammos C，et al. Real-time Pressure-volume Analysis of Acute Myocardial Infarction in Mice [J]. J Vis Exp，2018，2（137）：57621.

Pfeffer MA. Left ventricular remodeling after acute myocardial infarction [J]. Annu Rev Med，1995，15（46）：455-466.

Zimlichman R，Mossinson D，Ovsyshcher IE，et al. Assessment of hemodynamic changes in the early phase of uncomplicated acute myocardial infarction [J]. Int J Cardiol，1989，25（3）：303-311.

第二节　心源性休克的血流动力学

一、概述

　　多年来临床上一直沿用以基础疾病或病因诊断对休克进行分类的方法。这种分类方法体现了当时对休克的认识和治疗以诊断基础疾病和纠正休克病因为主。以前，有学者将休克分为7类，即低容量性、心源性、感染性、过敏性、神经性、梗阻性和内分泌性。以后又有学者再分出创伤性、中毒性等。这种分类方法明确指出了导致休克的病因，为临床病因性治疗提供了依据，随着对休克认识和理解的不断深入和临床治疗手段的更新，尤其是当血流动力学理论被应用于临床后，大多数患者可以安全度过初始打击所造成的直接损害阶段，导致休克患者死亡的主要原因不再是基础病因而是由此造成的循环功能紊乱，同时，不同病因导致的休克可以表现为相同或相近的血流动力学改变。在这种情况下，原有的休克分类方法就显示出明显的不足。休克的血流动力学变化可以表现为不同的特征。为了区分这些特征，可以把循环系统中主要影响血流动力学的因素分为5个部分：①阻力血管，包括动脉和小动脉；②毛细血管；③容量血管；④血容量；⑤心脏。几乎所有类型的休克都是通过对这5个部分的不同影响而导致循环功能紊乱。由于动脉系统的阻力改变，血液的重新分布，毛细血管的开放充盈程度，动-静脉分流的改变，静脉容量血管的扩张，血容量的变化和心功能改变而决定了休克的不同特性。这些特征在很大程度上影响了治疗方法的实施，在血流动力学发展的同时，治疗手段也在不断更新和增多，循环功能的支持在休克治疗中已经显示出越来越重要的作用。1975年Weil MH等提出对休克新的分类方法，并已经得到了临床学者的广泛接受。按照这种分类方法，休克可被分为低血容量性（hypovolemic）、心源性（cardiogenic）、分布性（distributive）和梗阻性（obstructive）4类。

二、不同休克类型的血流动力学改变

（一）低血容量性休克

　　低血容量性休克是指各种原因引起的循环容量丢失，从而导致有效循环血量急剧减少，心排血量减少，组织灌注不足，导致重要脏器和细胞功能代谢障碍及结构损害的全身性病理过程。

　　低血容量定义为血容量减少，但是在临床上没有方法可以准确计算血容量的丢失，因此关于低血容量的临床定义一直未达成共识，从广义上来说，低血容量是低灌注并且可以通过液体治疗改善的状态。在临床研究中，如果低血容量患者在接受容量负荷试验后可以引起SV或者CO显著增加，那么这个患者的心肌收缩力处于Frank-Starling曲线的上升支，对容量复苏是有反应的，容量治疗是有效的，可以增加患者的心排血量和氧供。

如果患者的心功能处于Frank-Starling曲线的平台期，意味着容量复苏不能增加患者的心排血量和氧供，并可能造成患者的组织水肿和缺氧，目前判断容量复苏的反应性有静态血流动力学和动态血流动力学指标。

1.静态指标

（1）压力指标：中心静脉压（CVP）、肺动脉楔压（PAWP）是常用判断血容量状态的压力学指标，CVP反映右心负荷，PAWP反映左心负荷。同心率、血压一样，许多研究表明CVP、PAWP并不能精确反映血容量的情况，有相关临床研究表明预测的准确性约50%，因此，在临床上不能通过CVP来指导容量管理，在对容量有反应的患者和无反应患者之间检测CVP、PAWP的数值并无统计学差异，因此，通过CVP、PAWP的数值并不能区分患者对液体输注是有反应还是无反应，也无法判断患者的血容量状态。

（2）容积指标：是指右室舒张末容积及左室舒张末容积、胸腔内血容积指数及全心舒张末容积指数。

右室舒张末容积（RVEDV）、左室舒张末容积（LVEDV）：与PAWP相比，通过超声心动图测得的LVEDV更能反映左心室前负荷，对于急性失血时左心室功能的改变也能更好地反映。但LVEDV同样不能用来预测输入液体后的血流动力学变化。一项研究显示，对于输液有反应和无反应的患者，输入液体前LVEDV的基线值并没有显著性差异，LVEDV的数值和输入液体后CI增加的百分比也没有显著关联性。

胸腔内血容积指数（ITBVI）、全心舒张末容积指数（GEDVI）：ITBVI、GEDVI通过脉搏指示连续心排血量监测（PiCCO）经肺热稀释技术测得。以前研究显示ITBVI能够反映前负荷的变化，并且优于PAWP。此外，其他研究显示ITBVI和CI、DO2都有很好的相关性。GEDVI也是反映心脏前负荷的指标，但是GEDVI作为静态监测指标并不能反映动态的变化，而且不能准确预测CI的改变，它判断容量治疗的反应性与CVP相当。

2.动态指标　容量负荷试验是在短时间内给予100～500ml液体，观察患者的血压变化，这种方法通常用于低血容量休克复苏的早期，因为这个阶段的患者处于严重的低血容量状态；当严重的低血容量状态被纠正后，需要SV和CO变化的监测来判断是否需要继续容量复苏。通过容量负荷试验监测CO和SV的变化是判断患者是否存在低血容量状态和评价其他指标是否能准确预测容量反应的"金标准"。容量负荷试验有个显而易见的缺点，即必须给予患者大量液体而不考虑患者是否需要容量复苏，其结果可能导致患者严重的组织水肿和缺氧。

（二）心源性休克

心源性休克是指各种原因导致的心功能减退，使心

排血量显著减少，重要脏器及组织供血不足，全身微循环发生障碍的一种病理生理过程。常见原因有急性心肌梗死、急性暴发性心肌炎、原发性或继发性心肌病、中毒引起的心脏抑制、心脏压塞、恶性心律失常等。血流动力学特点表现为低排高阻型休克。由于各种原因导致心排血量下降是始动因素，但是如果心源性休克长时间得不到纠正，组织缺血缺氧，外周血管自主调节能力下降，血管张力逐渐下降，血流动力学表现为低排低阻型休克。

1.血压测定　包括有创的动脉血压监测及无创血压监测，例如袖带血压监测。无创血压监测由于获得便捷，临床中常用于循环评估及动态监测。有创血压可应用动脉导管经桡动脉、肱动脉或股动脉处插管测压。当机体处于休克状态，尤其是低排高阻型休克，由于外周小血管剧烈收缩，常用的袖套血压计往往测量极不准确，多数测量值偏低。在这种情况下，直接桡动脉穿刺测压是十分必要的。往往在袖套血压计测不到血压或血压很低时，并不一定能真正反映动脉压极度低下，有时发现桡动脉直接测压仍处于正常水平，此时根本不需要使用血管收缩性升压药，否则盲目加大升压药的用量，反而使患者的病情进一步恶化。故对于重度休克患者持续直接动脉测压极为重要。由于血压测量影响因素较多，仅作为一种辅助评估手段，且连续测量血压分析其动态变化较单一测量值意义大。

2.中心静脉压（CVP）　中心静脉压是反映心脏前负荷的压力指标。一般认为CVP 8～12mmHg为休克的治疗目标。因此，中心静脉导管应在休克早期予以留置。有研究表明，CVP不能反映全身组织缺氧情况，即使是在健康志愿者中，CVP和心室的充盈程度也没有必然的关联。此外，除去医务人员的技术原因，还有其他因素影响CVP的测定，如心率、左心室顺应性、肺静脉压、胸腔内压等。有研究表明，腹腔高压或腹腔间隔室综合征可使CVP升高，腹压达到20mmHg以上时尤其显著。因此，CVP单个测量值价值不大，但在参考基线水平的基础上观察其动态变化有一定意义。

3.肺动脉漂浮导管（Swan-Ganz导管）

（1）肺动脉楔压（PAWP）：众所周知，左室舒张末压（LVEDP）对评估心脏功能十分重要，在无肺血管病变（如肺动脉高压）和二尖瓣病变（如二尖瓣狭窄）情况下，PAWP≈左心房压（LAP）≈LVEDP，因此，PAWP能较好地反映左心室的功能状态。测定PAWP的目的在于给左心室选择最适宜的前负荷，以增加心排血量。一般认为PAWP正常值为8～12mmHg，当PAWP>18mmHg时易发生肺水肿。

（2）心排血量（CO）：利用Swan-Ganz导管系统中的热敏电阻，采用热稀释法测量心排血量是目前最广泛采用的床旁测定心排血量的方法。若出现心源性休克时，心脏指数（CI）明显降低。通过监测心排血量可精

确指导药物应用，动态监测病情进展，评估预后。

4.脉搏指示连续心排血量监测（PiCCO）　利用经肺热稀释技术和脉搏波形轮廓分析技术，进行血流动力学监测。不但可以连续动态监测心排血量、每搏输出量（SV）等常见反映心功能的血流动力学指标，还有一些特有指标反映心功能状况，如GEF、CFI、Dp$_{max}$均能反映全心收缩功能。除此之外，通过PiCCO测得的一些容积指标如GEDI、ITBV已被许多研究证明是一项可重复的、敏感的、较肺动脉楔压（PAWP）、右室舒张末压（RVEDP）、中心静脉压（CVP）更能准确反映心脏前负荷的指标（图2-4）。

5.无创心排量监测（NICO）　NICO是近年来出现的以生物电阻抗技术为基础的无创血流动力学和心排血量监测系统。监测数据包括心排血量（CO）、每分钟心跳次数（BPM）、心脏指数（CI）、每搏输出量（SV）、每搏输出量变异（SVV）、每搏输出量指数（SVI）、心室射血时间（VET），以及通过测量胸腔电阻抗（也被称为Zo）来跟踪胸腔液体变化的胸腔液体含量（TFC）。同时还能够记录无创血压（NIBP）和总外周阻力（TPR）。NICO技术不仅可以动态监测输出量等数据，而且内置的PLR功能也可以直观地评估容量反应性。

6.锂离子稀释法心排血量监测（LiDCO）　LiDCO基于血管内注射的1ml等渗氯化锂溶液（150mmol）进行血流动力学监测。该技术的优点在于不需要中心静脉，因为指示剂会通过外周血管被检测到。由一个特殊的一次性传感器附着在患者的动脉端，通过检测血流中锂离子介导的通过细胞膜的电流，该锂离子介导的细胞膜内外电压差被传感器接受，通过计算机处理为锂浓度，从而获得锂浓度-时间曲线。从而推算心排血量等血流动力学指标。

（三）分布性休克

分布性休克源于血流动力学分类，为血管收缩舒张功能调节异常导致的休克。这类休克中一部分表现为体循环阻力正常或增高，主要是容量血管扩张、循环血量相对不足所致，常见原因包括神经节阻断、脊髓休克等神经性损伤或麻醉药物过量等；另一部分是以体循环阻力降低为主要表现，导致血液重新分布，主要见于感染性休克。严重的全身性炎症反应也可引起分布性休克，主要见于急性重症胰腺炎早期、严重烧伤早期等。典型的血流动力学特点是心排血量升高或正常，伴体循环阻力降低，低血压、脉搏洪大、四肢末端温暖是常见的临床特征。临床上，分布性休克早期往往表现为循环容量不足，与低血容量休克不同的是，分布性休克的循环容量改变不是容量丢失到循环系统之外，而是仍然保留在血管内，只是因为血管收缩与舒张调节功能异常使容量分布在异常部位，因此，单纯的容量补充常不能纠正休克。虽然严重感染时存在毛细血管通透性增加，导致有效循环血量明显降低，但导致休克的基本原因仍然是血流分布异常。导致分布性休克的原因很多，主要包括：①各种严重感染导致的感染性休克；②急性重症胰腺炎、烧伤早期创伤等引起的全身性炎症反应性休克；③神经节阻断、脊髓休克、颅内高压等导致的神经源性休克；④药物过敏导致的过敏性休克；⑤肾上腺皮质功能不全引起的内分泌性休克等。其中感染性休克是分布性休克的主要类型。

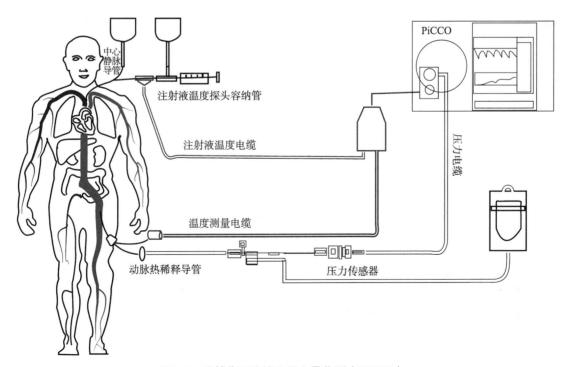

图2-4　脉搏指示连续心排血量监测（PiCCO）

分布性休克的典型血流动力学特点是高排低阻。但在分布性休克早期，由于血管扩张，未及时容量复苏，机体处于低容量状态，表现为体循环阻力升高、心排血量正常或降低。经积极的容量复苏后，心脏获得充足的前负荷，表现为体循环阻力明显降低，心排血量明显升高。也有少数分布性休克患者，经积极容量复苏，心脏前负荷恢复后，血流动力学未表现为高排低阻，而仍然表现为低排高阻。主要原因有：①分布性休克伴有心肌梗死或严重心肌缺血，导致心功能严重抑制，前负荷恢复后仍然不能代偿性增加心排血量；②分布性休克，特别是感染性休克，如心室顺应性明显降低，则由于心脏舒张功能障碍，导致患者前负荷恢复后仍然不能代偿性增加心排血量，出现低排高阻，尽管分布性休克首先表现为低前负荷状态，但与低血容量性休克具有明显不同的特征。低血容量性休克以血管内容量明显减少为特征，而分布性休克引起的循环容量减少是相对的，血管收缩和舒张功能异常使血管容积明显增加，血容量分布到异常部位，导致有效循环血量减少。也就是说，血管收缩和舒张异常导致血流分布异常是导致分布性休克早期低血容量状态的根本原因。容量补充能够纠正低血容量性休克，而分布性休克则不能被纠正。所以，不能将分布性休克早期的低血容量状态与低血容量性休克混为一谈。

分布性休克的血流动力学监测如下。

1.无创血流动力学监测

（1）无创血压：通过袖带方式和多普勒血流技术测定的动脉压简单、方便、可间断监测；测定应选用合适的袖带，适当的紧张度，减少压力的衰减，平均动脉压（MAP）能更好地反映组织灌注水平，一般以MAP ＜ 65mmHg视为组织灌注不足。复苏时需要维持MAP在65mmHg以上。

（2）心率与心音：心率增快为心血管功能失代偿时心脏首先发生的代偿机制，以保证足够的心排血量，心率代偿过快将导致左室舒张末容积不足和心肌供血受限，严重心血管失代偿时心率下降。另外，第一心音幅值的大小与心肌收缩能力强弱和左心室压力上升最大速率的变化密切相关。

（3）超声心动图：常规超声心动图可床旁检查以直接获取心脏解剖、功能及血流动力学方面的信息，在重症患者的诊断和监护中显示出独特的应用价值。常用心血管功能指标包括每搏输出量（SV），左室舒张末容积（LVEDV）、左室收缩末容积（LVSDV）、射血分数（EF）及E/A峰比值等。

（4）胸电阻抗法（TEB）：是将8枚电极分别置于颈部和胸部两侧，利用颈部和胸部的胸腔生物阻抗电极来测定胸腔生物阻抗的变化，评估患者的血流动力学状况和心功能，随着主动脉内血流量变化，其阻抗也随之变化。TEB可同步连续动态监测记录16项参数，包括SV、CO、心肌加速度指数（ACI）、胸腔积液成分（TFC）、外周血管阻力（SVR）等。TEB操作简单、费用低，但抗干扰能力差，易受呼吸、机械通气、肥胖、放置胸腔闭式引流管及心律失常等的干扰，不适合特殊体形（如过高、消瘦、超重）的人群及主动脉瓣反流、重度高血压患者，故无法完全取代有创监测。

（5）超声心排血量监测：是将多普勒超声探头放置在相对于大动脉起始部位合适的位置，通过监测主动脉和肺动脉血流，无创监测左、右心排血量的方法。如将超声探头置于胸骨上窝或锁骨上窝或胸骨左缘第2～4肋间隙为连续多普勒无创血流动力学监测（USCOM）技术；将前端带有超声换能器（直径5mm）的特殊气管导管置入气管进行监测的为经气管导管多普勒测定法；将超声探头经口置入食管，探头位置置于第3、4肋骨或第5、6胸椎间隙进行监测的方法为食管超声技术（TEE）。上述各技术部位不同，但机制相同。可测定CO、血流峰流速等多项心功能指标，均与热稀释法具有良好的相关性，且具有高敏感度及良好的重复性，是准确、无创操作简便的监测方法，适用于从新生儿至成年人的任何年龄段。

2.有创血流动力学监测

（1）中心静脉压（CVP）：CVP反映右心功能和有效循环血容量负荷，但由于右心房和右心室只能反映右心系统与回心血量之间的关系，不能反映左心功能，故临床价值也存在争议。因此，CVP单个测量值价值不大，但在参考基线水平的基础上观察其动态变化则有一定意义。近年来，CVP作为压力指标评价容量负荷受到了挑战，现认为CVP反映的只是压力指标，而压力指标与容量曲线并不呈直线相关。受到心脏顺应性的影响。一般认为CVP 8 ～ 12mmHg作为严重感染和感染性休克的治疗目标，因此，中心静脉导管在严重感染诊断确立时应早期予以留置。

（2）有创动脉压：通过桡动脉、足背动脉或股动脉置管，连接换能器，可连续监测有创动脉压。脉压变化的意义比单一收缩压或舒张压改变要大，有创动脉压比袖带法（无创）结果高2 ～ 8mmHg，低血压状态时可高10 ～ 30mmHg。有创动脉压监测的另一个优点是可连续监测、连续显示每次心搏的压力曲线。但有发生动脉痉挛、损伤、局部血肿或感染等的风险。

（3）静-动脉血二氧化碳分压差（Pcv-aCO$_2$）：根据Fick原理，Pcv-aCO$_2$和全身组织CO$_2$的产生成正比，与心排血量成反比。若我们假定一段时间内全身组织产生的CO$_2$速率恒定，则Pcv-aCO$_2$的变化间接反映心排血量的变化。正常情况下Pcv-aCO$_2$为2 ～ 5mmHg，但当患者出现感染性休克，循环血流量不足时，Pcv-aCO$_2$明显升高，提示我们可以通过调整容量或强心治疗提高CO，最终达到改善组织灌注的目的。

（4）肺动脉漂浮导管（PAC）：经颈内静脉插入Swan-Ganz导管至肺动脉，可以检测右心房压（RAP）

或CVP、右心室压（RVP）、肺动脉收缩压（PASP）、肺动脉楔压（PAWP），应用热稀释法还可监测心排血量（CO）；同时通过体循环动脉和肺动脉采血（混合静脉血）可测量动静脉氧分压差；可计算体循环阻力（SVR）和肺循环阻力（PVR），以热稀释法测定CO在临床应用广泛。测定CO对于判断心功能、诊断心力衰竭和低心排血量都具有重要意义，并可指导临床输液及药物治疗。

（5）脉搏指示连续心排血量监测（PiCCO）：将跨肺双指示剂稀释技术与动脉脉搏波形分析技术结合起来制造出了PiCCO系统，该系统同时具备了CO的测量和连续监测功能，并可监测容量指标和血管阻力的变化。PiCCO只需在深静脉和动脉置管即可完成，而不需要行漂浮导管。其基本原理是通过经肺热稀释法测量CO的同时进行系统校正，然后利用动脉压力波形曲线下面积与SV的相关性进行CO的实时动态监测。PiCCO对CO的监测与肺动脉导管热稀释曲线测得的CO相关性良好。PiCCO系统通过热稀释法和脉搏波形连续监测：①心排血量（CO）、每搏输出量（SV）、全心射血分数（GEF）；②全身血管阻力（SVR）/全身血管阻力指数（SVRI）；③容积监测方面，通过计算可得出全心舒张末容积（GEDV）、胸腔内血容量（ITBV）和血管外肺水（EVLW）。PiCCO的缺点是需要经肺热稀释法校正，并且系统正确性与动脉波形密切相关。

（四）梗阻性休克

梗阻性休克源于血流动力学分类，包括腔静脉梗阻、心包缩窄、心脏瓣膜狭窄、肺动脉栓塞及主动脉夹层、动脉瘤等。根据梗阻部位不同引起的血流动力学表现都是因血液循环在受阻或外在受压，使得回心血量降低，心室舒张期不能充分充盈，心排血量降低，氧输送下降，从而引起循环灌注不良、组织缺氧。

梗阻性休克时是由于血流通道受阻导致心排血量减少，氧输送能力下降，而引起循环灌注不良，组织缺血缺氧。但不同原因导致的梗阻性休克由于其梗阻部位不同及导致的血流动力学影响差异，具有各自不同的血流动力学特点。

心脏压塞可引起心脏收缩和舒张受限，血流动力学特征是右心房压、右室舒张末压、肺动脉舒张压和肺动

脉楔压（特别是波形）均明显升高，而心排血量降低。中心静脉压、肺动脉压和肺毛细血管楔压相等，强烈提示心脏压塞。床旁超声心动图检查可见心包积液、右心房和右心室舒张受限、吸气时室间隔左移。吸气时，由于室间隔左移，减少左室舒张期充盈，同时胸腔内压力降低，使左心后负荷增加，导致心排血量降低，脉搏变细，形成"奇脉"。

肺栓塞时肺循环阻力增高，右心功能不全及合并左心功能障碍。血流动力学常表现为肺动脉增高，肺血管阻力增高，中心静脉压增高，而肺动脉楔压往往不高，而心排血量降低，进而可引起体循环低血压或休克。

（徐　磊）

参 考 文 献

Buckley MS，Barletta JF，Smithburger PL，et al. Catecholamine Vasopressor Support Sparing Strategies in Vasodilatory Shock［J］. Pharmacotherapy，2019，39（3）：382-398.

Cecconi M，De Backer D，Antonelli M，et al. Consensus on circulatory shock and hemodynamic monitoring. Task force of the European Society of Intensive Care Medicine［J］. Intensive Care Med，2014，40（12）：1795-1815.

De Backer D，Cecconi M，Lipman J，et al. Challenges in the management of septic shock：a narrative review［J］. Intensive Care Med，2019，45（4）：420-433.

Furer A，Wessler J，Burkhoff D，et al. Hetemodynamics of Cardiogenic Shock［J］. Interv Cardiol Clin，2017，6（3）：359-371.

Jentzer JC，Vallabhajosyula S，Khanna AK，et al. Management of Refractory Vasodilatory Shock［J］. Chest，2018，154（2）：416-426.

Marik PE，Weinmann M. Optimizing fluid therapy in shock［J］. Curr Opin Crit Care，2019，25（3）：246-251.

McLean AS. Echocardiography in shock management［J］. Crit Care，2016，20（20）：275-286.

Standl T，Annecke T，Cascorbi I，et al. The Nomenclature，Definition and Distinction of Types of Shock［J］. Dtsch Arztebl Int，2018，115（45）：757-768.

第三节　其他心脏疾病的血流动力学表现

一、心脏瓣膜疾病

（一）二尖瓣狭窄的血流动力学表现

二尖瓣狭窄的血流动力学严重程度与瓣膜狭窄程度、

严重性、心率和节律有关，其血流动力学改变如下。

1.动脉压　左心室输出量显著下降时血压可有降低，特别是心房颤动并快速心室率及室性心动过速时更易出现低血压。

2.体循环阻力　当每搏输出量下降时，总外周阻力

升高。

3.肺血管阻力　轻度二尖瓣狭窄或肺动脉正常时可在正常范围，继发肺动脉痉挛或狭窄可使肺动脉阻力显著增加。

4. CVP 和右心房压　在疾病早期一般正常，随着病程延长，肺动脉高压继发右心衰竭而逐渐增高。窦性心律时右心房压力曲线显示明显的a波，可反映右心室肥厚和衰竭，造成心室舒张期充盈阻力增加，心房颤动时仅有一个波峰：v波或c-v波。

5.肺动脉压　轻度狭窄时正常；中重度狭窄时，肺动脉收缩压和舒张压升高，升高的幅度与左心房压的高度成比例，为被动性肺动脉高压。如果出现严重肺血管病变，肺动脉收缩压和舒张压均明显增加，甚至可超过体循环动脉压，这时肺动脉舒张压与肺毛细血管楔压不成比例，为主动性肺动脉高压。

6.肺毛细血管楔压（PCWP）　通常升高，数值与左心房压相关，而高于左室舒张末压，跨二尖瓣存在压力梯度是二尖瓣狭窄存在的血流动力学证据。

7.心排血量　在严重二尖瓣狭窄患者，心排血量和每搏输出量保持固定而且降低。

（二）二尖瓣关闭不全的血流动力学表现

1.心房压　右心房压通常保持在正常范围。

2.体循环　血管阻力通常正常，当应激、心力衰竭或冷刺激时左心流出道阻力增加，可能加重反流量。

3.肺血管阻力　早期左心房扩大、顺应性尚好、左心房压力增高程度轻时，肺动脉压可正常或稍有降低。左心房压轻度增高时，由于上部肺血管开放，功能性肺血管床面积增加，导致肺血管阻力轻度下降。当左心房压超过 $2.4 \sim 2.67kPa$（$18 \sim 20mmHg$）时可发生肺水肿和低氧血症。肺血管外水肿压迫血管使其管腔变窄，低氧血症又反射性使血管痉挛，肺血管阻力进一步明显升高。

4. CVP 或右心房压　在右心室功能正常时，CVP 和右心房压正常。

5.肺动脉压和肺毛细血管楔压　肺动脉收缩压和舒张压的增高程度与平均左心房压的增高相平行，肺毛细血管楔压（PCWP）增高的程度又与反流量、左心房大小和左心室功能成正比，左心房压受左室舒张末压的影响。二尖瓣反流时，平均左心房压大于肺动脉舒张压，这一点与其他疾病不同，是由于左心室向左心房射流造成左心压力较高。由于出现巨大的v波，PCWP与左室舒张末压不成比例，PCWP的数值过高，不能代表左室舒张末压。如患者为窦性心律，左室舒张末压应测量a波顶峰的数值，如患者为心房颤动，应测量v波起始部（代表舒张末期）压力水平。

（三）主动脉瓣狭窄的血流动力学表现

1.动脉压　严重主动脉瓣狭窄时动脉收缩压下降，

而舒张压仍保持正常，每搏输出量减少使脉压减小。动脉压力图形表现为上升支缓慢，重搏波切迹不明显。

2.体循环阻力　早期正常，晚期心排血量下降时增加，增加外周阻力的因素（血管收缩药、代偿因素）可加重左心负荷。

3.肺循环阻力　通常正常或轻度增加。肺水肿时，由于缺氧和血管外水肿使肺循环阻力增加。

4. CVP 和右心房压　通常正常，右心室衰竭发生晚，右心室顺应性下降和室间隔肥厚可使右心房a波明显增大。

5.肺动脉压　早期肺动脉收缩压和舒张压保持正常，晚期发生被动性肺动脉高压。

6.肺毛细血管楔压（PCWP）　轻中度狭窄时可正常或轻度增加，严重狭窄发生肺水肿时PCWP明显增加。

7.心排血量　休息时可保持正常，中重度狭窄患者在活动后或情绪激动时出现心排血量下降，严重患者心排血量和射血分数均低于正常。

（四）三尖瓣关闭不全的血流动力学表现

1.动脉压　三尖瓣反流常继发于其他心肺疾病，血压水平与原发病和反流情况相关。

2.体循环血管阻力　在心排血量下降时，体循环阻力增高。

3.肺血管阻力　在原发性三尖瓣关闭不全时正常。由于二尖瓣狭窄或肺部疾病引起的三尖瓣关闭不全则增高。

4. CVP 或右心房压　通常增加，是由于反流性v波幅度增高所致，慢性者如超过 $1.33kPa$（$10mmHg$）可导致下垂部位水肿，中心静脉压和右心房反流性v波的幅度和反流量的大小相关。

5.右心室收缩压　瓣膜反流由于原发瓣膜装置疾病引起时，严重反流如右心室收缩压低于 $6.53kPa$（$40mmHg$），常需要进行瓣膜置换治疗；相对性三尖瓣关闭不全时，右心室收缩压高于 $8kPa$（$60mmHg$），治疗重点在于对原发病的治疗。

6.肺动脉压和肺毛细血管楔压　在原发三尖瓣疾病时可以正常，继发于左心疾病时压力升高。COPD、巨大肺栓塞、原发性肺动脉高压和继发于二尖瓣狭窄所致的肺动脉血管病变时PAd-PCWP梯度增高，程度与疾病严重性相平行。

7.心排血量　测量结果受原发病和反流量的影响，由于右心腔存在血液反流，测量结果不可靠。

二、非瓣膜疾病

（一）肥厚型心肌病的血流动力学表现

1.动脉压　通常正常，约25%的患者可有轻中度血压升高。

2.心房压　心动周期的前1/2搏出为心总搏出量的90%，这种早期高血流和高流速产生一个深而快速升高的心房波，也可出现双心房收缩波，呈重搏波。

3.体循环阻力　早期正常，当出现心力衰竭时增加。

4.肺血管阻力　缺氧和肺水肿时，阻力增加。

5.肺动脉压　约25%的患者肺动脉收缩压和舒张压增高。

6.肺毛细血管楔压　通常增高，反映心室舒张能力下降。PCWP图形上a波增大，房室开放时，y降支代表左心房压力下降的速率，此时变小。

7.心排血量和射血分数　静息心排血量通常正常，晚期收缩功能衰竭时下降。射血分数大于正常。

（二）中重度扩张型心肌病的血流动力学表现

1.动脉压　收缩压正常，脉压变窄，反映每搏输出量减少。

2.体循环血管阻力　严重病例可明显增高，与代偿性交感神经兴奋和血管紧张素系统活跃有关，代偿性外周血管收缩可增加心脏后负荷，减少每搏输出量。

3.肺血管阻力　增高。

4.肺动脉压　左心衰竭时肺动脉压增高，平均肺动脉压可达4kPa（30mmHg），右心后负荷增大。

5.肺毛细血管楔压（PCWP）　常增高，反映左室舒张末压增高。心力衰竭患者可高达2.67kPa（20mmHg），a波幅度增高，大v波反映二尖瓣反流或左心房顺应性降低。

6.心排血量和射血分数　静息心排血量可正常，严重病例可降低。由于代偿性心室扩张和心率增快，尽管射血分数下降明显，静息心排血量仍可保持正常或下降程度较轻。严重病例，心脏射血分数可降至10%～15%，出现心力衰竭表现。

7.混合静脉血氧饱和度　下降程度与心力衰竭严重性有关。

（三）心包疾病的血流动力学表现

心包疾病由于心包限制心脏充盈，发生的血流动力改变类似于限制型心肌病的血流动力学改变，具体如下。

1.动脉压　正常，严重心包缩窄者低于正常水平，每搏输出量减少使脉压变小。

2.右心房和左心房　缩窄性心包炎的关键性典型改变是左、右心舒张末压相等，轻中度缩窄患者右心房压和肺毛细血管楔压（PCWP）为1.33～2kPa（10～15mmHg），严重病例可高达3.33kPa（25mmHg），两心腔压力差<0.53～0.67kPa（4～5mmHg）。

3.动脉压力波形　心房压力波形的典型特征为显著的x和y降支，x降支是由于心室收缩开始时心房张力下降、房内压力骤降引起的。v波的升支和幅度正常。房室瓣开放、心室舒张开始时（v波顶峰），心房压快速下降，心房压力图形上出现显著的y降支。这些改变使心房压力图形呈M形或W形。

4.心室波形　右心室压力图形出现先下降后平台，呈平方根样。左心室压力图形与右心室相似，但幅度增高。

5.肺动脉压　肺动脉舒张压升高幅度与PCWP升高相关。肺动脉和右心室收缩压通常为3.33～5.33kPa（25～40mmHg）。肺动脉压力轻度增高，一般不出现肺动脉高压。

6.心排血量　虽然心室舒张时受缩窄心包的限制，但每搏输出量保持不变。疾病早期代偿性心动过速可保持正常的静息心排血量，运动后和严重缩窄性心包炎时则心排血量下降。

（徐　磊）

参考文献

El-Dosouky I. Match and mismatch between opening area and resistance in mild and moderate rheumatic mitral stenosis [J]. Eur Heart J Cardiovasc Imaging, 2016, 117（2）: 227-234.

El-Dosouky II. Match and mismatch between opening area and resistance in mild and moderate rheumatic mitral stenosis [J]. Echocardiography, 2016, 33（12）: 1801-1804.

Harper Y, Salem SA, Alsafwah S, et al. When the gold standard is not always golden: The value of invasive hemodynamic assessment to overcome the pitfalls of echocardiography in challenging cases of mitral stenosis [J]. Echocardiography, 2018, 35（1）: 104-109.

Meschini V, Viola F, Verzicco R. Modeling mitral valve stenosis: A parametric study on the stenosis severity level [J]. J Biomech, 2019, 14（84）: 218-226.

Sanati H, Zolfaghari R, Samiei N, et al. Mitral valve resistance determines hemodynamic consequences of severe rheumatic mitral stenosis and immediate outcomes of percutaneous valvuloplasty [J]. Echocardiography, 2017, 34（2）: 162-168.

Wunderlich NC, Dalvi B, Ho SY, et al. Rheumatic Mitral Valve Stenosis: Diagnosis and Treatment Options [J]. Curr Cardiol Rep, 2019, 28, 21（3）: 14-27.

第3章

心脏危急重症的水、电解质、酸碱、代谢紊乱

第一节 水、电解质代谢紊乱

一、概述

体液是指体内所含有的液体，包括各种电解质及组成机体组织器官的其他成分。体液的正常代谢是维持机体内环境稳态的基础，是机体细胞正常代谢及机体正常生命运动的保证。正常人体液含量随年龄、性别、胖瘦而存在差异，成人的含水量较为恒定，为55%～60%，男性较女性为高，60岁以上老年人因细胞内液逐渐减少而体液下降。

体液包括细胞内液及细胞外液。细胞外液约占体重的20%，包括血浆及组织间液，分别为5%及15%（图3-1）。组织间液蛋白含量极低，其他电解质成分与血浆相同。在正常机体中，体液具有相对恒定的酸碱度及离子成分。人体每天摄入或排出的水量总是在变化中，但在内在调控体系的作用下，人体能维持着水、电解质动态平衡。同时，在物质代谢过程中，机体依靠体内的缓冲系统及肺和肾的调节，保持内环境的酸碱平衡。当机体遭受疾病、创伤或其他因素打击时，可能导致酸碱失衡或水、电解质代谢紊乱，引起机体内环境紊乱，导致机体细胞、组织等不能进行正常的生命活动，从而危害机体，甚至危及生命。

二、体液的正常代谢及调节

体液代谢主要是水和电解质的代谢，两者密切联系。正常情况下，机体内的水、电解质及酸、碱都处于一种动态平衡中，正常成人每天所需水量为2000～2500ml，包括饮水、食物含水和内生水3种来源。一般情况下，机体摄水量增加则排水增加，当机体处于高代谢状态、高温环境或体力劳作时排水量增加。内生水是指食物在体内氧化的最后阶段所产生的水，每天约300ml。只要机体肾功能未严重受损，这部分水对体液平衡的影响可忽略不计。

水代谢途径主要有4条：经肾脏随尿排出，经胃肠道随粪便排出，经肺由呼吸道排出，经皮肤排出。其中经肾排水途径可以通过复杂机制调节，其余三条途径可调节性甚少。肾脏对水的调节主要是通过改变尿液的浓缩程度，这主要通过下丘脑-垂体后叶-抗利尿激素系统及肾素-醛固酮系统的精密调节完成，这两大系统对体液代谢的调节亦可分别称为渗透压调节和容量调节，两者共同作用于肾，调节水和钠等电解质的吸收与排泄，维持体液平衡，稳定内环境。

体液代谢的渗透压调节：当机体丧失水分时，细胞外液渗透压增高，可刺激下丘脑-垂体-抗利尿激素系

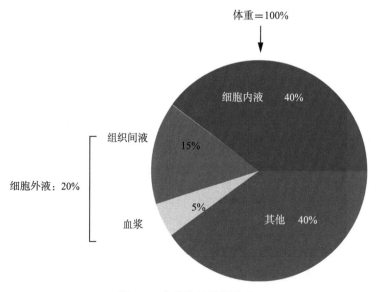

图3-1 人体体液比例分布

统增加抗利尿激素的分泌，同时兴奋口渴中枢使机体主动饮水。抗利尿激素主要作用于肾远曲小管和集合管部位，对细胞外液渗透压的变化非常敏感，只要血浆渗透压有2%左右的波动变化就可以引起其分泌的改变，分泌增多可使肾远曲小管和集合管的上皮细胞加强对水分的再吸收，于是尿量减少，水分被保留在体内，使已升高的细胞外液渗透压降到正常水平。反之，当机体水分增多时，细胞外液的渗透压降低，口渴反射被抑制，抗利尿激素分泌减少，肾远曲小管及集合管对水分的再吸收减少、减弱，尿量增加，机体排出多余的水分，细胞外液渗透压重新上升到正常水平。

体液容量调节：当血容量减少和血压下降时，可刺激肾素分泌增加，进而刺激肾上腺皮质增加醛固酮的分泌，后者可促进肾脏远曲小管对Na^+的再吸收及K^+、H^+的排泄，随着Na^+再吸收的增加，水的再吸收也增加。渗透压调节与容量调节有时会出现矛盾的情况，如机体低渗性脱水时，细胞外液渗透压下降，原理上机体对水的重吸收应减少以维持正常渗透压，但结果势必会加重缺水；然而实际情况恰恰相反，此时机体往往会为了维持正常的有效循环血量而牺牲渗透压调节，机体增强容量调节，使水、钠的再吸收加强，这样有利于保证重要器官的正常灌注，稳定内环境。这对于机体在大量失液导致血容量减少，以及血压下降时维持液体平衡和生命体征平稳具有重要意义。

三、水代谢紊乱的诊断与治疗

（一）等渗性脱水

等渗性脱水又称急性脱水或混合性脱水。一般易发生于消化道急性失液呕吐、腹泻等情况。此时水和钠成比例地丧失，因此血清钠仍在正常范围，细胞外液的渗透压正常。但等渗性脱水可造成细胞外液量（包括循环血容量）的迅速减少。由于丧失的液体为等渗液，细胞外液渗透压基本不变，细胞内液并不会代偿性向细胞外间隙转移，因此细胞内液的量一般不发生变化。但如果这种体液丧失持续时间较久，细胞内液也将逐渐外移，随同细胞外液一起丧失，以致引起细胞缺水。机体对等渗性缺水的代偿机制是肾入球小动脉壁的压力感受器受到管内压力下降的刺激，以及肾小球滤过率下降所致的远曲小管液内Na^+的减少。这些可引起肾素-醛固酮系统的兴奋，使醛固酮的分泌增加。醛固酮促进远曲小管对钠的再吸收，随钠一同被再吸收的水量也有所增加，从而代偿性地使细胞外液量回升。

1.病因 ①消化液的急性丧失，如大量呕吐、肠瘘等；②体液体内转移，丧失在感染区或软组织内，如腹腔感染、肠梗阻、烧伤等，其丧失的体液与细胞外液成分基本相似。

2.临床表现 患者有恶心、厌食、乏力、少尿等

表现，但不口渴。舌干燥，眼窝凹陷，皮肤干燥、松弛。若在短期内体液丧失量达到体重的5%，即丧失细胞外液的25%，患者则会出现脉搏细速、肢端湿冷、血压下降等血容量不足的表现。当体液继续丧失达体重的6%～7%时（相当于丧失细胞外液的30%～35%），则有更严重的休克表现。休克导致的微循环障碍必然使酸性代谢产物大量产生和积聚，因此常伴发代谢性酸中毒。如果患者丧失的体液主要为胃液，因有H^+的大量丧失，则可伴发代谢性碱中毒。

3.实验室检查 有血液浓缩现象，包括红细胞计数、血红蛋白量和血细胞比容均明显增高。血清Na^+、Cl^-一般无明显降低。尿比重增高。动脉血血气分析可辨别是否有酸（碱）中毒存在。

4.治疗 消除病因，可静脉滴注平衡盐溶液或等渗盐水，使血容量得到尽快补充。对已有脉搏细速和血压下降等症状者，表示细胞外液的丧失量已达体重的5%，需从静脉快速滴注上述溶液以恢复其血容量。注意所输注的液体应该是含钠的等渗液，如果输注不含钠的葡萄糖溶液则会导致低钠血症。另外，静脉快速输注上述液体时必须监测心功能，包括心率、中心静脉压或肺动脉楔压等。对血容量不足表现不明显者，可给予上述用量的1/2～2/3，以补充缺水、缺钠量。此外，还应补给日需要水量2000ml和氯化钠4.5g。

平衡盐溶液的电解质含量和血浆内含量相仿，用来治疗等渗性缺水比较理想。目前常用的平衡盐溶液有乳酸钠和复方氯化钠溶液（1.86%乳酸钠溶液和复方氯化钠溶液之比为1:2）与碳酸氢钠和等渗盐水溶液（1.25%碳酸氢钠溶液和等渗盐水之比为1:2）两种。

如果单用等渗盐水，因溶液Cl^-含量比血清Cl^-含量高50mmol/L（Cl^-含量分别为154mmol/L及103mmol/L），大量输入后有导致血Cl^-过高、引起高氯性酸中毒的危险。

在纠正缺水后，排钾量会有所增加，血清K^+浓度也因细胞外液量的增加而被稀释降低，故应注意预防低钾血症的发生。一般在血容量补充使尿量达40ml/h后，补钾即应开始。

（二）低渗性脱水

低渗性脱水又称慢性脱水或继发性脱水。此时水和钠同时缺失，但失钠多于缺水，故血清钠低于正常范围，细胞外液呈低渗状态。机体调整渗透压的代偿机制表现为抗利尿激素的分泌减少，使水在肾小管内的再吸收减少，尿量排出增多，从而提高细胞外液的渗透压。但这样会使细胞外液总量更为减少，于是细胞间液进入血液循环，以部分补偿血容量。为避免循环血量的再减少，机体将不再维持渗透压。此时肾素-醛固酮系统兴奋，使肾减少排钠，增加Cl^-和水的再吸收。血容量下降又会刺激垂体后叶，抗利尿激素分泌增多，水再吸收

增加，出现少尿。如血容量继续减少，上述代偿功能无法维持血容量时，将出现休克。

1.病因 ①胃肠道消化液持续性丢失，例如反复呕吐、长期胃肠减压引流或慢性肠梗阻，以致大量钠随消化液而排出；②大创面的慢性渗液；③应用排钠利尿药如氯噻酮、依他尼酸（利尿酸）等时，未注意补给适量的钠盐，以致体内缺钠程度多于缺水；④等渗性缺水治疗时补充水分过多。

2.临床表现 低渗性脱水的临床表现随缺钠程度而不同。一般均无口渴感，常见症状有恶心、呕吐、头晕、视物模糊、软弱无力、起立时容易晕倒等。当循环血量明显下降时，肾的滤过量相应减少，以致体内代谢产物潴留，可出现神志淡漠、肌痉挛性疼痛、腱反射减弱和昏迷等。根据缺钠程度，低渗性缺水可分为3度。①轻度缺钠：血钠浓度在135mmol/L以下，患者感疲乏、头晕、手足麻木。尿中Na$^+$减少。②中度缺钠：血钠浓度在130mmol/L以下，患者除有上述症状外，尚有恶心、呕吐、脉搏细速、血压不稳定或下降，脉压变小，浅静脉萎陷，视物模糊，站立性晕倒。尿量少，尿中几乎不含钠和氯。③重度缺钠：血钠浓度在120mmol/L以下，患者神志不清，肌痉挛性抽痛，腱反射减弱或消失；出现木僵，甚至昏迷。常发生休克。

3.辅助检查

（1）尿液检查：尿比重常在1.01以下，尿Na$^+$和Cl$^-$常明显减少。

（2）血钠测定：血钠浓度低于135mmol/L，表明有低钠血症。血钠浓度越低，病情越重。

（3）红细胞计数、血红蛋白量、血细胞比容及血尿素氮值均有增高。

4.治疗 应积极处理致病原因。针对低渗性缺水时细胞外液缺钠多于缺水的血容量不足的情况，应静脉输注含盐溶液或高渗盐水，以纠正细胞外液的低渗状态和补充血容量。静脉输液原则是：输注速度应先快后慢，总输入量应分次完成。每8～12h根据临床表现及实验室检查结果，包括血Na$^+$、Cl$^-$浓度，动脉血血气分析和中心静脉压等，随时调整输液计划。低渗性缺水的补钠量可按下列公式计算：

需补充的钠量（mmol）＝［血钠的正常值（mmol/L）－血钠测得值（mmol/L）×体重（kg）×0.6（女性为0.5）］

举例：男性患者，体重70kg，血钠浓度为120mmol/L。

补钠量＝（135－120）×70×0.6＝630mmol

以17mmol Na$^+$相当于1g钠盐计算，补氯化钠量约为37g。当天先补1/2量，即18.5g，加上每天正常需要量4.5g，共计23g。必须强调，绝对依靠任何公式决定补钠量是不可取的，公式仅作为补钠安全剂量的估计。一般总是先补充缺钠量的一部分，以缓解紧急症状，使血容量有所纠正。如果将计算的补钠总量全部快速输

入，可能造成血容量过高，对心功能不全患者将非常危险。所以应采取分次纠正并监测临床表现及血钠浓度的方法。

重度缺钠出现休克者，应先补足血容量，以改善微循环和组织器官的灌注。晶体液（复方乳酸氯化钠溶液、等渗盐水）和胶体溶液（羟乙基淀粉、右旋糖酐和血浆）都可应用。但晶体液的用量一般要比胶体液用量多2～3倍。然后可静脉滴注高渗盐水（一般为5%氯化钠溶液）200～300ml，尽快纠正血钠过低，以进一步恢复细胞外液量和渗透压，使水从水肿的细胞中外移。但输注高渗盐水时应严格控制滴速，每小时不应超过100～150ml。以后根据病情及血钠浓度再调整治疗方案。

在补充血容量和钠盐后，由于机体的代偿调节功能，合并存在的酸中毒常可同时得到纠正，所以不需要在一开始就用碱性药物治疗。如经动脉血血气分析测定，酸中毒仍未完全纠正，则可静脉滴注5%碳酸氢钠溶液100～200ml或平衡盐溶液200ml。以后视病情纠正程度再决定治疗方案。在尿量达到40ml/h后，同样要注意钾盐的补充。

（三）高渗性脱水

高渗性脱水又称原发性脱水，虽有水和钠的同时丢失，但因缺水更多，故血清钠高于正常范围，细胞外液渗透压升高。严重的缺水，可使细胞内液移向细胞外间隙，结果导致细胞内、外液量都有减少。最后，由于脑细胞缺水而导致脑功能障碍的严重后果。机体对高渗性缺水的代偿机制是：高渗状态刺激位于视丘下部的口渴中枢，患者感到口渴而饮水，使体内水分增加，以降低细胞外液渗透压。另外，细胞外液的高渗状态可引起抗利尿激素分泌增多，使肾小管对水的再吸收增加，尿量减少，也可使细胞外液的渗透压降低和恢复其容量。如缺水加重导致循环血量显著减少，又会引起醛固酮分泌增加，加强对钠和水的再吸收，以维持血容量。

1.病因 ①摄入水分不够，如食管癌导致吞咽困难，危重患者的给水不足，经鼻胃管或空肠造口管给予高浓度肠内营养溶液等；②水分丧失过多，如高热大量出汗（汗液中含氯化钠0.25%）、大面积烧伤暴露疗法、糖尿病未控制导致大量尿液排出等。

2.临床表现 临床表现视缺水程度不同，症状亦不同。可将高渗性缺水分为3度。①轻度缺水：缺水量为体重的2%～4%，除口渴外，无其他症状。②中度缺水：缺水量为体重的4%～6%，患者极度口渴、乏力、尿少和尿比重增高，唇舌干燥，皮肤失去弹性，眼窝下陷，常有烦躁不安。③重度缺水：缺水量超过体重的6%，除上述症状外，出现躁狂、幻觉、谵妄，甚至昏迷。

3.实验室检查 ①尿比重升高；②红细胞计数、血红蛋白量、血细胞比容轻度升高；③血钠浓度升高，在

150mmol/L 以上。

4.治疗 解除病因，无法口服的患者，可静脉滴注 5% 葡萄糖溶液或低渗 0.45% 氯化钠溶液，补充已丧失的液体。所需补充液体量可先根据临床表现，估计丧失水量占体重的百分比。然后按每丧失体重的 1% 补液 400～500ml 计算。为避免输入过量而致血容量过分扩张及水中毒，计算所得的补水量，一般可在 2d 内补给。治疗 1d 后应监测全身情况及血钠浓度，必要时可酌情调整次日的补给量。此外，补液量还应包括每天正常需要量 2000ml。

应注意，高渗性缺水者实际上也有缺钠，只是因为缺水更多，才使血钠浓度升高。所以，如果在纠正时只补给水分，不补充适当的钠，将不能纠正缺钠，可能反过来出现低钠血症。如需纠正同时存在的缺钾，可在尿量超过 40ml/h 后补钾。经上述补液治疗后若仍存在酸中毒，可酌情补给碳酸氢钠溶液。

（四）水中毒

水中毒又称稀释性低血钠。水中毒较少发生，系指机体的摄入水总量超过了排出水量，以致水分在体内潴留，引起血浆渗透压下降和循环血量增多。

1.病因 ①各种原因所致的抗利尿激素分泌过多；②肾功能不全，排尿能力下降；③机体摄入水分过多或接受过多的静脉输液。此时，细胞外液量明显增加，血清钠浓度降低，渗透压亦下降。

2.临床表现 急性水中毒发病急。水过多所致的脑细胞肿胀可造成颅内压增高，引起一系列神经、精神症状，如头痛、嗜睡、躁动、精神紊乱、定向力失常、谵妄，甚至昏迷。若发生脑疝则出现相应的神经定位体征。慢性水中毒的症状往往被原发疾病的症状所掩盖，可有软弱无力、恶心、呕吐、嗜睡等。体重明显增加，皮肤苍白而湿润。

3.实验室检查 红细胞计数、血红蛋白、血细胞比容和血浆蛋白量均降低；血浆渗透压降低，以及红细胞平均容积增加和红细胞平均血红蛋白浓度降低。提示细胞内、外液量均增加。

4.治疗 一经诊断，应立即停止水分摄入。水中毒程度较轻者，在机体排出多余的水分后，症状即可解除。程度严重者，除禁水外，还需用利尿药以促进水分的排出。一般可用渗透性利尿药，如 20% 甘露醇或 25% 山梨醇 200ml 静脉内快速滴注（20min 内滴完），可减轻脑细胞水肿和增加水分排出。也可静脉注射袢利尿药，如呋塞米（速尿）和依他尼酸。

对于水中毒，预防比治疗更加重要。有许多因素容易引起抗利尿激素分泌过多，例如疼痛、失血、休克、创伤及大手术等。对于这类患者的输液治疗，应注意避免过量。急性肾功能不全和慢性心功能不全者，更应严格限制入水量。

四、电解质正常代谢及调节

（一）钠的平衡及其调节

钠是体内重要的电解质组成部分，正常成人的钠含量约为 3700mmol，其中约 44% 存在于细胞外液，9% 存在于细胞内液，其余 47% 存在于骨骼中，正常成人每天所需钠量为 4～6g，机体内的钠主要来源于食盐。摄入的食盐在胃肠道几乎全部被吸收，多余的钠主要经肾排出，少量的钠随汗液排出，但在大量出汗时机体也会排出较多的钠。钠在细胞外液中主要以 Na^+ 的形式存在，含量占细胞外液所有阳离子比例的 90% 以上，故 Na^+ 和其相对应的阴离子是构成细胞外液渗透压最重要的因素。因此任何引起体液中 Na^+ 浓度发生变化的因素都可能引起体液代谢的变化，甚至引起体液代谢的失衡，机体对钠代谢的调节主要通过改变肾小球滤过率及肾小管对钠的重吸收等机制来实现的，在肾脏调节过程中，尚有许多神经体液的参与，其中细胞外液含量的变化，尤其血容量的变化是钠代谢平衡调节中的始动环节。当细胞外液减少，特别是血容量减少时，血管内压力下降，肾入球小动脉压力也随之下降，使得位于血管壁的压力感受器受刺激引起肾素分泌的增加；与此同时，有效血容量的减少引起交感神经兴奋和肾小球滤过率的下降，两者共同作用，使得肾球旁细胞进一步增加肾素的分泌。肾素分泌增加的结果是使肾上腺皮质增加醛固酮的分泌，后者是调节体内 Na^+ 浓度最重要的激素。醛固酮分泌的增加使得肾脏远曲小管增加 Na^+ 的再吸收与 K^+、H^+ 的排泄，随着 Na^+ 再吸收的增加，Cl^- 和水的再吸收也相应增加。反之，当细胞外液增加或血容量增加时，肾素分泌减少，醛固酮分泌亦随之减少，使得肾脏排 Na^+ 增加，排水增加。此外，当体液容量过多的时候，机体产生一种称为利钠素的非肽类物质，可作用于肾远曲小管，抑制 Na^+ 的再吸收，进而使得机体排 Na^+、排水增多。

（二）钾的平衡及其调节

钾是机体最重要的阳离子之一，正常人体含量约为 50mmol/kg，其中 98% 在细胞内，主要分布于肌肉、肝、骨骼及红细胞等；细胞外液中 K^+ 的含量只占机体 2%，其中 25% 存在于血浆中，正常人血清钾浓度为 3.5～5.5mmol/L。

K^+ 是构成细胞静息电位的主要离子，具有重要的生理功能，它广泛参与细胞的容量调节、酸碱平衡、生长发育及其他许多代谢过程，是机体内多种酶的重要组成部分。细胞内、外 K^+ 浓度具有明显的差异，这是细胞膜上 Na^+-K^+-ATP 酶正常运转的结果，也是形成正常细胞极化状态的原因。

正常情况下，血钾水平是相对恒定的，这依赖于钾的摄入，细胞内、外钾的转移及肾脏对钾排泄的调节。天然食物中一般都含有较丰富的钾，正常饮食一般不会出现低钾现象。然而，细胞内、外的钾是可以转移的，同时肾脏总是持续排钾，所以某些能影响钾在细胞内外转移、排泄的因素都可以影响血钾水平。胰岛素可以激活Na^+-K^+-ATP酶，血钾升高时可刺激胰岛素的分泌，从而促使K^+从细胞外转移到细胞内，使血钾降低。儿茶酚胺等则通过兴奋β_2肾上腺素能受体使K^+转移到细胞内。酸中毒可使K^+从细胞内转移到细胞外，引起血钾浓度增高，碱中毒时则相反。肾脏对K^+的排泄主要取决于远端肾小管尤其是集合管对K^+的分泌性排泄，在此过程中盐皮质激素对K^+的排泄起关键性作用。当细胞外液减少时，一方面可以刺激盐皮质激素分泌，使K^+从皮质部集合管排泄增多；另一方面由于容量下降导致肾小球滤过率降低，钠盐从近端肾小管重吸收增加，进而使到达远端肾小管的滤液减少，K^+排泄减少，两者作用的结果是使血钾水平基本不变。反之，当细胞外液增加时，一方面盐皮质激素分泌受抑制，排K^+减少；另一方面由于远端肾小管输送液增多，排K^+也可相对增加，两者相互作用避免了血钾的升高。此外，当肾远端小管分泌H^+增加时，位于集合管间的细胞管腔侧的H^+-K^+-ATP酶对K^+的重吸收相应增加，这主要见于某些类型的肾小管酸中毒。

（三）钙、镁、磷的平衡及其调节

钙、镁、磷也是体液内重要的电解质成分。它们在细胞外液的含量都低，大多以盐的形式存在于骨骼或其他组织，主要依赖于食物补充、体内的储备及肾的重吸收与排泄来维持平衡，其中肾调节是三者代谢调节中最重要的一环。钙与镁、磷在代谢过程可有一定的相互作用，如正常情况下体内钙、磷的浓度乘积总是相对恒定的，两者中其一浓度升高的同时伴随着另一浓度的下降；在细胞膜上，钙可以拮抗钾和镁的效应，这为钙剂治疗高钾血症和高镁血症提供了依据；然而钙进出细胞的活动也离不开镁的参加。此外，三者的代谢在不同年龄阶段、不同性别、不同生理状态下可有不同的表现。如婴儿易出现佝偻病；老年人易发生因钙、磷丢失导致的骨质疏松症；老年男性较老年女性少患骨质疏松症。产生这些不同的原因主要与生理需求量、各组分的比例、排泄量的差异有关，与年龄、性别、特殊生理状态导致的激素代谢水平不同有关（尤其是维生素D、甲状旁腺激素、性激素水平），如果这些激素代谢出现障碍则会出现一系列的临床问题。

五、电解质代谢紊乱与处理

（一）钠代谢紊乱

1.低钠血症　血浆钠浓度降低，＜130mmol/L称为

低钠血症。低血钠可见于摄入少（较少见），丢失多，水绝对或相对增多，是一种复杂的水与电解质紊乱。其原因很多，可分为肾性和非肾性两大类。肾功能损害而引起低钠血症见于渗透性利尿、肾上腺功能低下以及急、慢性肾衰竭等情况；非肾性因素可见于呕吐、腹泻、肠瘘、大量出汗和烧伤等疾病过程。另外，还有假性低钠血症，由于血浆中一些不溶性物质和可溶性物质的增多，使单位体积的水含量减少，血钠浓度降低（钠只溶解在水中），引起低钠血症，前者见于高脂蛋白血症（血脂＞10g/L）、高球蛋白血症（总蛋白＞100g/L，如多发性骨髓瘤、巨球蛋白血症、干燥综合征），后者见于静脉注射高张葡萄糖或静脉滴注甘露醇后。

临床表现：轻度低钠血症（血清钠浓度120～135mmol/L）可出现味觉减退、肌肉酸痛；中度低钠血症（血清钠浓度115～120mmol/L）可出现头痛、个性改变、恶心、呕吐等；重度低钠血症（血清钠浓度＜115mmol/L）可出现昏迷、反射消失。

2.高钠血症　血钠浓度升高，＞150mmol/L称为高钠血症。主要见于水摄入减少（如下丘脑损害引起的原发性高钠血症）、排水过多（尿崩症）、钠潴留（原发性醛固酮增多症、库欣综合征）。

临床表现不典型，可出现乏力，唇舌干燥，皮肤失去弹性，烦躁不安，甚至躁狂、幻觉、谵妄和昏迷。高钠血症引起的脑萎缩，可继发脑出血、蛛网膜下腔出血，甚至死亡。

（二）钾代谢紊乱

1.低钾血症　血清钾＜3.5mmol/L，称为低钾血症。临床常见原因有：①钾摄入不足，如长期进食不足（如慢性消耗性疾病）或禁食者（如术后较长时间禁食）；钾丢失或排出增多，常见于严重腹泻、呕吐、胃肠减压和肠瘘者；肾上腺皮质激素有促进钾排泄及钠潴留的作用，当长期应用肾上腺皮质激素时，均能引起低血钾；心力衰竭者，在长期使用利尿药时，因大量排尿增加钾的丢失。②细胞外K^+进入细胞内，如静脉输入过多葡萄糖，尤其是加用胰岛素时，促进葡萄糖的利用，进而合成糖原，均有K^+进入细胞内，较易造成低血钾；代谢性碱中毒或输入过多碱性药物，形成急性碱血症，H^+从细胞内进入细胞外，细胞外K^+进入细胞内，造成低钾血症。此外，血浆稀释也可形成低钾血症。

临床表现不仅与血清钾的浓度有关，而且与形成低血钾的速度密切相关，因此缓慢起病的患者虽然低血钾严重，但临床症状不一定明显；相反，起病急骤者，低血钾虽然不严重，但临床症状可很显著。①躯体症状：食欲缺乏、腹胀、口渴、恶心、呕吐、胸闷、心悸、心肌受累严重时可导致心力衰竭，心电图初期表现为T波低平或消失，并出现U波，严重时出现室性心动过速、心室颤动或猝死。②神经肌肉症状：为低血

钾最突出的症状，主要表现为四肢肌力减退、软弱无力，出现弛缓性瘫痪及周期性瘫痪。③精神症状：早期表现为易疲劳、情感淡漠、记忆力减退、抑郁状态，也可出现木僵。严重时出现意识障碍，嗜睡、谵妄直至昏迷。

2. 高钾血症　血清钾＞5.5mmol/L，称为高钾血症。临床常见原因有：使用ACEI或保钾利尿药，钾输入过多，多见于钾溶液输入速度过快或量过大，特别是有肾功能不全、尿量减少，又输入钾溶液时易于引起高血钾、钾排泄障碍。各种原因引起的少尿或无尿如急性肾衰竭；细胞内的钾向细胞外转移，如大面积烧伤，组织细胞大量破坏，细胞内K^+大量释放入血液中；代谢性酸中毒，血浆H^+向细胞内转移，细胞内K^+向细胞外转移，与此同时，肾小管上皮细胞泌H^+增加，而泌K^+减少，使钾潴留于体内。

临床表现：①躯体症状，严重的心动过缓，房室传导阻滞甚至窦性停搏。心电图表现为T波高尖，严重时P-R间期延长，P波消失、QRS波增宽，最终心脏停搏；早期血压轻度升高，后期血压降低，呼吸不规则，心律失常等。②神经肌肉症状，早期表现为肌肉疼痛、无力，以四肢末端明显，严重时可出现呼吸肌麻痹。③精神症状，早期表现为表情淡漠、对外界反应迟钝，也可出现兴奋状态，如情绪不稳、躁动不安等，严重时出现意识障碍、嗜睡、昏迷等。

（三）钙代谢紊乱

血钙的浓度除受磷的影响外，还与蛋白质的浓度、维生素D、甲状旁腺激素等也有关。钙主要参与成骨作用，以及调节神经肌肉的兴奋性，它可使神经兴奋阈上升及神经传导速度减慢。血清钙浓度＜1.85mmol/L即低钙血症，血清钙浓度＞2.75mmol/L即高钙血症。

1. 低钙血症　临床表现为神经精神症状，如手足抽搐、癫痫样发作、感觉异常、肌张力增高、腱反射亢进、肌肉痛、意识障碍等，还可以出现支气管痉挛、喉痉挛和呼吸衰竭。

2. 高钙血症　临床表现为反应迟钝、对外界不关心、情感淡漠和记忆障碍；也可有幻觉、妄想、抑郁等症状；严重者可有嗜睡、昏迷等意识障碍。

（四）镁离子代谢异常

镁离子是机体内主要元素之一，它与神经间隙及交感神经节等部位的乙酰胆碱分泌有关，对神经、肌肉有抑制、镇静作用，镁离子缺乏时出现神经肌肉兴奋性异常。血清镁浓度＜0.75mmol/L即低镁血症，而血清镁浓度＞1.25mmol/L即高镁血症。一般由于镁的摄入不足、肾小管的再吸收障碍，内分泌障碍，长期禁食、吸收不良、慢性酒精中毒、胰腺炎、甲状旁腺功能减退、醛酮增多症、糖尿病昏迷、长期使用利尿药、卟啉病等。

低镁血症常伴有高血钙。

低镁血症可表现为眩晕、肌肉无力、震颤、痉挛、听觉过敏、眼球震颤、运动失调、手足徐动、昏迷等各种症状，也可见于易激惹、抑郁或兴奋、幻觉、定向力障碍、健忘-谵妄综合征。

高镁血症常发生于肾功能不全时、糖尿病酮症酸中毒治疗前、黏液性水肿等。神经症状主要为抑制作用，是中枢或末梢神经受到抑制，出现瘫痪及呼吸麻痹。四肢腱反射迟钝或消失常为早期高镁血症的重要指征。

（五）电解质紊乱的治疗

治疗关键是针对病因及时彻底地治疗电解质紊乱，如纠正酸碱平衡及电解质紊乱。治疗低钾血症时，要去除引起低血钾的原因，在补钾过程中要预防高钾血症。一般随着补钾，临床症状也随之改善，如合并抽搐时应注意是否有其他电解质改变，尤其要注意血钙的调节。慎用抗精神病药物，以防发生意识障碍。高血钾时，治疗原则除针对病因外，还要对抗钾中毒，促使K^+的排泄，保护心功能。低钠血症要注重钠的补充，而高钠血症要监测并计算水的补充量。

（张　泉）

参 考 文 献

Chen SY，Stem M，Cerullo M，et al. Predicting the Risk of Readmission From Dehydration After Ileostomy Formation：The Dehydration Readmission After Ileostomy Prediction Score［J］. DisColon Rectum，2018，61（12）：1410-1417.

García-Arroyo FE，Cristóbal M，Arellano-Buendía AS，et al. Rehydration with soft drink-like beverages exacerbates dehydration and worsens dehydration-associated renal injury［J］. Am J Physiol Regul Integr CompPhysiol，2016，311（1）：57-65.

Jyothi MS，Reddy KR，Soontarapa K，et al. Membranes for dehydration of alcohols via pervaporation［J］. J Environ Manage，2019，15（242）：415-429.

Maughan RJ，Shirreffs SM. Dehydration and rehydration in competitive sport［J］. Scand J Med Sci Sports，2010，20（3）：40-47.

Miller HJ. Dehydration in the Older Adult［J］. J Gerontol Nurs，2015，1，41（9）：8-13.

Morley JE. Dehydration，Hypernatremia，and Hyponatremia［J］. Clin Geriatr Med，2015，31（3）：389-399.

Powers KS. Dehydration：Isonatremic，Hyponatremic，and Hypernatremic Recognition and Management［J］. Pediatr Rev，2015，36（7）：274-283.

Sarin A，Thill A，Yaklin CW，et al. Neonatal Hypernatremic Dehydration［J］. Pediatr Ann，2019，48（5）：e197-e200.

Suchner U, Reudelsterz C, Gog C. How to manage terminal dehydration [J]. Anaesthesist, 2019, 68 (1): 63-75.

Thomas DR, Cote TR, Lawhorne L, et al. Understanding clinical dehydration and its treatment [J]. J Am Med Dir Assoc, 2008, 9 (5): 292-301.

第二节　酸碱平衡紊乱

一、概述

正常情况下，机体不断摄入酸性或碱性物质，体内不断产生酸性或碱性物质，这些可能引起体液中酸碱度的变化，然而机体可通过体液缓冲系统、呼吸以肺的调节作用使体液酸碱度维持在7.35～7.45。体内主要的缓冲系统有碳酸氢盐系统、磷酸盐系统、血红蛋白及血浆蛋白等不可挥发性酸缓冲系统，其中以碳酸氢盐系统最为重要。碳酸氢盐系统由HCO_3^-和H_2CO_3组成，是细胞外液最主要的缓冲对，两者比值为20:1。无论HCO_3^-和H_2CO_3绝对值的高低，只要其比值是20:1，血pH仍然能保持在7.40。肺呼吸对酸碱的调节是通过呼吸运动改变CO_2及H_2CO_3浓度，从而维持血浆pH的相对恒定。肾脏通过排泄固定酸对酸碱平衡进行调节，在酸碱平衡调节系统中起最重要的作用，其功能的正常是保证酸碱平衡的关键。

机体的调节主要通过以下器官及系统来进行。

1.血液缓冲系统　HCO_3^-/H_2CO_3是最重要的缓冲系统，缓冲能力最强（含量最多；开放性缓冲系统）。两者的比值决定着pH。正常为20:1，此时pH为7.4。

2.肺呼吸　通过中枢或外周两个方面进行。中枢：$PaCO_2\uparrow$使脑脊液pH↓，刺激位于延髓腹外侧浅表部位的H^+敏感性中枢化学感受器，使呼吸中枢兴奋。如果CO_2浓度高于80mmHg，则使呼吸中枢抑制。外周：主要是颈动脉体化学感受器，感受到缺氧、pH、CO_2的刺激，反射性兴奋呼吸中枢，使呼吸加深加快，排出CO_2。

3.肾脏排泄和重吸收　①H^+分泌和重吸收：近端小管和远端集合小管泌氢，对碳酸氢钠进行重吸收。②肾小管腔内缓冲盐的酸化：H^+泵主动向管腔内泌氢与HPO_4^{2-}成$H_2PO_4^-$。③NH_4^+的分泌：近曲小管中谷氨酰胺（在谷氨酰胺酶的作用下）$\rightarrow NH_3+HCO_3NH_3+H^+\rightarrow NH_4^+$，通过$Na^+$-$NH_4^+$交换，分泌到管腔中。集合管则通过$H^+$泵泌氢与管腔中的$NH_3$结合成为$NH_4^+$。

4.细胞内、外离子交换　细胞内、外的H^+-K^+、H^+-Na^+、Na^+-K^+、Cl^--HCO_3^-多位于红细胞、肌细胞、骨组织。酸中毒时常伴有高血钾，碱中毒时常伴有低血钾。

血液缓冲迅速，但不持久；肺调节作用效能大，30min达高峰，仅对H_2CO_3有效；细胞内液缓冲强于细胞外液，但可引起血钾浓度改变；肾调节较慢，在12～24h才发挥作用，但效率高，作用持久。

二、测定酸碱平衡的常用指标

（一）酸碱度

酸碱度（pH）是指体液内H^+浓度的负对数，是反映体液总酸度的指标，受呼吸和代谢的共同影响。pH正常值为7.35～7.45，平均值为7.40。静脉血pH较动脉血低0.03～0.05。＜7.35为酸血症；＞7.45为碱血症。发生酸碱平衡紊乱时，机体启动缓冲系统和肺动脉的代偿机制，力图使HCO_3^-及H_2CO_3的比值仍保持20:1，使pH维持在正常范围，是为代偿期酸中毒或碱中毒。当代偿机制不全，不能保持HCO_3^-与H_2CO_3的比值为20:1时则可＜7.35或＞7.45，前者为失代偿期酸中毒，后者为失代偿期碱中毒。血pH的变动只是酸碱平衡紊乱的总结果，仅凭pH不能区分酸碱平衡失常是代谢性或呼吸性，是单纯性或复合性。

（二）二氧化碳分压

二氧化碳分压（$PaCO_2$）是指溶解于血浆中CO_2所产生的压力。正常值为35～45mmHg。平均值为40mmHg。静脉血较动脉血高5～7mmHg，是反映呼吸性酸碱平衡的重要指标。当$PaCO_2$＞45mmHg（6kPa）时，应考虑为呼吸性酸中毒或代谢性碱中毒的呼吸代偿；当$PaCO_2$＜35mmHg（4.67kPa）时，应考虑为呼吸性碱中毒或代谢性酸中毒的呼吸代偿。

（三）二氧化碳结合力

二氧化碳结合力是指静脉血浆中HCO_3^-及H_2CO_3所含CO_2的总量，在标准条件下（温度37℃，大气压760mmHg），正常50～60容积%，平均56容积%；正常值22～29mmol/L，平均25mmol/L。CO_2结合力表示HCO_3^-及H_2CO_3中CO_2的总和，因此不论代谢性或呼吸性酸碱平衡失调均影响其结果。数值减少可能是代谢性酸中毒或代偿后的呼吸性碱中毒；增多可能是代谢性碱中毒或代偿后的呼吸性酸中毒。但若临床上能除外原发性呼吸因素，则CO_2结合力降低反映代谢性酸中毒，升高反映代谢性碱中毒。

（四）碳酸氢盐

碳酸氢盐分为标准碳酸氢盐（SB）和实际碳酸氢盐（AB）。SB是指血标本在37℃和血红蛋白完全氧合的条件下，用$PaCO_2$为40mmHg的气体平衡后所测得的血浆HCO_3^-浓度。正常值：$22\sim27$mmol/L，平均值24mmol/L。正常情况下AB＝SB；AB↑＞SB↑见于代谢性碱中毒或呼吸性酸中毒代偿；AB↓＜SB↓见于代谢性酸中毒或呼吸性碱中毒代偿。

AB是指隔绝空气的血液标本，在实际$PaCO_2$和血氧饱和度条件下所测得的血浆HCO_3^-浓度。正常值为$22\sim27$mmol/L，平均值为24mmol/L。动、静脉血HCO_3^-大致相等。它是反映酸碱平衡代谢因素的指标。$HCO_3^-<22$mmol/L，可见于代谢性酸中毒或呼吸性碱中毒代偿；$HCO_3^->27$mmol/L，见于代谢性碱中毒或呼吸性酸中毒代偿。

（五）缓冲碱

缓冲碱（BB）是血液中一切具有缓冲作用的碱性物质的总和，即负性离子总和，包括HCO_3^-、血红蛋白、血浆蛋白、HPO_4^{2-}等。其中以HCO_3^-和血红蛋白、血浆蛋白最为重要。全血BB正常值为$45\sim55$mmol/L，平均为50mmol/L。代谢性酸中毒时BB减少，代谢性碱中毒时BB增加。

（六）剩余碱

剩余碱（BE）指在标准条件下（温度37℃、$PaCO_2$为40mmHg、Hb150g/L、SaO_2为100%），将1L全血滴定至pH为7.40时，所用的酸或碱量的毫摩尔数，能较为真实地反映缓冲碱的增加或减少，为观察代谢性酸碱平衡失调的指标。BE的正常值为±2.3mmol/L。用酸滴定者为碱过剩，以正值表示，说明缓冲碱增加，固定酸不足；用碱滴定者为碱缺乏，以负值表示，说明缓冲碱减少，固定酸增加。

三、酸碱平衡失调的类型及处理

人体的酸碱平衡是通过复杂的生理调节来完成的，使血浆pH维持在$7.35\sim7.45$。如果某些致病因素使体内酸和碱发生过多或不足，超出了机体的生理调节能力，此时即出现酸碱平衡失调。

酸碱平衡失调主要分为以下5种类型。

1.代谢性酸中毒　根据AG值又可分为AG增高型和AG正常型。

2.呼吸性酸中毒　按病程可分为急性呼吸性酸中毒和慢性呼吸性酸中毒。

3.代谢性碱中毒　根据给予生理盐水后能否缓解，分为盐水反应性和盐水抵抗性酸中毒。

4.呼吸性碱中毒　按病程可分为急性呼吸性碱中毒

和慢性呼吸性碱中毒。

5.混合型酸碱平衡紊乱　可细分为酸碱一致性和酸碱混合性。

（一）代谢性酸中毒

1.概念及分型　代谢性酸中毒分为AG增大型（血氯正常）和AG正常型（血氯升高）两类。H^+产生过多或肾泌H^+障碍是引起代谢性酸中毒的两个基本原因。

（1）AG增高型代谢性酸中毒（储酸性）：任何固定酸的血浆浓度增加，AG就增大，此时HCO_3^-浓度降低，Cl^-浓度无明显变化，即发生AG增大型正常血氯性酸中毒。可见，在AG增大型代谢性酸中毒时，$\triangle AG=\triangle[HCO_3^-]$。

1）乳酸酸中毒：见于缺氧（如休克、肺水肿、严重贫血等）、肝病（乳酸利用障碍）、糖尿病等。乳酸酸中毒时，经缓冲作用而使HCO_3^-浓度降低，AG增高，但血氯正常。

2）酮症酸中毒：见于糖尿病、饥饿、酒精中毒等。酮体中β-羟丁酸和乙酰乙酸在血浆中释放出H^+，血浆HCO_3^-与H^+结合进行缓冲，因而使HCO_3^-浓度降低。

3）尿毒症性酸中毒：肾小球滤过率降低，体内非挥发性酸性代谢产物不能由尿正常排出，特别是硫酸、磷酸等在体内蓄积，使血浆中未测定的阴离子升高，HCO_3^-浓度下降。

4）水杨酸中毒：由于医疗原因，大量摄入或给予水杨酸制剂。

（2）AG正常型代谢性酸中毒：当血浆中HCO_3^-浓度原发性减少时，可引起代谢性酸中毒（失碱性代酸），同时血Cl^-浓度代偿性增高，AG无变化，称为AG正常型高血氯性酸中毒，在该型酸中毒时，$\triangle[HCO_3^-]=\triangle[Cl^-]$。

1）消化道丢失HCO_3^-：肠液、胰液和胆汁的HCO_3^-浓度都高于血液。因此，严重腹泻、小肠与胆道瘘管和肠引流术等均可引起HCO_3^-大量丢失而使血氯代偿性升高，AG正常。

2）尿液排出过多的HCO_3^-：①轻、中度慢性肾衰竭。因肾小管上皮细胞功能减退，泌H^+、泌NH_4^+减少，$NaHCO_3$重吸收减少而排出过多。②近端肾小管性酸中毒。近曲小管上皮细胞产生H^+的能力减弱，因而近曲小管内H^+-Na^+交换和HCO_3^-重吸收减少，肾小管中NaCl的重吸收相应增多，大量HCO_3^-随尿液排出，尿液呈碱性。③远端肾小管性酸中毒。远曲小管上皮细胞泌H^+障碍，尿液不能被酸化（尿pH＞6.0），其结果引起H^+在体内潴留，同时，HCO_3^-不断随尿排出，而发生轻至中度AG正常型高血氯性酸中毒。④碳酸酐酶抑制剂的应用。可因抑制肾小管上皮细胞内碳酸酐酶的活性而使细胞内H_2CO_3生成减少，结果使H^+分泌和HCO_3^-重吸收减少。⑤含氯的酸性药物摄入过多。Cl^-的增多，可促使近曲小管以NaCl的形式重吸收Na^+增多,远曲小管内Na^+含量减少,因而H^+-Na^+交换减少,HCO_3^-回吸收减少,HCO_3^-经缓冲作用又可消耗,导致AG正常型高血氯性酸中毒。同理,大量输注生理盐水也可引起AG正常型高血氯性酸中毒。

2.代谢性酸中毒的机体代偿调节

（1）血液缓冲作用:血浆中过量的代谢性H^+可立即与HCO_3^-和非HCO_3^-缓冲碱如Na_2HPO_4等结合而被缓冲,使HCO_3^-及BB不断被消耗,即$HCO_3^- + H^+ \rightarrow H_2CO_3 \rightarrow CO_2 + H_2O$。$CO_2$由肺排出,其结果是血浆中$HCO_3^-$不断被消耗。

（2）细胞内、外液离子交换和细胞内液缓冲:代谢性酸中毒时,随着细胞外液H^+浓度增加,过多的H^+可透过细胞膜进入细胞内,与细胞内液的缓冲对如Pr^-/HPr、HPO_4^{2-}/$H_2PO_4^-$、Hb^-/HHb等发生缓冲反应。

$$H^+ + Pr^- \rightarrow HPrH^+ + HPO_4^{2-} \rightarrow H_2PO_4\text{-}H^+ + Hb\text{-} \rightarrow HHb$$

当细胞外液大量地H^+进入细胞内液,为了维持电荷平衡,细胞内液的K^+转移到细胞外液,其结果是造成细胞外液常伴随血K^+浓度增高。

（3）肺的代偿调节兴奋延髓呼吸中枢,引起呼吸加深、加快,随着肺通气量的增加,CO_2排出增多,血液H_2CO_3可随之下降,在一定程度上可有利于维持HCO_3^-/H_2CO_3的比值。

（4）肾脏代偿调节酸中毒时,肾小管上皮细胞内碳酸酐酶、谷氨酰胺酶活性增强,肾的代偿调节作用主要表现为:肾小管排泌H^+、重吸收$NaHCO_3$增加;肾小管产NH_3增多、排泌NH_4^+增多;酸化磷酸盐增强。

3.代谢性酸中毒酸碱指标的变化形式　反映代谢性因素的指标（如SB、AB、BB）均降低,BE负值增大;反映呼吸因素的指标$PaCO_2$可因机体的代偿活动而减小;pH<7.35（机体失代偿）或在正常范围（酸中毒得到机体的完全代偿）。

4.代谢性酸中毒对机体的影响　代谢性酸中毒主要引起心血管系统和中枢神经系统的功能障碍。严重酸中毒时,对骨骼系统也有一定的影响。

（1）心血管系统:严重代谢性酸中毒时可引起心律失常、心肌收缩力减弱及心血管系统对儿茶酚胺的反应性降低。

1）心律失常:代谢性酸中毒所引起的心律失常与血K^+升高有密切相关。严重高钾血症时可引起心脏传导阻滞、心室颤动甚至心脏停搏。血钾升高的机制:①代谢性酸中毒时,由于酸中毒影响H^+-K^+交换,可造成细胞内K^+外溢;②肾小管上皮细胞排H^+增多、排K^+减少。

2）心肌收缩力减弱:Ca^{2+}是心肌兴奋收缩偶联因子,在严重酸中毒时,由于H^+与Ca^{2+}竞争,使心肌收缩力减弱。

3）心血管系统对儿茶酚胺敏感性降低:H^+浓度增加能降低阻力血管（微动脉、小动脉和毛细血管前括约肌）对儿茶酚胺的反应性,引起血管扩张;可使血压下降,甚至发生休克。

（2）中枢神经系统:代谢性酸中毒时,中枢神经系统功能障碍主要表现为患者疲乏、肌肉软弱无力、感觉迟钝等抑制效应,严重者可导致意识障碍、嗜睡、昏迷等,最后可因呼吸中枢和血管运动中枢麻痹而死亡。其发生机制可能与酸中毒时谷氨酸脱羧酶活性增强,抑制性神经递质γ-氨基丁酸生成增多;以及酸中毒影响氧化磷酸化导致ATP减少,脑组织能量供应不足有关。

5.代谢性酸中毒的防治　预防和治疗原发病是防治代谢性酸中毒的基本原则。应纠正水、电解质代谢紊乱,恢复有效循环血量,改善肾功能。

补充碱性药物:①$NaHCO_3$可直接补充HCO_3^-,因此,$NaHCO_3$是代谢性酸中毒补碱的首选药。②乳酸钠。乳酸钠在体内可结合H^+而变为乳酸,乳酸又可在肝脏内彻底氧化为H_2O和CO_2,为机体提供能量。因此,乳酸钠是一种既能中和H^+,其产物乳酸又可被机体利用的碱性药物,在临床上也较为常用,但乳酸酸中毒和肝功能损害患者不宜采用。

（二）呼吸性酸中毒

1.概念　呼吸性酸中毒（呼酸）是以体内二氧化碳潴留、血浆中H_2CO_3浓度增高为特征的酸碱平衡紊乱。

2.呼吸性酸中毒的原因和机制　呼吸性酸中毒的原因不外乎CO_2排出障碍或CO_2吸入过多。临床上多以肺通气功能障碍所引起的CO_2排出障碍为主。急性呼酸常见于急性气道阻塞、急性心源性肺水肿、中枢或呼吸肌麻痹引起的呼吸暂停等。其由于肾的代偿作用缓慢,主要靠细胞内、外离子交换及细胞内缓冲来调节,常表现为代偿不足或失代偿状态。慢性呼酸见于气道及肺部慢性炎症引起的慢性阻塞性肺疾病（COPD）及肺广泛性纤维化或肺不张时,一般指$PaCO_2$高浓度潴留持续达24h以上者。其发生时,主要靠肾的代偿,可以呈代偿性。

（1）呼吸中枢抑制:颅脑损伤、脑炎、脑血管意外、麻醉药或镇静药过量等均可因呼吸中枢抑制而导致肺通气功能不足,由此引起二氧化碳在体内潴留,常为急性呼吸性酸中毒。

（2）呼吸肌麻痹:严重的急性脊髓灰质炎、重症肌无力、有机磷农药中毒、严重低钾血症等,由于呼吸运动失去动力,可致二氧化碳在体内潴留而发生呼吸性酸中毒。

（3）呼吸道阻塞:严重的喉头水肿、痉挛及气管异物、大量分泌物、水肿液或呕吐物等堵塞了呼吸道,均可引起肺泡通气功能障碍而导致急性呼吸性酸中毒。

（4）胸廓、胸腔疾病:严重气胸、大量胸腔积液、严重胸部创伤和某些胸廓畸形等,均可影响肺的通气功能而使二氧化碳在体内潴留。

（5）肺部疾病：慢性阻塞性肺疾病如肺气肿、慢性支气管炎是呼吸性酸中毒最常见的原因。

（6）呼吸机使用不当：频率过低导致体内二氧化碳积聚。

（7）CO_2吸入过多。

3.呼吸性酸中毒机体代偿调节

（1）细胞内、外离子交换和细胞内液缓冲：细胞内、外离子交换和细胞内液缓冲是急性呼吸性酸中毒早期的主要代偿方式。血浆中急剧增加的CO_2可通过弥散作用进入红细胞，并在碳酸酐酶的催化下很快生成H_2CO_3，进一步解离为H^+和HCO_3^-，H^+可与Hb结合为HHb，而HCO_3^-则自红细胞逸出，与血浆Cl^-发生交换。其结果是血浆Cl^-浓度降低，同时HCO_3^-浓度有一些增高。此外，H^+可通过H^+-K^+交换进入细胞内，与血红蛋白结合。

（2）肾脏的代偿调节作用：慢性呼吸性酸中毒的主要代偿方式为肾脏代偿调节。

急性呼吸性酸中毒时，肾往往来不及代偿。慢性呼吸性酸中毒超过24h，随着$PaCO_2$升高和H^+浓度的增加，可使肾小管上皮细胞内的碳酸酐酶、谷氨酰胺酶活性增高，因而能使肾小管产生NH_3和排泌H^+、NH_4^+增加、肾小管重吸收$NaHCO_3$增加。

4.呼吸性酸中毒酸碱指标变化形式　反映呼吸性因素的指标增高，$PaCO_2 > 6.25kPa$（47mmHg），AB↑、AB＞SB；反映代谢性因素的指标则因肾脏是否参与代偿而发生不同变化。急性呼吸性酸中毒时pH＜7.35，由于肾脏来不及代偿，反映代谢性因素的指标（如SB、BE、BB）可在正常范围或轻度升高；慢性呼吸性酸中毒时，由于肾脏参与了代偿，则SB、BB增高，BE正值增大，pH＜7.35（机体失代偿）或在正常范围（酸中毒得到机体的完全代偿）。

5.呼吸性酸中毒对机体的影响

（1）中枢神经系统严重的呼吸性酸中毒，典型的中枢神经系统功能障碍是"肺性脑病"，患者早期可出现持续头痛、焦虑不安，进一步发展可有精神错乱、谵妄、震颤、嗜睡、昏迷等，其机制如下。

1）高浓度的CO_2可直接引起脑血管扩张、脑血流量增加，造成颅内压增高、脑水肿等。

2）CO_2是脂溶性的，能迅速通过血脑屏障，而HCO_3^-为水溶性的，通过血脑屏障极为缓慢，因而高浓度的CO_2可使脑脊液的pH明显降低且持续时间持久。

3）呼吸性酸中毒时，也可造成脑组织ATP供应不足及抑制性递质γ-氨基丁酸增多。

4）高浓度的CO_2对中枢神经系统有显著的抑制效应，被称为"CO_2麻醉"。

（2）心血管系统与代谢性酸中毒相似，呼吸性酸中毒也可以引起心律失常、心肌收缩力减弱及心血管系统

对儿茶酚胺的反应性降低等。

（3）体内二氧化碳堆积，造成缺氧。

6.呼吸性酸中毒防治

（1）防治原发病。慢性阻塞性肺疾病是引起呼吸性酸中毒最常见的原因，临床上应积极抗感染、解痉、祛痰等。急性呼吸性酸中毒应迅速去除引起通气障碍的原因。

（2）增加肺泡通气量。尽快改善通气功能，保持呼吸道畅通，以利于CO_2的排出。必要时可做气管插管或气管切开和使用人工呼吸机改善通气。

（3）适当供氧不宜单纯给高浓度氧，因其对改善呼吸性酸中毒帮助不大，反而可使呼吸中枢受抑制，通气进一步下降而加重二氧化碳潴留和引起"CO_2麻醉"。

（4）谨慎使用碱性药物，对严重呼吸性酸中毒的患者，必须保证足够通气的情况下才能应用碳酸氢钠，因为$NaHCO_3$与H^+起缓冲作用后可产生H_2CO_3，使$PaCO_2$进一步增高，反而加重呼吸性酸中毒的危害。

（三）代谢性碱中毒

1.概念　是指细胞外液碱增多或H^+丢失而引起的以血浆HCO_3^-增多为特征的酸碱平衡紊乱。

2.代谢性碱中毒的原因和机制　根据对生理盐水的疗效，将代谢性碱中毒分为用生理盐水治疗有效的代谢性碱中毒和用生理盐水治疗无效的代谢性碱中毒两类。

（1）用生理盐水治疗有效的代谢性碱中毒

1）胃肠道H^+丢失过多：常见于幽门梗阻、高位肠梗阻等引起的剧烈呕吐和胃肠引流等导致大量含HCl的胃液丢失等。此时肠液中的HCO_3^-不能像正常那样与HCl中和，而由小肠黏膜大量吸收入血，使血浆中HCO_3^-浓度升高而引起代谢性碱中毒。胃液丧失往往伴有Cl^-和K^+的丢失，故可引起低氯血症和低钾血症，后两者又可加重或促进代谢性碱中毒的发生。

2）低氯性碱中毒：氯的大量丢失和氯摄入不足时可导致低氯性碱中毒，常见于长期应用利尿药的患者。呋塞米（速尿）、依他尼酸（利尿酸）等利尿药能抑制近球小管对Na^+和Cl^-的重吸收，使Na^+和Cl^-的排泄增加而起利尿作用。由于近球小管重吸收Na^+减少，使远曲小管内Na^+浓度增高，导致H^+-Na^+交换加强，K^+-Na^+交换增多，远端小管泌氢泌钾增多，与此同时重吸收HCO_3^-相应增加。同时由于HCO_3^--Cl^-的交换增加，Cl^-则以NH_4Cl的形式从尿排出增多，发生低氯性碱中毒。另外，上述大量胃液丢失也可发生低氯性碱中毒。低氯性碱中毒在补充生理盐水后可以纠正，故又被称为"对氯反应性碱中毒"。

（2）用生理盐水治疗无效的代谢性碱中毒

1）盐类皮质激素分泌过多：原发性盐类皮质激素过多时，可以增加肾脏远曲小管和集合管对Na^+和H_2O的重吸收，并促进K^+和H^+的排出。因此，醛固酮过多

能导致H$^+$经肾的丢失和NaHCO$_3$重吸收增加，引起代谢性碱中毒，同时还可引起低钾血症。此时，补充生理盐水都不能予以纠正，所以称为"对氯无反应性碱中毒"。

2）缺钾：机体缺钾可引起代谢性碱中毒。这是由于低钾血症时，细胞外液K$^+$浓度降低，细胞内K$^+$向细胞外转移，而细胞外液中的H$^+$向细胞内移动；同时，肾小管上皮细胞K$^+$缺乏可导致H$^+$排泌增多，因而H$^+$-Na$^+$交换增加，HCO$_3^-$重吸收增加，于是发生代谢性碱中毒。此时，患者尿液仍呈酸性，称为反常性酸性尿。治疗时需补充钾盐，单独应用氯化钠溶液不能纠正这类代谢性碱中毒。

3）碱性物质输入过量：见于溃疡病患者长期服用过多NaHCO$_3$，现已很少应用这类药物治疗消化性溃疡，故这种原因所致的碱中毒已较少见。输入大量碳酸氢钠和库存血可造成医源性代谢性碱中毒，因输入血液中的枸橼酸盐抗凝剂经代谢可产生过多的HCO$_3^-$。

3.代谢性碱中毒机体代偿调节

（1）血液的缓冲作用：血液对碱中毒的缓冲作用较小，因为在大多数缓冲系统组成成分中，碱性成分远多于酸性成分（如HCO$_3^-$/H$_2$CO$_3$的比值为20∶1）。因此，血液对碱性物质增多的缓冲能力有限。细胞外液H$^+$浓度降低时，OH$^-$升高，OH$^-$可被缓冲系统中的弱酸所中和。

OH$^-$ + H$_2$CO$_3$ → HCO$_3^-$ + H$_2$O

OH$^-$ + HPr → Pr$^-$ + H$_2$O

（2）肺的代偿调节：代谢性碱中毒时，细胞外液的HCO$_3^-$浓度和pH增高，H$^+$浓度降低，这些都对呼吸中枢起抑制作用，使呼吸运动变浅变慢、肺泡通气量减少和CO$_2$排出减少，从而使血浆H$_2$CO$_3$浓度上升，HCO$_3^-$/H$_2$CO$_3$比值又得以接近20∶1。但是，肺的代偿调节是有一定限度的，且呼吸还受其他因素的影响。浅慢的呼吸固然可以提高PaCO$_2$，但同时也引起PaO$_2$的下降，当后者达到一定程度（PaO$_2$ 7.45，碱中毒得到机体的完全代偿时），pH可在正常范围内。

（3）肾的代偿调节：泌氢、泌钾、泌铵减少，对碳酸氢根的重吸收增加，尿pH上升。

4.代谢性碱中毒对机体的影响　代谢性碱中毒的临床表现往往被原发疾病所掩盖，缺乏典型的症状或体征。但在严重代谢性碱中毒，则可出现以下的功能、代谢障碍。

（1）中枢神经系统功能障碍：严重代谢性碱中毒患者可有烦躁不安、谵妄、精神错乱等中枢神经系统兴奋性增高等表现。其发生机制如下。

1）抑制性递质γ-氨基丁酸含量减少：代谢性碱中毒时，谷氨酸脱羧酶活性降低，γ-氨基丁酸转氨酶活性增高，使γ-氨基丁酸分解增强而生成减少。由于γ-氨基丁酸含量减少，其对中枢神经系统的抑制作用减弱，因此出现中枢神经系统兴奋的症状。

2）缺氧：代谢性碱中毒对pH增高，使氧离曲线左移，血红蛋白和氧的亲和力增高，在组织内HbO$_2$不易释放出O$_2$，造成组织缺氧。脑组织对缺氧特别敏感，容易出现中枢神经系统功能障碍。

（2）神经肌肉应激性增高：血清钙是以游离钙与结合钙两种形式存在的，而pH可影响二者之间的相互转变。游离钙能稳定细胞膜电位，对神经肌肉的应激性有抑制作用。代谢性碱中毒时，虽然总钙不变，但游离钙减少，神经肌肉的应激性增高。此外，γ-氨基丁酸含量减少可能也起着一定的作用。患者最常见的症状是手足抽搐、面部和肢体肌肉抽动、肌反射亢进、惊厥等。

（3）低钾血症：碱中毒时，细胞外液的H$^+$浓度减少，细胞内液的H$^+$外溢，而细胞外液的K$^+$内移；同时，肾脏发生代偿作用，使得肾小管上皮细胞排H$^+$减少，因此，H$^+$-Na$^+$交换减少，而K$^+$-Na$^+$交换增强，肾排K$^+$增多，导致低钾血症。

5.代谢性碱中毒防治

（1）治疗原发病，积极去除能引起代谢性碱中毒的原因。

（2）轻症只需输入生理盐水或葡萄糖盐水即可得以纠正。对于严重的碱中毒可给予一定量的弱酸性或酸性药物，如可用盐酸稀释液或盐酸精氨酸溶液来迅速排除过多的HCO$_3^-$。

（3）盐皮质激素过多的患者应尽量少用袢或噻嗪类利尿药，可给予碳酸酐酶抑制药乙酰唑胺等治疗；由失氯、失钾引起者，则需同时补充氯化钾以促进碱中毒的纠正。

（4）使用含氯酸性药。

（四）呼吸性碱中毒

1.概念　是指由于肺通气过度所引起的以血浆中H$_2$CO$_3$浓度原发性减少为特征的酸碱平衡紊乱。

2.原因及机制　过度通气是发生呼吸性碱中毒的基本机制。其原因如下。

低张性缺氧外呼吸功能障碍如肺炎、肺水肿等，以及吸入气氧分压过低反射性地引起呼吸中枢兴奋，呼吸深快，CO$_2$排出增多。

精神性通气过度如癔病发作时或小儿哭闹时可出现过度通气。

中枢神经系统疾病如脑血管意外、脑炎、脑外伤及脑肿瘤等，当它们刺激呼吸中枢可引起过度通气。

某些药物如水杨酸、氨等可直接刺激呼吸中枢使通气增强。

机体代谢过盛如甲状腺功能亢进、高热等由于机体代谢增强和体温升高可刺激呼吸中枢，致患者呼吸加深、加快。

人工呼吸机使用不当常因通气量过大而发生急性呼吸性碱中毒。

3.呼吸性碱中毒机体代偿调节

（1）细胞内、外离子交换和细胞内液缓冲

1）急性呼吸性碱中毒时，细胞外液 H_2CO_3 降低，HCO_3^- 浓度相对增高，于是细胞内液的 H^+ 外溢，与 HCO_3^- 结合形成 H_2CO_3，可使血浆中 H_2CO_3 浓度有所增加。当细胞内液的 H^+ 外溢时，细胞外液的 K^+ 内移，其结果是造成细胞外液血 K^+ 浓度降低。

2）急性呼吸性碱中毒时，血浆中 HCO_3^- 浓度相对增高，血浆 HCO_3^- 可与红细胞内的 Cl^- 进行交换。HCO_3^- 进入红细胞后，可与红细胞内的 H^+ 结合形成 H_2CO_3 并释放出 CO_2。CO_2 可自红细胞进入血浆形成 H_2CO_3，提高血浆 H_2CO_3 浓度。由于 HCO_3^- 和 Cl^- 交换，可造成血浆 Cl^- 浓度增高。

（2）肾脏的代偿调节作用：肾脏的代偿调节是慢性呼吸性碱中毒的主要代偿方式。急性呼吸性碱中毒，肾脏来不及代偿。慢性呼吸性碱中毒时，$PaCO_2$ 降低，血浆 H^+ 浓度降低，肾小管上皮细胞内的碳酸酐酶、谷氨酰胺酶活性降低，因此，肾小管产生 NH_3、排泌 H^+、NH_4^+ 减少，肾小管重吸收 $NaHCO_3$ 减少。

（3）呼吸性碱中毒酸碱指标的变化形式：反映呼吸性因素的指标降低，pH7.45；慢性呼吸性碱中毒，由于肾脏参与了代偿，则 SB、BB 降低，BE 负值增大。当机体失代偿时，pH > 7.45，若碱中毒得到机体的完全代偿时，pH 可在正常范围内。

4.呼吸性碱中毒对机体的影响

（1）中枢神经系统功能障碍：急性呼吸性碱中毒时，其中枢神经系统的功能障碍除与γ-氨基丁酸含量减少、缺氧有关外，还与低碳酸血症引起的脑血管收缩、脑血流量减少有关。患者易出现头痛、眩晕、易激动、抽搐等症状，严重者甚至意识不清。

（2）神经肌肉应激性增高：神经肌肉应激性增高与游离钙浓度降低有关。

（3）低钾血症：低钾血症与细胞外液 K^+ 内移及肾排 K^+ 增多有关。

5.呼吸性碱中毒的防治

（1）防治原发病，去除引起通气过度的原因。

（2）吸入含 CO_2 的气体。急性呼吸性碱中毒可吸入 5% CO_2 的混合气体或用纸罩于患者口鼻，使吸入自己呼出的气体，提高 $PaCO_2$ 和 H_2CO_3。

（3）对症处理：有反复抽搐的患者，可静脉注射钙剂；有明显缺 K^+ 者应补充钾盐；缺氧症状明显者，可吸氧。

（五）混合型酸碱平衡紊乱

1.混合型酸碱平衡紊乱的分类　混合型酸碱平衡紊乱可分为双重性酸碱平衡紊乱，即有酸碱一致性和酸碱混合性之分。此外，还有两种形式的三重性酸碱平衡紊乱。

（1）酸碱一致性：呼吸性酸中毒、代谢性酸中毒；代谢性碱中毒、呼吸性碱中毒。

（2）酸碱混合性：呼吸性酸中毒、代谢性碱中毒；呼吸性碱中毒、代谢性酸中毒；代谢性酸中毒、代谢性碱中毒。

（3）三重性酸碱平衡紊乱：呼吸性酸中毒、代谢性酸中毒、代谢性碱中毒；呼吸性碱中毒、代谢性酸中毒、代谢性碱中毒。

2.判断酸碱平衡紊乱的基本原则

（1）以 pH 判断酸中毒或碱中毒。

（2）以原发因素判断是呼吸性失衡还是代谢性失衡。

（3）根据代偿情况判断是单纯性还是混合性酸碱失衡。

3.酸碱平衡紊乱的临床分析　疾病状态下，体内酸碱物质的增加或减少超过了机体的代偿调节能力，或酸碱调节机制障碍，破坏了体液酸碱度的相对稳定性，称之为酸碱平衡紊乱。

体内酸性物质可以分为：①可经肺排出的挥发酸——碳酸；②可经肾排出的固定酸，主要包括硫酸、磷酸、尿酸、丙酮酸、乳酸、三羧酸、β-羟丁酸和乙酰乙酸等。

体内碱性物质主要来源于氨基酸和食物中有机酸盐的代谢。

机体酸碱平衡调节的机制主要包括血液缓冲系统、肺呼吸、肾脏排泄和重吸收以及细胞内、外离子交换等。

反映酸碱平衡的常用指标有 pH 和 H^+ 浓度、动脉血 PCO_2、标准碳酸氢盐和实际碳酸氢盐、缓冲碱、碱剩余、阴离子间隙。

单纯性酸碱平衡紊乱可分为代谢性酸中毒、呼吸性酸中毒、代谢性碱中毒和呼吸性碱中毒。

代谢性酸中毒可分为 AG 增高型和 AG 正常型两类。主要见于严重腹泻等引起 HCO_3^- 直接丢失，或乳酸、酮症、水杨酸等酸中毒时使 HCO_3^- 缓冲丢失等。代酸患者 AB、SB、BB、$PaCO_2$ 下降，AB < SB。

代谢性酸中毒患者心血管系统异常表现为心律失常、心肌收缩力减弱及血管对儿茶酚胺的反应性降低；中枢神经系统异常主要因抑制性神经递质γ-氨基丁酸生成增多和脑组织生物氧化酶类的活性受抑制。

呼吸性酸中毒主要见于呼吸中枢抑制、呼吸肌麻痹、呼吸道阻塞、胸廓和肺部病变等引起的肺泡通气减弱。可分为急性和慢性两类。组织细胞缓冲是急性呼酸时机体的主要代偿方式，肾代偿是慢性呼酸时机体的主要代偿方式。通常有 $PaCO_2$ 增高，pH 减低，AB、SB、BB 增高，AB > SB，BE 正值加大。

代谢性碱中毒主要见于剧烈呕吐、盐皮质激素过多和有效循环血量不足引起的 H^+ 丢失过多；HCO_3^- 过量负荷、缺钾等也是常见原因。代碱可分为盐水反应性和盐水抵抗性两类。患者 pH、$PaCO_2$、AB、SB 和 BB 均升高，BE 正值增大，AB＜SB。

代谢性碱中毒时 γ-氨基丁酸生成增多、氧解离曲线左移，脑组织缺氧，中枢紊乱；游离钙减少，神经肌肉兴奋性增高；患者常有低钾血症。

呼吸性碱中毒主要见于各种原因引起的肺通气过度。呼吸性碱中毒时 pH 增高、$PaCO_2$、AB、SB、BB 均下降，AB＜SB，BE 负值增大。

（张　泉）

参 考 文 献

Al-Ghimlas F，Faughnan ME，Tullis E．Metabolic alkalosis in adults with stable cystic fibrosis［J］．Open Respir Med J，2012，6（22）：59-62.

Colombo J，Codazzi D．Acetazolamide in Metabolic Alkalosis：Cosmetic or Therapy？［J］．Pediatr Crit Care Med，2017，18（2）：201-223.

Foray N，Stone T，Johnson A，et al．Severe metabolic alkalosis-a diagnostic dilemma［J］．Respir Med Case Rep，2018，24（25）：177-180.

Foy DS，de Morais HA．A Quick Reference on Metabolic Alkalosis［J］．Vet Clin North Am Small Anim Pract，2017，47（2）：197-200.

Kraut JA，Madias NE．Metabolic acidosis：pathophysiology，diagnosis and management［J］．Nat Rev Nephrol，2010，6（5）：274-285.

Oppersma E，Doorduin J，van der Hoeven JG，et al．The effect of metabolic alkalosis on the ventilatory response in healthy subjects［J］．Respir Physiol Neurobiol，2018，2（49）：47-53.

Raphael KL．Metabolic Acidosis and Subclinical Metabolic Acidosis in CKD［J］．J Am Soc Nephrol，2018，29（2）：376-382.

Raphael KL．Metabolic Acidosis in CKD：Core Curriculum 2019［J］．Am J Kidney Dis，2019，74（2）：263-275.

Soifer JT，Kim HT．Approach to metabolic alkalosis［J］．Emerg Med Clin North Am，2014，32（2）：453-463.

van Thiel RJ，Koopman SR，Takkenberg JJ，et al．Metabolic alkalosis after pediatric cardiac surgery［J］．Eur J Cardiothorac Surg，2005，28（2）：229-233.

第4章

心脏危急重症的心脏标志物

第一节　心肌损伤标志物

1954年Karmen等首次报道了急性心肌梗死（AMI）患者的天冬氨酸转氨酶（AST）升高，AST成为临床中使用的第一个心脏生物标志物。然而，由于缺乏对心肌损伤的特异性，AST作为心脏生物标志物的用途有限。在随后的几年中，肌酸激酶（CK）被定义为一种更敏感和更特异性的生物标志物，随后还发现了乳酸脱氢酶（LDH）等。但是，上述标志物的特异性仍然存在问题。后来新检测方法的发展将肌酸激酶同工酶（CK-MB）鉴定为具有更高诊断准确性的标志物。但CK、CK-MB和LDH仍缺乏诊断AMI的特异性。实验室技术的快速进步和临床迫切需要使人们发现了心肌肌钙蛋白（cTn）。由于其敏感性和心脏特异性，相关指南推荐cTn作为首选生物标志物。接下来我们将分别对上述标志物进行介绍。

一、肌钙蛋白

心肌肌钙蛋白（cTn）是目前临床敏感性和特异性最好的心肌损伤标志物，已成为心肌组织损伤（如心肌梗死）最重要的诊断依据。肌钙蛋白对于肌动蛋白和肌球蛋白的相互作用以及胞质钙和蛋白质磷酸化对胞质收缩功能的调节很重要。肌钙蛋白复合物与肌钙蛋白一起位于肌动蛋白丝上。肌钙蛋白家族包括肌钙蛋白T、肌钙蛋白I、肌钙蛋白C，心肌组织中存在cTnI和cTnT的心脏特异性亚型，而肌钙蛋白C也表达在骨骼肌中，使其不适合AMI诊断。cTn检测在急性冠脉综合征（ACS）中的临床用途主要为确定诊断和评估病情。

尽管血清cTn升高的水平能够反映心肌的损害程度，但机制尚不明确。除冠状动脉原位斑块破裂后自发性AMI外，AMI还可继发于局部缺血，这是由于氧的供需失衡，如冠状动脉栓塞、冠状动脉痉挛、心律失常等所致。另有研究报道，有50%肾衰竭伴cTn水平升高的患者冠状动脉造影未见异常，这表明在非心脏疾病中，cTn水平也可能会上调。目前已知引起肌钙蛋白升高的非心脏疾病还包括肺动脉栓塞、主动脉夹层、癫痫持续状态、脓毒血症、急性脑梗死等。

cTn水平升高不仅用于明确诊断，也是独立的预后预测标志物。除此之外，cTn水平还为临床决策提供依据——ACS患者应采取非手术治疗还是手术治疗，有研究表明，肌钙蛋白异常可以用于确定早期侵入性治疗获益更大的患者亚组。

二、肌红蛋白

肌红蛋白是一种低分子量的细胞质血红素蛋白，是常规检测最敏感的AMI生物标志物。但是，肌红蛋白对心脏坏死的特异性低于cTn，在非心脏疾病（如骨骼肌疾病和慢性肾脏疾病）中其表达可能上调。尽管缺乏心脏特异性，但肌红蛋白与其他标志物相比，具有较高的敏感性，可用于AMI的早期识别。此外，由于在冠状动脉再灌注后肌红蛋白可迅速从血浆中清除，因此该生物标志物可对静脉溶栓治疗的患者进行最早和最佳区分再灌注是否成功。肌红蛋白主要通过肾脏消除，肾功能不全是AMI不良预后的预测因素。因此肌红蛋白可通过识别肾功能不全患者来预测AMI的死亡率。

三、肌酸激酶及其同工酶

肌酸激酶（CK）催化磷酸基团从磷酸肌酸向5'-二磷酸腺苷（ADP）的可逆转移，从而生成三磷酸腺苷（ATP）。因此肌酸激酶基因在能量需求较大的组织中表达，例如骨骼肌、心肌、大脑、感光细胞及精子等。CK对于诊断AMI的敏感性较高，Sorensen等报道显示在AMI发生后72h内采血诊断AMI的敏感度为98%。此外，他还证明CK还有助于预测AMI患者预后，即在急性心肌梗死后第3天测量到较高CK活性的患者预后差。此外，CK包括几种同工酶：CK-MM，CK-BB，CK-MB。通常CK-MB在血液中的含量非常少，甚至检测不到，而当心肌或骨骼肌病变时其在血液中的浓度升高（心肌中CK-MB含量占总CK含量的22%，对比骨骼肌中CK-MB含量占总CK含量的1%～3%）。多项研究证实，CK-MB亚型可在心脏症状发作的最初几小时内提供可靠且准确的诊断，血清总CK-MB升高水平大于总CK的6%对于诊断AMI具有较高的可靠性。

四、其他

最早发现的如天冬氨酸氨基转移酶、乳酸脱氢酶及其同工酶、β-羟丁酸脱氢酶等因为特异性差逐渐被淘汰。而一些不常见的损伤标志物，如缺血修饰蛋白（IMA）在与cTnT和ECG结合使用时，使AMI诊断准确性提高。但因为其敏感性太低，实践中无法用于指导临床决策。另外有几项研究报道了脂肪酸结合蛋白（hFABP）在可疑ACS患者中的预后价值。在非ST段抬高心肌梗死（NSTEMI）患者中，hFABP水平升高是一年随访期间不良事件的最佳预测指标。AMI后30h脂肪酸结合蛋白持续升高患者发生心脏事件的比例最高，包括心源性死亡率和再次住院率。但是，由于存在某些技术问题，hFABP的检测尚未在临床普及，也未作为诊断和评估ACS的常规生物标志物。

第二节　神经内分泌相关标志物

一、钠尿素肽系列

心房钠尿肽（ANP）是1981年被发现的钠尿素肽（NPs）家族的第一个成员。几年后，确定了另外两个成员：脑钠肽（BNP）和C型利尿钠肽（CNP）。NP具有一些相似之处：3种肽均由包括3个外显子的基因编码，并以其活性形式显示17个氨基酸的环结构。NP被合成前激素，随后被裂解为具有生物活性的羧基末端形式（α-ANP，BNP-32，CNP-22）和氨基末端。后者是NP的更稳定形式。ANP和BNP分别在心房和心室中合成。内皮是CNP产生的主要来源。NP的分泌通常由容量或压力超负荷引起的心肌壁机械性伸展导致，它们能发挥利尿、利钠和血管舒张作用，从而通过调节水、盐和体液平衡，维持心、肾和血流动力学稳态。NP分泌还被其他激素诱导，例如内皮素1、血管紧张素Ⅱ和肾上腺素系统。反过来，NP抑制肾素-血管紧张素-醛固酮系统（RAAS）和交感神经系统（SNS）。NPs是心力衰竭（HF）、冠心病、瓣膜疾病、心肌梗死和脑卒中等疾病的有效诊断和预后标志物。

1. 心房钠尿肽（ANP）　心房钠尿肽的分泌响应于心房压力和容量升高。越来越多的证据表明，ANP在压力反应中对心血管系统具有有益的多效作用，这些多效作用是由旁分泌和自分泌机制介导的。研究表明，ANP可以延缓心脏重塑，对压力超负荷和慢性缺血重塑产生抗肥大和抗纤维化作用。ANP可减少缺血再灌注（I/R）损伤。此外，先前已证明ANP可以在血管系统中诱导抗炎和促血管生成作用。而BNP似乎没有诱导类似的作用，BNP只能发挥抗纤维化功能。

2. 脑钠肽（BNP）　脑钠肽是由心室中的心肌细胞响应于心室压力和心室功能障碍而分泌的一种激素。合成后proBNP前体被裂解为活性BNP和非活性NT-proBNP片段。ACS后心脏利钠肽的血清水平，特别是BNP和NT-proBNP升高。AMI患者的BNP水平升高也与心肌梗死范围有关。尽管患者的BNP和NT-proBNP水平升高，但它们不用于诊断ACS，因为其特异性不佳，在其他类似情况下它们也会被上调，例如心力衰竭、肺栓塞、肾功能不全等。

二、其他

肾上腺髓质素是一种心血管调节肽，它在心血管疾病患者血清中水平升高。它可减轻急性心肌损伤时梗死的发展，可能潜在影响心肌梗死急性期和随后的重塑时的病理过程。

肾素-血管紧张素-醛固酮系统（RAAS）是调节血压和体液平衡的激素系统。AMI后，血液和血管收缩的增加会激活它。醛固酮会在AMI期间引起广泛有害的心血管作用，包括急性内皮功能障碍、增加的内皮氧化应激、心肌细胞坏死以及心肌肥大和纤维化。

上述神经内分泌标志物尚未在常规临床实践中用于诊断或预后评估。但是研究表明，使用神经内分泌系统抑制剂治疗急性心肌梗死患者可降低发病率和死亡率，例如，通过使用ACEI/ARB和醛固酮抑制剂可降低ACS患者的死亡率和心力衰竭的发生。

第三节　心血管炎症指标

一、C反应蛋白（CRP），白细胞介素-6（IL-6）及补体系统

CRP主要在肝脏中合成，它可能由炎症细胞和脂肪细胞产生，是全身性炎症的生物标志物，因为它在外伤、感染和其他炎症刺激条件下会增加。CRP除了是一种炎症生物标志物外，还直接参与动脉粥样硬化的形成，是冠心病的炎症生物标志物。CRP水平用于评估心血管疾病患者的短期预后和长期风险。

已显示CRP通过与C1q相互作用激活经典补体级联反应，参与冠心病的发展。补体激活的两个裂解产物C3a和C5a是炎症趋化介质。C5a对单核细胞和T淋

巴细胞具有高度趋化性，并促进这些细胞浸润到细胞外基质（ECM）中。C5a还刺激IL-6、IL-1β和TNF-α的白细胞合成，从而加剧炎症反应。C3a和C5a均可诱导肥大细胞脱颗粒，并使斑块不稳定。当暴露于细胞膜表面时，C5b-9会通过增强TF诱导的凝血酶生成，从而促进凝血酶原酶复合物的形成，在斑块破裂后参与血栓形成。

IL-6在ApoE$^{-/-}$小鼠中急性应激诱导的肥大细胞中分泌增加。此外，在肥大细胞缺陷的小鼠中发现IL-6水平升高，表明IL-6是心血管疾病的介质。IL-6可能在CRP的上游发挥作用，并补充补体成分，通过上调纤维蛋白原表达来促进高凝状态。但是，由于IL-6半衰期短（＜5min），因此其预测价值有限。

二、其他

循环中，sCD40L的水平是反映心血管疾病的重要指标，包括动脉粥样硬化和急性冠脉综合征。sCD40L参与脂质沉积和泡沫细胞形成，这与清道夫受体A和CD36的上调有关。此外，sCD40L可以激活脂肪细胞增强剂结合蛋白1并激活巨噬细胞中的NF-κB，并通过与CD40结合而促进泡沫细胞的形成，从而参与动脉粥样硬化形成。

MPO是白细胞产生的过氧化物酶，它主要在中性粒细胞中表达，可诱导氧自由基的形成。溶酶体蛋白存储在中性粒细胞的嗜酸性颗粒中，并在脱颗粒过程中释放到细胞外基质。最近的研究报道了MPO水平升高与冠心病严重程度之间存在关联。在冠心病患者中，中性粒细胞产生的MPO被认为是斑块易损性生物标志，可能导致斑块不稳定。

（石林艳　陈炳秀　李　伟　罗振华）

参考文献

Barberi C，van den Hondel KE．The use of cardiac troponin T（cTnT）in the postmortem diagnosis of acute myocardial infarction and sudden cardiac death：A systematic review［J］．Forensic Sci Int，2018，292（22）：27-38.

Clerico A，Zaninotto M，Padoan A，et al．Evaluation of analytical performance of immunoassay methods for cTnI and cTnT：From theory to practice［J］．Adv Clin Chem，2019，93（11）：239-262.

He L，Wang J，Dong W．The clinical prognostic significance of hs-cTnT elevation in patients with acute ischemic stroke［J］．BMC Neurol，2018，18（1）：118-128.

Nie J，Zhang H，He Y，et al．The impact of high intensity interval training on the cTnT response to acute exercise in sedentary obese young women［J］．Scand J Med Sci Sports，2019，29（2）：160-170.

Valaperta R，Gaeta M，Cardani R，et al．High-sensitive cardiac troponin T（hs-cTnT）assay as serum biomarker to predict cardiac risk in myotonic dystrophy：A case-control study［J］．Clin Chim Acta，2016，1（463）：122-128.

Zhang H，Nie J，Kong Z，et al．The cTnT response to acute exercise at the onset of an endurance training program：evidence of exercise preconditioning？［J］．Eur J Appl Physiol，2019，119（4）：847-855.

第5章

心肺复苏

第一节　基础生命支持

基础生命支持（BLS）是心肺复苏（CPR）的初级阶段，主要目的是提供大脑和其他主要脏器所需的最低血供，使其不至发展为不可逆损伤，具体遵循如下步骤。

一、患者意识判断

首选确定抢救环境安全，只要发病地点不存在危险并适合，应就地抢救。急救人员在患者身旁快速判断有无损伤和反应。可轻拍或摇动患者，并大声呼叫"您怎么了"。如果患者有头颈部创伤或怀疑有颈部损伤，要避免造成脊髓损伤，对患者不适当地搬动可能造成截瘫。

二、判断患者呼吸和脉搏（非医务人员只判断呼吸即可）

患者心脏停搏后会出现呼吸减慢、停止，甚至出现濒死叹气样呼吸，也称为喘息，而部分心搏骤停（CA）的原因正是呼吸停止或窒息。因此，一旦患者呼吸异常（停止、过缓或喘息），即可认定出现CA，应该立即予以CPR。通常，我们通过直接观察胸廓的起伏来确定患者的呼吸状况；也可以通过患者鼻、口部有无气流或在光滑表面产生雾气等方法来参考判断。对于经过培训的医务人员，建议在判断呼吸的同时应判断患者的循环征象。循环征象包括颈动脉搏动和患者任何发声、肢体活动等。检查颈动脉搏动时，患者头后仰，急救人员找到甲状软骨，沿甲状软骨外侧0.5～1.0cm处，气管与胸锁乳突肌间沟内即可触及颈动脉。同时判断呼吸、脉搏的时间限定在5～10s。

三、启动应急医疗服务体系（EMSS）

对于第一反应者来说，如发现患者无反应、无意识及无呼吸，只有一人在现场时，对成人要先拨打当地急救电话（"120"），启动EMSS，目的是求救于专业急救人员，并快速携带除颤器到现场。现场有其他人在场时，第一反应者应指定现场某人拨打急救电话，获取自动体外除颤仪（AED），自己马上开始实施CPR。EMSS是贯穿院外心搏骤停（OHCA）患者抢救全程的关键，是整个生存链串联、稳固的核心。对于OHCA患者来说，高效、完善的EMSS应该包括专业的调度系统、快速反应的院前急救队伍和优秀的转运、抢救体系。专业的调度系统能够在快速派遣专业院前急救队伍的同时，通过辅助呼救者正确、及时识别CA，鼓励并指导报警者实施CPR。对于院内心搏骤停（IHCA）患者，启动院内应急反应体系，包括呼救、组织现场医务人员CPR，同时启动院内专有的应急体系代码，呼叫负责院内CPR的复苏小组或团队。需要特别注意的是，有时短暂、全身性抽搐可能是CA的首发表现。

四、实施高质量的CPR

胸外按压技术标准：CPR时为保证组织器官的血流灌注，必须实施有效的胸外按压。有效的胸外按压必须快速、有力。按压频率100～120次/分，按压深度成人不少于5cm，但不超过6cm，每次按压后胸廓完全回复，按压与放松比大致相等。尽量避免胸外按压中断，按压分数（即胸外按压时间占整个CPR时间的比例）应≥60%。在建立人工气道前，成人单人CPR或双人CPR，按压/通气都为30∶2，建立高级气道（如气管插管）以后，按压与通气可能不同步，通气频率为10次/分。胸外按压实施标准：患者应仰卧平躺于硬质平面，术者位于其旁侧。若胸外按压在床上进行，应在患者背部垫以硬板。按压部位在胸骨下半段，按压点位于双乳头连线中点。用一只手掌根部置于按压部位，另一只手掌根部叠放其上，双手指紧扣，以手掌根部为着力点进行按压。身体稍前倾，使肩、肘、腕位于同一轴线上，与患者身体平面垂直。用上身重力按压，按压与放松时间相同。每次按压后胸廓完全回复，但放松时手掌不离开胸壁。按压暂停间隙施救者不可双手倚靠患者。仅胸外按压CPR是指如果旁观者未经过CPR培训，则应进行单纯胸外按压CPR，即仅为突然倒下的成人患者进行胸外按压并强调在胸部中央用力快速按压，或者按照急救调度的指示操作。施救者应继续实施单纯胸外按压CPR，直至AED到达且可供使用，或者急救人员或其他相关施救者已接管患者。所有经过培训的非专业施救者应至少为CA患者进行胸外按压。另外，如果经过培训的非专业施救者有能力进行人工呼吸，应按照按压∶人工呼吸为30∶2进行。单纯胸外按压（仅按压）CPR对于未经培训的施救者更容易实施，而且更便于调度员通过电话进行指导。另外，对于心脏病因导致的CA，单纯胸外按压CPR或同时进行按压和人工呼吸CPR的存活率相近。

五、人工通气的建立

既往BLS为A-B-C流程，2010版和2015版CPR指南更改为C-A-B流程。这是对CPR认识上的一次飞跃，然而临床实践中每次CPR实施的对象有不同的特点，应灵活运用。成人CA大多由VF引起，而儿童CA大多数由窒息导致。前者因心跳停止时体内动脉血氧含量丰富，故可首先采用胸外按压（C-A-B流程）；后者多因呼吸停止导致体内动脉血严重缺氧继发CA，应先进行口对口人工呼吸（A-B-C流程），以提高患者动脉血中的血氧含量。

开放气道：如果患者无反应，急救人员应判断患者有无呼吸或是否异常呼吸，先使患者取复苏体位（仰卧位），即先行30次心脏按压，再开放气道。如无颈部创伤，可以采用仰头抬颏法或托颌法，开放气道，对于非专业人员因托颌法难于学习，故不推荐采用。专业急救人员对怀疑有颈椎脊髓损伤的患者，应避免头颈部的延伸，可使用托颌法。

仰头抬颏法：完成仰头动作，应把一只手放在患者前额，用手掌把额头用力向后推，使头部向后仰；另一只手的手指放在下颏骨处，向上抬颏，使患者牙关紧闭，下颏向上抬动，勿用力压迫下颌部软组织，以免造成气道梗阻。也不要用拇指抬下颏。气道开放后有利于患者自主呼吸，也便于CPR时进行口对口人工呼吸。如果患者义齿松动应取下，以防其脱落而阻塞气道。

托颌法：把手放置患者头部两侧，肘部支撑在患者躺的平面上，托紧下颌角，用力向上托下颌，如患者紧闭双唇，可用拇指把其口唇分开。如果需要行口对口人工呼吸，则将下颌持续上托，用面颊贴紧患者的鼻孔。此法效果肯定，但费力，有一定的技术难度。对于怀疑有头颈部创伤的患者，此法更安全，不会因颈部活动而加重损伤。

人工通气：采用人工呼吸时，每次通气必须使患者的肺膨胀充分，可见胸廓上抬即可，切忌过度通气。在建立高级气道后，实施连续通气的频率统一为6秒/次（10次/分）。但应该强调，在人工通气时应该使用个人保护装置（如面膜、带单向阀的通气面罩、球囊面罩等）对施救者实施保护。

口对口呼吸：口对口呼吸是一种快捷有效的通气方法，呼出气体中的氧气足以满足患者需求。人工呼吸时，要确保气道通畅，捏住患者的鼻孔，防止漏气，急救者用口把患者的口完全罩住，呈密封状，缓

慢吹气，每次吹气应持续1s以上，确保通气时可见胸廓起伏。口对口呼吸常会导致患者胃胀气，并可能出现严重合并症，如胃内容物反流导致误吸或吸入性肺炎、胃内压升高后膈肌上抬而限制肺的运动。所以应缓慢吹气，不可过快或过度用力，减少吹气量及气道压峰值水平，有助于减低食管内压，减少胃胀气的发生。对大多数未建立人工气道的成人，推荐500～600ml潮气量，既可降低胃胀气危险，又可提供足够的氧合。

球囊-面罩通气：使用球囊面罩可提供正压通气，但未建立人工气道容易导致胃膨胀，需要送气时间长，潮气量控制在可见胸廓起伏。但急救中挤压气囊难保不漏气，因此，单人复苏时易出现通气不足，双人复苏时效果较好。双人操作时，一人压紧面罩，另一人挤压皮囊通气。如果气道开放不漏气，挤压1L成人球囊1/2～2/3量或2L成人球囊1/3量可获得满意的潮气量。如果仅单人提供呼吸支持，急救者位于患者头顶。如果没有颈部损伤，可使患者头后仰或枕部垫毛巾或枕头，使之处于嗅闻位，便于打开气道，一手压住面罩，另一手挤压球囊，并观察通气是否充分，双人球囊-面罩通气效果更好。

六、电除颤

大多数成人突发非创伤性CA的原因是心室颤动（VF），电除颤是救治VF最为有效的方法。研究证实，对于VF患者每延迟1min除颤，抢救成功率降低7%～10%，因此早期电除颤是CA患者复苏成功的关键之一。心律分析证实为VF或无脉性VT应立即行电除颤，之后做5组CPR，再检查心律，必要时再次除颤。单相波除颤器首次电击能量选择360J，双相波除颤器首次电击能量选择应根据除颤仪的品牌或型号推荐，一般为120J或150J。对心室静止（心电图示呈直线）与肺动脉内膜剥脱术（PEA）患者不可电除颤，而应立即实施CPR。AED能够自动识别可除颤心律，适用于各种类型的施救者使用。如果施救者目睹发生院外心搏骤停（OHCA）且现场有自动体外除颤器（AED），施救者应从胸外按压开始CPR，并尽快使用AED。在能够使用现场AED或除颤器治疗CA的医院和其他机构，医务人员应立即先进行CPR，并且尽快使用准备好的AED。以上建议旨在支持尽早进行CPR和早期除颤，特别是在发生CA现场有AED的情况下。如果OHCA的反应者不是院前急救人员，则急救人员可以先开始CPR，同时使用AED或通过心电图检查节律并准备进行除颤。在上述情况下，可以考虑进行2min的CPR，然后再尝试除颤。如果有2名或3名施救者在现场，应进行CPR，同时拿到除颤器。对于院内心搏骤停（IHCA），没有足够的证据支持或反对在除颤之前进行CPR。但对于有心电监护的患者，从VF到给予电击的时间不应超过3min，并且

应在等待除颤器就绪时进行CPR。电除颤的作用是终止VF而非起搏心脏，因此，在完成除颤后应立即恢复实施胸外按压直至2min后确定主心肺循环恢复（ROSC）或患者有明显的循环恢复征象（如咳嗽、讲话、肢体明显的自主运动等）。

第二节　高级生命支持

高级生命支持（ALS）是通过运用辅助设备和特殊技术以维持更有效的血液循环和通气，尽最大努力恢复患者的自主心跳与呼吸。其包括呼吸、循环支持、心电监护、电除颤及复苏药物的应用。

一、人工气道的建立

1.咽部置管　咽部插管主要包括口咽通气管和鼻咽通气管，主要适用于由于舌后坠、分泌物、呕吐物、血凝块或其他异物如义齿脱落等机械因素引起的上呼吸道部分或完全梗阻，而又不能长时间坚持抬下颌和张口两个徒手开放气道步骤，从病情上讲又不适于做气管插管，更无必要做气管切开的患者。操作过程中要避免动作粗暴，否则极易损伤牙齿、口唇、舌体及咽后壁，也不要将舌根过度向后推，以免引起气道阻塞。此法适用于牙关有一定松弛度的昏迷患者。为避免交叉感染及患者的唾液反流，目前推荐使用有单向活瓣的新型号S形口咽通气管。

2.阻塞食管通气法　阻塞食管通气法具有操作简单、迅速、成功率高等优点，在看不见声带或有呕吐物时可操作，在颈椎损伤时也可使用。主要适用于牙关松弛、昏迷或呼吸停止而又不能或不允许行气管插管的患者，或没有经过气管插管训练的人采用。由于食管已被阻塞，在行正压通气时可防止胃液反流和减少胃充气。

3.喉罩　喉罩是一种新型畅通呼吸道装置，它由一根通气导管和一个硅胶卵圆形可充气罩组成。喉罩用于保持呼吸道通畅方面安全可靠，操作简便，副作用少。需要时可直接将喉罩插入喉头，然后向气罩内注入适量空气，充气罩即可成为密封圈而覆盖住喉头，然后在喉罩通气管内置入气管导管，与人工通气装置连接即可进行通气。

4.球囊面罩装置（简易呼吸器）　辅助通气球囊面罩是急诊最常用辅助通气装置，尤其是在气管插管前。它可提供正压通气，球囊充气容量约1000ml，足以使肺充分膨胀，但急救中挤压气囊难保不漏气，单人复苏时易出现通气不足，双人复苏时效果较好。成人球囊面罩的通气特点是：①有入口阀门，允许最大氧气流量30L/min；②有氧气存贮器，能保证提供高浓度氧气；③具有非再呼吸出口阀门。压住面罩，操作者一手挤压球囊，并观察通气是否充分。双人球囊-面罩通气效果更好，如还有第三人，可在通气时压住环状软骨，防止气体充入胃内。

5.气管插管　为保证心搏呼吸骤停患者的心、脑及其他重要器官的氧供，条件具备时，对适合进行气管插管的患者要及早进行。虽然气管插管可确保呼吸道畅通，但在实施过程中需要一定的器械，且要求具备很强的操作技术，尤其是对那些牙关紧闭、喉部畸形的患者来说，操作难度会更大。在进行CPR时，由于闭胸心脏按压和口对口吹气造成咽部压力增加，从而引起胃胀气，容易造成反流和误吸，这也要求操作者尽可能快地完成气管插管，但如果操作动作粗暴或技术不够熟练，则可引起口、唇、咽喉、牙齿等损伤；在清醒患者，还可因此刺激咽喉导致呛咳，甚至喉痉挛，反而加重缺氧和呼吸道阻塞。

6.光导纤维支气管镜插管　如患者由于生理变异，相关解剖结构异常而预料到行气管插管有困难时，或患者有自主呼吸但需要插管时，可选用经光导纤维支气管镜引导进行气管插管。纤维支气管镜是内科的一种常用诊断与治疗器械，由镜体、冷光源和附属设备三部分组成。行纤维镜引导下气管插管的同时还可利用纤维镜吸引气管内的分泌物和取出异物等。

7.环甲膜切开术　当由于某些情况导致不能进行气管插管而又必须迅速建立人工气道时，环甲膜切开术不失为一种比较好的替代方法。其主要适应证包括：各种原因所致的气道完全阻塞需立刻给氧、吸痰或人工通气；因异物、喉头水肿、喉痉挛、会厌软骨炎及气道肿瘤导致呼吸道部分阻塞而呼吸严重困难，需立即建立人工气道；昏迷患者牙关紧闭而不能行气管插管，或有颈椎骨折不能行气管插管者。

因儿童环甲膜切开有引起声门狭窄的危险，故在情况允许时应尽量选择正规的气管切开术。环甲膜切开为一种创伤性操作，要由有经验的医师进行。操作前准备好手术用刀、钳等，尽量选择对喉损伤较小的气管套管。

8.环甲膜穿刺　环甲膜穿刺术主要用于现场急救。当患者因颈部或颌面部外伤或其他原因导致上呼吸道完全或部分阻塞但尚有自主呼吸时，在手法开放气道的同时，为争取抢救时机，可行环甲膜穿刺术。

9.气管切开　气管切开术的目的是为了长期进行气道管理。一般来说，气管插管需保留7～10d以上时，或患者神志清醒但需长时间维持机械通气，均应行气管切开术。同气管插管相比，气管切开置管防止了由于气管插管长时间对气管的压迫而导致气管黏膜损伤及发生食管-气管瘘的可能，而且，由于气管切开置管避开了口咽部的自然弯曲，使吸痰更加容易，分泌物排出更加彻底。术前准备：手术刀、剪、止血钳等手术器械和气管导管等。

10.经皮穿刺扩张放置气管导管术　也称经皮气管造口（或切开）术。经皮扩张气管切开术是一种微创的、快捷的急救技术，是近年来国内外开展的一项新技术，并发症少，适用于ICU的危重患者，尤其是需要紧急进行气管切开的患者，在ICU人工气道建立中有很大的应用价值。

二、机械通气

呼吸道通畅的情况下，需根据实际情况，选用适宜的人工通气设备。简易呼吸器因操作简便易行，因此常在未行气管插管时使用。气管插管后应使用呼吸机进行机械通气，确保机体对氧的需求。呼吸机可以提供准确的气体量和吸入氧浓度，同时有可靠的监护报警系统来保证患者的安全。

三、紧急心脏起搏

临时起搏器用于紧急情况下为争取时间，或估计短期内病变可恢复的缓慢性心律失常，如急性心肌梗死合并高度房室或三支阻滞并发阿-斯综合征、心肌炎、心肌病、药物中毒、电解质紊乱引起的严重心动过缓；用于预防性保护性起搏，如无症状房室传导阻滞或严重心律失常患者施行大手术时，心脏直视手术时，术中出现三度房室传导阻滞者，以及安装心脏永久起搏器之前；顽固性心动过速药物及电复律失败，或对电击有禁忌证者可用超速抑制。

四、复苏药物

1.肾上腺素　为应用最广泛的儿茶酚胺类药物，兼有α及β受体的兴奋作用。其α受体作用可使全身外周血管收缩（不包括冠状血管及脑血管），进而增加主动脉舒张压，改善心肌及脑的血液灌注，促使自主心搏的恢复。肾上腺素的β受体作用在心肺复苏过程中因可增加心肌耗氧量，但若自主心跳一旦恢复，因其可提高心肌收缩力，增加心排血量，改善全身及脑的血液供应，故又变得有益。另外，肾上腺素可以改变细室颤为粗室颤，有利于早期实施电除颤。肾上腺素适用于各种类型的心搏骤停。

2.胺碘酮　静脉使用胺碘酮可作用于钠、钾和钙通道，并且对α受体和β受体有阻滞作用，可用于房性和室性心律失常。首选用于初始治疗的血流动力学稳定的宽QRS心动过速，也用于有心功能不全的患者。患者对CPR、除颤、肾上腺素、血管升压素无反应时可

考虑使用。临床研究证实胺碘酮可提高这类患者的存活率。

3.利多卡因　可通过抑制心肌缺血部位的传导性，改善正常心肌区域的传导性，使室颤阈值提高，心室不应期的不均匀性降低，且对血流动力学影响小。适用于室性颤动，用于心室颤动或无脉室性心动过速的患者。目前的证据不足以支持或反对自主循环恢复后利多卡因的尽早（最初1h内）常规使用。如无禁忌，在证明治疗复发性室颤/无脉性室性心动过速具有挑战性时，可能考虑在特定情况（如急救医疗服务转移期间）下预防性使用（2b/LOEC-LD）。

4.硫酸镁　不建议在成人患者的心搏骤停治疗中常规使用镁剂。可将镁剂考虑用于治疗尖端扭转型室性心动过速。

5.碳酸氢钠　在CA和复苏后期，足量的肺泡通气是控制酸碱平衡的关键。CA和复苏时，由于低血流造成的组织酸中毒和酸血症是一动态发展过程。这一过程的发展取决于CA的持续时间和CPR时的血流水平。目前关于在CA和复苏时酸碱失衡病理生理学的解释是，低血流条件下组织中产生的CO_2发生弥散障碍。所以在CA时，足量的肺泡通气和组织血流的恢复是控制酸碱平衡的基础，这就要求首先要进行胸外心脏按压，然后迅速恢复自主循环。目前实验室和临床研究尚无肯定的认识，血液低pH会影响除颤成功率、ROSC或短期的存活率。交感神经的反应性也不会因为组织酸中毒而受影响。只有在一定情况下，应用碳酸氢盐才有效，如患者原有代谢性酸中毒、高钾血症或三环类或苯巴比妥类药物过量。此外，对于CA时间较长的患者，应用碳酸氢盐治疗可能有益，但只有在除颤、胸外心脏按压、气管插管、机械通气和血管收缩药治疗无效时方可考虑应用该药。应根据患者的临床状态应用碳酸氢盐，使用时以1mmol/kg作为起始量，在持续CPR过程中每15min给予一半的量，最好根据血气分析结果调整补碱量，防止产生碱中毒。

6.血管升压素　2019年美国心脏协会心肺复苏和心血管急救指南更新指出：CA时可以考虑使用血管升压素，但其作为肾上腺素的替代药物并无优势（2b/C-LD）

五、纠正心搏、呼吸骤停后酸中毒的措施

心搏、呼吸骤停后，由于体内蓄积的CO_2不能经呼吸道呼出，所以，在心搏、呼吸骤停后的5～10min，以呼吸性酸中毒为主，如在此期间迅速建立人工气道并实施有效的人工通气，呼吸性酸中毒大多能够缓解；但如未及时采取措施纠正呼吸性酸中毒，则特征性地出现静脉系统中CO_2分压升高，使CO_2从血液弥散至心肌细胞和脑细胞，造成心肌功能和大脑功能受到抑制，同时由于机体在缺血缺氧条件下主要依靠糖酵解产生ATP，导致代谢产物乳酸堆积，最终在呼吸性酸中毒的基础上

并发代谢性酸中毒。代谢性酸中毒有可加重体内血管扩张，增加毛细血管的通透性；电解质紊乱；拮抗儿茶酚胺，发生传导阻滞；降低心肌细胞的室颤阈值并直接抑制心肌功能。

从以上酸中毒的发展过程可以看出，心搏、呼吸骤停后机体首先发生呼吸性酸中毒，其次才是代谢性酸中毒，在此情况下，必须采取切实措施来纠正呼吸性酸中毒。具体措施：迅速有效地解除呼吸道梗阻和建立有效通气。

第三节　长程生命支持

心肺复苏取得初步成功后，患者须入住ICU，在严密监护下，继续接受治疗，即为长程生命支持（PLS），具体包括内容如下。

一、维持循环功能

继续给予心电监护，及时处理各种突发情况。根据患者情况，选用强心、抗心律失常及血管活性药物，适当输血补液，对血流动力学不稳定的心动过缓患者应使用临时心脏起搏器，尽最大努力确保循环功能的相对稳定，以维持心、肾、脑等重要器官的血液灌注。

二、维持呼吸功能

监测动脉血气变化情况，根据血气分析结果调整有效通气指标及吸氧浓度，以保证组织的供气。对疑有吸入性肺炎、气胸、肺水肿或急性呼吸窘迫综合征的患者应进行胸部X线或CT检查，并采取相应治疗措施。

三、维持水、电解质及酸碱平衡

心肺复苏成功后继续监测体内水、电解质及酸碱平衡变化情况，纠正可能出现的水、电解质及酸碱失衡。

四、监测肾功能

监测尿量及肾功能变化，以防因心、肺停止工作继发急性肾衰竭，根据肾功能需要调整相关药物的剂量。

五、监测颅内压

为保证中枢神经系统功能恢复，应随时监测颅内压变化，使其保持在15mmHg以下，必要时可静脉滴注甘露醇、呋塞米以降低颅内压。必要时可给予一定量的皮质激素，通过稳定细胞膜防止脑水肿及促进水肿的吸收。

六、胃肠系统

病情允许时应尽早恢复胃肠营养，必要时插管予以鼻饲。在不能进食时应通过胃肠外营养（PN）保证患者的营养。

七、脑复苏的措施

在心肺复苏的患者中，约50%死于中枢神经系统损伤，20%～50%生存者有不同程度的脑损伤，需积极进行脑复苏。

不同CPR方式特殊环境下的应用：多元化的CPR手段为特殊情况下CA患者提高了生存概率，具体概括如下。

1.单纯胸外按压CPR　单纯胸外按压CPR是指只进行胸外按压而不进行人工通气的复苏方法，适用于非专业医务人员无能力或不愿意进行人工呼吸时对OHCA患者实施的CPR。相对而言，该方法能获得较好的CPP、肺通气/灌注比值和存活率；另外能减少因直接接触患者而传染疾病等个人顾虑，并能提高院外环境下第一反应者进行CPR的比例。对于医务人员或经过培训的非专业施救者，建议实施传统心肺复苏法（STD-CPR）。

2.腹部提压CPR　腹部提压CPR是一种突破传统复苏理念，我国自主研发的创新性复苏技术，该技术依据"腹泵""心泵""肺泵"和"胸泵"的原理，采用腹部提压心肺复苏仪对腹部进行提拉与按压，通过使膈肌上下移动改变胸腹内压力，建立有效循环和呼吸支持。实施时通过底板吸盘吸附于患者中上腹部，以100次/分的频率连续交替对腹部实施向下按压（按压压力40～50kg）和向上提拉（提拉拉力20～30kg），达到同步建立人工循环和通气，以实现心肺复苏术后自主呼吸循环恢复（ROSC）。该技术需要施救者持续循环往复，直至患者ROSC或复苏终止。其适应证包括：①开放性胸外伤或心脏贯通伤、胸部挤压伤伴心搏骤停（CA）且无开胸手术条件；②胸部重度烧伤及严重剥脱性皮炎伴CA；③大面积胸壁不稳定（连枷胸）、胸壁肿瘤、胸廓畸形伴CA；④大量胸腔积液及严重胸膜病变伴CA；⑤张力性及交通性气胸、严重肺大疱和重度肺实变伴CA；⑥复杂先天性心脏病、严重心包积液、心脏压塞及某些人工瓣膜置换术者（胸外按压加压于置换瓣环可导致心脏创伤）；⑦主动脉缩窄、主动脉夹层、主动脉瘤破裂继发CA；⑧纵隔感染或纵隔肿瘤伴CA；⑨食管破裂、气管破裂和膈肌破裂伴CA；⑩胸椎、胸廓畸形、颈椎、胸椎损伤伴CA；⑪STD-CPR过程中出现胸肋骨骨折者。腹部外伤、腹主动脉瘤、膈肌破裂、腹腔器官出血、腹腔巨大肿物为禁忌证。鉴于STD-CPR通常并发胸肋骨骨折而影响到胸外按压深度及胸廓回弹幅度，不能保证高质量的CPR，腹部提压CPR弥补了STD-CPR的不足，尤其在创伤、灾害及窒息等特殊条件下的CA抢救中已逐步显现出其特殊优势，与STD-CPR协同在完善高质量CPR中发挥重要作用。

3. 开胸直接心脏按压CPR 直接心脏按压是一种特殊的CPR方法，可能会为脑和心脏提供接近正常的血流灌注。该方法多在胸部外伤、心脏压塞、心胸外科手术等特殊条件下才使用。研究表明，CA早期，经短期体外CPR无效后，直接心脏按压可提高患者的存活率；急诊开胸心脏按压是有创的，可能会导致部分患者死亡，因此进行这一操作需要有经验的抢救团队，并能在事后给予最佳护理。故不提倡常规实施开胸直接心脏按压的CPR。今后，有必要进行相关的临床研究以评价其CA复苏效果。开胸心脏按压CPR可用于某些特殊情况，但不应作为复苏后期的最后补救措施。目前CA开胸的指征包括胸部穿透伤引起的CA；体温过低、肺栓塞或心脏压塞；胸廓畸形，体外CPR无效；穿透性腹部损伤，病情恶化并发CA。

4. 膈下抬挤CPR 膈下抬挤CPR是在规避徒手胸外按压和开胸心脏按压不足的同时，结合临床实际，针对不同境遇下出现的CA，依据只有贴近心脏的挤压才能保证较好心排血量的原则，由我国医师设计的开腹经膈肌下向上向前抬挤心脏的CPR方法。如果患者开腹手术时出现CA，常规应用胸外按压进行CPR，由于腹部切口敞开，胸外按压难以充分发挥"心泵"和"胸泵"的作用，使临床CPR成功率大幅降低。使用经膈肌下抬挤CPR法，可以用手经腹部切口自左侧膈肌将心脏直接挤压至胸壁内侧，实现对心脏的挤压，产生CPR的效果。具体操作方法：施救者将右手从手术切口伸入膈肌下方，将2～5指并拢，放置于心脏后下方膈肌贴附面处，左手手掌置于胸骨中下1/3处固定后，双手配合以右肘关节协调带动右手2～5掌指有节律冲击性地向胸骨处抬挤，使膈肌上移4～5cm，然后迅速放松使膈肌回至原位，如此交替进行，抬挤心脏的频率为100～120次/分。

5. 体外膜CPR（extracorporeal cardiopulmonary resuscitation，ECPR） 体外膜氧合（extracorporeal membrane oxygenation，ECMO）已经是非常成熟的常规心肺重症治疗技术。通过紧急建立急诊体外循环也可作为CA治疗的循环辅助措施，该方法是通过股动脉和股静脉连接旁路泵而不必开胸。实验和临床研究已经证实，救治延迟的CA时，ECPR可改善血流动力学状况及存活率和神经功能预后。鉴于该项技术的复杂性及昂贵的使用成本，ECPR不能作为一种常规复苏选择，只有在可能对患者极有利的情况下才考虑使用，例如存在可逆的病因（急性冠状动脉闭塞、大面积肺栓塞、顽固的心室颤动、

深低温、心脏损伤、重度心肌炎、心肌病、充血性心力衰竭和药物中毒），或等待心脏移植。

6. 机械复苏装置 CPR机械复苏装置的一个优点是始终保持一定的按压频率和按压幅度，从而消除了施救者疲劳或其他因素引起的操作变动，延长了高质量胸外按压的时间，但仅限于成人使用。然而所有机械复苏装置都有一个缺点，即在安装和启动仪器时需中断胸外按压，这也是多项大规模随机对照临床研究未能获得较理想的实验结果以支持机械复苏的主要原因。目前，尚无证据显示机械复苏在改善血流动力学指标和存活率方面比STD-CPR有更好的优势，因此不推荐常规使用，但在进行人工胸外按压困难时或危险时的特殊条件下（如转运途中在救护车内、野外环境、长时间的CPR、人员不足或者在血管造影室内CPR等），机械复苏可以替代STD-CPR。

目前，较成熟的机械复苏装置有活塞式机械复苏装置、主动式胸部按压-减压复苏装置、压力分布带式复苏装置和微型机械复苏装置。①活塞式机械复苏装置虽然可以模拟徒手按压的手法，但此类仪器放置或操作不当，会造成通气和（或）按压不充分。此外，按压器加在胸部的重量，会限制减压时胸部回弹和静脉回流，尤其在发生单根或多根肋骨骨折时更为明显。②主动式胸部按压-减压复苏装置按压时与传统按压类似，而放松时因上提手柄而使胸壁主动上提。与STD-CPR相比，主动式胸部按压-减压装置CPR可改善CPR时血流动力学，临床应用的长期预后也优于STD-CPR，因此在欧美国家，该类装置已在临床上被广泛使用。但这两类机械复苏装置本身也存在一些问题，例如CPR过程中按压位置的移动可造成胸骨骨折、价格昂贵、难以搬动（因体积重量的限制）及活塞脱出等；另外，按压部位可能移动的风险也限制了其在转运中的应用。③压力分布带式复苏装置是一类特殊设计的机械复苏装置，该装置的按压板作用于胸前壁大部分区域，胸部加压时两条拉力带可防止胸廓向两边扩张，从而提高了按压效率。与传统复苏技术相比，压力分布带式复苏装置是一种安全有效的CPR机械复苏装置，因为它可以保证持续有效的胸部按压。该复苏装置的独特设计使按压位置不易移位，甚至是在转运过程之中仍能保持高质量的CPR，这使该装置可作为野外救援、转运和CT检查中维持CPR的首选推荐。另外，该装置在急诊经皮冠脉介入治疗（percutaneous coronary intervention，PCI）时不遮挡视野，因此它也是CA患者在急诊PCI时实施CPR唯一可行的方案。④微型机械复苏装置也称WeilMCC装置，该装置采用第三代3D按压技术，通过CPR的"胸泵"和"心泵"机制，高效率地改善血流动力学效应，减少复苏过程引起的损伤。由于采用微型化技术，使用该装置能够缩短设备准备和转换的时间窗，能够进一步提高机械复苏的抢救效能，但其仍需更多的临床数据支持。

第四节 调度员指导的心肺复苏

尽早实施心肺复苏是改善心搏骤停患者预后最有效的措施，调度员指导的心肺复苏即电话指导下的心肺复苏（T-CPR）是有效方式之一。近年来欧美国家已广泛实施了此方式，显著提高了自主循环恢复（ROSC）率、出院生存率和神经功能。我国在这一方面尚处于起步阶段，仅部分省市进行了开展，取得了较好的抢救效果。具体是指调度员通过电话等通信手段询问第一目击者，评估患者病情，并系统地指导第一目击者对疑似心搏骤停患者进行CPR的过程，让目击者及时进行CPR的有效手段，其不但能够提升目击者实施CPR的比例，还能提高CPR的有效性并改善预后。

1.调度员的选择与要求 调度员应取得相关指导资质或由具有高年资急救医师资质的调度员担当指导。调度员在受理急救电话判断为疑似心搏骤停患者时，应立即启动T-CPR直到急救人员到达患者身边。应加强对调度员的专业培训，提高其识别与指导T-CPR的能力。

2.实施者的选择 选择第一目击者实施T-CPR时，首先优先选择有医学专业背景者，其次优先选择经过CPR培训者，再次选择年轻体力较好者。

3.通信方式的选择 随着通信技术的发展，T-CPR指导的通信方式可以是传统电话语音指导，也可以是远程视频电话在线指导。视频通信已经在Facebook、微信、QQ等社交软件中得到广泛应用，未来5G通信技术将为T-CPR提供更为广阔的应用前景。已有研究报道，视频指导下的CPR比传统电话语音指导CPR质量更高，

效果更好，按压位置、按压深度更准确，首次通气时间更快。在我国，重庆急救中心于2018年正式上线视频急救系统，由急诊科医师或调度员提供在线远程视频指导显示具有较好的应用前景。

4. T-CPR实施流程 调度员接到求救电话通过询问评估患者病情，对疑似院外心搏骤停（OHAC）患者，立即启动T-CPR。具体流程：第一步，首先判断现场环境是否安全，稳定第一目击者情绪。第二步，判断是否为疑似OHAC。首先指导第一目击者通过拍打患者双肩，大声呼喊患者，以是否有反应来判断意识，通过观察胸腹部有无起伏来判断呼吸。若患者无任何反应则无意识、无胸腹部起伏则无呼吸，据此可确认患者为疑似OHAC。第三步，指导胸外按压。告知第一目击者患者需立即进行CPR，请其保持镇定，将患者放于安全平坦的地方，双手交叠置于患者两乳头连线中点处开始按压。按照2015年欧洲CPR指南建议成人胸外按压的按压深度为5～6cm，频率为100～120次/分，可以通过数数字1001、1002、1003等方法指导第一目击者按压的频率。每次按压要让胸部完全弹回并尽量减少按压中断。尽快寻求帮助，询问附近是否有自动体外除颤仪，如有，则尽早除颤。第四步，判断T-CPR的效果。指导5个循环CPR后，观察患者自主循环呼吸是否已恢复，皮肤颜色是否转为红润，瞳孔是由大变小，如有变化则说明复苏有效，随时关注患者病情，等待急救人员到达；否则，继续进行下一个循环的CPR，直到急救人员到达现场（图5-1）。

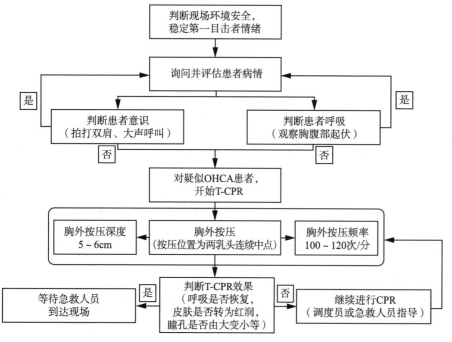

图5-1 T-CPR指导流程

5.影响T-CPR质量的因素 影响T-CPR质量的因素包括指导者、被指导者和通信方式。从指导者来看，这些影响因素包括专业知识背景与专业技能的掌握程度、指导方式、调度员和急救人员指导中的衔接等。从被指导者来看，这些影响因素包括对指令的理解度、依从度、执行的准确度。执行的准确度包含按压的位置、深度和频率，减少按压中断，避免过度通气等。从通信方式来看，可以是电话语音指导，也可以是远程视频在线指导。

OHCA患者的生存率在全球范围内仍然很低，强化生存链中的早期呼叫急救、早期第一目击者心肺复苏和早期AED除颤是改善OHCA最重要的措施。但由于我国心肺复苏普及率低，公共场所AED配置不足，OHCA患者结局仍较差，因此T-CPR道路还很漫长。国内缺乏对心肺复苏的系统研究，T-CPR的临床研究也不足，鉴于以上诸多限制因素，虽然T-CPR有美好的前景但仍然任重而道远。

第五节　心肺脑复苏及高级心脏生命支持培训与认证

一、培训的目的与意义

在我国，心血管疾病患者已接近3亿人，心血管疾病已成为我国居民死亡的首要原因，并仍然呈逐年增长的趋势。近年来，我国CA的发生率也明显增加，并成为青壮年人群的主要杀手，目前每年约有54.4万人发生CA，发病率已渐近发达国家水平，但整体抢救水平远低于发达国家和地区。针对我国CPR普及率低于1%、医务人员向家庭成员传授CPR技术低于1%、院外突发CA患者复苏成功率低于1%的"三低"窘境，需要大力推广心肺脑复苏术（BLS）培训，改变我国民众急救知识普及率低的现状。在专业医疗领域，及时、准确的治疗措施直接决定患者的生存率和愈后生活质量。因此，专业健康从业人员更需要普及基本的心血管急救技能，强化复苏质量，急诊科、麻醉科和重症监护室的医护人员应进一步加强高级心血管急救方面的技能。

二、我国目前开展现状

目前我国关于此方面的培训，在各级医院均有开展，以心血管内科及急诊科为主，多针对本院医师、规培医师、进修医师，以心肺脑复苏（BLS）为主，少有高级心脏生命支持（ACSL）培训。针对公众的CPR培训，有红十字会、"120"急救中心、各营业性急救机构的培训，培训内容包括外伤、搬运等急救知识，涵盖BLS，培训合格后发放合格证书，认证期限一般为2年，2年后复训。其中专门针对BLS及ACSL培训与认证的以美国心脏协会心血管急救培训（AHA ECC）内容较为全面，其在世界各地均有分部。

三、美国心脏协会心血管急救培训在我国开展培训现状

美国心脏协会（AHA）于1924年在美国纽约成立，1930年，AHA开始对公众开设教育项目。至今，AHA以美国得克萨斯州达拉斯为总部，在美国及世界各地分别设立了12个分支部门，国际培训中心500余个，同时下属3000多个培训中心。

2007年，AHA在我国建立联盟团队，并在四川华西医院首次举办AHA培训课程。2008年，中国医师协会、AHA和挪度公司签署了共同推广心血管急救培训的合作备忘录，旨在进一步加强心血管急救教育领域合作，并积极推广AHA的急救培训课程，为中国在心血管急救方面的医疗服务提供参考标准。与此同时与中国灾害医学救援协会开展战略合作，组织专家团队翻译并出版了《2010年心肺复苏与心血管急救指南》。2014年10月AHA与中国心脏联盟、中国基层医院联盟和挪度公司在第25届长城国际心血管病学会议上正式结成战略合作伙伴，合作在中国基层医院中推广AHA ECC急救指南和教学系统。同期，AHA与中国医师协会再次续签合作协议，在国家住院医师培训规范化的大背景下，为进一步深化在心血管急救培训方面的工作展开合作。

（司晓云　李　兵　李梦莎　李　伟　刘兴德）

参 考 文 献

Abella BS. High-quality cardiopulmonary resuscitation: current and future directions [J]. Curr Opin Crit Care, 2016, 22 (3): 218-224.

Becker TK, Gul SS, Cohen SA, et al. Florida Cardiac Arrest Resource Team. Public perception towards bystander cardiopulmonary resuscitation [J]. Emerg Med J, 2019, 36 (11): 660-665.

Fowler R, Chang MP, Idris AH, et al. Evolution and revolution in cardiopulmonary resuscitation [J]. Curr Opin Crit Care, 2017, 23 (3): 183-187.

Noje C, Fishe JN, Costabile PM, et al. Interhospital Transport of Children Undergoing Cardiopulmonary Resuscitation: A Practical and Ethical Dilemma [J]. Pediatr Crit Care Med, 2017, 18 (10): 477-481.

Nolan JP, Soar J, Perkins GD, et al. Cardiopulmonary resuscitation［J］. BMJ，2012，3，345：e6122.

Pourmand A，Hill B，Yamane D，et al. Approach to cardi-opulmonary resuscitation induced consciousness，an emer-gency medicine perspective［J］. Am J Emerg Med，2019，37（4）：751-756.

Taeb M，Levin AB，Spaeder MC，et al. Comparison of Pediatric Cardiopulmonary Resuscitation Quality in Classic Cardiopulmonary Resuscitation and Extracorporeal Cardio-pulmonary Resuscitation Events Using Video Review［J］. Pediatr Crit Care Med，2018，19（9）：831-838.

第6章

心力衰竭

第一节 心力衰竭的基本概念

一、概述

心力衰竭是一种复杂的临床综合征，除心力衰竭本身外还包括其基本病因、并发症等，涉及多个器官和系统的损害。心力衰竭可分为急性心力衰竭和慢性心力衰竭。后者可表现为稳定性慢性心力衰竭或急性失代偿性慢性心力衰竭。现在已将急性失代偿性慢性心力衰竭归入急性心力衰竭范畴。慢性心力衰竭还可分为收缩性心力衰竭（射血分数降低的心力衰竭）和舒张性心力衰竭（射血分数保留的心力衰竭）。近期将心力衰竭划分为A、B、C、D 4个阶段，旨在强调心力衰竭的预防，要早期预防，及早干预。

心力衰竭一般也称为综合征，主要是因其临床表现错综复杂。传统上将心力衰竭视为一种单一和独立的疾病，是一种常见的心血管病。20世纪末称心力衰竭为各种心血管病的最后战场和尚未攻克的堡垒，是对此病认识的深化，对转变防治观念很有帮助，但也隐指心力衰竭是单一疾病。新的认识强调心力衰竭为临床综合征，其概念显然与原有认识不同，是指其本质并非单一疾病，这是对该病认识的又一次深化。这一新认识不难理解和接受。大多数患者病情复杂，除了心力衰竭还存在引起心力衰竭的基础疾病（如冠心病、高血压、心肌炎和心肌病等），有各种常见的并发病和（或）并发症如糖尿病、伴快速心室率的心房颤动和其他心律失常、肾功能损害、贫血、慢性肺部疾病（COPD）、心理和精神障碍等，还可伴其他心血管危险因素如高脂血症、肥胖、高尿酸血症、高龄等。这一综合征的新概念清楚解释和描述了心力衰竭的多面性：临床表现的复杂性、病情多变和结局的难以预测性。这一新概念也为心力衰竭的现代治疗，即将心力衰竭的标准和优化治疗与对病因、并发疾病等处理相结合，将院内、社区和家庭治疗相结合，从而为形成综合多科管理观念提供充分依据。此外，临床综合征这一名称也让我们对心力衰竭患者预后改善充满期待，不应将其仅视为致命性疾病，心力衰竭的确是严重的疾病，致残率高，病死率高，但它也是可以预防、可以治疗、可以逆转的。

二、心力衰竭的类型与命名

心力衰竭根据其发生的时间和速度可分为慢性心力衰竭和急性心力衰竭。前者是在原有慢性心血管疾病基础上逐渐出现心力衰竭的症状和体征。后者为心脏急性病变导致出现新发的或急剧加重的心力衰竭症状和体征。慢性心力衰竭症状和体征稳定1个月以上可称为稳定性慢性心力衰竭，慢性稳定性心力衰竭病情恶化称为失代偿性心力衰竭，如失代偿突然发生则称为慢性心力衰竭急性失代偿。临床上急性心力衰竭大多数为慢性心力衰竭急性失代偿，这也是因心力衰竭住院的最常见类型。左心室功能不全导致的心力衰竭分为射血分数下降的心力衰竭（HFrEF）和射血分数保留的心力衰竭（HFpEF），分别对应过去所称的收缩性心力衰竭和舒张性心力衰竭。HFrEF和HFpEF的命名清楚指明了这两种心力衰竭类型的差异实质为左室射血分数（LVEF）是否显著降低，一般公认LVEF可较好地反映左心室收缩功能的状态。未来这两个名称将逐渐更广泛地被采用。但收缩性心力衰竭和舒张性心力衰竭这样的称谓仍有可能会继续沿用，因其更为简洁和直观。而且，从实质内涵上看新旧名称之间并无根本上的不同。本书为叙述方便和避免采用英文缩写称呼重要的疾病名称，在大部分章节中仍使用原来习惯用的收缩性心力衰竭和舒张性心力衰竭的称谓。

三、心力衰竭的阶段与划分

（一）阶段划分提出的背景和依据

1.阶段划分的提出 21世纪初，美国心脏病学会和美国心脏协会（ACC/AHA）提出了心力衰竭的一种新的分类方法，即阶段（或期）划分法。这种方法将患者从仅有心力衰竭的危险因素直至发生终末期心力衰竭的长期过程划分为A、B、C和D 4个阶段。晚近颁布的美国心力衰竭指南（2013年）仍坚持采用，并在原有基础上加以修改增补，主要是将阶段C患者的治疗分为HFrEF和HFpEF两部分分别阐述。

2.阶段划分的依据 阶段划分法源自基础研究的成果。20世纪末心力衰竭机制的研究取得了重大进展。心肌重构确定为心力衰竭发生和发展的主要机制。初始的心肌损伤引起肾素-血管紧张素-醛固酮系统（RAAS）和交感神经系统的过度兴奋，转而又使一系列神经内分泌因子激活。这一过程原本是机体的自动调节，以维持血流动力学的稳定，对心肌损伤所致的不良影响进行代偿。这两个系统长期和持续的过度兴奋和神经内分泌因子的激活，则可导致心肌重构，使心腔增大、心肌增厚和心功能减退，临床上可出现左心室肥厚、心脏扩大等。这又反过来进一步刺激RAAS和交感神经系统的长期过度兴奋，以及神经内分泌因子的持续激活，形成一种恶性循环。因此，心力衰竭一旦发生，即使初始的心肌损伤得到控制或改善，由于心肌重构的病理生理学机制已经启动，就会不断继续向前发展，直至心力衰竭进入终末期阶段。

阶段划分法来自临床研究的成果。20世纪末心力衰竭临床研究也有了重大收获。心力衰竭的大样本、随机和安慰剂对照临床试验证实血管紧张素转化酶抑制药（ACEI）不仅改善症状，更重要的是可以改善患者的预后；还证实β受体阻滞药同样具有改善心力衰竭预后的有益作用，而且可以降低心力衰竭患者的心脏性猝死率。进入21世纪，与ACEI同属RAAS阻滞药，但问世晚十多年的血管紧张素Ⅰ受体阻滞药（ARB）亦显示了改善心力衰竭患者预后的有效作用。紧接着，醛固酮拮抗药对心力衰竭预后的有益作用也被证实。近期的EMPHASIS-HF研究进一步增加了这一方面的证据，从而使螺内酯、依普利酮作为醛固酮拮抗药成为心力衰竭患者的主要治疗药物之一。这不仅是心力衰竭药物治疗领域令人振奋的事情，而且，也从另一个角度证明了基础研究所提示的RAAS和交感神经系统过度兴奋所致的心肌重构是心力衰竭发生与发展的主要机制这一新的理念是正确的。

"心血管事件链"的提出为阶段划分奠定了基础。20世纪末Braunwald和Dzou等提出了心血管事件链这一新的概念。按照这一概念，从患者存在心血管疾病的各种危险因素起始，逐渐呈现心血管疾病的临床表现，并不断加重；慢慢会发生各种严重的并发症，造成心功能严重受损而引起心力衰竭症状与体征；而后，患者病情每况愈下，心力衰竭加重直至达到终末期阶段，此时可有顽固难治的心力衰竭，并导致患者死亡。如果与前述心力衰竭的基础研究和临床研究成果相结合，不难理解这一心血管事件链的全过程，均深受RAAS和交感神经系统的过度兴奋，以及神经内分泌因子激活的影响。实际上正是这两个系统的长期过度兴奋导致了心肌重构和心力衰竭。换言之，"心血管事件链"这一目前还无法完全逆转的疾病过程，其驱动力和"罪魁祸首"正是RAAS和交感神经系统的过度兴奋所致的心肌重构，这也清楚指明了慢性心力衰竭预防和治疗的主要方向，勾画出心力衰竭防治的处理思路，就是要更好地阻断这两

个系统的过度兴奋。

（二）阶段划分的标准和方法（表6-1）

表6-1　心力衰竭发生和发展的各个阶段及内容

心力衰竭阶段划分	定义	患者群举例
阶段A（前心力衰竭阶段）	为心力衰竭的高发危险人群，有各种危险因素，但目前尚无心脏的结构或功能常，也无心力衰竭症状和（或）体征	高血压、冠心病、糖尿病患者；肥胖代谢合征患者；有应用心脏毒性药物的病史、吸烟、风湿热史或心肌病家族史者
阶段B（前临床心力衰竭阶段）	已有结构性心脏病变，提示已有心肌重构，但从无心力衰竭的症状和（或）体征	左心室肥厚，无症状瓣膜性心脏病，以往心肌梗死病史的患者
阶段C（临床心力衰竭阶段）	有结构性心脏病变，以往或目前有心力衰竭的症状和（或）体征，包括HFpEF和HFrEF	有气急，乏力、运动耐量下降、水肿者
阶段D（终末期阶段）	有严重的心力衰竭症状和体征，虽经优化了内科治疗，休息时仍有症状，往往需持续静脉给予血管活性药物和（或）非药物的辅助性特殊干预	因心力衰竭须反复住院，且不能安全出院者；须长期在家静脉用药者；等待心脏移植者；应用心脏机械辅助装置者

（三）阶段划分与NYHA心功能分级的关系

这两种划分方法的含义是完全不同的，但又并不互相抵触，而是相辅相成的，可以同时应用于同一个患者。两者的相互比对关系见表6-2。两者的区别与联系可以概括为以下几点。

1.两者的区别　两者在本质上是完全不同的。阶段划分是对一个患者从有危险因素至终末期心力衰竭阶段这样一个历经几年、十几年甚至几十年的长过程，是依据基本的临床表现和病理特征来划分的；划分的是患者心力衰竭所处的阶段，因此，是对心力衰竭的一种较为客观的、整体和宏观的评价。心功能等级划分则是对患者目前的心功能状态的一个评估，如强度超过日常活动才会出现气急为Ⅰ级；日常程度的活动可引起气急为Ⅰ级；轻微活动就有气急为Ⅳ级，而静息状态仍有气急者为Ⅴ级。对于Ⅳ级患者近期又分为两种类型：一种是患者经优化治疗后，可以无须维持静脉给予血管活性药物，且能平卧或在室内床边走动，其心功能状况称之为ⅣA级；另一种则是静脉血管活性药物必须持续应用，患者不能平卧，也不能下床活动，其心功能状况称之为

表6-2 心力衰竭的阶段划分和NYHA心功能分级比较

NYHA心功能分级	心力衰竭阶段划分
Ⅰ级：有心脏病，但体力活动不受限	A阶段：有各种危险因素，但无结构性心脏病
	B阶段：有结构性心脏病，但无心力衰竭的症状和体征
Ⅱ级：日常体力活动出现心力衰竭的症状如气急	C阶段：有结构性心脏病并有心力衰竭的症状和体征
Ⅲ级：轻微体力活动即出现心力衰竭症状	
ⅣA级：优化内科治疗后可以平卧或在床旁活动	
ⅣB级：优化内科治疗后仍不能平卧，也不能下床活动、需持续静脉给药	D阶段：终末期心力衰竭，需特殊治疗举措，包括辅助性器械治疗

ⅣB级。显然心功能分级是对患者心功能现状的划分，是一种较为具体的、微观的分级阶段划分，能够更深刻地反映基础疾病及心力衰竭病变的严重程度，属于一种实质性评价，而心功能分级属于功能性评价，尽管其与心脏病变的性质和程度存在一定的关联，但更多还是反映左心功能的现状。

2.两者的联系 在一个较长的病程阶段划分较为稳定，而心功能分级则是变化的。心力衰竭的阶段划分相对固定。对于同一个患者，一旦被归入某一个阶段任一个可能较长的时间段里，心力衰竭的阶段是恒定不变的，如列为阶段C的一名患者，可能会在这一阶段度过数年或10余年时间。而心功能等级划分则是不断变化的。Ⅳ级心功能患者经优化的内科治疗，有可能病情好转，心功能改善而被评为Ⅰ级；当然，如果治疗不当或者患者未能遵从医嘱，如饮食过咸、加用损害心脏的药物等，或出现其他诱因，病情也可以迅速加剧，变为Ⅳ级心功能患者。

3.两者的动态改变 阶段划分"可进不可退"而心功能分级"能进退"。心力衰竭的阶段划分对患者而言只能进，不可能"退"。阶段C患者经治疗心力衰竭症状缓解，仍归属于阶段C，而不能属于阶段B，因为阶段C患者的特征是有心力衰竭症状，无论症状现在有还是曾经有过，而阶段B患者临床和病理生理特征是仅有心脏结构性改变而从未出现过心力衰竭的临床表现。然而，心功能等级划分则不仅可变，而且既可能"前进"，又可能"后退"；此种动态改变在一个不长的时间如数天、数月里就可以发生。

（四）心力衰竭阶段划分的临床意义

1.提倡以防为主，防治结合 这是心力衰竭的阶段划分传达的一个重要信息。心力衰竭是一种目前还难以治疗、无法治愈的严重疾病，但也是一种有可能预防并延缓其发展的疾病。以现有的条件，有可能预防和延缓心力衰竭的发生，也有可能防止和延缓心力衰竭进展至终末期阶段。预防和治疗相比，预防更为重要。因为即便采用优化的内科治疗，心力衰竭患者的预后仍然十分恶劣，其5年病死率大致与恶性肿瘤如乳腺癌、大肠癌

相仿。现有的优化内科治疗仍不能逆转心力衰竭，最终仍不能挽救患者的生命。10余年前Braunwald教授宣称：心力衰竭是心血管疾病的最后战场，是一个尚未攻克的堡垒。这一断言现在依然是正确的。不过，现在我们已明白，与其在这个最后的战场上与堡垒里的敌人去拼搏，还不如在堡垒形成之前就摧毁它，在疾病萌芽时就去遏制它。换言之，与这个敌人的斗争，应选择对我们更有利的战场，这个战场就是预防，要预防心力衰竭的发生。

2.实现两个转变，形成心力衰竭临床工作的新理念 心力衰竭的两个转变指的是从重视治疗转变到重视预防；从主要应用改善血流动力学状态的药物转变到强调神经内分泌抑制药的应用。这也是阶段划分传达的另一个重要信息。如前所述，在心力衰竭的早期阶段如阶段A和B，有适应证而无禁忌证患者应强调优先考虑使用RAAS阻滞药如ACEI或ARB，心脏性猝死的高危人群应使用β受体阻滞药。这些药物理所当然地也应继续应用于阶段C和D患者，成为心力衰竭全过程治疗的主力和主角。这就从根本上改变了过去数十年以"强心、利尿、扩血管"为基础的心力衰竭治疗策略，后者的目的仅仅是改善患者的血流动力学状态，并认为此种异常的血流动力学状态是造成心力衰竭进一步发展的"因"，而现在我们已清楚，这只不过是心肌重构导致的病理生理紊乱的结果之一，从而把倒置的因果关系拨正过来。过去的治疗策略是治"标"不治"本"的，现在我们则向治"本"的方向前进了一大步，做到标本兼治。

3.实现两个早期是心力衰竭防治工作的核心 正如前面一再强调的，心力衰竭的病理生理过程一旦启动就会自发地向前进展；心力衰竭的症状一旦出现就会进入失代偿—稳定—失代偿的循环，经过每次这样的循环，心力衰竭已不可能恢复至原来的状况，而是在病情恶化的道路上又前进了一步。就目前的条件，我们还不能完全遏止心力衰竭的进展，但预防心力衰竭的发生、延缓其发展则是可能的、有据可证的，其核心理念就是早期预防和早期干预。

四、心力衰竭的预防

为了达到预防心力衰竭的目标，临床上需着重做好以下工作。

（一）充分了解早期预防、早期干预的临床意义

处于心血管事件链的不同阶段，亦即心力衰竭的不同阶段的患者，其危险性和预后状况是很不同的。美国明尼苏达的一项前瞻性观察性研究的结果给了我们极大的启示。2029例年龄≥45岁的当地居民入选后检查发现，健康人群仅占32%，可列入阶段A、B、C、D的患者分别为22%、34%、11.8%和0.2%，其中阶段A和B患者人数超过全体的50%。经过中位数5.5年的随访，90%以上阶段A和B患者仍然存活，其生存状况与正常健康人群并无差异，而阶段C和D患者的生存率则显著降低，其病死率分别约为20%和80%。这一研究的结果与以往同类研究是一致的，让我们清楚地看到，阶段C、D患者与阶段A、B患者的临床结局包括全因死亡率是截然不同的；前者预后恶劣，后者则较好；前者的死亡率几乎呈下斜的直线，而后者则呈较为平坦和徐徐下行的曲线，两者的差异极其显著；前者5年的全因死亡率几乎与恶性肿瘤相仿，而后者与正常健康人并无显著差异。由此可见，心力衰竭防治工作的"两个早期"的理念实在是很有必要也很重要。

（二）防止患者从阶段A转变为阶段B

这就要求我们不仅要早期发现一些明确的危险因素（如高血压、高脂血症、糖尿病、吸烟等），而且要早期发现那些较为隐匿、未受到重视的危险因素或亚临床状况，如微量白蛋白尿、估计肾小球滤过率（eGFR）降低、糖耐量降低等；不仅要积极控制主要的危险因素，而且也要控制其他危险因素和隐匿的危险因素。

（三）强调达标的观念

对于各种危险因素控制，其标准为达到目标水平。高血压患者血压应降至≤140/90mmHg；高脂血症患者根据其危险分层，应使低危、中危、高危和极高危人群的LDL-C水平分别降至≤160mg/dl（4.1mmol/L）、130mg/dl（3.37mmol/L）、100mg/dl（2.59mmol/L）和80mg/dl（2.07mmol/L），高血压伴糖尿病肾病或伴肾功能减退患者，除了血压达标外，尿微量蛋白测定也应达标，即治疗后6～12个月尿微量白蛋白水平应较基线水平降低达30%～40%。

（四）早期确诊和积极治疗阶段B患者

其目的是防止此类患者转变为阶段C患者，这项任务意义重大。病情发展一旦突破阶段B，便犹如洪水冲决了大坝，就会飞流直泻，不可收拾。这一阶段的主要任务是遏制心肌重构，防止其进一步发展导致出现心力衰竭的症状。心肌重构的主要机制是RAAS和交感神经系统的过度兴奋，因此，阻断这两个系统的药物应成为优先考虑的选择，除了ACEI和ARB业已在阶段A患者中应用，自然也是阶段B患者的主要选择外，还应考虑使用β受体阻滞药。

（五）心力衰竭阶段划分涉及的临床问题及处理建议

1.何谓心力衰竭患者，这实际上也就是阶段A和阶段B是否存在心力衰竭、能不能列为心力衰竭患者的问题。欧洲心脏学会（ESC）2008年心力衰竭指南给予心力衰竭的定义为：心力衰竭是一种临床综合征，患者应具有以下特点。①典型的心力衰竭症状；②典型的心力衰竭体征；③静息状态下有心脏结构或功能异常的客观检查证据。美国2009年ACC/AHA心力衰竭指南做出了如下定义：心力衰竭是由于心脏的各种结构功能性病变使心室充盈和（或）射血能力受损而引起的一种复杂的临床综合征。显然，心力衰竭是一个临床综合征的名称，这与心功能不全、心功能障碍等名称是不同的，后两者主要是病理生理学的名称。因此，临床上称某个患者患有心力衰竭，就必须有心力衰竭的症状和体征。由此可以见阶段A和阶段B患者将来有可能发展至心力衰竭，如不采取积极和有效的举措，则此种可能性极大。但在现阶段这些患者还与心力衰竭患者有着本质上的差异，其预后也与心力衰竭患者完全不同，通常所说心力衰竭的患病率，指的也是阶段C和D有症状的患者，不包括阶段A和B患者。

2.医疗文件上如何记录心力衰竭的阶段划分。NYHA心功能分级应记录于门诊病历、住院病历等医疗文件中，这是毫无疑问的。但心力衰竭的阶段划分是否也应同样做记录呢？这一问题目前还有不同意见。赞成者认为据实记录很有必要，对医患双方均具有警戒的作用，尤其有利于心力衰竭的积极预防；而且，对临床医师正确和合理的处置也有指导意义。反对者则认为这样做对于阶段A和B患者，可能弊大于利，使患者及其家人徒增思想负担，还可能造成过度医疗。这两种意见均有道理，对此尚需要进一步研究和论证。就目前而言，心力衰竭的阶段划分已写进新的教科书中，这一方法也会日益为中国医师所知悉和采用，在医疗文件中完全忽略此种阶段划分显然是不妥的。因此，可以先采用一种过渡方法：阶段C和D患者应在医疗文件中明确写上所处的阶段；而阶段A和B患者医疗文件中应写的不是阶段，而是具体的危险因素和心血管疾病，如高血压、高脂血症、糖尿病、心肌梗死后、左心室肥厚等。

（文松海）

参 考 文 献

Dharmarajan K，Rich MW. Epidemiology，Pathophysiology, and Prognosis of Heart Failure in Older Adults [J]. Heart Fail Clin, 2017, 13 (3): 417-426.

Islam MS. Heart Failure: From Research to Clinical Practice [J]. Adv Exp Med Biol, 2018, 10 (67): 1-3.

Kurmani S, Squire I. Acute Heart Failure: Definition, Classification and Epidemiology [J]. Curr Heart Fail Rep, 2017, 14 (5): 385-392.

Maggioni AP. Epidemiology of Heart Failure in Europe [J]. Heart Fail Clin, 2015, 11 (4): 625-635.

Mosterd A, Hoes AW. Clinical epidemiology of heart failure [J]. Heart, 2007, 93 (9): 1137-1146.

Parikh KS, Sharma K, Fiuzat M, et al. Heart Failure With Preserved Ejection Fraction Expert Panel Report: Current Controversies and Implications for Clinical Trials [J]. JACC Heart Fail, 2018, 6 (8): 619-632.

Tanai E, Frantz S. Pathophysiology of Heart Failure [J]. Compr Physiol, 2015, 15, 6 (1): 187-214.

Yancy CW, Jessup M, Bozkurt B, et al. 2013 ACCF/AHA guideline for the management of heart failure: a report of the American College of Cardiology Foundation/American Heart Association Task Force on Practice Guidelines [J]. J Am Coll Cardiol, 2013, 15, 62 (16): 147-239.

第二节 心力衰竭的现代治疗

一、射血分数下降的心力衰竭（HFrEF）治疗理念

射血分数下降的心力衰竭（HFrEF）是指由于左心室功能不全导致的心力衰竭射血分数下降的一组复杂临床综合，射血分数＜50%，其治疗理念如下。

（一）一般治疗

1.去除诱发因素 各种感染（尤其上呼吸道和肺部感染）、肺梗死、心律失常（尤其伴快速心室率的心房颤动）、电解质紊乱和酸碱失衡、贫血、肾功能损害、过量摄盐、过度静脉补液以及应用损害心肌或心功能的药物等均可引起心力衰竭恶化，应及时处理或纠正。

2.监测体质量 每日测定体质量以早期发现液体潴留非常重要。如在3d内体质量突然增加2kg以上，应考虑患者已有水钠潴留（隐性水肿），需要利尿或加大利尿药的剂量。

3.调整生活方式

（1）限钠：限钠对控制NYHA Ⅲ～Ⅳ级心力衰竭患者的充血症状和体征有帮助。心力衰竭急性发作伴有容量负荷过重的患者，要限制钠摄入＜2g/d。一般不主张严格限制钠摄入和将限钠扩大到轻度或稳定期心力衰竭患者，因其对肾功能和神经体液机制具有不利作用，并可能与慢性代偿性心力衰竭患者预后较差有关。关于每日摄钠量及钠的摄入是否应随心力衰竭严重程度等做适当变动，尚不确定。

（2）限水：严重低钠血症（血钠＜130mmol/L）患者液体摄入量应＜2L/d。严重心力衰竭患者液量限制在1.5～2.0L/d有助于减轻症状和充血。轻中度症状患者常规限制液体并无益处。

（3）营养和饮食：宜低脂饮食、戒烟，肥胖患者应减轻体质量。严重心力衰竭伴明显消瘦（心脏恶病质）者，应给予营养支持。

（4）休息和适度运动：失代偿期需卧床休息，多做被动运动以预防深部静脉血栓形成。临床情况改善后在不引起症状的情况下，鼓励体力活动，以防止肌肉"去适应状态"（失用性肌萎缩）。NYHA Ⅱ～Ⅲ级患者可在康复专业人员指导下进行运动训练（Ⅰ类，B级），能改善症状、提高生活质量。

4.心理和精神治疗 抑郁、焦虑和孤独在心力衰竭恶化中发挥重要作用，也是心力衰竭患者死亡的重要预后因素。综合性情感干预包括心理疏导，必要时酌情应用抗焦虑或抗抑郁药物。

5.氧气治疗 氧气治疗可用于急性心力衰竭，对慢性心力衰竭并无指征。无肺水肿的心力衰竭患者，给氧可导致血流动力学恶化，但对心力衰竭伴睡眠呼吸障碍者，无创通气加低流量给氧可改善睡眠时低氧血症。

（二）药物治疗

1.利尿药 利尿药通过抑制肾小管特定部位钠或氯的重吸收，消除心力衰竭时的水钠潴留。在利尿药开始治疗后数天内就可降低颈静脉压，减轻肺淤血、腹水、外周水肿和体质量，并改善心功能和运动耐量。心力衰竭干预试验均同时应用利尿药作为基础治疗。试图用血管紧张素转化酶抑制药（ACEI）替代利尿药的试验均导致肺和外周淤血。这些观察表明，对于有液体潴留的心力衰竭患者，利尿药是唯一能充分控制和有效消除液体潴留的药物，是心力衰竭标准治疗中必不可少的组成部分，但单用利尿药治疗并不能维持长期的临床稳定。合理使用利尿药是其他治疗心力衰竭药物取得成功的关键因素之一。如利尿药用量不足造成液体潴留，会降低对ACEI的反应，增加使用β受体阻滞药的风险。另一方面，不恰当地大剂量使用利尿药则会导致血容量不足，增加发生低血压、肾功能不全和电解质紊乱的风

险。上述均充分说明，恰当使用利尿药是各种方法有效治疗心力衰竭措施的基础。

利尿药的使用原则：有液体潴留证据的所有心力衰竭患者均应给予利尿药；应从小剂量开始，逐渐增加剂量直至尿量增加，体质量以每天减轻0.5～1.0 kg为宜。一旦症状缓解、病情控制，即以最小有效剂量长期维持，并根据液体潴留的情况随时调整剂量。每天体质量的变化是监测利尿药效果和调整利尿药剂量最可靠的指标。

常用的利尿药有袢利尿药和噻嗪类利尿药。首选袢利尿药如呋塞米或托拉塞米，特别适用于有明显液体潴留或伴有肾功能受损的患者。呋塞米的剂量与效应呈线性关系，剂量不受限制，但临床上也不推荐很大剂量。噻嗪类仅适用于有轻度液体潴留、伴有高血压而肾功能正常的心力衰竭患者。氢氯噻嗪100mg/d已达最大效应（剂量－效应曲线已达平台期），再增量也无效。新型利尿药托伐普坦是血管升压素V_2受体拮抗药，具有仅排水但不利钠的作用，伴顽固性水肿或低钠血症者疗效更显著。其不良反应有电解质丢失，较常见，如低钾血症、低镁血症、低钠血症。低钠血症时应注意区别缺钠性低钠血症和稀释性低钠血症，后者按利尿药抵抗处理。利尿药的使用可激活内源性神经内分泌系统，特别是RAAS系统和交感神经系统，故应与ACEI或血管紧张素受体拮抗药（ARB）及β受体阻滞药联用。出现低血压和肾功能恶化，应区分是利尿药不良反应，还是心力衰竭恶化或低血容量的表现。

2. ACEI　ACEI是被证实能降低心力衰竭患者病死率的第一类药物，也是循证医学证据积累最多的药物，是公认治疗心力衰竭的基石和首选药物。

（1）适应证：所有LVEF下降的心力衰竭患者必须且终身使用，除非有禁忌证或不能耐受（Ⅰ类，A级）。阶段A为心力衰竭高发危险人群，应考虑用ACEI预防心力衰竭（Ⅱa类，A级）。

（2）禁忌证：曾发生致命性不良反应如喉头水肿、严重肾衰竭和妊娠妇女。以下情况慎用：双侧肾动脉狭窄，血肌酐＞265.2μmol/L（3mg/dl），血钾＞5.5mmol/L，伴症状性低血压（收缩压＜90mmHg，1mmHg＝0.133kPa），左心室流出道梗阻（如主动脉瓣狭窄、梗阻性肥厚型心肌病）等。

（3）应用方法：从小剂量开始，逐渐递增，直至达到目标剂量，一般每隔1～2周剂量倍增1次。滴定剂量及过程需个体化。调整到合适剂量应终身维持使用，避免突然撤药。应监测血压、血钾和肾功能，如果肌酐增高＞30%，应减量，如仍继续升高，应停用。

（4）不良反应：常见有两类。

1）与血管紧张素Ⅱ（AngⅡ）抑制有关的，如低血压、肾功能恶化、高血钾。

2）与缓激肽积聚有关的，如咳嗽和血管性水肿。

3. β受体阻滞药　由于长期持续性交感神经系统的过度激活和刺激，慢性心力衰竭患者的心肌$β_1$受体下调和功能受损，β受体阻滞药治疗可恢复$β_1$受体的正常功能，使之上调。

研究表明，长期应用（＞3个月）可改善心功能，提高LVEF；治疗4～12个月，还能降低心室肌重量和容量、改善心室形状，提示心肌重构延缓或逆转。这是由于β受体阻滞药发挥了改善内源性心肌功能的"生物学效应"。这种有益的生物学效应与此类药物的急性药理作用截然不同。三个经典的、针对慢性收缩性心力衰竭的大型临床试验（CIBIS-Ⅱ，MERIT-HF和COPERNICUS）分别应用选择性$β_1$受体阻滞药比索洛尔、琥珀酸美托洛尔和非选择性$β_1$、$β_2$、$α_1$受体阻滞药卡维地洛，病死率相对危险率分别降低34%、34%和35%，同时降低心力衰竭再住院率28%～36%。β受体阻滞药治疗心力衰竭的独特之处就是能显著降低猝死率41%～44%。

（1）适应证：结构性心脏病伴LVEF下降的无症状心力衰竭患者，无论有无心肌梗死（MI），均可应用。有症状或曾经有症状的NYHAⅡ～Ⅲ级、LVEF下降、病情稳定的慢性心力衰竭患者必须终身应用，除非有禁忌证或不能耐受。NYHAⅣA级心力衰竭患者在严密监护和专科医师指导下也可应用。伴二度及二度以上房室传导阻滞、活动性哮喘和反应性呼吸道疾病患者禁用。

（2）应用方法：推荐应用琥珀酸美托洛尔、比索洛尔或卡维地洛，均能改善患者预后。LVEF下降的心力衰竭患者一经诊断，症状较轻或得到改善后应尽快使用β受体阻滞药，除非症状反复或进展。绝大多数临床研究均采用美托洛尔缓释片（琥珀酸美托洛尔），比酒石酸美托洛尔证据更充分，但部分患者治疗开始时可用酒石酸美托洛尔过渡。β受体阻滞药治疗心力衰竭要达到目标剂量或最大可耐受剂量。

目标剂量是在既往临床试验中采用，并证实有效的剂量。起始剂量宜小，一般为目标剂量的1/8，每隔2～4周剂量递增1次，滴定的剂量及过程需个体化。

这样的用药方法是由β受体阻滞药治疗心力衰竭发挥独特的生物学效应决定的。这种生物学效应往往需持续用药2～3个月才逐渐产生，而初始用药主要产生的药理作用是抑制心肌收缩力，可能诱发和加重心力衰竭，为避免这种不良影响，起始剂量须小，递加剂量须慢。静息心率是评估心脏β受体有效阻滞的指标之一，通常心率降至55～60次/分的剂量为β受体阻滞药应用的目标剂量或最大可耐受剂量。

（3）不良反应：应用早期如出现某些不严重的不良反应一般不需停药，可延迟加量直至不良反应消失。起始治疗时如引起液体潴留，应加大利尿药剂量，直至恢复治疗前体质量，再继续加量。

1）低血压：一般出现于首剂或加量的24～48h，

通常无症状，可自动消失。首先考虑停用可影响血压的药物如血管扩张药，减少利尿药剂量，也可考虑暂时将ACEI减量。如低血压伴有低灌注的症状，则应将β受体阻滞药减量或停用，并重新评定患者的临床情况。

2）液体潴留和心力衰竭恶化：用药期间如心力衰竭有轻或中度加重，应加大利尿药剂量。如病情恶化，且与β受体阻滞药应用或加量相关，宜暂时减量或退回至前一个剂量。如病情恶化与β受体阻滞药应用无关，则无须停用，应积极控制使心力衰竭加重的诱因，并加强各种治疗措施。

3）心动过缓和房室传导阻滞：如心率＜55次/分，或伴有眩晕等症状，或出现二度或三度房室传导阻滞，应减量甚至停药。

4.醛固酮受体拮抗药　醛固酮对心肌重构，特别是对心肌细胞外基质促进纤维增生的不良影响独立和叠加于Ang Ⅱ的作用。衰竭心脏心室醛固酮生成及活化增加，且与心力衰竭严重程度成正比。长期应用ACEI或ARB时，起初醛固酮降低，随后即出现"逃逸现象"。因此，加用醛固酮受体拮抗药可抑制醛固酮的有害作用，对心力衰竭患者有益。

PALES和EPHESUS研究初步证实，螺内酯和依普利酮可使NYHA Ⅲ～Ⅳ级心力衰竭患者和梗死后心力衰竭患者显著获益。晚近公布的EMPHASIS-HF试验结果不仅进一步证实依普利酮有改善心力衰竭预后的良好效果，而且还清楚表明NYHA Ⅱ级患者也同样获益。此类药还可能与β受体阻滞药一样，可降低心力衰竭患者心脏性猝死发生率。

（1）适应证：LVEF≤35%，NYHA Ⅱ～Ⅳ级的患者；已使用ACEI（或ARB）和β受体阻滞药治疗，仍持续有症状的患者AMI后、LVEF≤40%，有心力衰竭症状或既往有糖尿病病史者。

（2）应用方法：从小剂量起始，逐渐加量，尤其螺内酯不推荐用大剂量。依普利酮，初始剂量12.5mg，每日1次，目标剂量25～50mg，每日1次；螺内酯，初始剂量10～20mg，每日1次，目标剂量20mg，每日1次。

（3）注意事项：血钾＞5.0mmol/L、肾功能受损者不宜应用。避免使用非甾体抗炎药物和环氧化酶-2抑制药，尤其是老年人。螺内酯可引起男性乳房增生症，为可逆性，停药后消失。依普利酮不良反应少见。

5.血管紧张素Ⅱ受体拮抗药（ARB）　ARB可阻断Ang Ⅱ与Ang Ⅱ的1型受体（AT1R）结合，从而阻断或改善因AT1R过度兴奋导致的不良作用，如血管收缩、水钠潴留、组织增生、胶原沉积、促进细胞坏死和凋亡等，这些都在心力衰竭发生发展中起作用。ARB还可能通过加强Ang Ⅱ与Ang Ⅱ的2型受体结合发挥有益效应。

既往应用：ARB治疗慢性心力衰竭的临床试验，如ELITE Ⅱ、OPTIMAL、CHARM替代试验、Val-HeFT及CHARM-Added试验等，证实此类药物有效。晚近的

HEAAL研究显示氯沙坦大剂量（150mg）降低住院危险性的作用优于小剂量（50mg）。临床试验表明，ACEI结合醛固酮受体拮抗药能显著降低心力衰竭患者总病死率，而ACEI加ARB则不能。

（1）适应证：基本与ACEI相同，推荐用于不能耐受ACEI的患者（Ⅰ类，A级）。也可用于经利尿药、ACEI和α受体阻滞药治疗后临床状况改善仍不满意，又不能耐受醛固酮受体拮抗药的有症状心力衰竭患者（Ⅱb类，A级）。

（2）应用方法：小剂量起用，逐步将剂量增至目标推荐剂量或可耐受的最大剂量。

（3）注意事项：与ACEI相似，如可能引起低血压、肾功能不全和高血钾等；开始应用及改变剂量的1～2周，应监测血压（包括不同体位血压）、肾功能和血钾。此类药物与ACEI相比，不良反应（如干咳）少，极少数患者也会发生血管性水肿。

6.地高辛　洋地黄类药物通过抑制衰竭心肌细胞膜Na^+-K^+-ATP酶，使细胞内Na^+水平升高，促进Na^+-Ca^{2+}交换，提高细胞内Ca^{2+}水平，发挥正性肌力作用。

目前认为其有益作用可能是通过降低神经内分泌系统活性，发挥治疗心力衰竭的作用。

（1）适应证：适用于慢性HFrEF已应用利尿药、ACEI（或ARB），β受体阻滞药和醛固酮受体拮抗药，LVEF≤45%，仍持续有症状的患者，伴有快速心室率的房颤患者尤为适合（Ⅱa类，B级）。已应用地高辛者不宜轻易停用。心功能NYHA Ⅰ级患者不宜应用地高辛。

（2）应用方法：用维持量0.125～0.25mg/d，老年或肾功能受损者剂量减半。控制心房颤动的快速心室率，剂量可增加至0.375～0.50mg/d。应严格监测地高辛中毒等不良反应及药物浓度。

7.伊伐布雷定　该药是心脏窦房结起搏电流（If）的一种选择性特异性抑制剂，以剂量依赖性方式抑制If电流，降低窦房结发放冲动的频率，从而减慢心率。由于心率减缓，舒张期延长，冠状动脉血流量增加，可产生抗心绞痛和改善心肌缺血的作用。晚近的SHIFT研究纳入6588例NYHA Ⅱ～Ⅳ级、窦性心率70次/分、LVEF≤35%的心力衰竭患者，基础治疗为利尿药、地高辛、ACEI、ARB、β受体阻滞药和醛固酮受体拮抗药。伊伐布雷定组（逐步加量至最大剂量7.5mg，每日2次）较安慰剂组，主要复合终点（心血管死亡或心力衰竭住院）相对风险下降18%。此外，患者左心室功能和生活质量均显著改善。

晚近的SHIFT研究纳入6588例NYHA Ⅱ～Ⅳ级、窦性心率70次/分，LVEF≤35%的心力衰竭患者，基础治疗为利尿药、地高辛、ACEI或ARB，β受体阻滞药和醛固酮受体拮抗药。伊伐布雷定组（逐步加量至最大剂量7.5mg，每日2次）较安慰剂组，主要复合终点

（心血管死亡或心力衰竭住院）相对风险下降18%。此外，患者左心室功能和生活质量均显著改善。

（1）适应证：适用于窦性心律的HFrEF患者。使用ACEI或ARB、β受体阻滞药、醛固酮受体拮抗药，已达到推荐剂量或最大耐受剂量，心率仍然≥70次/分，并持续有症状（NYHA Ⅱ～Ⅳ级），可加用伊伐布雷定（Ⅱa类，B级）。不能耐受β受体阻滞药、心率≥70次/分的有症状患者，也可使用伊伐布雷定（Ⅱb类，C级）。

（2）应用方法：起始剂量2.5mg，每日2次，根据心率调整用量，最大剂量7.5mg，每日2次，患者静息心率宜控制在60次/分左右，不宜低于55次/分。

（3）不良反应：心动过缓、光幻症、视物模糊、心悸、胃肠道反应等，均少见。

8.神经内分泌抑制剂的联合应用

（1）ACEI和β受体阻滞药的联用：两药合用称之为"黄金搭档"。CIBIS Ⅲ研究提示，先用β受体阻滞药组较之先用ACEI组临床结局并无差异，还可降低早期心脏性猝死发生率。因此，两药孰先孰后并不重要，关键是尽早合用，才能发挥最大的益处。β受体阻滞药治疗前，不应使用较大剂量的ACEI。在一种药物低剂量基础上，加用另一种药物，比单纯加量获益更多。两药合用后可交替和逐步递加剂量，分别达到各自的目标剂量或最大耐受剂量。为避免低血压，β受体阻滞药与ACEI可在1d中的不同时间段服用。

（2）ACEI与醛固酮受体拮抗药联用：临床研究证实，两者联合进一步降低慢性心力衰竭患者的病死率（Ⅰ类，A级），又较为安全，但要严密监测血钾水平，通常与排钾利尿药合用以避免发生高钾血症。

在上述ACEI和β受体阻滞药黄金搭档基础上加用醛固酮受体拮抗药，三药合用可称之为"金三角"，应成为慢性HFrEF的基本治疗方案。

（3）ACEI与ARB联用：现有临床试验的结论不一致，两者能否合用治疗心力衰竭，仍有争论。两者联合使用时，不良反应如低血压、高钾血症、血肌酐水平升高，甚至肾功能损害发生率增高（ONTARGET试验），应慎用。AMI后并发心力衰竭的患者亦不宜合用。随着晚近的临床试验结果颁布，醛固酮受体拮抗药的应用获得积极推荐，在ACEI和β受体阻滞药黄金搭档之后优先考虑加用，故一般情况下ARB不再考虑加用，尤其禁忌将ACEI、ARB和醛固酮受体拮抗药三者合用。

（4）ARB与β受体阻滞药或醛固酮受体拮抗药联用：不能耐受ACEI的患者，ARB可代替应用。此时，ARB和β受体阻滞药的合用，以及在此基础上再加用醛固酮受体拮抗药，类似于"黄金搭档"和"金三角"。

9.有争议、正在研究或疗效尚不能肯定的药物

（1）血管扩张药：在慢性心力衰竭治疗中无证据支持应用直接作用的血管扩张药或α受体阻滞药。常合用硝酸酯类以缓解心绞痛或呼吸困难的症状，对治疗心力衰竭则缺乏证据。硝酸酯类和肼屈嗪合用可能对非洲裔美国人有益（A-HeFT试验），这两种药物在我国心力衰竭患者中应用是否同样获益，尚无研究证据。

（2）中药治疗：我国各地应用中药治疗心力衰竭已有一些研究和报道，一项以生物标志物为替代终点的多中心、随机、安慰剂对照的研究表明，在标准和优化抗心力衰竭治疗基础上联合应用该中药，可显著降低慢性心力衰竭患者NT-proBNP水平。未来中药还需要开展以病死率为主要终点的研究，以提供更加令人信服的临床证据。

（3）n-3多不饱和脂肪酸（n-3 PUFA）：GISSI-HF PUFA及GISSI-Prevenzione研究表明1g/d的n-3 PUFA可降低心血管死亡率，但不降低心力衰竭住院率。但OMEGA研究表明n-3 PUFA对AMI后患者的作用不明确。

（4）能量代谢药物：心力衰竭患者特别是长期应用利尿药时会导致维生素和微量元素缺乏。心肌细胞能量代谢障碍在心力衰竭的发生和发展中可能发挥一定作用。部分改善心肌能量代谢的药物如曲美他嗪、辅酶Q10和左卡尼汀在心力衰竭治疗方面进行了有益的探索性研究，但总体证据不强，缺少大样本前瞻性研究，曲美他嗪在近几年国内外更新的冠心病指南中获得推荐，故心力衰竭伴冠心病可考虑应用。

（5）肾素抑制药阿利吉仑：该药是直接肾素抑制药，最新临床试验（ASTRONAUT）显示，慢性失代偿性心力衰竭患者使用阿利吉仑治疗后心血管病死率及心力衰竭住院率与安慰剂对照组相比无显著改善，且增加高钾血症、低血压、肾衰竭的风险，尤其不推荐在合并糖尿病患者中使用。

（6）他汀类药物：两项最近的试验（CORONA和GISSI-HF试验）评估他汀类治疗慢性心力衰竭的疗效，均为中性结果。目前不推荐此类药物用于治疗心力衰竭。但如慢性心力衰竭患者的病因或基础疾病为冠心病，或伴其他状况而需要常规和长期应用他汀类药物，仍是可以的。

（7）钙通道阻滞药（CCB）：慢性HFrEF患者应避免使用大多数CCB，尤其是短效的二氢吡啶类及具有负性肌力作用的非二氢吡啶类（如维拉帕米和地尔硫草），因为其不能改善患者的症状或提高运动耐量，短期治疗可导致肺水肿和心源性休克，长期应用使心功能恶化，死亡危险增加。但心力衰竭患者如伴有严重的高血压或心绞痛，其他药物不能控制而必须应用CCB时，可选用氨氯地平或非洛地平，二者长期使用安全性较好（PRAISE Ⅰ、Ⅱ和V-HeFT Ⅲ试验），虽不能提高生存率，但对预后并无不利影响。

（8）抗凝血和抗血小板药物：慢性心力衰竭出现血栓栓塞事件发生率较低，每年为1%～3%，一般无须常规抗凝或抗血小板治疗。单纯扩张型心肌病患者伴心

力衰竭，如无其他适应证，不需应用阿司匹林。如心力衰竭患者伴其他基础疾病，或伴各种血栓栓塞的高危因素，视具体情况应用抗血小板和（或）抗凝血药物，应用方法参见相关指南。

（9）不推荐的药物治疗：不推荐噻唑烷二酮类（格列酮类）降血糖药、非甾体抗炎药和环氧化酶-2抑制药用于慢性HFrEF的诊断和治疗。噻唑烷二酮类（格列酮类）降血糖药可引起心力衰竭加重并增加心力衰竭住院的风险，非甾体抗炎药和环氧化酶-2抑制药可引起水钠潴留、肾功能恶化和心力衰竭加重，均应避免使用。

（三）非药物治疗

1.心脏再同步化治疗（CRT） 心力衰竭患者心电图上有QRS波时限延长＞120ms提示可能存在心室收缩不同步。对于存在左、右心室显著不同步的心力衰竭患者，CRT治疗可恢复正常的左、右心室及心室内的同步激动，减轻二尖瓣反流，增加心排血量，改善心功能。

中到重度心力衰竭（NYHA Ⅲ～Ⅳ级）患者应用CRT，或兼具CRT和置入式心脏转复除颤器（ICD）两者功能的心脏再同步化治疗除颤器（CRT-D）的临床研究，均证实可降低全因死亡率和因心力衰竭恶化住院的风险，改善症状、提高生活质量和心室功能（CAPE-HF和COMPANION试验）。

晚近对轻到中度（主要为NYHA Ⅱ级）心力衰竭患者所做的研究（MADIT-CRT、REVERSE和RAFT试验）及对这3项研究所做的荟萃分析表明，CRT或CRT-D可使此类轻度心力衰竭患者获益，可延缓心室重构和病情进展。所有这些研究都是在药物治疗基础上进行的，提示这一器械治疗可在常规、标准和优化的药物治疗后进一步改善慢性心力衰竭的预后。

对于心房颤动伴心力衰竭的患者，目前尚无确实证据评估CRT的疗效。其他情况，如单纯右束支传导阻滞、右心室起搏伴心室不同步等，是否可从CRT获益，目前尚不明确。

最近的BLOCK-HF研究证实LVEF降低、NYHAⅠ～Ⅲ级的心力衰竭患者，如果有永久起搏器治疗指征，但无CRT指征，仍应首选双心室起搏治疗。EchoCRT研究提示LVEF下降、NYHA Ⅲ～Ⅳ级合并左心室收缩不同步的心力衰竭患者，如果QRS不增宽（≤130ms），CRT治疗不但不能减少病死率及心力衰竭住院率，反而增加病死率。

（1）适应证：适用于窦性心律，经标准和优化的药物治疗至少3～6个月仍持续有症状、LVEF降低，根据临床状况评估预期生存超过1年，且状态良好，并符合以下条件的患者。

NYHA Ⅲ级或Ⅳ A级患者：

1）LVEF≤35%，且伴LBBB及QRS波≥150ms，推荐置入CRT或CRT-D（Ⅰ类，A级）。

2）LVEF≤35%，并伴以下情况之一：①伴LBBB且120ms≤QRS波＜150ms，可置入CRT或CRT-D（Ⅱa类，B级）；②非LBBB但QRS波＞150ms，可置入CRT/CRT-D（Ⅱa类，A级）。

3）有常规起搏治疗但无CRT适应证的患者，如LVEF≤35%，预计心室起搏比例＞40%，无论QRS时限，预期生存超过1年，且状态良好，可置入CRT（Ⅱa类，C级）。

NYHA Ⅱ级患者：

1）LVEF≤30%，伴LBBB及QRS波≥150ms，推荐置入CRT，最好是CRT-D（Ⅰ类，A级）。

2）LVEF≤30%，伴LBBB且130ms≤QRS波＜150ms，可置入CRT或CRT-D（Ⅱa类，B级）。

3）LVEF≤30%，非LBBB但QRS波＞150ms，可置入CRT或CRT-D（Ⅱb类，B级）。非LBBB且QRS波＜150ms，不推荐（Ⅲ类，B级）。

NYHA Ⅰ级患者：

LVEF≤30%，伴LBBB及QRS波≥150ms，缺血性心肌病，推荐置入CRT或CRT-D（Ⅱb类，C级）。

永久性房颤，NYHA Ⅲ或Ⅳ a级，QRS波≥120ms、LVEF≤35%，能以良好的功能状态预期生存在1年以上的患者，以下3种情况可以考虑置入CRT或CRT-D：固有心室率缓慢需要起搏治疗；房室结消融后起搏器依赖；静息心室率≤60次/分、运动时心率≤90次/分，但需尽可能保证双心室起搏，否则可考虑房室结消融。

（2）处理要点：应严格掌握适应证，选择适当治疗人群，特别是有效药物治疗后仍有症状的患者。要选择理想的左心室电极导线置入部位，通常为左心室侧后壁。术后优化起搏参数，包括AV间期和VV间期的优化。尽量维持窦性心律及降低心率，尽可能实现100%双心室起搏。术后继续规范化药物治疗。

2. ICD治疗 中度心力衰竭患者逾50%以上死于严重室性心律失常所致的心脏性猝死（MADIT-Ⅱ试验），ICD能降低猝死率，可用于心力衰竭患者猝死的一级预防，也可降低心脏停搏存活者和有症状的持续性室性心律失常患者的病死率，即用于心力衰竭患者猝死的二级预防。

SCD-HeFT试验表明ICD可使中度心力衰竭（NYHAⅡ～Ⅲ级）患者病死率较未置入的对照组降低23%，而胺碘酮不能改善生存率。MADIT-Ⅱ试验入选AMI后1个月、LVEF≤30%的患者，与常规药物治疗相比，ICD减少31%的死亡危险。而另外两项研究入选AMI后早期（≤40d）患者，ICD治疗未获益，因而推荐ICD仅用于AMI后40d以上患者。对于非缺血性心力衰竭，ICD的临床证据不如缺血性心力衰竭充足。

（1）适应证

1）二级预防：慢性心力衰竭伴低LVEF，曾有心脏停搏、心室颤动（室颤）或室性心动过速（室速）伴血流动力学不稳定。

2）一级预防：LVEF≤35%，长期优化药物治疗后（至少3个月以上）NYHA Ⅱ级或Ⅲ级，预期生存期＞1年，且状态良好。

①缺血性心力衰竭：MI后至少40d，ICD可减少心脏性猝死和总死亡率。

②非缺血性心力衰竭：ICD可减少心脏性猝死和总死亡率。

（2）处理要点和注意事项：适应证的掌握主要根据心脏性猝死的危险分层、患者的整体状况和预后，要因人而异。猝死的高危人群，尤其MI后或缺血性心肌病患者，符合CRT适应证者，应尽量置入CRT-D。所有接受ICD治疗的低LVEF患者，应密切注意置入的细节、程序设计和起搏功能。

二、正常射血分数的心力衰竭与射血分数中间值心力衰竭

（一）正常射血分数的心力衰竭

正常射血分数的心力衰竭（HFpEF）又称射血分数保留的心力衰竭，是指有心力衰竭症状或体征但射血分数≥50%，包括舒张性心力衰竭、急性二尖瓣反流、主动脉瓣反流及其他原因的循环充血状态。

舒张性心力衰竭指左心室舒张期主动松弛能力受损和心肌顺应性降低，即僵硬度增加（心肌细胞肥大伴间质纤维化），导致左心室在舒张期充盈受损，心搏量减少，左室舒张末压增高而发生的心力衰竭。

HFpEF的临床研究（PEP-CHF、CHARM-Preserved、I-Preserve、J-DHF等研究）均未能证实对HFrEF有效的药物如ACEI、ARB，β受体阻滞药等可改善HFpEF患者的预后和降低病死率。VALIDD试验提示对伴有高血压的心力衰竭患者降压治疗有益。针对HFrEF的症状、并存疾病及危险因素，采用综合性治疗。

关于治疗需遵循如下原则：①积极控制血压。目标血压宜低于单纯高血压患者的标准，即收缩压＜130/80mmHg（Ⅰ类，A），五大类降压药均可应用，优选β受体阻滞药、ACEI或ARB。②应用利尿药。消除液体潴留和水肿十分重要，可缓解肺淤血，改善心功能。利尿药的应用应注意但不宜过度利尿，以免前负荷过度降低而致低血压。③控制和治疗其他基础疾病和合并症。a.控制慢性心房颤动患者的心室率，可使用β受体阻滞药或非二氢吡啶CCB（地尔硫䓬或维拉帕米），如有可能，转复并维持窦性心律，对患者有益；b.积极治疗糖尿病和控制血糖，肥胖者要减轻体质量，伴左心室肥厚者，为逆转左心室肥厚和改善左心室舒张功能，可用ACEI、ARB、β受体阻滞药等；c.地高辛不能增加心肌的松弛性，不推荐使用；d.血运重建治疗：由于心

肌缺血可以损害心室的舒张功能，冠心病患者如有症状或证实存在心肌缺血，应做冠状动脉血运重建术。如同时有HFrEF，以治疗后者为主。

（二）射血分数中间值的心力衰竭

射血分数中间值的心力衰竭（HFmrEF）是指射血分数为40%～49%的心力衰竭。关于其治疗，目前尚未有专门针对HFmrEF治疗的大型临床研究。由于目前HFpEF患者的试验中包含了一些HFmrEF患者，因此目前关于HF的ESC指南建议根据HFpEF的证据推荐HFmrEF的治疗方案。CHARM-Preserved研究提示，规律口服坎地沙坦能减少LVEF≥40%患者的住院率。TOPCAT研究指出，与HFpEF比较，HFmrEF使用螺内酯可使患者的LVEF提高24%。另外，有研究表明血管紧张素受体脑啡肽酶抑制剂LCZ696可明显减少HFrEF患者心血管死亡事件的发生，但其确切疗效，还需进一步研究证实。

三、心力衰竭治疗新方法评价

（一）伊伐布雷定在心力衰竭应用的新进展与新评价

伊伐布雷定已应用于慢性心力衰竭治疗领域。该药从开始临床应用到确定其在冠心病和心力衰竭中的地位。近10年心力衰竭的大样本随机对照研究大多为中性或阴性结果，心力衰竭的药物治疗处于平台状态，自血管紧张素受体拮抗药（ARB）之后再未见疗效肯定的新药，此时伊伐布雷定的出现，使关注心力衰竭的学者们为之振奋，倍感欣慰。该药的应用无疑将调整心力衰竭原有的治疗格局和处理流程，心力衰竭的临床和基础研究将进入一个新阶段，患者的预后有望得到进一步改善，从这个角度来认识，伊伐布雷定的应用可认为是心力衰竭领域发展的又一个里程碑。

1.伊伐布雷定的药理学　伊伐布雷定是一种单纯降低心率、选择性窦房结If（Funny）通道抑制剂。If是窦房结的主要起搏电流，存在于窦房结细胞，是一种以Na^+内流为主的净内向电流（Na^+内流-K^+外流）。If为电压门控，由超极化所激活，可调节窦房结细胞动作电位4期除极斜率，从而决定窦性心率的频率。伊伐布雷定特异性阻断If通道，以剂量依赖性方式抑制电流，从而控制连续动作电位的间隔、降低窦房结节律，最终减慢心率。伊伐布雷定进入开放的If通道孔洞，与通道内部的结合位点结合。在心率快时If通道开放增加，该药发挥更大的疗效。在心率减慢时（如55～60次/分），If通道大量关闭，伊伐布雷定无法进入孔洞发挥作用。故该药的作用兼具解剖选择性（窦房结）与功能选择性（If通道），从而特异性减慢窦性心率，不影响其他传导

系统，不影响其他脏器功能。

与传统减慢心率的药物β受体阻滞药相比，伊伐布雷定的作用有以下不同：①没有负性传导和负性肌力作用；②进一步延长心室舒张期充盈时间；③对血压无影响；④对糖脂代谢无影响；⑤对冠状动脉及外周动脉无收缩作用。伊伐布雷定对心排血量和每搏输出量的影响亦与β受体阻滞药不同，后者降低对运动反应的每搏输出量，同时也减少了每分钟心排血量，使心脏收缩做功能力显著受抑制，这有可能诱发与加剧心力衰竭。伊伐布雷定虽然降低心率，但由于舒张期延长，回心血量增加，从而增加了每搏输出量，使每分钟心排血量维持正常或有所增加，故不会影响心脏的功能。

长期应用的安全性：SHIFT试验中伊伐布雷定具有良好的耐受性，严重不良反应发生率低于安慰剂组，临床研究中撤药率与安慰剂组相似，对用药患者所做的检查包括实验室主要指标的检测均未见异常。伊伐布雷定在SHIFT研究中较常见的不良反应有心动过缓和眼内闪光。心动过缓发生率为3.3%～10%，但因此而撤药者仅占1%，其中接受β受体阻滞药并达到目标剂量至少50%的人群中，伊伐布雷定的撤药率也仅占1%。伊伐布雷定降低心率主要依赖于基础心率，依赖于患者的活动强度，心率的降低作用日间大于夜间，且能够保留每分钟心排血量，从而减少症状性心动过缓的发生率，并有可能避免对心率的"过度降低"。眼内闪光发生率为3%（SHIFT试验），与部分人视网膜If通道存在基因变异有关，表现为光线变化时视野局部的亮度增加，通常出现在治疗的2个月内，大多为轻至中度，且可在治疗过程中缓解。其临床特点为一过性、可逆性和对驾驶能力及机器操作能力无显著影响。

2.伊伐布雷定治疗心力衰竭的临床证据 2010年颁布的SHIFT试验是应用该药评估其对慢性心力衰竭疗效的第一项大样本临床研究，提供了较可靠的使用者获益的临床证据。

（1）SHIFT试验的设计：这是迄今规模最大的以事件发生率和病死率为终点的慢性心力衰竭治疗研究之一，旨在评价在目前指南推荐治疗的基础上，加用伊伐布雷定能否进一步改善心力衰竭患者的预后。这是一项随机、双盲、安慰剂对照的研究，入选患者均符合以下条件：有心力衰竭的症状体征和LVEF≤35%，窦性心律且心率≥70次/分，过去1年中曾因心力衰竭入院，NYHA Ⅱ～Ⅳ级且病情稳定。共入选6505例，中位数随访时间22.9个月。基础治疗中包括β受体阻滞药（使用率高达90%），随机分为伊伐布雷定组（最大剂量7.5mg，每日2次）或安慰剂对照组。主要终点为心血管死亡和因心力衰竭恶化住院的复合终点；二级终点有心血管死亡、因心力衰竭恶化住院、全因死亡、任何原因导致的心血管死亡等。

（2）主要复合终点：伊伐布雷定组较安慰剂组心血管

死亡和因心力衰竭恶化住院风险显著降低达18%（HR=0.82，P≤0.000 1），心力衰竭住院及心力衰竭死亡风险均显著降低26%，由此证实伊伐布雷定的应用是可以在标准抗心力衰竭治疗基础上使患者显著获益的。

（3）心力衰竭患者生活质量显著提高：生活质量严重受限也是心力衰竭治疗最为棘手的问题之一，研究表明心力衰竭患者生活质量甚至低于乳腺癌、抑郁症、肾脏透析等慢性病。常用的并已证实可改善心力衰竭预后的药物如ACEI、β受体阻滞药等，通常并不能显著改善患者的生活质量。2011年欧洲心脏学会（ESC）年会上公布的SHIFT生活质量研究显示，入选SHIFT研究中1944例受试者，在标准治疗的基础上随机给予伊伐布雷定或安慰剂治疗，随访1年，结果临床评分（CSS：以体力活动受限和心力衰竭症状为主）及总评分（OSS：临床合计评分＋生活质量和社交状况评分），伊伐布雷定组分别较基线提高2.6分和4.3分，均显著优于安慰剂组；在不计算死亡患者时伊伐布雷定组CSS和OSS分别较基线提升3.5分和5.3分，均较安慰剂显著提高近1倍（P≤0.001）。

（4）显著改善左心室功能：左心室重构是心力衰竭发生和进展的主要病理生理学机制，受神经内分泌系统如RAAS和交感神经系统等多种因素影响，并与心力衰竭预后关系十分紧密。SHIFT超声心动图分支研究包括了411例有完整超声心动图记录的研究对象，伊伐布雷定组较安慰剂组显著降低了左室收缩末容积指数（LVESVI），且这一有益结果独立于β受体阻滞药作用之外的。LVESVI是公认心肌重构的主要评估指标，也是心力衰竭预后的重要影响因子。这是首次显示单纯降低心率能显著延缓左心室重构，伊伐布雷定能改善心力衰竭患者预后，可能与其逆转左心室重构作用有关。

（5）伊伐布雷定显著缓解心绞痛：伊伐布雷定早在2005年和2009年即在欧洲获得两项用于稳定型冠心病抗心肌缺血治疗的适应证。单药治疗的INITIA-TIVEE研究入选939例冠心病患者，结果显示伊伐布雷定抗心绞痛疗效不劣于β受体阻滞药，且安全性好。联合用药方面，ASSOCIATE研究入选889例稳定型心绞痛患者，在β受体阻滞药基础上随机给予伊伐布雷定或安慰剂，随访4个月时伊伐布雷定组平板运动试验总运动时长24.3s，显著优于安慰剂组。2006年ESC稳定型冠心病指南推荐伊伐布雷定用于冠心病患者的抗心绞痛治疗。最近更新的指南对使用β受体阻滞药后仍有心绞痛的心力衰竭患者，仍推荐应用伊伐布雷定，且推荐的等级也提高了。

（二）托伐普坦在心力衰竭中的应用

1.托伐普坦的作用机制 抗利尿激素（ADH）又称血管升压素，是人体自身产生的唯一主要影响水排泄的激素，在下丘脑的视上核和室旁核合成，通过神经干输送到垂体神经叶（后叶）中储存，需要时分泌至血液中。血浆渗透压升高或血容量下降均会刺激ADH分泌，但敏感度和阈值不同，前者较后者敏感性高得多。ADH因血容量下降（或血压下降、动脉充盈不足）所致分泌称为非渗透性分泌，这是心力衰竭低钠血症和容量负荷过重的最主要原因。心力衰竭时患者ADH明显升高，升高程度与心力衰竭严重程度成正比。机制：心力衰竭使心排血量锐减，全身动脉系统充盈不足，刺激压力感受器反射性促使脑垂体后叶储存的ADH释放入血。水回吸收部位主要在肾集合管。ADH与集合管基侧膜上的V_2受体结合，经由一系列复杂的生化过程，使水通道蛋白2（APQ2）插入集合管的管腔膜，形成一个通道，集合管中的自由水借此通道得以进入，并经基膜上的水通道蛋白3和水通道蛋白4进入肾脏小血管。托伐普坦是一种口服的选择性V_2受体抑制药，其与V_2受体结合的能力远超过ADH，可竞争性与V_2受体结合，从而阻断了ADH与V_2受体的结合。托伐普坦与V_2受体结合后APQ2即从管腔膜上脱落，终止了自由水重吸收过程，不含电解质的自由水从集合管排出增多，托伐普坦排水不排钠的作用由此产生，血浆钠水平可逐渐和迅速上升，从而可纠正低钠血症。

2.托伐普坦临床研究的证据

（1）有效纠正低钠血症：SALD研究对象为稀释性低钠血症（血钠≤135mmol/L）患者，托伐普坦组参照安慰剂组，治疗后血钠水平与基线相比的平均变化值显著增加，服药30d根据SE-12总体健康状况量表与基线相比，无论躯体部分评分（身体功能、身体疼痛、身体活动限制、全身精神状态等）还是精神部分评分（反应能力、社会功能、情感限制、镇静和悲伤等）均获显著改善；中、重度低钠血症（血钠≤130mmol/L）患者平均住院时间缩短3.7d（4.7d vs. 8.4d，$P<0.04$）。心力衰竭时主要应用的利尿药为呋塞米，作用于肾单位的髓襻处，而托伐普坦作用在肾集合管；呋塞米在排水的同时也排出电解质如钠、钾、镁等，对低钠血症无补，大量利尿反而易导致电解质紊乱，包括低钠、低钾，而托伐普坦利尿不利钠。在心力衰竭患者中所做的研究表明，托伐普坦单用（30mg/d）的排尿量超过呋塞米，除使血钠水平升高外，对其他电解质并无不良影响，还可显著降低肺毛细血管楔压（PCWR）、右心房压，降低全身血管阻力和肺血管阻力，并提高心脏指数（CI）。与此同时，对RAAS和交感神经系统无激活作用，对肾功能无不良影响，并可改善肾小球滤过率，增加肾血流量，降低急性失代偿性心力衰竭危险人群肾损伤风险。所有这些均有助于改善急性心力衰竭的临床状况，尤其是缓解症状。

（2）显著改善心力衰竭的症状：一系列临床试验证明托伐普坦对于心力衰竭患者的有效性和安全性。其中规模最大的EVEREST研究，总共有4133例（托伐普坦组2072例，安慰剂组2061例）失代偿性心力衰竭住院患者，服药期最短为60d，最长至临床事件发生，中位时间为9.9个月。研究结果显示，在目前标准治疗基础上加用托伐普坦30mg/d，能有效改善患者的短期体液超负荷状况，如呼吸困难和下肢水肿，且无短期和长期不良影响。2011年Cardiovascular Drugs and Therapy报道，对于稳定型有容量超负荷状态的心力衰竭患者，如传统治疗不满意，加用托伐普坦15mg/d，连续7d，可进一步减轻体重，同时显著改善患者体液超负荷的症状与体征，如颈静脉怒张和肝大等。

（3）肾功能的保护作用：研究显示，肾功能与心力衰竭预后密切相关，故治疗心力衰竭的药物对肾脏的影响引起人们的关注。EVEREST研究对肾功能损害的排除标准是血清肌酐水平≥309 μmol/L（3.5mg/dl），也就是说该研究包括了相当明显有肾功能不全的患者，总体研究结果显示对肾功能没有不良影响。心力衰竭伴有低血压的患者可有肾脏灌注不良，导致肾功能不全，增加病死率。对于低血压患者常会使用一些正性肌力药如多巴胺、米力农或左西孟旦，这些药物可能进一步增加死亡风险。EVEREST研究中有759例肾功能不全（BUN＞200mg/L）伴低血压（SBP＜105mmHg）患者，其中托伐普坦组386例，安慰剂组373例。对于这些难治性心力衰竭患者，托伐普坦显著降低体重，同时呼吸困难和端坐呼吸改善率也显著高于对照组。两组心率、血压和血清肌酐无差异。美国Mayo Clinic心肾研究室实验结果显示：与安慰剂和呋塞米相比，托伐普坦明显增加有效肾血浆流量（9.00%）和肾血流量（9.56%），肾小球滤过率呈升高趋势（1.45%），而肾血管阻力呈降低趋势（-8.24%）。托伐普坦不影响近曲小管及远曲小管的钠再吸收、肾脏血流量、平均动脉血压、血浆肾素活性或血浆AVP、醛固酮、脑钠肽或去甲肾上腺素浓度。与安慰剂相比，服用托伐普坦后钠排泄率增加了23%，清除率增加了35%，但是不如呋塞米那样导致明显的钠耗竭。托伐普坦也不影响钾的排泄率和清除率。2013年Journal of Cardiologyk杂志报道了YuyaMatsue的研究结果——托伐普坦降低急性失代偿性心力衰竭危险人群肾损伤的风险。肾损伤定义为：在48h内，肌酐相对于基线升高26.5 μmol/L（0.3mg/dl）或50%以上。作者根据Forman评分系统对心力衰竭患者的肾脏损伤危险性给予评分，研究包括114例肾功能恶化、评分≥2分的心力衰竭患者，托伐普坦组肾脏损伤的发生率（22.7%）远低于传统治疗组（41.4%，$P\leqslant0.05$），提示托伐普坦利水更多且不导致肾功能恶化。

（4）改善预后：长期观察表明，托伐普坦可使基线血钠水平低（≤130mmol/L）患者的生存率显著提高（HR=0.603，95% CI=0.372～0.979，$P<0.05$），且住院时间显著缩短（9.72d vs. 11.44d，EVERREST试验），还可显著降低伴充血症状患者60d的全因死亡

（ACTIVE IN CHE ⅡA）。

（三）心脏再同步化治疗（CRT）心力衰竭的新证据与新思考

CRT已成为心力衰竭较为常见的治疗方法。自20世纪90年代以来，一系列临床试验证实心脏再同步化治疗（CRT）可改善慢性心力衰竭患者的临床状况（生活质量、运动耐力和LVEF）与预后，该技术在21世纪初已被欧洲ESC、美国AHA/ACC等各国心力衰竭或心律失常诊治指南积极推荐使用（Ⅰ类，A级），治疗对象为内科治疗后NYHA Ⅲ～Ⅳ级LVEF≤35%，QRS波宽的窦性心律患者。

轻度心力衰竭也成为CRT应用的对象。2010年欧洲心脏病学会（ESC）颁布了心力衰竭非药物治疗指南的修订，将CRT推荐用于内科治疗后NYHA Ⅱ级、LVEF＜35%，QRS波增宽的窦性心律患者。其修订的要点是适用患者的心功能从Ⅲ级降至Ⅰ级，意味着有轻度心力衰竭症状的患者亦可以从CRT中获益，也意味着这一器械治疗有可能成为预防心力衰竭进展的早期干预手段。同年，美国食品药品监督管理局（FDA）亦批准了CRT应用于NYHA Ⅱ级患者的新适应证。

RAFT试验增加了新的证据，欧洲心脏病学会（ESC）和美国FDA建议均根据MADIT-CRT和REVERSE试验，尤其前者。这两项试验均在2009年颁布了研究结果，表明CRT长期应用于NYHA Ⅰ～Ⅳ级（主要为Ⅰ级）患者，使主要复合终点（死亡和因心力衰竭住院率）显著降低。从此，CRT将成为各种有症状心力衰竭患者（NYHA Ⅰ～Ⅳ级），以及从预防到治疗的有效手段，其适用人群大大扩大。RAFT试验的对象大体上与MADIT-CRT试验相似，主要是NYHA Ⅱ级心力衰竭患者，即症状轻微（轻度）的心力衰竭患者。由于REVERSE研究主要终点呈阴性而二级终点为阳性，其临床意义明显受限，RAFT试验结果便尤为重要，其设计与MADIT-CRT研究相似，两者均获得阳性结果，共同形成了CRT用于NYHA Ⅱ级患者更为明确和充分的证据（证据水平A级）。

RAFT试验提供了应用CRT新的启示。欧洲ESC修改的心力衰竭器械治疗指南和美国FDA建议，对于接受CRT治疗候选者的条件未做更明确的限定，有造成过度使用之虞。RAFT试验入选的对象，要求LVEF≤30%，实际上平均LVEF为23%。这样的患者尽管心力衰竭症状轻微，但左心室收缩功能已经严重受损，在NYHA Ⅰ级患者中是属于病情严重的。换言之，在该试验的名称和入选对象中所说的轻度心力衰竭，仅仅指症状，即在内科标准或基础治疗后仍有轻微症状，而其实际病情从病理生理和心肌重构来看，均应列为重症心力衰竭患者。该试验结果的亚组分析表明，LVEF≤20%、伴左束支传导阻滞（LBBB）、QRS宽度达150ms，以及

女性患者更有可能从CRT治疗中获益。此处的QRS波及LBBB也非常重要，意味着心室活动存在明确的非同步现象。LBBB较RBBB心室的非同步程度更为严重。综合上述情况可以看出，该试验给我们明确的启示是用CRT的NYHA Ⅱ级患者，应严格限定于病情严重（LVEF≤20%，或至少＜25%）、常规方法如心电图检查存在确定的心室非同步现象（QRS宽度达150ms或伴LBBB）的患者。这样的患者在症状轻度的心力衰竭中其实并不多见。

RAFT试验为我们今后的工作指明了方向，研究需要不断深入，以为临床工作提供确切的依据。欧洲ESC和美国FDA颁布了CRT应用新适应证，本来似乎是一个事件的终结，但实际上只是问题的开始，这里面涉及一个极其重要的现实问题，即临床医师应如何去做。RAFT试验不是MADIT-CRT试验简单的重复，而是在后者基础上的继续深入。该研究入选的人群较后者有更多的限定，也为临床操作勾画出更为清晰的轮廓，避免造成误判，造成扩大适应证等弊病。这种由表及里、不断探索、逐步深入的研究精神值得我们学习和借鉴。

临床应用CRT需要慎重，对于NYHA Ⅱ级患者尤其如此。在心力衰竭患者中这是最大的一个群体，如果教条式地理解欧洲ESC和美国FDA意见，就可能反而酿成悲剧。需知道目前的临床经验表明，CRT应用存在高达30%～40%的"无反应者"，而我们迄今并无明确的检测手段或指标，可以在置入CRT前评估患者是否是"无反应者"。对于一个仅有轻微症状的心力衰竭患者，这无疑是雪上加霜：花了巨资并不获益；既增加了患者心理负担也增加了医师的随访检查压力。在目前极其严峻的医患关系下，这是应该避免的"双输"结局。

我们还有许多事情需要做，欧洲ESC和美国FDA的指导意见中国医师是否现在就遵循，并用于临床实践？答案是否定的。一是我们还承担不起这样的经济负担。根据MADIT-CRT试验结果，需要应用CRT约15例数年，方可能减少1次主要复合终点事件，且主要为因心力衰竭的再住院，因该研究中死亡实际数量并未减少。这样的效价比对于我们这样的发展中国家，显然超出了承受能力。二是我们还需要有自己的证据。首先应做登记随访研究，将在全国开展CRT工作的病例资料汇集并细加分析；其次应开展前瞻性随机对照研究，评估CRT用于NYHA Ⅱ级患者中的临床意义，此前当然应先评估CRT对NYHA Ⅲ～Ⅳ级患者的效果。对于这样一种技术复杂、价格昂贵的临床技术，在推广应用之前持慎重态度自然十分必要，否则会适得其反，不利于其应用。

四、血液超滤治疗在心力衰竭中的应用

血液超滤治疗心力衰竭经历了40年的临床探索，并逐渐走向成熟，成为纠正心力衰竭患者水钠潴留和容量

超负荷的"金标准"，成为心力衰竭治疗的重要临床新进展，受到广泛关注和重视，必将在未来的心力衰竭处理上发挥独特的、不可替代甚至不可或缺的作用。

水钠潴留和容量负荷增加是心力衰竭的标志，绝大多数心力衰竭的发生和发展均与此相关，并导致肺淤血（呼吸困难、端坐呼吸、阵发性夜间呼吸困难等）和全身静脉充血的症状（水肿、腹水和肝大等）。水钠潴留的出现与加重增加了心力衰竭患者的病死率和各种心血管事件的发生率，故又是心力衰竭预后的强预测标志。

在失代偿的心力衰竭患者中，容量负荷促进肾静脉压力增加，导致肾内动脉血管收缩，激活RAAS，促进近段肾小管的水钠吸收，加重充血。早期无症状的左心室充盈压的增加，即所谓血流动力学的充血，能预测心力衰竭进展到失代偿状态。使用置入性心腔压力感受器的研究已经表明左心室充盈压在急性失代偿性心力衰竭患者住院前3～4周已经升高。因此慢性升高的心室充盈压增加在心肌重构方面起着决定性作用，神经内分泌激素的激活，心室壁压力的增加，缺血状态下心肌需氧量的增加，以及二尖瓣反流程度加重均是心肌重构的主要原因。随着水钠潴留的进展，这些情况会导致心排血量下降的恶性循环。

水钠潴留也会影响心力衰竭的处理。现代心力衰竭的药物治疗已有巨大进展，也是卓有成效的，但那些已证实有效的药物如ACEI、β受体阻滞药、醛固酮拮抗药和ARB等在应用时，如存在显著水肿，则疗效往往较差，且不良反应的发生率较高。因此，有效消除容量超负荷是失代偿性心力衰竭治疗的基础。20世纪五六十年代，利尿药开始应用并成为心力衰竭患者标准和基本治疗方案的主要成员。利尿药是唯一的一种药物，可以完全消除水钠潴留，并维持心力衰竭患者处于"干重状态"。临床上利尿药应用的剂量越来越大，而袢利尿药如呋塞米，其量效关系几乎呈线性，又为此种大剂量方法提供了"充分"的依据。然而，近几年的临床研究和观察均显示了利尿药相反的效应，即其对心力衰竭存在一些不良影响，利尿药使用的剂量越大，心力衰竭患者的病死率可能越高。这一现象引起了广泛的关注和深深的思考。利尿药剂量和病死率风险增高之间的关系，需要审慎看待和认定。

大剂量应用利尿药的患者往往病情严重，水钠潴留显著且顽固，其病死率必然较高。这种较高的病死率是病情本身严重使然，并不能也不应完全归咎于利尿药的剂量。但大量利尿药却可导致电解质紊乱如低血钾、低血钠、低血镁，这种紊乱已证实是发生心脏性猝死和造成预后不良的重要因素。还可以因血液浓缩，使全身和重要脏器灌注不良，出现低血压状态，尤其可导致肾功能损害和衰竭。利尿药的应用可反射性激活神经内分泌系统，如RAAS和交感神经系统。这两个系统的过度和长期持续激活是发生心肌重构的重要因素，而后者又是心力衰竭发生的主要病理生理机制。利尿药的剂量越大，尤其长期使用，上述不利状况必然会出现，对心力衰竭患者的不良影响是显而易见的。

因此，心力衰竭治疗中利尿药应用是一把双刃剑，有利也有弊，取决于我们如何使用。利尿药的不当应用，一是使用超大剂量，二是长期持续应用大剂量，三是缺乏监督和警惕。此时利尿药才会变成"魔鬼"，对心力衰竭患者造成不良影响，如果能够合理使用，则利尿药是治疗心力衰竭的良药。大剂量和长期持续应用利尿药的做法现在根本不需要了。造成这样做的原因是患者液体潴留严重而利尿药效果又不佳，即使多种利尿药合用，或尝试用多巴胺小剂量静脉给药以扩张肾小动脉和改善肾血流后，仍不见效，即出现明显的利尿药抵抗。

现在我们已有更好的办法处理此种状态，无须一味增加利尿药剂量。一是可试用新型利尿药托伐普坦，这是一种血管升压素V受体拮抗药，具有利水不利钠的独特作用，其加用可迅速发挥作用，极适合严重水肿而常规利尿药疗效不佳或伴利尿药抵抗的患者，心力衰竭伴低钠血症或伴肾功能受损患者尤为适用。《中国心力衰竭指南（2014）》积极推荐该药的应用。近几年在我国实际应用中已证实该药确有优良的利尿效果。二是可采用超滤装置，将潴留在体内的液体排出。现在已有专门用于心力衰竭的超滤装置，且已有国产的机器。对于较明显的水肿，且利尿药应用数天仍未见良好利尿作用的患者，推荐早期超滤治疗。这一技术目前尚无证据可改善心力衰竭患者的预后，但改善症状、消除水肿的作用十分明确。每天如净排出1000～1500ml液体，则短至2～3d，长至5～7d，足以显著消除液体潴留现象。

五、急性左心衰竭

（一）概述

急性左心衰竭是指急性发作或加重的左心功能异常所致的心肌收缩力明显降低、心脏负荷加重，造成急性心排血量骤降、肺循环压力突然升高、周围循环阻力增加，从而引起肺循环充血而出现急性肺淤血、肺水肿，以及伴组织器官灌注不足的心源性休克的一种临床综合征。

其严重程度分级主要有Killip法（表6-3）、Forrester法（表6-4）和临床程度床边分级（表6-5）3种。Killip法主要用于AMI患者，根据临床和血流动力学状态分级。Forrester法适用于监护病房及有血流动力学监测条件的病房、手术室。临床程度床边分级根据Forrester法修改而来，主要根据末梢循环的观察和肺部听诊，无须特殊的监测条件，适用于一般的门诊和住院患者。

以Forrester法和临床程度床边分级为例，自Ⅰ～Ⅳ

级的急性期病死率分别为2.2%、10.1%、22.4%和55.5%。

表6-3 Killip法：AMI的Killip法分级

分级	症状与体征
I	无心力衰竭，无肺部啰音，无S3
II	有心力衰竭两肺中下部有湿啰音，占肺野下1/2可闻及S3
III	严重心力衰竭，有肺水肿，细湿啰音遍布全肺（超过肺野下1/2）
IV	心源性休克

表6-4 Forrester法：急性心力衰竭的Forrrster法分级

分级	PCWC（mmHg）	心脏指数[L/（min·m²）]	组织灌注状态	体征
I	≤18	>2.2		无肺淤血，无组织灌注不良
II	>18	>2.2		有肺淤血
III	≤18	≤2.2		无肺淤血，有组织灌注不良
IV	>18	≤2.2		有肺淤血，有组织灌注不良

表6-5 急性心力衰竭的临床程度床边分级

分级	皮肤	肺部啰音
I	温暖	无
II	温暖	有
III	寒冷	无或有
IV	寒冷	有

（二）急性左心衰竭治疗和评价

1.急性左心衰竭的处理流程 改善左心室充盈压和（或）增加心排血量可显著缓解症状，这也是急性期和早期治疗的主要目标之一。但改善症状不应使下游受害，如造成心肌或肾脏受损、冠状动脉灌注量减少、心率增快、神经内分泌进一步激活等。传统药物如袢利尿药和硝酸酯类药物在急性心力衰竭的应用并未做过系统和充分研究，治疗方法包括剂量、疗程及给药途径等主要是经验性的。实际上，在急性期如何既要迅速缓解症状，又要维持血流动力学稳定，应用的药物必须安全有效，目前很难做到。这也是临床处理上遇到的一个难题。

2.限水限钠 明显液体潴留者应严格限制摄入液体量≤2000ml/d。维持出入量负平衡为500～1500ml/d，此时应防止低血容量、电解质紊乱（低血钾和低血钠等）。数天后水肿明显消退可减少水负平衡量，转为出

入量大体平衡。容量负荷过重者，限制钠摄入≤2g/d。无须常规和严格限钠，正常饮食可改善预后，限钠对肾功能和神经体液机制有不利作用。

3.利尿药的应用

（1）应用方法：应采用静脉利尿药，首选袢利尿药如呋塞米。常规持续静脉注射如效果不佳，可酌情增加剂量。推荐用中等剂量，如呋塞米总剂量在起初6h不超过80mg，起初24h不超过200mg。亦可应用托拉塞米等。

（2）利尿药使用是否安全：急性心力衰竭大多有液体潴留如肺淤血，其中慢性心力衰竭急性失代偿可伴显著的水肿。利尿药的使用是必需的，药物中唯有利尿药才能较快和较有效地消除液体潴留，减轻心脏负荷。然而一些研究显示，使用利尿药尤其较大的剂量常伴较高的病死率。这是怎么回事？近期的一项荟萃分析解开了这一谜团，证实利尿药并不会增加病死率；病情严重的患者往往会长期应用大剂量利尿药，其病死率高系由于本身病情重，并非利尿药所致。

（3）利尿药如何使用才恰当：利尿药是选择静脉应用还是口服？采用大剂量还是中小剂量？这是一个挑战。利尿药的应用在国内外指南中均为I类推荐，但证据强度为B级或C级，提示缺乏临床研究的证据。近期一项针对这些问题的临床研究证实静脉持续滴注和静脉推注，两者在同样剂量下疗效并无差异；还证实大剂量和中等剂量也无差异，而大剂量会引起更多、更严重的不良反应。袢利尿药为首选，以呋塞米为例，其剂量和疗效几乎呈线性关系，现在看来使用中等剂量即可，每日剂量不超过200mg即为中等剂量。

（4）利尿药如何使用才可提高疗效：利尿药使用并不都能立竿见影。疗效差或无疗效的情况常会出现，这是由于病情严重（如终末期心力衰竭）、使用不当或利尿药抵抗。此时应增加剂量、静脉给药和口服同时使用；也可以合用两种以上利尿药，如在呋塞米基础上加用噻嗪类利尿药，有时呋塞米与托拉塞米合用也很有效。疗效仍不满意者，可试用多巴胺小剂量静脉持续滴注，使肾血流量增加或静脉给予奈西立肽（新活素）以扩张血管，从而加强利尿药的作用。联合应用疗效优于单药大剂量。新型利尿药托伐普坦可用于常规利尿药效果不佳、有低钠血症（尤其稀释性低钠血症）或有肾功能损害的患者。利尿药联合仅适合短期应用。中药芪苈强心胶囊临床上观察到有利尿作用，近来研究对降低心力衰竭生物学标志物NT-proBNP有效，可以试用。

4.血管扩张药物

（1）适用的人群：可应用于急性心力衰竭早期阶段。收缩压水平是评估此类药物是否适宜的重要指标。收缩压≥110mmHg通常可安全使用；收缩压90～110mmHg应慎用；收缩压≤90mmHg则禁用，可

能会增加病死率。血管扩张药应用过程中要密切监测血压，根据血压调整合适的维持剂量。

（2）常用的药物和评价：主要有硝酸酯类、硝普钠、乌拉地尔、酚妥拉明等，沿用已逾数十年，现在仍是主要推荐应用的血管扩张药。奈西立肽（又称人重组脑钠肽，rhBNP）是此类药物中的新秀，属内源性激素物质，与人体内产生的BNP完全相同。其主要药理作用是扩张静脉和动脉（包括冠状动脉），从而降低前、后负荷，在无直接正性肌力作用情况下增加心排血量，故将其归类为血管扩张药。实际上该药并非单纯的血管扩张药，而是一种兼具多重作用的药物，可以促进钠的排泄，有一定的利尿作用；还可抑制RAAS和交感神经系统阻滞急性心力衰竭演变中的恶性循环。研究表明，奈西立肽的应用可以带来临床和血流动力学的改善，推荐应用于急性失代偿性心力衰竭（VMAC和PROACTION试验）。近期颁布的ASCEND-HF研究结果表明，该药在急性心力衰竭患者中应用是安全的，并不会损害肾功能和增加病死率。但需要说明的是该药并无能降低急性心力衰竭患者急性期病死率的任何可信证据，且该药临床应用中并未能显示对其他常用的、传统的血管扩张药有优势，其价格又昂贵，故不宜推荐作为一线药物使用。

（3）血管扩张药应用的注意事项：下列情况下禁用血管扩张药物。①收缩压≤90mmHg，或持续低血压并伴症状，尤其有肾功能不全，以避免重要脏器灌注减少。②严重阻塞性心脏瓣膜疾病，如主动脉瓣狭窄，有可能出现显著的低血压；二尖瓣狭窄也不宜应用，有可能造成心排血量明显降低。③梗阻性肥厚型心肌病。血管扩张药如何合理应用?临床研究和实践经验均表明，在急性心力衰竭早期，即血流动力学状况出现改变但尚未恶化，是应用此类药物的最佳时机，也就是强调早期应用。但又如何选择这样的时机呢？有明显的肺部啰音，但收缩压仍稳定在110mmHg以上的患者，一般均可立即开始应用血管扩张药。硝酸酯类如硝普钠使用方便又安全，可优先考虑，尤其适用于缺血性心脏病所致的急性左心衰竭。其他如奈西立肽、乌拉地尔、酚妥拉明等也可以用。应用血管扩张药最主要的危险是血压降低，可诱发血流动力学恶化，加重心力衰竭，故应密切监测血压和其他指标如血压呈持续下降趋势，或收缩压≤100mmHg，用或不用。

5.正性肌力药物

（1）适用人群：适用于低心排血量综合征，如伴症状性低血压或心排血量降低伴循环淤血患者，可缓解组织低灌注所致的症状，保证重要脏器的血液供应。血压较低和对血管扩张药及利尿药不耐受或反应不佳的患者尤其有效。

（2）常用药物：多巴胺、多巴酚丁胺、磷酸二酯酶抑制药（主要为米力农）等应用十分普遍。正在应用β

受体阻滞药的患者（如慢性心力衰竭急性失代偿）不推荐应用多巴酚丁胺和多巴胺这两种儿茶酚胺类药物，此时更适合用米力农。洋地黄类可用于伴肺水肿且心室率很快的患者，尤其适用于伴快速心室率心房颤动的患者，可迅速控制心室率，改善症状，一般应用毛花苷C（西地兰）。

左西孟旦为新的正性肌力药物。这是一种钙增敏剂，通过结合于心肌细胞上的肌钙蛋白C促进心肌收缩，还通过介导ATP敏感的钾通道发挥血管舒张作用和轻度抑制磷酸二酯酶的效应。其正性肌力作用独立于β肾上腺素能刺激，可用于正接受β受体阻滞药治疗的患者。急性心力衰竭患者应用本药静脉滴注可明显增加心排血量和每搏量，降低PCWP、全身血管阻力和肺血管阻力。对于严重低心排血量性心力衰竭，左西孟旦与多巴酚丁胺相比，可更有效地改善血流动力学状态，改善呼吸困难和乏力的症状。该药在缓解临床症状、改善预后等方面不劣于多巴酚丁胺，且可使患者的BNP水平明显下降（SURVIVE研究）。冠心病患者应用不会增加病死率。用法：首药12μg/kg静脉注射（>10min），继以0.1μg/（kg·min）静脉滴注，可酌情减半或加倍。对于收缩压≤100mmHg的患者，不需要负荷剂量，可直接用维持剂量，以防止发生低血压。亦应指出，尚无确切证据表明该药能降低急性心力衰竭急性期病死率，较之常规和传统的正性肌力药物也无优势，价格昂贵，故不宜作为一线药物使用。

（3）正性肌力药物应用的注意事项：急性心力衰竭患者应用此类药需全面权衡：①是否用药不能仅依赖1～2次血压测量的数值，必须综合评价临床状况，是否伴组织低灌注的表现；②血压降低伴低心排血量或低灌注时应尽早使用，而当器官灌注恢复和（或）循环淤血减轻时则应尽快停用；③药物的剂量和静脉滴注速度应根据患者的临床反应做调整，强调个体化治疗；④此类药可即刻改善急性心力衰竭患者的血流动力学和临床状态，但也有可能促进和诱发一些不良的病理生理反应，甚至导致心肌损伤和靶器官损害，必须警惕；⑤用药期间应持续做心电、血压监测，因正性肌力药物可能导致心律失常、心肌缺血等；⑥血压正常又无器官和组织灌注不足的急性心力衰竭患者不宜使用。

6.血管收缩药物　对外周动脉有显著缩血管作用的药物如去甲肾上腺素、去氧肾上腺素（新福林）、甲氧明（美速克新命）、间羟胺（阿拉明）等，多用于正性肌力药物应用后仍伴显著低血压或心源性休克患者。这些药物可以使心排血量重新分配至重要脏器，收缩外周血管并提高血压，但以增加左心室后负荷为代价。这些药物具有正性肌力活性，也有类似于正性肌力药的不良反应。

7.一些问题的探讨

（1）血管活性药物应如何选择：一般可将血管扩

张药、正性肌力药和血管收缩药物三者合称为血管活性药。这些药物在临床上如何合理选择、合理搭配应用是一个难题，需要知识和经验，更需要因人而异做个体化处理。血管扩张药使用的要点是早期和监测血压（尤其收缩压）。如收缩压显著降低可开始应用正性肌力药物。在血管扩张药和正性肌力药应用后，如患者血压仍低，可加用缩血管药（如去甲肾上腺素等）。此时应采用漂浮导管技术，并根据血流动力学指标的变化，调整血管活性药物的种类和剂量。

（2）β受体阻滞药的应用：慢性心力衰竭发生急性失代偿，原已使用的β受体阻滞药是减或停，还是继续维持不变?这是一个问题。2007中国心力衰竭指南及欧洲心力衰竭指南，均建议可以减或停，待急性心力衰竭得到控制，症状改善后再加用。不过，这一观点近来已有转变。如失代偿并非因为β受体阻滞药所致，则不宜减量或停用，这对于急性期治疗并无好处，反而给以后该药的加用和增加剂量造成困难。OPTIMIZE-HF注册研究亦表明，β受体阻滞药的继续应用对患者出院后的生存有益，可降低风险，降低出院后再住院率，停用者风险显著升高。

六、急性右心衰竭

急性右心衰竭是指由于某些原因，使右心室心肌收缩力急剧下降或右心室的前、后负荷突然加重而引起的右心排血量急剧减低所致的临床综合征。

急性右心衰竭的诊断包括症状与体征：①胃肠道症状。长期胃肠道淤血，可引起食欲缺乏、腹胀、恶心、呕吐、便秘及上腹疼痛症状。②肾脏症状。肾脏淤血引起肾功能减退，白天尿少，夜尿增多。可有少量蛋白尿、少数透明或颗粒管型和红细胞，血尿素氮可升高。③肝区疼痛。肝淤血、肿大，肝包膜被扩张，右上腹饱胀不适，肝区疼痛，重者可发生剧痛而误诊为急腹症等疾病，长期肝淤血的慢性心力衰竭，可发生心源性肝硬化。④呼吸困难。单纯右心衰竭时通常不存在肺淤血，气喘不如左心衰竭明显。在左心衰竭基础上或二尖瓣狭窄发生右心衰竭时，因肺淤血减轻，故呼吸困难较左心衰竭时减轻。

急性右心衰竭的鉴别诊断：①支气管哮喘，多见于青少年，多有过敏史，肺部听诊以哮鸣音为主，支气管扩张药有效。②心包积液、缩窄性心包炎，都可有颈静脉怒张、静脉压增高、肝脾大，但心包积液及缩窄性心包炎尚表现为心尖搏动弱，心音低，并有奇脉，可予超声心动图助诊。③急性左心衰竭，以呼吸困难为主要症状。④肝硬化，两者都可引起腹水，但肝硬化无腔静脉压升高，无颈静脉怒张及肝颈静脉反流征阳性等。

多巴酚丁胺和多巴胺是治疗重度右心衰竭的首选药物，亦可应用磷酸二酯酶抑制药如米力农。硝酸酯类和硝普钠这两类药应避免使用，因不能选择性扩张肺动脉，反而降低主动脉及外周动脉血压，加重右心的缺血缺氧，增加肺动脉阻力，加重病情。

七、难治性心力衰竭

（一）病因

难治性心力衰竭常见于大面积心肌丢失、严重先天性心血管畸形、心脏瓣膜病等具有严重器质性心脏病患者。

1.多次发生心肌梗死或大面积心肌梗死，严重心肌重构的冠心病、心肌纤维化和乳头肌功能不全者。

2.心肌病，尤其是扩张型心肌病患者。

3.严重或恶性高血压心脏病患者，伴有严重的肾或脑血管病变及风湿性多瓣膜病，伴有严重肺动脉高压者。

4.失去手术时机的心血管病变，病程逐渐恶化者。

（二）治疗理念

1.运动训练 心力衰竭患者应有规律地进行有氧运动，以改善心功能和症状。一些研究和荟萃分析显示，运动训练和体育锻炼可改善运动耐力、提高健康相关的生活质量和降低心力衰竭住院率。HF-ACTION试验表明，运动训练对相对年轻、NYHA Ⅱ～Ⅲ级、LVEF≤35%的稳定性心力衰竭患者是有益和安全的，但病死率未见显著降低。

临床稳定的心力衰竭患者进行心脏康复治疗是有益的。心脏康复治疗包括专门为心力衰竭患者设计的以运动为基础的康复治疗计划，要仔细监测，以保证患者的病情稳定，预防和及时处理可能发生的情况，如未控制的高血压、伴快速心室率的房颤等。

2.姑息治疗 需采取姑息性治疗的患者包括：①频繁住院或经优化治疗后仍有严重失代偿发作，又不能进行心脏移植和机械循环辅助支持的患者；②NYHA ⅣB级，心力衰竭症状导致长期生活质量下降的患者；③有心源性恶病质或低白蛋白血症，日常生活大部分活动无法独立完成的患者；④临床判断已接近生命终点的患者。

姑息治疗内容包括经常评估患者生理、心理及精神方面的需要，着重于缓解心力衰竭和其他并存疾病的症状，进一步的治疗计划包括适时停止ICD功能，考虑死亡和复苏处理取向，旨在让患者充分得到临终关怀，有尊严、无痛苦、安详地走向生命的终点。

3.难治性心力衰竭多学科管理及转移服务 多学科治疗计划是将心脏专科医师、心理、营养、运动、康复师、基层医师（城市社区和农村基层医疗机构）、护士、患者及其家属的共同努力结合在一起，对患者进行整体（包括身心、运动、营养、社会和精神方面）治疗，以显著提高防治效果，改善预后。应建立这样的项目并鼓励心力衰竭患者加入，以降低心力衰竭患者的住院风险。

（文松海）

参 考 文 献

Figueroa MS，Peters JI. Congestive heart failure：Diagnosis，pathophysiology，therapy，and implications for respiratory care [J]. Respir Care，2006，51（4）：403-412.

Liu JX，Uppal S，Patel V. Management of Acute Hypertensive Heart Failure [J]. Heart Fail Clin，2019，15（4）：565-574.

Neubauer BE，Gray JT，Hemann BA，et al. Heart Failure：Optimizing Recognition and Management in Outpatient Settings [J]. Prim Care，2018，45（1）：63-79.

Oren O，Goldberg S. Heart Failure with Preserved Ejection Fraction：Diagnosis and Management [J]. Am J Med，2017，130（5）：510-516.

Osmanska J，Jhund PS. Contemporary Management of Heart Failure in the Elderly [J]. Drugs Aging，2019，36（2）：137-146.

Price JF. Congestive Heart Failure in Children [J]. Pediatr Rev，2019，40（2）：60-70.

Reddy YN，Borlaug BA. Heart Failure With Preserved Ejection Fraction [J]. CurrProbl Cardiol，2016，41（4）：145-188.

Rogers C，Bush N. Heart Failure：Pathophysiology，Diagnosis，Medical Treatment Guidelines，and Nursing Management [J]. Nurs Clin North Am，2015，50（4）：787-799.

Verbrugge FH，Dupont M，Steels P，et al. Abdominal contributions to cardiorenal dysfunction in congestive heart failure [J]. J Am Coll Cardiol，2013，62（6）：485-495.

第三节　心力衰竭治疗新进展

一、概述

心力衰竭（heart failure，HF）是一类影响全球2600多万患者的临床综合征，是多种疾病的终末阶段，是心血管疾病系统最难攻克的战斗堡垒之一。关于其治疗，近年来虽有了长足进步，但患者年病死率、再住院率仍居高不下，患病率仍在升高。随着近年多个临床试验结果的公布及相关指南的颁布，心力衰竭在药物及器械等治疗方面均有新的进展，现对其进行一一总结归纳。

二、药物相关治疗进展

（一）SGLT-2抑制剂在心力衰竭患者中的应用

2016年发布的ESC急、慢性心力衰竭诊治指南已经明确了恩格列净的地位与作用，此后新出现的研究成果进一步验证了SGLT-2抑制剂在心力衰竭中的作用。

这其中的支撑试验有：①EMPA-REG OUTCOME，是一个多中心、随机、双盲的临床试验。该研究结果表明，SGLT-2抑制剂恩格列净，对2型糖尿病合并心力衰竭的患者，可以明显降低该类患者的心血管事件，改善预后。该研究共入组7020例患者，在基于指南指导的心力衰竭治疗方案基础上每人服用10mg或25mg的恩格列净或安慰剂。随访3年后，结果显示恩格列净明显与心血管疾病的死亡率、非致命性心肌梗死、非致命性脑卒中及全因死亡率相关，同时也有一个心力衰竭相关住院率的明显降低。不足之处在于，与对照组相比泌尿系统感染率增加。②CANVAS研究，是应用SGLT-2抑制剂卡格列净对2型糖尿病合并心血管风险患者的研究。该研究有10 142例患者2型糖尿病合并心血管疾病风险。这些患者随机分为卡格列净100mg组或300mg组或安慰剂组，平均随访188周。研究结果提示，卡格列净与心血管疾病死亡率的降低及非致死性心肌梗死、非致死性脑卒中率的降低密切相关。同时也显示与心衰相关的住院率与卡格列净明显相关。③DECLARE TIMI-58临床试验，是基于达格列净进行的。该研究结果提示，达格列净的应用降低了心力衰竭合并2型糖尿病患者的死亡率和住院率。在其亚组分析结果中提示，达格列净还能降低糖尿病合并心肌梗死患者的心血管死亡及心力衰竭发生率。

SGLT-2对心力衰竭的保护作用有可能是通过以下机制进行的：SGLT-2通过抑制肾小球近端糖的吸收，渗透性利尿的作用，减少了体液，降低了心脏前负荷，同时又由于可以降低动脉的僵硬度，从而降低了心脏后负荷。这一作用可能是通过抗氧化应激，改善内皮功能及血管平滑肌功能实现，其他尚有对心肌代谢底物等作用机制。

目前，虽然心力衰竭患者的治疗已经有多种药物可以选择，但SLGT-2抑制剂的出现为医务工作者提供了一把利器。其在糖尿病合并心力衰竭患者中的效果已经得到了明确认可。该抑制剂是否可应用于非糖尿病心力衰竭患者，是否可用于心血管疾病的一级预防尚未可知。但针对这些问题已经有研究者在着手临床试验。在未来的DAPA-HF研究中将会评估达格列净对于不合并糖尿病心力衰竭患者发病率、死亡率的情况。VERTIS 临床试验将会用埃格列净来评估心血管不良事件的一级预防，包括心力衰竭患者的住院率等。这些研究有望取得阳性结果，到时 SLGT-2 抑制剂的应用范围会进一步扩大，有望对心血管疾病进行一级预防，这将会进一步降低心力衰竭患者的发病率、住院率、死亡率，为心血管疾病的预防及治疗做出贡献。

（二）血管紧张素受体－脑啡肽酶抑制剂在心力衰竭中的应用

沙库巴曲/缬沙坦作为一种血管紧张素受体－脑啡肽酶抑制剂于 2016 ESC 急、慢性心力衰竭诊治指南就进行了推荐，建议 ARNI 替代 ACEI 用于经"金三角"方案合理、规范治疗后仍有心功能不全症状的非卧床 HFrEF 患者，以减少心力衰竭所致的住院次数，降低心力衰竭。2017 美国心脏病学会（ACC）/美国心脏协会（AHA）/美国心力衰竭协会（HFSA）联合发布的心力衰竭管理指南推荐 HFrEF 及射血分数≤35% 的心力衰竭患者酌情使用 ARNI，并推荐能耐受 ACEI/ARB、有症状的 NYHA 分级为Ⅱ～Ⅲ级的 HFrEF 患者将 ACEI/ARB 替换为 ARNI。有关其支持的研究有 PARADIGM-HF 研究、PIONEER-HF 研究、TRANSITION 研究等。但鉴于当时安全性考虑，需要进一步的安全评估。随着近年来研究结果的陆续发布，尤其是 TRANSITION 等结果的出炉，其安全性进一步得到了确认。目前还在进行 PARAGONHF、PARADISE-MI 等临床试验，将会对血钾螯合剂的应用后血钾的变化，以及在此基础上是否可以进行更大剂量的调整等进行评估。

（三）新型血钾结合剂 Patiromer 及锆硅酸钠（ZS-9）的应用

随着近 3 年来研究结果的公布，钾离子结合剂 Patiromer、锆硅酸钠在心力衰竭中的作用得到确认。2019 HFA/ESC 专家共识：心力衰竭的药物治疗、程序、设备及患者管理（更新版）推荐 Patiromer、锆硅酸钠用于心力衰竭合并或不合并慢性肾功能不全患者，以便于与醛固酮配合，避免高钾血症。该药虽已在欧美国家上市，但在我国还未获批。

（四）β受体阻滞药在 HFmrEF 患者中的应用

经 BB-meta-HF 协作组进行 11 项 RCT 研究中单个患者数据的荟萃分析，研究结果提示β受体阻滞药可用于门诊有症状、窦性心律的 HFmrEF 患者，以降低全因死亡及心血管死亡风险。

（五）坎地沙坦在 HFmrEF 患者中的应用

来自于 CHARM 计划组对 1322 例亚组患者的分析结果提示，坎地沙坦可降低心血管疾病患者的死亡率，心力衰竭患者的住院率。坎地沙坦被推荐用于门诊有症状的 HFmrEF 患者，以降低 HF 住院及心血管死亡风险。

（六）螺内酯在 HFmrEF 患者中的应用

来自于 TOPCAT 临床试验的分析表明，螺内酯的应用可以降低心血管死亡、心力衰竭住院率、

螺内酯可用于门诊有症状、无禁忌证的 HFmrEF 患者，以降低心血管死亡和 HF 住院风险、猝死等主要终点指标。螺内酯被推荐用于门诊有症状、无禁忌证的 HFmrEF 患者，以降低心血管死亡和 HF 住院风险。

（七）氯苯唑酸在 TTR 型心肌淀粉样病变患者中的应用

对于有症状的甲状腺素运载蛋白淀粉样变性心力衰竭患者，应使用氯苯唑酸以提高活动耐量及生活质量，同时降低心血管事件及住院率。该建议仅限于符合 ATTR-ACT 临床试验入选及排除标准的患者。该标准需要通过脂肪、胃肠黏膜、唾液腺或骨髓、心脏或其他组织的活检证实有淀粉样组织沉积。

（八）利伐沙班在心力衰竭患者中的应用

来自于 COMMANDER-HF、COMPASS 的临床试验结果提示，利伐沙班可用于门诊 NYHA 心功能Ⅰ/Ⅱ级、LVEF＞30%、合并冠心病的慢性心力衰竭患者。方案为在服用阿司匹林治疗基础上加用利伐沙班 2.5mg 每日 2 次抗凝治疗，以降低脑卒中和 CV 死亡风险。对于近期因 HF 住院或 NYHA 心功能持续Ⅲ/Ⅳ级的 CHF 患者，没有证据表明可以获益，不推荐启用利伐沙班治疗。

三、药物器械相关治疗进展

（一）房颤消融术的应用

尽管已经实施了指南推荐的药物或机械设备治疗，如果阵发性房颤患者症状很重，对于这种有症状的阵发性房颤患者，房颤消融手术是要考虑的。

如果阵发性房颤患者症状很重同时肺静脉消融已失败或不适合消融，则要考虑在房室结消融的同时实施双室起搏术。

房颤已经节律控制同时已实施 CRT 置入的患者，由于在临床获益方面缺少消融优于药物节律控制的依据，房室结消融不被推荐。

对于已经置入 ICD、CRT、PPM 的射血分数降低的患者，假如有可能获得或维持窦性节律，尤其是房颤发作时伴有症状恶化的心力衰竭患者或已置入 CRT 的患者，持续性房颤的肺静脉消融需要考虑。

（二）二尖瓣钳夹术的应用

根据 MITRA-FRand COAPT 试验结果的提示，满足

COAPT入标准射血分数降低的患者，通过二尖瓣钳夹装置进行二尖瓣反流的减少是需要考虑的。

（三）中枢型睡眠呼吸暂停综合征的治疗

对于怀疑有中枢型睡眠呼吸暂停综合征的心力衰竭患者，应进行无创气道正压通气治疗以便于进行一个专业性睡眠呼吸暂停综合征的诊断，尤其是对于阻塞性和中枢性睡眠呼吸暂停综合征。

对于中枢型睡眠呼吸暂停为主同时伴有射血分数降低的患者，为了心力衰竭治疗中推断性获益而推荐进行CSA治疗则依据不足；同时对中枢型睡眠呼吸暂停患者进行直接治疗应该避免，除非有十足的症状提示CSA的存在而进行治疗。这种情况下，无创正压通气应该避免，而膈神经刺激也许可以作为一种备选方法。

（四）心肌收缩调节器的应用

FiX-HF 5C临床试验的研究结果提示，对于射血分数降低同时QRS波群时限＜130ms的心力衰竭患者，进行心肌收缩调节器的应用可以提高运动耐量、生活质量，同时减轻心力衰竭症状。

（五）心脏康复锻炼的应用

基于5783例患者的Meta分析结果提示，射血分数降低的心力衰竭患者进行心脏运动康复训练，可以减低心力衰竭患者的住院率。

（六）远程家庭监护的应用

TIM-HF2的临床研究结果表明，远程家庭监护的应用可以对体重、血压、心电图一般健康状况进行不间断的系统评估，这降低了住院及死亡的比率，同时也显示出全因死亡率的下降。为了降低心血管疾病再发的风险、心力衰竭住院及心血管疾病死亡情况，应该建立远程家庭监护。

（司晓云 陈国军 钟林涛 李 伟）

参考文献

Cavender MA，Norhammar A，Birkeland KI，et al. CVD-REAL Investigators and Study Group. SGLT-2 Inhibitors and Cardiovascular Risk：An Analysis of CVD-REAL［J］. J Am Coll Cardiol，2018，71（22）：2497-2506.

Farkouh ME，Verma S. Prevention of Heart Failure With SGLT-2 Inhibition：Insights From CVD-REAL［J］. J Am Coll Cardiol，2018，71（22）：2507-2510.

Kosiborod M，Lam CSP，Kohsaka S，et al. CVD-REAL Investigators and Study Group. Cardiovascular Events Associated With SGLT-2 Inhibitors Versus Other Glucose-Lowering Drugs：The CVD-REAL 2 Study［J］. J Am Coll Cardiol，2018，71（23）：2628-2639.

Lam CSP，Chandramouli C，Ahooja V，et al. SGLT-2 Inhibitors in Heart Failure：Current Management，Unmet Needs，and Therapeutic Prospects［J］. J Am Heart Assoc，2019，8（20）：e013389.

Scheen AJ. Cardiovascular Effects of New Oral Glucose-Lowering Agents：DPP-4 and SGLT-2 Inhibitors［J］. Circ Res，2018，122（10）：1439-1459.

Singh AK，Singh R. Heart failure hospitalization with SGLT-2 inhibitors：a systematic review and meta-analysis of randomized controlled and observational studies［J］. Expert Rev Clin Pharmacol，2019，12（4）：299-308.

Vaduganathan M，Butler J. SGLT-2 inhibitors in heart failure：a new therapeutic avenue［J］. Nat Med，2019，25（11）：1653-1654.

Verbrugge FH，Martens P，Mullens W. SGLT-2 Inhibitors in Heart Failure：Implications for the Kidneys［J］. Curr Heart Fail Rep，2017，14（4）：331-337.

Verma S，McMurray JJV. SGLT2 inhibitors and mechanisms of cardiovascular benefit：a state-of-the-art review［J］. Diabetologia，2018，61（10）：2108-2117.

Woo V，Connelly K，Lin P，et al. The role of sodium glucose cotransporter-2（SGLT-2）inhibitors in heart failure and chronic kidney disease in type 2 diabetes［J］. Curr Med Res Opin，2019，35（7）：1283-1295.

第7章

心源性休克

第一节　病因及发病机制

一、病因

心源性休克的病因有不同的分类，根据产生休克的血流动力学特点和原因，大致可分为以下5类。

1.心肌收缩力极度减低　包括大面积心肌梗死，急性暴发性心肌炎、各种类型的心肌疾病（包括扩张性、肥厚性、限制性），以及药物性、中毒性、过敏性反应，如放射、酒精、奎尼丁、锑剂等所致的心肌损害。另外还有一些心肌抑制因素，包括严重缺氧、酸中毒、感染中毒、心脏瓣膜病晚期。

2.心室射血障碍　包括大面积肺栓塞，其栓子来源有体静脉及右心房血栓、羊水栓塞、脂肪栓、气栓、癌栓、心肌膜炎赘生物及肿瘤脱落等。乳头肌或腱索断裂、瓣膜穿孔所致严重的瓣膜关闭不全，严重的主动脉口及肺动脉口狭窄。

3.心室充盈障碍　包括急性心脏压塞，如急性暴发性渗出性心包炎、心包积血、主动脉窦瘤或主动脉夹层破入心包腔。持续性心室率过速，如阵发性室性心动过速、室上性心动过速、心房扑动、心房颤动等。严重二尖瓣狭窄、心房肿瘤（常见如黏液瘤）或球形血栓嵌顿在房室口，心室内占位性病变等。

4.混合型　即同一个患者可同时存在上述两种以上的原因，如急性心肌梗死并发室间隔缺损或乳头肌断裂，其心源性休克既有心肌收缩力下降因素，又有血流动力性紊乱因素。再如严重的二尖瓣狭窄并主动脉瓣关闭不全合并风湿活动时，既有风湿性心肌炎所致的心肌收缩力下降因素，又有心室射血障碍和充盈障碍所致的血流动力学紊乱因素。

5.心脏直视手术后低心排血量综合征　多数患者是由于手术后心脏不能适应前负荷增加所致。主要原因是心功能差、手术造成心肌损害、心内膜下出血，或术前有心肌变性、坏死，心脏病变于手术纠正不彻底，心律失常，手术造成某些解剖改变，以及低血容量锐减而产生休克。

二、病理生理

急性心肌梗死或严重的心肌疾病并发心源性休克的发生、发展过程中，心肌氧供需失衡是病理变化的中心环节，如果这一矛盾不能及时得到解决，心肌损害就会越来越重，泵血能力就会越来越差，最终导致不可逆休克。

1.心肌收缩力降低　心肌收缩力降低使心排血量降低。有效血液循环的维持主要依靠心排血功能、血容量和血管床容积三个因素之间的协调，其中任何一个因素发生障碍都可导致有效循环血量不足，从而导致休克的发生和发展。而心脏泵血功能衰竭是产生心源性休克的主要原因和关键因素。心肌梗死时，心排血量降低程度与梗死面积直接相关。当梗死面积超过左心室心肌40%时，此时极易发生休克，若梗死面积<30%，则极少发生休克，这充分说明心泵功能与心肌坏死范围呈正相关。当急性心肌梗死患者不能维持足够心排血量、心脏指数<2.0L/（min·m^2）时，则将出现组织和器官灌注不足的临床表现。加上坏死心肌的不协调运动，将进一步加剧心脏血流动力学障碍。若同时合并乳头肌功能不全或室间隔穿孔，可进一步降低心排血量，促使休克的发生和发展。

2.微循环障碍　微循环由微动脉、后微动脉、前毛细血管、真毛细血管、微静脉和动静短路等微细血管组成。正常情况下，血流从微动脉、后微动脉经前毛细血管连续流动，速度较快，而真毛细血管网只有20%处于血流开放状态。一旦全部开放，大量血流就会淤滞在毛细血管网内，可导致有效血容量锐减，加剧休克的发生和发展。当各种心脏病引起心排血量急剧降低时，必将影响微循环灌注，导致微循环功能障碍发生。现以急性心肌梗死并心源性休克为例，讨论心源性休克的微循环的变化。

（1）微血管平滑肌张力的改变：急性心肌梗死时心排血量锐减，动脉压降低，可刺激主动脉弓和颈动脉窦压力感受器，反射性兴奋交感神经、肾上腺系统，使儿茶酚胺释放增加，引起微血管强烈收缩。加之心肌梗死时的疼痛及高度紧张，使交感神经处于高度兴奋状态，进一步加剧周围血管收缩。在适当限度内，这一机制具有保护意义，它可提高动脉压，保护重要脏器的灌注。但如血管收缩过甚，一方面，血管阻力增大，可加重心脏后负荷，增加心肌耗氧，扩大梗死范围；另一方面，毛细血管前微动脉剧烈而持久收缩，可造成毛细血管缺血性缺氧，而大部分血流未经毛细血管由动、静脉短路进入小静脉，整个微循环灌注大为减少，组织和器官处于缺血缺氧状态。随之，5-羟色胺、组胺和缓激肽等扩血管物质释放增多，机体在无氧代谢下乳酸产生增多，上述物质使毛血管前括约肌松弛；与此同时，血管对儿茶酚胺等收缩血管的活性物质反应性逐渐减低，导致毛细血管网大量开放，而微静脉平滑肌对缺氧和扩血管物质的敏感性差，仍处于收缩状态。因此，血液大量淤滞在毛细血管网内，使回心血量和有效血管容量进一步减少。一方面可加重休克的进程，另一方面大量血液淤滞在毛细血管内可产生淤血性缺氧。淤滞的血液使毛细血管静力压增高，其管壁因缺氧而导致通透性增加。当血液流体静力压超过血液渗透压时，则血浆外渗到组织间隙，造成血液浓缩、黏稠和易凝，可进一步减少有效血容量和回心血量，心排血量进一步降低。休克晚期，血管平滑肌对各种血管活性物质均不起反应，血管张力显著降低，毛细血管内广泛形成微血栓，血流灌注停止，微循环处于衰竭状态，则休克难以逆转。

（2）血流动力学和血管阻力改变：绝大多数心源性休克血流动力学特点是低排高阻型休克，即冷休克。这是因为心源性休克时，交感神经常处于高度兴奋状态，肾上腺皮质、髓质及脑垂体功能亢进，儿茶酚胺分泌和释放增加，α受体兴奋占优势，使微小动脉及前毛细血管强烈收缩，外周阻力增加，而心排血量减低。其临床特点是皮肤苍白多汗、血压下降、少尿等。少数心源性休克可表现为低排低阻型，亦称暖休克。此型心源性休克产生的机制未明，可能与受体兴奋性增高、静脉分流有关。组胺、缓激肽等扩血管活性物质增多，使舒血管反应占优势，以致外周血管不能对心排血量下降产生相应的代偿性收缩。也有学者认为，由于心排血量减低，使左室舒张末压增高，心室张力增高，肌纤维延伸受刺激，通过迷走神经传入纤维反射性抑制交感神经，使外周血管扩张，阻力降低。其临床特点是皮肤温暖、红润、冷汗少。本型休克预后较好。高排低阻型休克在心源性休克中极为罕见。

（3）血液流变学改变：如前所述，心源性休克时，由于心排血量明显减少，微循环血流缓慢，血液在毛细血管内，血液流体静力压升高，加上毛细血管内细胞因缺血缺氧受损使通透性增加，导致血浆外溢，血液浓缩，血液黏稠度升高和易凝。

（4）弥散性血管内凝血（DIC）：休克晚期，微环血流缓慢、血液浓缩、红细胞变形，使受损的毛细血管内皮更易发生纤维蛋白沉积和血小板聚集，形成微血栓。DIC消耗大量凝血因子可引起凝血因子缺乏性出血；DIC时，纤维蛋白降解物大量释入血液，促使纤溶原转为纤溶，后者有强大的纤维蛋白溶解作用，可进一步加剧出血。如发生在重要脏器，则预后更差。

三、代谢改变与酸碱失衡

休克时，糖原和脂肪分解代谢亢进。由于细胞缺血、缺氧，无氧代谢增加，使乳酸、丙酸等代谢产物增加。加上肝功能受损，对乳酸的利用和转化能力降低，肾小球滤过率低，排酸功能受损，体内酸性代谢产物堆积，产生代谢性酸中毒。由于组织损伤、破坏，细胞内K^+大量释放；细胞膜钠泵功能受损，导致Na^+进入细胞内增加，而细胞内K^+大量外流，加上肾功能受损，尿少，可出现高钾血症。高钾可引起严重心律失常，而心肌细胞内缺钾使心肌收缩力进一步降低，加重休克进程。休克早期，由于有效血容量降低，缺氧和乳酸血症可反射性引起呼吸加深加快，二氧化碳排出过多，可产生呼吸性碱中毒；休克晚期，呼吸中枢兴奋性降低和休克肺的形成，使呼吸变浅，二氧化碳潴留又可产生呼吸性酸中毒。

四、重要脏器的变化

1.心脏　心源性休克因心脏病病因不同可有相应病理改变。急性心肌梗死患者，由于有大片心肌凝固性坏死，心肌间质充血、水肿伴炎症细胞浸润，冠状动脉内常有血栓形成。由于心脏本身耗氧量大，对冠状动脉血流量要求很高。当主动脉舒张压＜40mmHg，或收缩压＜70mmHg时，冠状动脉灌注将大大降低，可导致心肌严重缺血缺氧，心脏三磷酸腺苷（ATP）合成发生障碍和贮存减少，心肌中环磷酸腺苷（cAMP）明显积聚，心肌糖酵解加速而糖利用受抑制，乳酸生成增多，钠泵作用遭到破坏，使心功能进一步受损。加上休克时酸中毒、高血钾、代谢紊乱时释出心肌抑制因子，使心肌收缩力减弱。肾上腺素能活性增强与动脉收缩使后负荷增加，更加剧了心肌对氧的供求矛盾。另外，其他体液因子与毒素等均可加重心脏损害。

2.肺　休克时，肺循环改变主要是毛细血管收缩，阻力增高和肺动静脉短路开放增加。一方面，造成肺毛细血管灌注不足，肺毛细血管内皮受损，产生间质性肺水肿，影响气体交换。缺氧使肺泡间质彼此的稳定性受到破坏，肺顺应性降低，可产生肺泡萎陷不张，肺通气血流比例失调，氧弥散功能障碍。另一方面，大量未经气体交换的血液由肺小动脉直接进入肺小静脉，可造成机体进一步缺氧，出现呼吸衰竭。休克晚期，肺部可发生弥散性血管内凝血，微血栓形成，导致肺动脉高压和肺广泛出血、肺不张等，于是发生休克肺这一致命并发症。

3.肾　休克发生后，肾血流量大大减少，加上休克时大量儿茶酚胺释放入血，使肾入球小动脉收缩、痉挛，肾小球有效滤过压下降及膜通透性减低，致肾小球滤过率降低，原尿形成减少；肾皮质因缺血呈苍白，而肾髓质因动静脉短路大量开放而淤血呈暗红色，产生所谓"休克肾"改变。随着休克的发展，肾小管缺血缺氧，其上皮细胞受损，使近曲小管对钠重吸收功能降低，以致原尿中水钠增多。血压下降刺激肾小球旁器释放肾素，使肾内血管紧张素Ⅱ活性增加，加剧肾入球小动脉的收缩、痉挛。此外，肾入球小动脉灌注血量降低，也可直接刺激球旁细胞释放肾素，加剧上述恶性循环。如休克不能得到及时纠正，最终导致急性肾衰竭而产生少尿或无尿。休克晚期，肾内发生弥散性血管内凝血，肾小球毛细血管丛内广泛血栓形成，可造成肾皮质出血和坏死。

4.脑　脑需氧量较其他组织为高，对缺血、缺氧和缺糖又十分敏感，而脑组织糖原含量少又不能进行无氧糖酵解，故其能量和氧的供应有赖血流的不断灌注。当血压降至60mmHg以下时，则可出现脑灌注不足，星状细胞首先发生肿胀，压迫周围血管导致血流缓慢，毛细血管内皮细胞亦因缺血缺氧受损，进一步加重

脑循环障碍。当脑组织缺氧超过5min时，其三磷酸腺苷储存量显著减少，细胞膜钠泵功能消失，可产生脑水肿。休克晚期终致脑组织损伤、坏死，患者出现神志改变。

5.肝　当休克持续不愈，可引起肝功能减退，影响机体代谢和解毒能力。当肝血流灌注减少超过1h时，可使网状内皮系统功能明显抑制，机体抵抗力降低，易发生继发感染。肝脏病理改变可见小叶或大片坏死，合并DIC时，可有肝内出血。

6.其他　持续休克可引起胃肠道缺血，肠黏膜水肿、出血和坏死，可并发急性出血性肠炎和应激性溃疡。胰腺缺血时，使溶酶体释出蛋白溶解酶和心肌抑制因子，可加重休克的进程。急性心肌梗死并发休克的病理生理机制既错综复杂又相互影响，若不及时诊治，势必导致恶性循环，使休克难以逆转。

第二节　心源性休克的诊断

一、临床表现

心源性休克有两个主要特征。①血压明显降低：心源性休克收缩压常在90mmHg以下。②全身低灌注：由于心排血量持续降低，组织脏器有效血液量减少，可出现相应的表现。脑部症状有神志异常，轻者烦躁或淡漠，重者意识模糊，甚至昏迷；心、肺症状有心悸、呼吸困难；肾脏症状有少尿或无尿，通常尿量在20ml/h以下；消化道可有肠梗阻表现；周围血管灌注不足及血管收缩可见皮肤苍白甚至花斑、湿冷、发绀等，同时还有原发病的症状，如AMI、重症心肌炎、大块肺栓塞等可有胸痛；主动脉夹层时有胸背部疼痛；重症心肌炎还可有上呼吸道感染症状，如发热、寒战等。

根据休克的发展过程可分为早期、中期和晚期。

休克早期：休克时由于机体处于应激状态，交感神经兴奋性增加，患者常表现为烦躁不安、恐惧和精神紧张，但神志清，面色和皮肤苍白或轻度发绀，肢端湿冷，大汗，心率、呼吸增快，可有恶心、呕吐，血压尚正常或稍低，但脉压变小，脉搏细弱及尿量减少。若能积极治疗，能有效控制休克的发展。

休克中期：休克继续发展使代偿机制不足以维持动脉压和生命器官的适当血流灌注，休克进一步加重，患者表情淡漠，反应迟钝，意识模糊或欠清，全身软弱无力，脉细速无力或不易扪及，心率常超过120次/分，收缩压<80mmHg，甚至测不出，脉压<20mmHg，面色苍白、皮肤湿冷、发绀或出现花斑，尿量更少（<17ml/h）或无尿。

休克晚期：此期已发展到微循环障碍至细胞膜损伤的多脏器功能衰竭阶段，可出现弥散性毛细血管内凝血和多器官功能衰竭的症状。前者可引起皮肤、黏膜和内脏广泛出血；后者可表现为肾、肝、肺和脑等主要脏器功能异常及相应症状。

二、辅助检查

视心源性休克病因不同，实验室检查结果亦不尽相同。以急性心肌梗死（AMI）为例可有以下改变。

1.血常规　白细胞计数增多，一般在（10～20）×10^9/L，中性粒细胞增多。

2.尿量及尿常规　尿量减少，可出现蛋白尿、白细胞尿和管型。并发急性肾衰竭时，尿比重由初期偏高转为低而固定在1.010～1.012。

3.肾功能检查　血尿素氮和肌酐升高，尿/血肌酐比值常降至10以下。

4.酸碱平衡及血气分析　由于组织细胞缺氧，出现代谢性酸中毒。碱剩余（BE）可以很好地反映组织代谢情况及全身酸中毒程度。血乳酸正常值为1.0～1.5mmol/L，血乳酸水平>6.5mmol/L是心源性休克患者住院期间死亡率增高的显著独立预测因素。监测血乳酸情况有助于判断预后和评估疗效。休克早期可有代谢性酸中毒和呼吸性碱中毒改变；休克中晚期常为代谢性酸中毒并呼吸性酸中毒，血pH下降，氧分压和血氧饱和度降低，二氧化碳分压和二氧化碳含量增加。

5.心肌坏死标志物检查　可见CK、CK-MB、TnT、TnI升高。

6. DIC检查 休克晚期常并发DIC，除血小板计数进行性下降及有关血小板功能异常外，还有如下改变：凝血酶原时间延长，纤维蛋白原降低，凝血因子减少。

7. 心电图检查 对判断心肌梗死是必需的，可见T波增高，ST段弓背样抬高、异常Q波、QS波及相关的心律失常。

8. 胸部X线 床旁X线胸片，可发现心脏大小，有无肺淤血、肺水肿。

9. 超声心动图检查 根据室壁运动异常的范围和程度可以推测心肌损害的程度，同时在诊断左心室壁破裂、室间隔穿孔及急性二尖瓣反流方面具有重要价值。这也是与其他原因引起心源性休克相鉴别的重要手段。

10. 血流动力学监测

（1）动脉内血压：与无创血压测量比较，动脉穿刺置管有创动脉血压监测可以更实时、准确地观察患者血压水平。建议维持平均动脉压≥65mmHg。

（2）中心静脉压：心源性休克时，适当维持较高的中心静脉压水平，可保证足够的右心室前负荷，对增加左心室心排血量有一定帮助。中心静脉压的正常值为0.49～1.18kPa（5～12cmH$_2$O，1cmH$_2$O=0.098kPa）。需要注意的是，中心静脉压并不是单纯的容量指标，会受到很多因素的影响，例如血管活性药物、肺部疾病、心脏疾病及测量的零点水平等。

（3）肺毛细血管楔压（PCWP）：PCWP反映左心房平均压，与左室舒张末压相关，有助于明确左心室功能，评估血容量情况，指导液体管理。PCWP正常值为1.04～1.56kPa（8～12mmHg），PCWP≥18mmHg可以协助诊断心源性休克。

（4）心排血量和心脏指数：心脏指数能准确反映左心室的收缩功能，正常值为2.5～4.0L/（min·m^2）。心源性休克时心脏指数明显降低[≤2.2L/（min·m^2）]。

目前常用的测量方法有Swan-Ganz导管和脉搏指示连续心排血量监测（PiCCO）技术等。

三、诊断与鉴别诊断

心源性休克的诊断包括低血压和组织低灌注两大要素（图7-1）。临床工作中，需要仔细除外由于低血容量引起低血压的情况，应仔细听诊肺部，辅以影像学和实验室检查，必要时可行血流动力学监测。

1. 临床标准

（1）低血压：血容量充足前提下，收缩压<90mmHg（1mmHg=0.133kPa）超过30min；或平均动脉压<65mmHg超过30min；或需要应用血管活性药物和（或）循环辅助装置支持下收缩压维持＞90mmHg。

（2）脏器灌注不足征象（至少1项）：①排除其他原因的精神状态改变，早期兴奋，晚期抑制、萎靡；②肢端皮肤湿冷、花斑；③少尿（尿量＜400ml/24h或＜17ml/h），或无尿（尿量＜100ml/24h）；④代谢性酸中毒，血浆乳酸浓度增高＞2.0mmol/L。

在中国CAMI研究中，急性ST段抬高心肌梗死（ST segment elevation myocardial infarction，STEMI）患者的心源性休克发生率为4.1%。随着再灌注治疗和心肺辅助技术的发展，心源性休克的死亡率有所下降。在临床上急性心肌梗死并发休克最为常见，其诊断及鉴别诊断如下。

2. 急性心肌梗死后心源性休克的诊断 急性心肌梗死后休克的发生率为10%～20%，发生休克后死亡率达70%～90%。诊断依据如下：①心电图有急性心肌梗死特征性表现；②心肌坏死标志物（肌钙蛋白和心肌酶学）增高，且有规律性变化；③收缩压低于或等于80mmHg、舒张压低于60mmHg，原有高血压者，收缩压降低60～80mmHg以上；④少尿或无尿；⑤有末梢循环不良，如皮肤苍白、发绀、冷汗；⑥有精神和神志

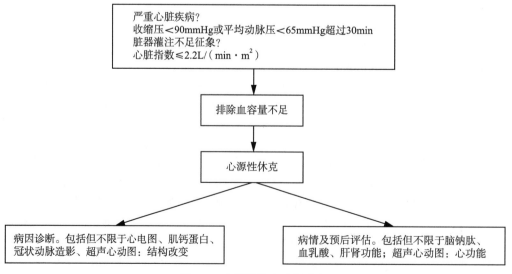

图7-1 心源性休克诊断流程

改变，如表情淡漠、烦躁不安、嗜睡、意识不清；⑦心排血量明显减低、心脏指数＜1.8L/（mim·m²）。

3.急性心肌梗死心源性休克的鉴别诊断

（1）代偿性低血压：也称低血压状态，多认为是由于液体入量不足所致，也有学者认为左心室下壁内膜存在压力感受器，急性心肌梗死时破坏了此压力感受器，因此血压下降。下降幅度可达到休克程度（收缩压可降至80mmHg以下）。但患者没有末梢循环不良，尿量亦不减，所以它其实不是休克，只需补液或观察病情即可。

（2）脱水性休克：急性心肌梗死时，由于恶心、呕吐、大量出汗、不能正常进食，甚至血液重新分布，可以出现脱水性休克。多发生在发病初及心肌梗死1周内，表现可有口渴、血压下降、血液浓缩、尿少且比重高。这种情况除按早期休克处理外，主要是补充液体，最安全的措施是经口补充水分，如静脉补液量过多，可引起肺水肿。

（3）药物性低血压：急性心肌梗死时，如应用血管扩张药过量，或β受体阻滞药使用不当，或利尿过多，可引起心排血量减少或心脏抑制，出现药物性低血压。只要注意到了药物这种作用，减量或停药，血压即可回升，预后亦良好。

（4）右心室梗死性休克：有统计显示，下壁心肌梗死者合并右心室梗死占29%～36%，右心室梗死可伴发低血压或低容量性心源性休克。经补充液体、提高静脉压及左室舒张末压，从而提高左心排血量，可纠正低血压或休克。根据有右心室梗死心电图特征性表现及右心室充盈压升高，如颈静脉充盈等可做出诊断，预后亦较好。

四、非冠状动脉性心源性休克的诊断及鉴别诊断

非冠状动脉性心源性休克是指心肌疾病、瓣膜疾病、严重心律失常等所致休克。

（一）急性暴发性心肌炎并发心源性休克

本病散发、多发生于病毒感染后，极少见于急性风湿性心肌炎。主要诊断依据如下。

1.发病年龄广泛，但多见于儿童和青少年。

2.突发心源性休克症状，多伴发热、疲乏、各种心律失常或晕厥、抽搐。

3.脉细速，第一心音低，心脏增大。

4.有左心衰竭或全心衰竭的表现，伴心肌损伤标志物升高。

5.无胸痛等冠状动脉病变证据，可追查到呼吸道或消化道感染病史。

6.血清病毒检测可以明确诊断。

7.心肌活检发现有关病毒。

（二）心肌病终末阶段

心肌病，无论是扩张型还是肥厚型，发展到晚期均可导致各种心律失常及心力衰竭。到终末阶段，心肌已收缩无力，搏出量锐减，可导致心源性休克。诊断及鉴别要点：病史较长，病情发展缓慢，心脏扩大较明显，X线及超声心动图有特征性表现，如心脏扩大、心肌收缩无力。心源性休克发生前有明显的充血性心力衰竭，抗心力衰竭治疗效果差。休克同时伴有肺淤血等心力衰竭症状与体征。

（三）重度二尖瓣狭窄及心内肿瘤

重度二尖瓣狭窄时，左心排血量极低，或由于心房内肿瘤（多为左心房黏液瘤）阻塞二尖瓣瓣口，心排血量锐减，可致心源性休克或晕厥。诊断要点：原有二尖瓣狭窄的症状、体征，超声心动图能提供确切依据（狭窄或肿瘤存在），如有晕厥病史更有助于诊断。

（四）心脏压塞

心包腔短时间内大量积血、积液或严重缩窄性心包炎，导致心室舒张受限，心排血量锐减，可出现心源性休克，临床有明显心脏压塞症状，如呼吸困难、心音遥远等，超声心动图及X线可以确诊。

（五）急性主动脉夹层

急性主动脉夹层如撕裂范围广泛，或破入心包腔可引起休克，临床表现为胸痛，可向背部及腹部扩散，可有高血压病史，心电图有非特异性ST-T改变，超声心动图、大动脉CTA可提供诊断依据。

（六）心脏手术后心源性休克

在开胸心肺手术复苏阶段心脏再灌注时立即发生，由于心肌病变及血流动力学骤变或因手术中心肌缺氧时间过长，而引起心源性休克。由于发生在手术后，诊断并不困难。

（七）心律失常所致心源性休克

通常见于持续性室上性心动过速及室性心动过速，由于心室舒张过短，充盈不足，心排血量锐减所致。也可在原有心功能不全的基础上，又发生房室传导完全阻滞或其他严重心律失常。根据心电图记录可做出明确诊断，且抗心律失常药物或电转复等可使血压迅速回升、休克解除。

第三节 心源性休克的治疗

时间是心源性休克治疗的关键，应尽快明确病因，启动治疗，避免造成多脏器不可逆损害。心源性休克治疗包括病因治疗、稳定血流动力学、保护重要脏器功能、维持内环境稳定、防治心律失常、改善心肌代谢和综合支持治疗。在处理心源性休克时，需要建立包括院前急救、急诊室、心血管介入、心血管外科、危重症监护、体外循环支持以及医学影像科等多专业在内的心源性休克诊治团队。

一、一般治疗

临床常见急性心肌梗死并发心源性休克的一般治疗包括绝对卧床休息、镇静、镇痛、供氧、扩容及支持疗法，有条件的医院应立即建立血流动力学监测。

（一）镇痛

急性心肌梗死时疼痛可加重患者的焦虑状态，刺激儿茶酚胺分泌，使心率加快，心脏做功增加，并可引起心律失常。此外，剧痛本身可导致休克，吗啡不仅能解除疼痛，且有镇静作用，可用3～5mg静脉注射。若疼痛不能缓解，可于10～30min重复注射。如患者合并有慢性肺部疾病、呼吸抑制或下壁心肌梗死合并传导阻滞或心动过缓者，宜改用哌替啶较为合适，哌替啶剂量为50～100mg。在应用镇痛药的同时，可酌情使用镇静药如地西泮等，以加强镇痛效果。

（二）吸氧

急性心肌梗死患者应常规吸氧和保持呼吸道通畅，以纠正低氧血症，维持正常或接近正常的动脉氧分压，有利于缩小梗死范围、改善心功能、减少心律失常，并可改善其他脏器缺氧状态，改善微循环和保护重要脏器。一般用中、低流量给氧（5L/min）。100%的高流量给氧可致肺损伤，且可增加体循环阻力及动脉压，应慎用。

（三）扩容

休克患者均有血容量不足，首先建立静脉通路，迅速补充有效血容量。一般首选低分子右旋糖酐250～500ml静脉滴注，该药不仅能较快扩充血容量，而且能改善微循环。但过量易导致心脏负荷增加。亦可用5%葡萄糖生理盐水或平衡液500ml静脉滴注。输液量及输液速度可根据中心静脉压或肺小动脉嵌压确定。有专家认为，一般情况下，急性心肌梗死合并休克，24h内输液量宜控制在1500～2000ml。

二、病因治疗

不同病因诱发的心源性休克，处理策略不尽相同。及时诊断和启动针对性治疗可降低死亡率，缩短住院时间，显著改善预后。针对常见原因诱发心源性休克的基本治疗策略推荐如下。

（一）急性冠脉综合征

急性冠脉综合征是心源性休克的最主要原因，在启动心源性休克治疗前，需要快速明确是否存在急性冠脉综合征。在SHOCK研究中，早期血运重建组较保守治疗组的1年死亡率明显降低（50.3% vs. 63.1%，$P = 0.027$），而且这种差异在平均6年的随访中仍然存在。在无急诊PCI条件医院就诊的患者，如果转运时间＞2h，也可考虑早期溶栓后转运行PCI。对于AMI患者合并心源性休克，无论发病时间多久，均应尽快启动冠状动脉造影，并根据造影结果行急诊血运重建（PCI或冠状动脉旁路移植术）。心源性休克患者属于复杂、高危且有介入治疗指征的患者（cHIP）范畴，需要心脏病专家团队集体决策血运重建方案，以及选择哪种循环支持手段以保证围手术期患者的血流动力学稳定。以往大多数临床指南建议完全血运重建。但是荟萃分析提示，心源性休克患者同期干预多支血管并无额外获益。而近期的Culprit Shock研究则发现，单纯处理罪犯血管的30d全因死亡率或肾脏替代治疗率显著低于完全血运重建组（45.9% vs. 55.4%，$P = 0.01$）。因此，在临床实践中同台PCI干预多支血管时，需要考虑延长手术时间和增加对比剂用量对患者心、肾功能的影响，以及干预非梗死相关动脉出现夹层和无复流现象的风险。在临床实践中强调个体化原则，不建议常规同台完全血运重建。应结合患者血流动力学情况、心肾功能状况、血管解剖条件、是否存在明确缺血证据、术者技术和经验等具体情况决定干预策略。对于AMI合并室间隔穿孔或乳头肌断裂的患者，应尽快置入循环辅助装置，建议尽快外科手术治疗。对于临床情况难以耐受外科手术或拒绝外科手术的室间隔穿孔患者，如解剖条件合适，也可考虑行介入封堵术手术。时机选择：如过早手术，患者血流动力学和心电不稳定；同时心肌炎性水肿，封堵器不易固定；导管和导丝通过室间隔穿孔处可造成损伤，进一步扩大穿孔。研究显示，此类患者介入封堵时间在心肌梗死后23d。

（二）急性暴发性心肌炎

本病起病急骤，病情进展极其迅速，患者很快出现血流动力学异常，早期死亡率极高。但度过急性危险期后，患者长期预后良好。因此，需要尽早识别，及时积极处理。临床诊断主要根据病毒感染前驱症状、心肌受损表现及血流动力学障碍情况。同时根据病情完善辅助检查，包括心脏磁共振成像、病原学检查和心肌活检等。当与急性冠脉综合征难以鉴别时，建议尽早进行冠状动脉造影检查。暴发性心肌炎患者均应采取"以生命支持为依托的综合救治方案"，尽早给予循环支持治疗，并考虑给予免疫调节治疗。

（三）其他病因

1.快速心律失常（包括心房颤动、心房扑动和室性心律失常）诱发心源性休克，或心源性休克因快速心律失常恶化，推荐紧急直流电复律。若无法复律，则用药物减慢心室率。对于短时间内不能恢复的严重心动过缓伴心源性休克，需临时起搏治疗。

2.结构异常：对成人严重心脏瓣膜病变相关的心源性休克，必须尽快治疗瓣膜病变。外科置换/成形术是经典的瓣膜修复方法，合适的个体可以行经皮瓣膜置换/成形术。对于严重梗阻性肥厚型心肌病，必须解决左心室流出道梗阻问题。建议尽快进行室间隔切除或室间隔消融手术。

3.急性心脏压塞：急诊心包穿刺引流，必要时应尽快行急诊外科手术。

心源性休克的病因治疗建议：①尽快完善心电图、血生化和超声心动图等检查，以明确病因；②对急性冠脉综合征所致的心源性休克，应尽快启动血运重建治疗；③对于急性冠脉综合征合并多支血管病变的心源性休克患者，不建议常规同台完全血运重建；④及时诊断、积极纠正导致心源性休克的其他原因。

三、药物及器械治疗

（一）血管活性药物的应用

拟交感活性正性肌力药物和缩血管药物通过增加心排血量和提高血压，维持血流动力学稳定，改善脏器灌注，是心源性休克患者治疗的基础用药。患者大剂量长时间应用血管活性药物会增加心肌耗氧量，导致心肌缺血或梗死延展，导致或增加心律失常，其强烈的外周血管收缩作用也可能导致肾脏、肝脏和胃肠道等周围脏器损害。因此，应用时需要严密监测血流动力学状态，深静脉给药，仔细滴定用量，尽量缩短大剂量药物应用时间。

SOAP Ⅱ研究入选了各种原因所致的休克患者1679例，随机以多巴胺和去甲肾上腺素作为首选血管活性药物。两组在28d死亡率方面差异无统计学意义（52.5% vs. 48.5%，$P=0.10$），但是，多巴胺组心律失常发生率显著高于去甲肾上腺素组（24.1% vs. 12.4%，

$P<0.001$）。而进一步对280例心源性休克患者的亚组分析提示，多巴胺组28d死亡率显著高于去甲肾上腺素组（$P=0.03$）。研究表明，在接受急诊PCI治疗后的AMI合并心源性休克患者中，应用去甲肾上腺素可以有效提高心脏指数而不增加心率，可以改善血氧并降低乳酸水平。基于上述研究，有关指南建议对心源性休克患者在维持血压时优先选择去甲肾上腺素。在临床实践中，虽然作用机制不尽相同，但是这两种拟交感神经递质儿茶酚胺类药物都能升高心源性休克患者的血压，必要时可以联用。SOAP Ⅱ研究中，去甲肾上腺素优于多巴胺的结果是基于亚组分析，该研究并非专门为心源性休克设计，心源性休克患者280例，仅占16.7%。而且，其中由于AMI导致的心源性休克仅占57.5%，这与临床心源性休克病因分布并不相符。其次，多巴胺和去甲肾上腺素这两种药物的作用机制有所不同，多巴胺是去甲肾上腺素前体，对心血管的作用呈剂量依赖性。临床常用中等剂量［10μg/（kg·min）］主要兴奋β受体，通过正性肌力作用增加心肌收缩力，提升心率并增加心排血量，同时也兴奋外周血管α受体，收缩血管，从而达到维持血压并改善心功能的作用。而去甲肾上腺素兴奋心肌β受体作用较弱，具有强烈的α受体激动作用，可引起血管收缩，从而使得血压升高。因此，在多数指南中，多巴胺归类于正性肌力药物，而去甲肾上腺素则归类于升压药物。而对于心源性休克患者的救治中，改善心排血量和收缩血管对维持血压均至关重要。理论上，对于低心脏指数而血压尚可维持于80～90mmHg的患者，可首选多巴胺或多巴酚丁胺。而对于已经出现严重低血压（收缩压<80mmHg或平均动脉压<60mmHg）的患者，可首选去甲肾上腺素。

在临床实践中，不同心源性休克患者在不同阶段存在不同的病理生理状态。不宜过分强调选择哪种药物作为首选升压药物，较大剂量的单药无法维持血压时，建议尽快联合应用。

心源性休克血管活性药物治疗建议：①尽快应用血管活性药物（常用多巴胺和去甲肾上腺素）维持血流动力学稳定；②如果收缩压尚维持于80～90mmHg，可考虑先加用正性肌力药物，如多巴胺；③如果已经出现严重低血压（收缩压<80mmHg），需要在提高心排血量的同时进一步收缩血管提升血压，可首选去甲肾上腺素，或多巴胺联合应用去甲肾上腺素；④较大剂量单药无法维持血压时，建议尽快联合应用，注意监测药物副作用。

（二）正性肌力药物的应用

由于洋地黄类强心药在心肌梗死早期易引起不良反应，诱发室性心律失常，一般在心肌梗死发生24h内应避免使用。心肌梗死并发心源性休克多属严重的心肌梗死，梗死面积大，洋地黄疗效亦不佳。心肌梗死超

过24h，仍有泵衰竭，而应用吗啡、血管扩张药和利尿药无效，且已有心脏扩大者，可酌情应用作用快的洋地黄制剂，其负荷量以常规剂量1/2为宜。此外，急性心肌梗死并发室间隔穿孔、乳头肌功能不全引起心源性休克，也可适当应用洋地黄制剂。由于多巴胺及多巴酚丁胺具有兴奋心脏β受体作用，亦具有正性肌力作用，且无洋地黄类不良反应，是治疗心肌梗死并发休克最理想的药物。

（三）经皮机械辅助治疗

理想的循环辅助装置应达到两个目的：①改善周围循环。维持足够的动脉血压和心排血量，逆转受损的循环功能，恢复周围脏器的组织灌注，促进重要脏器的功能恢复。②心肌保护。改善冠状动脉灌注，降低心脏充盈压力和心肌氧耗，避免加重心肌缺血和延展梗死。目前国内外临床应用成熟的循环辅助装置主要有主动脉球囊反搏（IABP）、体外膜氧合（ECMO）和经皮左心室辅助装置（LVAD）。

1. 主动脉球囊反搏（IABP）　IABP的临床应用始于20世纪60年代末，是目前最为成熟和普遍应用的机械循环辅助方法。置入和使用过程相对简便，通过股动脉系统置入，少数特殊患者还可考虑肱动脉途径。经动脉将一根带气囊的导管留置于左锁骨下动脉开口以远和肾动脉开口上方的主动脉内。IABP的主要原理：在心脏舒张期，主动脉内气囊充气。由于冠状动脉供血主要发生在心脏舒张期，舒张期气囊充气增加主动脉根部压力，可明显改善冠状动脉灌注；而在心脏收缩前，气囊放气，能够降低心脏后负荷和室壁张力，从而达到心脏辅助的作用。在确立早期血运重建临床地位的SHOCK研究中，有86%的心源性休克患者置入了IABP。所以，在2012年之前，AMI合并心源性休克患者置入IABP都是Ⅰ类推荐。IABP支持下的早期血运重建成为AMI合并心源性休克的首选治疗策略。但是，在2012年IABP-SHOCK Ⅱ研究公布之后，IABP的作用受到质疑。在IABP-SHOCK Ⅱ研究中，入选600例接受早期再血管化的心源性休克患者，结果提示置入IABP组和对照组的30d死亡率（39.7% vs. 41.3%，$P = 0.92$）及1年死亡率（51.8% vs. 51.4%，$P = 0.91$）差异均无统计学意义。

2. 体外膜氧合（ECMO）　ECMO是一种短期循环辅助兼呼吸替代功能装置，心源性休克患者采用静脉-动脉（V-A）工作模式。V-A模式的静脉管道经股静脉置入下腔静脉，动脉管道经股动脉置入腹主动脉。ECMO的主要原理：静脉血液由离心泵驱动经股静脉引出，经氧合器进行气体交换后经过温度调整，再经动脉管道泵入腹主动脉，心排血量可额外增加4.5L/min以上，符合完全心肺替代理念。V-A模式ECMO提供氧合和循环支持，降低双心室前负荷。但是V-A模式ECMO也可在一定程度上增加左心室后负荷，进而增加

心肌氧耗量。有学者认为，由于IABP可以降低心脏后负荷，理论上有助于降低V-A模式ECMO增加心脏后负荷导致的肺水肿风险，建议心源性休克患者应用V-A模式ECMO的同时应合用IABP。在临床实践中，尽管存在争议，但是大部分临床研究提示，合用IABP及其他左心室减压技术能显著改善ECMO疗效。ECMO在心源性休克中的临床应用：国外及我国台湾地区ECMO应用于心源性休克治疗已取得较好的临床效果。在国际体外生命支持（ECLs）组织的2003—2013年注册登记V-A模式ECMO资料中，有3846例心源性休克患者，其中住院存活率为42%。一项较小规模的荟萃分析提示，与IABP比较，V-A模式ECMO能够改善心源性休克患者30d生存率，但与TandemHean/Impella系统比较，ECMO没有优势。因此，在IABP临床获益受到质疑后，ECMO获得了目前国外相关指南和共识较强的推荐。但是，我国目前仅有少数大的医学中心常规开展ECMO治疗，而且传统上多由呼吸科和心外科主导。国内ECMO治疗心源性休克仅有小规模的临床应用和个案报道，但是已经显示出ECMO在我国心源性休克者中治疗的安全性和有效性，建议大力推广ECMO在我国心源性休克治疗中的应用。

3. 经皮左心室辅助装置（LVAD）　目前国外临床应用较成熟的主要是Tandem Heart和Impella系统这两种装置，其中Impella系统应用相对更广泛。Tandem Heart系统为跨房间隔左心室辅助装置，静脉侧管道经股静脉置入至右心房，穿过房间隔进入左心房；动脉侧管道经股动脉置入，末端置于降主动脉远端。Impella系统是跨主动脉瓣左心室辅助装置。Impella导管经股动脉逆行进入左心室，近端导管流出口位于升主动脉。

经皮LVAD的主要原理：Tandem Hean系统经离心泵将氧合的血液从左心房抽出再泵入降主动脉，可持续提供3～5 L/min的心排血量，从而降低PCWP，减少左心室前负荷；在心脏做功方面，Tandem Hean系统可辅助左心室发挥额外的泵功能。Impella系统通过导管前端的内置微型轴流泵，将左心室的氧合血液经导管流入口抽出，再经导管流出口泵升主动脉，建立左心室升主动脉引流途径。能提供最大排血量分别为2.5 L/min、5.0 L/min和3.0～4.0L/min的连续血流，从而主动减少左心室前负荷和PCWP，降低室壁张力和心肌耗氧量；同时，Impella系统可辅助心脏做功，增加心排血量，升高主动脉压和冠状动脉灌注压。经皮LVAD在心源性休克中的应用：小规模的随机对照研究显示，与IABP比较，无论是Tandem Heart系统还是Impella系统，都可以明显改善心源性休克患者的血流动力学指标，包括增加CI、降低PCWP等，但不能进一步降低30d死亡率。目前对机械辅助装置的临床应用存在一定争议，IABP-SHOCK Ⅱ研究发表以后，欧美国家相关指南纷纷将在心源性休克患者中常规应用IABP推荐级别下调至ⅡB，

甚至Ⅲ类。但是，IABP-SHOCK Ⅱ研究存在以下局限性。①置入时机和使用时间：仅有13.4%的患者在血运重建术前置入IABP，而以往的研究提示，术前置入IABP的临床疗效优于术后置入。IABP维持的时间较短（中位数时间仅3d），而更长时间的IABP支持可能有利于顿抑心肌逐渐恢复活动，并且可以等待因急性低灌注损伤的全身各系统功能恢复和趋于稳定。②IABP-SHOCK Ⅱ研究入选的是接受急诊血运重建治疗的心源性休克患者，不能据此否定IABP对非手术治疗或静脉溶栓治疗心源性休克患者的有益作用。③对照组中接受LVAD治疗的比例有高于IABP组的趋势（7.4% vs. 3.7%，$P = 0.053$），可能会对结果造成较大影响。同时，IABP具有普及性广、操作和使用简单、安全性较高和费用相对低廉等优点，是我国目前应用最广泛的机械辅助装置。目前我国其他机械循环辅助器械远未普及，并且操作相对复杂，费用昂贵。国内仅有部分大的医学中心开展了ECMO治疗，而且在心源性休克治疗方面应用经验较少。而经皮左心室辅助装置（LVAD）尚未正式进入我国市场。有限的资料提示，与IABP比较，经皮LVAD并不能改善左室射血分数，也不能降低30d和6个月死亡率。因此，目前对于常规药物治疗后血流动力学仍不稳定的心源性休克患者，建议考虑置入IABP，并且应强调尽早以及足够疗程使用。同时，应积极引进能够明显增加心排血量的新型机械辅助装置。尤其是已经具备ECMO条件的医院，需要加强多学科合作，扩大ECMO在具有适应证心源性休克患者中的应用。

心源性休克患者的循环辅助装置使用建议：①血流动力学不稳定性心源性休克患者应考虑尽快置入机械辅助装置；②无ECMO和LVAD条件，应尽快置入IABP，强调早期置入和使用足够的时间；③鉴于ECMO增加心排血量方面优于IABP，有条件的医院应考虑置入V-A模式ECMO，或与IABP合用；④有条件的医院可以考虑置入LVAD。

（四）重要脏器功能支持治疗

1.呼吸衰竭和低氧血症　严重心源性休克患者常合并快速进展的急性呼吸衰竭和严重低氧血症。其机制为：肺毛细血管静水压快速增高，导致肺间质和肺泡渗出增加，从而造成肺泡通气不足，肺内静脉、动脉分流及弥散功能障碍。同时，由于呼吸加快、加深，吸气时胸腔压力显著下降，左心室跨壁压力增加，加重左心室后负荷，导致心排血量下降。而且，肺水肿患者肺顺应性下降，气道阻力升高，同时伴有呼吸急促，均明显加大呼吸做功，增加耗氧量，加重心脏负担，形成恶性循环。

通过药物和（或）机械循环辅助改善心功能和降低心脏负荷，是治疗心源性休克合并低氧血症的关键。正压通气可以改善氧合，复张萎陷的肺泡，改善肺通气和换气功能。对心功能的影响方面，适度的正压通气可降低心脏前、后负荷，增加心脏射血。

IABP联合机械通气有助于心源性休克患者的心功能恢复。对于心源性休克患者给予高流量吸氧治疗后动脉氧分压（PaO_2）＜60mmHg，和（或）氧饱和度（SaO_2）＜90%，和（或）二氧化碳分压（$PaCO_2$）＞50mmHg，或同时合并酸中毒时，建议及时采用机械通气治疗。与常规氧疗比较，无创通气能够更快地改善呼吸窘迫，降低气管插管率，并有可能降低近期死亡率，因此，建议对合并低氧血症的心源性休克患者尽快应用无创通气。对于意识障碍和无创呼吸不能纠正低氧血症的患者，应及时气管插管，转换有创通气治疗。但是，呼气末正压通气（positive end-expiratory pressure，PEEP）可导致心脏负荷下降，可能导致心源性休克患者血压进一步降低。因此在启动机械通气时，应采用适当的起始PEEP值（5cmH_2O），此后根据血氧和血压变化情况逐渐调节PEEP值。

2.急性肾功能损伤　无论基础肾功能情况如何，由于低灌注和低氧血症，可有高达55%的心源性休克患者住院期间发生急性肾功能损伤。高龄（＞75岁）、低左室射血分数和机械通气是心源性休克患者发生急性肾功能损伤的危险因素。近13%的心源性休克患者可能需要肾脏替代治疗。与无急性肾功能损伤患者比较，合并急性肾功能损伤的心源性休克患者住院及远期死亡率明显增高。床旁持续肾脏替代治疗对血流动力学影响较小，适用于临床情况危重的心源性休克患者。在启动床旁持续肾脏替代治疗时，应该采用较低的血泵速度和超滤量，严密监测血压和出入量逐步上调。一般采用连续性静脉-静脉血液滤过模式，对于单纯水潴留患者，也可以用单纯超滤排除水分，以缓解症状。心源性休克合并急性肾功能损伤患者可能需要更积极的床旁持续肾脏替代治疗。当出现利尿药难以控制的水超负荷和肺水肿、药物难以控制的高血钾、严重代谢性酸中毒和尿毒症等严重并发症时，应尽快启动床旁持续肾脏替代治疗。

心源性休克患者的脏器功能支持治疗建议：①维持血流动力学稳定，保证脏器有效灌注是改善脏器功能的根本；②应迅速启动脏器功能支持治疗，尽快纠正酸碱失衡和电解质紊乱；③呼吸支持是合并呼吸衰竭患者的基本治疗措施，建议合理选择机械通气时机；④对合并急性肾功能损伤患者，需尽早启动床旁持续肾脏替代治疗。

（徐　敏）

参考文献

中华医学会心电生理和起搏分会，中国医师协会心律学专业委员会. 室性心律失常中国专家共识［J］. 中华心律失常学杂志，2016，20（4）：279-326.

中华医学会心血管病学分会，心血管急重症学组，中华心血管病杂志编辑委员会. 心源性休克诊断和治疗中国专家共识（2018）［J］. 中华心血管病杂志，2019，47（4）：265-277.

中华医学会心血管病学分会介入心脏病学组，中国医师协会心血管内科医师分会血栓防治专业委员会，中华心血管病杂志编辑委员会. 中国经皮冠脉介入治疗指南（2016）［J］. 中华心血管病杂志，2016，44（5）：382-400.

中华医学会心血管病学分会精准医学学组，中华心血管病杂志编辑委员会，成人暴发性心肌炎工作组. 成人暴发性心肌炎诊断与治疗中国专家共识［J］. 中华心血管病杂志，2017，45（95）：742-752.

Diepen S，Katz JN，Alben NM，et al. Contemporary management of cardiogenic shock：a scientific statement from the American Heart Association［J］. Circulation，2017，136（16）：232-268.

Lauridsen MD，Cammelager H，Schmidt M，et al. Acute kidney injury treated with renal replacement therapy and 5-year mortality after myocardial infatction-related cardiogenic shock：a nationwide population-based cohorn study［J］. Crit Care，2015，19：452-467.

Ponikowski P，Voors AA，Anker SD，et al. 2016 ESC guidelines for the diagnosis and treatment of acute and chronic heart failure：the task force for the diagnosis and treatment of acute and chronic heart failure of the European Society of Cardiology（ESC）-Developed with the special Society of Cardiology of the Heart Failure Association（HFA）of the ESC［J］. Eur Heart J，2016，37（27）：2129-2200.

第8章

胸痛相关性疾病

第一节　急性ST段抬高心肌梗死

一、概述

急性ST段抬高心肌梗死（STEMI）是冠心病的严重类型，为致死致残的主要原因。发达国家经过数十年规范化的心血管疾病预防，STEMI的发生率已明显下降，而我国则呈现快速增长态势。2001—2011年，我国STEMI患者住院率增加近4倍（男性患者从4.6/10万增长至18/10万；女性患者从1.9/10万增长至8/10万）。从2013年开始，农村地区急性心肌梗死病死率大幅超过城市。发病12h内到达医院的STEMI患者有70.8%接受再灌注治疗，但县级医院的再灌注治疗率明显较低。

1.诊断　通常将心肌梗死分为5型。Ⅰ型：由冠状动脉粥样硬化斑块急性破裂或侵蚀，血小板激活，继发冠状动脉血栓性阻塞，引起心肌缺血、损伤或坏死。须具备心肌损伤和至少一项心肌缺血的临床证据。Ⅱ型：与冠状动脉粥样斑块急性破裂或侵蚀、血栓形成无关，为心肌供氧和需氧之间失平衡所致。Ⅲ型：指心脏性死亡伴心肌缺血症状和新发生缺血性心电图改变或心室颤动（VF），但死亡发生于获得生物标志物的血样本或在明确心脏生物标志物增高之前，尸检证实为心肌梗死。Ⅳ型：包括经皮冠状动脉介入治疗（PCI）相关心肌梗死（Ⅳa型）、冠状动脉内支架或支撑物血栓形成相关心肌梗死（Ⅳb型）及再狭窄相关心肌梗死（Ⅳc型）。Ⅴ型：为冠状动脉旁路移植术（CABG）相关的心肌梗死。

首次心肌梗死28d内再次发生的心肌梗死称为再梗死，28d后则称为复发性心肌梗死，建议STEMI患者管理从首次医疗接触（FMC）开始，应最大限度地提高再灌注效率。STEMI的初始诊断通常是基于持续性心肌缺血的症状和心电图检查。STEMI典型的缺血性胸痛为胸骨后或心前区剧烈的压榨性疼痛（通常超过10～20min），可向左上臂、下颌、颈部、背或肩部放射；常伴有恶心、呕吐、大汗和呼吸困难等，部分患者可发生晕厥。含服硝酸甘油不能完全缓解。观察患者的一般状态，有无皮肤湿冷、面色苍白、烦躁不安、颈静脉怒张等；听诊有无肺部啰音、心律失常、心脏杂音和奔马律；评估神经系统体征。心电图：对疑似STEMI的胸痛患者，应在FMC后10min内记录12导联心电图，推荐记录18导联心电图，尤其是下壁心肌梗死需加做V_{3R}～V_{5R}和V_7～V_9导联。STEMI的特征性心电图表现为ST段弓背向上型抬高（呈单相曲线）伴或不伴病理性Q波、R波减低（正后壁心肌梗死时，ST段变化可以不明显），常伴对应导联镜像性ST段压低。但STEMI早期多不出现这种特征性改变，而表现为超急性T波（异常高大且两支不对称）改变和（或）ST段斜直型升高，并发展为ST-T融合，伴对应导联的镜像性ST段压低。对有持续性胸痛症状但首份心电图不能明确诊断的患者，需在15～30min复查心电图，对症状发生变化的患者随时复查心电图，与既往心电图进行比较有助于诊断。建议尽早开始心电监护，以发现恶性心律失常。某些情况下心电图诊断可能有困难，需结合临床情况仔细判断：①左束支传导阻滞（LBBB）。存在LBBB的情况下，心电图诊断心肌梗死是困难的。②右束支传导阻滞（RBBB）。可能影响早期缺血、损伤性ST-T改变。③心室起搏。起搏信号和其引起的心肌除极、复极异常也可干扰STEMI的心电图诊断，建议与既往心电图进行比较。④轻微ST段抬高心肌梗死。ST段抬高幅度＜0.1mV，常伴对应导联镜像性轻度ST段压低。一些静脉桥和部分左主干的急性闭塞，心电图也可能无ST段抬高。有典型缺血性胸痛或等同症状患者，心电图出现以上表现应高度疑诊STEMI。左主干病变的心电图改变、Wellen综合征和deWinter综合征应视为STEMI的等同心电图改变。血清学检查和影像学检查：症状和心电图能够明确诊断，STEMI患者不需要等待心肌损伤标志物和（或）影像学检查结果，应尽早给予再灌注及其他相关治疗。推荐急性期常规检测心肌损伤标志物水平，优选cTnT，但不应因此而延迟再灌注治疗，宜动态观察心肌损伤标志物的演变。超声心动图等影像学检查有助于急性胸痛患者的鉴别诊断和危险分层。

2.鉴别诊断　STEMI应与主动脉夹层、急性心包炎、急性肺动脉栓塞、气胸和消化道疾病（如反流性食管炎）等引起的胸痛相鉴别。向背部放射的严重撕裂样疼痛伴有呼吸困难或晕厥的患者，无论心电图是否为典型的STEMI表现，均应警惕主动脉夹层，必须在排除主动脉夹层尤其是A型夹层后方可启动抗栓治疗。急性心包炎表现为发热、胸膜刺激性疼痛，向肩部放射，前倾坐位时减轻，部分患者可闻及心包摩擦音，心电图表现为PR段压低、ST段呈弓背向下型抬高，无对应导联镜像性改变。肺栓塞常表现为呼吸困难、血压降低和低氧血症。气胸可以表现为急性呼吸困难、胸痛和患侧呼吸音减弱。消化性溃疡可有胸部或上腹部疼痛，有时向后背放射，可伴晕厥、呕血或黑粪。急性胆囊炎可有类似STEMI症状，但有右上腹触痛。这些疾病均不出现STEMI的心电图特征和演变规律。

3. **危险分层** 危险分层是一个连续的过程。有以下临床情况应判断为高危STEMI：①高龄，尤其是老年女性；②有严重的基础疾病，如糖尿病、心功能不全、肾功能不全、脑血管病、既往心肌梗死或心房颤动等；③重要脏器出血病史，脑出血或消化道出血等；④大面积心肌梗死，广泛前壁心肌梗死、下壁合并右心室和（或）正后壁心肌梗死、反复再发心肌梗死；⑤合并严重并发症，恶性心律失常〔室性心动过速（VT）或VF〕、急性心力衰竭、心源性休克和机械并发症等；⑥院外心搏骤停。

二、院前及院内急救

早期、快速并完全地开通梗死相关动脉（IRA）是改善STEMI患者预后的关键。应尽量缩短心肌缺血总时间，包括减少患者自身延误、院前系统延误和院内救治延误。①减少患者自身延误，缩短自发病至首次医疗接触（FMC）的时间：应通过健康教育和媒体宣传，使公众了解STEMI的早期症状。教育患者在发生疑似心肌梗死症状（胸痛）后尽早呼叫"120"急救中心、及时就医，避免因自行用药或长时间多次评估症状而延误治疗。缩短发病至FMC的时间、在医疗保护下到达医院可明显改善STEMI患者的预后。②减少院前系统和院内救治延误，缩短自FMC至导丝通过IRA的时间：建立区域协同救治网络和规范化胸痛中心是缩短FMC至导丝通过IRA时间的有效手段。有条件时应尽可能在FMC后10min内完成首份心电图，提前经远程无线系统或微信等将心电图传送到相关医院，并在10min内确诊。应在公众中普及心肌再灌注治疗知识，以减少签署手术知情同意书时的延误。③生命体征监测及复苏：所有STEMI患者应立即监测心电、血压和血氧饱和度，观察生命体征，及时发现恶性心律失常。应尽量使用兼备除颤功能的心电监测仪。所有医疗和辅助医疗人员都应该进行除颤等设备的使用培训。心搏骤停常出现在STEMI发病后很早阶段，多发生在院外。院外心搏骤停复苏成功的STEMI患者（包括未确诊，但高度怀疑进行性心肌缺血者），均应尽早通过院前急救系统转运到心导管室全天候开放的胸痛中心医院接受治疗。④缓解疼痛、呼吸困难和焦虑：疼痛会引起交感神经系统激活，并会导致血管收缩和心脏负荷增加。STEMI伴剧烈胸痛患者可考虑静脉给予阿片类药物缓解疼痛（如静脉

注射吗啡3mg，必要时间隔5min重复1次，总量不宜超过15mg）。但吗啡起效慢，可引起低血压和呼吸抑制，并降低P2Y12受体抑制药（如氯吡格雷和替格瑞洛）的抗血小板作用，实际应用中需注意此问题。STEMI患者常处于焦虑状态，严重焦虑者可考虑给予中效镇静药（如苯二氮䓬类）。⑤吸氧：高氧状态会导致或加重未合并低氧血症的STEMI患者的心肌损伤。动脉血氧饱和度（SaO_2）>90%的患者不推荐常规吸氧。当患者合并低氧血症，且SaO_2<90%或PaO_2<60mmHg时应吸氧。

三、再灌注治疗策略选择

冠状动脉内血栓形成后，部分患者可出现自溶，但自溶后的冠状动脉血流不一定能满足心肌代谢的需要，因此要积极地进行再灌注治疗。再灌注治疗就是通过药物或器械开通梗死相关动脉，恢复有效前向血流，同时也要达到心肌水平的充分灌注。PCI围手术期抗栓药物及术中栓塞保护装置的使用是达到理想再灌注的重要辅助手段。

（一）溶栓治疗

1. **静脉溶栓适应证及禁忌证** 溶栓适应证：急性胸痛发病未超过12h，预期FMC至导丝通过IRA时间>120min，无溶栓禁忌证；发病12~24h仍有进行性缺血性胸痛和心电图至少相邻2个或2个以上导联ST段抬高>0.1mV，或血流动力学不稳定的患者，若无直接PCI条件且无溶栓禁忌证，应考虑溶栓治疗。随着STEMI发病时间的延长，溶栓治疗的临床获益会降低。患者就诊越晚（尤其是发病3h后），越应考虑转运行直接PCI（而不是溶栓治疗）。绝对禁忌证：既往任何时间发生过颅内出血或未知原因脑卒中；近6个月发生过缺血性脑卒中；中枢神经系统损伤、肿瘤或动静脉畸形；近1个月内有严重创伤/手术/头部损伤、胃肠道出血；已知原因的出血性疾病（不包括月经来潮）；明确、高度怀疑或不能排除主动脉夹层；24h内接受非可压迫性穿刺术（如肝脏活检、腰椎穿刺）。相对禁忌证：6个月内有短暂性脑缺血发作；口服抗凝血药治疗中；妊娠或产后1周；严重未控制的高血压〔收缩压>180mmHg和（或）舒张压>110mmHg〕；晚期肝脏疾病；感染性心内膜炎；活动性消化性溃疡；长时间或有创性复苏。院前溶栓治疗须具备以下全部4个条件：①急性胸痛持续30min以上，但未超过12h；②心电图相邻两个或两个以上导联ST段抬高，在肢体导联≥0.1mV、胸导联≥0.2mV或新出现的LBBB或RBBB；③年龄≤75岁；④不能在120min内完成急诊PCI。

2. **溶栓药物的治疗选择** 目前临床应用的主要溶栓药物包括非特异性纤溶酶原激活剂和特异性纤溶原激活剂两大类。建议优先采用特异性纤溶酶原激活

剂。重组组织型纤溶酶原激活剂阿替普酶是目前常用的溶栓剂，可选择性激活纤溶酶原，对全身纤溶活性影响较小，无抗原性。但其半衰期短，为防止IRA再阻塞需联合应用肝素（24~48h）。其他特异性纤溶酶原激活剂有尿激酶原、瑞替普酶和重组人TNK组织型纤溶酶原激活剂（TNK-tPA）等。非特异性纤溶酶原激活剂，如尿激酶，可直接将循环血液中的纤溶酶原转变为有活性的纤溶酶，无抗原性和过敏反应。由于非特异性纤溶酶原激活剂溶栓再通率低、使用不方便，不推荐院前溶栓使用。常用溶栓药物的特征和用法见表8-1、表8-2。

3.溶栓后疗效评估 溶栓开始后60~90min应密切监测临床症状、心电图ST段变化及心律失常。临床评估溶栓成功的指标包括60~90min：①抬高的ST段回落≥50%；②胸痛症状缓解或消失；③出现再灌注性心律失常，如加速性室性自主心律、室性心动过速甚至心室颤动、房室传导阻滞、束支阻滞突然改善或消失，或下壁心肌梗死患者出现一过性窦性心动过缓、窦房传导阻滞，伴或不伴低血压；④心肌坏死标志物峰值提前，如cTnT峰值提前至发病后12h内，肌酸激酶同工酶峰值提前至14h内。典型的溶栓治疗成功标准是抬高的ST段回落≥50%的基础上，伴有胸痛症状明显缓解和（或）出现再灌注性心律失常。冠状动脉造影判断标准：IRA

心肌梗死溶栓（TIMI）2级或3级血流表示血管再通，TIMI 3级为完全性再通，溶栓失败则梗死相关血管持续闭塞（TIMI 0~1级）。

4.溶栓后的抗栓治疗策略 溶栓治疗期间及之后必须联合使用抗凝和抗血小板治疗，以抑制新的血栓形成，防止IRA再闭塞。抗血小板治疗：STEMI静脉溶栓患者，如年龄≤75岁，在阿司匹林基础上给予氯吡格雷300mg负荷量，维持量为75mg，每日1次。如年龄>75岁，则使用氯吡格雷75mg，维持量75mg，每日1次。溶栓后PCI患者，溶栓48h后的DAPT方案与直接PCI相同。抗凝治疗：推荐静脉溶栓治疗的STEMI患者应至少接受48h抗凝治疗，或至接受血运重建治疗，或住院期间使用，最长不超过8d。可根据病情选用普通肝素、依诺肝素或磺达肝癸钠。根据体重调整普通肝素的剂量，推荐静脉弹丸式注射（60U/kg，最大剂量4000U），随后12U/kg静脉滴注（最大剂量1000U/h），持续24~48h。维持活化的部分凝血酶原时间（APTT）为正常水平的1.5~2.0倍（50~70s）。根据年龄、体重和估算的肾小球滤过率（eGFR）给予依诺肝素。年龄<75岁的患者，弹丸式静脉推注30mg，15min后皮下注射1mg/kg，继以皮下注射12h一次（前两次每次最大剂量不超过100mg），用药至血运重建治疗或出院前（不超过8d）；年龄≥75岁的患者，不进行弹丸式静脉注射，首次

表8-1 不同溶栓药物特征的比较

项目	阿替普酶	瑞替普酶	rhTNK-tPA	尿激酶	尿激酶原
剂量	90min内不超过100mg（根据体重）	1000万U×2次，每次>2min	16mg（5~10s）	150万U（30min）	50mg（30min）
负荷剂量	需	弹丸式静脉推注	弹丸式静脉推注	无须	需
抗原性及过敏反应	无	无	无	无	无
全身纤维蛋白原消耗	轻度	中度	极小	明显	极少
90min血管开通率（%）	73~84	84	85	53	78.5
TIMI 3级血流（%）	54	60	63	28	60.8

注：rhTNK-tPA为重组TNK组织型纤溶酶原激活剂，TIMI为心肌梗死溶栓试验。

表8-2 常用溶栓药物的用法

药物	用法及用量	特点
尿激酶	150万U溶于100ml生理盐水，30min内静脉滴注	不具有纤维蛋白选择性，再通率低
重组人尿激酶原	5mg/支，一次用50mg（10支），先将20mg（4支）用10ml生理盐水溶解后，3min静脉推注完毕，其余30mg（6支）溶于90ml生理盐水，于30min内静脉滴注完毕	再通率高，脑出血发生率低
阿替普酶	50mg/支，用生理盐水稀释后静脉注射15mg负荷剂量，后续30min内以0.75mg/kg静脉滴注（最多50mg），随后60min内以0.5mg/kg静脉滴注（最多35mg）	再通率高，脑出血发生率低
瑞替普酶	2次静脉注射，每次1000万U负荷剂量，间隔30min	二次静脉注射，使用较方便
rhTNK-tPA	16mg/支，用注射用水3ml稀释后5~10s静脉推注	再通率高，一次静脉注射，使用方便

注：rhTNK-tPA为重组TNK组织型纤溶酶原激活剂。

皮下注射剂量为0.75mg/kg（前两次每次最大剂量75mg），其后仅需每12h皮下注射，eGFR＜30ml/（min·1.73m²），则不论年龄，每24h皮下注射1mg/kg。使用链激酶的患者，推荐静脉弹丸式推注磺达肝癸钠2.5mg，之后2.5mg/d，皮下注射，使用时间不超过8d。如eGFR＜30ml/（min·1.73m²），则不用磺达肝癸钠。溶栓患者行PCI时可继续静脉应用普通肝素，根据ACT结果及是否使用GPⅡb/Ⅲa受体拮抗药调整剂量。不建议院前溶栓治疗患者常规使用磺达肝癸钠和比伐卢定进行抗凝治疗，应优选普通肝素或依诺肝素作为院前溶栓治疗的辅助抗凝血药物。

5.溶栓后出血的预防与治疗　溶栓前需要在应用肝素或溶栓药物前静脉采血，检测凝血象作为基础对照指标。溶栓后应规范检测凝血象，调整肝素剂量，维持APTT或ACT至对照值的1.5～2.0倍（APTT为50～70s）。尽量避免不可压迫的穿刺，如果必须进行动脉穿刺，最好采用上肢末端的血管。用药期间，应尽量避免进行肌内注射和非必要的搬动。消化道出血高危患者建议应用泮托拉唑预防性治疗。一旦发生颅内出血，应立即停止溶栓、抗栓、抗凝治疗，进行急诊CT/MRI检查。4h内使用过普通肝素的患者，推荐使用鱼精蛋白中和（1mg鱼精蛋白可中和100 U普通肝素）。出血时间异常可酌情输入6～8U血小板。颅内高压患者应用甘露醇降低颅内压。其他脏器出血者，应减量或停用抗凝、抗栓药物及对症治疗。

6.冠状动脉内溶栓治疗最新研究进展

（1）冠状动脉内溶栓可降低PCI术后血栓负荷：部分STEMI患者PCI术后出现反映心肌灌注不良的"无复流"或"慢血流"的现象，这种现象可能与PCI术中球囊扩张、支架置入等操作有关。冠状动脉内介入操作引起斑块破裂或血栓脱落至冠状动脉远端，造成微栓子堵塞微循环。心肌灌注欠佳是STEMI患者PCI术后预后不良的独立预测因素。因此，部分学者认为，在应用PCI技术的STEMI患者中，联合给予冠状动脉内溶栓改善心肌灌注是可行的，尤其是对于本身冠状动脉血栓负荷较重的患者。Sezer等研究显示，PCI术后给予患者小剂量链激酶，可有效改善心肌灌注。其后该学者的大样本研究揭示，该方法可有效缩小心肌梗死面积，改善左心室射血能力。认为该结果与冠状动脉内给予溶栓药物降低PCI术后冠状动脉血栓负荷有关。随后Kunadian等对行急诊PCI术的急性心肌梗死患者进行临床研究，研究结果显示行急诊PCI术中冠状动脉内给予小剂量尿激酶，可有效改善心肌灌注。国内一项PCI术联合冠状动脉内给予重组人尿激酶原（rh-proUK）溶栓治疗方案的随机对照试验显示：无论是急诊PCI还是常规PCI术中联合rh-proUK冠状动脉内溶栓治疗，较单纯PCI术获得了更好的心肌灌注。该研究将STEMI患者分为rh-proUK＋PCI组和单纯PCI组，结果显示：rh-proUK＋PCI组较单

纯PCI组罪犯血管再通率显著提高（48% vs. 21%，P＝0.0002），且获得更小的TIMI帧数［33±6 vs. 40±10，P＜0.001］。随访1年后，rh-proUK＋PCI组MACE事件发生率（7.0% vs. 12.6%，P＝0.235）、因心力衰竭造成的再次住院率（1.0% vs. 4.1%，P＝0.209）均较单纯PCI组偏低。

（2）冠状动脉内溶栓可改善血栓抽吸失败后心肌灌注：血栓抽吸技术被用于改善PCI术后心肌灌注不良。国际化多中心前瞻性随机对照研究TOTAL试验证实，血栓抽吸组较单纯PCI组不完全性ST段回落发生率及远端栓塞发生率均得到显著降低，心肌灌注得到有效改善。但应用血栓抽吸技术后仍有8%的患者冠状动脉血栓负荷无法缓解。Vink等发现约有10%的抽吸导管无法接近或通过病变部位，约25%的患者冠状动脉内并未抽吸出栓塞物质。Boscaelli等研究证实，对于常规血栓抽吸无效的冠状动脉血栓负荷较重的STEMI患者，经冠状动脉内给予小剂量替奈普酶或阿替普酶，85%患者心肌灌注显影分级明显回落，82%患者心电图达到大于50%的ST段回落，而且并未出现较大的出血事件。冠状动脉内溶栓有效改善了血栓抽吸失败后心外膜血流和心肌灌注。

（3）溶栓药物联合抗血小板药物改善心肌灌注：根据冠状动脉内血栓形成的病理生理机制可以得出，血小板聚集的最后阶段是纤维蛋白原与激活的血小板结合，这一阶段依靠血小板表面丰富的GPⅡb/Ⅲa受体调节。替罗非班是一种特异性高的非肽类血小板膜糖蛋白GPⅡb/Ⅲa类受体拮抗药（GPI）。替罗非班通过阻止纤维蛋白原与血小板受体结合从而抑制血小板聚集。冠状动脉内给予替罗非班，可有效增加局部药物浓度，加强抗血小板聚集，减少无复流及慢血流现象发生，改善心肌灌注。溶栓药物联合替罗非班可使血栓中血小板解聚，增加纤维蛋白的暴露，进而促进纤维蛋白的溶解，增强溶栓药物的活性。既往研究证实在急性心肌梗死患者中，采用溶栓药物联合替罗非班治疗方案较单用溶栓药物可获得更好的TIMI血流分级，出血并发症并无统计学差异。然而目前对于冠状动脉内给予溶栓药物联合替罗非班的安全用药剂量并不明确。

（二）PCI治疗

1.直接PCI　与溶栓相比，直接PCI的优点是更完全地开通梗死相关血管，使90%的患者达到TIMI 3级血流。最新研究对直接PCI和溶栓后PCI经治疗后的两组患者近期临床疗效进行观察，结果显示，直接PCI组为92.96%，溶栓后PCI组为64.79%，差异有显著性（P＜0.05）；而两组患者PCI后的总血管开通率分别为84.51%和91.55%，无显著性差异（P＞0.05）；对两组患者进行1年的追踪调查，并发症发生情况：直接PCI组为4.23%，溶栓后PCI组为29.58%，差异具有统计学

意义（$P<0.05$）。对于急性心肌梗死的治疗，直接PCI较溶栓后PCI的临床疗效更好，术后并发症的发生率更低。因此，对于有医疗条件的医院，急性心肌梗死的治疗应积极行直接PCI。

（1）直接PCI适应证：发病12h内的STEMI患者；院外心搏骤停复苏成功的STEMI患者；存在提示心肌梗死的进行性心肌缺血症状，但无ST段抬高，出现以下情况：血流动力学不稳定或心源性休克；反复或进行性胸痛，非手术治疗无效；致命性心律失常或心搏骤停；机械并发症；急性心力衰竭；ST段或T波反复动态改变，尤其是间断性ST段抬高患者；STEMI发病超过12h，但有临床和（或）心电图进行性缺血证据；伴持续性心肌缺血症状、血流动力学不稳定或致命性心律失常。急诊或早期冠状动脉造影：院外不明原因心搏骤停心肺复苏成功，但未确诊为STEMI的患者，如高度怀疑有进行性心肌缺血，宜行急诊冠状动脉造影；胸痛自发性或含服硝酸甘油后完全缓解，抬高的ST段恢复正常，尽管无症状再发或ST段再度抬高，建议早期（<24h）行冠状动脉造影。

（2）直接PCI的禁忌证：发病超过48h，无心肌缺血表现、血流动力学和心电稳定患者不推荐对IRA行直接PCI。

（3）直接PCI的主要技术要点：STEMI直接PCI时推荐使用新一代药物洗脱支架；优先选择经桡动脉入路，重症患者也可考虑经股动脉入路。合并多支血管病变STEMI患者，在行急诊IRA血运重建的同时，可根据非IRA病变的严重程度和供血范围同期行血运重建，也可考虑出院前对非IRA病变行血运重建；近来有研究显示，心源性休克患者在IRA血运重建时对非IRA急性血运重建并不能改善患者30d和1年的临床预后。PCI期间应考虑应用血管内影像学检查（血管内超声或光学相干断层成像技术）进行手术优化。STEMI合并多支血管病变且造影结果无法确定IRA时，或造影结果与心电图、超声心动图提示的IRA不一致时，应考虑应用血管内影像。

2.溶栓后PCI 溶栓后应尽早将患者转运到有PCI条件的医院，出现心力衰竭或休克患者必要时推荐行急诊冠状动脉造影和有指征的PCI；溶栓成功的患者应在溶栓后2～24h常规行冠状动脉造影并IRA血运重建治疗；溶栓失败，或在任何时候出现血流动力学、心电不稳定或缺血症状加重，推荐立即行补救性PCI；初始溶栓成功后缺血症状再发或有证据证实再闭塞，推荐行急诊冠状动脉造影和PCI。对于发病时间<6h、预计PCI延迟≥60min或FMC至导丝通过时间≥90min的STEMI患者应考虑给予半量阿替普酶后常规冠状动脉造影并对IRA行PCI治疗，相比直接PCI可获得更好的心肌血流灌注。

3.延迟PCI 延迟PCI指发病时间超过12h后进行的PCI，此类患者已错过最佳灌注时机，心肌细胞坏死过程已经完成，再灌注治疗的益处不明显。心绞痛或负荷试验诱发出心肌缺血提示仍有存活的心肌组织，这类患者能从PCI治疗中获益。虽然从理论上讲晚期PCI开通梗死相关动脉能为其他动脉提供侧支循环、改善心功能、避免出现严重心律失常。但OAT研究却未发现这种获益，该研究入院了2166例心肌梗死后3～28d的稳定高危患者，一组行PCI术开通梗死相关动脉后积极药物治疗，另一组积极药物治疗。4年时两组的临床终点（死亡、心肌梗死、严重心力衰竭）发生率分别为17.2%和15.6%（$P=0.20$），该研究不支持对病情稳定的患者行晚期PCI治疗。

4.再灌注治疗策略选择 直接PCI降低了急性心肌梗死患者心室壁瘤等机械并发症的发生率。PCI的相对溶栓治疗的优势并不受年龄的影响，高龄患者同样受益。有研究发现，当直接PCI较溶栓治疗延长62min，两者的获益相等，超过这个时间，PCI的优势不复存在（图8-1）。尽管PCI作为再灌注治疗方法有明显优势，但在临床实践中要综合考虑患者就诊距发病的时间、患者的危险程度、溶栓的出血风险、首次诊疗医疗单位是否具备PCI条件、PCI的时间延误等因素。2018年ESC/EACTS心肌血运重建指南关于STEMI患者PCI建议见表8-3、表8-4。

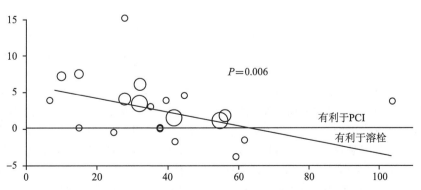

图8-1 直接PCI、延迟PCI、溶栓治疗死亡绝对风险差异比较

表8-3 2018年ESC/EACTS关于STEMI患者PCI治疗指南

所有患者均需接受再灌注治疗,时间从症状出现时间<12h和持续ST段抬高	I	A
在没有ST段抬高的情况下,对于怀疑有缺血性症状提示心肌梗死的患者,以及至少存在以下标准的患者,可采用PCI策略: 血流动力学不稳定或心源性休克 反复或持续的胸痛对药物治疗无效 危及生命的心律失常或心搏骤停 心肌梗死的机械并发症 急性心力衰竭 同期性动态ST段或T波改变,特别是间歇性ST段抬高	I	C
建议在规定的时间内,优先与纤溶治疗	I	A
在症状发作时间>12h的患者中,主要的PCI策略表现为持续的症状或体征提示缺血、血流动力学不稳定或危及生命的心律失常	I	C
对于出现症状后(12~48h)的患者,应考虑常规PCI治疗策略	IIa	B

表8-4 2018年ESC/EACTS心肌血运重建指南

策略		
对于多支血管疾病患者,在入院前考虑对其非IRA进行常规血运重建	IIa	A
对于持续存在的缺血和大面积受损心肌的患者,如无法对IRA进行PCI时,可考虑冠状动脉旁路移植术	IIa	C
在心源性休克患者当中,不建议同期常规处理非IRA病变	III	B
技术		
不推荐常规使用血栓抽吸术	III	A

(三)药物治疗

1.抗栓治疗 所有STEMI患者均应接受抗栓治疗,并根据再灌注策略选用抗血小板治疗方案。STEMI患者DAPT的持续时间取决于患者存在的出血风险 [建议采用PRECISE-DAPT(预测支架置入DATP患者出血并发症)评分] 和缺血风险(采用DAPT评分)。PRECISE-DAPT评分<25分且DAPT评分≥2分,阿司匹林联合替格瑞洛或氯吡格雷DAPT至少持续12个月,也可考虑延长至24~30个月;PRECISE-DAPT评分≥25分,阿司匹林联合替格瑞洛或氯吡格雷DAPT持续6个月是可以接受的。服用氯吡格雷期间发生急性心肌梗死的患者应替换为替格瑞洛(负荷剂量180mg,此后90mg,每日2次);接受PCI治疗的STEMI患者,术中均应给予肠外抗凝血药物。应权衡有效性、缺血和出血风险,选择性使用普通肝素、依诺肝素或比伐卢定。优先推荐普通肝素。静脉推注普通肝素(70~100U/kg),维持活化凝

血时间(ACT)250~300s。如联合使用GPIIb/IIIa受体拮抗药时,静脉推注普通肝素(50~70 U/kg),维持ACT200~250s。或静脉推注比伐卢定0.75mg/kg,继而1.75mg/(kg·h)静脉滴注,监测ACT 300~350s,若术中ACT高于350s时应停止或减量,并于5~10min后再次测定ACT,待ACT恢复至安全范围时继续使用;如ACT<225s,追加0.3mg/kg静脉推注,并考虑静脉滴注维持至PCI后3~4h,以避免急性支架内血栓事件发生。对于女性和经桡动脉入路行PCI的患者,比伐卢定较普通肝素降低30d净不良临床事件风险。出血高风险的STEMI患者,单独使用比伐卢定优于联合使用普通肝素和GPIIb/IIIa受体拮抗药。使用肝素期间应监测血小板计数,对于肝素诱导的血小板减少症患者,推荐比伐卢定作为直接PCI期间的抗凝血药物。对已使用适当剂量依诺肝素而需PCI的患者,若最后一次皮下注射在8h内,PCI前可不追加剂量;若最后一次皮下注射在8~12h,应考虑使用依诺肝素0.3mg/kg静脉推注。

2.β受体阻滞药 β受体阻滞药有利于缩小心肌梗死面积,减少复发性心肌缺血、再梗死、心室颤动及其他恶性心律失常,对降低急性期病死率有肯定的疗效。无禁忌证的STEMI患者应在发病后24h内开始口服β受体阻滞药。建议口服美托洛尔,从低剂量开始,逐渐加量。若患者耐受良好,2~3d后换用相应剂量的长效缓释制剂。以下情况需暂缓或减量使用β受体阻滞药:①心力衰竭或低心排血量;②心源性休克高危患者(年龄>70岁、收缩压<120mmHg、窦性心率>110次/分);③其他相对禁忌证:PR间期>0.24s、二度或三度房室传导阻滞、活动性哮喘或反应性气道疾病。STEMI发病早期有β受体阻滞药使用禁忌证的患者,应在24h后重新评价并尽早使用;STEMI合并持续性心房颤动、心房扑动并出现心绞痛,但血流动力学稳定时,可使用β受体阻滞药;STEMI合并顽固性多形性室性心动过速,同时伴交感电风暴者可选择静脉使用β受体阻滞药治疗。

3.血管紧张素转化酶抑制药(ACEI)/血管紧张素II受体阻滞药(ARB) ACEI/ARB通过影响心肌重塑、减轻心室过度扩张而减少心力衰竭的发生,降低死亡率。在STEMI最初24h内,对有心力衰竭证据、左心室收缩功能不全、糖尿病、前壁心肌梗死,但无低血压(收缩压<90mmHg)或明确禁忌证者,应尽早口服ACEI;对非前壁心肌梗死、低危(LVEF正常、心血管危险因素控制良好、已接受血运重建治疗)、无低血压的患者应用ACEI也可能获益。发病24h后,如无禁忌证,所有STEMI患者均应给予ACEI长期治疗。如患者不能耐受ACEI,可考虑给予ARB。ACEI/ARB禁忌证包括STEMI急性期动脉收缩压<90mmHg、严重肾功能不全 [血肌酐水平>265μmol/L(2.99mg/dl)]、双侧

肾动脉狭窄、移植肾或孤立肾伴肾功能不全、对ACEI/ARB过敏、血管神经性水肿或导致严重咳嗽者及妊娠期/哺乳期女性等。

4.醛固酮受体拮抗药　STEMI后已接受ACEI和（或）β受体阻滞药治疗，但仍存在左心室收缩功能不全（LVEF≤40%）、心力衰竭或糖尿病，且无明显肾功能不全［血肌酐，男性≤221μmol/L（2.5mg/dl），女性≤177μmol/L（2.0mg/dl）、血钾≤5.0mmol/L］的患者，应给予醛固酮受体拮抗药治疗。

5.硝酸酯类药物　尚无临床随机对照试验显示在STEMI患者中应用硝酸酯类药物能改善患者长期预后。STEMI急性期持续剧烈胸痛、高血压和心力衰竭的患者，如无低血压、右心室梗死或在发病48h内使用过5-磷酸二酯酶抑制药，可考虑静脉使用硝酸酯类药物。如患者收缩压＜90mmHg或较基础血压降低＞30%、疑诊右心室梗死的STEMI患者不应使用硝酸酯类药物。

6.钙通道阻滞药　目前尚无证据提示在STEMI急性期使用二氢吡啶类钙通道阻滞药能改善预后。对无左心室收缩功能不全或房室阻滞的患者，为缓解心肌缺血、控制心房颤动或扑动的快速心室率，如果β受体阻滞药无效或禁忌使用，则可应用非二氢吡啶类钙拮抗药。STEMI后合并难以控制的心绞痛时，在使用β受体阻滞药的基础上可应用地尔硫䓬。

7.他汀类药物　所有无禁忌证的STEMI患者入院后均应尽早开始高强度他汀类药物治疗，且无须考虑胆固醇水平。STEMI患者出院后应持续强化调脂治疗，低密度脂蛋白胆固醇（LDL-C）治疗目标值＜1.8mmol/L。对既往有心肌梗死病史、缺血性脑卒中病史、合并症状性外周动脉疾病的STEMI患者，或STEMI合并多个危险因素（如年龄≥65岁、杂合子家族性高胆PCI手术史、糖尿病、高血压、吸烟及慢性肾脏病3～4期等）的患者，可考虑降LDL-C治固醇血症、既往CABG或治疗目标值设定为1.4mmol/L。若强化他汀治疗后LDL-C仍不能达标或不耐受大剂量他汀类药物，可联合应用胆固醇吸收抑制剂依折麦布，必要时加用前蛋白转化酶枯草溶菌素-9抑制剂（PCSK-9）。

四、并发症的处理

（一）心力衰竭

心力衰竭可发生在STEMI的急性期或亚急性期，为心肌顿抑或心功能永久受损。心力衰竭不仅是STEMI最常见的并发症，也是最重要的预后不良指标之一。应结合患者的症状、体征及辅助检查结果尽早诊断，并采用Killip心功能分级进行描述。STEMI合并心力衰竭患者应持续监测心律、心率、血压和尿量。肺水肿且SaO_2＜90%的患者推荐吸氧，维持SaO_2≥95%；患者出现导致低氧血症、高碳酸血症或酸中毒的呼吸衰竭且无法耐受无创通气支持时，建议有创通气治疗；呼吸窘迫（呼吸频率＞25次/分且SaO_2＜90%）的患者在不伴低血压时可考虑使用无创通气支持；肺水肿伴呼吸困难的STEMI患者，可以考虑使用阿片类药物缓解呼吸困难及焦虑症状，同时需监测呼吸状态。严重心力衰竭伴有难以纠正的低血压STEMI患者可以考虑使用正性肌力药物。伴有难治性心力衰竭且对利尿药反应不佳的STEMI患者，可行超滤或血液净化治疗。存在持续性心肌缺血患者应早期行冠状动脉血运重建治疗。血流动力学稳定，LVEF≤40%或心力衰竭的STEMI患者推荐尽早使用ACEI/ARB，以降低死亡率及再住院率；病情稳定后推荐使用β受体阻滞药，以降低死亡率、再发心肌梗死及因心力衰竭住院的发生率；LVEF≤40%或心力衰竭，但不伴严重肾衰竭及高钾血症的STEMI患者推荐使用醛固酮受体拮抗药，以降低心血管疾病死亡及住院风险。收缩压＞90mmHg的STEMI合并心力衰竭患者，应给予硝酸酯类药物以缓解症状及减轻肺淤血；心力衰竭伴有收缩压升高的STEMI患者可考虑使用硝酸酯类药物或硝普钠控制血压及缓解症状；推荐伴有容量负荷过重症状/体征的STEMI合并心力衰竭患者使用利尿药。经优化药物治疗3个月以上或心肌梗死发作≥6周后仍有心力衰竭症状（心功能Ⅱ～Ⅲ级）且LVEF≤35%、预期寿命1年以上的STEMI患者，推荐置入埋藏式心律转复除颤器（ICD）以降低猝死风险。

（二）心源性休克

STEMI患者心源性休克的发生率为6%～10%，可为STEMI的首发表现，也可发生在急性期的任何阶段，通常是由于大面积心肌梗死或合并严重机械并发症所致，是STEMI患者最主要的死亡原因。心源性休克定义为在心脏充盈状态合适的情况下，仍有严重持续的低血压（收缩压＜90mmHg）伴有组织低灌注（静息心率增快、意识状态改变、少尿、四肢湿冷）。血流动力学监测心脏指数≤2.2L/（min·m²）、肺毛细血管楔压≥18mmHg。需使用升压/正性肌力药物或机械循环辅助装置才能维持。收缩压＞90mmHg的患者也应考虑心源性休克。需除外其他原因导致的低血压，如心功能不全、右心室梗死、低血容量、心律失常、心脏压塞、机械并发症、瓣膜功能失调或药物因素等。应通过经胸超声心动图紧急评估患者的心室和瓣膜结构与功能，排除机械并发症，伴有心源性休克的STEMI患者如合并机械并发症应尽早处理。急诊血运重建治疗（直接PCI或紧急CABG）可改善合并心源性休克的STEMI患者远期预后。为维持血流动力学稳定，可使用正性肌力药物及血管扩张药，血管活性药物优先推荐去甲肾上腺素。IABP不能改善STEMI患者的预后，不推荐常规使用。但对于因机械并发症导致血流动力学不稳定的STEMI合并心源性休克患者，IABP可作为辅助治疗手段；心源性休克难以纠正的患者也可考虑短期使用机械循环辅助装置，包括体外膜氧合、左心室辅助装置、心室辅助系统或体外循环。但与IABP相比，心室辅助系统不能改善STEMI合并心源性休克患者30d预后。

（三）心律失常

STEMI发病早期心律失常较为常见，且与预后密切相关，院前发生的VT及VF是心脏性猝死的主要原因。早期再灌注治疗可减少室性心律失常和心血管死亡风险。

1. 室性心律失常　是STEMI最常见的心律失常，导致血流动力学障碍的VT及VF发生率占6%～8%。STEMI急性期预防性使用抗心律失常药物对患者有害。再灌注治疗中及STEMI发病24h内发生的室性心律失常是否需要进行干预治疗取决于持续时间和对血流动力学的影响，无症状且不影响血流动力学的室性心律失常不需要使用抗心律失常药物。STEMI发病48h后非缺血诱发的持续VT或VF则为明显的预后不良指标，需评价是否有置入ICD的指征。反复发作VT和（或）VF的STEMI患者推荐早期行完全血运重建以解除潜在的心肌缺血。合并多形性VT或VF的STEMI患者如无禁忌证应静脉使用β受体阻滞药治疗；反复出现多形性VT者推荐静脉使用胺碘酮；多次电复律后血流动力学仍不稳定伴反复VT的患者也应考虑静脉使用胺碘酮，如果β受体阻滞药、胺碘酮及超速抑制治疗无效或无法获得，可使用利多卡因治疗。应注意纠正电解质紊乱（尤其是低钾血症与低镁血症）。经完全血运重建及优化药物治疗后仍反复发作VT、VF或电风暴的STEMI患者，可考虑在置入ICD后行射频消融治疗。

2. 室上性心律失常　心房颤动是STEMI患者最常见的室上性心律失常，发生率为6%～21%，可诱发或加重心力衰竭，但不需要预防性使用抗心律失常药。STEMI急性期心房颤动的心室率控制比心律控制更为有效，如无心力衰竭或低血压时可静脉使用β受体阻滞药控制心室率；当存在急性心力衰竭但不伴有低血压时可静脉给予胺碘酮控制心室率；同时存在急性心力衰竭和低血压时可考虑静脉使用洋地黄类药物控制心室率。地高辛不用于心房颤动的心律控制。伴心房颤动的STEMI患者如药物治疗不能控制快心室率或存在持续的心肌缺血、严重血流动力学障碍或心力衰竭时，应立即行电复律；静脉给予胺碘酮有助于增加电复律的成功率，降低心房颤动再发风险。STEMI急性期新发心房颤动的患者，应根据CHA2DS2-VASc评分决定是否需长期口服抗凝血药物。

3. 窦性心动过缓和房室传导阻滞　窦性心动过缓多见于下壁心肌梗死患者，通常可自行恢复且不影响预后。宜对患者进行严密监护，但一般不需要特殊处理。STEMI患者发生房室传导阻滞则需进行风险评估，完全房室传导阻滞和二度Ⅱ型房室传导阻滞有指征进行治疗干预。前壁心肌梗死患者出现高度房室传导阻滞大多由广泛的心肌坏死所致，阻滞部位一般在希氏束以下，难以自行缓解且死亡率明显升高。伴有血流动力学不稳定的窦性心动过缓或无稳定逸搏心律的高度房室传导阻滞的STEMI患者，有指征使用正性传导药物，如肾上腺素、阿托品、血管升压素，药物治疗无效时应安装临时起搏器。非高度房室传导阻滞或血流动力学稳定的缓慢性心律失常患者，不需常规行预防性临时起搏治疗。

（四）机械并发症

再灌注治疗虽使STEMI患者合并机械并发症的发生率明显降低，但仍然是STEMI患者致死的主要原因。机械并发症多发生在STEMI早期，需及时发现和紧急处理。STEMI患者如有突发低血压、反复发作胸痛、新出现的提示二尖瓣反流或室间隔穿孔的心脏杂音、肺淤血或颈静脉充盈等情况，应尽快行超声心动图评估以明确诊断。

1. 游离壁破裂　游离壁破裂多见于心肌梗死发病后24h内及1周左右，发生率在1%以下，病死率高达90%以上。早期心脏破裂好发于前壁心肌梗死，表现为循环"崩溃"，患者常在数分钟内死亡。老年人、未及时有效的再灌注治疗以及延迟溶栓治疗是STEMI患者游离壁破裂最主要的危险因素。游离壁破裂发生时，患者多表现为突发的意识丧失、休克，电机械分离和急性心脏压塞。怀疑游离壁破裂时需立即行床旁超声心动图进行确认，并紧急行心包穿刺术进行引流以解除心脏压塞。部分游离壁破裂患者可能表现为迟发或亚急性过程，血流动力学恶化伴一过性或持续性低血压，同时存在典型的心脏压塞体征。游离壁破裂内科治疗的目标是稳定患者的血流动力学状况，为尽快手术做准备。必要时可行机械循环支持。

2. 室间隔穿孔　室间隔穿孔最早可以在STEMI发病后24h内出现，前壁与后外侧壁的心肌梗死均可能发生，表现为临床情况突然恶化，出现心力衰竭或心源性休克，胸骨左缘第3～4肋间新发粗糙的收缩期杂音，约50%伴收缩期震颤；伴心源性休克的患者心脏杂音和震颤可不明显。超声心动图检查可明确诊断并评估严重程度。血管扩张药联合IABP辅助循环有助于改善症状。外科手术可能为STEMI合并室间隔穿孔伴心源性休克的患者提供生存的机会，但最佳手术时机仍无定论。血流动力学不稳定者宜及早（1周内）手术，在室间隔修补术的同时行CABG。但心肌梗死早期坏死心肌与正常心肌边界不清楚，早期手术病死率高；血流动力学稳定患者宜推迟3～4周手术，但等待手术的过程中死亡风险高。对某些选择的患者行经皮导管室间隔缺损封堵术可降低病死率，提高远期生存率，但总体病死率仍然较高。

3.乳头肌或腱索断裂 乳头肌或腱索断裂导致的急性二尖瓣反流可出现在STEMI发病后的2～7d。表现为突发的急性左心衰竭、血流动力学不稳定、肺水肿甚至心源性休克，可有二尖瓣区新出现收缩期杂音或原有杂音加重，需要及时行超声心动图检查寻找原因并确诊。紧急处理以降低左心室前负荷为主，包括利尿、血管扩张药及IABP，必要时可使用正性肌力药物。宜尽早外科手术治疗，根据断裂程度决定手术方式。乳头肌或腱索断裂需要与急性缺血性乳头肌功能不全相鉴别。

4.心包并发症 STEMI后的心包并发症多与心肌梗死面积大、血运重建失败或延迟相关，包括早期梗死相关心包炎、晚期梗死相关心包炎（Dressler综合征）及心包积液，发生在STEMI早期的梗死后心包炎可在发病后迅速出现但持续时间短，Dressler综合征则多在STEMI发病后1～2周出现。STEMI后心包炎的诊断标准与急性心包炎相同，患者可表现为胸膜性胸痛、心包摩擦音及心电图改变，包括新发的广泛ST段抬高或急性期PR段压低，心包积液常见。为减少心包炎复发及缓解症状，对心肌梗死后心包炎的患者可给予抗感染治疗。优先选用大剂量阿司匹林，且可考虑合用秋水仙碱。不推荐使用糖皮质激素。STEMI后心包炎极少出现大量心包积液及心脏压塞，绝大多数情况下无须行心包穿刺引流。

再灌注治疗后的主要任务是观察并及时处理并发症，积极展开预防性治疗。二级预防性治疗的目的是最大限度地避免心肌梗死的再发，防止和延缓心室重构和心力衰竭的发生，减少严重心律失常和猝死，提高生活质量。

（廖付军 李 屏 吴延庆）

参考文献

杜勇. 直接经皮冠脉介入治疗前冠脉内应用尿激酶原或替罗非班对急性ST段抬高型心肌梗死患者心肌微循环再灌注的影响及安全性［D］. 河北医科大学, 2019.

胡盛寿, 高润霖, 刘力生, 等. 中国心血管病报告2018概要［J］. 中国循环杂志, 2019, 34（3）: 209-220.

向定成, 段天兵, 秦伟毅, 等. 建立规范化胸痛中心对直接经皮冠脉介入治疗患者进行门-球囊扩张时间及预后的影响［J］. 中华心血管病杂志, 2013, 41（7）: 568-571.

杨进刚, 许海燕, 高晓津, 等. 中国省、市和县级医院急性ST段抬高型心肌梗死住院患者再灌注治疗和二级预防用药分析［J］. 中国循环杂志, 2017, 32（1）: 12-16.

郑海军, 李爱琴, 晋辉, 等. 经靶向灌注导管冠脉内应用重组人尿激酶原对STEMI并行急诊PCI患者的影响［J］. 中国新药杂志, 2017, 26（20）: 2463-2467.

中国胸痛中心认证工作委员会. 中国胸痛中心认证标准［J］. 中国介入心脏病学杂志, 2016, 24（3）: 121-130.

朱薇超, 齐晓勇, 党懿, 等. 冠脉内溶栓对改善ST段抬高型心肌梗死心肌灌注的研究进展［J］. 中国新药杂志, 2017, 26（20）: 2450-2453.

De Backer D, Biston P, Devriendt J, et al. Comparison of dopamine and norepinephrine in the treatment of shock［J］. N Engl J Med, 2010, 362（9）: 779-789.

Du X, Patel A, Anderson CS, et al. Epidemiology of cardiovascular disease in China and opportunities for improvement: JACC International［J］. J Am Coli Cardiol, 2019, 73（24）: 3135-3147.

Gargiulo G, Carrara G, Frigoli E, et al. Post-procedural bivalirudin infusion at full or low regimen in patients with acute coronaiy syndrome［J］. J Am Coli Cardiol, 2019, 73（7）: 758-774.

Han Y, Guo J, Zheng Y, et al. Bivalirudin vs heparin with or without tirofiban during primary percutaneous coronaiy intervention in acute myocardial infarction: the BRIGHT randomized clinical trial［J］. JAMA, 2015, 313（13）: 1336-1346.

Kern KB, Rahman O. Emergent percutaneous coronary intervention for resuscitated victims of out-of-hospital cardiac arrest［J］. Catheter Cardiovasc Interv, 2010, 75（4）: 616-624.

Parodi G, Bellandi B, Xanthopoulou I, et al. Morphine is associated with a delayed activity of oral antiplatelet agents in patients with ST-elevation acute myocardial infarction undergoing primary percutaneous coronary intervention［J］. Circ Cardiovasc Interv, 2015, 8（1）: e001593.

Priori SG, Blomström-Lundqvist C, Mazzanti A, et al. 2015 ESC guidelines for the management of patients with ventricular arrhythmias and the prevention of sudden cardiac death: the Task Force for the Management of Patients with Ventricular Arrhythmias and the Prevention of Sudden Cardiac Death of the European Society of Cardiology（ESC）. Endorsed by: Association for European Paediatric and Congenital Cardiology（AEPC）［J］. Eur Heart J, 2015, 36（41）: 2793-2867.

Schrage B, Ibrahim K, Loehn T, et al. Impella support for acute myocardial infarction complicated by cardiogenic shock［J］. Circulation, 2019, 139（10）: 1249-1258.

Valgimigli M, Frigoli E, Leonardi S, et al. Bivalirudin or unfractionated heparin in acute coronary syndromes［J］. N Engl J Med, 2015, 373（11）: 997-1009.

Wang H, Liang Z, Li Y, et al. Effect of postprocedural full-dose infusion of bivalirudin on acute stent thrombosis in patients with ST-elevation myocardial infarction undergoing primary percutaneous coronaiy intervention: outcomes in a large real-world population [J]. Cardiovasc Ther, 2017, 35 (3): e 12251.

Zhu XY, Qm YW, Han YL, et al. Long-term efficacy of transcatheter closure of ventricular septal defect in combina-

tion with pereutaneous coronary Intervention in patients with ventricular septal defect eomplieating acute myocardial infarction: a multicentre study [J]. Eurointervention, 2013, 8 (11): 1270-1276.

第二节　不稳定型心绞痛和非ST段抬高心肌梗死

一、概述

不稳定型心绞痛（UAP）和非ST段抬高心肌梗死（NSTE-MI）统称为非ST段抬高急性冠脉综合征（non ST elevated acute coronary syndrome, NSTE-ACS）。NSTE-ACS患者近期的死亡风险低于ST段抬高心肌梗死（ST elevated myocardial infarction, STEMI），但中远期发生死亡、心肌梗死等严重冠状动脉事件风险并不低。

NSTE-ACS根据心肌损伤生物标志物，主要为心脏肌钙蛋白（cardiac troponin, cTn），检测结果分为非ST段抬高心肌梗死和不稳定型心绞痛。不稳定型心绞痛与NSTEMI发病机制及临床表现相当，但严重程度不同。其主要区别是缺血是否严重到导致心肌损伤，并且可以定量检测到心肌损伤的生物标志物。

NSTE-ACS的病理生理机制基础主要为冠状动脉严重狭窄和（或）易损斑块破裂或糜烂所致的急性血栓形成，伴或不伴血管收缩、微血管栓塞，引起冠状动脉血流减低和心肌缺血。

易损斑块，又称为薄帽纤维粥样斑块，是指表面的纤维帽很薄，但斑块富含胆固醇。由于大多数斑块是向外向血管壁生长，导致血管壁膨胀和斑块重构，易损斑块一般不导致血管管腔严重狭窄，所以罪犯血管不一定是狭窄最重的血管。由于炎症、胶原代谢的作用，斑块破裂或糜烂，胶原暴露激活血小板，斑块脂质核内的致血栓物质与血液接触，触发凝血酶的产生。血小板激活与凝血过程互相促进，形成的纤维蛋白包绕坚实的血小板团块，形成所谓的"白血栓"。斑块糜烂多见于女性、糖尿病和高血压患者，易发生于轻度狭窄和右冠状动脉病变。

血栓形成使管腔突然变窄，导致心绞痛急性发作或突然加重，临床表现为不稳定型心绞痛。当斑块碎片或白色血栓堵塞远端血管，造成心肌损伤、坏死，心肌损伤标志物增高则为非ST段抬高心肌梗死（NSTE-MI）。

少数NSTE-ACS由非动脉粥样硬化疾病所致，冠状动脉供血不足（血管痉挛性心绞痛、冠状动脉栓塞和动脉炎），心肌供氧-需氧不平衡（低血压、严重贫血、高血压病、心动过速、严重主动脉瓣狭窄）。

二、非ST段抬高急性冠脉综合征的诊治

（一）临床表现与体格检查

根据加南大心血管病学学会（CCS）的心绞痛分级，NSTE-ACS具有下列特点中的一个就可以诊断。

1.静息性心绞痛　长时间（＞20min）在静息或者轻度体力活动时出现的胸痛。

2.新发心绞痛　1个月以内新出现的心绞痛，达到CCS分级Ⅲ级以上，即日常活动明显受限，平步1000m或上一层楼即出现胸痛。

3.恶化性心绞痛　胸痛程度较前加重，时间延长，发作次数增加，且达到CCS分级Ⅲ级以上。

4.梗死后心绞痛　心肌梗死1个月内发作的心绞痛。

2018年欧洲心脏病学会（ESC）心肌梗死统一定义，是指心肌肌钙蛋白值（cTn）升高并存在升高和下降的过程，伴急性心肌缺血的临床证据，即由心肌缺血引起的心肌损伤。心肌缺血的临床证据包括急性心肌缺血的症状；新发生的缺血性心电图改变；病理性Q波的形成；影像学证据显示新发的存活心肌丢失或与缺血病因一致的局部室壁运动异常；冠状动脉造影、冠状动脉内影像学检查或尸检确定冠状动脉血栓（不适用于2型或3型MI）。若患者急性心肌损伤而心动图无ST段抬高，则称为非ST段抬高心肌梗死（NSTE-MI）。

对拟诊NSTE-ACS的患者，体格检查往往没有特殊表现。高危患者心肌缺血引起心功能不全时，可有新出现的肺部啰音或啰音增加、第三心音。体格检查时应注意与非心源性胸痛的相关表现（如主动脉夹层、急性肺栓塞、气胸、肺炎、胸膜炎、心包炎和心脏瓣膜病等）相鉴别。

（二）实验室与辅助检查

1.心电图（ECG）　首次医疗接触应在症状出现10min内记录ECG，ECG多表现为有一过性ST段偏移和（或）T波倒置，个别表现为U波倒置；除变异型心绞痛患者症状发作时ECG表现为一过性ST段抬高外，UA患

者症状发作时主要表现为ST段压低，其ECG变化随症状缓解而完全或部分消失，如ECG变化持续12h以上，则提示发生NSTE-MI。NSTE-MI时一般不出现病理性Q波，但有持续性ST段压低≥0.1mV（aVR导联有时还有V₁导联则ST段抬高）或伴对称性T波倒置，相应导联的R波电压进行性降低，ST段和T波的这种改变常持续存在。对于NSTE-ACS患者，单次记录ECG诊断意义有限，动态检测可发现无症状或心绞痛发作时的ST段变化。

2.心肌标志物　心肌血清标志物是鉴别UA和NSTE-MI的主要标准。cTnT及cTnI较传统的CK和CK-MB更敏感，是NSTE-ACS诊断和危险分层的重要依据之一，UA时心肌标志物一般无异常增高。cTn增高或增高后降低，并至少有1次数值超过正常上限，提示心肌损伤坏死。cTn升高也见于以胸痛为表现的主动脉夹层和急性肺栓塞、非冠状动脉性心肌损伤（例如慢性和急性肾功能不全、严重心动过速和过缓、严重心力衰竭、心肌炎、脑卒中、骨骼肌损伤及甲状腺功能减低等），应注意鉴别。与cTn比较，肌酸激酶同工酶在心肌梗死后迅速下降，因此对判断心肌损伤的时间和诊断早期再梗死，可提供补充价值。与标准cTn检测相比，高敏肌钙蛋白（high-sensitivity cardiac troponin，hs-cTn）检测对于急性心肌梗死有较高的预测价值，可减少"肌钙蛋白盲区"时间，更早地检测急性心肌梗死。hs-cTn应作为心肌细胞损伤的量化指标（hs-cTn水平越高，心肌梗死的可能性越大）。建议进行hs-cTn检测并在60min内获得结果。

3.无创影像学检查　对无反复胸痛、心电图正常和cTn（首选hs-cTn）水平正常但疑似ACS的患者，建议在决定有创治疗策略前进行无创药物或运动负荷检查以诱导缺血发作（Ⅰ类，A级）；行超声心动图检查评估左心室功能辅助诊断（Ⅰ类，C级）；当冠心病可能性为低或中危，且cTn和（或）心电图不能确定诊断时，可考虑冠状动脉CT血管成像以排除ACS（Ⅱa类，A级）。考虑行血运重建的患者，尤其是经积极药物治疗症状控制不佳或高危患者，应尽早行冠状动脉造影明确病变情况，以帮助评价预后和指导治疗。

（三）诊断和鉴别诊断

根据典型的胸痛症状和辅助检查尤其是ECG改变，结合冠心病的危险因素，NSTE-ACS的诊断不难成立。UA和NSTE-MI的鉴别主要参考ECG上的ST-T改变持续时间和血清心肌标志物检测结果。

1.UA或NSTE-MI的分级　Braunwald分级根据UA发生的严重程度将之分为Ⅰ、Ⅱ、Ⅲ级，而根据发生的临床环境将之分为A、B、C级，见表8-5。

表8-5　UA严重程度分级（Braunwald分级）

严重程度	定义	心肌梗死率（%）/年
Ⅰ级	严重的初发型或恶化型心绞痛，无静息时疼痛	7.3%
Ⅱ级	亚急性静息型心绞痛（在就诊前1个月内发生）但近48h内无发作	10.3%
Ⅲ级	急性静息型心绞痛，在48h内有发作	10.8%
临床环境		
A级	继发性UA，在冠状动脉狭窄的基础上，存在加重心肌缺血的冠状动脉以外诱发因素：①增加心肌氧耗的因素，如感染、甲状腺功能亢进或快速性心律失常；②减少冠状动脉血流的因素，如低血压；③血液携氧能力下降，如贫血和低氧血症	14.1%
B级	原发性UA，无引起或加重心绞痛发作的心脏以外的因素，是UA的最常见类型	8.5%
C级	MI后心绞痛，发生于MI后2周内的UA	18.5%

注：MI.心肌梗死；UA.不稳定型心绞痛。

2.NSTE-ACS的风险评估

（1）缺血风险：GRACE风险评分对入院和出院提供了最准确的风险评估。应用于此风险计算的参数包括年龄、收缩压、脉率、血清肌酐、就诊时的Killip分级、入院时心搏骤停、心脏生物标志物升高和ST段变化。在GRACE评分基础上，GRACE 2.0风险计算器可直接评估住院、6个月、1年和3年的病死率，同时还能提供1年死亡或心肌梗死联合风险。TIMI评分使用简单，但其识别精度不如GRACE评分和GRACE 2.0风险计算。

（2）出血评分：对于接受冠状动脉造影的ACS患者，CRUSADE评分对严重出血具有合理的预测价值。CRUSADE评分考虑基线患者特征（女性、糖尿病病史、周围血管疾病史或脑卒中）、入院时的临床参数（心率、收缩压和心力衰竭体征）和入院时实验室检查（血细胞比容，校正后的肌酐清除率），用以评估患者住院期间发生出血事件的可能性。CRUSADE评分的鉴别价值较高，但尚不明确药物治疗或口服抗凝血药治疗时上述评分方法的价值。

诊断与排除诊断流程：如可检测hs-cTn，建议在0h和3h实施快速诊断和排除方案。早期hs-cTn的绝对变化值在1h内可替代随后的3h或6h的绝对变化值的意义，作为一种替代，建议在0h和1h实施快速诊断和排除方案。如果前两次hs-cTn检测结果不确定并且临床情况仍怀疑ACS，应在3～6h后复查。

（四）治疗

1.一般治疗　对NSTE-ACS合并动脉血氧饱和度<

90%、呼吸窘迫或其他低氧血症高危特征的患者,应给予辅助氧疗。对没有禁忌证且给予最大耐受剂量抗心肌缺血药物后仍然有持续缺血性胸痛的NSTE-ACS患者,可静脉注射硫酸吗啡。对NSTE-ACS患者,住院期间不应给予非甾体抗炎药物(阿司匹林除外),因为这类药物增加主要心血管事件的发生风险。

2.药物及血运重建治疗　NSTE-ACS患者应给予积极的抗栓治疗,抗栓治疗可预防冠状动脉内进一步血栓形成,促进内源性纤溶活性溶解血栓和减少冠状动脉狭窄程度,从而可减少事件进展的风险和预防冠状动脉完全阻塞的进展。抗栓治疗包括抗血小板和抗凝两部分。

(1)抗血小板治疗

1)阿司匹林:阿司匹林是抗血小板治疗的基石,如无禁忌证无论采用何种治疗策略,所有患者均应口服阿司匹林首剂负荷量150～300mg(未服用过阿司匹林的患者)并以75～100mg/d的剂量长期服用。主要不良反应是胃肠道反应和上消化道出血。

2)P2Y12受体抑制药:除非有极高出血风险等禁忌证,在阿司匹林基础上应联合应用一种P2Y12受体抑制药,并维持至少12个月。选择包括替格瑞洛(180mg负荷剂量,90mg,每日2次维持)或氯吡格雷(负荷剂量300～600mg,75mg/d维持)。

目前国内常用的口服P2Y12受体抑制药包括氯吡格雷和替格瑞洛。氯吡格雷是一种前体药物,需通过肝细胞色素酶P450(CYP)氧化生成活性代谢产物才能发挥抗血小板作用,与P2Y12受体发生不可逆结合。替格瑞洛是一种直接作用、可逆结合的新型P2Y12受体抑制药,相比氯吡格雷,具有更快速、强效抑制血小板的特点。PLATO研究中NSTE-ACS亚组主要有效性终点发生率,替格瑞洛显著低于氯吡格雷,出血发生率相似。在中国ACS患者中进行的研究显示,替格瑞洛较氯吡格雷血小板聚集抑制显著提高,2h的血小板聚集抑制为氯吡格雷的4.9倍,24h的P2Y12反应单位<240的患者比例为100%,而氯吡格雷组为75.9%。国内的一项多中心研究表明,替格瑞洛用于中国ACS人群安全、有效,2年随访无事件生存率达96.1%。

3)GP Ⅱ b/ Ⅲ a受体拮抗药:国内目前使用的GP Ⅱ b/ Ⅲ a受体拮抗药主要为替罗非班。与阿昔单抗相比,小分子替罗非班具有更好的安全性。多中心注册研究证实替罗非班安全性较好,大出血发生率处于同类研究的低水平,规范化使用替罗非班有助于减少MACE事件发生。应考虑在PCI过程中使用GP Ⅱ b/ Ⅲ a受体拮抗药,尤其是高危(cTn升高、合并糖尿病等)或血栓并发症患者。不建议早期常规使用GP Ⅱ b/ Ⅲ a受体拮抗药。

(2)抗凝治疗:抗凝治疗是为了抑制凝血酶的生成和(或)活化,减少血栓相关事件的发生。拟行PCI且未接受任何抗凝治疗的患者使用普通肝素70～100 U/kg

(如果联合应用GP Ⅱ b/ Ⅲ a受体拮抗药,则给予50～70 U/kg剂量)。初始普通肝素治疗后,PCI术中可在活化凝血时(ACT)指导下追加普通肝素(ACT≥225 s)。术前用依诺肝素的患者,PCI时应考虑依诺肝素作为抗凝血药,不建议普通肝素与低分子肝素交叉使用。PCI术后停用抗凝血药,除非有其他治疗指征。

无论采用何种治疗策略,磺达肝癸钠(2.5mg/d皮下注射)的药效和安全性最好。

正在接受磺达肝癸钠治疗的患者行PCI时,建议术中一次性静脉推注普通肝素85 U/kg或在联合应用GP Ⅱ b/ Ⅲ a受体拮抗药时推注普通肝素60 U/kg。

如果磺达肝癸钠不可用,建议使用依诺肝素(1mg/kg,每日2次皮下注射)或普通肝素。

PCI时比伐卢定[静脉推注0.75mg/kg,然后以1.75mg/(kg·h),术后维持3～4h]可作为普通肝素联合GP Ⅱ b/ Ⅲ a受体拮抗药的替代治疗。

1)普通肝素:尽管普通肝素与其他抗凝方案相比出血发生率会增加,但仍被广泛应用于NSTE-ACS患者冠状动脉造影前的短期抗凝。应根据ACT调整PCI术中静脉推注普通肝素的剂量,或根据体重调整。

2)低分子量肝素:低分子量肝素比普通肝素的剂量效应相关性更好,且肝素诱导血小板减少症的发生率更低。NSTE-ACS患者中常用的为依诺肝素,对已接受依诺肝素治疗的NSTE-ACS患者,如果最后一次皮下注射距离PCI的时间<8h,则不需要追加依诺肝素。反之,则需要追加依诺肝素(0.3mg/kg)静脉注射。不建议PCI时换用其他类型的抗凝血药物。

3)磺达肝癸钠:非口服的选择性 X a因子抑制药磺达肝癸钠是一种人工合成的戊多糖,可与抗凝血酶高亲和力并可逆地非共价键结合,进而抑制抗凝血酶的生成。估算肾小球滤过率(eGFR)<20ml/(min·1.73m²)时,禁用磺达肝癸钠。研究显示,磺达肝癸钠的有效性并不劣于依诺肝素,严重出血发生率低于依诺肝素。对接受PCI的患者进行亚组分析显示,磺达肝癸钠组导管血栓发生率高于依诺肝素组(0.9% vs. 0.4%),PCI时静脉推注普通肝素可避免这种并发症。后续的研究显示,使用过磺达肝癸钠的患者接受PCI治疗时应给予标准剂量的普通肝素。

4)比伐卢定:比伐卢定能够与凝血酶直接结合,抑制凝血酶介导的纤维蛋白原向纤维蛋白的转化。比伐卢定可灭活与纤维蛋白结合的凝血酶以及游离的凝血酶。由于不与血浆蛋白结合,其抗凝效果的可预测性比普通肝素更好。比伐卢定经肾脏清除,半衰期为25min。ISAR-REACT-3是一项比伐卢定和普通肝素的对比研究,结果显示两组的死亡、心肌梗死或紧急血运重建发生率相似,但比伐卢定降低了出血发生率。我国BRIGHT研究,采用延时注射比伐卢定的方式(PCI术后持续静脉滴注术中剂量的比伐卢定3～4h),发现急性心肌梗死患者直接PCI期间，使用比伐卢定相比肝素或肝素联合GPⅡb/Ⅲa受体拮抗药可减少总不良事件和出血风险，且不增加支架内血栓风险。

（3）抗心肌缺血治疗

1）硝酸酯类：推荐舌下或静脉使用硝酸酯类药物缓解心绞痛。如患者有反复心绞痛发作、难以控制的高血压或心力衰竭，推荐静脉使用硝酸酯类药物。硝酸酯是非内皮依赖性血管扩张药，具有扩张外周血管和冠状动脉的效果。静脉应用该类药物，比舌下含服更有助于改善胸痛症状和心电图ST-T变化。在密切监测血压的同时，采用滴定法逐渐增加硝酸酯类的剂量直至症状缓解，或者直至高血压患者的血压降至正常水平。症状控制后，则没有必要继续使用硝酸酯类药物。随机对照试验没有证实硝酸酯类可降低主要心血管事件。

2）β受体阻滞药：存在持续缺血症状的NSTE-ACS患者，无禁忌证（如心动过缓、心脏传导阻滞、低血压或哮喘），推荐早期使用（24h内）β受体阻滞药，并建议继续长期使用，争取达到静息目标心率55～60次/分，除非患者心功能Killip分级在Ⅲ级或Ⅲ级以上。

β受体阻滞药可竞争性抑制循环中儿茶酚胺对心肌的作用，通过减慢心率、降低血压和减弱心肌收缩力，降低心肌耗氧量。COMMIT/CCS-2研究对早期使用β受体阻滞药的安全性和有效性进行了验证。研究发现，早期静脉注射美托洛尔并随后使用200mg/d美托洛尔，在排除高风险人群（年龄＞70岁，收缩压＜120mmHg，心率＞110次/分）后的数据分析显示，治疗组的再梗死率、猝死率和病死率均低于安慰剂组，肯定了高剂量β受体阻滞药在非高危患者中的获益。荟萃分析结果显示，β受体阻滞药可将住院病死率的相对风险降低8%，并且不增加心源性休克的发生。亦有荟萃分析显示美托洛尔能显著降低心肌梗死后患者5年总死亡率和猝死率。建议β受体阻滞药从小剂量开始应用并逐渐增加至患者最大耐受剂量。以下患者应避免早期使用：有心力衰竭症状、低心排血量综合征、进行性心源性休克风险及其他禁忌证患者。另外，怀疑冠状动脉痉挛或可卡因诱发的胸痛患者，也应当避免使用。

3）钙通道阻滞药（CCB）：持续或反复缺血发作、并且存在β受体阻滞药禁忌的NSTE-ACS患者，非二氢吡啶类CCB（如维拉帕米或地尔硫䓬）应作为初始治疗，除外临床有严重左心室功能障碍、心源性休克、PR间期＞0.24s或二、三度房室传导阻滞而未置入心脏起搏器的患者。

在应用β受体阻滞药和硝酸酯类药物后患者仍然存在心绞痛症状或难以控制的高血压，可加用长效二氢吡啶类CCB。可疑或证实血管痉挛性心绞痛的患者，可考虑使用CCB和硝酸酯类药物，避免使用β受体阻滞药。在无β受体阻滞药治疗时，短效硝苯地平不能用于NSTE-ACS患者。

二氢吡啶类（硝苯地平和氨氯地平）主要引起外周血管明显扩张，对心肌收缩力、房室传导和心率几乎没有直接影响。非二氢吡啶类（地尔硫䓬和维拉帕米）有显著的负性变时、负性变力和负性传导作用。所有的CCB均能引起冠状动脉扩张，可用于变异型心绞痛。短效硝苯地平可导致剂量相关的冠状动脉疾病死亡率增加，不建议常规使用。长效制剂对有收缩期高血压的老年患者可能有效。目前没有关于氨氯地平和非洛地平NSTE-ACS患者应用的临床试验数据。

（4）其他药物治疗

1）肾素-血管紧张素-醛固酮系统抑制药：所有LVEF＜40%的患者，以及高血压、糖尿病或稳定的慢性肾脏病患者，如无禁忌证，应开始并长期持续使用血管紧张素转化酶抑制药（ACEI）。

对ACEI不耐受的LVEF＜40%的心力衰竭或心肌梗死患者，推荐使用血管紧张素Ⅱ受体拮抗药（ARB）。心肌梗死后正在接受治疗剂量的ACEI和β受体阻滞药且合并LVEF≤40%、糖尿病或心力衰竭的患者，如无明显肾功能不全（男性血肌酐＞212.5 μmol/L或女性血肌酐＞170 μmol/L）或高钾血症，推荐使用醛固酮受体拮抗药。ACEI不具有直接抗心肌缺血作用，但通过阻断肾素-血管紧张素系统发挥心血管保护作用。近期心肌梗死患者应用ACEI可降低患者的病死率，尤其是左心室功能不全伴或不伴有肺淤血的患者。由于可导致低血压或肾功能不全，因此急性心肌梗死前24h内应谨慎使用ACEI。对有可能出现这些不良事件高风险患者，可使用卡托普利或依那普利这类短效ACEI。伴有肾功能不全的患者，应明确肾功能状况以及是否有ACEI或ARB的禁忌证。ARB可替代ACEI，生存率益相似。联合使用ACEI和ARB，可能增加不良事件的发生。

2）尼可地尔：尼可地尔兼有ATP依赖的钾通道开放作用及硝酸酯样作用。推荐尼可地尔用于对硝酸酯类不能耐受的NSTE-ACS患者。

3）他汀类药物治疗：如无禁忌证，应尽早启动强化他汀治疗，并长期维持。对已接受中等剂量他汀治疗但低密度脂蛋白胆固醇（LDL-C）仍≥1.8mmol/L的患者，可增加他汀剂量或联合依折麦布进一步降低LDL-C。目前缺少硬终点高质量随机对照试验证据支持在PCI术前早期使用负荷高剂量他汀。

（5）血运重建治疗：针对NSTE-ACS有"早期保守治疗"和"早期侵入治疗"两种治疗策略。前者指早期采取强化药物治疗，对强化药物治疗后仍有心绞痛复发或负荷试验阳性的患者进行冠状动脉造影，而后者指临床上只要没有血运重建的禁忌，在强化药物治疗的同时，早期常规做冠状动脉造影，根据冠状动脉造影结果选用PCI或CABG的血运重建策略（表8-6）。

表8-6　NSTE-ACS患者有创治疗策略风险标准

危险分层	症状和临床表现
极高危	血流动力学不稳定或心源性休克；药物治疗无效的反复发作或持续性胸痛；致命性心律失常或心搏骤停；心肌梗死合并机械并发症；急性心力衰竭；反复的ST-T动态改变，尤其是伴随间歇性ST段抬高
高危	心肌梗死相关的肌钙蛋白上升或下降；ST-T动态改变（有或无症状）；GRACE评分＞140
中危	糖尿病；肾功能不全 [eGFR＜60ml/（min·1.73m²）]；LVEF＜40%或慢性心力衰竭；早期心肌梗死后心绞痛；PCI史；CABG史；109＜GRACE评分＜140
低危	无任何上述提及的特征

注：eGFR.估算的肾小球滤过率；LVEF.左室射血分数。

1）侵入性治疗策略

建议对具有至少1条极高危标准的患者选择紧急侵入性治疗策略。

建议对具有至少1条高危标准患者选择早期侵入性治疗策略（＜24h）。

建议对具有至少1条中危标准（或无创检查提示症状或缺血反复发作）的患者选择侵入性治疗策略（＜72h）。

无表8-6中任何一条危险标准和症状无反复发作的患者，建议在决定有创评估之前先行无创检查（首选影像学检查）以寻找缺血证据。

荟萃分析提示，对高危NSTE-ACS患者不宜在发病3h内行介入治疗。对首诊于非PCI中心的患者，极高危者建议立即转运至PCI中心行紧急PCI；高危者建议发病24h内转运至PCI中心行早期PCI；中危者建议转运至PCI中心，发病72h内行延迟PCI；低危者可考虑转运行PCI或药物保守治疗。

2）PCI：在桡动脉路径经验丰富的中心，建议行冠状动脉造影和PCI选择桡动脉路径。行PCI的患者，建议使用新一代DES。多支病变患者，建议根据当地心脏团队方案，基于临床状况、合并疾病和病变严重程度（包括分布、病变特点和SYNTAX评分）选择血运重建策略。因出血风险增高而拟行短期（30d）DAPT的患者，新一代DES优于BMS。基于安全性和有效性，建议在NSTE-ACS患者中应用新一代DES。与股动脉入路比较，桡动脉入路的严重出血、死亡、心肌梗死或脑卒中和全因死亡发生率显著降低。鉴于血栓抽吸在STEMI患者中没有获益，同时缺少NSTE-ACS患者前瞻性评估血栓抽吸获益的研究，因此不建议应用。尽管认为血流储备分数是稳定性冠心病病变严重程度功能检测有创检查的金标准，但在NSTE-ACS患者中的价值仍需要评估。

3）CABG：左主干或3支血管病变且左心室功能减低（LVEF＜50%）的患者（尤其合并糖尿病时），CABG后生存率优于PCI。双支血管病变且累及前降支

近段伴左心室功能减低（LVEF＜50%）或无创性检查提示心肌缺血患者宜CABG或PCI。强化药物治疗下仍有心肌缺血而不能进行PCI时，可考虑CABG。

急诊CABG：急性心肌梗死患者早期进行心肌血运重建治疗，可减少心肌坏死、心肌水肿和无复流现象。CABG不可避免地导致血运重建延迟，手术中体外循环和心脏停搏也有不良反应。因此，NSTE-ACS患者需立即进行心肌血运重建时，应选择PCI。只有PCI不成功或不适合时，才应进行急诊CABG。

4）合并症治疗：合并顽固性心绞痛、ST段改变或心源性休克的急性心力衰竭患者，建议进行紧急冠状动脉造影。合并心源性休克的患者，如果冠状动脉解剖条件适合，建议采取即刻PCI；若冠状动脉解剖条件不适合PCI，建议行紧急CABG。因机械性并发症导致血流动力学不稳定和（或）心源性休克时，应行主动脉内球囊反搏术。合并心源性休克的患者，可短时间机械循环支持。主动脉内球囊反搏可应用于强化药物治疗后仍有持续性或反复发作心肌缺血的患者，尤其适用于等待血管造影和血运重建治疗的NSTE-ACS患者。少量国内外经验表明，体外膜氧合系统等左心室辅助装置，可降低危重复杂患者PCI病死率，有条件时可选用。

（五）进展

跨国多中心、前瞻性观察研究指出，NSTE-ACS患者血运重建可以明显降低患者出院后2年的死亡率。血小板减少与NSTE-ACS患者1年的主要心血管事件（MACE）密切相关，血小板＜100×10⁹增加MACE事件的发生率，MACE定义为校正后的心血管死亡、再发ACS和脑卒中。

（胡　欢　谌晶晶　李　屏）

参考文献

Bekler A, Gazi E, Yılmaz M, et al. Could elevated platelet-lymphocyte ratio predict left ventricular systolic dysfunction in patients with non-ST elevated acute coronary syndrome?[J]. Anatol J Cardiol, 2015, 15（5）: 385-390.

Bueno H, Rossello X, Pocock S. J, et al. In-Hospital Coronary Revascularization Rates and Post-Discharge Mortality Risk in Non-ST-Segment Elevation Acute Coronary Syndrome [J]. Journal of the American College of Cardiology, 2019, 74（11）: 1454-1461.

Jonathan Fang, Anthony Wong, Kwong Yue Eric Chan, et al. TCT-162 Impact of Thrombocytopenia on Subsequent 1-Year Major Adverse Cardiovascular Event（MACE）in Non-ST-Segment Elevation Acute Coronary Syndrome（NSTE-ACS）[J]. Journal of the American College of Cardiology, 2019, 77（13）: B161.

Karacaglar E, Atar I, Altin C, et al. The Effects of Niacin

on Inflammation in Patients with Non-ST Elevated Acute Coronary Syndrome［J］. Acta Cardiol Sin, 2015, 31（2）: 120-136.

Tenekecioglu E, Yilmaz M, Bekler A, et al. Eosinophil count is related with coronary thrombus in non ST-elevated acute coronary syndrome［J］. Biomed Pap Med, 2015, 159（2）: 266-271.

Tenekecioglu E, Yılmaz M, Karaagac K, et al. Predictors of coronary collaterals in patients with non ST-elevated acute coronary syndrome: the paradox of the leukocytes［J］. Cent Eur J Immunol, 2014, 39（1）: 83-90.

第三节　重症心肌炎

一、概述

心肌炎是很常见的心脏病之一，但是大部分心肌炎症状很隐蔽，很容易被人们所忽视。心肌炎是指由各种原因引起的心肌炎性损伤所导致的心功能受损，包括收缩、舒张功能减低和心律失常。心肌的炎性浸润伴变性和（或）坏死，有局灶性或弥漫性病变。病因包括感染、自身免疫病和毒素、药物毒性3类。总的可分为感染性和非感染性两大类。感染性可有细菌、病毒、螺旋体、立克次体、真菌、原虫等所引起；非感染性包括药物（如多柔比星等）、化学和物理因素及其他炎性疾病，如系统性红斑狼疮等。临床上可以分为急性期、亚急性期和慢性期。急性期一般持续3～5d，主要以病毒侵袭、复制对心肌造成损害为主；亚急性期以免疫反应为主要病理生理改变；少数患者进入慢性期，表现为慢性持续性及突发加重的炎症活动，心肌收缩力减弱、心肌纤维化、心脏扩大。由于大量无症状病例，心肌炎的诊断率较低，发病率尚不明确。目前没有普遍认可的诊断金标准，所有现有的治疗方法也都存在争议。心肌炎的症状轻重不一，病情严重程度不等。普通急性心肌炎临床表现差异很大，多数表现为活动后轻微的胸闷、心悸不适，重者也可出现急性左心衰竭甚至猝死，因此需根据病情严重程度进行个体化治疗。

重症心肌炎就是在心肌炎基础上出现心脏扩大、急慢性心力衰竭、猝死、心动过速、房室传导阻滞及心包炎的，除外冠心病及应激性心肌病，无论病因，就应定义为重症心肌炎。

暴发性心肌炎是心肌炎中最严重和特殊的类型，主要特点是起病急骤，病情进展极其迅速，患者很快出现血流动力学异常（泵衰竭和循环衰竭）及严重心律常，并可伴有呼吸衰竭和肝、肾衰竭，早期病死率极高。暴发性心肌炎可发生于任何年龄（2～82岁均可见），儿童及青壮年多见；男女发病没有差异。重症病毒性心肌炎起病急剧，进展迅速，猝死发生率较高，国内报道占猝死病因的26.4%，仅次于冠心病。重症病毒性心肌炎猝死事件，可能发生在任何场所、任何时间。它和所有其他原因导致的心脏性猝死一样，都是疾病本身造成的，难以预料和防治，因此，应引起广大医务工作者的高度重视。

二、病因与发病机制

（一）病因

感染是最主要的致病原因，病原体以各种病毒最常见，包括肠道病毒（柯萨奇B病毒、巨细胞病毒、孤儿病毒、脊髓灰质炎病毒）、呼吸道病毒［流感病毒（A型和B型）、腮腺炎病毒］，其他（风疹、疱疹、麻疹、肝炎、HIV等）。还可以是细菌感染、营养不良、酗酒、妊娠、劳累、寒冷及缺氧等综合原因，见表8-7。

表8-7　心肌炎常见病因

病因	举例
感染性因素	
病毒	柯萨奇病毒（A型，B型）、埃可病毒、流感病毒（A型，B型）、巨细胞病毒、肝炎病毒（B型，C型）
细菌	白喉杆菌、β溶血链球菌、军团杆菌、沙门菌、志贺菌
真菌	念珠菌、隐球菌病、曲霉菌、组织胞浆菌病
寄生虫	克鲁斯锥虫病、弓形虫病、旋毛虫病
立克次体	
螺旋体	伯氏疏螺旋体
非感染性因素	
变态反应	嗜酸细胞性心肌炎
全身反应	系统性红斑狼疮、多发性肌炎或皮肌炎、大血管血管炎、肠道炎症、韦氏肉芽肿病
中毒	儿茶酚胺、蒽环类抗生素
物理化学伤害	照射、碳氢化合物、一氧化碳

（二）发病机制

病毒感染是主要途径，致病途径有直接损伤与免疫损伤，具体分为3个阶段。

第一阶段：直接损伤。病毒血症，病毒侵入心肌，病毒复制（受染后6～7d），心肌受损（病毒感染阶段）。很多病毒是亲心性的，可以引起直接心肌中毒损害，包括急性病毒感染及持续性病毒感染对心肌的损害。

第二阶段：免疫损伤。T细胞、K细胞参与，形成免疫复合物损伤心肌（自身免疫反应阶段）。病毒还可导致细胞因子激活、细胞骨架受损和自身免疫反应，主要是T细胞免疫。某些病毒与心肌肌球蛋白可能存在着相似的抗原。心肌的损伤使肌球蛋白暴露，最终导致自身免疫反应。

第三阶段：多种致炎症细胞因子和NO等介导的心肌损害和微血管损伤（扩张型心肌病阶段）。大多数病毒性心肌炎患者在病毒和感染的心肌细胞被消除后只留下了极小的纤维化，并没有心肌功能的减退，但另一些患者则从一过性转变为慢性进展性。

导致心肌损伤的病理生理机制包括病毒直接损伤及免疫介导的组织损伤。新生儿以病毒直接损伤多见，而成年人免疫损伤较为严重。

直接损伤：病毒侵蚀心肌细胞及其他组织细胞并在细胞内复制，引起心肌变性、坏死和功能失常；细胞裂解释放出的病毒继续感染其他心肌细胞及组织，同时释放出细胞因子造成损害。

免疫损伤：由于病毒侵蚀组织损伤而释放的细胞因子，一方面导致炎症水肿，另一方面趋化炎症细胞包括单核巨噬细胞、淋巴细胞和中性粒细胞在间质中浸润，引起细胞毒性反应、抗原抗体反应，以及炎症因子对心肌造成损伤。机体对病毒产生的细胞免疫反应和体液免疫反应，浸润的炎症细胞和组织细胞瀑布式释放出的大量细胞因子和炎症介质如白细胞介素（IL）-1/6、内皮黏附分子、肿瘤坏死因子等可导致心肌及全身器官组织损伤；细胞因子激活白细胞和血小板形成复合物，造成血栓、血管内凝血和促进白细胞移行至组织。

其病理生理主要是心肌细胞水肿、凋亡和坏死，间质水肿，炎症细胞浸润。根据浸润细胞的不同，可分为中性粒细胞性、淋巴细胞性、嗜酸性或巨细胞性心肌炎等类型。急性期心内膜心肌活检显示心肌内炎症损伤呈局灶性或弥漫性病变，以畸形心肌细胞损伤（坏死或溶解）为特征，伴有间质水肿及大量炎症细胞浸润。恢复期心肌内急性炎症损伤减轻。纤维肉芽组织逐渐替代坏死、溶解的心肌细胞。痊愈期心肌内急性炎症病变完全消退，无异常改变，或仅有轻度间质纤维化与局灶性纤维瘢痕。但病理生理学改变与心肌炎临床表现严重程度并不成对应关系，重症或暴发性心肌炎更多的是临床诊断。

其临床特点为起病急，进展迅速，很快出现严重心力衰竭、循环衰竭（低血压或心源性休克），以及各种恶性心律失常，并可伴有呼吸衰竭和肝、肾衰竭，通常需要使用血管活性药物、正性肌力药物来维持基本循环，或者需要机械循环和呼吸辅助治疗。

三、诊断及治疗

（一）临床症状

1.病毒感染前驱症状 发热、乏力、鼻塞、流涕、咽痛、咳嗽、腹泻等为首发症状。许多患者早期仅有低热、明显乏力、不思饮食或伴有轻度腹泻，可持续3～5d或更长时间。

2.心肌受损表现 前驱症状后的数日或1～3周，发生气短、呼吸困难、胸闷或胸痛、心悸、头晕、极度乏力、食欲明显下降等症状，为患者就诊的主要原因。

3.血流动力学障碍 为重症及暴发性心肌炎的重要特点，部分患者迅速发生急性左心衰竭或心源性休克，出现肺循环淤血的表现，如严重的呼吸困难、端坐呼吸、咳粉红色泡沫痰、焦虑不安、大汗、少尿或无尿等。可出现皮肤湿冷、苍白、发绀，可呈现皮肤花斑样改变，甚至意识障碍等。少数发生晕厥或猝死。值得注意的是，在心肌收缩力、前负荷、后负荷3个心排血量基本决定因素中，心脏泵功能异常导致的心源性休克是其发生低血压的主要原因，血容量和血管阻力多为参与因素。由于重症心肌炎及暴发性心肌炎患者多无器质性心脏病基础，故心脏大小正常，泵功能异常多仅表现为弥漫性心肌收缩减弱、左室射血分数下降。心脏损伤及其严重程度在低血压发生中的重要性，即心源性休克容易被忽视。而正是由于其基础心脏大小正常，病情进展极为迅速，心肌代偿机制来不及建立，心脏泵功能的异常尤为严重。

4.其他器官受累表现 重症心肌炎及暴发性心肌炎可引起多器官功能损害或衰竭，包括肝功能异常（天冬氨酸氨基转移酶升高可达1万～2万U/L、严重时出现胆/酶分离）、肾功能损伤（血肌酐水平升高、少尿甚至无尿）、凝血功能异常（出血、弥散性血管内凝血）及呼吸系统受累等［肺部感染甚至低氧血症即呼吸窘迫综合征（ARDS）］。这种多器官功能的异常除了继发于心脏损害外，病毒侵蚀及免疫损伤导致的直接损害也起着重要作用，因此导致患者全身情况急剧恶化。部分患者因肺损害严重而表现出严重气体交换障碍导致的低氧血症、呼吸困难，从而被诊断为重症肺炎而忽略了心肌炎的诊断。

（二）体征

1.生命体征 血压、呼吸、心率等指标异常提示血流动力学不稳定，是重症心肌炎或暴发性心肌炎最为显著的表现，也是病情严重程度的指征。

2.心脏相关体征 心界通常不大；因心肌受累心肌收缩力减弱导致心尖搏动减弱或消失、听诊心音明显低钝、常可闻及第三心音奔马律；左心功能不全和合并肺炎时可出现肺部啰音；少有右心功能不全表现。

3.其他表现　休克时可出现全身湿冷、末梢循环差及皮肤湿冷表现等；灌注减低和脑损伤时可出现烦躁、意识丧失或昏迷；肝损害时可出现黄疸；凝血功能异常、凝血障碍时可见皮肤瘀斑、瘀点。

（三）分型及分期

1.分型　可分为暴发型、心律失常型、心脏扩大或心力衰竭型、猝死型。

2.分期　分为急性期、恢复期、痊愈期、慢性期。

（四）辅助检查

1.实验室检查

（1）心肌酶谱：肌钙蛋白、肌酸激酶及其同工酶、乳酸脱氢酶、天冬氨酸氨基转移酶及肌红蛋白等升高，其中以肌钙蛋白最为敏感和特异。心肌酶谱改变与心肌梗死差别在于其无明显酶峰，提示病变为渐进性改变，持续性增高说明心肌持续进行性损伤和加重，提示预后不良。

（2）B型利钠肽（BNP）或N末端B型利钠肽原（NT-proBNP）水平通常显著升高，提示心功能受损严重，是诊断心功能不全及其严重性、判断病情发展及转归的重要指标，尤其对于合并重症肺炎者有重要鉴别诊断价值，但BNP或NT-proBNP的升高与心肌损伤相比有一定的滞后性，因此发病极早期检查正常或仅有轻度增高者，短期内需要复查。

（3）血常规检查：中性粒细胞早期常不升高，但2～3d时可升高，另外在合并细菌感染时也升高，如果中性粒细胞降低则是预后不良的表现；单核细胞增多。血小板：严重毒血症常消耗血小板，如果血小板持续性降低提示骨髓功能抑制，与中性粒细胞减低一样是预后不良的征象。另外，合并感染时白细胞增高。

（4）可出现红细胞沉降率增快、C反应蛋白升高，但无特异性；炎症因子包括肿瘤坏死因子、IL-10、IL-6、IL-1和内皮黏附分子等浓度增加。部分暴发性心肌炎患者出现多器官损伤和功能衰竭，特别是肝功能和肾功能损伤，是病毒感染、免疫损伤和休克等综合作用的结果。

2.器械检查

（1）心电图：诊断敏感度较高，但特异度低，应多次重复检查，比较其变化。窦性心动过速最为常见；频发房性期前收缩或室性期前收缩是心肌炎患者住院的原因之一，监测时可发现短阵室性心动过速；出现束支阻滞或房室传导阻滞提示预后不良；肢体导联特别是胸前导联低电压提示心肌受损广泛且严重；ST-T改变常见，代表心肌复极异常，部分患者心电图甚至可表现类似急性心肌梗死图形，呈现导联选择性的ST段弓背向上抬高，单纯从心电图上二者难以鉴别。心室颤动较为少见，为猝死和晕厥的原因。值得注意的是心电图变化

可非常迅速，应持续心电监护，有变化时记录12导联或18导联心电图。所有患者应行24h动态心电图检查。

（2）超声心动图：对于重症及暴发性心肌炎的诊断和随访意义重大。可见以下变化：①弥漫性室壁运动减低：为蠕动样搏动，为心肌严重弥漫性炎症导致心肌收缩力显著下降所致，早期变化和加重极快。②心脏收缩功能异常：可见射血分数显著降低，甚至低至10%，但随病情好转数日后很快恢复至正常。③心腔大小变化：多数患者心腔大小正常，仅少数患者心腔稍增大，极少数明显扩大。④室间隔或心室壁可稍增厚，系心肌炎性水肿所致。⑤可以出现心室壁节段性运动异常，系心肌炎症受累不均所致。这些变化在有效治疗数天至10d或更长时间即可恢复正常。超声心动图检查的意义还在于帮助及时排除心脏瓣膜病、肥厚型或限制型心肌病等，典型的室壁局限性运动异常有助于心肌梗死诊断，心包积液提示病变累及心包。超声心动图检查简单、方便，建议可多次床旁动态观察。

（3）冠状动脉造影：急诊胸痛伴心电图改变、心肌酶学升高，与心肌梗死难以鉴别时，尽早完善，急诊造影不增加死亡率，但注意减少造影剂用量。

（4）有创血流动力学监测：判断病情。推荐常规进行有创动脉压检测，作为判断病情及治疗反应的标志。

（5）心脏磁共振成像（MRI）：MRI能够对心脏结构进行扫描、判定心脏功能，还可以直接观察心肌组织的病理改变，提供包括心肌水肿、充血、坏死及纤维化等多种病理图像证据，为一种无创性检查方法。

（6）病原学检查：病毒性心肌炎常由呼吸道或肠道病毒感染所致，常见的为柯萨奇B组RNA病毒，其IgM抗体检测可能有助于早期诊断。

（7）经皮心内膜心肌活检：急性期不推荐。

（五）诊断及鉴别诊断

1.诊断　诊断要结合临床表现、实验室及影像学检查综合分析。当出现发病突然，有明显病毒感染的前驱症状尤其是全身乏力、不思饮食继而迅速出现严重心律失常、心力衰竭及血流动力学障碍、实验室检测显示心肌严重受损、超声心动图可见弥漫性室壁运动减弱等严重低动力表现时，出现多器官功能衰竭，即可临床诊断为重症心肌炎或暴发性心肌炎。

2.鉴别诊断　由于重症心肌炎可累及多器官和系统，临床表现严重且具有多样性，病情进展迅速，在病程早期常需要排除。包括心血管系统疾病和其他可以引起相应临床表现的疾病。

（1）冠心病：急性大面积心肌梗死可出现肺淤血水肿导致循环衰竭、休克，心肌标志物可显著升高，主要通过冠状动脉造影进行鉴别。另外，冠心病患者彩色超声心动图可见明显心肌局限性运动异常。

（2）病毒性肺炎：重症肺炎合并脓毒血症休克时也

可出现心肌标志物轻度一过性升高，但随休克及血氧饱和度的纠正而显著改善。

（3）应激性心肌病（Takotsubo综合征）：又称心尖球形综合征，好发于绝经期后女性，有胸痛、心电图ST-T改变及心肌损伤标志物升高。常有强烈精神刺激等诱因。左心室造影可见节段性室壁运动异常，超过单一冠状动脉供血范围，最常见的是心尖部室壁运动异常，呈特征性"章鱼篓样"改变。冠状动脉造影结果阴性或有轻度冠状动脉粥样硬化。左心室功能恢复快，常仅需支持治疗。

（六）治疗

临床上应尽早采取积极的综合治疗方法，除一般治疗（严格卧床休息、营养支持等）和普通药物治疗（营养心肌、减轻心脏负荷、保护胃黏膜等）外，还包括抗感染、抗病毒、糖皮质激素、丙种球蛋白、血浆和血液净化、生命支持措施〔主动脉内球囊反搏（IABP）、体外膜氧合（ECMO）、呼吸机辅助呼吸、临时起搏器置入等〕，必要时可行心脏移植。

1.严密监护　所有重症心肌炎患者均应严密监护。应尽快将患者收到或转至有呼吸循环监护和支持治疗条件医院的心脏重症监护病房，予以24h特别护理。监护内容主要包括：①严密监测和控制出入水量，每小时记录并作为病情变化和补液治疗参考；②严密监测心电、血氧饱和度和血压；③监测血常规、心肌酶、肝肾功能、电解质、凝血功能、血乳酸、血气等各项实验室指标；④开始即做床旁胸部平片检查，对于肺部病变明显以及合并胸腔积液的患者可根据情况适时复查；⑤床旁超声心动图，因病情变化快可一日多次，评估心腔大小、室壁运动状态及左室射血分数改变；⑥有创血流动力学检测，包括有创动脉血压及中心静脉压、肺毛细血管楔压或PICCO监测等，见表8-8。

表8-8　治疗建议

治疗方法	建议
严密监护	所有暴发性心肌炎患者均应严密监护
积极的一般对症支持治疗	所有暴发性心肌炎患者均应给予积极的一般对症支持治疗
抗病毒治疗	所有暴发性心肌炎患者均应尽早给予联合抗病毒治疗
免疫调节治疗	所有暴发性心肌炎患者均应给予免疫调节治疗
生命支持治疗	所有暴发性心肌炎患者均应尽早给予生命支持治疗
休克和急性左心衰竭的药物治疗	为生命支持治疗的辅助治疗手段或过度治疗措施
心律失常的治疗	针对不同心律失常合并结合患者血流动力学状况相应处理

2.一般对症和支持治疗

（1）绝对卧床休息，减少探视和干扰，避免情绪刺激与波动。

（2）能进食时，给予清淡、易消化且富含营养的饮食，少食多餐。

（3）鼻导管、面罩吸氧或机械通气正压给氧。

（4）改善心肌能量代谢（可给予磷酸肌酸、辅酶Q10等），曲美他嗪应用有助于改善心脏功能。

（5）补充水溶性和脂溶性维生素。

（6）液体补充，应量出为入，匀速补充，切忌液体快进快出。

（7）使用质子泵抑制剂防止应激性溃疡和消化道出血，特别是使用糖皮质激素的患者。

（8）高热时可物理降温或糖皮质激素治疗，不建议应用非甾体抗炎药。

3.抗病毒治疗　所有病毒性重症心肌炎患者均应尽早给予联合抗病毒治疗。早期使用抗病毒治疗较晚期使用降低病死率和改善预后的效果好。病毒侵犯、复制及其引发的心肌直接损伤均发生于疾病早期，故应尽早行抗病毒治疗。奥司他韦、帕拉米韦等药物可抑制流感病毒的神经氨酸酶，从而抑制新合成病毒颗粒从感染细胞中释放及病毒在人体内复制播散，对A型和B型流感病毒有作用。磷酸奥司他韦胶囊推荐在需要时使用（75mg口服，每日2次）。帕拉米韦为静脉给药的神经氨酸酶抑制剂，推荐300～600mg静脉滴注，每日1次，连续使用3～5d。鸟苷酸类似物可干扰病毒DNA合成，常用的阿昔洛韦对EB病毒等DNA病毒有效，而更昔洛韦（0.5～0.6 g/d，静脉滴注）则对巨细胞病毒有效。由于大部分患者并未检测病毒种类，可考虑联合使用上述两类抗病毒药物。另外，可以试用干扰素，特别是肠道病毒感染的患者。

4.免疫调节治疗　所有重症心肌炎，特别是暴发性心肌炎患者均应尽早给予糖皮质激素和丙种球蛋白进行免疫调节治疗。

（1）糖皮质激素：建议开始每天200mg甲泼尼龙静脉滴注，连续3～5d后依情况减量。糖皮质激素具有抑制免疫反应、抗炎、抗休克、抗多器官损伤等作用，可消除变态反应，抑制炎性水肿，减轻毒素和炎症因子对心肌的不良影响。理论上，糖皮质激素应在病毒性心肌炎的第2阶段即免疫损伤阶段使用，而应避免在第1阶段即病毒复制和病毒损伤阶段使用，原因是糖皮质激素可能导致病毒复制增加。但对于暴发性心肌炎，第1阶段短而第2阶段免疫损伤发生早且严重，故对于重症患者，推荐早期、足量使用。可以选用地塞米松10～20mg静脉推注后，立即给予甲泼尼松龙静脉滴注使其尽快发挥作用。

（2）免疫球蛋白（IVIG）：暴发型心肌炎建议每天20～40 g，使用2d；此后每天10～20g，持续应用5～7d。免疫球蛋白具有抗病毒和抗炎的双重作用，一方面通过提供被动免疫帮助机体清除病毒；另一方面通过调节抗原提呈细胞及T辅助细胞功能，抑制细胞免疫过度活化，降低细胞毒性T细胞对心肌细胞的攻击，并减少细胞因子产生，从而减轻心肌细胞损伤，改善左心室功能、减少恶性心律失常的发生。

5.生命支持治疗 所有重症心肌炎，特别是暴发性心肌炎患者均应尽早给予生命支持治疗。重症心肌炎时心肌受到弥漫性严重损伤，泵功能严重受损，加之肺淤血和肺部炎症损伤，难以维持全身血液和氧的供应。通过生命支持使心脏得到休息，在系统治疗情况下恢复心脏功能，是首选的治疗方案和救治的中心环节。升压药物、强心药以及儿茶酚胺等药物治疗是在缺乏生命支持治疗条件时的次选方案，或者是在生命支持治疗准备期间短时间使用的过渡治疗措施。生命支持治疗包括循环支持、呼吸支持和肾脏替代3个方面。

（1）循环支持：①IABP。对于血流动力学不稳定的暴发性心肌炎患者推荐尽早使用IABP进行治疗。②体外膜氧合（ECMO）。对于血流动力学不稳定的暴发性心肌炎患者推荐尽早使用ECMO进行治疗。在使用IABP仍然不能纠正或不足以改善循环时应立即启用ECMO或直接启用ECMO治疗。ECMO通常与IABP结合使用，可让心脏得到更充分的休息，为其功能恢复赢得时间。危重患者如出现心源性休克、心脏指数＜2.0 L/（min·m²）、血乳酸＞2mmol/L的患者，更能从ECMO治疗中获益，所以对于此类患者应更积极地尽早启用ECMO治疗，我们和国外的经验均证明其可挽救危重者的生命，见图8-2。

（2）呼吸支持：重症心肌炎患者如存在呼吸功能障碍均推荐尽早给予呼吸支持治疗。呼吸机辅助通气可改善肺功能，降低患者劳力负荷和心脏做功，是重症心肌炎合并左心力衰竭时重要治疗手段之一。建议尽早使用，当患者有呼吸急促、呼吸费力时，即使血氧饱和度正常亦应给予呼吸支持，以减轻患者劳力负荷和心脏做功。呼吸支持有两种方式。①无创呼吸机辅助通气：分为持续气道正压通气和双相间歇气道正压通气两种模式。推荐患者呼吸困难或呼吸频率＞20次/分，能配合呼吸机通气的患者，如果效果欠佳和不能适应者应改为气管插管方式。②气道插管和人工机械通气：呼吸衰竭，尤其是有明显呼吸性和代谢性酸中毒并影响到意识状态的患者必须使用。对于有呼吸急促、血氧饱和度在无创辅助通气下仍不能维持者应积极使用。对于呼吸急促或费力的患者也应积极使用后者。

（3）血液净化及连续肾脏替代治疗（continuous renal replacement therapies，CRRT）：重症心肌炎或所有暴发性心肌炎患者均应尽早给予血液净化治疗。血液净化治疗的主要目的是持续过滤去除毒素和细胞因子。合并肾功能损伤时，更应早期积极使用。血液净化治疗还可以通过超滤减轻心脏负荷，保证体内水、电解质及酸碱平衡，恢复血管对血管活性药物的反应来治疗心力衰竭，对暴发性心肌炎的患者有较大帮助。值得注意的是，为了清除毒性物质需要持续进行，每天至少8～12h或更长。另外，由于患者心脏功能极其脆弱，起始时引血和终止时回血过程必须缓慢，以免诱发循环和心力衰竭。虽然肾脏替代治疗传统适应证为少尿、无尿、高血钾、严重代谢性酸中毒、氮质血症等，但是对于暴发性心肌炎特别是伴有急性左心功能不全的患者，应尽早考虑使用，循环衰竭和休克不是此项治疗的禁忌证。相反其提示病情严重，更需要尽早使用。

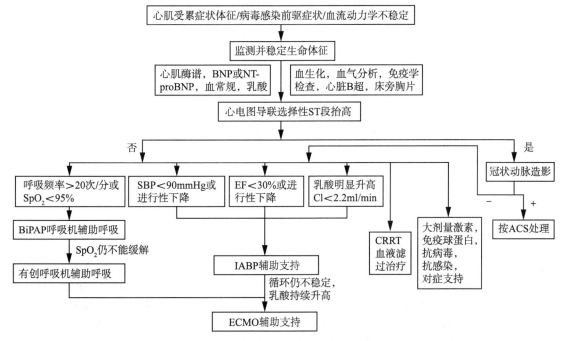

图8-2　暴发性心肌炎综合救治流程

6.休克和急性左心衰竭的药物治疗 为生命支持治疗的辅助或过渡治疗措施。重症心肌炎合并休克十分常见，急性左心衰竭或全心衰竭几乎见于每例患者。休克机制涉及泵功能衰竭、全身毒性作用和容量不足等，与其他休克最根本的不同是泵功能严重受损，这也决定了治疗方法的差异。因此，如果条件允许，生命支持治疗，仍不足时才加用药物治疗。

（1）休克的药物治疗：根据休克的原因进行治疗，根据动力学监测指标决定补液的速度和剂量，首先给予多巴胺和5%碳酸氢钠治疗，必要时加用小剂量阿拉明治疗，以暂时维持基本生命体征，为进一步治疗争取时间；除了明显失液外，补液治疗需要渐进，切忌太快。特别注意，受体激动药仅可短暂使用，长期使用可导致组织缺氧加重甚至造成不可逆器官损害及死亡。使用多巴胺也容易导致心率明显加快和室性心律失常如期前收缩、室性心动过速甚至心室颤动，增加心脏负担，应予以注意，尽量减少使用。作为抗休克治疗的一部分，糖皮质激素应尽早足量使用。

（2）急性左心衰竭的药物治疗：包括正压呼吸、血液超滤和利尿药，在心率明显加快时小量使用洋地黄类药物，尽量少用单胺类强心药，以免增加心肌耗氧和心律失常。由于血压低，所以应谨慎使用血管扩张药。为了减少急性左心衰竭发生，应根据液体平衡和血流动力学状况决定液体进出量。

7.心律失常的治疗 针对心律失常类型并结合患者血流动力学状况进行相应处理。其处理原则应遵循现有的心律失常指南，同时亦应在充分考虑患者心脏泵功能和血压状况下选择合适的药物或处理策略。恶性心律失常的预测：窦性心动过缓、QRS波增宽、超声心动图显示左心室功能恶化、心肌肌钙蛋白水平持续升高或波动，持续低灌注或出现非持续性室性心动过速常预示恶性心律失常的发生。

总体治疗原则：①快速识别并纠正血流动力学障碍。因心律失常导致严重血流动力学障碍者，需立即纠正心律失常，对快速心律失常如心房颤动或心室颤动时应立即电复律，电复律不能纠正或纠正后复发，需兼用药物，通常在兼顾血压时使用胺碘酮静脉注射。②血流动力学相对稳定者，根据临床症状、心功能状态及心律

失常性质，选用适当治疗策略及抗心律失常药物；在心律失常纠正后应采取预防措施，尽力减少复发。③积极改善心脏功能、低血压情况，纠正和处理电解质紊乱、血气和酸碱平衡紊乱等内环境紊乱。④不宜使用β受体阻滞药、非二氢吡啶类钙拮抗药等负性肌力、负性频率抗心律失常药物；胺碘酮静脉泵入为首选，但不宜快速静脉推注；快心室率心房颤动患者可给予洋地黄类药物控制心室率。⑤心动过缓者首先考虑置入临时起搏器，无条件时可暂时使用提高心率的药物如异丙基肾上腺素或阿托品。发生心动过缓患者，急性期不建议置入永久起搏器。需观察2周以上，全身病情稳定后传导阻滞仍未恢复者，再考虑是否置入永久起搏器。急性期发生室性心动过速、心室颤动的患者，急性期及病情恢复后也均不建议植入置入式心律复律除颤器（ICD）。

（夏碧桦）

参考文献

凌娇奴，董喜梅. 人免疫球蛋白联合糖皮质激素治疗急性重症病毒性心肌炎的效果及对IL-12水平的影响［J］. 临床医学研究与实践，2019，4（19）：32-33.

谭振宇，廖春燕. 重症心肌炎患者的临床特点及其预后相关因素分析［J］. 齐齐哈尔医学院学报，2019，40（07）：837-840.

王靖，黄毕，高凌云，等. 急性心肌炎发生重症倾向的危险因素分析［J］. 山东医药，2019，59（27）：53-55.

张欣. 急性重症心肌炎患者的临床特征及治疗探讨［J］. 中西医结合心血管病电子杂志，2019，7（11）：48-49.

周佩晓，李绍波，李汝秉，等. 主动脉内球囊反搏应用在急性重症心肌炎心力衰竭治疗中的效果［J］. 中国医药科学，2019，9（19）：254-256.

Javid J. Moslehi, D. Marshall Brinkley, et al. Fulminant Myocarditis［J］. Elsevier Inc，2019，74（3）：1103-1114.

Minoru Tagawa, Yuichi Nakamura, Yuji Okura, et al. Successful Treatment of Acute Fulminant Eosinophilic Myocarditis in a Patient with Ulcerative Colitis Using Steroid Therapy and Percutaneous Cardiopulmonary Support［J］. The Japanese Society of Internal Medicine，2019，58（8）：1234-1242.

第四节　肺动脉栓塞

一、概述

肺动脉栓塞又称肺栓塞（pulmonary embolism，PE），是内源性或外源性栓子堵塞肺动脉或其分支引起的肺循环障碍的临床病理生理综合征。常见的栓子是血栓，其

余少见的有新生物细胞、脂肪滴、气泡、静脉输入的药物颗粒，偶见留置的导管头端引起的肺血管阻塞。由于肺组织接受支气管动脉和肺动脉双重供血，而且肺组织和肺泡间也可直接进行气体交换，所以大多数PE不一定引起肺梗死。

肺栓塞的发病率在心血管疾病中仅次于冠心病和高血压。在美国的死亡率占整个死亡原因的第三位，仅次于肿瘤和心肌梗死。不经治疗的肺栓塞死亡率为20%～30%，诊断明确并经过治疗者死亡率降至2%～8%。肺栓塞的栓子以周围静脉或右心腔栓子脱落顺血流阻塞肺动脉最为常见，75%～90%的肺栓塞栓子来源于下肢深静脉血栓（DVT）。促进静脉血栓形成的因素有手术、缺少活动、创伤、肥胖、高龄、妊娠、产后、脑卒中、脊髓损伤、中心静脉导管留置等。虽然我国尚无确切的流行病学资料，但由于人口众多，估计PE的绝对发病率要远远高于美国，也是严重危害人民健康，致死、致残的重要疾病。

二、病因与发病机制

（一）病因

1.深静脉血栓形成　深静脉血栓的发病机制包括3种因素，即血管内皮损伤、血液高凝状态及静脉血液淤滞。95%的肺栓塞来自下肢近端的深静脉即腘静脉、股静脉和髂静脉。腓静脉血栓一般较细小，即使脱落也较少引起PE。只有当其血栓发展到近端血管并脱落时，才易引起肺栓塞。深静脉血栓形成的高危因素有：①获得性危险因素，如高龄、肥胖、>4d长期卧床、制动、心脏疾病，如房颤合并心力衰竭、动脉硬化等；手术，特别是膝关节和髋关节、恶性肿瘤等手术，妊娠和分娩等。②遗传性危险因素，凝血因子Ⅴ基因突变引起的活化蛋白C抵抗、凝血酶原基因缺陷等造成血液高凝状态。

2.非深静脉血栓形成　全身静脉血液都回流至肺，因此肺血管床极易暴露于各种阻塞或有害因素中，除了上述深静脉血栓栓塞外，还有其他常见的栓子，也可引起肺栓塞。其中包括：①脂肪栓塞，如下肢长骨骨折；②羊水栓塞；③空气栓塞；④寄生虫栓塞，如血吸虫虫卵阻塞或由此产生的血管炎；⑤感染性病灶；⑥肿瘤的瘤栓；⑦毒品，毒品引起血管炎或继发性血栓形成。

（二）病理

大多数急性PE可累及多支肺动脉，就栓塞部位而言，右肺多于左肺，下叶多于上叶，但少见栓塞于右肺或左肺动脉主干或骑跨在肺动脉分叉处。血栓栓子机化差时，在通过心脏途径中易形成碎片栓塞小血管。若纤溶机制不能完全溶解血栓，24h后栓子的表面即逐渐为内皮样细胞被覆，2～3周后牢固贴于动脉壁，血管重建。早期栓子退缩、血流再通的冲刷作用，覆盖于栓子表面的纤维素、血小板凝集物及溶栓过程，都可以产生新栓子进一步栓塞小的血管分支。栓子是否引起肺梗死由受累血管大小、栓塞范围、支气管动脉供给血流的能力及阻塞区通气适当与否决定。肺梗死的组织学特征为肺泡内出血和肺泡壁坏死，很少发现炎症。原来没有肺部感染或栓子为非感染性时，极少产生空洞。梗死区肺表面活性物质减少可导致肺不张。胸膜表面常见渗出，1/3为血性。若能存活，梗死区最后形成瘢痕。

（三）病理生理

1.血流动力学改变及血管内皮功能影响　发生肺栓塞肺血管阻力上升，栓子阻塞肺动脉造成机械性肺毛细血管前动脉高压，肺血管床减少造成肺循环阻力加大，肺动脉压力上升，右心室负荷加大，心排血量下降。当病情进一步发展可引起右心衰竭，血压下降。由于肺血管床具有强大储备能力，对于原无心、肺功能异常的患者，肺血管截断面积堵塞30%～50%才出现肺动脉升高。阻塞50%以上肺动脉压力骤然升高，右心室后负荷明显升高，而阻塞面积85%以上则可发生猝死。对原有心、肺疾病患者肺动脉压力变化更明显。同时处于闭合状态下侧支血管开放，主要支气管肺动脉吻合支及肺内静脉分流使得氧合血减少。

肺血管阻力上升除了血管机械性因素参与之外，神经体液因素和循环内分泌激素也起了重要作用，当肺栓塞发生后，肺血管内皮受损，释放出大量收缩性物质如内皮素、血管紧张素Ⅱ。此外血栓形成时新鲜血栓含有大量血小板及凝血酶；栓子在肺血管移动，血小板活化脱颗粒，释放出大量血管活性物质，如二磷酸腺苷、组胺、5-羟色胺、多种前列腺素等，这些物质均导致广泛的肺小动脉收缩，同时反射性引起交感神经释放儿茶酚胺，引起收缩效应，在肺血管处形成第一个恶性循环。

有实验提示，血栓使肺动脉血流中断，造成缺氧以及血小板黏附、聚集，使血管内皮分泌过多的ET（血浆内皮素），过量增加的ET可能使堵塞部位的血管痉挛，阻碍栓子向下一级血管移动。增加ET可使肺动脉压力上升，血流加速以调节缺氧而出现的过度换气。实验还提示急性PE后血浆NO浓度较栓塞前显著升高，NO增加可舒张肺血管，减轻肺阻力，维护肺循环压低阻状态。

大面积肺栓塞时，肺动脉压力上升，右心室心肌做功和耗氧增加，右心室压力增高，主动脉与右心室压力阶差缩小，冠状动脉灌注下降。另外，急性肺栓塞时体内内皮素浓度显著升高，在冠状动脉局部转化为内皮素量也明显增多，导致冠状动脉痉挛，造成冠状动脉灌注不足，心肌缺血，在心脏冠状动脉处形成第二个恶性环路。因此，一些肺栓塞患者心电图可出现$V_{1～4}$、Ⅱ、Ⅲ、AVF导联T波倒置等心肌缺血的表现。

2.呼吸系统病理生理改变　肺栓塞最主要的症状为呼吸困难，有症状的肺栓塞几乎都有不同程度的呼吸功能障碍。肺栓塞部位有通气但无血流灌注，因此肺栓塞可导致肺通气/灌注比例严重失调。此外肺栓塞面积较大可引起反射肺血管痉挛，且5-羟色胺、组胺、血小板激活因子及交感神经兴奋等也可引起气管痉挛，增加气道阻力，引起通气不良。5-羟色胺、组胺、血栓素A_2等化学介质还可使血管通透性改变，当肺毛细血管血流严重减少或终止24h后，肺泡表面活性物质减少，肺泡萎缩，出现肺不张，同时肺泡上皮通透性增加，大量炎症介质释放，引起局部弥漫性肺水肿、肺出血。肺泡细胞功能下降又引起表面活性物质合成减少及丢失，引起肺的顺应性下降，肺通气-弥散功能进一步下降。

（四）临床表现

1. 症状　常见的有呼吸困难或气短，活动后加重；胸痛，多数为胸膜性疼痛，少数为心绞痛样发作；咳嗽、晕厥、咯血、无症状者约占6.9%。值得指出的是，临床有典型肺梗死三联征（呼吸困难、胸痛及咯血）患者不足1/3。

2. 体征　一般常见体征有发热、呼吸变快、心率增加及发绀等。部分患者伴有肺不张时可有气管向患侧移位，肺野可闻及哮鸣音和干、湿啰音，也可有肺血管杂音，伴有胸膜摩擦音等。心脏体征有肺动脉第二心音亢进及三尖瓣区反流性杂音，后者易与二尖瓣关闭不全相混淆；也可有右心性第三及第四心音，分别为室性和房性奔马律及心包摩擦音。最有意义的体征是反映右心负荷增加的颈静脉充盈、搏动及下肢深静脉血栓形成所致的肿胀、压痛、僵硬、色素沉着和浅静脉曲张等。

（五）实验室检查和辅助检查

1. 血浆D-二聚体　D-二聚体是交联纤维蛋白在纤溶系统作用下产生的可溶性降解产物，血栓栓塞时因血栓纤维蛋白溶解使其血浓度升高。D-二聚体，尤其是酶联免疫吸附法的结果较为可靠，对急性PE诊断的敏感性达92%～100%，但特异性较低，仅为40%～43%。手术、肿瘤、炎症、感染、组织坏死等均可使D-二聚体升高。临床上D-二聚体对急性PE有较大的排除诊断价值，若其含量低于500μg，可基本除外急性PE。

2. X线胸片　胸片可见斑片状浸润，肺不张，膈肌抬高，胸腔积液，尤其是以胸膜为基底凸面朝向肺门圆形致密阴影，以及扩张的肺动脉伴远端肺纹理稀疏等对PE诊断具有重要价值，但缺乏特异性。

3. 螺旋CT造影　CT造影能发现段以上肺动脉内栓子，甚至发现深静脉栓子，是确诊PE的手段之一。其直接征象为肺动脉内低密度充盈缺损，部分或完全包围在不透光的血流之间，或呈完全充盈缺损，远端血管不显影；间接征象包括肺野密度增高影、条带状的高密度区或盘状肺不张、中心肺动脉扩张及远端血管分支减少或消失等，但对亚段PE的诊断价值有限（图8-3）。

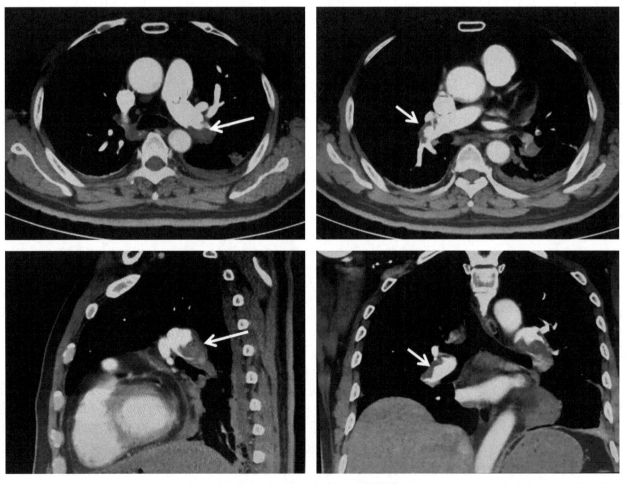

图8-3　肺栓塞的螺旋CT表现

箭头所指左、右肺下动脉干充盈缺损

4.心电图　心电图大多为非特异性改变。较常见的有 $V_{1\sim4}$ 导联 T 波改变和 ST 段异常；部分病例可出现 $S_IQ_{III}T_{III}$ 征（ I 导联 S 波加深， III 导联出现 Q/q 波及 T 波倒置），以及完全或不完全右束支传导阻滞、肺型 P 波、电轴右偏和顺钟向转位等。多在发病后即刻开始出现，其后随病程的演变呈动态变化。

5.磁共振成像（MRI）　MRI 对段以上肺动脉内栓子诊断的敏感性和特异性均较高。适用于对碘对比剂过敏的患者，且具有潜在识别新、旧血栓的能力，有可能为确定溶栓方案提供依据。

6.超声心动图　严重病例可发现右心室壁局部运动幅度降低、右心室和右心房扩大、室间隔左移和运动异常、近端肺动脉扩张，三尖瓣反流速度增快、下腔静脉扩张，吸气时不萎陷。提示肺动脉高压、右心室高负荷和肺源性心脏病，但尚不能作为 PE 的确诊依据。若在右心房或右心室发现血栓或肺动脉近端血栓，同时患者临床表现符合 PE，可做出诊断。

7.动脉血气分析　常表现为低氧血症、低碳酸血症、肺泡-动脉血氧分压差增大。部分患者的结果可以正常。

8.肺动脉造影　肺动脉造影为 PE 诊断的经典方法，敏感度和特异度分别为 98% 和 95% ～ 98%。PE 的直接征象为肺血管内对比剂充盈缺损，伴或不伴轨道征的血流阻断。间接征象有肺动脉对比剂流动缓慢，局部低灌注，静脉回流延迟等，但其为有创性检查，可发生严重并发症甚至致命，应严格掌握适应证。

三、诊断及治疗

（一）诊断与鉴别诊断

约 11% 的 PE 患者在发病 1h 内死亡。其余仅 29% 可得到明确诊断，死亡率为 8%，而得不到明确诊断的患者死亡率高达 30%。因此，早期发现十分重要，可提高抢救成功率。这就要求门诊、急诊医师提高对急性 PE 的警惕，把握急性 PE 发病变化规律的特点，结合常规检查方法，如心电图的动态变化、X 线胸片、动脉血气分析、D-二聚体检测等基本检查方法，筛选出 PE 的疑诊患者。有静脉血流缓慢的患者伴难以解释的呼吸困难应考虑 PE 的可能性。其他加重因素为口服避孕药、长期卧床、充血性心力衰竭、外科手术等。对 PE 诊断有参考意义的检查有 PaO_2 降低、D-二聚体增高、典型的心电图和超声心动图改变。螺旋 CT 和电子束 CT 造影和 MRI 为 PE 诊断的有用的无创性技术。较大栓塞时可见明显的肺动脉充盈缺损。

易与肺栓塞混淆的有肺炎、胸膜炎、气胸、慢性阻塞性肺疾病、肺部肿瘤、急性心肌梗死、充血性心力衰竭、胆囊炎、胰腺炎等疾病，CT 和 MRI 有助于鉴别。诊断和鉴别诊断困难者可考虑肺动脉造影，但多发性小栓塞常易漏诊。

（二）治疗

1.对症治疗　包括改善低氧血症、镇痛、舒张支气管、纠正休克和心力衰竭等。特异性治疗可从溶栓、抗凝、手术和预防再栓塞 4 个方面考虑。溶栓和抗凝均为急性肺血栓栓塞症的特异性治疗，但是也可引起严重并发症，在治疗时应予以充分注意。

2.溶栓治疗　溶栓治疗主要适用于大面积 PE 者，尤其是伴休克和低血压的病例。血压正常，但超声心动图提示右心室功能减退或临床表现为右心室功能不全者，无禁忌证时也可溶栓治疗。对于血压和右心功能均正常者，则不推荐溶栓治疗。溶栓治疗的最佳时间为 PE 后 14d 内，可选择尿激酶（UK）或重组组织型纤溶酶原激活药及链激酶溶栓治疗，奏效后再转为抗凝治疗维持。UK：负荷量 4400U/kg，静脉用药 10min，随后 2200U/kg，持续 12h，或 20 000U/kg 持续静脉滴注 2h，rt-PA：50 ～ 100mg 持续静脉滴注 2h。SK：30min 内静脉注射负荷量 25 000U，随后以 100 000U/h 持续静脉滴注 24h。用药前需肌内注射苯海拉明或地塞米松以防止链激酶过敏反应。溶栓治疗的并发症主要为出血，因此用药前全面评价有无溶栓治疗的禁忌证（表 8-9）。如果大面积 PE 对生命威胁极大时，绝对禁忌证也可看作相对禁忌证。但应放置外周静脉留置导管，便于在溶栓过程中取血监测凝血酶原时间或活化部分凝血激酶时间，调整剂量，并应在治疗前配血，做好输血的准备，保证溶栓安全。

表 8-9　大块 PE 患者溶栓治疗禁忌证

绝对禁忌证

　活动性内出血

　近期的自发性颅内出血

相对禁忌证

　2 周内大手术、分娩、器官活检或不能压迫的血管穿刺史

　2 个月内缺血性脑卒中

　10d 内胃肠道出血

　15d 内严重外伤

　1 个月内神经外科或眼科手术

　控制不好的严重高血压（SBP > 180mmHg，DBP > 110mmHg）

　近期心肺复苏

　血小板 < 100 000/mm³

　妊娠

　细菌性心内膜炎

　糖尿病出血性视网膜病变

　严重肝、肾功能障碍

　出血性疾病

溶栓治疗结束后，应每2～4h测定1次凝血时间，当其水平低于正常值得2倍，即应重新开始规范的肝素治疗，但使用UK、SK溶栓期间勿同时应用肝素。溶栓成功后，应注意预防再栓塞，包括减少或避免血栓形成的各种因素，如减少血液在静脉内淤积，纠正高凝状态和避免内皮损伤。已形成深静脉血栓者应尽早治疗。防止栓子脱落流入到腔静脉，进入肺循环。

3.抗凝治疗　抗凝治疗可有效防止血栓的复发和形成，是血流动力学稳定肺栓塞症状的基本治疗方法。临床常用的抗凝血药物主要为普通肝素和华法林。应用肝素前应检查有无抗凝的禁忌证，如活动性出血、凝血功能障碍、血小板减少、未予控制的严重高血压等。但对于PE已确诊者，大多属于相对禁忌证。抗凝治疗时可先后给予静脉肝素联合口服抗凝治疗4～5d，后转为口服抗凝治疗3～6个月，静脉注射肝素的初始剂量为80U/kg，然后以18U/（kg·h）持续静脉滴注。刚开始治疗的24h内应每4～6h测定APTT，最好使其达到并维持于正常值的1.5～2.5倍。随后改为每天上午测定APTT 1次。可参考表8-10监测APTT，并据其调整肝素剂量。但APTT仅为一项普通的凝血功能指标，并不总能可靠地反映血浆肝素水平或抗栓活性。有条件者应测定血浆肝素水平，使之维持在0.2～0.4U/ml或0.3～0.6U/d，有利于更好地调整肝素剂量。应用肝素可引起血小板减少症，在使用肝素的第3～5天、第7～10天及第14天应复查血小板计数，如果血小板迅速或持续降低达到30%以上，或血小板计数＜100⁹/L，应停用肝素。通常停用肝素后10d内血小板会逐渐恢复。低分子量肝素与普通肝素比较，半衰期长，出血倾向低，在临床被广泛应用。低分子量肝素的副作用血小板减少除比普通肝素少以外，其他与普通肝素基本相同，用药剂量一般在4000～8000U/12h皮下注射。

表8-10　根据APTT监测结果调整静脉肝素剂量的方法

APTT（s）	初始剂量及调整剂量	下次APTT测定的间隔时间（h）
治疗前基础APTT	初始剂量80U/kg静脉注射，然后按18U/（kg·h）静脉滴注	4～6
APTT＜35	予80U/kg静脉注射，然后增加静脉滴注剂量4U/（kg·h）	6
APTT 35～45	予40U/kg静脉注射，然后增加静脉滴注剂量2U/（kg·h）	6
APTT 46～70	无须调整剂量	6
APTT 71～90	减少静脉剂量2U/（kg·h）	6
APTT＞90	停药1h，然后减少剂量3U/（kg·h）后恢复静脉滴注	6

华法林为服用方便的口服抗凝血药，可用于长期抗凝治疗。因其数天才能发挥全部作用，所以至少需与肝素重叠应用4～5d。在肝素开始应用后的第1～3天即可口服华法林3.0～5.0mg/d。当测定的国际标准化比率（INR）连续2d达到2.5时，或PT延长至达到治疗水平前，应每日测定INR，其后2周每2～3天监测1次，以后根据INR的稳定情况1周左右监测1次。需长期治疗者应每4周测定1次INR并依此调整华法林剂量。华法林的主要并发症为出血，可用维生素K拮抗。此外，华法林偶可引起血管性紫癜，导致皮肤坏死，多发生于治疗的前几周。妊娠前3个月和后6周禁用华法林，可用肝素治疗。产后和哺乳期妇女可以服用华法林，但育龄期妇女服用华法林者需注意避孕。

手术治疗：广义的手术还包括介入放射学或外科治疗两种方法。外科手术取栓术适用于大的肺动脉栓塞，可迅速恢复肺动脉血供、改善血流动力学异常。但死亡率可高达30%～44%，因此常保留在溶栓治疗无效时或对溶栓治疗禁忌的患者。

溶栓治疗有效后，还应采取措施预防再栓塞，可采用结扎、置以特制夹子或下腔静脉滤过器的方法。前两种方法由于有很多并发症而被逐渐放弃。近来应用滤器效果明显改善，可使PE的发病率降到2.4%以下。滤器的发展也是从开始认识它到医师很热衷于它，再到现在对滤器的使用已经降温。原来一看到下肢静脉有血栓，医师就怕栓子脱落，怕出现肺栓塞或大面积肺栓塞，就会置入滤器。但是后来发现，置入滤器后滤器周围易形成很多血栓，甚至滤器虽然在肾静脉以下，但还会经常出现血栓把整个肾静脉堵住的现象。放滤器指征是要有很明确的下肢静脉血栓而又有抗凝的禁忌证，其他的只要允许抗凝，原则上不放滤器。此外，放滤器一定放可回收的滤器，并要尽可能地取出来。医师应更深入地认识这个问题，要给患者和家属解释清楚。

（三）预防

减少或避免血栓形成的各种因素，如减少血液在静脉内淤积、纠正高凝状态和避免内皮损伤。已形成血栓者应尽早治疗，防止栓子脱落流入腔静脉，进入肺循环。

（张洪哲　阳　艳）

参考文献

陆慰萱.急性肺血栓栓塞症肺循环病学［M］.北京：人民卫生出版社，2007：463-490.

王辰，程显声，钟南山.积极促进我国对肺血栓栓塞的规范诊治［J］.中华结核和呼吸杂志，2001，24（13）：257-258.

中华医学会呼吸病分会.肺血栓栓塞症的诊断与治疗指南

［J］．中华结核和呼吸杂志，2001，24（15）：259-264.

Abusibah H，Abdelaziz MM，Standen P，et al．Ambulatory management of pulmonary embolism［J］．Br J Hosp Med，2018，79（1）：18-25.

Becattini C，Agnelli G．Risk stratification and management of acute pulmonary embolism［J］．Hematology Am Soc Hematol Educ Program，2016，15（1）：404-412.

Belicová M，Ochodnický M，Sadloňová J，et al．Pulmonary embolism：retrospective view at known disease［J］．Vnitr Lek，2019，65（8）：475-482.

Doherty S．Pulmonary embolism An update［J］．Aust Fam

Physician，2017，46（11）：816-820.

Engelberger RP，Kucher N．Reperfusion Treatment for Acute Pulmonary［J］．Embolism．Hamostaseologie,2018,38(2)：98-105.

Kline JA．Diagnosis and Exclusion of Pulmonary Embolism［J］．Thromb Res，2018，163：207-220.

Rali PM，Criner GJ．Submassive Pulmonary Embolism［J］．Am J Respir Crit Care Med，2018，198（5）：588-598.

Ramiz S，Rajpurkar M．Pulmonary Embolism in Children［J］．Pediatr Clin North Am，2018，65（3）：495-507.

第五节　主动脉疾病

一、主动脉炎

主动脉炎（aortitis）可由多种微生物引起，造成动脉内膜和中膜的损伤，主要影响升主动脉，引起升主动脉扩张，并发主动脉关闭不全，形成动脉瘤，偶尔影响主动脉的分支血管造成阻塞。

梅毒性主动脉炎

梅毒性主动脉炎（syphilitic aortitis）是一种梅毒螺旋体侵入人体后引起的，临床表现为梅毒性主动脉炎，继而发生梅毒性主动脉瓣关闭不全、梅毒性主动脉瘤、梅毒性冠状动脉口狭窄和心肌树胶样肿，统称为心血管梅毒（cardiovascular syphilis），为梅毒的晚期表现，绝大部分患者是后天性的，先天性者罕见。

1.发病机制　梅毒螺旋体大多通过性接触而感染人体。从开始感染到晚期发生心血管梅毒的潜伏期为5～30年。男性多于女性。

螺旋体入血后，部分经肺门淋巴结管引流到主动脉壁的营养血管引起闭塞性血管内膜炎，伴有血管周围浆细胞和淋巴细胞浸润，主动脉壁炎症累及动脉内膜和中膜，而以后者为主。主动脉任何部位都可受累，但以升主动脉和主动脉弓部最多，极少侵入心肌或心内膜。主动脉中膜肌肉和弹性组织被破坏，为纤维组织取代，也可出现巨噬细胞和梅毒"树胶样"病变。主动脉壁逐渐松弛，病变可有钙化，导致主动脉瘤的形成。主动脉内膜出现"树皮样"改变是梅毒性主动脉炎的特征，但不能以此作为确诊的根据。

梅毒感染可以从升主动脉蔓延到主动脉根部，引起主动脉瓣瓣环扩大和主动脉瓣联合处的分离，从而产生主动脉瓣关闭不全。主动脉瓣支持组织受到破坏和主动脉卷曲、缩短，导致严重的主动脉瓣反流。

2.临床表现

（1）单纯性梅毒性主动脉炎：多发生于升主动脉，可累及远端的降主动脉。患者多无症状，也可感到胸骨后不适或钝痛。由于主动脉扩大，叩诊时心脏上方浊音界扩大，主动脉瓣区第二心音增强，可闻及轻度收缩期杂音。10%的患者可发生主动脉瘤、主动脉关闭不全、冠状动脉口狭窄等并发症。

（2）梅毒性主动脉瓣关闭不全：是梅毒性主动脉炎最常见的并发症。轻者无症状，重者由于主动脉大量反流，加以可能合并冠状动脉口狭窄引起心绞痛。持久的主动脉瓣反流引起左心室负荷加重，逐渐出现左心衰竭。一旦出现心力衰竭，病程在1～3年较快进展，发生肺水肿及右心衰竭，50%患者死亡。梅毒性主动脉关闭不全的体征与其他病因引起的类似。

（3）梅毒性冠状动脉口狭窄或阻塞：是梅毒性主动脉炎第二常见并发症。病变常累及冠状动脉开口处。由于冠状动脉狭窄发展缓慢，常有侧支循环形成，故极少发生大面积心肌坏死。患者可有心绞痛，常在夜间发作，且持续时间较长。如冠状动脉口完全闭塞，患者可以突然死亡。

（4）梅毒性动脉瘤：是梅毒性主动脉炎少见的并发症。多发生于升主动脉和主动脉弓，也可累及降主动脉和腹主动脉，呈囊状，但不会发生夹层分离。发生在不同部位的主动脉瘤，各有其不同的症状和体征（参见本节主动脉瘤）。

（5）主动脉窦动脉瘤：是梅毒性动脉瘤中具有特征性的一种。如发生在左或右主动脉窦并波及冠状动脉口，可引起心绞痛；如发生在后主动脉窦则除非破裂，否则无症状或体征。主动脉窦动脉瘤破裂入肺动脉或右心室腔可出现严重右心衰竭，引起连续性杂音，类似动脉导管未闭或主、肺动脉间隔缺损；动脉瘤如破入左心房，在背部可有连续性杂音，可有左心衰竭。

（6）心肌"树胶样"肿（gummata of myocaidium）：累及心肌的"树胶样"肿极罕见，最常见的部位是左心室间隔底部。临床上可出现传导阻滞或心肌梗死。弥漫性心肌树胶样肿可引起顽固性心力衰竭。

3.实验室检查 梅毒螺旋体存在于动脉的外膜层，近来采用PCR方法测定梅毒螺旋体的DNA来诊断梅毒螺旋体感染，特异性强，敏感性高，能提供迅速的最后确诊。目前主要还是用血清学检查来确诊梅毒螺旋体感染。

（1）非螺旋体血清试验（VDRL试验）：该试验简单、便宜，可标准化定量，用于普查筛选和治疗反应的随访，早期梅毒阳性率约70%，Ⅱ期梅毒阳性率高达99%，而晚期梅毒阳性率达70%。

（2）梅毒螺旋体试验：荧光密螺旋体抗体吸附（FTA-ABS）试验作为梅毒确诊试验，具有高度敏感性和特异性。早期梅毒阳性率达到85%，在Ⅱ期梅毒阳性率高达99%，在晚期梅毒阳性率至少95%。密螺旋体微量血细胞凝集（MHA-TP）试验，在早期梅毒的阳性率仅为50%～60%，但在Ⅱ期梅毒和晚期梅毒的敏感性和特异性与FTA-ABS试验相似。即使患者经过治疗FTA-ABS试验可终身保持阳性。

（3）螺旋体IgG抗体测定：具有FTA-ABS试验特点，具有高度敏感性和特异性，容易操作，特别适用于怀疑重复感染的病例和先天性梅毒与HIV混合感染者。

4.辅助检查

（1）胸部X线检查：单纯梅毒性主动脉炎时可见升主动脉近端扩张，伴升主动脉条索状钙化。主动脉结节和胸降主动脉可有钙化，但以近头臂动脉处的升主动脉钙化最广泛。病变处主动脉增宽。在有主动脉瓣关闭不全存在时，心脏向左下后方增大呈靴形，在荧光屏下心脏与主动脉搏动剧烈，幅度大。在主动脉瘤时发现在相应部位主动脉膨出，呈膨胀性搏动。

（2）CT和MRI检查：CT用于胸部X线有怀疑病例的进一步筛选，能精确测量动脉瘤的大小，其精确度不亚于超声造影和动脉造影。MRI能获得高分辨率静态影像，对胸主动脉病变有高度的诊断精确性。

（3）超声检查：超声心动图可展示不同节段增宽、钙化、动脉瘤及主动脉关闭不全。用超声多普勒测定主动脉瓣瓣口反流量，监测左心室大小、左室射血分数，显示动脉瘤大小、部位和破裂部位等。

（4）心血管造影：逆行主动脉造影显示主动脉扩张或膨出部位和大小、主动脉瓣反流程度、左心室大小、心功能状况等。选择性冠状动脉造影用于心绞痛怀疑有冠状动脉狭窄时，冠状动脉狭窄仅局限于开口处，而远处冠状动脉无狭窄病变，这与冠状动脉粥样硬化不同。

5.诊断与鉴别诊断 梅毒性心血管病患者通常有典型的梅毒表现或晚期梅毒临床表现，并且常常有梅毒血清学反应阳性，诊断并不困难。本病应与风湿性瓣膜病和其他心脏疾病产生的杂音，以及一些其他疾病相鉴别。

（1）心脏瓣膜杂音的鉴别

1）主动脉瓣区舒张期杂音：梅毒性主动脉炎根部扩张引起的主动脉瓣反流杂音，由于根部扩张，所以在胸骨右缘第2肋间听诊最响；而风湿性主动脉瓣反流，由于往往伴有二尖瓣病变右心室扩大，是心脏转位，所以舒张期杂音在胸骨左缘第3肋间处听诊最响。

2）主动脉瓣区收缩期杂音：梅毒性主动脉瓣反流时在该区可以听到响亮的拍击样收缩早期喷射音和收缩期杂音。而风湿性主动脉瓣狭窄的杂音音调较高，在收缩中、晚期增强。主动脉粥样硬化者，瓣环钙化，近侧主动脉扩张，虽瓣膜本身无狭窄病变，也可以听到收缩期喷射性杂音，但在收缩早期增强，而且杂音持续时间较短。

3）二尖瓣区舒张期杂音：梅毒性主动脉瓣严重反流产生Austin-Flint杂音，无收缩期前增强，不伴有心尖部第一心音增强和二尖瓣开放拍击音。可与风湿性二尖瓣狭窄引起的舒张期隆隆样杂音相鉴别。

（2）梅毒血清学假阳性反应的鉴别

1）VDRL试验假阳性反应：在疾病的急性感染期要与非典型肺炎、疟疾、预防接种和其他细菌或病毒感染相鉴别。在疾病的慢性感染期要与自身免疫病、吸毒、HIV感染、麻风和少数老年人的假阳性反应相鉴别。这些假阳性的效价在1:8或更低。这些患者应长期随访。

2）FTA-ABS试验假阳性：在高球蛋白血症、系统性红斑狼疮等患者有假阳性反应。后一种情况可能是一种链珠状荧光，是由于抗DNA抗体引起的，不同于真正的梅毒阳性结果，应严密随访。

（3）心绞痛的鉴别：心绞痛是梅毒性冠状动脉口狭窄最常见的临床表现，由于病程进展缓慢，并得到侧支循环的支持，所以很少发生心肌梗死，除非同时合并冠状动脉粥样硬化。发病年龄比冠心病要早，常常夜间发作，发作持续时间较长。

6.治疗 梅毒性主动脉炎一旦确立，为了防止进一步的损害，必须进行驱梅治疗。青霉素是治疗梅毒的特效药。可用以下两种给药方法：苄星西林G240万U，肌内注射，每周1次共3周，总量720万U；普鲁卡因青霉素G 60万U，肌内注射，每日1次，共21d。对青霉素过敏者可选用头孢噻啶，每天肌内注射0.5～1.0g，共10d。头孢曲松每天250mg，肌内注射，共5d或10d。晚期梅毒和神经梅毒可以用1～2g，肌内注射，每日1次共14d。阿奇霉素每天500mg，口服共10d。也可以用红霉素每次500mg，每日4次，共30d。四环素每次500mg口服，每日4次共30d。但通常疗效比青霉素差。治疗过程中少数患者于治疗开始后出现发热、胸痛加重的症状，此为大量螺旋体被杀死后引起全身反应和局部水肿的结果，个别患者在治疗中发生冠状动脉口肿胀，狭窄加重，导致突然死亡。为防止此种反应，可在开始治疗数天内同时给肾上腺皮质激素，如口服泼尼松每次10mg，每6小时1次。有心力衰竭者需控制心力衰竭后再做驱梅治疗。梅毒性主动脉瘤需要手术治疗，手术指征为动脉瘤直径达7cm或产生压迫症状或迅速膨大者。手术将动脉瘤切除，用同种动脉或血管代用品移植。有明显主动脉瓣反流者，可做主动脉瓣置换术。若有冠状动脉开口病变，则须CABG治疗。

7.预后　单纯性梅毒性主动脉炎患者的平均寿命与常人相近。梅毒性主动脉瓣关闭不全的无症状阶段为2～10年，症状出现后平均寿命为5～6年，约1/3患者症状出现后可存活10年。存活时间主要取决于有无心力衰竭或心绞痛，如出现心力衰竭，一般存活2～3年，约6%患者可长达10年以上。大多数患者在心功能失代偿后迅速恶化，重体力劳动者预后尤差，有冠状动脉开口闭塞者预后不良。主动脉瘤预后非常差，平均寿命在症状出现以后6～9个月，2年死亡率为80%，从症状出现到死亡间隔短达1周，主要死于主动脉瘤破裂和阻塞性肺炎。

二、主动脉瘤

主动脉瘤（aortic aneurysm）指主动脉壁局部或弥漫性异常扩张（一般较预期正常主动脉段直径扩大至少1.5倍以上），压迫周围器官而引起症状，瘤体破裂为其主要危险。

（一）病因

正常动脉壁中层富有弹性纤维，随每次心搏进行收缩而传送血液，动脉中层受损，弹性纤维断裂，代之以纤维瘢痕组织，动脉壁失去弹性，不能耐受血流冲击，在病变段逐渐膨大，形成动脉瘤。动脉内压力升高有助于形成动脉瘤。引起主动脉瘤的主要原因如下。

1.动脉粥样硬化　为最常见原因。粥样斑块侵蚀主动脉壁，破坏中层成分，弹性纤维发生退行性变。管壁因粥样硬化而增厚，使滋养血管受压，发生营养障碍，或滋养血管破裂中层积血。多见于老年男性，男女之比10∶1左右。主要在腹主动脉，尤其在肾动脉至髂部分叉之间。

2.感染　以梅毒为显著，常侵犯胸主动脉。败血症、心内膜炎时的菌血症使病菌经血流到达主动脉，主动脉邻近的脓肿直接蔓延，或在粥样硬化性溃疡的基础上继发感染，都可形成细菌性动脉瘤。致病菌以链球菌、葡萄球菌和沙门菌属为主，较少见。

3.囊性中层坏死　较少见，病因未明。主动脉中层弹性纤维断裂，代之以异感性酸性黏多糖。主要累及升主动脉，男性多见。遗传性疾病如马方综合征、Turner综合征、Ehlers-Danlos综合征等均可有囊性中层坏死，易致夹层动脉瘤。

4.外伤贯通伤　直接作用于受损处主动脉引起动脉瘤，可发生于任何部位。间接损伤时暴力常作用于不易移动的部位，如左锁骨下动脉起源处的远端或升主动脉根部，而不是易移动的部位，受力较多处易形成动脉瘤。

5.其他　包括巨细胞性主动脉炎、多发性大动脉炎等。

（二）病理

1.按结构主动脉瘤分类　①真性主动脉瘤：动脉瘤的囊由动脉壁的一层或多层构成。②假性动脉瘤：由于外伤、感染等，血液从动脉内溢出至动脉周围组织内，血块及其机化物、纤维组织与动脉壁一起构成动脉瘤的壁。③夹层动脉瘤：动脉内膜或中层撕裂后，血流冲击使中层逐渐形成夹层分离，在分离腔中积血、膨出，也可与动脉腔构成双腔结构。

2.按形态主动脉瘤分类　①梭形动脉瘤：较常见，瘤体对称性扩张涉及整个动脉壁周界，呈梭形。②囊状动脉瘤：瘤体涉及动脉壁周界的一部分，呈囊状，可有颈，呈不对称外凸。粥样硬化动脉瘤常呈梭状，外伤性动脉瘤常呈囊状。

3.按发生部位主动脉瘤分类　①升主动脉瘤：常累及主动脉窦。②主动脉弓动脉瘤。③降主动脉瘤或胸主动脉瘤：起点在左锁骨下动脉的远端。④腹主动脉瘤：常在肾动脉的远端。

（三）临床表现

主动脉瘤的症状是由于瘤体压迫、牵拉、侵蚀周围组织所引起的，视主动脉瘤的大小和部位而定。胸主动脉瘤压迫上腔静脉时面颈部和肩部静脉怒张，并可有水肿；压迫气管和支气管时引起咳嗽和气急；压迫食管引起吞咽困难；压迫喉返神经引起声嘶。胸主动脉瘤位于升主动脉可使主动脉瓣瓣环变形，瓣叶分离而致主动脉瓣关闭不全，出现相应杂音，多数进程较缓慢，症状少，若急骤发生则可导致急性肺水肿。胸主动脉瘤常引起疼痛，疼痛突然加剧预示破裂的可能。主动脉弓动脉瘤压迫左头臂静脉，可使左上肢静脉压比右上肢高。升主动脉瘤可侵蚀胸骨及肋软骨而凸出于前胸，呈波动性肿块；降主动脉瘤可侵蚀胸椎横突和肋骨，甚至在背部外凸于体表；各处骨质受压引起疼痛。胸主动脉瘤破裂入支气管、气管、胸腔或心包可以致死。

腹主动脉瘤常见，病因以动脉粥样硬化为主，常有肾、脑、冠状动脉粥样硬化的症状。最初引起注意的是腹部搏动性肿块。较常见的症状为腹痛，多位于脐周或中上腹部，也可涉及背部，疼痛的发生与发展说明动脉瘤增大或少量出血。疼痛剧烈持续，并向背部、骨盆、会阴及下肢扩展，或在肿块上出现明显压痛，均为破裂征象。腹主动脉瘤常破裂入左腹膜后间隙，破入腹腔，偶可破入十二指肠或腔静脉，破裂后常发生休克。除非过分肥胖，搏动性肿块一般不难扪及，通常在脐与耻骨之间，有时在肿块处可闻及收缩期杂音，少数伴有震颤。进行主动脉瘤的叩诊，尤其有压痛者，必须小心，以防止促使其破裂。腹主动脉瘤压迫髂静脉可引起下肢水肿，压迫精索静脉可见局部静脉曲张，压迫一侧输尿管可致肾盂积水、肾盂肾炎及肾功能减退。

（四）诊断与鉴别诊断

胸主动脉瘤的发现除根据症状和体征外，X线检查有帮助，在后前位及侧位片上可以发现主动脉影扩大，从阴影可以估计病变的大小、位置和形态，在透视下可以见到动脉瘤的膨胀性搏动，但在动脉瘤中有血栓形成时搏动可以不明显，主动脉瘤需与附着于主动脉上的实质性肿块区别，后者引起传导性搏动，主动脉造影可以做出鉴别，超声心动图检查可以发现升主动脉的主动脉瘤，病变处主动脉扩大，计算机断层扫描（CT）对诊断也有用。

腹主动脉瘤常在腹部扪及搏动性肿块后发现，但腹部扪及动脉搏动不一定是动脉瘤，消瘦、脊柱前凸者正常腹主动脉常易被扪及，腹部可闻及收缩期血管杂音，可能由于肾、脾、肠系膜等动脉的轻度狭窄，也未必来自主动脉瘤，须加注意。超声检查对明确诊断极为重要，当前不少病例是在常规超声体检中发现的，故此症的诊断检出率比过去大为提高，检查可见主动脉内径增宽，动脉前后壁间液性平段宽度增加，如有血栓形成则增宽的平段不明显，但动脉瘤的前后壁与心搏同步的搏动均存在，动脉的外径仍增大，超声检查可以明确病变的大小，精确度达2～3mm，其范围、形态及腔内血栓CT同样有用，尤其对腔内血栓及壁的钙化方面更易发现，并能显示动脉瘤与邻近结构如肾动脉、腹膜后腔和脊柱等的关系。MRI检查在判断瘤体大小及其与肾动脉和髂动脉的关系上价值等同于CT及腹部超声，MRI的主要不足是图像分析费时、费用高，主动脉造影对定位诊断也有帮助，但腔内血栓可能影响其病变程度的评估，但对于诊断不明确者、合并有肾动脉病变的高血压患者，动脉瘤范围不清楚时，疑有阻塞或瘤样病变的患者及准备手术治疗者仍主张做主动脉造影。

（五）治疗

1.外科手术治疗　包括动脉瘤切除与人造或同种血管移植术，对于动脉瘤不能切除者则可做动脉瘤包裹术。目前腹主动脉瘤的手术死亡率＜5%，但年龄过大，有心、脑、肾或其他内脏损害者，手术死亡可超过25%。胸主动脉瘤的手术死亡率为30%，以主动脉弓动脉瘤的手术危险性最大。动脉瘤破裂而不做手术者极少幸存，故已破裂或濒临破裂者均应立即做手术。凡有细菌性动脉瘤者，还需给予长期抗生素治疗。对6cm或6cm以上的主动脉瘤均应做择期手术治疗。对4～6cm的主动脉瘤可以密切观察，有增大或濒临破裂征象者应立即手术。

2.介入手术治疗　是治疗腹主动脉瘤和部分胸、降主动脉瘤可供选择的微创手术方法，尤其适用于严重合并症而不能接受腹主动脉瘤切除术的高危、高龄患者。

腹主动脉瘤腔内隔绝术或经皮腔内血管支架置入术，经股动脉置入覆有人造血管膜的腔内支架，其两端分别固定在动脉瘤体与动脉血流隔绝，达到治疗的目的。由于介入治疗避免了传统手术的腹部大切口，创伤小，失血少，术后对于呼吸影响小，减少了全身并发症的发生，患者术后恢复较快，住院时间缩短。围手术期死亡率0～25%，平均住院2～4d，手术成功率92%～96%，因手术失败转传统手术治疗者0～6%。但动脉瘤近心端与肾动脉开口距离＜1.5cm和直径＞2.8cm；动脉瘤远心端与主动脉分叉距离＜1.5cm；纵轴上瘤体近心端成角＞60°；髂动脉多处硬化或弯曲＞90°，尤其伴有广泛钙化；肠系膜下动脉是结肠的主要血供来源者，不宜行本手术治疗。本手术虽有内漏、移位等并发症，但由于创伤小、出血少、恢复快等优势，应用前景广阔。

三、主动脉夹层

主动脉夹层分离（aortic dissection）指主动脉腔内血液从主动脉内膜撕裂处进入主动脉中膜并使中膜分离，沿主动脉长轴方向扩展形成主动脉壁的二层分离状态，又称主动脉壁间动脉瘤或主动脉夹层动脉瘤。本病少见，发病率为每年百万人口5～10例，高峰年龄50～70岁，男女比例为（2～3）：1，发病多急剧，65%～70%在急性期死于心脏压塞、心律失常等，故早期诊断和治疗非常必要。根据发病时间分为急性期和慢性期：2周以内为急性期，超过2周为慢性期。近年我国患病人数有增多的趋势。

（一）病因及发病机制

本病病因未明，80%以上主动脉夹层分离者患有高血压，不少患者有囊性中层坏死。高血压并非是引起囊性中层坏死的原因，但可促进其发展。临床与动物实验发现血压波动的幅度与主动夹层分离相关。马方综合征中主动脉囊性中层坏死颇常见，发生主动脉夹层分离的机会也多，其他遗传性疾病如Turner综合征、Ehlers-Danlos综合征，也有发生主动脉夹层分离的倾向。主动脉夹层分离还易发生在妊娠期，其原因不明，推想妊娠时内分泌变化使主动脉的结构发生改变而易于裂开。

正常成人的主动脉壁耐受压力颇强，使壁内裂开需500mmHg以上的压力。因此，造成夹层裂开的先决条件为动脉壁缺陷，尤其中层缺陷。一般而言，在年长者以中层肌肉退行性变为主，年轻者则以弹性纤维缺少为主。至于少数主动脉夹层分离无动脉内膜裂口者，则可能由于中层退行性变病灶内滋养血管破裂引起壁内出血所致。合并存在动脉粥样硬化有助于主动脉夹层分离的发生。

（二）病理

基本病变为囊性中层坏死。动脉中层弹性纤维有局部断裂或坏死，基质有黏液样变和囊肿形成。夹层分离常发生于升主动脉，此处经受血流冲击力最大，而主动脉弓的远端则病变少而逐渐减轻。主动脉壁分裂为两层，其间积有血液和血块，该处主动脉明显扩大，呈梭形或囊状。病变如涉及主动脉瓣环则环扩大而引起主动脉瓣关闭不全。病变可从主动脉根部向远处扩延，最远可达髂动脉及股动脉，亦可累及主动脉的各分支，如头臂干、颈总动脉、锁骨下动脉、肾动脉等。冠状动脉一般不受影响，但主动脉根部夹层血块对冠状动脉开口处可有压迫作用。多数夹层的起源有内膜的横行裂口，常位于主动脉瓣的上方，裂口也可有两处，夹层与主动脉腔相通。少数夹层的内膜完整无裂口。部分病例外膜破裂而引起大出血，破裂处在升主动脉，出血容易进入心包腔内；破裂部位较低者可进入纵隔、腹膜后间隙，破裂部位较低，亦可进入纵隔、胸腔、心包腔内，慢性裂开的夹层可以形成一双腔主动脉，一个管道套于另一个管道之中，此种情况见于胸主动脉或主动脉弓的降支。

（三）病理分型和分级

根据内膜撕裂部位和主动脉夹层分离扩展范围，分型如下。

DeBakey将主动脉夹层分为3型：Ⅰ型，夹层起自升主动脉并延至降主动脉；Ⅱ型，夹层局限于升主动脉；Ⅲ型，夹层起自降主动脉并向远端延伸。

此外，Daily和Miller又将主动脉夹层分为两型：凡升主动脉受累者为A型（包括DeBakeyⅠ型和Ⅱ型），病变在左锁骨下动脉远端开口为B型（即DeBakeyⅢ型），A型约占全部病例的2/3，B型约占1/3。

Stanford A型相当于DeBakey Ⅰ型和Ⅱ型，占主动脉夹层分离的65%～70%，而Stanford B型相当于DeBakeyⅢ型，占30%～35%（图8-4）。

根据病理变化不同，Svensson等对主动脉夹层分离细分为5级。Ⅰ级：典型主动脉夹层分离伴有真、假腔之间的内膜撕裂片；Ⅱ级：中膜层断裂伴有壁内出血或血肿形成；Ⅲ级：断续/细小夹层分离而无在撕裂部位的血肿偏心膨胀；Ⅳ级：斑块破裂/溃疡，主动脉粥样硬化穿透性溃疡通常在外膜下伴有环绕的血肿；Ⅴ级：医源性和创伤性夹层分离。

（四）临床表现

1.疼痛 夹层分离突然发生时，大多数患者突感疼痛，A型多在前胸，B型多在背部、腹部。疼痛剧烈难以忍受，起病后即达高峰，呈刀割或撕裂样。少数起病缓慢者疼痛可不显著。

2.高血压 初诊时B型患者70%有高血压。患者因剧痛而有休克外貌，焦虑不安、大汗淋漓、面色苍白、心率加速，但血压常不降低甚至升高。如外膜破裂（图8-5）出血则血压降低，不少患者原有高血压，起病后剧痛使血压更高。

3.心血管症状 夹层血肿累及主动脉瓣瓣环或影响瓣叶的支撑时发生主动脉瓣关闭不全，可突然在主动脉瓣区出现舒张期吹风样杂音，脉压增宽，急性主动脉瓣

De Bakey	Ⅰ型	Ⅱ型	Ⅲ型
Stanford	A型	A型	B型

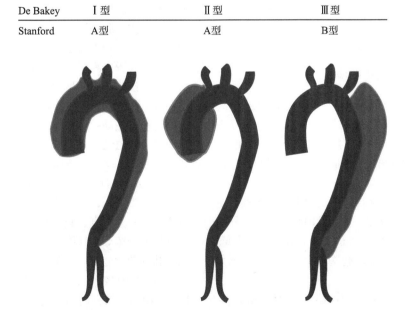

图8-4 主动脉夹层动脉瘤分型示意图

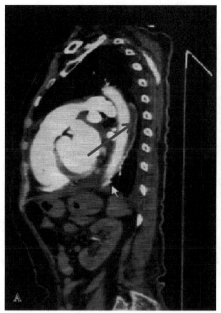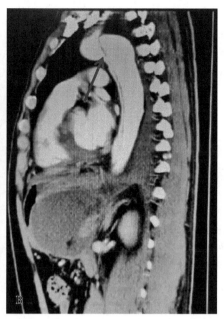

图8-5 主动脉夹层血肿形成

主动脉CT血管造影显示，A图中可见降主动脉血管内膜钙化，并有内膜下血肿形成；B图中可见夹层撕裂，形成巨大的假腔（箭头所指）

反流可引起心力衰竭。脉搏改变，一般见于颈、肱或股动脉，一侧脉搏减弱或消失，反映主动脉的分支受压迫或内膜裂片堵塞其起源。胸锁关节处出现搏动或在胸骨上窝可触及搏动性肿块。可有心包摩擦音，夹层破裂入心包腔、胸膜腔可引起心脏压塞及胸腔积液。

4.神经症状 主动脉夹层分离延伸至主动脉分支颈动脉或肋间动脉，可造成脑或脊髓缺血，引起偏瘫、昏迷、神志模糊、截瘫、肢体麻木、反射异常、视力与大小便障碍。2%～7%可有晕厥，但未必有其他神经症状。

5.压迫症状 主动脉夹层分离压迫腹腔动脉、肠系膜动脉时可引起恶心、呕吐、腹胀、腹泻、黑粪等；压迫颈交感神经节引起Horner综合征；压迫喉返神经致声嘶；压迫上腔静脉致上腔静脉综合征；累及肾动脉可有血尿、尿闭及肾缺血后血压升高。

（五）实验室检查及辅助检查

1.心电图 主动脉夹层本身可引起非特异性ST-T改变；累及主动脉瓣和原有高血压者可出现左心室肥厚心电图改变；累及冠状动脉供血时可出现急性心肌缺血，甚至急性心肌梗死心电图改变；破入心包腔引起心包积血时可出现急性心包炎心电图改变等。

2.X线胸片 主动脉夹层时可出现上纵隔增宽、主动脉增宽延长及外形不规则、主动脉内膜钙化影与外膜间距达10mm以上（正常2～3mm）等，且有动态改变。有时尚可见食管气管移位、心包胸腔积血或左心室肥大等征象。

3.计算机断层扫描（CT）和磁共振成像（MRI）CT和MRI可清楚地显示被撕裂的内膜片和主动脉夹层

真、假二腔，诊断准确率＞90%。可显示病变主动脉扩张；发现主动脉内膜钙化，如钙化内膜向中央移位则提示主动脉夹层，如向外围移位提示单纯性动脉瘤；还可显示由主动脉内膜撕裂所致的内膜瓣。但对确定主动脉夹层的破裂口、分支血管情况和是否有主动脉瓣关闭不全较为困难，且不宜用于血流动力学不稳定者，MRI不适用于检查已安装人工起搏器等金属装置的患者。

4.超声心动图 M型超声心动图显示主动脉根部内径＞40mm（正常＜36mm）、主动脉壁回声带间距＞15mm（正常＜7mm）；二维超声心动图显示主动脉腔内可有分离的内膜片、真假二腔征象；彩色多普勒超声心动图示主动脉夹层内可出现正负双向湍流信号、内膜破口；多平面经食管超声心动图可清楚显示主动脉壁双重回声、剥脱内膜飘带样声影、内膜破口位置及真假腔血流等，诊断Ⅰ、Ⅱ型的敏感度和特异度均＞95%，且可在床旁无创进行检查；血管腔内超声新技术检查能较全面地观察主动脉夹层，在明确内脏动脉与真、假腔等方面有独特的优势。

5.主动脉造影 选择性动脉造影和数字减影血管造影（digital substraction angiography，DSA）是诊断本病最可靠的方法，诊断准确率＞95%。可显示被撕裂内膜将主动脉腔分为真、假二腔，真腔变窄或畸形歪曲，主动脉外形增宽等，且能确定有无主动脉瓣关闭不全及冠状动脉等动脉分支病变等。但对急性期危重患者做选择性动脉造影有较大风险，而静脉法DSA较安全可靠。对B型主动脉夹层分离的诊断较准确，但对于A型病变的诊断价值小。

6.血管内超声（IVUS）　IVUS 直接从主动脉腔内观察管壁的结构，能准确识别其病理变化。对动脉夹层分离诊断的敏感度和特异度接近 100%。但和主动脉造影同属有创检查，有一定的危险性，也不常用。

7.实验室检查　急性期可有血白细胞增多、中性粒细胞比例增高、红细胞沉降率增快；累及心肌缺血时可有血 CK、CK-MB、LDH、LDH1、AST 等升高；累及颈总动脉、椎动脉时可有脑脊液红细胞增多；累及肠系膜上动脉时可有血清淀粉酶增高；累及肾动脉时可有尿蛋白、红细胞及管型，血 BUN、Cr 升高等。

（六）诊断与鉴别诊断

根据急性剧烈胸痛，血压高，突发主动脉瓣关闭不全，两侧脉搏不等或触及搏动性肿块应考虑本病。胸痛常被考虑为急性心肌梗死，但是心肌梗死时胸痛开始不甚剧烈，然后逐渐加重，或减轻后再加剧，不向胸部以下放射，伴心电图特征性变化，若有休克外貌则血压常低，也不引起两侧脉搏不等。以上各点可鉴别。

如胸痛位于前胸、有主动脉瓣区舒张期杂音或心包摩擦音、右臂血压低、脉搏弱、心电图示心肌缺血或梗死提示夹层分离位于主动脉近端；疼痛位于两肩胛骨间、血压高、左胸腔积液提示夹层分离位于主动脉远端。

超声心动图、X 线、CT、MRI 等检查对确立主动脉夹层分离的诊断有很大帮助，对拟做手术治疗者可考虑主动脉造影或 IVUS 检查。

主动脉夹层分离需要与急性冠脉综合征、无夹层分离的主动脉瓣反流、无夹层分离的主动脉瘤、肌肉骨骼痛、心包炎、纵隔肿瘤、胸膜炎、肺栓塞、脑卒中等相鉴别。

（七）治疗

本病系危重急诊，死亡率高，如不处理约 3% 患者猝死，2d 内死亡占 37%～50% 甚至 72%，1 周内死亡占 60%～70% 甚至 91% 死亡，Ⅲ型较 Ⅰ、Ⅱ型预后好。

1.即刻处理

（1）缓解疼痛：疼痛严重可给予吗啡类药物镇痛，并镇静、制动，密切注意神经系统、肢体脉搏、心音等变化，监测生命体征、心电图、尿量等，采用鼻导管吸氧，避免输入过多的液体导致血压升高及肺水肿等并发症。

（2）控制血压和降低心率：联合应用 β 受体阻滞药和血管扩张药，以降低血管阻力、血管壁张力和心室收缩力，减低左心室 dp/dt，控制血压于 100～120mmHg，心率在 60～75 次 / 分以防止病变扩展。可静脉给予短效 β 受体阻滞药艾司洛尔，先在 2～5min 给予负荷剂量 0.5mg/kg，然后 0.1～0.2mg/（min·kg）静脉滴注，用药的最大浓度 10mg/ml，输注最大剂量为 0.3mg/

（kg·min）。美托洛尔可静脉应用，但半衰期较长，也可应用阻滞 α、β 受体的拉贝洛尔。对有潜在不能耐受 β 受体阻滞药的情况（如支气管哮喘、心动过缓或心力衰竭），可在应用艾司洛尔时密切观察病情变化，如不能耐受可用钙拮抗药（如维拉帕米、地尔硫䓬或硝苯地平等）。如 β 受体阻滞药单独不能控制严重高血压，可联合应用血管扩张药。通常使用硝普钠，初始剂量为 25～50μg/min，调节滴速，使收缩压降低至 100～120mmHg 或足以维持尿量 25～30ml/h 的最低血压水平。如出现少尿或神经症状，提示血压水平过低，需予以调整剂量。血压正常或偏低的患者，应排除出血进入胸腔、心包腔或假腔中的可能。血压下降后疼痛明显减轻或消失是夹层分离停止扩展的临床指征。血压升高且合并有主动脉大分支阻塞的患者，予以降压能使缺血加重，不宜用降压药治疗。

严重血流动力学不稳定患者应立刻插管通气，给予补充血容量。有出血入心包、胸腔或主动脉破裂者给予输血。经右桡动脉做侵入性血压检测，如头臂干受累，则改从左侧施行。检测两侧上肢血压以排除由于主动脉弓分支阻塞导致的假性低血压非常重要。在 ICU 或手术室内进行经食管超声心动图（TEE），一旦发现心脏压塞时，不需再行进一步影像学检查，立即行胸骨切开外科探查术。在手术前施行心包穿刺放液术可能有害，因心包内压降低后可引起再次出血。

2.巩固治疗　病情稳定后可改用口服降压药物控制血压，及时做 X 线、CT、TEE 等检查，以决定下一步诊治方案。若内科治疗不能控制高血压和疼痛，出现病变扩展、破裂、脏器缺血等征象，夹层分离位于主动脉近端，夹层已破裂或濒临破裂，伴主动脉瓣关闭不全者，均应手术治疗。对缓慢发展的主动脉远端夹层分离，可继续内科治疗。保持收缩压于 100～120mmHg。

手术治疗是彻底去除病灶、防止病变发展、抢救破裂脏器缺血等并发症的有效方法，并具有一定的远期疗效。选择手术时机和适应证很重要，取决于夹层分离的部位和患者的临床情况。对于升主动脉夹层分离（A 型），虽经过有效抗高血压内科治疗，其发生主动脉破裂或心脏压塞等致命性并发症的危险性仍相当高（约 90%）。故目前主张一经确诊，条件允许情况下应首选及时手术治疗。由于 B 型主动脉夹层分离发生破裂的危险性相对较低，且降主动脉手术具有很高的死亡率，在手术期间，主动脉钳夹所致的急性缺血可造成截瘫、急性肾衰竭等严重并发症，因此对 B 型的手术指征仅限于并发主动脉破裂、远端灌注不足，经药物治疗后夹层仍扩展蔓延、无法控制的高血压及疼痛剧烈的病例。

3.介入治疗　近年来，随着主动脉夹层（aortic dessection，AD）无创影像学诊断、介入治疗和覆膜支架研究的进展，B 型主动脉夹层介入治疗的临床应用在国内外得到了迅速发展。由于该技术创伤小、成功率高、病死率和并发症低等优点，目前已成为B型主动脉夹层（特别是有并发症）患者治疗的主要方法。

（1）Stanford A型主动脉夹层：这种夹层中的某些特殊类型也是覆膜支架介入治疗的适应证。即Stanford A型AD的内膜破口位于主动脉峡部或降主动脉，夹层向主动脉升弓部逆撕，也有学者称其为逆撕型Stanford B型主动脉夹层，升主动脉受累但没有内膜破口的适合介入治疗，见图8-6。

（2）Stanford B型主动脉夹层：内膜破口与左锁骨下动脉开口间距离≤1cm的主动脉夹层为覆膜支架介入治疗的相对适应证。这时常需要覆膜支架部分或完全封闭左锁骨下动脉的开口，以达到治疗效果或避免Ⅰ型内漏的发生。但支架置入前一定要了解双侧椎动脉情况和左锁骨下动脉的开口与左颈总动脉开口的距离，必要时可先行人工血管转流术。

主动脉夹层介入治疗在近10年来已取得了很大进展，但仍是一项较新且并不十分成熟的技术。这不仅反映在覆膜支架的结构及材料仍在改进当中，适应证的选择及手术方法也在不断调整发展，对各类并发症的认识也在进一步深入。目前尚缺乏大型临床研究结果，10年以上的回顾研究也增加支架诊疗主动脉夹层远期疗效的不确定性。另外，由于主动脉夹层是一种终身无法治愈的疾病，主动脉壁的一系列病理过程不会完全终止。非介入失误引起的主动脉瘤扩张、破裂及新发夹层等远期并发症也可能随着病程的发展而逐步发生。因此不仅要对介入治疗后的患者密切随访，进行螺旋CT等检查定期观察夹层的转归、支架的形态和结构变化，对同一患者新发主动脉疾病的迹象也应予以特别关注。另外，介入治疗后的内科药物治疗对防止或延缓主动脉壁疾病的继续发展也具有重要意义，而其中尤以β受体阻滞药、钙拮抗药及血管紧张素转化酶抑制药联合应用控制血压

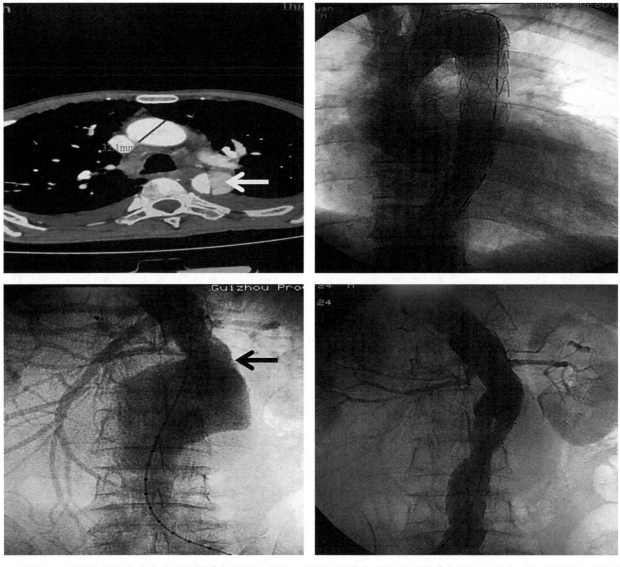

图8-6 上图显示降主动脉夹层和覆膜支架置入术后，下图显示腹主动脉瘤及覆膜支架置入术后，箭头所指为主动脉夹层及腹主动脉瘤

及心律最为关键。

（八）预后

据统计，腹主动脉瘤国内发病率为36.2/10万，欧美国家60岁以上人群发生率可高达2%～4%，由于潜在主动脉瘤破裂的危险，自然病程中5年存活率仅为19.6%。若不做手术，90%胸主动脉瘤患者在5年内死亡。栓塞为另一并发症。

（张洪哲）

参考文献

Bossone E，Pluchinotta FR，Andreas M，et al．Aortitis［J］．VascuIPharmacol，2016，80（23）：1-10.

Gardini G，Zanotti P，Pucci A，et al．Non-typhoidal Salmonella aortitis［J］．Infection，2019，47（6）：1059-1063.

Keisler B，Carter C．Abdominal aortic aneurysm［J］．Am Fam Physician，2015，15，91（8）：538-543.

Li J，Pan C，Zhang S，et al．Decoding the Genomics of Abdominal Aortic Aneurysm［J］．Cell，2018，6；174（6）：1361-1372.e10.

Pérez-García CN，Olmos C，Vivas D，et al．IgG4-aortitis among thoracic aortic aneurysms［J］．Heart，2019，105（20）：1583-1589.

Sakalihasan N，Limet R，Defawe OD．Abdominal aortic aneurysm［J］．Lancet，2005，365（9470）：1577-1589.

Villard C，Hultgren R．Abdominal aortic aneurysm：Sex differences［J］．Maturitas，2018，109（20）：63-69.

Yuan SM，Lin H．Aortitis Presenting as Fever of Unknown Origin［J］．Ann ThoracCardiovasc Surg，2018 Dec 20，24（6）：279-287.

Yuan SM．Syphilitic aortic aneurysm［J］．Z Rheumatol，2018，77（8）：741-748.

第六节　心包疾病

一、概述

心包为覆盖在心脏表面的双层囊袋结构。正常心包有两层结构，内层为浆膜心包，外层为纤维心包。浆膜心包又可分为脏层和壁层。脏层覆于心肌的外面，又称为心外膜，壁层在脏层的外围。脏层与壁层在出入心的大血管根部相移行，两层之间的腔隙称为心包腔，其内含有15～50ml的浆膜液，起润滑作用，可减少心脏搏动时的摩擦。纤维心包又称心包纤维层，是一纤维结缔组织囊，贴于浆膜心包壁层的外面，向上与出入心的大血管外膜相移行，向下与膈的中心腱紧密相连。纤维心包伸缩性小，较坚韧。心包对心脏起到固定及屏障保护作用，能在一定程度上减缓心脏收缩对周围血管的冲击，同时防止由于剧烈运动和血容量增加而导致的心腔过度扩张，也能阻止肺部和胸腔感染的扩散。

心包疾病相关临床流行病学数据目前仍然十分缺乏，根据有限的流行病学资料表明，其发病率可能被低估。心包疾病可以是孤立性疾病，也可以是全身性疾病的一部分；是由感染、肿瘤、尿毒症、代谢性疾病、自身免疫病、外伤等引起的心包病理性改变。临床上可按病程分为急性、亚急性及慢性，按病因分为感染性和非感染性。

心包疾病主要包括心包炎、心包积液、心脏压塞、缩窄性心包炎和心包肿瘤等。

二、急性心包炎

急性心包炎是指伴或不伴心包积液的急性炎症性心包综合征，以胸痛、心包摩擦音、心电图改变及心包渗出后心包积液为特征。

（一）病因

最常见的病因为病毒感染，其他包括细菌感染、真菌感染、急性心肌梗死后心包炎、自身免疫病、肿瘤、尿毒症、主动脉夹层、胸壁外伤及心脏手术后。有些病因未明，称为特发性急性心包炎。15%～30%的初发心包炎患者经4～6周无症状间隔期后可再次复发，称为复发性心包炎。

（二）临床表现

胸骨后、心前区疼痛为急性心包炎特征，病毒感染引起者多于感染症状出现10～12d后有胸痛等症状，疼痛常见于炎症变化的纤维蛋白渗出期。疼痛性质一般为锐痛，与呼吸运动相关，可放射到颈部、左肩、左臂，偶可放射至上腹部；常因体位的变动、咳嗽、深呼吸及吞咽而加重。随着病情进展，症状可由以胸痛为主转变为以呼吸困难为主，此为炎症变化的纤维素期转变为渗出期；当渗出量大，形成中、大量心包积液而造成心脏压塞时，出现呼吸困难、水肿等一系列相关症状。

急性心包炎最具诊断价值的体征为心包摩擦音，多位于心前区，以胸骨左缘第3～4肋间、胸骨下段、剑突区较为明显，听诊呈抓刮样粗糙的高频音。在不同患者心包摩擦音持续的时间各不相同，数小时至数周不等。当积液增多将两层心包分开时，心包摩擦音消失，心尖搏动减弱，心脏叩诊浊音界扩大，听诊心音低弱而遥远。

（三）辅助检查

不同原发病可有不同的血清学检查异常，如感染原因引起者，常有白细胞计数及中性粒细胞增加、C反应蛋白增高、红细胞沉降率增快等，自身免疫病可有免疫指标阳性等。胸部X线检查多无异常发现，如心包积液较多，则可见心影增大。超声心动图可确诊有无心包积液及积液量；对于有血流动力学改变者可协助判断是否由心脏压塞所致；对于有心包积液者，超声引导下行心包穿刺可以增加操作的成功率和安全性。心脏磁共振成像（CMR）能清晰显示心包积液量和分布情况，帮助分辨积液的性质、测量心包厚度。延迟增强扫描可见心包强化，对诊断心包炎较敏感。当出现心脏压塞时，可行心包穿刺，对积液性质和病因诊断也有帮助，可以对心包积液进行常规、生化、病原学、细胞学相关检查。由于常见病因引起的心包炎病程相对缓和，病因检查诊断获益较低，故新版指南提出无须对所有患者进行病因学检查，尤其在结核病发病率低的国家和地区。

心电图表现：约90%以上的患者心电图都有异常，主要表现如下。①除aVR和V_1导联以外的所有常规导联可能出现ST段呈弓背向下抬高，aVR及V_1导联ST段压低，这些改变可于数小时至数日后恢复。②1d至数日后，随着ST段回到基线，逐渐出现T波低平及倒置，此改变可于数周至数个月后恢复正常，也可长期存在。③常有窦性心动过速。

（四）诊断与鉴别诊断

新版指南更新了急性心包炎的诊断标准，满足以下4项：①心包炎胸痛；②心包摩擦音；③心电图新发广泛的ST段抬高或PR段压低；④心包积液（新发或恶化）中两项者即可确诊为急性心包炎。复发性心包炎被定义为首次心包炎后，经4～6周无症状间隔，心包炎复发。至少符合下列条件之一者为高危：高热（>38℃）；亚急性病程无明确的急性发作、大量心包积液（如舒张期无回声区>20mm）、心脏压塞；非甾体抗炎药（NSAID）治疗无反应；心肌心包炎；免疫抑制；外伤或口服抗凝血药治疗。其中复发性心包炎诊断标准与急性心包炎相同。

鉴别诊断：诊断急性心包炎应注意与其他可引起急性胸痛的某些疾病相鉴别。胸痛伴心电图ST段抬高者需要与急性心肌梗死相鉴别，后者常有相邻导联ST段弓背向上抬高，范围通常不如心包炎广泛，ST-T改变的演进在数小时内发生。肺栓塞可以出现胸痛、胸闷甚至晕厥等表现，氧分压减低，D-二聚体通常升高，心电图典型表现为$S_1Q_{III}T_{III}$，也可见ST-T改变，心脏超声和

肺动脉CTA检查可进一步鉴别。有高血压病史的胸痛患者需除外主动脉夹层动脉瘤破裂，其疼痛为撕裂样，程度较剧烈，多位于胸骨后或背部，可向下肢放射，破口入心包腔可出现急性心包炎的心电图改变，超声和增强CT可进一步鉴别。

（五）治疗

总的治疗原则包括病因治疗、解除心脏压塞及对症支持治疗。新版指南建议有高度怀疑特定病因或有任何预后不良指标的患者应积极查找病因；预后不良指标：主要指标包括体温>38℃、亚急性起病、大量心包积液、心脏压塞或接受NSAID治疗至少1周仍无反应；次要指标包括心肌心包炎、免疫抑制、创伤和口服抗凝剂。建议无上述表现的患者接受门诊经验性NSAID治疗，治疗1周后进行常规随访，评价患者对NSAID治疗的反应性。

新版指南推荐阿司匹林或NSAID联合胃保护药物作为治疗急性心包炎的一线药物。鉴于Imazio等的随机对照研究结果，推荐秋水仙碱作为辅助阿司匹林/NSAID治疗急性心包炎的一线药物。对于存在阿司匹林/NSAID和秋水仙碱禁忌证或治疗失败的急性心包炎患者，在排除感染或存在特殊适应证，如自身免疫病时，应考虑使用低剂量皮质类固醇。血清C反应蛋白（CRP）水平可指导制订治疗疗程及评估治疗效果。新版指南强调了急性心包炎治疗过程中限制活动的重要性：非运动员急性心包炎患者应限制运动，直至症状缓解，CRP、心电图（ECG）和超声心动图恢复正常；对于运动员急性心包炎患者，推荐限制运动的期限应至症状缓解，CRP、ECG和超声心动图恢复正常至少3个月。不推荐皮质类固醇作为治疗急性心包炎的一线药物。

对于复发性心包炎，阿司匹林和NSAID（如布洛芬或吲哚美辛）仍是治疗的主要药物，如患者能耐受则推荐全剂量给药，直至症状缓解。秋水仙碱（每次0.5mg，每日2次；体质量<70kg或不能耐受高剂量者可改为每次0.5mg，每日1次）与阿司匹林或NSAID联合使用6个月。对于使用秋水仙碱治疗无效、激素依赖性复发性心包炎患者，推荐使用静脉滴注丙种球蛋白、巯唑嘌呤。如在减药期间症状复发，不应通过增加糖皮质激素剂量来控制症状，推荐每8h给予最大剂量阿司匹林和NSAID，如有必要则可以静脉给予秋水仙碱联合镇痛治疗。其余治疗推荐同急性心包炎。

对于女性复发性心包炎患者，指南推荐其应在疾病稳定阶段计划妊娠，妊娠前20周患者应首选阿司匹林，但在妊娠20周后及哺乳期应避免使用此药。而秋水仙碱则禁用，即使是女性家族性地中海热患者使用秋水仙碱时无不良反应，也不能在妊娠期及哺乳期使用秋水仙碱。

心包穿刺术或心脏手术适应证包括心脏压塞，症状性中-大量心包积液对药物治疗无反应，怀疑未知细菌感染或肿瘤原因者。顽固性复发性心包炎病程超过2年、心包反复穿刺引流无法缓解、激素无法控制，或伴严重胸痛的患者可考虑外科心包切除术（已被证明是一种可能有价值的，可替代其他医学疗法治疗难治性心包疾病的方法）。

三、心包积液及心脏压塞

心包疾病或其他病因累及心包可造成心包渗出和心包积液，当积液迅速增加，积液量达到一定程度，心包腔内压力升高使心脏受压，可造成心排血量和回心血量明显下降而产生临床症状，即心脏压塞。

（一）病因

发达国家和地区的心包积液患者约50%为特发性，其他常见病因包括肿瘤（15%～20%）、感染（15%～30%）、医源性损伤（15%～20%）及结缔组织病（5%～15%）。而发展中国家和欠发达地区，尤其是结核病流行地区，约60%的心包积液患者的病因为结核病。

严重体循环淤血也可产生漏出性心包积液，穿刺伤、心室破裂心胸外科手术及介入操作造成冠状动脉穿孔等可造成血性心包积液。迅速或大量心包积液可引起心脏压塞。心脏压塞是指心包内快速增加的液体引起心包腔内压力增加，导致心脏舒张受限，以及左、右心室的每搏输出量降低。目前PCI中冠状动脉穿孔的发生率为0.1%～3%，其中17%～24%可能出现心脏压塞，与射频消融术有关的心脏压塞发生率为0.4%～0.7%，房颤消融并发心脏压塞的发生率为0.2%～5%。

（二）病理生理

由于心包具有一定程度的弹性，心包内少量积液一般不影响血流动力学，但是一旦达到弹性极限，心脏必须与心包内液体竞争固定的心包内容积，就会出现心脏压塞的表现。如液体迅速增多，会使心包无法迅速伸展而使心包内压力急剧上升，即使积液量仅为200ml，也可引起心脏受压；而慢性心包积液则由于心包逐渐伸展适应，积液量可达2000ml才出现明显的心脏压塞表现。心脏压塞的病理生理改变如下。①全身静脉回流进行性变化：当心脏压塞非常严重时，将会出现静脉回流总量下降、心腔缩小及心排血量和血压下降。②右心房游离壁为柔软菲薄的结构，心包内压大于右心房收缩压时，可出现右心房游离壁塌陷。右心房游离壁塌陷持续时间＞1/3收缩期是诊断心脏压塞的可靠指标之一。心包内压大于右心室舒张压，可出现右心室舒张期塌陷，而使回心血量进一步减少。③心脏压塞时增大的心包压限制了双侧心室的扩张，吸气时静脉回流增加右心室增大，

而增大的右心室通过室间隔压迫左心室导致左心室腔减小。

（三）临床表现

心包积液最突出的症状为呼吸困难。呼吸困难严重时，患者可呈端坐呼吸，可有发绀。增大的心包也可压迫气管、食管而产生干咳、声嘶及吞咽困难。还可出现上腹疼痛、肝大、全身水肿、胸腔积液或腹水。视诊可见心前区饱满；触诊心尖搏动减弱，位于心浊音界左缘的内侧或不能扪及；心脏叩诊心浊音界增大；听诊心音低而遥远。积液量大时可于左肩胛骨下出现叩诊浊音，听诊闻及支气管呼吸音，称Ewart征。大量心包积液可使收缩压降低，而舒张压变化不大，故脉压变小。大量心包积液影响静脉回流，出现体循环淤血表现，如颈静脉怒张、肝颈静脉回流征、腹水及下肢水肿等。短期内出现大量心包积液可引起急性心脏压塞，心脏压塞的典型临床特征为Beck三联征：心音低弱、低血压、颈静脉怒张，并多伴有窦性心动过速。如心排血量显著下降，可造成急性循环衰竭和休克。如心包积液量增加较慢，则出现亚急性或慢性心脏压塞，产生体循环静脉淤血征象，表现为颈静脉怒张、Kussmaul征（吸气时颈静脉充盈更明显），还可出现奇脉，表现为桡动脉搏动呈吸气性显著减弱或消失，呼气时恢复。PCI术中或术后患者出现突发性心悸、胸闷，或伴有胸痛、烦躁不安、面色苍白、意识模糊甚至丧失，应考虑心脏压塞的可能。

（四）辅助检查

新版指南推荐心包积液患者均应接受X线检查、心脏超声和CRP检查（Ⅰ类，A级），对于疑诊为包裹性心包积液、心包增厚、心包肿块及合并其他胸部疾病者，建议行CT和CMR检查（Ⅱa类，C级）。心包积液典型X线表现为心影向两侧增大呈烧瓶状；特别是肺野清晰而心影显著增大是心包积液的有力证据。心包积液时心电图可见肢体导联QRS低电压，大量积液时可见P波、QRS波、T波电交替，并常伴有窦性心动过速。超声心动图对诊断心包积液迅速可靠且简单易行；心脏压塞时可见整个心动周期脏层心包与壁层心包之间存在积液，呈"游泳心"；舒张末期右心房塌陷及舒张早期右心室游离壁塌陷，右心房、右心室舒张受限；没有任何心腔壁的塌陷，90%以上的概率没有心脏压塞，同时可见随呼吸变化的室间隔摆动。心脏磁共振成像能清晰显示心包积液的位置、范围和容量，并可根据心包积液的信号强度推测积液的性质。心包穿刺术可对穿刺液进行常规、生化、细菌培养及细胞学检查，有助于了解心包积液的性质，明确病因。

（五）诊断与鉴别诊断

心包积液的临床表现缺乏特异性，但一旦发生心脏压塞即可出现颈静脉怒张、低血压、听诊心音遥远或消失等典型体征，超声心动图可进一步确诊。

鉴别诊断：引起呼吸困难的临床情况，如肺栓塞，患者可有呼吸困难、心动过速、血压下降、颈静脉充盈等。但肺栓塞常有氧分压减低，D-二聚体升高，心电图典型表现为 $S_IQ_{III}T_{III}$，心脏超声和肺动脉CTA检查可进一步鉴别。还应与心力衰竭相鉴别，心力衰竭时患者亦可有呼吸困难；呼吸困难严重时，可呈端坐呼吸，可有发绀、心动过速、血压下降等，但心力衰竭常有心脏方面的基础疾病，听诊可见肺部啰音或心脏杂音，胸片可见肺淤血、肺水肿、心脏扩大，血 NT-proBNP 或 BNP 常升高，心脏超声可进一步鉴别。PCI术中需要与急性心脏压塞鉴别的并发症有冠状动脉急性闭塞、血管神经性迷走反射增强等。

（六）治疗

新版指南根据血流动力学和病因对心包积液的分诊流程做出如下推荐：对于所有血流动力学不稳定的急性心脏压塞，均应紧急行心包穿刺引流，解除心脏压塞；对伴有休克的患者，需紧急扩容、升压治疗；需要注意的是心脏压塞患者禁用血管扩张药和利尿药。对可疑感染性或肿瘤性心包积液者，应积极进行病因检查，超过20mm的大量心包积液应行心包穿刺和心包引流，其他情况应根据是否存在炎症标志物给予经验性抗感染治疗或相关原发病治疗。在介入治疗中当怀疑急性心脏压塞时即应停止正在进行的导管操作，如患者血流动力学稳定可先行超声心动图检查确诊。如血流动力学已严重恶化时则不必等超声心动图检查，应争分夺秒地进行紧急抢救处理，包括急救用药、紧急心包穿刺引流，同时联系外科，必要时紧急开胸。PCI术中由导丝穿孔引起的急性心脏压塞，通过心包穿刺术保守治疗或延长球囊扩张后支架置入多可恢复；而球囊扩张引起的冠状动脉穿孔，由于穿孔的面积往往较大，病情比较严重，保守治疗多无效，应尽快外科开胸止血，以缩短低血压的时间，减少出血及术后输血，促进术后恢复。

四、心肌心包炎

以心包炎为主要表现，合并已知或可疑心肌炎症者称为心肌心包炎。由于两者病因多有重叠，因此在临床，心肌炎和心包炎常伴随出现。

（一）病因

引起心包炎的病因如病毒感染、细菌感染、真菌感染、自身免疫病、尿毒症等，皆可同时引起心肌炎症。

（二）病理生理

病毒在造成心包炎症的同时，还可通过特殊受体的介导进入心肌细胞内，而后大量复制导致心肌细胞坏死，心肌细胞内抗原暴露（如心肌肌球蛋白），激活宿主免疫系统使得自然杀伤细胞和巨噬细胞浸润，从而进一步对心肌细胞造成损伤。细菌感染者可因各种炎症因子造成心肌损害，自身免疫病可因自身抗体造成心肌损害。

（三）临床表现

在临床上心肌心包炎仍以心包炎表现为主，一般情况下心肌仅轻度受累，这也是临床上最常见的心肌和心包同时出现炎症的类型。还可出现心悸、疲乏无力、全身不适等。严重者可发生心律失常导致晕厥或出现如乏力、劳力性呼吸困难或端坐呼吸及水肿等心力衰竭症状。

（四）辅助检查

血清学检查可见C反应蛋白增高、红细胞沉降率增快，还可有心肌坏死标志物，如肌钙蛋白的升高，也可伴有心房脑钠肽升高。

胸部X线检查多无异常发现，如心包积液较多，则可见心影增大。超声心动图（UCG）除可确诊有无心包积液及积液量外还可评价患者心功能。心脏磁共振成像（CMR）能清晰显示心包积液量和分布情况，帮助分辨积液的性质、测量心包厚度。延迟增强扫描可见心包强化，对诊断心包炎较敏感。同时对于心肌炎而言亦是最重要的无创性检查方法，相关序列有 T_1 加权早期钆灌注增强和延迟钆灌注增强及 T_2 加权像。可显示心肌充血和毛细血管通透性增高、心肌坏死和纤维化及心肌水肿3种病变，因此新版指南建议行CMR检查以明确心肌受累情况。虽然心内膜心肌活检对心肌炎的诊断有非常重要的意义，但由于心肌心包炎患者左心室功能受损通常较轻微，故临床上并不要求进行心内膜心肌活检。新的观点认为心内膜活检应更多地用于评估病情从而为治疗做出指导或怀疑患者在患有特殊类型心肌炎（如巨细胞性心肌炎）时采用。

心电图表现：除有心包积液的特征心电图表现外，还可有一～三度房室传导阻滞、束支传导阻滞、ST-T段改变、心房颤动、频发期前收缩、室上性心动过速、低电压等。

（五）诊断及鉴别诊断

新版指南仅更新了心肌心包炎的诊断和处理，该疾病的定义实际应包含3个方面的内容：①符合典型的急性心包炎诊断标准；②心肌损伤标志物升高（肌钙蛋白I或T）；③UCG或CMR未检获局部或弥漫性左心室功能受损证据。

应与心肌损伤标志物升高的其他疾病相鉴别，如急性心肌梗死，除心肌损伤标志物的升高外，还有特征性心电图演变，可行冠状动脉造影以明确诊断。心肌心包炎实际上仍以心包炎为主，心肌仅轻度受累，应注意区分急性心肌炎和暴发性心肌炎，其中暴发性心肌炎起病急骤，有明显的病毒前驱感染史，并合并严重的血流动力学紊乱，如不能及时有效诊治，病死率高，应引起临床医师的足够重视。

（六）治疗

由于心肌心包炎以心包炎为主要表现，故新版指南中心肌心包炎的治疗方案与急性心包炎基本一致。如无高度怀疑特定病因或有任何预后不良指标（参照急性心包炎）的患者，建议给予经验性抗炎治疗，仍推荐糖皮质激素作为二线用药。鉴于心肌心包炎有运动相关猝死的报道，故对运动员的运动限制时间较急性心包炎更久，最少为 6 个月。目前尚无证据表明该类患者可从对急性心包炎和复发性心包炎有效的秋水仙碱治疗中获益。

五、缩窄性心包炎

缩窄性心包炎是指心脏被致密增厚的纤维化或钙化心包所围，使心室舒张期充盈受限而产生一系列循环障碍的疾病。

（一）病因

缩窄性心包炎几乎伴发于任何心包疾病，在我国仍以结核为主要病因，其次系由非特异性心包炎、化脓性或由创伤性心包炎演变而来。目前肿瘤放射治疗性心包炎和心脏直视手术后引起者逐渐增多。其他相对少见的因素包括肿瘤、药物、石棉沉着病、结节病及尿毒症等。

（二）病理生理

心包纤维化、增厚和钙化是大多数缩窄性心包炎的病理表现。心包缩窄使心室舒张期扩张受限，虽然心包对心脏的压迫常局限于房室沟，但也可压迫大血管根部及整个心脏，使其充盈减少，每搏输出量下降，心率代偿性增快以维持心排血量。心腔内压力增加可进一步增加静脉压，从而出现体循环回流受阻及右心衰竭的症状和体征，如颈静脉怒张、肝大、腹水、下肢水肿等。

（三）临床表现

心包缩窄的范围和程度决定患者的临床表现，活动后呼吸困难、水肿是最常见症状。主要症状与心排血量下降和体循环淤血有关，表现为疲劳、胸闷、心悸、劳力性呼吸困难、活动耐量下降、肝大、胸腔积液、腹水、下肢水肿等。查体可看到颈静脉充盈、怒张、奇脉和 Kussmaul 征（由于吸气时周围静脉回流增多，而已

缩窄的心包使心室无法适应性扩张，致使吸气时静脉压进一步升高，颈静脉怒张也更明显）。触诊心尖搏动减弱或消失，多数患者收缩期心尖呈负性搏动。听诊心音轻而遥远，通常无杂音，部分患者在胸骨左缘第 3～4 肋间可闻及心包叩击音（呈拍击样声音，发生在第二心音后；产生机制为舒张期血流突然涌入舒张受限的心室引起心室壁振动）。部分患者发病隐匿，缺乏典型临床表现。

（四）辅助检查

X 线可见心影扩大呈三角形或球形、心包钙化、上腔静脉扩张、左右心缘僵直、肺动脉段膨出等，诊断灵敏度仅为 58.82%。心电图表现无特异性，常见心动过速，可存在 QRS 波低电压、T 波低平或倒置，部分病程长和高龄患者可见心房颤动。超声心动图是临床最常用的无创检测手段，缩窄性心包炎典型的超声心动图表现为心包增厚、粘连，以房室环为著，可有钙化；舒张早期室间隔迅速移至左心室腔内，然后立即反弹至右心室，随呼吸左右震荡。目前梅奥医学中心通过超声心动图诊断缩窄性心包炎的标准为：①室间隔运动异常；②呼气状态下肝静脉舒张期的反向血流速度增加；③组织多普勒提示二尖瓣环组织速度增加，＞8cm/s。①和②或③联合诊断缩窄性心包炎的特异度和灵敏度分别为 91% 和 87%。

心脏 CT 和心脏 CMR 对慢性缩窄性心包炎的诊断价值优于超声心动图。心包增厚是 CT 诊断该病的直接征象，CT 还可发现心包钙化。钙化主要发生在富含脂肪的区域（如房室沟、心脏底部），典型表现为"盔甲心"。CT 间接征象包括心室腔正常或减小、右心室舒张充盈受损、室间隔变僵硬。CMR 除可发现心包增厚、心包钙化和心包积液等外，还可显示心包心肌粘连、间隔运动反弹、舒张期充盈突然停止和室间隔僵硬曲度改变。若无创性检查结果不能明确诊断，或拟行心包切除术前可考虑行右心导管检查，检查可见：①大部分患者中心静脉压升高，各心房、心室舒张末压增高，且几乎相同；②右心室收缩压＜50mmHg；③右心房压力曲线呈 M 波形或 W 波形，右心室压力为"平方根型"；④右心室舒张末期压力高于收缩压的 1/3。

（五）诊断及鉴别诊断

根据特殊临床表现及辅助检查一般不难诊断。

主要应与限制型心肌病相鉴别。缩窄性心包炎患者查体可闻及心包叩击音；心电图提示低电压，非特异性 ST-T 改变；胸部 X 线可有心包钙化；超声心动图可见室间隔异常运动，心包增厚、钙化，左、右心房增大，吸气时二尖瓣舒张早期 E 峰比呼气时下降＞25%，组织多普勒提示二尖瓣环组织速度＞8cm/s；CT 提示心包钙化，CMR 提示室间隔反弹，可见心包积液及粘连；心导管

检查可见各心房、心室舒张末压增高，且几乎相同，右心室压力为"平方根型"，右心室收缩压＜50mmHg，右室舒张末压大于收缩压的1/3。

限制型心肌病患者查体可闻及二尖瓣、三尖瓣反流性杂音，可闻及第三心音；心电图亦存在低电压，但可见QRS波增宽，电轴左偏；胸部X线无心包钙化；超声心动图提示左心室小，左、右心房增大，心内膜增厚，二尖瓣充盈受呼吸影响小，二尖瓣环组织速度＜8cm/s；CT和CMR显示无心包增厚，CMR提示心肌形态及功能正常；心导管检查可见右心室收缩压＞50mmHg，左室舒张末压＞右室舒张末压，右室舒张末压＜收缩压的1/3。

由于缩窄性心包炎有心悸、劳力性呼吸困难、活动耐量下降、肝大、胸腔积液、腹水、下肢水肿等心力衰竭表现，因此还应与其他原因引起的心力衰竭相鉴别，其他原因引起者除有原发病表现外，常有心界明显扩大、双下肺湿啰音等体征，血清BNP水平升高，胸部X线可见心影增大及肺淤血等。

（六）治疗

治疗方法包括药物治疗和手术心包剥离术，其中外科手术是最主要的治疗手段。新版指南建议在以下3种情况中，药物治疗具有一定价值：①针对原发病因治疗，如结核病患者接受抗结核治疗可显著降低缩窄性心包炎的发生和进展。②一过性心包缩窄综合征患者接受2～3个月的抗炎治疗，部分患者的心包缩窄可消失。因此，通过检测CRP等炎症标志物，行CT/CMR发现心包炎症的相关证据有助于筛查出宜接受药物治疗的患者，从而避免不必要的手术创伤。③充血性心力衰竭症状进展或有手术禁忌的患者应接受辅助药物治疗，药物保守治疗虽可改善患者症状，但也可能延误手术时机，因此处于疾病进展期的患者应及时接受外科手术治疗。

临床疑诊为缩窄性心包炎时，应首先进行细致的超声心动图检查以识别心包增厚及室间隔异常运动，若能确诊，进一步明确是一过性缩窄性心包炎和渗出-缩窄性心包炎并与慢性缩窄性心包炎进行区别，一过性缩窄性心包炎属可自然痊愈或经药物治疗后可恢复正常的心包缩窄类型，患者需在严格检测下接受2～3个月经验性抗炎治疗。渗出-缩窄性心包炎是指心包穿刺后，右心房压力可下降50%或＜10mmHg的心包缩窄类型，需先经药物治疗，顽固型患者需接受手术治疗。而慢性缩窄性心包炎是指持续3～6个月或以上的心包缩窄，应尽快行完全心包剥离术。

（张　腾）

参 考 文 献

吴兴森，贾春文，叶胜义，等. 双层药物洗脱支架成功封闭PCI术中左主干穿孔1例［J］. 临床心血管病杂志，2014，30（11）：1010-1011.

Adler Y，Charron P，Imazio M，et al. 2015 ESC guidelines for the diagnosis and management of pericardial diseases：the task force for the diagnosis and management of pericardial diseases of the European Society of Cardiology（ESC）. Endorsed by：the European Association for Cardio-Thoracic Surgery（EACTS）［J］. Eur Heart，2015，36（42）：2921-2964.

Adler Y，Charron P，Imazio M，et al. 2015 ESC guidelines for the diagnosis and management of pericardial diseases［J］. Eur Heart J，2015，36（42）：2921-2964.

Adler Y，Charron P，Imazio M，et al. 2015 ESC Guidelines for the diagnosis and management of pericardial diseases［J］. Kardiol Pol，2015，73（11）：1028-1091.

Andrade JG，Khairy P，Guerra PG，et al. Efficacy and safety of Cryoballoon ablation for atrial fibrillation：a systematic review of published studies［J］. Heart Rhythm，2011，8（9）：1444-1451.

Cappato R，Calkins H，Chen SA，et al. Updated worldwide survey on the methods，efficacy，and safety of catheter ablation for human atrial fibrillation［J］. Circ Arrhythm Electrophysiol，2010，3（1）：32-38.

Cosyns B，Plein S，Nihoyanopoulos P，et al. European Association of Cardiovascular Imaging（EACVI）position paper：multimodality imaging in pericardial disease［J］. Eur Heart J Cardiovasc Imaging，2014，16（1）：12-31.

Dennert R，Crijns HJ，Heymans S，et al. Acute viral myocarditis［J］. Eur Heart J，2008，29（17）：2073-2082.

Goel PK，Moorthy N. Successful conservative management of coronary artery rupture：role of post pericardiotomy adhesions as a Protective barrier［J］. Cardiovasc Interv Ther，2013，28（1）：131-134.

Imazio M，Brucato A，Cemin R，et al. A randomized trial of colchicine for acute pericarditis［J］. N Engl J Med，2013，369（16）：1522-1528.

Imazio M，Brucato A，Cemin R，et al. Colchicine for recurrent pericarditis（CORP）：a randomized trial［J］. Ann Intern Med，2011，155（7）：409-414.

Imazio M. Contemporary management of pericardial diseases［J］. Curr Opin Cardiol，2012，27（4）：308-317.

mazio M，Belli R，Brucato A，et al. Efficacy and safety of colchicine for treatment of multiple recurrences of pericarditis（CORP-2）：a multicentre，double-blind，placebo-controlled，randomised trial［J］. Lancet，2014，383（9936）：2232-2237.

Purushotham R，Kothari SN，Toal SC，et al. Radiofrequency ablation for accessory pathways：success and variants［J］. J Assco Physicians India，2002，50（9）：1140-

1145.

Welch TD，Ling LH，Espinosa RE，et al. Echocardiograph-

ic diagnosis of constrictive pericarditis：Mayo clinic criteria
［J］. Circ Cardiovasc Imaging，2014，7（3）：526-534.

第七节 其他心源性相关性疾病

一、其他心源性胸痛

（一）梗阻性肥厚型心肌病

本病在许多西方国家及中国、日本等均有报道，梗阻性肥厚型心肌病患病率约为1/500，是一种全球性疾病。中国超声心动图调查结果显示，全国有肥厚型心肌病患者100万人以上。调查显示，多数梗阻性肥厚型心肌病患者能够过正常或接近正常人的生活，有与常人相近的寿命。即使高危患者，绝大多数经过手术及安装体内除颤起搏装置（ICD），亦能解除危及生命的左心室流出道梗阻及恶性心律失常，获得与正常人相近的生活质量与寿命。梗阻性肥厚型心肌病是原发性心肌病中肥厚型心肌病（hypertrophic cardiomyopathy，HCM）的一种特殊类型，因其肥厚的心肌造成左心室流出道梗阻，一般将静息时左心室流出道压力阶差≥30mmHg称为有意义的梗阻。

1.病因　目前多认为本病与遗传有关，是常染色体显性遗传性疾病。目前发现多数（50%～70%）肥厚型心肌病由基因突变所致。故有学者把肥厚型心肌病定义为"先天性心脏病"。目前已发现至少13个基因400多种突变可导致肥厚型心肌病。其他有关HCM病因还有：①钙离子异常学说；②异常交感刺激；③异常肌间动脉学说；④内膜下心肌缺血。

2.病理生理　心肌重量增加，心室腔变小。发生在室间隔的占50%以上，典型的HCM表现为室间隔心肌与左心室游离后壁的不对称性肥厚（ASH）。心肌细胞异常肥大，排列方向紊乱。①左心室流出道狭窄；②舒张功能障碍；③心肌缺血；④心律失常等。其中左心室流出道狭窄程度对本病的临床过程及发展具有决定性意义。

3.临床症状

（1）气短：是HCM最常见的症状，系左室舒张末压升高引起左心房压及肺静脉压升高所致，即是由心肌舒张功能不全所致。

（2）心绞痛：75%患者有此症状。心肌肥厚和左心室流出道梗阻等增加心肌耗氧量，心脏舒张功能下降使心肌耗氧量增加，异常的冠状动脉血管反应，冠状动脉小血管病变致心肌灌注不足等均可引起胸痛。

（3）乏力：机体供血不足的表现。

（4）晕厥及晕厥前驱症状：由于瓣下狭窄及回心血量减少使心排血量不足所致，心律失常及用力等因素可使之加重。成年人发生晕厥和晕厥前驱症状，并不像瓣膜狭窄一样预示预后不良，但儿童与青少年发生晕厥与晕厥前驱症状多预示着增加猝死的危险性。

（5）其他：心悸，阵发性夜间呼吸困难，充血性心力衰竭，眩晕。

4.体征　明显体征见于有左心室流出道压力阶差的患者。

（1）视诊：心前区异常的心尖部抬举样搏动并弥散。

（2）触诊：心尖部抬尖样搏动且弥散（同视诊）。心尖部胸骨左缘第3～4肋间触及震颤，且不与左心室流出道压力阶差精确相关。

（3）叩诊：心界正常或向左侧、左下扩大。

（4）听诊：心脏杂音最相关的是收缩期杂音，这种杂音通常是有两种成分：一种是来源于左心室流出道狭窄，另一种是来源于二尖瓣关闭不全。

5.辅助检查

（1）心电图：最常见的改变为左心室肥大伴继发性ST-T改变。动态心电图可发现75%以上HCM患者合并室性心律失常，1/4的人存在室性心动过速（猝死的先兆）。

（2）X线：胸片示左心室可正常，也可扩大，左心房增大常见，可见瓣环钙化改变。

（3）超声心动图：是诊断HCM的主要手段。室间隔肥厚型占90%以上，超声心动图典型特点：①非对称性室间隔肥厚＞12mm，室间隔与左心室后壁厚度之比＞1.0；②二尖瓣叶前向运动，即SAM现象；③LVOT变窄；④左心室腔一般＜56mm。

（4）放射性核素扫描。

（5）心导管检查：心导管检查能准确记录左心室流出道压差，评价心功能。

（6）心肌活检：一般不作为常规检查，仅供研究使用，价值有限。

6.治疗　HCM治疗包括药物治疗、非药物治疗，后者包括手术治疗（肥厚间隔切开-切除术，心脏移植）及介入治疗（以双腔起搏器治疗及经皮肥厚间隔心肌消融术）。

（1）药物治疗

1）β受体阻滞药：β受体阻滞药能减低心肌收缩力，减轻室间隔突出部收缩期增厚，从而减轻流出道梗阻；减弱心肌变时性反应，降低心肌耗氧量，且能减慢心率，使心室舒张期延长，增加心室扩张，增加充盈量，通过增加舒张末容积来增加LVOT面积和室间隔与二尖瓣之间的距离，从而使运动时升高的LVOT压下降。

2）钙拮抗药：减少肥厚心肌细胞内的钙离子超负荷状态，减轻钙离子超负荷所致的收缩功能及舒张功能异常，提高舒张期心室充盈量及充盈压。

（2）非药物治疗

1）肥厚间隔切开切除术。

2）双腔起搏器：改变了室间隔的收缩顺序，从而减少了流出道压差。适应证：①梗阻性肥厚型心肌病经药物治疗症状仍持续存在；②LVOT压力阶差＞30mmHg，激发状态下＞50mmHg；③室间隔基底部肥厚，功能性二尖瓣反流不甚严重，且不伴有二尖瓣装置解剖异常者。

3）经皮经腔间隔心肌化学消融术（PTSMA）：间隔支闭塞而造成的间隔心肌缺血坏死，使间隔心肌的收缩力下降或丧失，术后间隔心肌坏死变薄而减少流出道梗阻。

4）心内膜间隔心肌射频消融术。

（二）心脏瓣膜病

心脏瓣膜病是由炎症、黏液样变性、退行性改变、先天性畸形、缺血性坏死、创伤等原因引起的瓣膜及其附属结构（瓣环、乳头肌、腱索）的结构或功能异常，致瓣口狭窄或关闭不全。最常见二尖瓣受累，其次为主动脉瓣。风湿性心脏病（简称风心病）是风湿性炎症过程所致的瓣膜损害，主要累及40岁以下人群。

1.二尖瓣狭窄

（1）病因：可分为先天性和后天性两大类。

1）先天性二尖瓣狭窄：极为罕见，如二尖瓣上环、降落伞型二尖瓣，二尖瓣发育异常。

2）后天性二尖瓣狭窄：主要见于风湿性心脏病，其他浸润性疾病亦可累及二尖瓣。罕见其他病因如老年性二尖瓣环钙化、类风湿关节炎、系统性红斑狼疮等。

（2）病理生理：正常成人二尖瓣口面积为4～6cm²。二尖瓣狭窄症状的程度取决于瓣口的大小。

1）瓣口面积＞2.5cm²，无明显血流动力学意义。

2）瓣口面积1.5～2.5cm²，为轻度狭窄。

3）瓣口面积1～1.5cm²，为中度狭窄。

4）瓣口面积＜1cm²，为重度狭窄。压差＞20mmHg。

（3）临床症状

1）呼吸困难：①进行性加重的劳力性呼吸困难；②阵发性夜间呼吸困难；③端坐呼吸；④急性心源性肺水肿。

2）咯血：①支气管静脉破裂；②支气管黏膜或肺泡毛细血管破裂；③急性肺水肿；④肺梗死。

3）咳嗽咳痰及胸痛：①肺淤血；②支气管黏膜淤血水肿；③增大的左心房压迫左主支气管；④肺部感染；⑤患者经常有胸背部不适感，并且在用力时加重，偶有胸痛。多因左心房压力过大呈动脉瘤样扩张而引起。

4）声嘶：少见，系扩大的左心房和肺动脉压迫左侧喉返神经所致。

（4）体征

1）二尖瓣狭窄的体征：S_1亢进、开瓣音、二尖瓣面容、心尖部低调隆隆样舒张中晚期杂音，局限、不传导，常伴心尖部舒张期震颤。

2）肺动脉高压和右心室扩大的右心衰竭体征：P_2亢进、分裂，相对性肺动脉瓣关闭不全（Graham Steell杂音）、相对性三尖瓣关闭不全。颈静脉怒张、肝大及下肢水肿。

（5）辅助检查

1）胸部X线检查：左心房增大、右心缘双房影（梨形心），右前斜食管压迹、肺淤血、克氏B线、含铁血黄素沉着等征象。

2）心电图：二尖瓣型P波，P波宽度≥0.12s、切迹、$PtfV_1$≥0.04ms，右心室肥大，心房颤动。

3）超声心动图：①M型。EF斜率降低、A峰消失，呈"城墙垛样"改变（图8-7），后叶前向移动，瓣叶增厚。②B型。舒张期前叶呈圆拱状，后叶活动度减少，交界处粘连融合、瓣叶增厚、瓣口面积缩小呈鱼嘴样。

（6）诊断与鉴别诊断

1）诊断：依据心尖部舒张期隆隆样杂音，伴X线或心电图提示左心房增大，一般可诊断。超声心动图可确诊。

2）鉴别诊断

①左心房黏液瘤：舒张期杂音随体位的改变而改变，其前有肿瘤扑落音，超声心动图可资鉴别。

②Austin-Flint杂音：见于严重主动脉瓣关闭不全。

③相对性二尖瓣狭窄：在严重二尖瓣关闭不全、室间隔缺损、动脉导管未闭、甲状腺功能亢进、严重贫血的患者中也可出现。

2.二尖瓣脱垂及关闭不全

（1）病理生理

1）瓣叶异常：风湿，二尖瓣脱垂（黏液性变、遗传等），感染性心内膜炎（SBE）、梗阻性肥厚型心肌病，先心病心内膜垫缺损并二尖瓣前叶裂。

2）瓣环扩大：左心室增大，瓣环退变、钙化。

3）腱索、乳头肌：为先天性或后天性病变，缺血性心脏病多见。

二尖瓣反流使左心室压骤升，左室舒张末压升高，引起左心房压力增大，继之肺淤血、肺水肿及肺动脉压，久而久之就出现右心衰竭。

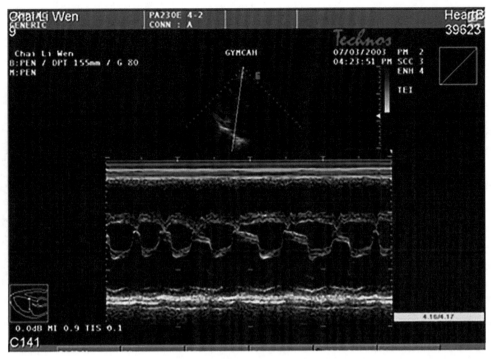

图8-7　M型超声呈"城墙垛样"改变

（2）临床表现

1）症状

①急性：急性左心衰竭、急性心源性肺水肿、心源性休克。

②慢性：无症状代偿期相对较长，一旦失代偿病情发展较迅速，形成不可逆心功能损害、疲乏无力、劳力性呼吸困难。也可出现胸痛，疼痛性质有时类似典型心绞痛，有时类似神经-循环性哮喘。发生率为60%～70%，位于心前区，可呈钝痛、锐痛或刀割样痛，通常程度较轻，持续时间数分钟至数小时，与劳累或精神因素无关，含服硝酸甘油不能使之缓解。胸痛的原因不清，可能因自主神经系统的功能障碍引起，但也可能因乳头肌的局部缺血引起。

2）体征：心尖部全收缩期粗糙吹风样高调一贯型杂音，强度≥3/6级。向左侧腋下及背部传导（前叶）或向胸骨左缘及心底部传导（后叶）。S_1减弱，可闻S_3，P_2亢进分裂。心尖搏动向左下移位，心界向左下扩大，可有抬举性心尖搏动。

3）实验室及器械检查

①胸部X线检查：左心房与左心室扩大，肺淤血、间质性肺水肿、肺泡性肺水肿。

②心电图：左心房增大，左心室肥厚劳损，心房颤动。

③超声心动图：①M型。左心房后壁活动曲线收缩期出现明显C凹，二尖瓣前瓣EF斜率增速。②B型。瓣叶增厚，收缩期二尖瓣口多条回声或筛孔状。③多普勒。二尖瓣左心房侧和左心室内探察到收缩期反流束，

最大反流束面积＜$4cm^2$为轻度，4～$8cm^2$为中度，＞$8cm^2$为重度。

（3）诊断与鉴别诊断

1）诊断：依据心尖部典型收缩期杂音，伴左心房与左心室增大、左心衰竭，一般多普勒可确诊。

2）鉴别诊断：①三尖瓣关闭不全；②室间隔缺损；③主动脉或肺动脉瓣狭窄；④心尖部生理性杂音。

3. 主动脉瓣狭窄（aortic stenosis）与关闭不全（aortic incompetence）

（1）病因

1）慢性

①主动脉瓣疾病：a.风湿性心脏病，男性多见，常合并狭窄及二尖瓣病变；b.感染性心内膜炎；c.先天性畸形；d.主动脉瓣黏液样变性；e.强直性脊柱炎、系统性红斑狼疮、类风湿关节炎；f.退行性老年钙化。赘生物阻塞瓣膜口。

②主动脉根部扩张（瓣环）：a.梅毒性主动脉炎；b.Marfan综合征；c.强直性脊柱炎；d.特发性升主动脉扩张；e.严重高血压和（或）动脉粥样硬化。

2）急性：①感染性心内膜炎；②创伤；③主动脉夹层；④人工心脏瓣膜破裂。

（2）病理生理：正常主动脉瓣口面积≥$3cm^2$。＞$1cm^2$为轻度狭窄；0.75～$1cm^2$为中度狭窄；＜$0.75cm^2$（平均压差＞50mmHg）为重度狭窄。

（3）症状：心悸、心前区不适、心绞痛、头部强烈搏动感、呼吸困难、左心衰竭及晕厥。主动脉瓣关闭不全胸痛的发生可能是由于左心室射血时引起升主动脉过

度牵张或心脏明显增大所致，亦有心肌缺血的因素。主动脉瓣狭窄产生心绞痛原因可能与心肌肥厚所致的需氧量增加和冠状动脉血流量相对减少所致供氧不足有关，从而引起心内膜下心肌缺血。

（4）体征

1）主动脉关闭不全：①主动脉瓣听诊区或主动脉瓣第二听诊区高调叹气样递减型舒张早期杂音，坐位身体前倾深呼气末较清楚；②Austin-Flint杂音；③周围血管体征。

2）主动脉狭窄：①主动脉瓣听诊区递增-递减型粗糙喷射性吹风样收缩期杂音向颈部动脉、胸骨左下缘及心尖部传导，常伴震颤；②A_2减弱或消失，可闻S_4；③抬举样心尖搏动，心界不大或稍大。

（5）诊断：依据主动脉瓣听诊区典型收缩期及舒张期杂音伴震颤可诊断，超声心动图可确诊。

（6）治疗：①预防风湿热复发、反复发作；②处理并发症；③手术治疗，包括经皮球囊瓣膜成形术、瓣膜成形术、分离术及人工心脏瓣膜置换术。

二、非心源性胸痛相关性疾病

（一）肺源性胸痛

1.气胸　气体进入胸膜腔，造成积气状态，称为气胸（pneumothorax）。多因肺部疾病或外力影响使肺组织和脏胸膜破裂，或靠近肺表面的细微气泡破裂，肺和支气管内空气逸入胸膜腔。因胸壁或肺部创伤引起者称为创伤性气胸；因疾病致肺组织自行破裂引起者称"自发性气胸"，如因治疗或诊断所需人为地将空气注入胸膜腔称"人工气胸"。气胸又可分为闭合性气胸、开放性气胸及张力性气胸。自发性气胸多见于男性青壮年或患有慢性支气管炎、肺气肿、肺结核者。本病属肺科急症之一，严重者可危及生命，及时处理可治愈。典型症状为患侧突发性胸痛，继之有胸闷和呼吸困难，并可有刺激性咳嗽。这种胸痛常为针刺样或刀割样，持续时间很短暂。

临床中以张力性气胸危害较大。张力性气胸是由于较大的肺泡破裂或较大较深的肺裂伤或支气管破裂，裂口与胸膜腔相通，且形成单向活瓣所致，又称高压性气胸。吸气时空气从裂口进入胸膜腔内，而呼气时活瓣关闭，腔内空气不能排出，致胸膜腔内压力不断升高，压迫肺使之逐渐萎陷，并将纵隔推向健侧，挤压健侧肺，产生呼吸和循环功能的严重障碍。胸膜腔内的高压空气若被挤入纵隔，扩散至皮下组织，可形成颈部、面部、胸部等处皮下气肿。

患者表现为极度呼吸困难，端坐呼吸。缺氧严重者出现发绀、烦躁不安、昏迷，甚至窒息。体格检查可见伤侧胸部饱胀、肋间隙增宽、呼吸幅度减低，可有皮下气肿；叩诊呈鼓音；听诊呼吸音消失。

临床中根据病史、临床表现、结合X线检查（图8-8）较易诊断。也可根据胸腔穿刺，见高压气体将针筒芯向外推，进一步明确诊断。

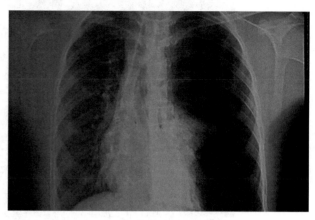

图8-8　左侧张力性气胸

张力性气胸的急救原则为立即排气，降低胸膜腔内压力。

正规处理是在积气最高部位放置胸膜腔引流管（通常是第2肋间锁骨中线处），连接水封瓶。有时需用负压吸引装置，以利气体排出，促使肺膨胀。应用抗生素预防感染。经闭式引流后，肺小裂口多可在3～7d闭合。停止漏气24h后，经X线检查证实肺已膨胀，方可拔除插管。长期漏气者应进行剖胸修补术。若胸膜腔插管后，漏气仍严重，患者呼吸困难未见好转，提示肺、支气管的裂伤较大或断裂，应及早剖胸探查，修补裂口，或做肺段、肺叶切除术。

2.肺炎　肺炎（pneumonia）是指终末气道、肺泡和肺间质的炎症，可由疾病微生物、理化因素、免疫损伤、过敏及药物所致。细菌性肺炎是最常见的肺炎，也是最常见的感染性疾病之一。

早期症状为刺激性干咳，继而咳出白色黏液痰或带血丝痰，多有剧烈侧胸痛，常呈针刺样，随咳嗽或深呼吸而加剧，可放射至肩或腹部。由于肺实变通气不足、胸痛以及毒血症而引起呼吸困难、呼吸快而浅。少数有恶心、呕吐、腹胀或腹泻等胃肠道症状。

晚期症状为咳黏液血性痰或铁锈色痰，也可呈脓性痰，进入消散期痰量增多，痰黄而稀薄。影响气体交换，使动脉血氧饱和度下降而出现发绀。患者可出现神志模糊、烦躁、嗜睡、昏迷等。

确定肺炎诊断首先必须把肺炎、上呼吸道感染、下呼吸道感染区别开来。上呼吸道感染无肺实质浸润，胸部X线检查可鉴别。治疗方案主要是抗病原菌治疗及对症治疗。

3.胸膜炎　胸膜炎（pleurisy）是指由致病因素（通常为病毒或细菌）刺激胸膜所致的胸膜炎症，又称"肋膜炎"。胸腔内可伴液体积聚（渗出性胸膜炎）或无液体积聚（干性胸膜炎）。炎症控制后，胸膜可恢复至正常，或发生两层胸膜相互粘连。临床主要表现为胸痛、咳嗽、胸闷、气急，甚则呼吸困难。多见于青年人和儿童。

（1）病因：可由于感染（细菌、病毒、真菌、阿米巴、肺吸虫等）和感染因素（如肿瘤、变态反应、化学性和创伤性等多种疾病）所引起。细菌感染所致的胸膜炎中，结核菌性胸膜炎最常见。引起胸膜炎的常见疾病有肺炎、肺栓塞所致的肺梗死、癌症、结核、类风湿关节炎、系统性红斑狼疮、寄生虫感染（如阿米巴病）、胰腺炎、损伤（如肋骨骨折）、由气道或其他部位到达胸膜的刺激物（如石棉）、药物过敏反应（如肼屈嗪、普鲁卡因酰胺、异烟肼、苯妥英钠、氯丙嗪）等。

（2）临床症状：大多数渗出性胸膜炎是急性起病。主要临床表现为胸痛、咳嗽、胸闷、气急，甚则呼吸困难。感染性胸膜炎或胸腔积液继发感染时，可有恶寒、发热。病情轻者可无症状。不同病因所致的胸膜炎可伴有相应疾病的临床表现。

胸痛是胸膜炎最常见的症状，常突然发生，程度差异较大，可为不明确的不适或严重刺痛，或仅在患者深呼吸或咳嗽时出现，也可持续存在并因深呼吸或咳嗽而加剧。胸痛是由壁胸膜炎症引起的，出现于正对炎症部位的胸壁。也可表现为腹部、颈部或肩部的牵涉痛。深呼吸可致疼痛，引起呼吸浅快，患侧肌肉运动较对侧为弱。若发生大量积聚，可致两层胸膜相互分离，则胸痛可消失。大量胸腔积液可致呼吸时单侧或双侧肺活动受限，发生呼吸困难。查体可闻及胸膜摩擦音。

（3）辅助检查：辅助检查主要包括血常规、痰菌检查、胸腔积液检查、胸部X线检查、超声检查。

（4）诊断：根据病因、临床表现及实验室检查，渗出性胸膜炎一般可做出诊断。临床表现主要是中度发热、初起胸痛以后减轻、呼吸困难。体格检查、X线检查及超声波检查可做出胸腔积液的诊断。诊断性胸腔穿刺、胸腔积液的常规检查、生化检查和细菌培养等为诊断的必要措施，可对75%的胸腔积液病因做出诊断。

（5）治疗：治疗方案主要包括一般治疗、抗生素、缓解疼痛、抽液及激素治疗等。

（二）胸壁疾病

引起胸痛的胸壁疾病有急性皮炎、皮下蜂窝织炎、带状疱疹、流行性胸痛、肌炎、肋间神经炎、肋骨骨折、急性白血病、多发性骨髓瘤等。

1. 流行性肌痛　又称流行性胸痛（epidemic plourodynia）、Bornholm病。该病的病原微生物为肠道病毒，大多由柯萨奇病毒B组1～6型引起，也可由A组1、4、6、9、10型及埃可病毒1、2、6、9型引起，虽具有传染性和流行性，但临床并不多见。突出症状为突发性胸、腹部肌痛。疼痛轻重不一，呈刺痛、刀割痛、烧灼

感、压榨样、绞痛等，咳嗽、翻身时加剧，胸痛严重时可感觉"透不过气"。疼痛的另一特点是转移性，出现于胸、腹、颈、肩、腰、四肢，最后转移到膈肌部位。肌肉压痛阳性。患者有高热和其他病毒感染的全身表现。

2. 带状疱疹　带状疱疹是一种同时损及神经和皮肤的疾病，病原为带状疱疹病毒。其特点为骤然发生，出现簇集水疱群，多沿肋间神经径路分布，一侧性，引起疼痛，极少复发。

3. 肋软骨炎（蒂策综合征）　该病原因不明，多见于成人，发病前常有呼吸道感染或局部轻度损伤史。多发生在胸骨旁第2～4肋软骨，表现为局限性肿大和疼痛，因此又称为肋软骨痛性非化脓性肿胀。症状常在3～4周消失，但有复发倾向。症状明显时需对症治疗，如用镇痛药、理疗和局部封闭等。

4. 胸腹壁血栓静脉炎　亦称蒙多病。多见于女性，在前、侧胸壁和上腹壁皮下，出现纵向走行有压痛的索条，很少有其他症状。本病有自限倾向，无血栓脱落的危险。

5. 急性白血病（acute leukemia，AL）　AL是造血干细胞恶性克隆性疾病，发病时骨髓中异常的原始细胞及幼稚细胞（白血病细胞）大量增殖，蓄积于骨髓并抑制正常造血，广泛浸润肝、脾、淋巴结等髓外脏器，表现为贫血、出血、感染和浸润等征象，常有胸骨下端压痛。白血病细胞浸润关节、骨膜或在髓腔内过度增殖可引起骨和关节痛，儿童多见，急淋较急非淋常见且显著。骨髓坏死时可出现骨剧痛。

6. 多发性骨髓瘤（multiple myeloma，MM）　MM是一种恶性浆细胞病，其肿瘤细胞起源于骨髓中的浆细胞，而浆细胞是B淋巴细胞发育到最终功能阶段的细胞。因此多发性骨髓瘤可以归到B淋巴细胞淋巴瘤的范围。目前世界卫生组织（WHO）将其归为B淋巴细胞淋巴瘤的一种，称为浆细胞骨髓瘤/浆细胞瘤。多发性骨髓瘤常伴有多发性溶骨性损害、高钙血症、贫血、肾脏损害。髓瘤细胞分泌破骨细胞活性因子而激活破骨细胞，使骨质溶解、破坏。骨痛是最常见的症状，多为腰骶、胸骨、肋骨疼痛。由于瘤细胞对骨质破坏，引起病理性骨折，可多处骨折同时存在。

（三）纵隔疾病

纵隔疾病所致的胸痛有纵隔炎、纵隔脓肿、纵隔肿瘤及反流性食管炎、食管裂孔疝、食管癌等。

1. 纵隔炎、纵隔脓肿（mediastinal abscess）　是指由金黄色葡萄球菌侵入纵隔的组织或血管内，使组织坏死、液化，形成脓液积聚的急性结缔组织化脓性感染。表现为寒战、高热、烦躁不安等症状，主诉胸骨后剧烈疼痛，深呼吸或咳嗽时疼痛加重，甚至麻醉性镇痛药不能缓解。疼痛可放射至颈部、耳后、整个胸部和两侧肩

胛之间，有的可出现神经根疼痛。局限性纵隔脓肿可出现肿物对周围脏器的压迫症状，如声嘶（喉返神经受压）、膈肌收缩无力或麻痹（膈神经受压）、霍纳综合征（交感神经星状神经节受压），迷走神经受压可出现心率加快。纵隔脓肿形成脓液后可破入胸膜腔形成脓胸及脓气胸，气体可沿疏松结缔组织到达全身皮下，形成皮下气肿，出现呼吸困难甚至休克。纵隔脓肿常并发右肺上叶感染。

2.纵隔肿瘤（mediastinal tumor） 是临床胸部常见疾病，包括原发性肿瘤和转移性肿瘤。原发性纵隔肿瘤包括位于纵隔内各种组织结构所产生的肿瘤和囊肿，但不包括从食管、气管、支气管和心脏所产生的良、恶性肿瘤。转移性肿瘤较常见，多数为淋巴结转移，纵隔淋巴结转移病变多见于原发性肺部恶性肿瘤，如支气管癌。肺部以外者则原发于食管、乳房和腹部的恶性肿瘤最为常见。部分病例可无明显临床症状，体积较大的肿瘤因其压迫或侵犯纵隔内重要脏器而产生相应的临床症状，如压迫气管则有气促、干咳；压迫食管可引起吞咽困难；压迫上腔静脉导致面部、颈部和上胸部水肿及静脉怒张；压迫神经可有膈肌麻痹、声嘶、肋间神经痛及交感神经受压征象。

3.食管裂孔疝（hiatus hernia） 是指腹腔内脏器（主要是胃）通过膈食管裂孔进入胸腔所致的疾病。食管裂孔疝在膈疝中最常见，达90%以上，属于消化内科疾病。表现为胸骨后或剑突下烧灼感、胃内容物上反感、上腹饱胀、嗳气、疼痛等。疼痛性质多为烧灼感或针刺样痛，可放射至背部、肩部、颈部等处。平卧，进甜食、酸性食物，均可能诱发并可加重症状。

（四）膈下脏器疾病

膈下脏器疾病所致的胸痛有膈下脓肿，脾梗死，膈疝，胃黏膜撕裂，消化性溃疡及穿孔，肝、胆、胰、脾的炎症肿瘤等。

1.膈下脓肿 脓液积聚在膈下与横结肠及其系膜的间隙内称为膈下脓肿，可出现全身症状及胸腹疼痛等。

2.脾梗死 是指脾内动脉分支的阻塞，造成脾局部组织缺血、缺氧而发生坏死。脾梗死多有原发病因，最常见的有下列几种。

（1）左心附壁血栓及瓣膜赘生物脱落引起梗死，如风湿性心脏病、扩张型心肌病、左心室壁瘤、感染性心内膜炎等。

（2）脾周围器官（如胰腺）和周围组织炎症引起的脾动脉血栓脱落以及脾动脉硬化与血栓形成也可引起脾梗死。

（3）极少数伴有脾大的疾病（如慢性粒细胞白血病、真性红细胞增多症、镰状细胞贫血、淤血性脾大等）可使脾脏内小血管受压或血栓形成引起多灶性脾梗死。

（4）其他癌栓、恶性淋巴瘤的浸润、肝动脉栓塞治疗时，栓塞剂的反流等亦可引起脾动脉血管闭塞而导致脾梗死。

约50%患者可无症状，少数小范围的脾梗死亦可有低热、白细胞增多而无疼痛等症状；较大范围的急性脾梗死可出现突发性左上腹疼痛，或全腹痛向左肩、背部放射，弯腰或深呼吸时加重，伴恶心、呕吐，或呼吸困难、高热等表现，症状可持续1周。常伴左膈抬高和左侧胸腔积液。

3.食管贲门胃黏膜撕裂症 又称马-维综合征，是上消化道出血的主要病因之一。少数是由于腹压突然增高引起，如举重、剧咳使胃内压突然增高，贲门黏膜被多次冲击推向食管。由于冲击突然，贲门、食管黏膜膨胀不及，使黏膜肌层撕裂。一般伤痕长3～20mm，宽2～3mm。这种撕裂多数达黏膜下层，少数深达肌层。有大量饮酒、过饱及其他引起腹压增高的病史者多见。

4.消化性溃疡及穿孔 是由于消化性溃疡不断加深，穿透肌层、浆膜层，最后穿透胃或十二指肠壁而发生穿孔。穿孔后可发生几种不同后果。如穿孔前溃疡底已与胰、肝等邻近脏器发生粘连，形成穿透性溃疡，此为慢性穿孔；少数病例溃疡底与横结肠粘连，穿孔后形成胃结肠瘘。以上两种情况大多发生在胃、十二指肠后壁溃疡穿孔，如溃疡穿孔后迅速与大网膜或附近脏器发生粘连，则可在穿孔周围形成脓肿。突然发生剧烈腹痛是消化道穿孔最初、最经常和最重要的症状。疼痛最初开始于上腹部或穿孔的部位，常呈刀割或烧灼样痛，一般为持续性，但也有阵发性加重。疼痛很快扩散至全腹部，可扩散到肩部呈刺痛或酸痛感觉，并伴休克及其他症状。

5.肝、胆、胰、脾的炎症肿瘤 可以出现上腹部的疼痛及放射痛，并伴相应脏器的功能障碍和全身症状。

（五）其他类疾病

1.泰奇综合征 泰奇综合征（Tietze Syndrome）指不明原因引起的上部肋软骨及其周围软组织的疼痛性非化脓性肿胀的一组病症，为良性病变。该病又称粗隆性软骨病、肋软骨接点症候群、肋软骨肿痛症候群、非化脓性软骨炎、胸廓软骨炎、肋软骨疼痛性非化脓性肿胀。泰奇综合征是少见能引起胸痛的病因，发病率较低。它可发生于任何年龄组，好发于20～30岁，较少见于婴幼儿与高龄人群，男女比例约为2：1。胸骨与肋软骨关节肿大，呈纺锤形，并有局部压痛和自发锐痛的特点，疼痛随呼吸而加重。

2.神经循环性哮喘 神经循环性哮喘（DaCotas综合征）是因精神紧张或疲劳而发生的，与活动无关，为模糊不清、逐渐加重的胸痛，或间断伴有历时1～2s的乳房下尖锐刺痛。发作时可伴有心悸、过度换气、头晕、叹息、肢体麻木或刺痛。胸痛的典型部位在心尖，不可能被任何心绞痛治疗药物所缓解。但其他措施如休息、运动、服用镇静药或安慰剂可使之减轻。与心绞痛相反，在不同情况下对同一干预手段的反应并不相同，这类胸痛是焦虑状态的一个特点。

3.胸廓出口综合征　胸廓出口综合征（thoracic outlet syndrome，TOS）是指胸廓出口区重要血管神经受压引起的复杂临床症候群，又名前斜角肌综合征、颈肩综合征、胸小肌综合征、肋锁综合征、过度外展综合征等，是指胸廓上口出口处，由于某种原因导致臂丛神经、锁骨下动静脉受压迫而产生的一系列上肢血管、神经症状的总称，是锁骨下动、静脉和臂丛神经在胸廓上口受压迫而产生的一系列症状。其胸痛伴同侧腋部痛，活动上肢可使之加重。上肢活动、屈臂及举重时发作，而与下肢活动无关。因神经、血管或两者是否受压及其程度不同而表现各异。治疗方法包括非手术治疗及手术治疗。

（夏碧桦）

参考文献

胡伟航，刘长文，胡炜，等. 体外膜肺氧合治疗暴发性心肌炎5例分析 [J]. 中华危重症医学杂志（电子版），2014（5）：354-357.

孙丽杰，郭丽君，崔鸣，等. 成年人暴发性心肌炎的相关因素分析 [J]. 中华心血管病杂志，2017（12）：1039-1043.

汤磊，朱叶芳. 36例儿童暴发性心肌炎的临床分析 [J]. 重庆医学，2014（31）：4241-4242.

王佩燕. 胸痛及其他胸部不适的鉴别诊断 [J]. 继续医学教育，2006（24）：77-80.

王燕，程丽君. 嗜酸性粒细胞性心肌炎研究进展 [J]. 疑难病杂志，2019（4）：415-418.

王颖，袁越，王勤，等. 小儿暴发性心肌炎64例临床分析 [J]. 中国实用儿科杂志，2013（12）：935-937.

杨鲲，刘文娴，朱佳佳，等. 机械循环支持在成人急性暴发性心肌炎合并心源性休克患者中的应用价值 [J]. 中国医药，2019（2）：170-174.

周柱江，刘长智，朱瑞秋，等. 体外膜肺氧合治疗暴发性心肌炎的临床疗效及其影响因素 [J]. 中国急救医学，2019（7）：649-653.

Bjelakovic B，Vukomanovic V，Jovic M，et al. Fulnfinant myocarditis in children successfully treated with high dose of methyl-prednisolone [J]. Indian J Pediatr，2016，83（3）：268-269.

第9章

高血压急症

第一节 普通人群高血压急症

一、概述

高血压急症（hypertensive emergencies）是心内科常见危急重症之一，中国成人高血压患病率为27.9%，血压控制率仅为9.7%，其中，约5%的高血压患者发生高血压急症，高于欧美国家水平。高血压急症往往发病急、发生机制复杂，且预后差，需要及早诊断、迅速降低血压，同时治疗心、脑、肾等重要靶器官的并发症，从而降低致死率和致残率。

高血压急症和高血压亚急症（hypertensive urgencies）总称为高血压危象（hypertensive crisis），两者的区别在于有无新近发生的急性进行性严重靶器官损害，血压升高的程度不能作为二者的区分标准。本节重点介绍高血压急症。

高血压急症：指血压短时间内严重升高［SBP>180mmHg和（或）DBP>120mmHg］并伴发进行性靶器官损害，需要住院监测和静脉给予降压药治疗。高血压急症的靶器官损害主要包括高血压脑病、急性脑卒中（缺血性、出血性）、急性冠脉综合征（不稳定型心绞痛、非ST段抬高心肌梗死、ST段抬高心肌梗死、心脏性猝死）、急性左心衰竭、主动脉夹层、嗜铬细胞瘤危象、围手术期高血压危象及子痫前期和子痫等。下列情况也应视为高血压急症：①SBP≥220mmHg和（或）DBP≥140mmHg，伴或不伴症状者；②就诊时血压未达到SBP>180mmHg和（或）DBP>120mmHg，即使血压仅为中度升高，但并发急性肺水肿、主动脉夹层、心肌梗死或急性脑卒中者；③血压升高可能并不显著，但器官功能损害严重的妊娠期妇女或某些急性肾小球肾炎患者（特别是儿童）。

高血压亚急症：血压显著升高但不伴有靶器官损害，患者可有头痛、胸闷、鼻出血和烦躁不安等因血压升高引起的症状。应立即进行口服联合降压药治疗控制血压，需要仔细评估并给予血压监测，检测靶器官损害情况并确定导致血压升高的可能原因，通常不需要住院观察。

二、高血压急症的发病机制

各种诱因如应激因素（创伤、激动）、神经反射异常及内分泌激素水平异常等作用下，使交感神经张力亢进和缩血管活性物质激活释放增加，肾素、血管紧张素Ⅱ、去甲肾上腺素等物质突然短期内急剧升高，导致进一步的血管收缩和炎症因子（如白细胞介素-6）的产生，同时全身小动脉痉挛导致压力性多尿和循环血容量减少，反射性引起缩血管活性物质激活，形成病理性恶性循环。同时血栓形成、纤溶和炎症相关的标志物如可溶性P选择素升高，提示血小板激活也可能参与早期的病理生理过程。升高的血压导致内皮受损，小动脉纤维素样坏死，引发缺血、血管活性物质进一步释放，继而形成恶性循环，加重损伤。再加上肾素-血管紧张素系统、压力性利钠作用等因素的综合作用，导致了高血压急症时终末器官灌注减少和功能损伤，最终诱发心、脑、肾等重要器官缺血和高血压急症（图9-1）。

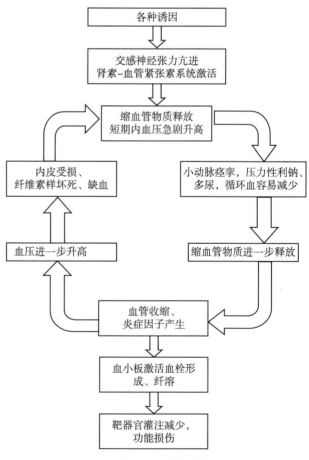

图9-1 高血压急症的发病机制

三、高血压急症的临床表现

高血压急症的临床表现因临床类型不同而异，共同的临床特征是短时间内血压急剧升高，同时出现明显的头痛、眩晕、烦躁、恶心呕吐、心悸、气急和视物模糊等靶器官急性损害的临床表现（表9-1）。需要注意鉴别部分非靶器官损害症状易被误判为靶器官损害。

四、高血压急症的病情评估

病史询问和体格检查应简单又重点突出，通过病史、体征及辅助检查可以快速判断靶器官损害情况。

（一）病史询问

患者有无高血压病史、药物治疗情况及血压控制程度；有无使血压急剧升高的诱因，明确有无特殊用药史，如拟交感神经药物药物等；通过特异性症状评估判定有无潜在重要靶器官损伤。血压异常升高常见诱因包括：①停用降压药物治疗；②急性感染；③急性尿潴留；④急、慢性疼痛；⑤服用拟交感毒性药品（可卡因、麦角酸二乙酰胺、安非他命）；⑥惊恐发作；⑦服用限制降压治疗效果的药物（非甾体抗炎药，胃黏膜保护剂）；⑧醛固酮样作用中药（甘草制剂等）。

（二）体格检查

除了测量血压以确定血压准确性外，应仔细检查心血管系统、眼底和神经系统，关键在于了解靶器官损害程度，同时评估有无继发性高血压的可能。特别是对于症状不典型、但血压明显增高的急诊患者，进行系统、详细的物理检查，可尽早明确高血压急症的诊断。①应测量患者平卧及站立两种姿势下的血压，以评估有无容量不足。②测量双侧上臂血压。双上臂血压明显不同应警惕主动脉夹层的可能。③眼底镜检查对于鉴别高血压急症及高血压亚急症具有重要作用，如果有新发出血、渗出、视盘水肿情况存在则提示高血压急症。④心血管方面的检查应侧重于有无心力衰竭的存在，如颈静脉怒张、双肺湿啰音、病理性第三心音或奔马律等。⑤神经系统检查应注意评估意识状态、脑膜刺激征、视野改变及病理征等。

（三）实验室检查

血常规、尿常规、血液生化（肝肾功能、电解质）和心电图应列为常规检查，依病情选择心肌损伤标志物、心肌酶学、血尿钠肽（BNP或NT-proBNP）、血气分析、胸部X线、胸部CT、磁共振成像（MRI）和超声心动图、头部CT、MRI、肾上腺CT或MRI、血尿儿茶酚胺等检查。

（四）高血压急症危险程度的评估

①影响短期预后的器官受损表现：肺水肿、胸痛、抽搐及神经系统功能障碍等；②基础血压值：通过了解基础血压可以反映血压急性升高的程度，以评估对器官损害存在的风险；③急性血压升高的速度和持续时间：血压缓慢升高和（或）持续时间短的严重性较小，反之则较为严重。

五、高血压急症的治疗

（一）基本原则

在遇到血压显著升高的患者时，首先不要盲目给予降压处理，而是要通过病史采集、体格检查及必要的实验室检查对患者进行评估，查找引起患者血压急性升高的临床情况和诱因，评估患者是否有靶器官损害、损害的部位及程度。初步诊断为高血压急症的患者应及时给予紧急有效的降压治疗，如给予静脉降压药物，并根据临床情况选择单药或联合药物使用，以预防或减轻靶器官的进一步损害，同时去除引起血压急性升高的可逆临床情况或诱因，短时间内使病情缓解，预防进行性或不可逆性靶器官损害，降低患者病死率。降压应遵循迅

表9-1　高血压急症患者靶器官损害的临床表现

高血压急症靶器官损害	临床表现
急性脑卒中	脑梗死：失语，面舌瘫，偏身感觉障碍，肢体偏瘫，意识障碍，癫痫样发作
	脑出血：头痛，喷射性呕吐，伴不同程度意识障碍、偏瘫、失语，动态起病，常进行性加重
	蛛网膜下腔出血：剧烈头痛、恶心、呕吐，颈背部疼痛，意识障碍，抽搐，偏瘫，失语，脑膜刺激征阳性
急性心力衰竭	呼吸困难、发绀、咳粉红色泡沫痰等，体征可有肺部啰音、心脏扩大、心率增快、奔马律等
急性冠脉综合征	急性胸痛、胸闷；放射性肩背痛、咽部紧缩感、烦躁、出汗、心悸，心电图缺血表现；心肌梗死患者可出现心肌损伤标志物阳性
急性主动脉夹层	撕裂样胸痛，波及血管范围不同可有相应的临床表现，如伴有周围脉搏消失，双上肢血压不对称，可出现少尿、无尿等症状
高血压脑病	急性发作时有剧烈头痛、恶心及呕吐，意识障碍，常见进展性视网膜病变
子痫前期和子痫	孕妇在妊娠20周到分娩后第1周血压升高、蛋白尿或水肿，可伴有头痛、头晕、视物模糊、上腹不适、恶心等症状，子痫患者发生抽搐甚至昏迷

速平稳降低血压、控制性降压、合理选择降压药物的原则。

（二）血压控制节奏及降压目标

高血压急症的血压控制并非越快越好，也并非越低越好，需要在充分评估患者的基础上，制订个体化治疗方案，有节奏、有目标地降低血压。以下是高血压急症总体的降压目标，针对不同合并症，需要细化并个体化治疗。

1.降压治疗的第一目标　高血压急症降压治疗的第一目标是在30～60min将血压降低到一个安全水平。由于患者基础血压水平各异，合并的靶器官损害不一，这一安全水平应根据患者的具体情况决定，除特殊情况外，建议第1～2小时使平均动脉血压迅速下降但不超过25%。在紧急降压治疗时，应充分认识到血压自身调节的重要性。如果通过治疗血压急剧降低，缩小血管床的自身调节空间，有时可导致组织灌注不足和（或）梗死。

2.降压治疗的第二目标　在达到第一目标后，应放慢降压速度，加用口服降压药，逐步减慢静脉给药的速度，逐渐将血压降低到第二目标。建议给予降压治疗后2～6h将血压降至约160/100mmHg，根据患者的具体病情适当调整。

3.降压治疗的第三目标　若第二目标的血压水平可耐受且临床情况稳定，在以后24～48h逐步降低血压达到正常水平。合并不同靶器官损害者降压目标详见表9-2。

4.静脉降压药物治疗

（1）药物选用原则：对于多数高血压急症，通常需持续静脉使用降压药物，遵循个体化及依据目标调整

降压的原则，有计划、分步骤地快速平稳降低血压以保护靶器官是选择静脉制剂的根本原则。高血压急症治疗初期不宜使用强力利尿降压药，除非有心力衰竭或明显的体液容量负荷过度，因为多数高血压急症时交感神经系统和肾素-血管紧张素-醛固酮系统（RASS）过度激活，外周血管阻力明显升高，患者体内循环血容量减少，强力利尿是危险的。

（2）合理选择降压药：高血压急症常用静脉注射降压药物及用量用法见表9-3。

（3）高血压急症的后续降压管理：对于高血压急症，经静脉降压治疗后血压达到目标值，且靶器官功能平稳后，应考虑逐渐过渡到口服用药。口服用药应依据具体药物起效时间与静脉用药在一定时间内重叠使用，而不应等待静脉用药撤除后才开始应用。静脉用药停止后，可适当保持静脉通道，以防止血压反弹而需再次静脉使用降压药物。降压药物剂型改变过渡期间应严密监测患者的各项生命体征及靶器官功能。

5.高血压急症相关疾病的降压治疗　高血压急症常引起靶器官的功能严重障碍，甚至衰竭。因此，治疗高血压急症的当务之急是采取迅速有效的措施，将血压降至安全范围，使衰竭的脏器功能得到改善或恢复。但高血压急症降压时需充分考虑到患者的年龄、病程、血压升高的程度、靶器官损害和合并的临床情况，因人而异地制订具体方案。

（1）急性脑卒中：高血压急症易并发脑卒中，其中缺血性脑卒中发生率约为25%，出血性脑卒中发生率约为5%。脑卒中患者的高血压与高颅内压并存，应以降低颅内压、维持足够的脑灌注压为核心。急性期降压应

表9-2　高血压急症的降压目标

疾病种类	降压目标
主动脉夹层	迅速将收缩压（SBP）降至100～120mmHg，心率≤60次/分
高血压脑病	160～180/100～110mmHg，给药开始1h内将SBP降低20%～25%，不能大于50%
缺血性脑卒中	准备溶栓的患者，血压应控制在收缩压（SBP）<180mmHg，舒张压（DBP）<110mmHg。不溶栓患者24h内降压需谨慎
自发性脑出血	SBP在150～220mmHg的自发性脑出血患者且没有急性降压治疗的禁忌证，急性期降低SBP到140mmHg是安全的
蛛网膜下腔出血	高于基础血压的20%左右，避免低血压。动脉瘤处理前可将SBP控制在140～160mmHg；处理动脉瘤后，应参考患者的基础血压，合理调整目标值，避免低血压造成的脑缺血
急性心力衰竭	早期数小时应迅速降压，降压幅度在25%以内，没有明确的降压目标，以减轻心脏负荷、缓解心力衰竭症状为主要目的，SBP<90mmHg者禁用扩血管药
急性冠脉综合征	降压目标为SBP<130/80mmHg，但治疗需个体化，尤其是针对老年人群的降压需综合评估
子痫前期和子痫	BP<160/110mmHg，孕妇并发器官功能损伤者应BP<140/90mmHg，且不低于130/80mmHg
围手术期高血压	围手术期血压控制目标：一般认为，对于年龄≥60岁的患者，血压控制目标<150/90mmHg；患者年龄<60岁的患者，血压控制目标<140/90mmHg。糖尿病和慢性肾病患者，血压控制目标<140/90mmHg。术中血压波动幅度不过基础血压的30%
嗜铬细胞瘤	术前24h血压<160/90mmHg，不低于80/45mmHg
急诊应激高血压	去除诱因，不应急于药物降压，加强动脉血压监测

表9-3 推荐的常用高血压急症静脉治疗药物

疾病种类	常用静脉降压药物
主动脉夹层	首选静脉β受体阻滞药，如血压仍不达标，可联用其他血管扩张药，如乌拉地尔、拉贝洛尔、硝普钠等，应避免引起反射性心动过速
急性脑卒中	急性出血性脑卒中：推荐快速静脉给予降压药物，如乌拉地尔、拉贝洛尔；急性缺血性脑卒中：拉贝洛尔、尼卡地平、乌拉地尔
高血压脑病	拉贝洛尔
急性心力衰竭	硝酸甘油、硝普钠、乌拉地尔
急性冠脉综合征	硝酸甘油、β受体阻滞药
嗜铬细胞瘤	酚妥拉明、乌拉地尔、硝普钠
围手术期高血压	乌拉地尔、艾司洛尔用于子痫前期，子痫期使用拉贝洛尔

注意药物对颅内压的影响。降压药物的种类和剂量的选择以及降压的目标值应个体化，综合考虑药物、脑卒中特点及患者3个方面的因素。应尽快完善头颅CT或MRI检查，明确是缺血性还是出血性脑卒中。

（2）急性缺血性脑卒中：缺血性脑卒中初始24h内降压治疗应谨慎。准备溶栓者或给予其他急性再灌注干预治疗时应当静脉给药降低血压，血压应控制在<180/110mmHg，并且在溶栓的头24h内血压应控制在<180/105mmHg。对于不接受溶栓者，紧急降压的获益尚不明确。脑卒中后24h内血压升高的患者应先处理紧张焦虑、疼痛、恶心呕吐和颅内压升高等情况，谨慎降压。如血压持续升高，收缩压≥220mmHg或舒张压≥120mmHg可予以降压治疗，合理的治疗目标是将血压降低15%。选用拉贝洛尔、尼卡地平等静脉药物，并采用静脉微量泵泵药的方式。避免使用引起血压急剧下降的药物，如舌下含服短效硝苯地平。建议在急性缺血性脑卒中发作后头24h内密切监测血压。对于缺血性脑卒中后>3d仍有血压≥140/90mmHg的稳定患者，可考虑启动或重新启动降压药物。

（3）急性脑出血：原发性脑出血合并高血压者占50%～70%。降压治疗的主要目的是在保证脑组织灌注的基础上避免再次出血。在降压治疗期间应严密观察血压变化，以免发生继发性脑缺血。总体上降压是安全的，可减少血肿扩大、改善神经功能恢复，但改善预后的有效性还有待进一步验证。当收缩压>220mmHg时，应积极使用静脉降压药物降低血压。收缩压>180mmHg时，可使用静脉降压药物降低血压，160/90mmHg可作为降压参考目标值。降压药物选用快速、平稳可控且不增加颅内压的药物，如乌拉地尔、拉贝洛尔静脉持续泵入。

（4）蛛网膜下腔出血：高血压是蛛网膜下腔出血的独立危险因素。非外伤性蛛网膜下腔出血最主要的病因是动脉瘤。在处理动脉瘤前降压治疗的目的是降低高血压相关再出血的风险，可将收缩压控制在140～160mmHg。在处理动脉瘤后，血压管理应以维持

脑灌注、防治缺血性损伤为主要目标。尼卡地平、乌拉地尔可用于急性高血压控制。血压控制目标可参考患者发病前的基础血压，以高于基础血压的20%左右来修正降压目标值。

高血压急症既是心力衰竭发生的病因之一，也是诱因之一。以左心衰竭为主，发展迅速，需在控制心力衰竭的同时积极降压，以减轻心脏负荷和缓解症状为主要目的。主要静脉给予袢利尿药和血管扩张药，包括硝酸甘油、硝普钠或乌拉地尔。若病情较轻，可在24～48h逐渐降压；病情严重伴急性肺水肿的患者，立即将收缩压降至<140/90mmHg。对于高血压合并心力衰竭的患者，推荐的降压目标为<130/80mmHg。

（5）急性冠脉综合征：高血压急症时，心脏后负荷和心肌氧耗量增加可以导致心肌缺血，最初以高血压急症入院的患者50%死于心肌梗死。合并急性冠脉综合征的高血压急症治疗目标为降低血压，减少心肌耗氧量，改善预后，同时不影响冠状动脉灌注压及冠状动脉血流量，不能诱导反射性心动过速。推荐<140/90mmHg作为合并冠心病高血压患者的降压目标；如能耐受，可降至130/80mmHg以下，注意舒张压不宜降至70mmHg以下。高龄、存在冠状动脉严重狭窄病变的患者，血压不宜过低。国外指南推荐选用的一线治疗药物是硝普钠、尼卡地平，可用乌拉地尔替代。硝普钠有导致冠状动脉盗血的可能，并反射性诱发心动过速，增加心肌氧耗，不建议单独使用。国内指南建议首选硝酸酯类如硝酸甘油治疗，降低心肌氧耗，增加缺血周围组织血供。除外合并心力衰竭时，可早期联用β受体阻滞药口服。

（6）急性主动脉夹层：71%以上的主动脉夹层患者有高血压病史或合并高血压。高血压是促进主动脉夹层进展的重要原因。降压原则是在保证脏器灌注的前提下，在20～30min将血压降低并维持在尽可能低的水平，有尿即可。血压的快速下降易引起交感神经兴奋，使心肌收缩力反射性增加，而血压的急剧变化及左心室收缩力的增加可加剧主动脉破裂风险。应联合应用

包括β受体阻滞药或钙拮抗药在内的降压药以降低心肌收缩力和减慢心率。一线治疗药物可选用艾司洛尔或硝普钠或硝酸甘油或尼卡地平，将收缩压立即降低至120mmHg以下，心率减慢至60次/分以下。亦可选用拉贝洛尔或美托洛尔替代上述药物。

（7）嗜铬细胞瘤：起源于肾上腺嗜铬细胞的肿瘤过度分泌儿茶酚胺引起持续性或阵发性高血压，出现心、脑、肾等多器官功能障碍。高血压危象发作时首选α肾上腺素能受体阻滞药酚妥拉明、酚苄明、乌拉地尔静脉泵入，还可选用硝普钠。如果存在心动过速，可在α受体阻滞药的基础上使用β受体阻滞药。如高、低血压反复交替发作，除静脉泵入α受体阻滞药外，还需再建立一条静脉通路进行补液、监测血流动力学指标并纠正低容量性休克。

（胡 慧 梅 丽）

参 考 文 献

王文学，王春雪，刘丽萍，等. 中国脑出血医疗现状及死亡相关因素分析［J］. 中国卒中杂志，2013，8（9）：703-711.

薛凌，罗建方，麦劲壮，等. 广州市主动脉夹层临床特征变化趋势十年回顾性分析［J］. 中华心血管病杂志，2007，35（1）：47-50.

中国高血压防治指南修订委员会. 中国高血压防治指南2010［J］. 中华心血管病杂志，2011，39（7）：579-616.

中国疾病预防控制中心，中国疾病预防控制中心慢性非传染性疾病预防控制中心. 中国慢性病及其危险因素监测报告（2013）［R］. 北京：军事医学出版社，2016：59-62.

中国医师协会急诊医师分会，中国高血压联盟，北京高血压防治协会. 中国急诊高血压专家共识2017［J］. 中国急救医学，2018，38（1）：5-13.

中华医学会神经病学分会. 中国急性缺血性脑卒中诊治指南2014［J］. 中华神经科杂志，2015，48（4）：246-257.

Chobanian A V，Bakris G L，Black H R，et al. The Seventh Report of the Joint National Committee on Prevention，Detection，Evaluation，and Treatment of High Blood Pressure：the JNC 7report［J］. JAMA，2003，289（19）：2560-2572.

Derhaschnig U，Testori C，Riedmueller E，et al. Hypertensive emergencies are associated with elevated markers of inflammation，coagulation，platelet activation and fibrinolysis［J］. J Hum Hypertens，2013，27（6）：368-373.

Marik PE，Varon J. Hypertensive crises：challenges and management［J］. Chest，2007，131（6）：1949-1962.

Shimamoto K，Ando K，Fujita T，et al. The Japanese Society of Hypertension Guidelines for the Management of Hypertension（JSH2014）［J］. Hypertens Res，2014，37（4）：253-392.

第二节　特殊人群高血压急症

一、儿童高血压急症

在儿童和青少年中，高血压急症多由于继发性原因所致。治疗时最初6～8h降压水平不超过25%，在随后的24～48h，血压可进一步降低。药物首选拉贝洛尔，作为选择性α_1和非选择性β受体阻滞药，应用时应注意心动过缓、支气管哮喘等不良反应。硝普钠、尼卡地平亦可选用。硝普钠合理的起始剂量是0.3μg/（kg·min），最佳维持剂量平均为1μg/（mg·min）。尼卡地平的不良反应是静脉炎，偶有心动过速，但较轻微，在儿童中应用是有效及安全的。艾司洛尔、乌拉地尔可用于儿童围手术期高血压。儿童高血压药物治疗时可以选择血管紧张素转化酶抑制药和血管紧张素受体拮抗药，但因儿童的肾素-血管紧张素（RAS）系统较成人更加活跃，在高血压急症时发生肾动脉狭窄的危险性更高，故而RAS系统阻滞药应慎用。

二、老年人高血压急症

高血压的患病率随年龄增长而增高，因有复杂的基础疾病，更容易出现多个靶器官损害。来自随机对照试验的证据表明，在老年人和高龄老年人中，降压治疗对老年患者减少心血管疾病发病率和死亡率是有益的。根据患者的不同情况，如年龄、性别、病程、既往服药种类、剂量，特别是合并的靶器官损害情况，制订个体化降压方案。寻找导致血压急剧升高的原因，迅速而平稳地降压是救治患者生命的关键。老年高血压急症降压治疗的第一目标为：在30～60mim将血压降至安全水平。除特殊情况（脑卒中、主动脉夹层），建议第1～2个小时使平均动脉压迅速下降但不超过25%。在此阶段应使用静脉途径给药，如乌拉地尔、尼卡地平、硝普钠、硝酸甘油、艾司洛尔、利尿药等。降压治疗的第二目标为：在达到第一目标后，应放慢降压速度，加用口服降压药，逐步减慢静脉给药速度，建议在后续的2～6h将血压降至160/（100～110）mmHg。降压治疗的第三目标为：如第二目标的血压水平可耐受且临床情况稳定，在后续的24～48h逐步使血压降至正常水平。＞60岁的患者收缩压的控制目标是＜150mmHg，如能耐受可降至140mmHg以下。降压速度不宜过快。在降压过程中应避免出现脑低灌注及影响冠状动脉血供，监测血压尤为重要。情况允许应测量直立位血压，评估降压治疗的体位效应。

三、妊娠期子痫或重度子痫前期

子痫和子痫前期是妊娠高血压的严重表现类型，治疗目的是降低围生期发病率和病死率。共识是将血压降至160/105mmHg以下，孕妇并发器官功能损伤时血压应控制在140/90mmHg以下，不可低于130/80mmHg，避免血压下降过快，影响胎儿血供。一线治疗选用拉贝洛尔或尼卡地平和硫酸镁。对于重度子痫前期，静脉使用拉贝洛尔和尼卡地平是安全有效的，但需监测胎儿心率。当子痫前期伴有肺水肿时，首选静脉使用硝酸甘油。因硝普钠增加胎儿氰化物中毒的风险，故孕妇不建议静脉使用硝普钠。在母体情况稳定后应考虑实时终止妊娠。

（胡 慧 梅 丽）

参 考 文 献

中国老年医学学会高血压分会，国家老年疾病临床医学研究中心中国老年心血管病防治联盟. 中国老年高血压管理指南2019［J］. 中华老年多器官疾病杂志，2019，18（2）：91.

中国医师协会急诊医师分会，中国高血压联盟，北京高血压防治协会. 中国急诊高血压诊疗专家共识2017［J］. 中国实用内科杂志，2018，38（5）：421-433.

Beckeet NS，Peters R，Fletcher AE，et al. Treatment of hyptension in patients 80 years of age of older［J］. N Engl J Med，2008，358：1887-1898.

Briasoulis A，Agarwal V，Tousoulis D，et al. Effects of antihypertension treatment in patients over 65 years of age：a metaanalysis of randomised controlled studies［J］. Heart，2014，100：317-323.

Drover DR，Hammer GB，Barrett JS，et al. Evaluation of sodium nitroprusside for controlled hypotension in children during surgery［J］. Front Pharmacol，2015，6：136.

第三节 难治性高血压的评估及治疗

血压与心血管事件（CVD）的长期风险之间存在明确的关系。难治性高血压（RH）的发生率在人群中为12%～15%。是高血压急症发生的原因之一。如不加以治疗，可能无法完全逆转靶器官损害，而处于并发症发生率和病死率增加的风险之中。加强RH患者的血压控制和系统管理，将有助于减轻动脉粥样硬化性心血管疾病（ASCVD）的负担。

一、难治性高血压的定义

尽管使用了3种降压药物（通常包括长效CCB、ACEI/ARB和利尿药）及最大剂量或最大耐受剂量和适当的频率给药，患者血压仍高于目标值［血压目标值指将收缩压（SBP）降至140mmHg以下和舒张压（DBP）降至90mmHg以下］，或使用≥4种降压药物才使血压达标者。难治性高血压既包括未控制的高血压，也包括已控制的高血压。

二、难治性高血压的评估

假性难治性高血压的问题值得临床关注。诊断难治性高血压时应排除降压治疗的不依从性和白大衣效应。强调通过动态或家庭自测血压来排除白大衣效应。应避免错误的血压测量，即血压袖带大小不合适、将袖带置于有弹性的衣物外面、听诊器置于袖带内、放气速度过快、在听诊器上向下压力较大。要排除患者对降压药物的不依从，方法包括患者报告用药情况、处方监测和药片计数、尿液或血浆药物浓度检测等，以识别真正的RH患者。一旦确认患者对降压药物依从性及服药坚持性好，且除外白大衣效应，应进行以下几个方面的评估。

1.生活方式问题。

2.用药史：是否使用干扰降压药有效性的药物或物质，如非甾体抗炎药、口服避孕药、拟交感神经药、环孢菌素、他克莫司、促红细胞生成素、血管内皮生长因子抑制剂、乙醇、可卡因、安非他命、抗抑郁药、糖/盐皮质激素。

3.继发性高血压筛查：继发性高血压包括原发性醛固酮增多症、肾脏实质性病变、肾动脉狭窄、嗜铬细胞瘤、阻塞性睡眠呼吸暂停、库欣综合征、主动脉缩窄，继发性高血压的其他内分泌因素还有甲状腺功能减退、甲状腺功能亢进、高钙血症和原发性甲状旁腺功能亢进、先天性肾上腺增生、由去氧皮质酮引起的其他盐皮质激素过量综合征、肢端肥大症。

4.评估靶器官损害。眼：眼底检查；心脏：左心室肥厚；肾脏：蛋白尿、肾小球滤过率降低；外周血管疾病：踝肱指数。

5.体格检查：应朝着明确靶器官损害和可能的继发因素方向开展。

6.生化指标评估：血清钠、钾、氯、碳酸氢盐、葡萄糖、血尿素氮和血肌酐。尿液分析和一组晨起血浆醛固酮和血浆肾素活性检测。

三、难治性高血压的治疗

治疗原则涉及合理化原则、个体化原则及治疗流程。

1.合理化原则　停用干扰血压的药物；正确使用利尿药；合理的联合用药，主张使用复方制剂及长效制剂；睡前加服一次药物利于控制夜间和清晨血压。

2.个体化原则　根据疾病特征和患者对治疗的耐受性进行治疗。

3.治疗流程

（1）最大化生活方式干预

1）合理膳食：合理膳食可辅助降低收缩压8～14mmHg。低盐饮食（＜2.4g/d），限盐可辅助降低收缩压2～8mmHg。

2）运动：根据当下指南上的运动建议，包括2017年美国心脏病学会指南，每周≥150min中等到高等强度的有氧运动可达到降压的目标。适当活动可降低收缩压4～9mmHg。

3）戒烟限酒：限制饮酒可辅助降低收缩压2～4mmHg。

4）控制体重：可辅助降低收缩压5～20mmHg/10kg。

5）保证睡眠：≥6h的不间断睡眠。

（2）采用优化的药物联合方案：3种不同类型、机制互补的降压药，包括ACEI/ARB、长效CCB和利尿药，使用最大剂量或最大耐受剂量。

（3）替换最佳剂量的噻嗪类利尿药：可考虑使用氯噻酮或吲达帕胺来替代氢氯噻嗪。仅将氢氯噻嗪转化为相同日剂量的氯噻酮，血压即可下降7～8mmHg。当肾小球滤过率＜30ml/min时，可用一种袢利尿药取代噻嗪类/噻嗪样利尿药。

（4）加用醛固酮受体拮抗药：在没有明显容量过多，但确有低肾素或高血压盐敏感性的患者，服用醛固酮受体拮抗药较α、β受体阻滞药更为有效。螺内酯通常限于肾小球滤过率≥45ml/min且血钾浓度≤4.5mmol/L的患者，有每日仅服1次的便捷。依普利酮半衰期较螺内酯短，最佳疗效是每日2次。当不能耐受螺内酯雄激素样副作用时可选依普利酮。但当肾小球滤过率＜45ml/min且血钾浓度＞4.5mmol/L的患者，使用时仍要小心。

（5）为控制心率和血压，可加用α、β受体阻滞药。如心率＞70次/分，可加用美托洛尔、比索洛尔，或α和β受体阻滞药拉贝洛尔、卡维地洛。如禁用β受体阻滞药，可考虑中枢性α受体激动药，如每周用1次可乐定贴片或睡前用胍法辛，胍法辛的不良反应为嗜睡，借此可能对睡眠有帮助。如上述药物均不能耐受，可考虑使用地尔硫䓬，每日1次。

（6）如血压通过上述方法仍未得到控制，可添加直接血管扩张药，肼屈嗪25mg每日3次，逐渐增加到最大剂量。每日总剂量＜150mg，可预防药物引起的系统性红斑狼疮。假使肼屈嗪无效，可替换为米诺地尔2.5mg每日2～3次。因这类药物可引起严重液体潴留和心动过速，故不常用。

（7）如血压仍不达标，需要转至更有条件的医院进行治疗。

（8）可考虑选择肾脏神经消融术（RNA）或颈动脉压力感受器激活治疗。但鉴于这些技术还处于研究阶段以及缺乏长期随访结果，因此需谨慎、严格遵循操作规程，有序地开展治疗。

（胡　慧　梅　丽）

参 考 文 献

洪霞，孙晓婷. 健康教育在血液透析滤过治疗难治性高血压护理中的应用及对患者QOL评分的影响［J］. 中国医学创新，2020，17（13）：77-81.

师小芹. 中西医结合治疗老年难治性高血压临床效果研究［J］. 黑龙江科学，2020，11（10）：48-49.

王梦玺，吴晨洁，曹培华，等. 中医药辅助治疗难治性高血压临床疗效的Meta分析［J］. 中国中药杂志，2020，06（08）：1-10.

Jocelyn S. Gandelman, Omair A. Khan, et al. Increased Incidence of Resistant Hypertension in Patients With Systemic Lupus Erythematosus: A Retrospective Cohort Study［J］. Arthritis Care & Research，2020，72（4）：467-476.

Robert N. Uzzo, Evan Bloom, Andrew Peters, et al. Refractory hypertension due to unilateral renal lymphangiectasia: An uncommon case with a surgical solution［J］. Elsevier Inc，2020，32（45）：11-23.

第10章

致命性心律失常危急重症处理

第一节 心律失常紧急处理研究进展

一、无症状性心律失常研究进展

过去临床工作者多集中于对症状性心律失常的研究与治疗，对无症状性心律失常重视不足。随着检测设备的改进与革新，这一现象得到改善（如可穿戴的心律失常监测设备）。这些设备常用于普通心律失常者的监测与筛查，不仅可以评估心率，还可以节段性记录心律失常发生片段。与此伴随的是近年来大量无症状性心律失常证据的涌现，专家们基于这些循证医学证据于2019年欧洲心律学会发布了无症状性心律失常管理共识，为临床工作者提供指导。

1.心律失常与临床症状 心律失常可以表现为多种临床症状，对于同一种临床症状有些人自我感觉明显，有些人则没有感觉。如对于"心悸"这一症状来说，有些人感觉很明显，有些人感觉不明显。心律失常症状明显与否的产生与很多因素相关，包括心律失常类型、持续时间、心功能状态、对机体血流动力学的影响及患者年龄等。

偶发性房性期前收缩或室性期前收缩可能对大多数人来说不会产生症状，而持续性、节段性出现或短阵室性心动过速则常会产生临床症状。在快速性心律失常中，由于舒张期时间更明显缩短，心室充盈不足从而影响心搏出量与血压，出现临床症状。与此同时，心脏射血功能的降低也加剧了这些症状的产生。在缓慢性心律失常中，6～7s的窦性停搏可导致临床症状的出现。

对于伴有结构性心脏病的心律失常患者来说，服用的药物也可能影响对心律失常症状的耐受性，如β受体阻滞药、钙通道阻滞药等。不同人群耐受程度不同也是一个因素，对于一些人来说，即使有20%负荷的室性期前收缩也没有症状，而部分人群即使有单个的室性期前收缩症状就会很明显。年龄也是影响心律失常相关症状的一个因素，一般来说老年患者可能更明显，而年轻人则不甚明显。

2.房性期前收缩和非持续性房性快速性心律失常 房性期前收缩虽然常见，但不是总会引起临床症状，有些患者甚至完全没有感觉。过去20年中，人们一直认为房性期前收缩是良性的，临床意义甚微；但现在认识到频繁的房性期前收缩出现或节段性的房性期前收缩出现是房性心律失常、房颤独立性预测因子。尽管如此，无症状性房性期前收缩对机体的影响意义仍不清楚，一些研究试图评估房性期前收缩对机体的影响程度。Binici等的研究试图明确房性期前收缩与心房颤动、脑卒中与死亡发生率的相关性，结果提示，过多的房性期前收缩与死亡及脑卒中的风险明显相关。另外一个重要但尚未解决的问题是关于抗凝问题，研究指出，脑卒中风险高的同时又伴发一定频率房性期前收缩患者进行抗凝是有益的，但这需要进一步临床研究的证实。

3.无症状心室预激 室性预激的流行病学研究提示发病率在0.1%～0.3%，而有症状的室性预激患者发生心脏性猝死风险的比例为3%～4%。因此，对于有症状性室性预激患者进行电生理检查及射频消融手术治疗是Ⅰ类适应证。对于无症状性室性预激患者来说有较低的心脏性猝死风险，各研究显示其发生率从0%至0.6%不等。基于此，过去几十年中对于无症状性室性预激强调的不如症状性室性预激那么重要。

初次评估无症状性室性预激需要包括运动负荷试验和（或）24h动态心电图检测，以便于检测心率增加时旁路的阻滞情况，以及24h过程中间歇性旁路传导情况。系统性回顾研究结果提示，对于无症状性室性预激患者进行电生理检查的危险分层是有益的，同时认为这些人在将来出现心律失常高风险时再进行射频消融是合理的。尽管如此，仍需更多合理的设计研究来进一步证实。

4.心房颤动和心房扑动 无症状性心房颤动者通常可以被体表心电图检查出来，这些人群通常认为有较高的心律失常负荷，以至于在心电图或间歇性心电记录时被采集到。虽然据报道该发生率从10%至40%不等，但无症状性心房颤动的真实流行病学情况尚未可知。不过，在老年人、男性、非阵发性心房颤动患者中，无症状性心房颤动具有更高的发生率。对于症状性心房颤动患者也可能出现节段性无症状的情况，尤其对于导管消融术后的患者。在消融前置入心脏事件监测器，在消融术后进行监测提示无症状心房颤动对于机体风险是非常强的独立预测因子。

无症状心房颤动患者的管理原则应当与有症状患

者的管理原则一致。例如进行抗凝预防脑卒中，对于节律、心率的管理，以及心血管并发症管理等，应当预防或降低心房颤动所致的心律失常性心肌病。对于抗凝剂的应用，无论是维生素K拮抗剂或非维生素K拮抗剂，进行有效的抗凝可以有效降低脑卒中、血栓形成率及死亡率。对于口服抗凝剂的应用应遵循CHA2DS2-VASc评分。对于无症状患者，进行口服抗凝治疗，长期依从性可能是个问题。对于无症状性心房颤动患者进行射频消融后是否可以停用抗凝血药，目前尚无准确结论。当前建议对于高脑卒中风险的患者不论节律控制结果如何，建议进行口服抗凝治疗。

心房颤动射频消融后心律失常负荷降低，这可以降低心房颤动相关的不良事件，包括心力衰竭、脑卒中及死亡，这在许多观察性研究中得到了证实。对于一个无症状心房颤动患者进行射频消融时，不仅要考虑潜在的获益，还要评估手术相关并发症风险等情况。大多数心房颤动的管理原则适用于心房扑动，但在血栓形成方面心房扑动的风险比例稍低，对于抗凝同样如此。

5.心房高频事件 心房高频事件完全不同于有症状或无症状性心房颤动，有时又称为亚临床心房颤动。心房高频事件与心房颤动均可无临床症状，与无症状性心房颤动相比，心房颤动可以通过心电图、心电监测仪、动态心电图及置入性心脏事件监测器来证实；而心房高频事件仅仅只能通过心脏置入式电子设备（CIEDs）进行诊断，对于它的监测有不同的算法与策略。

心脏高频事件流行病学资料提示，其发生率波动于30%～60%。目前的研究结果显示，在脑卒中与心脏高频事件之间尚无明显相关性。关于此方面的抗凝应用性研究为IMPACT临床研究，结果提示进行口服抗凝时，是否进行节律控制，主要终点事件在两组之间无明显差异，这些主要终点事件包括脑卒中、血栓形成、大出血及死亡等。所以，目前尚无关于心房高频事件进行抗凝是否可以获益的一致性定论。

6.室性期前收缩 孤立或散发的室性期前收缩常发生于正常人群之中。这些室性期前收缩常来源于左心室或右心室的不同部位。它们可能是由于病灶点的兴奋性增高引起的，也可能是由于折返机制引起的。而在一些患者中，更高数量的室性期前收缩可能是潜在心脏病理改变的一种表现，可能是缺血、电活动异常或结构性改变引起的。

期前收缩的形态可以为临床诊断提供有用的信息。对于好发部位的良性期前收缩比较容易识别，如对于右室流出道的期前收缩，心电图出现左束支传导阻滞图形，通常在V_3、V_4导联进行移行，移行较晚。较早的移行，以及V_1导联显示的右束支阻滞图形表明左侧来源也许在冠状窦附近，或者在左室流出道的心外膜或心内膜附近。这些期前收缩通常为触发机制。

过多的室性期前收缩，如10%～15%以上负荷的

室性期前收缩，会对左心室功能造成损害，但是经过药物治疗或导管消融后可以恢复。尽管如此，人们已经认识到不是所有的有较多室性期前收缩患者都会出现心功能障碍。与左心室功能障碍相关的因素包括室性期前收缩QRS的宽度、心外膜来源的室性期前收缩、插入性室性期前收缩等。虽然有前面这样的结论，但室性期前收缩负荷仍然是室性期前收缩诱发心肌病最强的预测因子。

对于室性期前收缩频发的无症状性患者在相关研究中是不充分的，这是一个固有缺陷，在＞10%的室性期前收缩负荷患者中，发展成室性期前收缩诱发的心肌病患者的风险是增加的。尽管如此，据报道室性期前收缩诱发的心肌病患者中室性期前收缩负荷多＜10%。

7.室性心动过速 研究结果提示，无症状性室性心动过速（室速）的发病率在不知道自己有心脏疾病的人群中为0.7%～10%。而在缺血性心脏疾病患者中，通过心电监测设备监测得知其发病率为30%～80%。室速监测的方法多种多样，但不论在什么时候，12导联的心电图对于心律失常来讲是必需的。对于持续性室速，可以呈现出无症状，而慢室速中＜150次/分的室速也可以是无症状的。对于持续几个小时或几天的心室率慢室速来说，也许会因为心力衰竭的出现而呈现出相关症状。

在室性心律失常中双向性室速即尖端扭转型室速是比较特别的。Andersen-Tawil综合征可出现双向性室速，患者大部分耐受性好。对于无症状性室速的管理依赖于患者是否存在结构上的病理改变。对于非结构性改变引起的、非持续性的，或者反复发作的多是腺苷敏感型，是基于cAMP介导的触发活动，在活动强度增加或精神紧张时常会诱发。这种室速多数来源于左或右室流出道。在没有明显心脏疾病的患者中，虽然偶有心脏性猝死的发生，总体看来这种心律失常预后是良好的，偶发的心血管不良事件多半与没有检测出来的心脏疾病或离子通道病有关。

8.心动过速性心肌病 心动过速性心肌病可由室上性心律失常引起，也可由室性心律失常引起。此类型的心肌病可分为两种类型，即单纯型和混合型。单纯型是指患者无其他心肌病基础，心功能障碍单纯由心动过速所引起，心动过速纠正后心功能可恢复，心动过速是心功能障碍的唯一机制。单纯心动过速所致心肌病的发生及其严重性在不同人群有所差别，包括疾病进展程度及严重程度，这可能与潜在的心肌易感性有关。混合型是指在其他心肌病基础上并发心动过速，心动过速导致心功能损害进一步加重，心动过速纠正后心功能可部分恢复，但不能完全恢复，心动过速是心功能障碍的部分机制。

第一种为单纯型心动过速所致的心功能障碍，第二种则为混合型，又称不纯型，这种类型是在心肌病基础上加之心动过速至心功能不全。虽然如此，单纯心动

过速所致心肌病的发生及其严重性在不同人群也有所差别，包括疾病进展程度及严重程度，这可能与潜在的心肌易感性有关。

对于心动过速性心肌病没有固定的诊断标准。对于新出现的左心室功能障碍，同时伴有一个慢性或反复发作的心率＞100次/分的心动过速，出现以下相关因素时要考虑心动过速性心肌病。这些因素包括：①没有其他明确因素导致心肌疾病，包括心肌梗死、瓣膜疾病、高血压、酒精或药物性心肌病，应激性心肌病等；②没有左心室肥厚；③左室舒张末内径没有明显增加（＜6.5cm）；④心律失常控制后1～6个月左心室功能得到恢复；⑤心律失常控制后左心室功能恢复，但心律失常再发后左室射血分数又迅速降低。

对于怀疑心动过速性心肌病所致心力衰竭的评估应包括心电图、心脏超声、动态心电图、冠状动脉造影或冠状动脉CT。它们对于明确患者的缺血情况、瓣膜结构、阵发性心动过速非常重要。心脏磁共振检查可以明确心肌组织的瘢痕情况，鉴别心肌炎及一些特殊类型的心肌疾病原因。

9.无症状心动过缓 无症状性心动过缓包括窦房结功能障碍、房室传导阻滞，这在常规诊断中经常可以明确。在普通人群中这种预后相关的研究相对较少。一项门诊患者随访研究结果显示，对470例＞60岁伴有无症状心动过缓且有较低起搏器置入率（＜1%）的人群进行长达7.2年随访结果提示，对其全因死亡率无明显影响，甚至有保护作用。Molgard等进行的研究结果提示，对183例40～85岁患者进行动态心电图检测，在16%～31%患者中可以记录到心跳停搏，这些停搏的对象中平均心室率较低。停搏＞1.5s的占6%～6.5%，＞2.0s的占1%～1.6%，停搏的主要原因是窦房结功能障碍。

某些心动过缓在年轻患者休息状态下也经常出现，尤其是在运动员中，而他们通常较少受到关注。随着长时程监测设备的出现，经常会监测到长间歇无症状心室停搏，有些患者甚至已经出现晕厥症状。在一项有60例研究对象参与的不明原因晕厥研究中，存在无症状严重窦性心动过缓患者，其中＞5s的窦性停搏，＞10s的三度房室传导阻滞且心率＜30次/分，＞10s且神志清醒的患者共7例，他们都进行了起搏器置入的治疗。

在长程心电监测设备记录中经常可以看到无症状房室传导阻滞事件的发生，无症状性心动过缓也非常常见，对这种结果的解释应结合患者的临床背景来进行。对于健康人群对象，＞2.5s的心室停搏是偶发的，这种情况不应该定义为病理状态。无症状性心动过缓在运动员中比较常见，对于3s或以内的心跳停搏既不必进行体育运动限制也不必进行治疗干预。3～5s的心室停搏在心房颤动患者中比较常见，如果没有症状发生也不必干预。

10.展望 目前关于无症状性心律失常的治疗研究尚不多，目前的结论很多是基于症状性心律失常的数据进行外推得出的，一些数据来源于它们的亚组分析。将来在此方面应进行系统性评估。除此之外，在症状与心律失常负荷的相关性方面应进行深入探究，我们对于无症状性心律失常方面目前还知之甚少。

随着医用设备功能的提高及APP等软件的应用，这种类型的疾病检出率会进一步提高。有许多公司生产的一些设备均已经有了心率监测及报警等功能。可穿戴的智能手表及运动手环等通过光电容积描记等技术来记录心率，通过识别不规则的脉搏或心率可以对心房颤动进行鉴别。这些新兴设备的出现与应用将会是心房颤动等类型心律失常的一种新的检测方式。在将来，很有可能随着新兴监测设备的发展而得到应用。目前尚不能进行诊断的无症状性心律失常，在将来有可能得到确诊。

二、抗心律失常药物在心肺复苏中的应用研究进展

（一）概述

随着大量循证医学证据的出现及工作者们对于相关领域认识的提高，相关的指南或研究必会进行升级或更新，心肺复苏领域尤其如此。2018年，美国高级生命支持工作组起草了心肺复苏及心血管急救治疗建议，经过在线征求意见及建议并最终定稿。同年，美国心脏学会在此基础上结合系统回顾近年来抗心律失常药物进展，对心血管高级生命支持中的心肺复苏及心血管急救治疗进行了更新。本次指南的更新聚焦点在于成年患者心室颤动后立即或持续性药物的应用，无脉性室速及心搏骤停后的药物应用。其他的推荐及应用原则需参考2015年、2010年的相关指南。

研究表明，心律失常药物可以易化再灌注性心律失常的恢复和维持，一些抗心律失常药物可以降低入院率及改善自发性循环的恢复，但是对于长期存活率尚未得到证实。同样，在高级生命支持中，对于抗心律失常药物给药次序的优化与否，电复律后给药的时机等仍不明确。这些问题在本次指南更新中均有关注。本次指南的更新依旧沿用2015年指南更新中的评价体系、推荐级别和证据。

（二）抗心律失常药物在心肺复苏中的应用

1.成人除颤难治性心室颤动、室速、心搏骤停患者在复苏期抗心律失常药物的应用

（1）胺碘酮和利多卡因的更新建议：对于难治性心室颤动、无脉性室速患者来说，当除颤无效时，胺碘酮或利多卡因应当被考虑应用。这些药物对于有旁观见证者的患者来说有部分帮助，因为这种情况下从发病到给药的时间比较短暂（Ⅱb，B-R）。

（2）镁剂的推荐：对于心搏骤停的成人患者来说并不常规推荐镁剂的应用（Ⅲ，B-R），但可应用于尖端扭转型室速（Ⅲ，C-LD）。

以上两项建议的更新是基于多个临床试验的结果。虽然对于室速、心室颤动、心搏骤停后的药物应用尚无临床研究证明哪种药物可以增加长期生存率或改善神志，但该版指南认为应用胺碘酮或利多卡因后可以增加短期的自主循环恢复率。这分别是ARREST及ROC-ALPS临床试验的结果。除此之外，指南认为给予胺碘酮或利多卡因可以提高存活到住院或成活到出院的时间。

如今，利多卡因及胺碘酮包含在高级生命抢救流程中，利多卡因推荐的剂量是首剂1～1.5mg/kg静脉或髓腔内注射，如有需要，随后可予0.5～0.75mg/kg静脉或髓腔内注射。虽然最近的临床试验使用的是利多卡因弹丸式注射，本次推荐是基于体重基础上的剂量应用，更注重安全性。对于胺碘酮的应用原则与原来一样。在ROC-ALPS及ALIVE试验中均强调了对于低体重患者剂量要减少。尽管如此，胺碘酮的剂量积累效应尚没有被研究。

该版指南再次确认了在普通心搏骤停患者中不应给予镁剂，但是对于尖端扭转型室速，如长QT间期伴多形性室速应该给予，但应该指出，这一结论的得出是基于质量较低的依据，在将来的随机化研究中应该进行更严格的评估。

2.心搏骤停后自主循环恢复的成人患者的药物应用更新

（1）β受体阻滞药：自主循环恢复后的早期（1h内），尽早使用β受体阻滞药。目前尚无足够的证据来进一步支持或驳斥这一观点。

（2）利多卡因的应用：自主循环恢复后早期（1h内），尽早使用利多卡因。目前尚无足够的证据来进一步支持或不支持这一观点。在没有禁忌证的前提下，在一些特殊情况下可以预防性应用利多卡因。这些特殊情况包括紧急医疗服务转运等。当用于治疗再发性室速、心室颤动时，应用利多卡因尚有一定的挑战性。

以上两项建议的更新也是多个临床试验的结果。由于β受体阻滞药能够抑制儿茶酚胺的活性，从而抑制心律失常的发生。同时β受体阻滞药可以降低缺血性损伤及兼有膜保护性作用。与此相反，静脉内应用β受体阻滞药可以引起或恶化血流动力学的不稳定，使心动过缓或心力衰竭加重。这使得心搏骤停后这一常规应用变得危险。目前尚无相关临床研究来对这一命题进行论证。在一项观察性研究中指出，住院期间室速或室颤后应用美托洛尔或比索洛尔在自主循环恢复后的72h及6个月时有更高的存活率。由于入选标准问题，这项研究并未进入本版指南的参考范围。故本版指南更新对于此问题

的临床研究尚处于空白阶段，需要更多的临床研究明确本次指南的更新观点。

早期研究结果提示，在急性心肌梗死患者中应用利多卡因可以影响室性期前收缩或非持续性室速的发生，但后来的研究指出急性心肌梗死患者应用利多卡因可以使得死亡率增高，这其中的原因可能与心动过缓或心脏停搏有关，随后预防性应用于急性心肌梗死患者的观点被叫停。在随后的一项倾向性匹配队列研究中发现，在室速、室颤后自主循环恢复的患者中预防性应用利多卡因可以增加患者的存活率，同时也降低了室速、室颤的再发。在此基础上专家组经过论证提出了利多卡因的应用建议。

三、室上性心动过速急救处理研究进展

（一）概述

室上性心动过速（SVT，室上速）在临床中很常见，患者一般有明显症状，通常需要药物或电复律来进行治疗。欧洲心脏病学会曾在2003年进行了指南的发布，最近的更新是在2015年。随着临床中相关问题的不断出现及相关研究的更新，有必要对此指南再次进行更新。基于此目的，2019年欧洲心脏学会组织专家学者进行了室上速管理指南的修订与发布。这部指南总结了当下该领域的最新进展，提供了成人室上速患者最一般的处理原则。本指南的提出与确定是基于专家组详尽阅读大量文献的成果、基于强有力的证据级别，对于不能确定或存在争议的观点均经过了专家组的慎重考虑后进行定论。同时该指南最后经过了专家组外的同行评议、审阅，质量非常高。

由于最早的一版是在2003年发布的，时隔10余年，许多药物改变及技术进展都使得相关推荐级别发生了改变。2019版较2003版的推荐级别更新如下。分类见表10-1。

表10-1　2019版较2003版SVT推荐级别对比

	2003	2019
急性窄QRS波形心动过速的管理		
维拉帕米及地尔硫草	Ⅰ	Ⅱa
β受体阻滞药	Ⅱb	Ⅱa
胺碘酮及地高辛在2019年指南中取消		
急性宽QRS波形心动过速的管理		
布鲁卡因	Ⅰ	Ⅱa
腺苷	Ⅱb	Ⅱa
胺碘酮	Ⅰ	Ⅱb
索他洛尔及利多卡因在2019年指南中取消		
不适当窦性心动过速的治疗		
β受体阻滞药	Ⅰ	Ⅱa

续表

	2003	2019
维拉帕米、地尔硫草及射频消融在2019年指南中取消		
体位性心动过速综合征的治疗		
生理盐水的输注	Ⅱa	Ⅱb
选择性β受体阻滞药、氟氢可的松、可乐定、促红素等在2019年指南中未提及		
急性局灶性房速的治疗		
氟卡胺、丙胺苯丙酮	Ⅱa	Ⅱb
β受体阻滞药	Ⅰ	Ⅱa
胺碘酮	Ⅱa	Ⅱb
布鲁卡因胺、索他洛尔、地高辛在2019年指南中未提及		
慢性局灶性房速的治疗		
β受体阻滞药	Ⅰ	Ⅱa
维拉帕米、地尔硫草	Ⅰ	Ⅱa
胺碘酮、索他洛尔、达舒平在2019年指南中未提及		
急性房扑的治疗		
心房或经食管起搏	Ⅰ	Ⅱb
伊布利特	Ⅱa	Ⅰ
氟卡胺或丙胺苯丙酮	Ⅱb	Ⅲ
维拉帕米及地尔硫草	Ⅰ	Ⅱa
β受体阻滞药	Ⅰ	Ⅱa
洋地黄在2019年指南中未提及		
慢性房扑的治疗		
索他洛尔、丙胺苯丙酮、奎尼丁、达舒平未在2019年指南中提及		
急性房室结折返性心动过速的治疗		
胺碘酮、索他洛尔、氟卡胺、丙胺苯丙酮未在2019年指南中提及		
慢性房室结折返性心动过速的治疗		
维拉帕米及地尔硫草	Ⅰ	Ⅱa
β受体阻滞药	Ⅰ	Ⅱa
胺碘酮、索他洛尔、氟卡胺、丙胺苯丙酮未在2019年指南中提及		
房室折返性心动过速		
氟卡胺或苯胺苯丙酮	Ⅱa	Ⅱb
β受体阻滞药	Ⅱb	Ⅱa
胺碘酮、索他洛尔、氟卡胺、丙胺苯丙酮未在2019年指南中提及		
妊娠患者室上速的治疗		
维拉帕米	Ⅱb	Ⅱa
导管消融	Ⅱb	Ⅱa
索他洛尔、普萘洛尔、奎尼丁、布鲁卡因胺未在2019年指南中提及		

（二）室上性心动过速的诊断及处理

广义的室上性心动过速（室上速）指除外室速及房颤的心动过速，狭义的室上性心动过速（SVT）指静息状态下心房率＞100次/分，参与组织包括希氏束及以上所形成的心动过速。常见分类见表10-2。

表10-2　常见室上性心动过速的分类

解剖部位分类	机制亚类
窦性心动过速	生理性窦性心动过速 不适当窦性心动过速 窦房折返性心动过速
房性心动过速	局灶性房性心动过速 多源性房性心动过速 大折返性房性心动过速 三尖瓣环依赖性大折返性房性心动过速：典型房性心动过速（顺钟向或逆钟向）和其他三尖瓣环依赖性大折返性房性心动过速 非三尖瓣环依赖性大折返性房性心动过速
房室交界区心动过速	房室结折返性心动过速：典型（慢快型）和不典型（快慢型和慢慢型） 非折返性交界区心动过速
房室折返性心动过速	顺向型（房室结前传，包括持续性交界区折返性心动过速） 逆向型（旁道前传，多数经房室结逆传，也可经另外的旁道逆传）

1. 未明确诊断的情况下的紧急治疗

（1）心律规则心动过速的紧急治疗

1）窄QRS（≤120 ms）心动过速的紧急处理流程，见图10-1。

2）宽QRS（＞120 ms）心动过速的紧急处理流程，见图10-2。

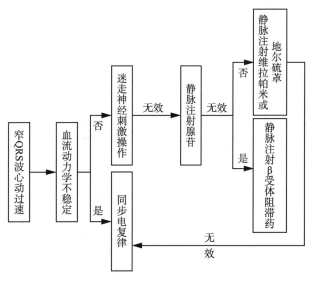

图10-1　窄QRS波心动过速

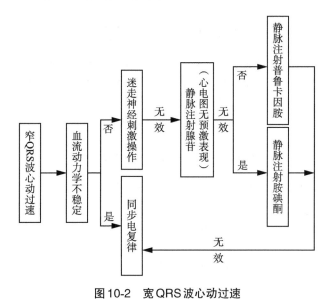

图10-2 宽QRS波心动过速

（2）心律不规则的心动过速的治疗：不规则室性心动过速通常见于房颤。多形性房速或局灶性房速、房扑伴房室传导阻滞在窄或宽QRS情况下也可表现为不规则心动过速。由于房颤与快的心室率相关，电复律是治疗伴有血流动力学不稳定的不规则预激相关心动过速的首选急性治疗方法。窄QRS波群不规则心律的心动过速应考虑心房颤动，可使用β受体阻滞药或钙拮抗药进行心率控制，并在抗凝达标后进行药物或电复律。

2.特定类型室上性心动过速的临床处理 房性心律失常的管理如下。

（1）窦性心动过速的管理流程，见图10-3。

（2）局灶性房性心动过速的紧急处理和长期管理流程见图10-4、图10-5。

（3）多源性房性心动过速的治疗：多源性房速被定义为有多个起源部位，至少有3种清晰形态不一的P波在心电图上清晰可见，且P波频率较快而不规则。多源性房速常见于肺动脉疾病、肺动脉高压、冠状动脉疾病及瓣膜疾病等疾病。在1岁以下的婴儿中也经常看到，

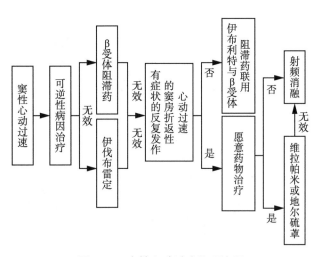

图10-3 窦性心动过速处理流程

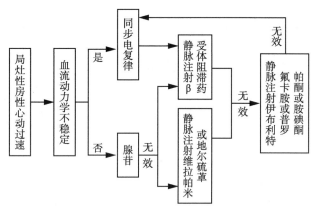

图10-4 局灶性房性心动过速的紧急处理流程

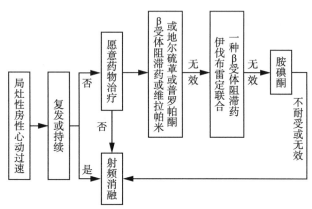

图10-5 局灶性房性心动过速的长期管理流程

但这种情况通常预后良好。

多源性房速主要治疗基础疾病，随基础疾病好转，房速常恢复窦性心律。包括镁剂的应用，对伴有低镁血症患者尤其适用，即使在镁不缺乏的患者中应用也是有效的。抗心律失常药物如洋地黄、利多卡因的应用，这在多源性房速中通常没有效果。降低房室结的传导从而达到控制心室率的作用。维拉帕米在没有房室传导阻滞、心室功能障碍的多源性房速患者中可以有一些效果。曾有研究提示美托洛尔在多源性房早方面优于维拉帕米及其他β受体阻滞药，前提是要排除支气管哮喘及窦房结功能障碍。

（4）心房扑动或大折返性房性心动过速的处理流程：见图10-6、图10-7。

3.房室交界区心律失常的临床处理

（1）房室结折返性心动过速的紧急处理和长期管理流程：见图10-8，图10-9。

（2）非折返性交界性心动过速的治疗：交界性异位心动过速（JET）或局灶性交界性心动过速在临床中并不常见。其病因是由于房室结的自律性异常，或希氏束的近端异常所致。最常见于先天性心脏病（先心病）术后的婴幼儿，成人见于洋地黄中毒，偶见于正常人。心电图检查常提示窄QRS心动过速伴随一个短的RP间期或AV分离。有时这种心动过速常不规则，类似房颤。

普萘洛尔伴或不伴有普鲁卡因胺、维拉帕米、氟卡

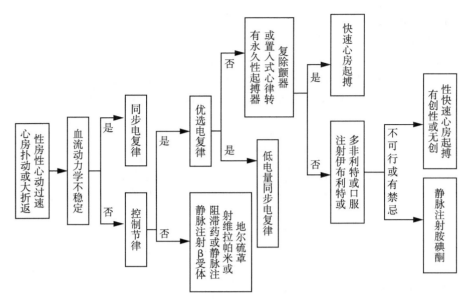

图10-6　心房扑动或大折返性房性心动过速的紧急处理流程

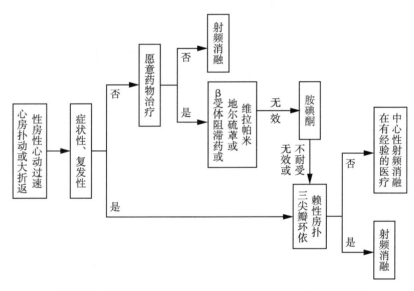

图10-7　心房扑动或大折返性房性心动过速的长期处理流程

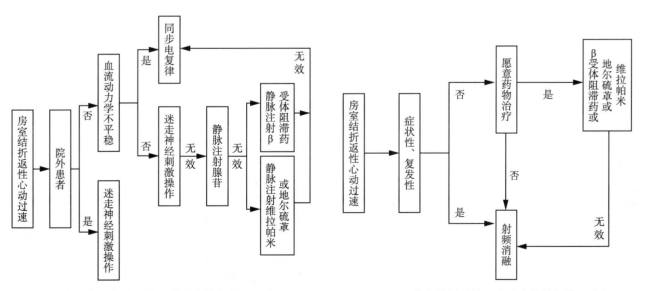

图10-8　房室结折返性心动过速的紧急处理流程　　　　　　图10-9　房室结折返性心动过速的长期管理流程

胺可以用来急性治疗。胺碘酮是进行手术治疗后交界性异位心动过速的首选药物。此类患者在儿童中单独应用地西泮或普罗帕酮或伊伐布雷定似乎是有效的。对于慢性期的治疗可试用普萘洛尔、氟卡尼、丙胺苯丙酮等药物。导管消融是可行的，但成功率较低且与AVNRT相比有较高的房室传导阻滞发生率，冷冻消融更合理。

（3）房室折返性心动过速处理流程：见图10-10、图10-11。

（4）预激合并心房颤动及无症状预激的处理流程：见图10-12、图10-13。

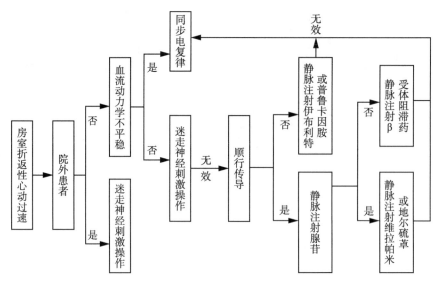

图10-10 房室折返性心动过速紧急处理流程

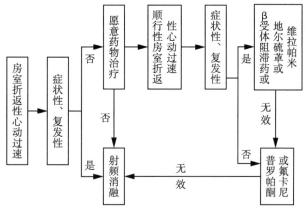

图10-11 房室折返性心动过速长期管理流程

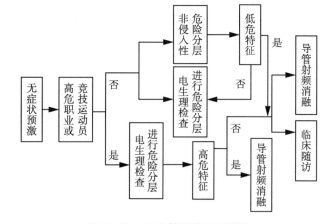

图10-13 无症状预激处理流程

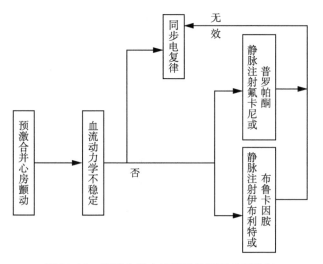

图10-12 预激合并心房颤动的紧急处理流程

4.成人先心病患者室上性心动过速 在发达国家，成人先心病患者正以每10年60%的速度增长。在欧洲据估计有100万以上的成人先心病患者。在这些患者中，心律失常是常见的病症之一。造成这种情况的原因有心脏结构性因素所致血流动力学的改变、心脏手术所形成的瘢痕因素等。这些心律失常包括心动过缓、室上速、室速、室颤等。

由于既往的手术及存在的解剖异常，法洛四联症、Ebstein畸形、大动脉转位等患者多数在疾病晚期出现心律失常，如手术切口处或房内折返性心动过速、室性心动过速等。即使是非常普通的先天性心脏病如房间隔缺损也会增加房性心律失常的发病风险。

对于这类急性期心律失常患者的治疗，若血流动力学不稳定，建议立即行同步直流电复律。血流动力学稳定时，可以行迷走神经操作法，如下肢抬高等。若迷走神经刺激无效，可以应用腺苷注射；若前两者均无效可应用维拉帕米或地尔硫草静脉注射；或静脉注射艾思洛尔或美托洛尔；若上述药物治疗均无效，需用同步直流电复律进行复律。在缓解期可以考虑射频消融，服用β受体阻滞药等药物进行治疗，但不推荐氟卡尼、普罗帕酮等抗心律失常药物进行预防或作为一线用药。

5. 儿童室上性心动过速　儿童时期，由于心脏结构的发育不成熟，其中也包括传导系统，这可以导致心脏电生理学的改变。一些旁道在一出生时即可出现，在1岁前又有可能消失。实际上，房室折返性心动过速在出生时可达到90%的发生率，但在后来的生长过程中只有30%～50%的患者确定下来。假如5岁后仍然发生心动过速，则他发展成为心动过速性患者的概率为75%。

由于儿童的主诉常不明确，所以当怀疑是室上速时其间接体征必须被进行评估，包括烦躁、生长发育不良及生长曲线平坦等。对于持续发作的室上性心动过速患儿来说还是较容易被发现的，因为经常会有心源性休克等表现。

由于儿童的药物代谢动力学及药效学均与成人有很大差别，因此给药时需要特别小心谨慎，在新生儿中尤其如此。更有甚者，对于一些药物需要进行专门配制，为了维持药效的稳定性，需要有特殊的条件来储存，否则会改变药物的溶解度及有效浓度。

6. 胎儿室上性心动过速　在妊娠晚期阶段，胎儿心律失常可以被监测出来。由于水肿与积液，连续快速的心律失常与胎儿死亡率明显相关，因此监测和控制胎儿的心律失常是非常必要的。妊娠晚期胎儿的室上速与出生后室上速的诊断明显相关，这个诊断严重依赖于超声及胎儿心电图检查，但这些检查在普通门诊通常并不具备。尽管如此，一旦观察到胎儿心动过速，通常是必须要治疗的。对于这方面的治疗有几种药物可以参考，包括地高辛、氟卡尼、索他洛尔等，需单独用药。这些药物是通过母亲给药进而传递给胎儿的，这意味着这些药物的二重效应。

7. 运动员室上性心动过速　运动员若有频繁发作的室上性心动过速时应进行评估，以排除潜在心脏疾病，还要排除包括电解质紊乱、甲状腺功能障碍及服用兴奋剂等。在年轻运动员中WPW综合征很少引起心搏骤停。伴有WPW综合征的患者也可能发展成为其他类型的心律失常，如房颤，进而恶化为室颤或心搏骤停。由于体育活动与房颤有明显相关性，伴有预激的运动员在旁路有潜在前传的可能性时，有心搏骤停的可能。因此，对于伴有预激的有症状运动员进行射频消融是非常值得推荐的。对于无症状性间歇预激，或应激测试时突然消失的预激运动员虽然被认为处于低风险，但当他们进行竞技性体育运动前应行进一步的评估。对于伴有预激的无

症状性运动员，应该进行非侵入性风险评估，评估后有高风险的应该进行射频消融。评估后处于低风险的无症状患者可以进行竞技体育运动。

在运动员中，有阵发性室上速的患者进行β受体阻滞药或钠阻滞药的口服并不推荐，因为这些药物可以限制运动员在比赛中的发挥，并限制了他们预防心律失常再发的能力。在一些体育活动中，世界反兴奋组织已将β受体阻滞药列为违禁药。

8. 展望　20世纪90年代，射频消融术的发明使得人们可以成功消融掉旁道。房室折返性心动过速目前在总室上速中占比＜20%。房室结折返性心动过速过去占总室上速的50%，现在已经降到了30%。房颤射频消融的应用将不可避免地使心房微折返增加。与此同时，儿童成活率的提高加之成人先心病的治疗将会使电生理医师面临前所未有的挑战。

在过去的10多年间，我们见证了射频消融设备及电极导航系统的迅速进展，它给我们提供了更好的操控性及更高的安全性。这些包括心腔内超声、机器人技术、解剖导航系统等。计算机技术的革命不仅为我们提供了电极标测系统，同时也提供了室上速的分级策略。新的数学模型及算法在房室结折返性心动过速中也被进行开发，心电图分析也在各种模型中被应用与提高。

（周　纬　司晓云　吴立荣　陈章荣）

参 考 文 献

曹钰，李东泽，余海放，等. 2018年美国心脏协会心肺复苏与心血管急救指南更新解读——抗心律失常药物在成人心脏骤停高级生命支持及自主循环恢复后的应用［J］. 华西医学，2018，33（11）：1352-1355.

高明喜，沈蕾，廖敏蕾，等. 心脏电子植入装置对无症状性心房颤动的诊断意义［J］. 实用临床医药杂志，2019，23（06）：13-16.

王鑫，刘彤. 2019年欧洲心律学会无症状心律失常处理专家共识解读［J］. 中国循证心血管医学杂志，2019，11（07）：769-770.

杨艳敏，朱俊. 心律失常的紧急处理——《心律失常紧急处理专家共识》解读［J］. 中华心脏与心律电子杂志，2013，1（01）：17-19.

中华医学会心血管病学分会. 心律失常紧急处理专家共识［J］. 中华心血管病杂志，2013，41（05）：363-376.

周游，陈柯萍. 植入式心电事件监测器的临床进展［J］. 中国循环杂志，2019，34（11）：1134-1137.

Fu DG. Cardiac Arrhythmias: Diagnosis, Symptoms, and Treatments［J］. Cell Biochem Biophys, 2015, 73（2）：291-296.

Graeff C, Bert C. Noninvasive cardiac arrhythmia ablation with particle beams［J］. Med Phys, 2018, 45（11）：e1024-e1035.

Guasch E, Mont L. Diagnosis, pathophysiology, and management of exerciseinduced arrhythmias [J]. Nat Rev Cardiol, 2017, 14 (2): 88-101.

Panchal AR, Berg KM, Kudenchuk PJ, et al. 2018 American Heart Association Focused Update on Advanced Cardiovascular Life Support Use of Antiarrhythmic Drugs During and Immediately After Cardiac Arrest: An Update to the American Heart Association Guidelines for Cardiopulmonary Resuscitation and Emergency Cardiovascular Care [J]. Circulation, 2018, 138 (23): 740-749.

Sharma A, Arora L, Subramani S, et al. Analysis of the 2018 American Heart Association Focused Update on Advanced Cardiovascular Life Support Use of Antiarrhythmic Drugs During and Immediately After Cardiac Arrest [J]. J Cardiothorac Vasc Anesth, 2020, 34 (2): 537-544.

第二节　致命性心律失常紧急处理

一、快速性心律失常的紧急处理

（一）窦性心动过速

窦性心动过速可由多种生理因素（如运动、兴奋）或病理原因引起。临床所见窦性心动过速常见于心肌缺血、贫血、心力衰竭、休克、低氧血症、发热、血容量不足、甲状腺功能亢进等情况。少见情况有不适当的窦性心动过速、体位改变时引起窦性心动过速。窦房结折返性心动过速属于广义室上性心动过速范畴。

对于窦性心动过速，需注意：①与室上性心动过速、房性心动过速的鉴别。窦性心动过速频率过快（如超过150次/分）时，心电图上P波可与前心跳的T波融合而不易辨别，易误认为室上性心动过速或房性心动过速。窦性心动过速常表现为心率逐渐增快和减慢，在心率减慢时可暴露出P波，有助于鉴别。②寻找引起窦性心动过速的原因，病因治疗是根本措施。在窦性心动过速的病因没有根本纠正之前，单纯或过分强调降低心率，反而可能带来严重不良后果。③可使用兼顾基础疾病治疗并可减慢窦性心率的药物，如心肌缺血时使用β受体阻滞药。在无病因可查，窦性心动过速又构成一定相关症状时，也可选用β受体阻滞药。

（二）室上性心动过速

室上性心动过速可分为狭义和广义两类。本节所述特指房室结折返性心动过速（AVNRT）和旁路参与的房室折返性心动过速（AVRT）。

此类心动过速有如下特点：①多见于无器质性心脏病的中青年，突发突止，易反复发作。老年人或有严重器质性心脏病患者新出现的窄QRS心动过速，在诊断室上性心动过速前应注意其他心律失常如心房扑动、房性心动过速等相鉴别。②室上性心动过速应与其他快速心律失常相鉴别，如心房扑动伴2:1房室传导。在Ⅱ、V₁导联寻找房扑波（F波）的痕迹有助于诊断。食管导联心电图可见呈2:1房室传导的快速心房波，对心房扑动的诊断有较大帮助。当AVRT有逆向折返或室内阻滞时可表现为宽QRS波心动过速，易与室性心动过速混淆，参考平时窦性心律心电图可帮助。

1.发作时的处理

（1）首先可采用刺激迷走神经方法。深吸气后屏气同时用力做呼气动作（Valsalva法），或用压舌板等刺激咽喉部产生恶心感，可终止发作。压迫眼球或按摩颈动脉窦现已少用，刺激迷走神经方法仅在发作早期使用效果较好。

（2）药物治疗：①维拉帕米和普罗帕酮终止室上性心动过速疗效很好，推荐首选。室上性心动过速终止后即刻停止注射。使用时应注意避免低血压、心动过缓。②腺苷具有起效快、作用消除迅速的特点，对窦房结和房室结传导有很强的抑制作用，心动过速终止后可出现窦性停搏、房室传导阻滞等缓慢性心律失常，但通常仅持续数十秒，一般不需特殊处理。对有冠心病、严重支气管哮喘、预激综合征患者不宜选用。③地尔硫䓬、β受体阻滞药也有效。在上述方法无效或伴有器质性心脏病，尤其存在心力衰竭时，或存在上述药物的禁忌时可应用胺碘酮、洋地黄类药物。

（3）食管心房调搏可用于所有室上性心动过速患者，特别适用于因各种原因无法用药者，如有心动过缓病史的患者。

2.特殊情况下室上性心动过速的治疗

（1）伴明显低血压和严重心功能不全者，应使用电复律终止发作。不接受电复律者可试用食管调搏。也可选择洋地黄类药物。

（2）伴窦房结功能障碍的室上性心动过速患者首先考虑使用食管心房调搏。调搏也可与药物共同使用，终止前做好食管起搏的准备。

（3）伴有慢性阻塞性肺疾病患者，应避免使用影响呼吸功能的药物，非二氢吡啶类钙拮抗药（维拉帕米或地尔硫䓬）为首选用药。

（4）孕妇合并室上性心动过速应用药物时需考虑孕妇及胎儿的近期和长期安全。当孕妇的风险超过胎儿时，应进行治疗。首先宜用刺激迷走神经或食管心房调搏终止室上性心动过速。血流动力学不稳定时可电转复。上述措施无效或不能应用时，可选腺苷，美托洛尔、维拉帕米也可应用。

（三）房性心动过速

房性心动过速可见于器质性心脏病，尤其是心房明显扩大者，也可发生于无器质性心脏病者。房性心动过速节律一般规整，但短阵发作，持续发作的早期或同时伴有房室不同比例下传时，心律可不规则，听诊心律失常，易误为心房颤动。心电图发现房性P波可证实房性心动过速。刺激迷走神经不能终止房性心动过速发作，但可减慢心室率，并可能在心电图中暴露房性P波，有助于与其他室上性快速心律失常相鉴别。阵发性房性心动过速伴房室传导阻滞者应排除洋地黄过量。短阵房性心动过速如无明显血流动力学影响，可观察。纠正引起房性心动过速的病因和诱因。

持续房性心动过速可选择药物治疗。终止房性心动过速的药物有普罗帕酮、胺碘酮，但效果不肯定。当无法终止或有药物禁忌时，应考虑控制心室率，可使用洋地黄类药物、β受体阻滞药、非二氢吡啶类钙拮抗药（维拉帕米/地尔硫䓬）。

慢性持续性房性心动过速是造成心动过速性心肌病的主要原因，凡临床表现和检查酷似扩张型心肌病，伴慢性持续性房性心动过速者首先应考虑心动过速性心肌病。紧急处理主要以维持血流动力学稳定，治疗心力衰竭为主。针对心律失常，可使用洋地黄或胺碘酮控制心室率。胺碘酮也有终止发作的作用，但一般要口服达到一定负荷剂量时才有效。因存在心力衰竭，急诊情况下慎用β受体阻滞药，禁用Ⅰ类抗心律失常药（如普罗帕酮）、索他洛尔或非二氢吡啶类钙拮抗剂。心功能稳定后可考虑应用β受体阻滞药。建议行射频消融根治房性心动过速。部分患者也可通过心室率控制使心功能好转，心脏结构逆转。

（四）心房颤动和心房扑动

1.心房颤动　心房颤动是最常见的心律失常之一，可发生于器质性心脏病或无器质性心脏病患者，后者称为孤立性心房颤动。按其发作特点和对治疗的反应，可将心房颤动分为4种类型：在7d内能够自行终止的复发性心房颤动（≥2次），以及持续时间≤48h，经药物或电复律转为窦性心律者为阵发性心房颤动；持续时间超过7d，以及持续时间≥48h，但尚不足7d经药物或电复律转复者为持续性心房颤动；持续时间超过1年，但采取措施尚能重建窦性心律为长期持续性心房颤动；不适合或不愿意接受包括导管、外科消融在内的任何转律及维持窦性心律方法者为持久性心房颤动。首次发作者称为初发心房颤动，可以成为前面4种类型之一。上述任何一种出现症状急性加重，称为急性心房颤动或心房颤动急性加重期。

心房颤动伴快速心室率（超过150次/分）时，听诊或心电图表现节律偏规整，易被误为室上性心动过速。较长时间心电网监测可发现明显心律失常，有助诊断。心房颤动伴有差异性传导时，应与室性心动过速相鉴别。若宽QRS波形态一致，符合室性心动过速的特点。若QRS波宽窄形态不一，其前有相对较长的RR间期，有利于差异性传导的诊断。心房颤动患者常因房室交界区的隐匿性传导而出现较长的RR间期，休息及夜间睡眠时常见，也见于药物作用。若不伴血流动力学障碍及相应症状，24h总体心率不十分缓慢，心率可随活动及休息而相应变化，无连续出现的长RR间期，不应诊断心房颤动伴房室传导阻滞，可观察不做特殊处理，也不应停止患者一直使用的药物。但如心房颤动总体心率缓慢，或出现规整的长RR间期，或出现长达5s以上停搏，或伴有头晕、黑矇或晕厥等症状，在除外药物及其他因素影响后应考虑起搏治疗。

心房颤动急性发作期的治疗原则如下：①评价血栓栓塞的风险并确定是否给予抗凝治疗；②维持血流动力学稳定；③减轻心房颤动所致的症状；④急性期抗凝治疗（血栓预防），预防血栓栓塞是心房颤动急性发作期治疗的首要措施。

心房颤动急性发作期患者抗凝指征：准备进行药物或电复律；可能自行转律（如新发心房颤动或阵发心房颤动）；瓣膜病伴心房颤动；具有血栓栓塞危险因素的非瓣膜病患者；有其他抗凝指征的心房颤动患者，如合并体循环栓塞、肺栓塞、机械瓣置换术后等。对非瓣膜病心房颤动患者，应根据血栓栓塞危险因素评估（CHA2DS2评分决定抗凝治疗，评分≥1分者均应抗凝治疗）。

心房颤动急性加重期的抗凝治疗：①抗凝血药物选择。若患者已口服华法林，且国际标准化比值（INR）2～3，可继续华法林治疗。若患者未使用口服抗凝血药物，应在急性期用普通肝素或低分子肝素抗凝。②抗凝血药物应用持续时间。心房颤动发作持续时间<48h，若有急性复律指征，在应用肝素或低分子肝素前提下，可立即行电复律或抗心律失常药物复律。复律后，有栓塞危险因素者，需长期使用华法林。无危险因素者，复律后不需长期抗凝。心房颤动持续时间>48h或持续时间不明的患者，若有急性复律指征，在应用肝素或低分子肝素前提下复律，然后衔接华法林治疗（INR 2～3）至少4周，以后根据CHA2DS2危险分层确定是否长期抗凝。心房颤动发作时间>48h或持续时间不明的患者，若无急性复律指征，应在抗凝治疗3周后考虑择期复律。也可行食管超声检查，明确无左心房血栓后在使用肝素或低分子量肝素抗凝的前提下提前复律。转复窦性心律后，继续进行4周的抗凝治疗，以后根据危险分层确定是否长期抗凝。不拟转复的高危心房颤动患者，可根据病情使用肝素或低分子肝素抗凝后加用华法林，也可直接使用口服抗凝血药。

心房颤动伴快速心室率易导致患者出现临床症状，因此心室率控制是一项基本治疗措施。对于大多数血流动力学稳定的心房颤动患者都应控制心室率。遵循如下原则：①心房颤动急性发作期心室率控制的目标为80～100次/分。②不伴心力衰竭、低血压或预激综合征的患者，可选择静脉β受体阻滞药（美托洛尔、艾司洛尔），也可选非二氢吡啶类钙拮抗药（地尔硫䓬或维拉帕米）控制心室率。③对于合并心功能不全、低血压者应给予胺碘酮或洋地黄类药物。注意检查血清电解质，以防因低血钾造成洋地黄中毒。④合并急性冠脉综合征的心房颤动患者，控制心室率首选静脉胺碘酮或β受体阻滞药，不伴心力衰竭也可考虑非二氢吡啶类钙拮抗药，伴心力衰竭者可用洋地黄。⑤在静脉用药控制心室率的同时，可根据病情同时开始口服控制心室率的药物。一旦判断口服药物起效，可停用静脉用药。

心房颤动的复律治疗：急性复律的指征为伴有血流动力学障碍的心房颤动；血流动力学稳定但症状不能耐受的初发或阵发心房颤动（持续时间＜48h），没有转复的禁忌证，可予复律。复律方法有电复律和药物复律。有血流动力学障碍者应采用电复律。血流动力学稳定的患者可选电复律，也可选择药物。无论使用哪种方法，复律前都应根据前述的原则抗凝治疗。首次心房颤动原则上不主张立即给予长期抗心律失常药。

电复律用于血流动力学不稳定的心房颤动或血流动力学稳定的心房颤动在药物复律无效或不适用时或患者自愿选择电复律。复律应遵循如下原则：①复律前应检测电解质，但紧急复律不需要等待结果。②神志清醒者应给予静脉注射镇静药（如地西泮、咪达唑仑等），直至朦胧状态后进行电复律。③推荐复律前给予胺碘酮。但若血流动力学状态不允许，应即刻复律。转复后应根据病情决定持续用药时间。④电复律应采用同步方式。起始电量100～200J（双相波），200J（单相波）。一次复律无效，应紧接着进行再次复律（最多3次）。再次复律应增加电量，最大可用到双相波200J，单相波300J。

药物复律遵循如下原则：①对于血流动力学稳定但症状明显的患者可使用药物复律。②药物复律前必须评价患者有无器质性心脏病，据此确定复律的药物选择，选择时将用药安全性置于首位。③对于新发无器质性心脏病心房颤动患者，推荐静脉用普罗帕酮。④新发心房颤动无明显器质性心脏病，不伴有低血压及明确左心室肥厚，血电解质和QTc间期正常，可使用伊布利特。开始给药至给药后4h需持续心电图监护，防止发生药物性心律失常（如尖端扭转性室性心动过速）。⑤有器质性心脏病的新发心房颤动患者，推荐静脉应用胺碘酮。若短时间内未能转复，考虑择期转复时，可加用口服胺碘酮（200mg，每日3次），直至累积剂量达10g。⑥没有明显器质性心脏病的新发心房颤动患者，

可考虑单次口服普罗帕酮转复。注意应在严密监护下应用。⑦不推荐使用洋地黄类药物、维拉帕米、索他洛尔、美托洛尔用于心房颤动的转复。

2.心房扑动 心房扑动有关的症状主要取决于心室率快慢及是否伴有器质性心脏病。心房扑动伴2∶1房室传导，频率一般在150次/分左右，心电图的扑动波有时难以辨认，易误认为室上性心动过速。此时注意在Ⅱ、V₁导联寻找房扑波的痕迹。食管导联心电图可见呈快速心房波，对心房扑动的诊断有较大帮助。心房扑动在4∶1传导时，心室率一般在70～80次/分且规整，单纯听诊易误为窦性心律。

心房扑动的总体治疗原则和措施与心房颤动相同，心房扑动的心室率较难控制，所需要的药物剂量较大。心房扑动电复律所需的能量可小于心房颤动，可从双相波50J开始。某些药物（如普罗帕酮）在试图转复心房扑动时，可因心房率减慢，房室传导加速而使心室率突然加快，如导致症状加重，应立即电复律。

3.预激综合征合并心房颤动与心房扑动 预激合并心房颤动时可造成极快的心室率，出现严重症状，少数患者还可诱发严重室性心律失常。心电图可见经旁路下传的快速宽QRS波，此时心电图需与室性心动过速相鉴别。相对长程心电图监测可发现少数经房室结下传的窄QRS波，并在宽QRS波中寻找δ波，有助于明确诊断。患者若有显性预激的窦性心律心电图，可明确诊断为预激伴心房颤动。

由于预激合并心房颤动或心房扑动血流动力学常不稳定，若短时间内不能自行终止，应首选同步电复律。其方法与前述心房颤动电复律相同。预激合并心房颤动或心房扑动时药物治疗效果一般不理想。可以使用胺碘酮或普罗帕酮（方法同心房颤动）。药物效果不好时应尽早电复律。禁用洋地黄、β受体阻滞药、非二氢吡啶类钙拮抗药。这些药物可导致经旁路前传增加，使心室率进一步增快。复律后建议患者接受射频消融治疗。

（五）室性期前收缩

室性期前收缩是一种常见的心律失常，可见于各种心脏病，可有诱因，但也见于心脏结构正常者。此类疾病治疗原则如下：①治疗基础疾病，纠正内环境紊乱等诱因，尤其是低血钾；②判断室性期前收缩是否可诱发其他严重心律失常，如室性期前收缩可诱发室性心动过速或心室颤动，可按照室性心动过速、心室颤动处理；③合并器质性心脏病（包括急性冠脉综合征）的室性期前收缩，如不诱发其他严重心律失常，在处理基础疾病和诱因的前提下可考虑口服β受体阻滞药、血管紧张素转化酶抑制药等，不建议常规应用抗心律失常药物；④不伴有器质性心脏病的室性期前收缩，不建议常规抗心律失常药物治疗，更不应静脉应用抗心律失常药。

对精神紧张和焦虑的患者可使用镇静药或小剂量β

受体阻滞药口服。症状明显者，治疗仅以消除症状为目的，可口服美西律、普罗帕酮或莫雷西嗪。不应使用胺碘酮。

（六）宽QRS波心动过速

宽QRS波心动过速以室性心动过速最为常见，也可见于快速室上性心律失常伴有束支或室内传导阻滞、房室旁路前传。治疗遵循如下原则：①首先判断血流动力学状态。若不稳定，直接同步电复律。②血流动力学稳定者，询问病史，查阅可及的既往病历材料，了解既往发作情况、诊断和治疗措施。陈旧心肌梗死伴新发生的宽QRS波心动过速，极有可能为室性心动过速。③通过12导联心电图和（或）食管心电图寻找室房分离证据。若有室房分离，则可明确为室性心动过速。若无室房分离或无法判断，不要求在紧急情况下精确诊断，可按照室性心动过速处理。

（七）非持续性室性心动过速

非持续性室性心动过速是指心电图上连续出现3个及3个以上室性期前收缩，持续时间小于30s。治疗遵循如下原则：①无器质性心脏病的非持续性单形性室性心动过速一般不是恶性心律失常的先兆，没有预后意义，除注意纠正可能存在的诱发因素外，一般不需特殊急诊处理，症状明显者可口服β受体阻滞药。②无器质性心脏病的非持续性多形性室性心动过速，应注意评价是否存在离子通道疾病（如尖端扭转性室性心动过速等）。详见多形室性心动过速的处理。③发生于器质性心脏病患者的非持续室性心动过速很可能是恶性室性心律失常的先兆，应寻找并纠正可能存在的病因及诱因。在此基础上β受体阻滞药有助于改善症状和预后。上述治疗措施效果不佳且室性心动过速发作频繁，症状明显者可以按持续性室性心动过速应用抗心律失常药。

（八）持续性单形性室性心动过速

持续性室性心动过速是指发作持续时间＞30s，或虽然＜30s，但伴血流动力学不稳定。持续性室性心动过速分为伴有器质性心脏病的单形性室性心动过速和不伴有器质性心脏病的特发性室性心动过速。

对于有器质性心脏病的持续性单形性室性心动过速，治疗原则如下：①治疗基础心脏病、纠正诱发因素；②有血流动力学障碍者立即同步直流电复律；③血流动力学稳定的单形性室性心动过速可首先使用抗心律失常药，也可电复律。

常用的抗心律失常药物有：①胺碘酮。可作为首选。静脉胺碘酮应使用负荷量加维持量的方法，应用的剂量、持续时间因人因病情而异。静脉应用一般为3～4d，病情稳定后逐渐减量。但减量过程中，若室性心动过速复发，常为胺碘酮累积剂量不足所致，可静脉或口服再负荷，并适当增加维持剂量。静脉胺碘酮充分发挥药效需数小时甚至数天，且因人而异。有时需加用口服数日才生效。用药早期，即使室性心动过速的发作需反复电复律，也不能说明胺碘酮无效，若无不良反应，应坚持服用。若有口服胺碘酮指征，可于静脉使用当天开始，起始剂量每次200mg，每日3次。静脉使用的早期，应尽早取血查甲状腺功能、肝功能，摄胸片，除外胺碘酮应用的禁忌证，为口服用药的观察留下对比资料。胺碘酮疗效与累积剂量相关，应使用表格记录胺碘酮每日静脉剂量、口服剂量、日总量（静脉加口服），以便计算累积量（至统计时每日相加总量）。胺碘酮溶液的配制应使用葡萄糖注射液，不应用盐水或其他溶液。注意监测静脉胺碘酮的不良反应。避免静脉推注过快，减少低血压的发生。使用静脉胺碘酮的第2天起应每日复查肝功能。一旦出现明显肝功能改变，应减量或停药，并给予保肝治疗。胺碘酮输注最好使用中心静脉，也可选择较大外周静脉，应用套管针，减少静脉炎。②利多卡因。只在胺碘酮不适用或无效时，或合并心肌缺血时作为次选药。近年来由于其疗效及安全性问题，应用减少。

不间断室性心动过速为特殊类型的持续性室性心动过速。其多数为持续性单形性室性心动过速，心室率为120～160次/分，血流动力学相对稳定，可维持数天至10余天不等，电复律也不能终止，一般药物治疗无效，其间可穿插出现1～2个窦性心搏，但窦性心律不能持久。可见于特发性室性心动过速，也见于结构性心脏病如心肌梗死后室性心动过速，也可由抗心律失常药物促心律失常作用引起。

不间断室性心动过速较难终止。不宜选用多种或过大剂量抗心律失常药，使病情复杂化。应用ⅠC类药物或维拉帕米等药物时，一旦出现负性变力性作用，更不易处理。只要血流动力学稳定，胺碘酮和β受体阻滞药联合治疗较安全，胺碘酮可静脉与口服同时应用，逐日累加剂量，到接近负荷量时（7～10g），多数能终止室性心动过速发作。在胺碘酮负荷过程中可再试用电复律，也可试用消融治疗。

无器质性心脏病的单形性室性心动过速又称特发性室性心动过速，较少见。发作时有特征性心电图图形。起源于右心室流出道的特发性室性心动过速发作时QRS波呈左束支传导阻滞和电轴正常或右偏，左心室特发性室性心动过速也称分支型室性心动过速，发作时QRS波呈右束支传导阻滞和电轴左偏图形。大多数特发室性心动过速血流动力学稳定，但持续发作时间过长或有血流动力学改变者宜电转复。对起源于右心室流出道的特发性室性心动过速可选用维拉帕米、普罗帕酮、β受体阻滞药或利多卡因；对左心室特发性室性心动过速，首选维拉帕米，也可使用普罗帕酮。终止后建议患者行射频消融治疗。

（九）加速室性自主心律

加速性室性自主心律的心室率大多为60～80次/分，很少超过100次/分。常见于急性心肌梗死再灌注治疗时，也可见于洋地黄过量、心肌炎、高血钾、外科手术、完全性房室传导阻滞应用异丙肾上腺素后。少数患者无器质性心脏病。加速性室性自主心律发作短暂，极少发展成心室颤动，血流动力学稳定，心律失常本身是良性的，一般不需特殊治疗。如心室率超过100次/分，且伴有血流动力学障碍时可按照室性心动过速处理，同时治疗基础疾病。

（十）多形性室性心动过速

多形性室性心动过速常见于器质性心脏病。持续性多形性室性心动过速可蜕变为心室扑动或心室颤动。不同类型多形室性心动过速的抢救治疗措施完全不同。

对于血流动力学不稳定的多形性室性心动过速应按心室颤动处理。血流动力学稳定者或短阵发作者，应鉴别有否QT间期延长，分为QT间期延长的多形性室性心动过速（尖端扭转型室性心动过速，TdP）、QT间期正常的多形性室性心动过速和短QT间期多形性室性心动过速，并给予相应治疗。

尖端扭转性室性心动过速为伴有QT间期延长的多形性室性心动过速。临床上常表现为反复发作的阿-斯综合征，重者发生心脏性猝死。心电图显示QT间期延长（校正的QT间期女性>480ms，男性>470ms）。可分为获得性和先天性QT间期延长综合征，获得性多见。

获得性QT间期延长的尖端扭转性室性心动过速常由某些药物（如抗心律失常药、利尿药、三环类抗抑郁药等），电解质紊乱（如低血钾、低血镁、低血钙），心脏本身疾病如心动过缓、心肌缺血、心功能不全等引起，也可为颅内高压、酗酒等所致。心电图除明显QT间期延长外，可有间歇依赖现象，即长RR间期依赖的巨大T波或U波。RR间期越长，其后的T波或U波改变越明显，直至激发扭转性室性心动过速。室性心动过速频率在160～250次/分，有反复发作和自行终止的特点，亦可蜕变为心室颤动。

获得性QT间期延长的尖端扭转性室性心动过速的治疗遵循以下要点：①寻找QT间期延长的危险因素，进行危险分层。②对获得性QT间期延长的高危患者，积极纠正危险因素，防止TdP的发生。③已经发生TdP的患者，首要措施是寻找并停用一切可引起QT间期延长的药物或纠正相关因素。④硫酸镁缓慢静脉注射用于发作频繁且不易自行转复者，静脉输注用于发作不严重者，直至TdP减少和QT间期缩短至500ms以内。⑤积极静脉及口服补钾，将血钾维持在4.5～5.0mmol/L。⑥临时起搏适用于并发心动过缓或有长间歇者。常需70～90次/分或更快频率起搏，以缩短QT间期，抑制TdP的发作。临时起搏可能需要数日，待纠正其他致QT间期延长的因素后，可逐渐减慢起搏频率，直至停用。⑦与心动过缓相关的TdP，未行临时起搏治疗前，异丙肾上腺素可用于提高心室率，但不宜用于先天性QT间期延长综合征或冠心病患者。阿托品也可用于提高心室率。⑧部分获得性QT间期延长合并TdP的患者可能存在潜在遗传基因异常，上述疗措施无效时，临时起搏基础上可考虑β受体阻滞药和利多卡因治疗。⑨不推荐使用其他抗心律失常药物。

先天性QT间期延长伴尖端扭转性室性心动过速，为少见的遗传性心脏疾病。典型发作呈肾上腺素能依赖性，即突然运动、恐惧、疼痛、惊吓或情绪激动诱发心律失常。少部分患者可在安静或睡眠状态下发作心律失常。心电图可见发作前QTU间期进行性延长，T、U波振幅极易发生周期性变化，但间歇依赖现象少见。

先天性QT间期延长伴尖端扭转性室性心动过速的治疗遵循如下要点：①通过询问家族史和既往发作史，除外获得性QT间期延长的因素，应考虑先天性QT间期延长综合征。②减少或避免诱发因素，如剧烈体力活动、声响刺激、精神刺激或情绪激动等。避免应用延长QT间期的药物，纠正电解质紊乱。③先天性QT间期延长所致的TdP有自限性，一般可自行终止。不能自行终止者，应给予电复律治疗。④β受体阻滞药可作为首选药物，急性期即可开始应用。可使用非选择性β受体阻滞药普萘洛尔，也可选其他制剂。通常所需剂量较大，应用至患者可耐受的最大剂量（静息心率维持在50～60次/分）。⑤利多卡因及口服美西律对先天性QT间期延长综合征第3型可能有效。⑥急性期处理后，应评价是否有埋藏式体内除颤器（ICD）指征。

QT间期正常的多形性室性心动过速，此类心律失常为较QT间期延长的多形性室性心动过速多见，常见于器质性心脏病。合并缺血、心力衰竭、低氧血症及其他诱发因素的患者出现短阵多形性室性心动过速，常是出现严重心律失常的征兆。

QT间期正常的多形性室性心动过速治疗遵循如下要点：①应积极纠正病因和诱因，如对急性冠脉综合征患者纠正缺血，有利于室性心律失常控制；②偶尔出现的短阵多形性室性心动过速，没有严重血流动力学障碍，可观察或口服β受体阻滞药治疗，一般不需要静脉抗心律失常药物；③纠正病因和诱因同时，若室性心动过速发作频繁，可应用β受体阻滞药，静脉使用胺碘酮或利多卡因。

（十一）心室颤动/无脉性室性心动过速

心室颤动或无脉性室性心动过速是心搏骤停的常见形式。此类疾病的治疗遵循如下原则：①尽早进行规范的CPR。高质量的CPR是抢救成功的重要保障。②尽早电复律。一旦取得除颤器，立即予以最大能量（双相波

200J，单相波360J）非同步直流电复律。电复律后立即重新恢复CPR，直至5个周期的按压与通气（30：2）后再判断循环是否恢复，确定是否需再次电复律。③心搏骤停治疗中，CPR和电复律是首要任务，其次才是用药。在CPR和电复律后，可开始建立静脉通路，考虑药物治疗。

（十二）室性心动过速/心室颤动风暴

室性心动过速/心室颤动风暴是指24h内自发的室性心动过速/心室颤动≥2次，并需紧急治疗的临床症候群。此类心律失常遵循如下要点：①纠正诱因、加强病因治疗。②室性心动过速风暴发作时若血流动力学不稳定，应尽快电复律。③抗心律失常药物治疗首选胺碘酮。快速胺碘酮负荷，可终止和预防心律失常发作，但需注意胺碘酮充分发挥抗心律失常作用需要数小时甚至数天。在抗心律失常药的基础上联合使用β受体阻滞药（美托洛尔、艾司洛尔）。胺碘酮无效或不适用时可考虑利多卡因。抗心律失常药物联合治疗，如胺碘酮联合利多卡因。在心律失常控制后，首先减利多卡因，胺碘酮可逐渐过渡到口服治疗。④对持续单形室性心动过速，频率＜180次/分且血流动力学相对稳定者，可置入心室临时起搏电极，在发作时进行快速刺激终止室性心动过速。⑤应给予镇静、抗焦虑等药物，必要时行冬眠疗法。⑥必要时予以循环辅助支持，如主动脉内球囊反搏、体外膜氧合循环辅助支持。⑦若患者已安装ICD，应调整ICD的参数，以便更好地识别和终止心律失常发作。必要时评价射频消融的可能性。

二、缓慢性心律失常的紧急处理

缓慢性心律失常是指窦性心动过缓、窦性静止、传导阻滞（主要是窦房传导阻滞、房室传导阻滞）等以心率减慢为特征的疾病。轻者可无症状，严重的心动过缓可造成低血压、心绞痛、心力衰竭加重，晕厥前兆或晕厥等血流动力学障碍。有些心动过缓（如三度房室传导阻滞）可继发QT间期延长而发生TdP，出现心源性脑缺血症状。

对于缓慢性心律失常患者应积极寻找并治疗可逆性诱因，包括肺栓塞、急性下壁心肌梗死、心肌炎、低血容量、低氧、心脏压塞、张力性气胸、酸中毒、药物过量、体温过低和高钾血症等。轻度心动过缓（如心率50～60次/分）若无症状或仅有轻微症状可观察，不需要紧急处理。过度治疗使心率加快反而可能起不利作用。对于症状性心动过缓，应尽早施行起搏治疗。心室停搏或无脉性电活动为无灌注节律，往往是疾病终末期的表现，应实施心肺复苏，只有有效心肺复苏的保证，药物和临时起搏才能发挥作用。

症状性心动过缓的常用药物：①阿托品，可用于窦性心动过缓、窦性停搏、二度Ⅰ型房室传导阻滞。不宜用于二度Ⅱ型房室传导阻滞、三度房室传导阻滞伴室性逸搏心律的患者。老年前列腺肥大者也不宜应用。②多巴胺、肾上腺素、异丙肾上腺素，可用于阿托品无效或不适用的症状性心动过缓患者，也可用于起搏治疗前的过渡。多巴胺可以单独使用，也可与肾上腺素合用。这些药物可导致心肌氧耗增加，加重心肌缺血，产生新的快速性心律失常，因此合并急性冠脉综合征时应慎用。

（周　纬　谌晶晶　吴立荣）

参考文献

杨艳敏，朱俊. 心律失常的紧急处理——《心律失常紧急处理专家共识》解读［J］. 中华心脏与心律电子杂志，2013，1（01）：17-19.

中华医学会心血管病学分会中国生物医学工程学会心律分会. 心律失常紧急处理专家共识［J］. 中华心血管病杂志，2013（05）：363-376.

Al-Khatib SM, Stevenson WG, Ackerman MJ, et al. 2017 AHA/ACC/HRS guideline for management of patients with ventricular arrhythmias and the prevention of sudden cardiac death: Executive summary: A Report of the American College of Cardiology/American Heart Association Task Force on Clinical Practice Guidelines and the Heart Rhythm Society［J］. Heart Rhythm, 2018, 15（10）: e190-e252.

Crossley GH, Poole JE, Rozner MA, et al. The Heart Rhythm Society（HRS）/American Society of Anesthesiologists（ASA）Expert Consensus Statement on the perioperative management of patients with implantable defibrillators, pacemakers and arrhythmia monitors: facilities and patient management this document was developed as a joint project with the American Society of Anesthesiologists（ASA）, and in collaboration with the American Heart Association（AHA）, and the Society of Thoracic Surgeons（STS）［J］. Heart Rhythm, 2011, 8（7）: 1114-1154.

Priori SG, Wilde AA, Horie M, et al. HRS/EHRA/APHRS expert consensus statement on the diagnosis and management of patients with inherited primary arrhythmia syndromes: document endorsed by HRS, EHRA, and APHRS in May 2013 and by ACCF, AHA, PACES, and AEPC in June 2013［J］. Heart Rhythm, 2013, 10（12）: 1932-1963.

Priori SG, Wilde AA, Horie M, et al. European Heart Rhythm Association; Asia Pacific Heart RhythmSociety. Executive summary: HRS/EHRA/APHRS expert consensus statement on the diagnosis and management of patients with inherited primary arrhythmia syndromes［J］. Europace, 2013, 15（10）: 1389-1406.

第11章

先天性心脏病危急重症的临床诊治

一、概述

医疗条件的改善和外科治疗的巨大进步，逐渐改变了目前先天性心脏病（CHD）的人口组成，目前85%～90%的先天性心脏病患儿可以存活到成年。据美国官方估计，现在全美有65万～130万例先天性心脏病患者，新生儿先天性心脏病的发病率相对稳定，随着先天性心脏病患儿存活率的提高，成年先天性心脏病数量正在以每年5%的速度增长。正是这些逐渐增加的存活成人先天性心脏病患者，由于心律失常、未经纠正的血流动力学异常及血栓事件和神经系统损害等，大大增加了危急重症先天性心脏病患者的发生率，根据北美的临床观察表明，先天性心脏病的危急重症发生率波动在5%～8%，此类危急重症有其特殊性，需要经过相关培训的医师专门处理，也促使我们增加对此类危急重患者的关注。

目前关于先天性心脏病危急重症流行病学调查可利用的临床数据非常有限，美国、荷兰、芬兰、英国的流行病学调查数据主要来自全国性医学中心、地方服务机构或者国家医疗保险系统，数据都有一定的局限性，不能真实反映该类患者的真实情况，而我国可利用的临床信息就更为匮乏。

新加坡最大的医学中心新加坡中央医院对2007年急诊入院的108例亚洲患者做了统计，发现室间隔缺损、房间隔缺损、动脉导管这些常见先天性心脏病占急诊入院总数的50%以上（图11-1），复杂性先天性心脏病以法洛四联症最为常见。而最常见急诊入院的原因是感染（22%），主要为肺部感染（64%）；其次为心律失常（11%）（图11-2），以室上性心动过速、房颤、房扑最为常见；其他最常见的急诊入院原因有心力衰竭、感染性心内膜炎、血栓事件等。总体看来，以非心源性急诊更为常见（2/3），例如腹部急诊（消化道出血和胃炎胃肠炎）、内分泌急诊（低血糖、高血糖症）、肺出血（咯血）、神经外科急诊（颅内出血）等（图11-3）。尽管有如此之多的急诊入院理由，但最严重的依然是心律失常（室上性最为常见）、心力衰竭、急性血栓事件，这些均需要专门的诊断和治疗技术，除了心脏的基本检查外，还可能需要特殊检查，例如经食管超声。有些非心脏危急重症情况与患者接受的治疗有关，如消化道出血、颅内出血可能与其接受的抗凝血药有关，有一些急诊涉及其他各科的特发事件，例如妊娠相关紧急事件、癫痫持续发作等因疾病的特殊性而使得临床状况更为复杂棘手，不仅需要多科紧密合作，更需要接受过先天性心脏病相关临床培训的医护人员才能提供更为合理的治疗。

亚洲的这项调查仅纳入108例患者，不能反映所有结构性心脏病患者的整体情况。德国的一项研究集5个区域性医学中心共计1033例患者，根据其诊断分为8

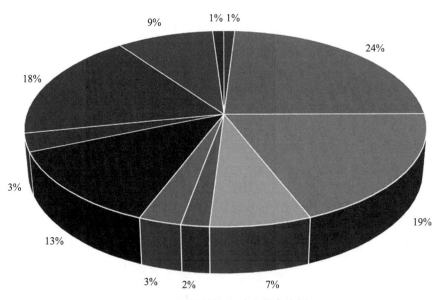

图11-1　不同结构心脏病所占比例

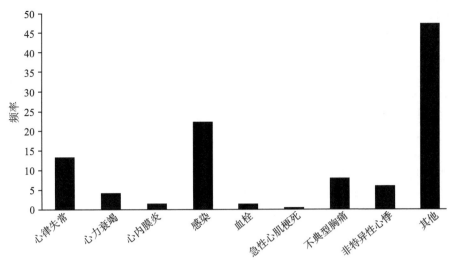

图11-2　结构性心脏病急诊入院原因频率

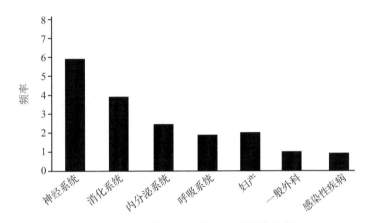

图11-3　结构性心脏病在各系统所占比例

组，这项研究分析了每一组（不同结构性心脏病）急诊入院的不同理由构成比。该项研究入选了很多复杂性先天性心脏病，例如单心室、主动脉共干，这些经过姑息手术或分阶段手术存活至成年的复杂先天性心脏病比常见先天性心脏病更易并发危急重症，相比之下，这项研究更接近成人先天性心脏病的真实世界。无论常见先天性心脏病还是复杂性先天性心脏病最常见的危急重症依然是心律失常（37%）、心力衰竭（26%）和感染（11%）。心律失常中依然是室上性心动过速最为常见的（88%），而室性心律失常（6.7%）和症状性缓慢性心律失常却更具危害性，往往是致命的。对于复杂性先天性心脏病，心力衰竭是最常见的并发症，一方面，Fontan分流、心房转位术后容易并发心力衰竭；另一方面，完全性大动脉转位和矫正型大动脉转位的治疗选择和治愈的机会极为有限，最终发展至心力衰竭，因此，心力衰竭将会呈现逐渐增长的趋势；与亚洲的临床统计最大的不同是，晕厥、栓塞事件、主动脉瘤/夹层这些非心源性危急重症只占住院患者的少数，而心源性危急重症才是最常见、最重要的。

二、常见先天性心脏病危急重症的处理

（一）先天性心脏病并发心力衰竭的诊治

对于成人先天性心脏病患者来说，心力衰竭是首要的死亡原因，占先天性心脏病所有死亡原因的20%。简单先天性心脏病如房间隔缺损、动脉导管未闭经幼年时期的矫正手术一般不会增加心力衰竭的风险，而复杂先天性心脏病如法洛四联症、单心室经常会发展至难治性心力衰竭，晚期经常需要机械性循环支持或心脏移植。先天性心脏病致心力衰竭潜在机制呈多样性，包括压力和容量负荷过重、外科手术后心力储备下降、心肌纤维化、外科手术至冠状动脉损伤、肺动脉高压、神经内分泌激活等，因此即便做了心脏畸形的矫正手术，仍然有一部分发展至心力衰竭。而先天性心脏病患者中右心衰竭更为常见，最高可占先天性心脏病心力衰竭的70%，通常由于左向右分流至肺血流增多，进而导致肺动脉高压，最终引起右心功能不全。复杂性先天性心脏病有更高的心力衰竭发病率，据统计，完全性大动脉转位经行心房转位术（Mustard术和姑息性Senning术）的患者中

有22%会出现进展性心力衰竭症状；矫正性大动脉转位经行矫正手术后约32%的患者发展至心力衰竭；单心室经行姑息性Fontan分流术后约40%的患者逐渐出现心功能不全的症状。

1.成人先天性心脏病并发心力衰竭的分类、分期和诊治　成人先天性心脏病患者由于长期适应低氧、气短和活动耐量受限的生活，导致患者很少认为这是心力衰竭症状，等到就诊时，心力衰竭已经非常严重，已经到了无法逆转的地步。因此临床工作者认为有必要通过氧消耗试验、心肺运动试验客观评价结构性心脏病患者的心脏功能。Stout和他的同事从尽早启动临床治疗出发，根据纽约心功能分级和心脏解剖异常将先天性心脏病心力衰竭做了新的分期（表11-1）。Stout将成人先天性心脏病心力衰竭分为左心衰竭、右心衰竭和Fontan分流失败后心力衰竭，在诊断和治疗上有着明显差异。

表11-1　先天性心脏病心力衰竭分期

心功能A期	NYHA FC Ⅰ症状
	无血流动力学异常或无残留的解剖学上异常
	无心律失常
	正常的运动耐量
	正常的肾、肝、肺功能
心功能B期	NYHA FC Ⅱ症状
	轻度血流动力学异常（轻度主动脉增大、轻度心室增大、轻度心室舒张功能不全）
	轻度瓣膜病
	微小分流
	无须治疗的心律失常
	有活动耐量轻度受限客观证据
心功能C期	NYHA FC Ⅲ症状
	严重（中度或以上）瓣膜病；中度以上心功能障碍（体循环、肺循环或两者皆有）
	中度主动脉扩张
	静脉或动脉狭窄
	轻度或中度低氧血症/发绀
	血流动力影响显著的分流
	治疗可控的心律失常
	肺动脉高压（不严重）
	可治疗的终末期器官功能障碍
心功能D期	NYHA FC Ⅳ症状
	严重的主动脉扩张
	治疗无效心律失常
	严重低氧血症（几乎总是与发绀有关）
	严重肺动脉高压
	Eisenmenger综合征
	难治性终末期器官功能障碍

除冠状动脉疾病外，先天性心脏病患者的左心室收缩功能障碍主要由容量负荷疾病（表11-2）（主动脉反流、二尖瓣反流，动脉导管未闭、室间隔缺损）或压力负荷疾病（如瓣膜下、主动脉瓣狭窄，主动脉瓣上狭窄，主动脉缩窄）引起，超声心动图、CMR或心脏CT对诊断极有帮助。经皮介入治疗或外科矫正手术及以指南为导向的治疗可以减少该类疾病的死亡率和住院率。

表11-2　系统性左心功能不全的诊治

结构性心脏病引起左心衰竭的病因	冠心病
	引起容量负荷增加的疾病
	主动脉瓣关闭不全
	二尖瓣关闭不全
	室间隔缺损
	动脉导管未闭
	引起压力负荷过重的疾病
	主动脉瓣下狭窄
	主动脉瓣狭窄
	主动脉瓣上狭窄
	主动脉缩窄
症状	肺水肿、下肢水肿、咳嗽、呼吸困难、活动耐量下降
诊断方法	心电图、BNP、心肺运动试验
	影像学检查
	心脏超声：评价左心室大小和功能及左心室流出道梗阻的严重程度
	心脏磁共振：评价主动脉瓣上狭窄和主动脉缩窄的程度
治疗策略	药物治疗
	手术干预后的心肌功能障碍、左心室舒张功能不全、左心室不良重塑引起的持续性心力衰竭根据现有的心力衰竭指南治疗
	主动脉缩窄引起高血压：β受体阻滞药比血管紧张素受体拮抗药（ARB）有效
	机械支持
	心脏再同步化治疗（CRT）
	埋藏式心脏除颤器
	心室辅助装置
	手术治疗
	瓣膜和左心室流出道梗阻的矫正手术（介入治疗和外科手术）
	球囊瓣膜成形术（儿童、青少年、成年人的一线治疗）
	心内膜纤维弹性变性切除术改善舒张功能障碍（经验有限）

右心室呈金字塔形状，游离壁比较薄，右心室心肌由横向心肌纤维和心内膜纵向心肌纤维组成，右心室射血的主要动力来自于纵向心肌纤维的纵向缩短，右心室的立体结构非常有利于对低压、高顺应性肺循环容量负荷变化做出有效反应。与右心室相比，左心室是圆柱状的，游离壁较厚，左心室心肌纤维呈螺旋状排列，导致左心室收缩时沿左心室长轴做缩短、增厚和扭转样改变，这些特征也有利于左心室在高压、低顺应性体循环环境下有效工作。系统性右心室心功能不全是在矫正型和完全性大动脉转位Mustard和Senning心房转位术后易出现的临床状况（表11-3）。矫正型大动脉转位在45岁之前约67%发展至右心衰竭，完全性大动脉转位约12%

患者在心房转位术后12年发展至右心衰竭。右心衰竭是此类患者的主要死亡原因，占所有死亡原因的66%。不幸的是以心力衰竭指南指导的治疗未能证实可以减少死亡率和复发率，效果在右心衰竭上未得到证实。尽管ACEI已被证明在成人先天性心脏病中使用是安全的，但研究表明它没有改善运动峰值时VO$_2$，减少三尖瓣反流和RV大小，也没有减少NT-proBNP水平。

表11-3　系统性右心功能不全的诊治

结构性心脏病引起右心衰竭病因和机制	大动脉转位矫正术后室间隔缺损、动脉导管未闭、房间隔缺损发展至阻力型肺动脉高压
症状	肺水肿，下肢水肿，持续咳嗽，端坐呼吸，心功能下降，心脏变时性功能不全、房性和室性心律失常
诊断	根据需要每年临床评估 BNP：血清水平升高与临床状态恶化、右室射血分数下降、运动耐量下降、三尖瓣反流恶化密切相关 影像学检查 　心脏超声定期检查 　MRI/心脏MRI：评价右心室大小和功能，三尖瓣反流严重程度，心肌纤维化 　MRI心脏负荷试验
治疗	药物治疗 　缺乏决定性数据 　警惕窦房结功能障碍、房室传导阻滞、右心室限制功能障碍 　血管紧张素转化酶抑制药/ARB：不提高射血分数VO$_2$，CI 　β受体阻滞药：提高右心室功能和症状；提高右心室的良性重塑；减少心律失常的发生 机械支持 　埋藏式心脏除颤器：考虑初级预防，与β受体阻滞药联合利用可减少心律失常的发生 　心脏再同步化治疗（CRT）：治疗缓慢性和快速性心律失常，可以改善RVEF和NYHA心功能分级 外科手术 　治疗残留流出道梗死或严重瓣膜功能障碍 　心室辅助装置与心脏移植：药物治疗无效的右心衰竭

研究证实，先天性心脏病右心衰竭患者体内儿茶酚胺水平有不同程度的升高，且肾上腺素和去甲肾上腺素水平升高与心胸比例、右心室舒张末期容积增大密切相关。小样本研究显示β受体阻滞药可以提高生活质量，改善NYHA心功能分级。但是β受体阻滞药的服用增加了窦房结和房室结功能障碍的风险，在一项完全性大动脉转位术后观察中，与未置入起搏器患者相比，置入起搏器患者使用大剂量β受体阻滞药可以改善NYHA的心功能分级，但在右心室功能和右心室大小改善方面毫无帮助。

Fontan失败的原因不是很明确（表11-4），但是术后却出现肺循环阻力不断升高、低心排血量，急剧增加心脏外科术后死亡率，可能与单心室长期的容量负荷、突然容量负荷锐减、多次外科手术史导致心功能储备下降、长期发绀缺氧、术后缺乏泵血右心室腔等因素有关。单心室Fontan术后，缺乏肺动脉瓣下的泵血，如果要保证正常泵血，需要很低的肺循环阻力。因此近年来不少研究致力于探索不同的降低肺循环阻力的方法。新近完成的一项关于磷酸二酯酶 V 型抑制剂乌地那非随机对照试验，几个小样本关于西地那非的研究证明磷酸二酯酶 V 型抑制剂可以提高运动期间的峰值肺血流量、峰值氧耗、心脏指数、每搏输出量、血氧饱和度，超声评价中发现可以增加心室舒张末容积，减少收缩末容积，同样的结果也出现在波生坦的临床试验中，可以增加运动中峰值耗氧，提高心功能分级。再者，神经内分泌激素的抑制剂并没有在Fontan术失败患者临床试验中获益。ACEI类药物在Fontan术失败患者身上并不提高心脏指数、运

表11-4　Fontan分流失败后心力衰竭的诊治

机制	Fontan分流失败伴射血分数降低 Fontan分流失败不伴射血分数降低
症状	蛋白丢失性肠病，纤维素性支气管炎，门静脉高压，水肿，血栓/肺栓塞/脑卒中，发绀，房性和室性心律失常
诊断	定期的临床评估：心力衰竭应在长期医疗监护中评估心力衰竭的潜在可逆原因，如心功能不全、心律失常，Fontan分流通道中血栓形成，蛋白质丢失性肠病，瓣膜功能障碍，左向右残余分流，限制性房间隔或室间隔缺损引起流入或流出梗阻可降低心排血量、升高全身血管阻力、升高系统静脉压力和肺血管阻力，纤维素性支气管炎 心电图：监测心动过缓或窦房结功能障碍 运动或药物负荷试验：评估潜在症状性心肌缺血和心力衰竭 MRI或CT：评估心房或动脉转位术后长期并发症 心导管检查术：侵入性评价解剖和血流动力学特征，冠状动脉再通术
治疗	药物治疗 　血管紧张素转化酶抑制药：不改变SVR、不提高静息时心脏指数（CI）、不提高舒张功能、不改善运动耐量，也不改变心室大小、罗斯心力衰竭等级、BNP水平、射血分数和死亡率 　β受体阻滞药：对症状或心力衰竭临床参数无明显改善或呈负性效应有着负性影响 　利尿药和地高辛：广泛使用 　肺血管扩张药治疗：混合效应，改善峰值运动时VO$_2$增加，增加峰值运动时肺循环和体循环时的血流量，超声评估的心肌功能参数、收缩期动脉和心室弹性 机械支持 　心脏同步化治疗（CRT） 外科手术

动耐量。β受体阻滞药的使用减少了青少年Fontan术失败患者的利尿药用量，提高了射血分数（5%）。

2.晚期心力衰竭综合评价和治疗策略　根据2018年ACC/AHA管理指南，成人先天性心脏病并发严重心力衰竭应推荐给先天性心脏病和心力衰竭专家，咨询更为专业的建议，关于推荐的确切时间很难确定，但在需要机械循环支持和心脏移植前，一定要经过先天性心脏病或心力衰竭专家做正式的综合评价。先天性心脏病晚期心力衰竭的评价需要多科合作的团队，此时的评价不仅仅局限于心脏，甚至更为关注其他脏器的状态和功能，例如肾、肝、肺的状况，需要充分评价这些脏器受损的严重程度，导致其他脏器受损的解剖和生理机制是否可逆。在决定启动循环器械支持和心脏移植前，患者应理所当然地进入心脏中心，调整优化现在的心力衰竭治疗方案，尽可能地改善和稳定患者的血流动力学，综合影像、生化、免疫等各种检查，评价心脏及其他脏器功能。

先天性心脏病晚期心力衰竭的临床管理面临着复杂的临床现状和艰巨的挑战。心脏复杂的解剖结构、多次姑息性/矫正手术、长期心力衰竭和发绀导致日渐增加的肺循环阻力（PVR）以及多次输血引起的同种致敏作用等这些复杂情形使得临床决策变得极为困难；再者随着的年龄增长，有些患者并发严重代谢性疾病、多个器官衰竭、长期营养不良、极度衰弱，以及长期疾病引起心理行为异常，往往使得后期治疗难以再继续。

先天性心脏病晚期心力衰竭患者入院常并发严重的血流动力学不稳定，甚至需要经皮介入手术和心脏辅助装置的帮助，作为外科治疗前的一种过渡。如患者晚期合并严重的关闭不全或狭窄，或者残存血管异常通路及心腔内的残存分流，此时经导管封堵可以封堵此类异常通路，改善血流动力学。还有一些患者合并严重肺动脉高压和右心衰竭，此时经导管房间隔开窗术或创建体肺动脉分流在一定程度上可以缓解患者肺动脉压力和右心功能不全症状。法洛四联症矫正术后，发生肺动脉瓣严重关闭不全，加重了右心功能不全症状，肺动脉瓣置换术可以减轻患者右心功能不全症状。

先天性心脏病晚期心力衰竭测定肺循环阻力是非常有必要的。肺动脉高压患者测定肺循环阻力已经为大多数心血管专家所认识，但是有一部分患者肺动脉压力不高，肺循环阻力却很高（如Fontan分流术后），有一些患者因为解剖异常使得测定肺循环阻力变得十分困难或异常分流使得结果令人困惑，例如血管发育不良、肺血管床发育不均匀（法洛四联症合并肺动脉闭锁）、肺组织供血来自于多个动脉（如并存体肺动脉侧支和分流）、肺血管结构异常（尤其Fontan分流术后）等都使得肺循环阻力测定变得十分复杂。理论上，肺动脉高压合并肺循环阻力（PVR）＞6 Wood单位，跨肺压＞15ml/cmH_2O就意味着肺循环扩张剂（吸入NO）治疗不能逆

转肺血管病理变化，也意味着心脏移植的高风险，通常需要联合肺移植。根据临床研究发现心肺移植一年生存率不足60%，而心脏移植＞85%。

这些患者出现白细胞抗原抗体也提示不良预后，甚至预示着超急性期排斥反应和早期移植失败，研究表明5年存活率＜25%；对于置入左心室辅助装置或体外膜氧合患者，增加血小板输注的概率，群体反应抗体阳性率明显升高均会增加移植的风险。

成人先天性心脏病患者有很高的焦虑和抑郁风险，需要依赖父母和其他看护人员帮助提高患者对医疗意见的依从性。成人先天性心脏病患者在儿童时期但凡接受过心脏矫正手术会增加额叶功能紊乱的机会，额叶负责大脑执行功能，包括人的注意力、短期记忆、灵活思考，解决问题，控制冲动。另一方面，成人先天性心脏病患者情绪障碍患病率高，一项横断面研究显示，50%的受试者满足至少一种情绪或焦虑障碍的标准，39%的患者从未接受过心理健康治疗。

患者的认知、精神状态、社会环境对成人先天性心脏病合并心力衰竭的治疗模式有着重要影响。依从性差和沟通不足（认知功能影响）对心脏移植患者来说是灾难性的，因此，与看护人、患者对话非常重要，解释治疗策略的前景和后果、责任。这些对话也极为困难，患者通常是儿童，却一直被慢性疾病折磨、长期住院；有些患者和医疗护理人员沟通上存在困难，例如不能顺应医疗卫生系统的制度和程序，或者不能依从医师的建议，所有这些都会使患者的过度治疗变得复杂，需要拟定个性化治疗方案，更需要社会、心理方面的支持，也需要家庭人员的参与。先天性心脏病患者有长期病史，非常清楚他们不确定的未来，也时常会考虑死亡，所以临床工作者应和患者深入探讨他们未来的治疗目的和治疗前景。

3.结构性心脏病合并晚期心力衰竭的心脏移植　从50年前第一例心脏移植手术成功以来，心脏移植已经成为终末期心力衰竭的标准治疗，随着20世纪80年代早期环孢素引入临床，大大改善了可移植的预后，美国及世界心脏移植数量迅速增长，20世纪90年代初期到90年代中期达到顶峰，然后由于供体供应有限而趋于稳定。成人先天性心脏病合并终末期心力衰竭在总数和比例上呈相似趋势。根据心脏和肺移植协会（ISHLT）登记记录，1992—2003年，48 776例心脏移植患者中有1.9%为结构性心脏病，但在2009—2017年这一比例增加到3.1%（37 703例），约40%的患者为单心室。在器官共享联合网络（UNOS）登记中，成人先天性心脏病移植的比例由1992—2001年的1.8%升至2002—2009年的2.5%。根据心脏和肺移植协会登记，先天性心脏病患者行心脏移植趋相比其他疾病来说，更为年轻，年龄在18～39岁的移植受体比例约10%。国家和国际数据库中结构性心脏病患者接受心脏移植缺少具体缺陷和姑

息性手术数据，病例研究表明，这些心脏移植患者中40%～50%是单心室合并Fontan分流术失败患者，其次是大动脉转位矫正术后及先天性心脏病合并右心衰竭，还有室间隔缺损或法洛四联症矫正术后并发心功能不全的患者。

有几项研究比较了结构性心脏病和非结构性心脏移植的特征，先天性心脏病患者年龄较小，平均约15岁，另外，女性较多，体重指数偏低。在器官共享联合网络（UNOS）登记中，低体重患者（BMI＜18.5 kg/m²）占11%，而非先天性心脏病患者不足4%。成人先天性心脏病患者共患疾病率较低，包括吸烟和糖尿病，但比以前的开胸手术是非先天性心脏病2倍多（51% vs. 24%）。但是先天性心脏病患者在移植等候名单或移植有着较低的移植优先率（分别为34%和44%），有着较低的机械循环支持率（分别为62%和73%）。与非先天性心脏病患者相比，先天性心脏病患者有较低低蛋白血症的可能性（表11-3），但中至重度肾功能不全的发生率相似，Fontan分流术失败可使全身静脉系统压力升高，导致肝功能障碍和肝硬化，两者直接影响移植后生存率，在器官共享联合网络（UNOS）登记中，ACHD患者较少发生肺毛细血管楔压＞20mmHg（31% vs. 51%）的情况，但重度肺动脉高压，肺循环阻力（PVR）＞6Wood单位明显升高，是后者的3倍（2.5% vs. 0.8%）。高优先地位比率的降低和同种致敏作用大的直接后果是可能使先天性心脏病患者需要等待更长时间，有些病例需要等待数月甚至数年才能等到较差配型阴性的捐献心脏。在UNOS登记处，中位等待时间是114d（0～2245d），而非先心病患者中位等待时间是74d（0～4138d），真正接受移植的比率也比非先心病患者也要低（54% vs. 63%）。器官获取和移植登记数据库（OPTN/UNOS）分析显示，与非先天性心脏病患者相比，两者的死亡率和等候名单移除概率并无明显差别，但是存在较低的埋藏式除颤仪置入率（17% vs. 44%）和较低机械循环支持概率（9% vs. 44%），在等候名单中，有较多因为心因性死亡（60% vs. 40%）而从等候名单上移除。最近临床数据分析，能够预测等候名单上患者临床恶化甚至死亡（因此从等候名单上除名）的危险因子包括病情恶化住院、机械通气、低蛋白血症白蛋白＜3.2 g/dl，肾功能恶化［肾小球滤过率＜60ml/（min·1.73m²）］。心脏移植之前和移植过程中有几个重要因素不得不考虑（表11-5）：①心脏和大血管的解剖异常在术前通过内外科和影像学家充分评估，在手术前对这些解剖异常应做充分规划，例如术前的广泛心包、胸膜广泛粘连，以及动-静脉、静-静脉侧支都会影响移植后终末脏器灌注，也会增加术中术后出血的风险。②因为抗凝治疗、心肺旁路手术、慢性发绀及肝功能障碍也会增加手术风险。③患者因为蛋白丢失性肠病、心脏恶病质导致严重营养不良，会增加感染的风险。④由于PVR升高，供体RV增

加急性右心衰竭的风险，延长缺血时间，吸入一氧化氮或前列环素，静脉滴注米力农，以及临时RV辅助设备支持可能对临床预后有所帮助。⑤残余分流、体肺侧支的存在促进了高输出量心力衰竭的发展，术前赫兹共振评价分流量，弹簧圈封堵侧支循环有助于减少风险。

表11-5　成人先天性心脏病心脏移植及心室辅助术后死亡危险因素分析

心室辅助治疗
　　年龄＞50岁
　　双心室辅助装置及人工心脏
　　跨区域机械循环支持登记
心脏移植术
　　长期术中缺血时间
　　群体反应抗体升高（＞10%）
　　肺循环阻力升高（＞4Wood单位）和跨肺压差升高
　　再次心脏移植术
　　Fontan分流术及单心室生理
　　巨细胞病毒感染
　　心脏复查解剖；＞3次开胸手术
　　蛋白丢失性肠病

基于上述种种风险，成人先天性心脏病是心脏移植术后30d和术后1年死亡率独立预测因子，根据UNOS登记，先天性心脏病患者在移植术后的死亡率增高，根据ISHLT登记，先天性心脏病在移植术后1年内的死亡率是心肌病的2倍，显然，这一结果明显受心脏中心手术量的影响。最近Menachem等一项研究分析指出，术后30d死亡率在手术量大的中心是9.0%，而在手术量中等的中心为10.2%，手术量少的中心为16.7%。同样，移植术后1年存活率在高手术量中心为84%，在手术量低的中心为75%。当把分析限制在幸存至少1年以上患者时，远期生存率优于心肌病组和冠状动脉组（中位生存期分别为20.1年、14.4年和12年）。

不少研究也探讨了导致先天性心脏病合并心力衰竭心脏移植后死亡的风险因素。缺血时间＞4h的死亡风险升高了3倍，缺血时间延长在以前曾行开胸手术患者中比较常见，通常因出血增多而恶化，通常需要额外的重建手术；正如之前的文献所述，PVR升高不但延长心脏移植的等待时间，还会增加移植排斥的风险，降低存活率。PVR和跨肺压差增加了非先天性心脏病患者的右心衰竭和术后早期死亡风险因素，MELD-XI评分高也增加了移植术后死亡风险。尽管在大型注册登记网中没有详细登记移植患者的具体心脏畸形，但Fontan术后和单心室生理确实增加了术后死亡率和再次移植手术的概率，也增加了再次手术和透析的概率。心脏中心的经验、长期类固醇治疗和诱导治疗可以改善移植患者的临床预后。

Karamlou等试图研究单心室生理心脏移植术后的死

亡率与其他成人先天性心脏病术后死亡率的差异。他们收集了509例14岁以上美国患者在1993—2007年接受心脏移植的临床资料,相比双心室生理患者,单心室患者(占研究对象25%)住院死亡率较高(23% vs. 8%),术前长时间住院也会增加术后死亡率,年龄越小,术后更有可能需要心室辅助装置的治疗。一项单中心研究分析了Fontan分流失败患者,Fontan分流失败者有着与先天性心脏病患者一样的移植等待时间,但是有着更长的术中缺血时间、更高的术后感染率、更高的神经事件发生率;另一项单中心研究评估了接受Glenn分流和Fontan分流患者的临床预后、临床结果和其他先天性心脏病类似,最后,Miller等证实当前时期(2009—2014年)Fontan分流失败后心脏移植术后存活率比较早时期(1995—1995年)有明显提高,研究把这种临床预后提高与先进的心脏成像技术、体肺侧支循环栓塞减少了容量负荷、心脏大小匹配度更为合适、改善了术后血管麻痹等因素有关。

4.先天性心脏病合并晚期心力衰竭的机械循环支持 2008年,HeartMate Ⅱ 连续血流左心室辅助装置(LVAD,Abbott,Chicago,Illinois)是第一个被批准临床使用的心室辅助装置,并作为心脏移植的过度治疗,随后,HeartMate Ⅲ (LVAD,Abbott,Chicago,Illinois)和HeartWare HVAD(Medtronic,Framingham,Massachusetts)血流离心泵成为长期循环支持的主流。这一段时期,在装置置入的量和在利用心室辅助装置作为心脏移植过度治疗的百分比上都有进展性明显升高,同时,先天性心脏病利用心室辅助装置实现有效循环支持的比率也有升高。Maxwell等分析了来自美国SPTR登记的1213例先天性心脏病患者,机械循环支持比率1993—1996年不足4%,2000—2009年增加约6%,2010—2012年增加到14%;和那些没有经过循环支持的先天性心脏病心脏移植患者相比,经过循环支持的患者更有可能造成肾功能恶化,肺动脉高压更为严重,更有可能既往有过开胸手术。尽管等待时间较短,但术中缺血时间延长,术前需要更多的输血及更长的住院时间。

最近,跨区域机械循环支持注册登记(INTERMACS)发表了最新报道,2006年6月—2015年12月,16 182例患者接受机械循环支持治疗,126(0.8%)例患有先天性心脏病,其中45%患者作为心脏移植前的过度治疗,38%患者在循环支持下等待移植候选,16%患者作为替代治疗。这些患者根据心室形态分为3组。系统解剖右心室(RV)、系统解剖左心室(LV)和单心室。第一组包括患者右旋大动脉转位(D-TGA)、心房转位手术后(Mustard或Senning术后)以及左旋大动脉转位和矫正型大动脉转位(l-loop TGA或先天矫正TGA)。第二组包括共同房室通道、法洛四联症、先天性心脏瓣膜病、室间隔缺损、房间隔缺损、动脉导管未闭及D-TGA心房转位术。第三组包括单心室循环、Fontan术后左心

室和右心室发育不良,注册登记中共63例系统解剖左心室,45例解剖右心室,17例单心室与非先天性心脏病患者相比,机械循环支持的先天性心脏病心力衰竭更为年轻(42岁 vs. 57岁),更有可能导致同种致敏作用、肺动脉高压、肝肾功能恶化。

在矫正型大动脉转位导致的右心衰竭中,左心室辅助装置可以减轻心室压力,支持和稳定系统循环。再者,这些患者通常伴有三尖瓣反流,而左心室辅助装置不依赖房室瓣的功能就可以正常工作。第一例行长期左心室辅助装置予以循环支持的先天性心脏病患者是在1999年,该患者是一位D-TGA患者,经行Mustard术后,辅助装置的流入套管放置在右心室的横膈壁位置而不是心尖部位,而泵从解剖上考虑以后前位放入腹腔。此后有一系列报道描述了LVADs的使用,陆续也有报道双心室辅助装置(BiVADs)和全人工心脏(TAHs)在不同类型先天性心脏病中的使用。连续血流轴向装置HeartMate Ⅱ 和Jarvik 2000(Jarvik Heart,New York)是最常用的装置,其次是连续血流离心式装置(HeartWare HVAD)。

Pedimacs是跨区域机械循环支持注册登记INTERMACS)登记的儿科信息,收集了置入年龄<19岁患者的信息。在第二年度报告中,体内连续血流式装置最常用(174/432,40%)。在所有机械循环支持患者中,先天性心脏病占21%,其中62%为单心室,90%曾有外科手术史,与心肌病患者相比,接受MCS置入的先天性心脏病患者生存期较差。

与无先天性心脏病成人相比,先天性心脏病患者更多选择双心室辅助装置、全人工心脏;先天性心脏病患者因为解剖结构异常,即便行外科矫正手术或姑息性手术,都还会存在解剖结构,使左心室辅助装置的置入成为不可能。另外,并存的导管、瓣膜关闭不全、残余分流使左心室辅助装置的输入导管和输出导管的插入变得异常复杂;而全人工心脏替代对Fontan分流失败的患者很有价值。全人工心脏和其他形式的机械循环支持不同,可以提供足够的心排血量,且使中心静脉压降低,随之可以逆转由于Fontan分流失败引起的肝硬化和肾衰竭,使患者更具备心脏移植的资格,同时因多种致敏事件导致群体反应抗原升高及因心功能不全导致肺动脉高压患者从中受益。与利用左心室辅助装置提供循环支持的先天性心脏病患者相比,双心室辅助和全人工心脏支持患者有着更高的肌酐、低血红蛋白,更高的慢性肾病及肺部疾病发病率,更易导致纵隔发育不良。

Cedars等根据INTERMACS 2006—2016年登记的临床数据,分析了行机械循环支持的先天性心脏病患者的临床结局。最终匹配126例患者,而非先天性心脏病患者512例,相比之下,先天性心脏病患者术后早期和晚期均有更高的不良事件发生率,更有可能导致早期和晚期肝衰竭和呼吸衰竭、早期肾衰竭、晚期心律失常、感

染及设备故障，而且近60%的肾衰竭患者需要透析治疗。两者在术后第一次非计划住院时间、神经系统并发症、出血事件、感染、设备更换等方面并无实质性差异。根据纽约心功能分级、堪萨斯州心肌病问卷调查评分、6min步行试验结果等评价，两组均可提高心功能状况和生活质量。但是先天性心脏病组有着更高的死亡率，尤其在术后5个月内，比较性分析结果显示52.3%的患者可以依靠循环支持存活，27.6%的患者死亡，20.1%的患者在12个月时接受心脏移植；短期死亡率在50岁年龄组最高，以及那些接受双心室辅助（BiVAD）和全人工心脏（TAH）的患者死亡率更高。接受机械循环支持患者1年内很难接受心脏移植，更有可能死亡。与那些接受心脏移植的患者相比，接受机械循环支持作为过度治疗的患者需要更长的住院时间、更多的输血，但和那些不接受机械循环支持的先天性心脏病患者相比，其在移植后透析、脑卒中、30d死亡率及长期生存率上无明显差异。

（二）先天性心脏病合并心律失常的诊治

随着外科手术的发展，成人先天性心脏病患者数逐渐增多，而作为先天性心脏病发展的后果或先天性心脏病并存的疾病——心律失常，越来越引起心脏科和心电生理专家的注意。无论简单或复杂先天性心脏病均可引起心律失常，但是随着先天性心脏病复杂程度增加，合并心律失常的风险也增加，心律失常的严重性也增加。例如，法洛四联症患者有着33%房性心律失常发病风险、10%室性心律失常风险和2%严重心律失常风险。先天性心脏病并发心律失常可加重心力衰竭，导致急诊入院增多，增加死亡率。有时需要考虑房性心律失常导管消融、抗凝，对于恶性心律失常患者需要考虑推荐置入埋藏式心脏除颤仪，因此我们需要明确特殊心脏畸形和特殊心律失常的发生率，量化评估哪些类型的心律失常与先天性心脏病患者住院死亡率密切相关。

1.先天性心脏病并发心律失常的急诊导管消融　先天性心脏病患者心律失常的发生受一系列临床因素的影响，如先天性解剖结构异常、手术瘢痕、低氧血症、血流动力学后遗症、神经激素水平升高、遗传因素。一般说来，任何新发或恶化的心律失常都应启动血流动力学评估，排除和处理潜在的促成因素，如阻塞性或反流性心脏瓣膜病变、心内分流、心肌缺血和心室功能障碍等。然而，某些临床情况比上述情况更值得考虑导管消融。

Ebstein畸形和预激综合征：Ebstein畸形在先天性心脏中所占比例＜1%，新生儿发病率约为1/200 000。其特征是后瓣、隔瓣附着心肌，三尖瓣瓣环下移，右侧房室结合部扩大，右心室心房化。Ebstein畸形常合并旁道，主要是右侧旁道，通常位于解剖三尖瓣环的下半部分，并认为是胚胎时期伴随异常瓣膜一起发育的。如果体表

心电图显示心室预激波，超过30%的Ebstein畸形伴旁道的患者会有多个旁道。一个以上的旁路存在较高突发性心脏死亡的风险。即使每一个前向传导旁道不能单独快速下传，当一条前向传导路径不能下传时，仍然可沿另一方向进行，因此在快速房性心律失常时可以引起快速心室率。而且，房性心律失常，包括房内折返性心动过速（IART）和房颤在Ebstein畸形患者中都比较常见。因此，一个快速的心率可以导致右心房压升高，从而增加右向左分流（通过卵圆孔未闭和房间隔缺损），加重发绀和缺氧症状。因此即使无症状，但由于常合并多个旁道，增加房性心动过速的风险，造成房性心律快速前传导致快速心室率，可引起血流动力学不稳定及心脏性猝死。Ebstein畸形合并有心室预激波的患者应尽早考虑导管消融术。

2.右旋大动脉转位行Mustard或Senning术后心律失常　右旋大动脉转位（D-TGA）患者经行心房转位术（Mustard或Senning术）导致患者生理循环发生重要改变，以形态学右心室充当功能左心室。无论是Mustard还是Senning术后，在心房重建手术时留下广泛的缝合线，造成电生理传导不均衡，因此很容易发展为大折返环、微折返环性房性心动过速。猝死是死亡的主要原因，发生率为4/1000～5/1000，主要诱发因素为运动和房性心律失常。虽然不能从观察性研究和不断增加的证据中推断出房性心律失常是该类病患的触发因素，但在运动和心腔内电生理研究时发现，房性心律失常可以恶化，进展为室颤。而且ICD跟踪随访发现房性心律失常可以和室性心律失常并存，或者是室性心律失常的前奏。研究者认为房性心律失常引起快速心室率，诱发缺血相关室性心律失常可能是猝死的潜在机制。在大动脉转位行心房转位术患者中，由于快速心室率引起每搏输出量减少尤为特殊，主要是重建心房无法提供很好的血流传输功能，功能左心室心力储备也差，不能有效提供足够的舒张末充盈压。右冠状动脉是一个效率低下的循环系统，而且功能左心室由于长期后负压而导致心室肥厚，右冠状动脉不能提供良好的血供，因此该类患者合并心肌缺血比较普遍，通常累及形态右心室（功能左心室）下壁和前壁。因此在房性心动过速时，可以引起快速心室率，每搏输出量减少，使右心室心内膜缺血更为严重，导致局部心肌氧供氧需失衡，诱发心肌坏死。这类患者猝死后活检时发现，形态右心室即使在没有冠状动脉硬化的情况下，依然可见大面积心肌梗死，这个发现确实给研究者的假设提供了充足的证据。因此，右旋大动脉转位（D-TGA）患者经行心房转位术后如果并发持续房性心动过速建议尽早行导管消融，避免引起与缺血性相关的恶性室性心律失常。

3.单心室Fontan分流术后心律失常　单心室是一种罕见而复杂的先天性心脏病，其肺静脉和体循环静脉均回归到单一功能心室，因此恢复双心室生理是不可能

的，新生儿总体发病率约为2/20 000。Fontan手术包括将体循环静脉直接引回到肺动脉，通常没有右心室，由此产生一个系统静脉压高而肺动脉压力低的复杂状况，这一微妙平衡很难维持，最终导致多系统并发症。房性心律失常在该类患者中比较常见，能引起较高的死亡率。老的Fontan术后随访20年，50%患者都会并发房性心律失常。新的Fontan术后随访15年，10%～15%的患者并发房性心律失常。更为重要的是，该类患者对持续性房速耐受性很差，通常以2∶1下传引起快速心室率，很快引起严重的房室瓣膜反流、Fontan管道内血栓形成、心力衰竭和晕厥，但很少引起心脏性猝死。不像右旋大动脉转位（D-TGA）经行心房转位术患者那样房性心律失常引起致命的室性心律失常，但是却易引起心搏骤停。此外，Fontan术后患者对抗心律失常药物有耐药性。因此，在排除严重血流动力学不稳定和血栓之后，应尽早推荐行导管消融术。

4.艾森门格综合征和其他脆弱循环生理　艾森门格综合征意味着最严重的肺动脉高压，通常因长期左向右分流，进而引起肺动脉压力升高和不良的肺循环重塑肺。当肺循环阻力足够高，最终引起右向左分流，引起发绀的症状。尽管艾森门格综合征发生率随着患者对认知的加深、外科手术和经皮介入手术的进步而逐渐下降，但它仍然代表着先天性心脏病患者最脆弱的血流动力学状况。

当房性心动过速发生时，患者右心室不能适应右心室前负荷的快速变化，进而体循环低血压，从而增加右向左的分流量，导致体循环血氧饱和度大幅度下降。最近的研究表明先天性心脏病合并艾森门格综合征与先天性心脏病的高猝死率密切相关，每年猝死率可达4.7‰，平均年龄38岁。

肺动脉高压导致右心房扩张和重构，易发生房性心律失常。在艾森门格综合征合并房性心律失常患者的多变量分析中，猝死风险率为3.4%～9.0%。提示房性心律失常可能导致血流动力学不稳定，引起猝死率明显升高，该类患者并发心律失常应尽早行导管消融术。

5.先天性心脏病ICD置入一级预防　成人先天性心脏病的总体猝死率低（<0.2%/年）。然而它仍然远远高于对照组，它和心力衰竭是先天性心脏病最主要的两个原因。但是如何识别猝死高风险患者，启动ICD一级预防，依然是一项很有挑战性的工作。由于患者病因及循环生理差异比较大，在这类患者中使用较好的风险评估方法，在另一类患者中却并不适用。随着外科手术及介入手术的发展，使得风险分层方法变得更为复杂。在缺少对这类患者随机临床试验的情况下，很难制订统一的风险评估方法，临床使用的评估方法主要基于一些观察性研究和一些非先心病临床试验所得的一些经验推断。

先天性心脏病患者ICD一级预防要求符合非先天性心脏病人群确立的一般标准：即左室射血分数<35%伴

NYHA心功能Ⅱ级或Ⅲ级症状。事实上，这是唯一一个Ⅰ类推荐的先天性心脏病ICD一级预防标准，主要原因在于临床调查发现当射血分数不足35%，其每年猝死率可高于3.5%；而且PACES/HRS专家一致声明这项标准仅适用于系统性左心室及双心室患者，不适用于单心室或者系统性右心室（功能左心室）患者。无论如何，在一项512例先天性心脏病患者行ICD一级预防的临床调研中发现，只有10%患者符合Ⅰ类标准，可见还有相当比例不符合此项标准的患者可以从中获益。

到目前为止，法洛四联症是最常见行ICD置入的先天性心脏病亚型，置入数量超过所有其他先天性心脏病总和。研究统计显示，法洛四联症患者在矫正手术15～20年后，猝死率呈非线性增长，在过去的几十年里，众多观察性研究探索与室性心律失常、猝死密切相关的危险因素。最终，他们对这些高危患者进行合理、一致的描述：矫正手术时高龄；血流动力学不稳定；心室纤维化和电生理研究发现。电生理研究可诱发的持续性室速有很高的预测价值，优于其他非侵入性标志，尤其那些有中度猝死风险的患者。与猝死相关的独立危险因子的发现有赖于预测模型中纳入的参数，而患者的电机械特征呈高度相关性，并通过此类研究，总结出适合ICD治疗一些危险因素以作为危险分层的标准：0～2分为低度风险；3～5分为中度风险；6～12分为高度风险。可见高度风险患者无ICD放电生存期大幅度降低。当前Ⅱa类推荐（证据B级）指出法洛四联症合并多个猝死风险因素推荐ICD一级预防是合理的。

不同于法洛四联症患者，试图发现系统性右心室猝死的高危患者是令人失望的。对经行Mustard或Senning术的患者而言，与猝死相关的危险因素包括房性心动过速、系统性心室功能障碍、严重三尖瓣反流、QRS间期延长。对系统性右心室来说，我们很难准确评价其右心室功能，正常情况下，肺动脉瓣下右心室射血分数在20%左右，远低于系统性左心室功能低35%的标准，我们恐怕不能认定这一标准适用于形态性右心室（功能性左心室）。现今对系统性右心室患者所做的危险分层主要关注的是潜在可能风险，扩大了ICD的可能适用范围。成年系统性右心室，射血分数<35%合并如下因素：复杂心律失常、不明原因晕厥、心力衰竭症状、QRS间期≥140ms、严重的三尖瓣反流。将这样标准作为Ⅱb类推荐（证据C级）正是为了在缺少确实临床证据的情况下扩大ICD的适应证，减少此类患者猝死的风险。

对先天性心脏病患者单心室射血分数<35%；或者并发晕厥，临床高度怀疑室性心律失常，但经过临床检查没有找到原因者作为Ⅱb推荐是合理的。通常情况下，先天性心脏病并发晕厥有以下可能原因：缓慢性心律失常，房性、室性心动过速和非心律失常原因。重要的是，在缺少大折返环心律失常基质的情况下（例如法洛

四联症），程序性心室刺激在成人先天性心脏病患者中的价值一直没有得到很好的重视。近期，在为数不多的大动脉转位经行Senning术后患者的临床观察显示，可诱导的室性心律失常未能提示可以预测未来室性心律失常和心脏性猝死的风险。未来，我们需要更大规模的、更好地设定高危患者特征，选择不同亚型先天性心脏病患者如法洛四联症、单心室作为研究对象的临床随机试验，才能进一步优化现在的风险分层方案。

（潘家义　牛　力）

参 考 文 献

Cedars A，Vanderpluym C，Koehl D，et al. An Interagency Registry for Mechanically Assisted Circulatory Support（IN-TERMACS）analysis of hospitalization，functional status，and mortality after mechanical circulatory support in adults with congenital heart disease［J］. J Heart Lung Transpl，2018，37（5）：619-630.

Chaix MA，Chergui M，Leduc C，et al. Sudden death in transposition of the great arteries with atrial switch surgery：Autopsy evidence of acute myocardial ischemia despite normal coronary arteries［J］. Int J Cardiol，2019，288：65-67.

Davies RR，Russo MJ，Yang J，et al. Listing and transplanting adults with congenital heart disease［J］. Circulation，2011，123（7）：759-767.

De Groot NM，Schalij MJ. Euro Heart Survey on adult congenital heart disease：concern for the complexity of care［J］. Eur Heart J，2006，27（11）：1268-1269.

Hermsen JL，Stout KK，Stempien-Otero A，et al. Long-Term Right Ventricular Assist Device Therapy in an Adult with Pulmonary Atresia/Intact Ventricular Septum［J］. Asaio J，2018，64（4）：72-74.

Kaemmerer H，Bauer U，Pensl U，et al. Management of emergencies in adults with congenital cardiac disease［J］. Am J Cardiol，2008，101（4）：521-525.

Khairy P，Harris L，Landzberg MJ，et al. Implantable cardioverter-defibrillators in tetralogy of Fallot［J］. Circulation，2008，117（3）：363-370.

Khairy P，Harris L，Landzberg MJ，et al. Sudden death and defibrillators in transposition of the great arteries with intra-atrial baffles：a multicenter study［J］. Circ Arrhythm Electrophysiol，2008，1（4）：250-257.

Khush KK，Cherikh WS，Chambers DC，et al. The International Thoracic Organ Transplant Registry of the International Society for Heart and Lung Transplantation：Thirty-sixth adult heart transplantation report 2019；focus theme：Donor and recipient size match［J］. J Heart Lung Transplant，2019，38（10）：1056-1066.

Koh AS，Yap BT，Le Tan J，et al. Emergency admissions in Asians with adult congenital heart disease［J］. Int J Cardiol，2011，151（1）：54-57.

Lund LH，Edwards LB，Kucheryavaya AY，et al. The Registry of the International Society for Heart and Lung Transplantation：Thirtieth Official Adult Heart Transplant Report-2013；focus theme：age［J］. J Heart Lung Transplant，2013，32（10）：951-964.

Maxwell BG，Wong JK，Sheikh AY，et al. Heart transplantation with or without prior mechanical circulatory support in adults with congenital heart disease［J］. Eur J Cardio-Thorac，2014，45（5）：842-846.

Menachem JN，Lindenfeld J，Schlendorf K，et al. Center volume and post-transplant survival among adults with congenital heart disease［J］. J Heart Lung Transplant，2018，37（11）：1351-1360.

Opotowsky AR，Siddiqi OK，Webb GD，et al. Trends in hospitalizations for adults with congenital heart disease in the U. S［J］. J Am Coll Cardiol，2009，54（5）：460-467.

Ryan TD，Jefferies JL，Zafar F，et al. The Evolving Role of the Total Artificial Heart in the Management of End-Stage Congenital Heart Disease and Adolescents［J］. Asaio J，2015，61（1）：8-14.

Smit-Fun VM，Buhre WF. Heart Failure in Adult Patients with Congenital Heart Disease［J］. Anesthesiol Clin，2019，37（4）：751-768.

Tchantchaleishvili V，Hallinan W，Schwarz KQ，et al. Long-term total cardiac support in a Fontan-type circulation with HeartMate Ⅱ left ventricular assist device［J］. Interact Cardiov Th，2016，22（5）：692-694.

第12章

肺动脉高压

第一节　肺动脉高压的病因及分类

一、概述

肺高血压（pulmonary hypertension，PH），是由已知或未知原因引起的肺循环压力异常升高的病理状态，它既可来源于肺血管自身病变，也可继发于其他心肺疾病，病因广泛，包括毛细血管前性肺动脉高压、毛细血管后性肺高血压和混合性肺高血压（肺动脉和肺静脉压力均升高）。肺高血压的血流动力学诊断标准为：海平面状态下、静息时，右心导管测量肺动脉平均压（mean pulmonary arterypressure，mPAP）≥25mmHg（1mmHg＝0.133kPa）。这一点较2007版"共识"去除了肺动脉收缩压>30mmHg的标准，而仅沿用平均压标准，使诊断更精确且简单。同时，废除了原来运动时肺动脉平均压>30mmHg的标准，排除了运动时心排血量增加导致的误差。

正常人的mPAP为（14.0±3.3）mmHg，上限为20mmHg。2008年第4届世界肺高血压大会（4thWSPH）曾将mPAP处于21～24mmHg定义为临界肺高血压，2013年第5届世界肺高血压大会（5thWSPH）则取消了该模糊提法。鉴于mPAP轻度增高与死亡率增高相关，因此，2018年尼斯的第6届世界肺高血压大会（6thWSPH）重新界定肺高血压的定义为静息时右心导管测得mPAP≥20mmHg，本指南虽然没有采用此新标准而仍沿用mPAP 25mmHg的老标准，但明确正常人mPAP上限为20mmHg，可以说20mmHg上限的界定更有利于早期发现和追踪临界肺高血压患者肺动脉高压（pulmonary arterial hypertension，PAH），指桥小动脉本身病变导致的肺动脉压力和肺血管阻力升高，而左心房与肺静脉压力正常，不同于肺高血压包含所有毛细血管前后压力升高的病变，肺动脉高压为单纯的毛细血管前肺动脉高压。肺动脉高压的血流动力学诊断标准除了mPAP≥25mmHg外，同时还有肺动脉楔压（pulmonary arterial wedge pressure，PAWP）≤15mmHg及肺血管阻力>3Wood单位。

我国也结合国情对肺高血压指南进行了更新，明确指出肺高血压包括毛细血管前性肺高血压、毛细血管后性肺高血压和混合性肺高血压（肺动脉和肺静脉压力均升高）。

既往常有研究和文献将PH和PAH相混淆，实际上这两者是完全不同的概念。PAH是PH的一种，其血流动力学特征表现为毛细血管前性肺高血压，即肺动脉楔压（PAWP）≤15mmHg，肺血管阻力（pulmonaryvascular resistance，PVR）≥3个Wood单位（Wood unit，WU）。如患者为毛细血管前性PH，且排除了肺疾病相关性PH、慢性血栓栓塞性PH（chronicthromboembolic pulmonary hypertension，CTEPH）及不明机制和（或）多种因素导致的PH，可诊断为PAH。

近年来，有部分学者提出了运动肺动脉高压的概念，特指那些在静息时肺动脉压力正常，但在运动负荷时肺动脉压力升高的患者。然而，鉴于缺乏可信的研究数据，目前的欧美一线指南均未采纳这一概念，仍然根据静息RHC检查结果做出诊断。运动肺动脉高压这一概念仍有待进一步研究和探索。

二、肺动脉高压的病因及分类

肺动脉高压（PAH）的病因较为复杂，多种疾病均可导致PAH，而PAH也可促进这些疾病的发生发展，形成恶性循环。总体来说，PAH的病因包括遗传机制、结缔组织病、先天性心脏病、门静脉高压、HIV感染、药物和毒物、左心疾病、肺疾病、慢性肺血管血栓栓塞、肺动静脉阻塞或闭塞及继发于其他疾病。目前部分PAH病因仍不明，需要进一步探讨研究。

（一）遗传机制

目前已明确部分PAH为遗传疾病。Soubrier等报道约75%家族性PAH和多达25%散发PAH病因为*BMPR2*基因的杂合突变。*BMPR2*基因共包含13个外显子，现有研究表明，除外显子5、10及13外，其他外显子都有突变发生，且外显子6、8和12存在基因多态性。该基因编码骨形成蛋白2型受体，而骨形成蛋白在机体血管细胞增殖调控中发挥着重要作用，故该基因发生突变可能会导致肺血管细胞增殖调控异常，最终导致PAH。

除*BMPR2*基因外，部分有出血性毛细血管扩张病史和家族史的PAH患者中亦可见编码激活素受体样激酶1和内皮糖蛋白的基因及*BMPRIB*与*SMAD9*基因突变，提示TGF-B家族参与部分PAH患者的发病。部分PAH患者全外显子测序可见编码小窝蛋白1（CAV1）和钾离子通道亚家族成员3（KCNK3）基因的罕见杂合突变。需要注意的是，家族性PAH以常染色体显性方式遗传，且具有不完全外显性，由于其外显率较低，故大部分携带基因突变的家族成员并不发病，但其仍可将突变基因遗传给下一代，在临床诊疗中需要注意这一点。

肺静脉闭塞病（pulmonary veno occlusive disease, PVOD）是PH的病因之一。Eyries等对13例家族性PVOD和20例散发并经组织学确诊的PVOD患者进行了全基因组测序，结果表明所有家族性PVOD和25%散发PVOD患者存在真核细胞翻译起始因子2cx激酶4（eukaryotic translation initiation factor 2 alpha kinase4, EIF2AK4）双等位基因突变，提示该基因突变是家族性PVOD和部分散发PVOD患者的病因，但具体发病机制仍有待进一步研究。

综上所述，遗传机制是PAH的病因之一。随着生物医学技术的发展、全基因组测序技术的普及，有望在不久的将来对其机制进行更深刻的阐述。

（二）结缔组织病

结缔组织病患者常合并PAH。流行病学调查表明，在欧美国家，结缔组织病相关性PAH是除特发性肺动脉高压（idiopathic pulmonary arterial hypertension, IPAH）外第二大常见的PAH类型。系统性硬化（systemic sclerosis, SS）特别是其局限型是美国和欧洲结缔组织病相关性PAH的主要病因，在SS大规模队列研究中，血流动力学表现为毛细血管前PH的发病率为5%～12%。在亚洲，则常见系统性红斑狼疮导致PAH。除上述两种疾病外，混合结缔组织病、类风湿关节炎、皮肌炎及干燥综合征亦常为PAH的病因。

结缔组织病导致PAH的机制可能有下列几种原因：①结缔组织病累及肺血管，如累及毛细血管前小动脉，则为PAH；如累及毛细血管后小静脉，则为PVOD。②结缔组织病累积肺实质或者心脏，导致心肺疾病，继而导致心肺疾病相关性PH。同时，结缔组织病累及肺部可造成低氧血症，进一步促进PAH的发生。③结缔组织病患者凝血状态异常，易产生血栓，可能继发CTEPH。故临床如遇结缔组织病合并PAH，需认真鉴别，并结合RHC检查结果明确。

（三）先天性心脏病

先天性心脏病如合并体-肺循环分流，常会出现PH，一般表现为PAH。这些合并体-肺循环分流的先天性心脏病包括室间隔缺损、房间隔缺损、动脉导管未闭等。该组疾病共同的病理生理特点是体循环血液通过左向右分流进入肺循环，肺血管系统长期暴露于增多的血流和增加的压力下，首先会引起反应性肺动脉压力升高，继而会导致肺小动脉内膜增生、管腔狭窄，肺动脉阻力增高而出现明显的PAH。当肺动脉压增高到等于或高于体循环血压时，则分流方向会逆转，双向或右向左分流而出现发绀，即艾森门格综合征。

需要注意的是部分动脉导管未闭、静脉窦房间隔缺损及肺静脉部分性回流异常患者临床和超声表现较为隐蔽，难以识别，患者如合并PAH，常被误诊为IPAH。故临床上需对这些畸形予以关注，检查患者时需明确有无上述畸形。

（四）门静脉高压

门静脉高压是发生PH的重要危险因素。肝硬化是门静脉高压最常见的病因，肝硬化患者常可发现PH。1%～5%门静脉高压患者最终发展为PH，其血流动力学特征表现为PAH。门静脉高压导致的肺动脉高压称为门静脉高压性PH（portopulmonary hypertention, PoPH）。目前，PoPH的具体发病机制尚不明确。有学者推测当门静脉高压时，门-体静脉分流，一些原本在肝脏灭活的活性因子如5-羟色胺等通过分流进入肺循环，而这些因子可刺激肺血管收缩和促进血管壁细胞增殖，但此假说仍需进一步的基础和临床研究予以求证。

需要注意的是，PoPH和肝肺综合征是两个完全不同的概念，PoPH的前提是门静脉高压，不一定合并肝脏疾病，而肝肺综合征见于肝脏疾病患者。但不可否认，临床上常见此两种疾病出现重叠。同时，PH和门静脉高压并存并不意味着患者就一定是PoPH。在临床工作中，需仔细鉴别，必要时需结合侵入性血流动力学检查。

（五）人类免疫缺陷病毒感染

一项人群研究表明，HIV相关性PAH最低发病率为0.46%。HIV感染相关性PH一般表现为PAH，但也有病理研究表明，HIV感染合并肺动脉高压患者不仅有肺小动脉内膜增生、管腔狭窄，亦同时合并肺小静脉阻塞。目前，HIV感染相关性PAH的发病机制依然不明。推测可能和病毒感染造成肺部炎症，继而促进活化的肺泡巨噬细胞及淋巴细胞释放大量炎症细胞因子和生长因子，刺激肺小动静脉管壁增殖有关。鉴于仅有少数HIV感染者发生PH，且此类患者常为男性及静脉药物依赖者，故考虑炎症仅仅是触发因素，遗传机制和其他机制在发病中的作用仍有待进一步探讨。

（六）药物和毒物

多种药物和毒物可导致PAH，具体分为如下几种。

1.食欲抑制药 此类药物常被应用于肥胖患者的减肥治疗。多种食欲抑制药如富马酸氨苯唑啉、芬氟拉明、苯丙胺等可引起PAH，且患病风险随着用药时间增加而逐渐升高。至于食欲抑制药物导致PAH的病因，目前仍不明确。食欲抑制药物主要是通过促进神经元释放5-羟色胺达到降低食欲、增加饱感的作用。而循环中5-羟色胺水平的增高可能会使肺动脉收缩、肺血管平滑肌细胞增生，从而促进PAH的形成。

2.有毒的菜籽油 1981年，西班牙暴发了一种急性累及多器官的疾病，发病人数多达20余万人，患者发病前均有食用变性菜籽油史，发病后可出现全身血管损害，部分患者（约2.5%）出现PAH和肺源性心脏病，死亡患者高达300余人。对患者的尸检表明，其肺动脉内膜可见纤维化、毛细血管前小血管增生及机化的血栓栓塞。有学者认为，导致该疾病的成分可能和变性菜籽油中含有油酰苯胺有关，其可作用于机体组织，导致氧自由基产生，损伤组织及血管内皮，但也有学者认为无法明确导致该"毒油综合征"（toxic oil syndrome）确切的化学成分。

3.其他 除食欲抑制药物和有毒菜籽油外，左旋色氨酸、可卡因等都可引起PAH。亦有苯丙醇胺、贯叶金丝桃、苯丙胺类药物、干扰素α和干扰素β、某些化疗药物如烷化剂（丝裂霉素C、环磷酰胺）引起PH的报道。临床使用上述药物时，需予以注意。2018年ESC肺动脉高压诊断和处理指南对可导致PAH的药物或毒物及其危险水平进行了更新，具体见表12-1。

表12-1 可导致PAH的药物或毒物及其危险水平

确定	可能
阿米雷司	可卡因
芬氟拉明	苯丙胺
右芬氟拉明	苯丙醇胺
甲基苯丙胺	L-色氨酸
苯氟雷司	圣约翰草（贯叶连翘）
达沙替尼	干扰素α、干扰素β
毒性菜籽油	烷基化药物，如丝裂霉素C、环磷酰胺等
	博舒替尼
	直接抗丙肝病毒药物
	来氟米特
	中药青黛

（七）左心疾病

众所周知，PAH是左心疾病（left heart diseases，LHD）的常见并发症，左心衰竭患者常合并肺循环压力升高，并引起呼吸困难、缺氧、肺水肿等症状。反过来，PH的存在亦可加重左心疾病的病情。左心疾病的患者发生PH是肺循环对左心充盈压力被动向后传导的反应。左心疾病时，患者左心收缩和（或）舒张功能不全，造成左心室舒张末压力升高，当患者出现二尖瓣反

流及左心房顺应性降低时，充盈压力可进一步增加。此充盈压力传导至肺循环，首先引起反应性肺血管压力升高，一段时间后可出现肺血管一氧化氮（NO）活性下降、内皮素（ET）表达增加、机体对尿钠肽（其可导致血管舒张）的敏感性降低及肺血管重构，最终形成PAH、右心室后负荷增加及右心衰竭。

（八）肺疾病

最常见导致PAH的肺疾病是慢性阻塞性肺疾病（chronic obstructive pulmonary disease，COPD）、间质性肺疾病及肺纤维化合并肺气肿（combined pulmonary fibrosis and emphysema，CPFE）。一些罕见的临床状况，如朗格汉斯细胞肉芽肿病、结节病等也是病因之一。肺疾病导致PAH的最主要机制是缺氧，肺部疾病导致机体缺氧，可引起反应性肺动脉压力升高，长期缺氧可引起肺循环一系列病理生理变化，如NO合成减少，内皮素表达增加，以及不良神经体液因子导致血管重构、内皮增生，甚至可伴有内皮细胞损伤、微血栓形成。部分肺疾病本身也可直接导致肺血管损害，最终形成PAH。

（九）CTEPH

CTEPH的病因主要为肺血管血栓栓塞导致的阻塞性肺动脉重构。最常见急性肺栓塞后血栓机化继发CTEPH，但肺动脉肉瘤、肿瘤细胞栓塞、寄生虫病（棘球蚴）、异物栓塞及先天性或获得性肺动脉狭窄也是CTEPH的病因。部分CTEPH病因不明。

（十）肺静脉阻塞

PVOD和肺毛细血管瘤（pulmonary capillary hemangiomatosis，PCH）均可导致肺静脉阻塞。研究表明，73%PVOD患者同时具备PCH的病理特征，反过来，80%PCH患者有PVOD的病理特征。鉴于这两种疾病的病理特征、临床表现相似，故有学者推测PCH可能是PVOD毛细血管后阻塞继发血管增生所致，而不是一种独立的疾病。如前所述，几乎所有家族性和部分散发性PVOD/PCH是*EIF2AK4*基因等位突变所致，还有部分散发PVOD/PCH病因不明。鉴于其中部分患者常合并有其他临床状况（系统性硬化症、HIV感染等）或有药物（环磷酰胺、丝裂霉素等）或毒物暴露史，不排除本病和这些临床状况存在因果关系，但具体仍有待进一步研究明确。

（十一）继发于其他疾病

1.血液系统异常 慢性溶血性贫血、骨髓增生异常、脾切除术后等可导致PAH，其机制可能包括慢性缺氧、原位血栓形成、微循环阻塞等。此外，血液系统疾病常需反复输血，可导致铁负荷过重，不仅损伤心脏和肝功能，也可能对血管造成损伤；治疗骨髓增生性疾病

需使用化疗药物。上述病因最终均可导致 PAH。

2.糖原贮积病　本病是一种罕见常染色体隐性遗传的糖原代谢性疾病，致病基因位于 17q21 染色体。由于患者肝内缺乏葡萄糖 -6- 磷酸酶，故无法将 6- 磷酸葡萄糖水解为葡萄糖，患者常表现为低血糖、高脂血症、酮症和乳酸性酸中毒等。有该病患者罹患 PAH 的报道，但具体机制不明。

3.戈谢病　本病是一种罕见常染色体隐性遗传的脂质代谢障碍性疾病，致病基因位于 1q21 染色体。该病患者由于体内缺乏 β- 葡糖苷酶，可导致葡糖苷脂在网状内皮细胞内大量聚积，引起组织细胞大量增殖，累及全身，在肺部可表现为肺间质纤维化、肺实变及 PAH。戈谢病患者发生 PAH 的病因可能与肺毛细血管被增殖的组织细胞栓子阻塞有关，同时肺部疾病本身可导致缺氧，可加重 PAH 的进展。

4.寄生虫感染　血吸虫病累及肺部可导致 PAH，肺棘球蚴病可导致 CTEPH。

5.其他　此外，结节病、肺组织细胞增多症、淋巴管平滑肌瘤、甲状腺功能异常、肺肿瘤血栓性微血管病、纤维性纵隔炎、慢性肾衰竭等均可导致 PAH。

2018 年 ESC 肺动脉高压诊断和处理指南根据临床表现、病理改变、血流动力学特征及治疗策略将 PAH 分为5 类，具体分类法见表 12-2。

表 12-2　PAH 综合临床分类

1.肺动脉高压（PAH）	3.1　阻塞性肺疾病
1.1　特发性 PAH	3.2　限制性肺疾病
1.2　急性肺血管扩张试验阳性 PAH	3.3　其他混合性限制 / 阻塞性肺疾病
1.3　遗传性 PAH	3.4　非肺部疾病所致低氧
1.4　药物和毒物相关 PAH	3.5　肺发育异常性疾病
1.5　相关因素所致 PAH	**4.肺动脉阻塞性疾病所致肺动脉高压**
1.5.1　结缔组织病	4.1　慢性血栓栓塞性肺高血压（CTEPH）
1.5.2　人类免疫缺陷病毒（HIV）感染	4.2　其他肺动脉阻塞性病变所致肺高血压
1.5.3　门静脉高压	4.2.1　肺动脉肉瘤或血管肉瘤
1.5.4　先天性心脏病	4.2.2　其他恶性肿瘤
1.5.5　血吸虫病	4.2.3　非恶性肿瘤
1.6　肺静脉闭塞病（PVOD）/ 肺毛细血管瘤（PCH）	4.2.4　肺血管炎
1.7　新生儿持续性肺高血压（PPHN）	4.2.5　先天性肺动脉狭窄
2.左心疾病所致肺动脉高压	4.2.6　寄生虫阻塞
2.1　射血分数保留的心力衰竭（HFpEF）	**5.未知因素所致肺动脉高压**

续表

2.2　射血分数降低的心力衰竭（HFrEF）	5.1　血液系统疾病
2.3　心脏瓣膜病	5.2　系统性疾病
2.4　先天性毛细血管后阻塞性病变	5.3　其他：慢性肾衰竭，纤维纵隔炎，节段性肺动脉高压
3.呼吸系统疾病和（或）缺氧所致肺动脉高压	5.4　复杂先天性心脏病

三、肺动脉高压的流行病学特点

PAH 发病年龄偏低，自然预后较差，国际上尚缺乏 PAH 整体发病的流行病学研究。20 世纪 80 年代欧美等发达国家为制定全球 PAH 的防治策略已开展了针对PAH 的大样本、多中心注册研究，并探讨了其流行病学变化。在我国 PAH 的流行病学资料尚不清楚，但有增多的趋势。

如前所述，PAH 是一个广泛的概念，共分为 5 类。目前，从全球水平探讨 PAH 总体发病率的报道少见。英国流行病学调查表明，该国 PAH 发病率为 97/100 万，其中女性和男性患者比例为 1.8∶1。美国 PAH 流行病学研究数据则提示该国 PAH 患者年龄标准化死亡率为（4.5/ ～ 12.3）/10 万。虽然目前仍缺乏第 2 类和第 3 类PAH 注册研究数据，但学术界仍公认左心疾病是 PAH最常见的病因，下面我们将按照 PH 分类详述各类 PAH的流行病学特点。

（一）第 1 类 PAH（PH）

大部分欧美 PH 注册研究是在 PAH 患者中进行的。

1981 年，美国国立卫生研究院（National Institutes of Health，NIH）首次开展了国家 IPAH 的大样本、多中心临床注册研究。该研究共入选美国 32 个医学中心187 例经右心导管确诊的 IPAH 患者，对其进行流行病学研究。研究结果表明，IPAH 患者具有难以早期诊断、发病率低、青年女性多见（女性占 63%）、预后极差（多为心功能 Ⅲ～Ⅳ 级）等特点，其中位生存期仅 2.8 年，1 年、3 年、5 年的生存率分别为 68%、48%和 34%。

2002 年法国开展了首个前瞻性 PAH 注册研究。该研究大部分（96%）患者经 RHC 检查确诊，2002 年 10月至 2003 年 10 月共入选来自法国 17 个医学中心的 674例 PAH 患者，其中，IPAH 占 39.2%，结缔组织病相关性 PAH 占 15.3%，其他类型 PAH 如先天性心脏病性、门静脉高压性、减肥药相关性、家族性及 HIV 感染相关性PAH 分别为 11.3%、10.4%、9.5%、3.5% 和 6.2%。患者平均年龄为（50±15）岁，性别以女性多见（占 66%），从临床症状出现至确诊的中位数时间为 2.2 年，大多数患者诊断时心功能已恶化至Ⅲ～Ⅳ级。此项注册研究结果表明，法国成人预估PAH患病率为15/100万，其中成人IPAH患病率为5.9/100万。法国成人PAH最低预估发病率为2.4/（100万·年）。PAH患者的1年、2年和3年生存率分别为87%、76%和67%。

2006年美国开展了REVEAL研究，该研究为前瞻性、大样本、多中心肺动脉高压注册研究，是迄今为止规模最大的PH研究，共入选来自54个美国肺血管病中心的PAH患者2967例，其中200例年龄为18岁以下。全部患者中PAH患者占46.2%，结缔组织病相关性患者占26.8%，先天性心脏病相关性患者占10.5%，其他类型如门静脉高压性、减肥药性、家族性、HIV感染相关性及PVOD或PCH样扩张性PAH患者分别占5.7%、5.6%、2.7%、2.2%和0.5%。其中女性多见［占79.5%，平均年龄（50±14）岁］。患者由临床症状出现至确诊的中位数时间为1.1年，大多数患者诊断时心功能已恶化至Ⅲ～Ⅳ级。REVEAL研究结果表明，美国PAH发病率和患病率分别为每100万人口2.3例和12.4例，其中IPAH发病率和患病率分别为每100万人口1.1例和10.6例。其PAH患者的1年生存率为91%。

2007年，Peacock等发表了一项在英国苏格兰人群中进行的PAH流行病学研究，共收集了1986—2001年374例苏格兰住院PAH患者数据，患者年龄为16～65岁，对其进行流行病学分析，并将其和苏格兰肺血管单元的数据库数据进行对比。此项研究数据结果表明，苏格兰地区PAH发病率为（7.1～7.6）/（100万·年），患病率为（26～52）/100万。

根据上述法国和苏格兰地区的研究，2015年ESC肺动脉高压诊断和赴理指南评估欧洲PAH患病率为（15～60）/100万，发病率为（5～10）/（100万·年）。

自2007年7月始，西班牙开展了一项PAH注册研究，该研究在2007年7月—2008年6月，共纳入了866例PAH患者和162例CTEPH患者。在PAH患者中，部分为毒油综合征受害者。研究结果表明，在西班牙，成人PAH预估患病率为16例/100万，成人PAH年患病率为3.7例/100万，1年、3年和5年生存率分别为87%、75%和65%。

COMPERA研究始于2007年，为一项欧洲多国、多中心PAH注册研究。研究共纳入了1283例首次诊断为PAH的患者。对研究数据进行的分析数据表明，和前述的研究不同，在本研究中，随着患者年龄的增长，男性的比例增加。

上述欧美注册数据表明，约50% PAH患者为特发性、遗传性或药源性PAH。在继发性PAH亚组中，最常见病因为结缔组织病，主要是系统性硬化。在亚洲，大部分结缔组织病相关性PAH病因可能是系统性红斑狼疮，而不是系统性硬化，但这仍需要大规模的规范注册研究来证实。

前述1981年美国NIH注册调查发现IPAH患者平均年龄为36岁。但目前新的注册研究数据表明，PAH常见于老年患者，PAH患者被确诊的平均年龄为50～65岁。大部分PAH注册研究中，女性发病率都高于男性，但也有研究表明两者发病率无显著差异，特别是在老年患者中，女性发病率并不高于男性（如COMPERA研究）。流行病学研究数据同时表明，随着时代的进步，PAH患者的生存率逐渐改善，这可能和临床诊治经验丰富、PAH靶向治疗药物使用有关。

（二）第2类PAH（左心疾病导致的肺动脉高压）

心力衰竭患者心功能越差，PAH患病率越高。约60%左心室收缩功能损害的心力衰竭患者及70%射血分数正常的心力衰竭患者合并PAH。当患者罹患左心脏瓣膜疾病时，PAH患病率随瓣膜病变和症状的严重性而增加。几乎所有伴有严重症状的二尖瓣瓣膜病患者及多达65%有症状的主动脉瓣狭窄患者合并PAH。

（三）第3类PAH［肺疾病和（或）缺氧导致的PAH］

在严重间质性肺炎和COPD中，PAH十分常见，但程度一般不严重。肺气肿合并肺纤维化综合征患者PAH的患病率很高，且其PAH程度较重。

（四）第4类PAH（CTEPH及其他肺动脉阻塞）

前述西班牙PAH注册研究也纳入了162例CTEPH患者。研究结果表明，CTEPH患病率和发病率分别为3.2/100万和0.9/（100万·年），且在该研究中，PAH患者和CTEPH患者预后无显著差异。

2007—2009年欧洲与加拿大联合开展了前瞻性、国际多中心、大样本的肺动脉高压注册研究（CTEPH），该研究共有27家中心参与，2007年2月—2009年1月，共纳入了679例CTEPH患者，是迄今规模最大的CTEPH注册登记研究。在所有患者中，427倒患者有手术适应证，247例患者无手术适应证，还有5例患者手术适应证评估资料不全。约74.8%患者有急性肺动脉栓塞病史。其他相关临床情况包括31.9%患者合并易栓症（如狼疮抗凝物、抗心凝脂抗体、蛋白S和蛋白C缺陷、活化蛋白C抵抗，包括凝血因子V莱顿突变、凝血酶原基因突变、抗凝血酶Ⅲ缺陷及凝血因子Ⅷ水平升高），3.4%患者有脾切除史。对其进一步随访表明，部分患者行肺动脉内膜切除术后，手术死亡率为4.7%。

目前尚无来自亚洲或中国大样本PAH注册研究的流行病学资料。我国PAH流行病学方面的研究相对落后。临床治疗PAH的靶向药物种类较少。

1999—2004年国内曾有单中心、小样本PAH注册研究，但患者均未服用PAH靶向治疗药物。研究结果表明，我国IPAH患者的1年、3年生存率分别为92.1%和75.1%。

随着大数据时代的来临，国内各PAH中心联系逐渐紧密，这一现状必能在不久的将来得到改善。

我国先天性心脏病相关性PAH患者为15%～20%，其中约4%为重症或艾森门格综合征患者。未经手术治疗的先天性心脏病患者相关性PAH的发病率为30%，经手术治疗的患者合并PAH的发病率约为15%。北京安贞医院的调查显示，先天性心脏病相关性PAH占儿童PAH的90%。

1995年5月—2007年5月，北京大学第一医院刘雪芹等回顾性分析了276例儿童PAH病例，其中男性168例、女性108例；IPAH 9例（3.3%），其余267例（96.7%）均为相关性PAH，其中又以先天性心脏病相关性PAH为主，共245例（88.7%），结缔组织病相关PAH有19例（6.9%），提示大部分中国儿童PAH病因为先天性心脏病和结缔组织病，少数为IPAH，且IPAH患儿确诊时病情较重。

1997年1月—2004年9月，北京协和医院季颖群等对不同时期北京协和医院结缔组织病相关肺动脉高压患者资料进行回顾性分析，共分析2189例结缔组织病患者发生PAH的情况，结果表明，82例患者发生PAH，结缔组织病相关性肺动脉高压的患病率是3.7%，其中女性75例、男性7例，年龄为12～71岁，平均年龄41岁，平均随访4.33年，82例并发PAH者中有13例（15.85%）死亡，明显高于未并发PAH的CTD患者病死率（2.75%）。

2008年，同济大学附属上海市肺科医院等国内9家医院曾对第1类PAH患者进行回顾性注册研究。该研究共入选PAH患者956例，平均诊断年龄为（36±13）岁，女性患者占69.5%，先天性心脏病相关PAH占比最高（43.4%）。73.4%患者在确诊后使用靶向治疗药物，23.7%患者接受了至少两种靶向药物的联合治疗。2011年Chest杂志发表了另一项我国同济大学附属上海市肺科医院荆志成教授等进行的中国PAH患者生存率研究，该研究回顾性分析了2007—2009年全国5个肺血管病中心的276例肺动脉高压患者，其中包括173例IPAH患者和103例结缔组织病相关肺动脉高血压（CTDPAH）患者。结果显示，IPAH患者的1年、3年生存率分别是92.1%、75.1%；CTDPAH患者的1年、3年生存率分别是85.4%和53.6%。中国IPAH患者和CTDPAH患者的1年、3年生存率显著升高。但CTDPAH患者的生存率低于IPAH，男性CTDPAH患者生存率更低。

综上所述，随着诊治经验的丰富及新型靶向药物的使用，目前国内外PAH患者的生存率已有明显改善，但仍缺乏药物干预导致病死率下降的临床研究；尽管一些具有一定疗效的药物陆续上市，但PAH患者的短期生存率仍不令人满意，多项单中心和多中心临床研究发现，PAH患者的3年病死率仍高达20%～30%或以上；目前我国PAH流行病学方面的研究相对落后，国内尚未发表大样本的PAH注册研究。当前，PAH的治疗已经进入靶向药物时代，只有积极开展我国PAH整体流行病学研究，才能明确在靶向药物治疗背景下我国PAH的整体发病情况和流行病学特征。随着大数据时代的到来，国内各PAH中心联系逐渐紧密，相信必然会有更多、更翔实的流行病学数据报道指导临床诊治，造福于大众。

（王朝富）

参 考 文 献

Chen S L，Zhang F F，Xu J，et al. Pulmonary artery denervation to treat pulmonary arterial hy- pertension：the single-center，prospective，first-in-man PADN-1 study（first-in-man pulmonary artery denervation for treatment of pulmonary artery hypertension）[J]. J Am Coll Cardiol，2013，62：1092-1100.

Damico R，Kolb T M，Valera L，et al. Serum endostatin is a genetically determined predictor of survival in pulmonary arterial hypertension [J]. Am J Respir Crit Care Med，2015，191（2）：208-218.

Madani M，Mayer E，Fadel E，et al. Pulmonary endarterectomy. patient selection，technical challenges，and outcomes [J]. Ann Am Thorac Soc，2016，13 Suppl 3：S240-247.

Sancloval J，Gaspar J，Puliclo T，et al. Gracled balloon clilation atrial septostomy severe primary pulmonary hypertension. A therapeutic alternative for patients nonresponsive to vasoclilatortreatment [J]. J Am Coll Cardiol，1998，32（2）：297-304.

Spiekerkoetter E，Sung Y K，Sudheendra D，et al. Low-dose FK506（Tacrolimus）in end-stage pulmonary arterial hypertension [J]. Am J Respir Crit Care Med，2015，192（2）：254-257.

Tsugu T，Murata M，Kawakami T et al. Amelioration of right ventricular function after hybrid therapy with riociguat and balloon pulmonary angioplasty in patients with chronic thromboembolic pulmonary hypertension [J]. Int J Cardiol，2016，221：227-229.

Yang J，Nies M K，Fu Z，et al. 2016. Hepatoma-derived growth factor predicts disease severity and survival in pulmonary arterial hypertension [J]. Am J Respir Crit Care Med，2016，194（10）：1264-1272.

Zhang Y，Chen W，Xu Y，et al. Nerve distribution of canine pulmonary arteries and potential clinical implications [J]. Am J Transl Res，2016，8（2）：365-374.

第二节 肺动脉高压的诊断

一、概述

肺动脉高压（PAH）的诊断依赖于临床症状与辅助检查，需进行综合性判断，而心导管检查是金标准。2018年尼斯的6thWSPH重新界定肺高血压为静息时右心导管测得mPAP≥20mmHg，本指南虽然没有采用此新标准而仍沿用25mmHg的老标准，但明确正常人mPAP上限为20mmHg，可以说20mmHg上限的界定更有利于早期发现和追踪临界肺高血压患者的肺动脉高压。肺动脉高压的血流动力学诊断标准除了mPAP≥25mmHg，同时肺小动脉楔压（pulmonary artery wedge pressure，PAWP）≤15mmHg及肺血管阻力>3Wood单位。

在诊断PAH时，需仔细了解患者的临床症状，进行全面的体格检查，并回顾其各项检查结果，明确病因，确定患者符合血流动力学诊断标准，同时还需评估患者功能损害和血流动力学异常的程度，方可做出PAH的诊断。各项结果的解读至少需要心血管病专家、影像科专家、呼吸内科专家的参与，最好由上述多科室专家在多学科小组中讨论病情并明确诊断。这对于可能有不止一种病因的PAH患者尤为重要。

二、诊断流程

（一）临床表现

1. 症状　肺动脉高压的症状具有非特异性，主要与进行性右心室功能不全有关。最初症状包括气短、虚弱乏力、心绞痛和晕厥，常与活动相关。相对少见的症状有干咳，运动诱导的恶心、呕吐等。静息时出现症状仅仅在病情进展患者中。随着右心衰竭的进展，患者腹胀和足踝水肿逐渐加重。PAH的临床表现与其病因和并发疾病相关。在一些患者中，PAH的临床表现和其机械并发症及流经肺血管床的血流异常分布相关。这些并发症包括：因扩张淤血的支气管动脉破裂导致的咯血，肺动脉扩张压迫左侧喉返神经引起声嘶，肺动脉扩张压迫气道引起气喘，肺动脉扩张压迫冠状动脉左主干引起心肌缺血和心绞痛。肺动脉的显著扩张会导致其破裂或夹层，继而出现心脏压塞的症状和体征。

2. 体征　PAH的体征包括胸骨左缘抬举样搏动、肺动脉瓣区第二心音亢进、右心室区第三心音、因三尖瓣反流在三尖瓣听诊区闻及全收缩期杂音及因肺动脉瓣反流在肺动脉瓣区闻及舒张期杂音。如患者出现颈静脉压力升高、肝大、腹水、外周水肿、四肢末梢湿冷，说明其病情恶化。不常闻及哮鸣音和湿啰音。临床查体常能

提示PAH的潜在病因。毛细血管扩张、指端溃疡和指端硬化常见于系统性硬化，吸气相爆裂音常提示肺间质性疾病，蜘蛛痣、睾丸萎缩及肝掌常提示肝脏疾病。如患者有杵状指，需要考虑PVOD、发绀型CHD、间质性肺病、肝脏疾病的可能。

（二）实验室及器械检查

1. 心电图　检查结果可能为PAH的诊断提供依据，但心电图正常并不能排除PAH的诊断。相对于轻度PAH患者，重度PAH患者更易出现心电图异常。PAH患者的心电图异常包括肺型P波、电轴右偏、右心室肥厚、右心室劳损、右束支传导阻滞及QTc间期延长等。右心室肥厚诊断PAH的敏感度（55%）和特异度（70%）不足，不适合作为筛选PAH的方法，右心室劳损诊断PAH的敏感性较高。如心电图可见QRS波时间和QTc间期延长，提示重度PAH。PAH心电图需和前侧壁心肌缺血相鉴别。和PAH不同的是，前侧壁心肌缺血心电图常见侧壁导联和下壁导联异常，如累及前壁胸导联，往往伴随$V_1 \sim V_3$导联Q波，罕见电轴右偏。进展期PAH患者可见室上性心律失常，主要为心房扑动，也可表现为心房颤动。PAH患者发病5年后累积心房扑动和心房颤动的发生率为25%。房性心律失常可导致患者心排血量降低，常导致患者病情恶化。PAH患者罕见发生室性心律失常。

2. 胸部X线　90%特发性肺动脉高压患者在确诊时有胸部X线异常。PAH患者胸部X线片常见异常表现有中心肺动脉扩张和与之形成鲜明对比的远端"血管截断征"。重症患者可见右心房和右心室扩大。胸部X线检查有助于PAH的鉴别诊断，如肺部病变及左心疾病导致的肺静脉淤血。胸部X线检查还可以通过测定肺动静脉比来鉴别PAH和静脉性PH，动静脉比增加提示PAH，动静脉比降低提示静脉性PH。

总之，PAH患者病情严重程度和胸片异常程度并不完全相关，与心电图检查一样，胸部X线正常不能除外PAH。

3. 肺功能检查和动脉血气分析　肺功能检查和动脉血气分析有助于鉴别气道异常或肺实质疾病导致的PAH。根据病情的严重程度，PAH患者常有轻到中度肺活量下降。虽然部分PAH患者弥散功能可能正常，但大部分此类患者肺一氧化碳弥散功能（cliffusing capacity of the lung for carbon monoxide，DLCO）下降。DLCO显著下降（定义为<45%预计值）常提示预后较差。低DLCO鉴别诊断包括PVOD、硬皮病和肺实质疾病相关的PAH。虽然气道阻塞少见，但在检查过程中也有可

能检出气道阻塞。由于静息时肺泡过度通气代偿，动脉血氧分压（PaO_2）可正常或者仅轻度下降，而 PaO_2 显著下降。如患者存在不可逆的气道阻塞，并有残气量增加及 DLCO 减少，则考虑为 COPD 导致的低氧性 PAH。COPD 患者血气分析常提示 PaO_2 下降、$PaCO_2$ 正常或者升高。肺活量和 DLCO 下降往往提示间质性肺疾病，可用高分辨率 CT 明确肺气肿和肺间质疾病的严重程度。肺气肿合并肺纤维化常使得肺功能检查假性正常化，但此时 DLCO 往往下降，提示需结合影像学检查解读肺功能结果。70%～80%PAH 患者合并夜间低氧血症及中枢性睡眠呼吸暂停。如考虑患者合并阻塞性睡眠呼吸暂停综合征或肺换气功能下降，需行夜间血氧测定及多导睡眠图检查。

4.超声心动图检查　经胸超声心动图可以判定 PAH 对心脏的损害，并可通过连续多普勒测定评估 PAP。如患者疑诊为 PAH，必须行超声心动图检查。如患者多个超声心动图参数异常且符合 PAH 表现，可做出 PAH 的诊断。不推荐仅根据超声心动图检查结果做出治疗决策，需结合 RHC 检查，方可进一步明确治疗方案。目前各大 PAH 中心多采取连续多普勒测定的三尖瓣反流峰值流速（tricuspid regurgitant velocity，TRV）作为超声心动图判断 PAH 的主要指标。然而，对于患者的具体情况需具体分析，不能仅仅根据 TRV 一个界值来确定 PAH 的诊断。除 TRV 外，还需测定其他独立于 TVR 且有助于提供 PAH 诊断线索的超声心动图变量，并据此综合评估患者罹患 PAH 的可能性。2015 年，ESC 肺动脉高压诊断和处理指南推荐根据静息时的 TRV 及其他一些能提供诊断线索的超声心动图参数对发生 PAH 的可能性进行分级（表 12-3），并指出需根据超声心动图检查结果判断是否需采取心导管检查。除 TRV 外，该指南还推荐同时测定一些其他 PAH 超声心动图征象。这些征象可评估右心室的大小、右心室压力负荷、右心室流出血流速度形态、肺动脉直径及估计的右心房压等，有助于 PAH 的诊断。在超声心动图评估受检者罹患 PAH 的可能性后，对于有症状的疑似 PAH 患者需采取进一步的诊断和随访措施。

表 12-3　超声心动图评估有症状且疑诊为 PAH 的患者罹患 PAH 的可能性

TRV（m/s）	其他 PAH 超声心动图征象	超声判断患者有 PAH 的可能性
≤或者无法测量	无	低
≤或者无法测量	有	中
2.9～3.4	无	中
2.9～3.4	有	高
＞3.4	不需要	高

注：PAH.肺动脉高压；TRV.三尖瓣反流峰值流速。

超声心动图有助于判断疑诊或已确诊 PAH 患者的病因。二维、多普勒及超声心动图声学造影检查可用于鉴别 CHD。如在脉冲多普勒中发现高肺动脉血流（并且除外分流）或中度 PH 却合并邻近肺动脉显著扩张，是行经食管超声心动图造影检查或心肌磁共振（CMR）检查以排除静脉窦型房间隔缺损和（或）异常肺静脉回流的适应证。如怀疑左心室舒张功能不全，需评估多普勒超声心动图征象。如无创检查后诊断仍不明确，需考虑 RHC 检查。

5.肺通气/灌注扫描　对于疑诊 CTEPH 的 PAH 患者，需行肺通气/灌注扫描。与 CT 肺动脉造影（CTPA）相比，肺通气/灌注扫描更适用于 CTEPH 的筛查，因为其诊断 CTEPH 敏感性较高，特别是在有经验的中心更是如此。肺通气灌注扫描在排除 CTEPH 方面敏感度为 90%～100%、特异度为 94%～100%。

6. CT检查　其优势在于其设备普及率高，可提供关于血管、心脏、肺实质和纵隔异常的信息。CT 检查可通过发现肺动脉或右心室增大，提示 PAH 的诊断，还可鉴别 PAH 的病因（如 CTEPH 或肺疾病），为 PAH 的分型诊断提供线索（如系统性硬化常见食管扩张，CT 可发现先天性心脏病如异常肺静脉回流），同时提供诊断性信息。对于有症状的患者或因其他非相关情况行 CT 检查发现肺动脉增宽（≥29mm）及肺动脉/升主脉直径比≥1.0 的患者，需考虑 PAH 的可能。CT 检查在肺内 3～4 处发现节段性动脉/支气管值≥1.1 对诊断 PAH 有较高的特异性。高分辨率 CT 能提供更多的肺实质图像细节，可更好地诊断肺间质性疾病和肺气肿，对于临床怀疑 PVOD 的患者也有良好的诊断效果。典型的间质水肿改变、小叶中心型斑片状模糊影、小叶间隔膜增厚等支持 PVOD 的诊断。PVOD 其他可能的 CT 表现包括淋巴结病变、胸膜阴影或渗出物。如 CT 检查发现小叶间隔膜向两侧弥散增厚，同时可见位于小叶中心界限不清的小结节状阴影，提示 PCH。超过 1/3 的 PAH 患者 CT 检查可见毛玻璃样改变。CT 肺动脉造影有助于判断 CTEPH 是否有外科手术指征，因为其可发现 CTEPH 典型的造影形态改变，其准确率和可靠性与数字减影血管造影相当。该检查同时可清晰显示支气管动脉的分支。为了明确哪些 CTEPH 患者能从肺动脉内膜切除术或者肺动脉球囊扩张术（balloon pulmonary angioplasty，BPA）中受益，往往需行传统的肺动脉造影检查。如果是由经验丰富的团队使用新型对比剂以选择性注射的方式进行检查，即使是重度 PAH 患者接受肺动脉造影检查也是安全的。传统经皮肺动脉造影检查对于评价可能的血管炎及肺动静脉畸形也非常有效，但需要注意的是 CT 肺动脉造影对这两种疾病也有类似诊断准确率，且对患者创伤更小。

7.心脏磁共振检查　对于判断右心室的大小、形态和功能有着非常高的准确率和可重复性。其亦可对血流参数如每搏输出量、心排血量（cardiac output，CO）、肺动脉扩张性和右心室质量进行无创检测。对于疑诊PAH的患者，钆延迟增强、肺动脉顺应性下降和逆行血流对于PAH的诊断有着很高的预测价值。然而，不能仅仅根据一项磁共振的异常来诊断PAH。在已确诊PAH患者中，如超声心动图检查无法明确，则磁共振对CHD的诊断有很大的帮助。

增强或非增强MR造影对于研究疑诊GTEPH患者的肺血管有良好的前景，特别是在出现下列临床状况时：怀疑慢性栓塞的妊娠女性、年轻患者或不能耐受碘对比剂的患者。对于PAH患者，磁共振无论在基线测定还是在随访检查过程中都提供了大量有用的诊断信息。

8.血液检查和免疫学测定　血液检查对于诊断PAH无效，但其对于判断某些PAH的病因和明确终末器官损伤是必要的。所有患者均需进行常规的生化检查、血液病学检查、甲状腺功能检查及其他一些特定的血液检查。由于肝静脉压力高、肝脏病及使用内皮素受体拮抗药等，PAH患者肝功能检查可能会有异常。在PAH患者中，甲状腺疾病非常常见，并可能在病程中继续进展，故临床上遇到病情突然恶化的患者时，需考虑合并甲状腺疾病的可能。为了明确是否有潜在结缔组织病、肝炎及艾滋病，需进行血清学检查。多达40%的IPAH患者有低滴度的抗核抗体升高（1∶80）。需注意患者有无系统性硬化的症状，因该病患者PAH患病率高。局限性系统性硬化常发现典型的抗核抗体，包括抗着丝点抗体、抗dsDNA抗体、抗RO抗体、抗U3-RNP抗体、抗B23抗体、抗Th/To抗体和抗U1-RNP抗体。弥散性系统性硬化常与抗U3-RNP抗体阳性相关。系统性红斑狼疮患者可能检出抗心磷脂抗体。CTEPH患者应当接受血栓形成倾向的筛查，包括抗凝脂抗体、抗心磷脂抗体及狼疮抗凝物。PAH患者需接受HIV检查。PAH患者脑钠肽前体可能升高，且其升高是这些患者预后不良的独立危险因素。

9.腹部B超　腹部超声检查和血液检查相似，有助于诊断PAH病因。腹部超声检查有助于确认门静脉压力过高，但不能完全排除门静脉压力过高。使用对比剂或者彩色多普勒检查有助于提高诊断精确度。

10.右心导管检查　在明确PAH和CTEPH的诊断时，需行右心导管检查以明确血流动力学异常程度，在部分经过选择的患者中，还需要进行肺循环血管反应性检查。在专业中心进行上述检查是安全的，检查并发症发病率为1.1%、死亡率为0.055%。对于合并冠心病临床危险因素的患者、射血分数正常的心力衰竭患者及超声心动图提示左心室收缩/舒张功能不全的患者，在行右心导管检查的同时行左心导管检查的标准应放宽。左室舒张末压力测定也非常重要，对其进行测定可避免因患者PAWP升高造成对病情分级的误判。需结合临床影像学等资料（特别是超声心动图检查结果）对侵入性

检查的结果进行评估判读。只有在其他相关检查均完成后，方可进行心导管检查，这样就可以保证其能够回答其他检查后所产生的疑问，提高诊断的效率。右心导管检查需要娴熟的操作技巧及对于细节一丝不苟的态度，只有这样才能保证检查获得足够有效的信息。为了尽可能降低检查风险，只有在富有经验的专业中心方可进行此项检查。

检查步骤和注意事项如下。

（1）患者仰卧位，压力传感器置于胸部中线，高度在前胸骨和病床中间（代表左心房水平），压力传感器调零。

（2）测量肺动脉、肺动脉楔位，右心室、右心房压力。球囊导管在RA充气，最后送到PAWP位置。因与肺动脉破裂相关，应避免在肺动脉末端反复地进行球囊充气和放气。PAWP是左心房压力的替代指标，取3个测量值的平均值。球囊在楔位充气时采血，确认已测量真正的PAWP，该部位与体循环的氧饱和度相同。所有压力测量应在正常呼气末完成（不需要屏气）。另外，除在动态肺过度充气状态外，假设吸气胸内负压和呼气胸内正压相互抵消，数个呼吸周期的mPAP也是可以接受的。理想情况下，应使用可以打印在纸上的高保真描记，而不是应用心脏监护仪。如果未同时进行左心导管检查，应记录手术过程中的非侵入性血压。

（3）应测定体动脉血氧饱和度，以及至少取自上腔静脉、下腔静脉和肺动脉这三个部位血样的血氧饱和度。每例肺动脉血氧饱和度＞75%的患者，当怀疑左向右分流时，应逐步评估各部位的血氧饱和度。

（4）使用热稀释法或直接Fick法测定心排血量（CO）。首选测定三次的热稀释法。即使是在低心排血量和（或）严重三尖瓣反流患者，热稀释法都能提供可靠的测量值。对于心内分流患者，因为注射早期再循环，热稀释法可能不准确。直接Fick法需要直接测量摄氧量不再广泛使用。间接Fick法采用估计摄氧量，可以接受但缺乏可靠性。

（5）推荐仅对特发性肺动脉高压（IPAH）、遗传性肺动脉高压（HPAH）或药物引起的PAH患者进行急性血管反应试验，以识别适合大剂量CCB治疗的患者。急性血管反应试验应在RHC检查时进行。其他类型的PAH和PH患者进行急性血管反应试验会产生误导性结果，罕有反应阳性者。急性血管反应试验的标准药物是吸入10～20ppm NO，也可选择静脉用依前列醇或腺苷，或吸入伊洛前列素作为替代。急性血管反应试验阳性是指平均PAP下降值≥10mmHg，平均PAP绝对值≤40mmHg，且心排血量增加或不变。只有约10% IPAH患者满足阳性标准。其他血管扩张药包括CCBs、磷酸二酯酶Ⅴ型抑制剂不可用于急性血管反应试验。

（6）需要结合临床解释某一单一时点的PAWP，

如利尿药可以使许多左心疾病患者的PAWP降低到15mmHg以下。鉴于此，应充分考虑急性容量扩张对左心室充盈压的影响。有限的数据表明，弹丸注射500ml液体可能有助于区分PAH和左心室舒张功能障碍，且是安全的。这种方法已成为常规临床检查前的进一步评估手段。同样，运动血流动力学检查可能有利于鉴别左心室舒张功能障碍，但缺乏标准，也需要进一步的评估。此外，PAWP可能低估左心室舒张末期压力。

（7）从RHC测量的计算衍生变量应包括跨肺压梯度（TPG）和肺血管阻力（PVR）。PAH诊断要求PVR＞3Wood单位。PVR是常用变量，但具有作为复合变量缺点，即对血流和充盈压的变化高度敏感，以及可能不能反映休息时肺循环的变化。介于平均PAWP和舒张肺动脉压（PAP）之间的DPG受血流和充盈压的影响较小，但可能没有预后价值，DPG可能对疑诊左心疾病PAH的患者有一定的作用。

（8）存在心绞痛及冠状动脉疾病的危险因素、拟行肺动脉内膜切除术或肺移植时可能需要行冠状动脉造影检查，以确定扩张的肺动脉压迫冠状动脉左主干和冠状动脉疾病。

11.基因测试　分子基因诊断开启了PAH患者诊断新领域。基因测试需遵循伦理原则，保护患者隐私，维护患者利益。2015年，ESC肺动脉高压诊断和处理指南建议散发性和家族性PAH患者、PVOD/PCH患者接受基因测试，因为这些患者的病因很有可能为基因突变。应当由训练有素的专业人员为患者提供遗传咨询并进行基因测试。对于考虑因食欲抑制剂造成的散发性IPAH患者和家族性IPAH患者，应当在专业中心进行*BMPR2*基因突变的筛查（包括点突变和大片重排）。如家族性PAH患者、年龄＜40岁的IPAH患者及遗传性出血性毛细血管扩张症的PAH患者未见*BMPR2*基因突变，可予以筛查*ACVRL1*基因和*ENG*基因。如未发现上述三种基因突变，可考虑进一步筛查罕见基因突变（如*KCNK3*、*CAV1*等）。如患者为散发性或家族性PVOD/PCH，需测试*EIF2AK4*基因。上述指南同时指出，即使是没有活体肺组织学证据，只要发现*EIF2AK4*双等位基因突变，就可以做出PVOD/PCH的诊断。

12.PAH诊断策略和流程图　PAH的诊断流程从临床疑诊PAH及超声心动图表现符合PAH开始，首先鉴别是否为左心疾病或肺疾病相关的PAH（因这两种疾病导致PH在临床中常见），如排除上述两种疾病，需明确是否为第4类PAH（CTEPH），如排除第4类PAH可能，则考虑为第1类PAH或罕见的第5类PAH。如诊断为第1类PAH，需进一步细化临床分类。

如临床工作中遇见劳力性呼吸困难、晕厥、心绞痛和（或）运动耐量下降的患者（特别是无明显普通心血管疾病和呼吸系统疾病危险因素的患者），需考虑PAH的可能。同时，对于有PAH家族史、CTD病史、CHD病史、HIV感染、门静脉高压及有可导致PAH药物和毒物摄入史者，需意识到其有发展为PAH的可能，在临床工作中应予以监测。尽管如此，在临床工作中，医师普遍存在对PAH认识不足的问题，最常见的情况是因其他原因做经胸超声心动图时意外发现PAH，而不是医师主动有意识地诊断PAH。如经胸超声心动图高度怀疑PAH，需回顾患者病史，仔细询问症状，观察体征、心电图、胸部放射检查、肺功能检查（包括肺一氧化碳弥散、动脉血气分析，必要时夜间血氧测定）和高分辨率CT等，明确是否为第2类PAH和第3类PAH。如超声心动图检查提示罹患PAH可能性低，则无须做进一步相关检查，需密切随访，并考虑其他可能导致症状的疾病。如确立了左心疾病或肺疾病的诊断，需予以适当的治疗。如患者有严重的PAH和（或）右心功能不全，需将其转运至专业的PAH中心接受进一步检查，寻找可导致PAH的其他病因。如无法确立左心疾病和肺疾病的诊断，需做肺通气/灌注扫描以鉴别CTEPH和PAH，同时需将患者转运到专业肺血管中心。如肺通气/灌注扫描提示多个节段充盈缺损，需考虑第4类PAH（CTEPH）的可能。CTEPH的最终诊断还需要行CT肺动脉造影、右心导管检查和经皮肺动脉造影检查方能明确。CT扫描亦可提供第1类PAH（PVOD）的诊断线索。如果肺通气/灌注扫描结果正常或仅见亚段片状充盈缺损，需考虑PAH或第5类PAH的可能。中国肺高血压诊断和治疗指南2018提供了PAH诊断策略（图12-1），包括RHC检查适应证。其他特异性检查包括血液学检查、生化检查、免疫学检查、血清学检查、超声检查及基因学检查，可使得诊断更加细化。开胸或经胸腔镜肺活检会引起患病率和死亡率等增加，故不推荐在PAH患者中行肺活检。

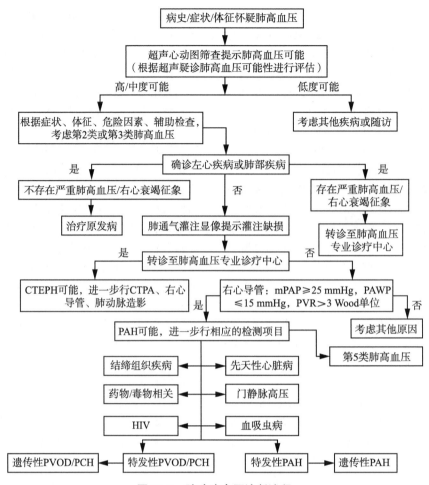

图 12-1 肺动脉高压诊断流程

CTEPH. 慢性血栓栓塞性肺高血压；CTPA.CT 肺动脉造影；mPAP. 肺动脉平均压；PAWP. 肺小动脉楔压；PVR. 肺血管阻力；PAH. 肺动脉高压；HIV. 人免疫缺陷病毒；PVOD. 肺静脉闭塞病；PCH. 肺毛细血管瘤。1mmHg＝0.133 kPa

（王朝富）

参 考 文 献

李浩杰，宋云虎. 慢性血栓栓塞性肺动脉高压的外科治疗［J］. 中国循环杂志，2009，24（5）：338-339.

潘欣，王承，张佑俊，等. 经皮房间隔造口术治疗特发性肺动脉高压合并右心衰竭效果的初步分析［J］. 中华心血管病杂志，2015，43（4）：319-322.

Feinstein J A, GolclhaberS Z, Lock J E, et al. Balloon pulmonary angioplasty for treatment of chronic thromboembolic pulmonary hypertension［J］. Circulation, 2001, 103（1）: 10-13.

Kataoka M, Inami T, Hayashicla K, et al. Percutaneous transluminal pulmonary angioplasty for the treatment of chronic thromboembolic pulmonary hypeitension［J］. Circulation: Carcliovascular Inter- ventions, 2012, 5（6）: 756-762.

Kurzyna M, Dabrowski M, Bielecki D, et al. Atrial septostom treatment of eiicl-stage right heart failure patients with pulmonary hypertension［J］. Chest, 2007, 131（4）: 977-983.

Maclani M M, Auger W R, Pretorius V, et al. Pulmonary enclarterectomy: recent cliallges in a single institution's experience of more than 2, 700 patients［J］. Ann Thorac Surg, 2012, 94（1）: 97-103.

Mayer E, Jenkins D, Linclner J, et al. Surgical managenlent and outconle of patients witl chronic throiuboembolic puary hypertension: results from an international prospective registry［J］. J Thorac Cardiovasc Surg, 2011, 141（3）: 702-710.

Sitboii O, Jais X, Savale L, et al. Upfront triple combination tlierapy in pulmonary arterial hy-pertension: a pilot stucly［J］. ELir Respir J, 2014, 43（6）: 1691-1697.

Sitbon O, Channick R, Chiii K M, et al. Selexipag for the treatment of pulmonary arlerial hypertension［J］. N Engl J Mecl, 2015, 373（26）: 2522-2533.

第三节 肺动脉高压的治疗

一、肺动脉高压的一般治疗

肺动脉高压（PAH）的一般治疗措施主要包括氧疗、抗凝、利尿和强心等对症支持治疗。上述治疗是PAH患者治疗的基石。氧疗、利尿和强心等对症治疗可纠正患者低氧血症、减少右心高负荷状态，从而有效缓解PAH患者的临床症状。同时，对于患者的运动指导、康复训练、生育管理、旅行指导等也属于一般治疗范畴。

PAH总体治疗目标是将患者降至低危水平（低危水平代表较好的运动能力、生活治疗、右心功能，以及较低的死亡风险）。意味着需尽可能将患者的WHO-FC分级控制在Ⅱ级。大多数WHO-FC功能控制在Ⅱ级的患者6min步行距离可达到正常或接近正常。学术界根据6min步行距离的数值（＞380m、＞440m及＞500m）制订了不同的治疗目标，这些具体数据都是根据选择性队列研究和专家共识得出的。现行指南根据第5届PH世界学术会议的共识，推荐将6min步行距离＞440m作为阈值，因为此结果来自目前所知最大一组队列研究。然而，在临床实践中，必须充分考虑个体因素，如果患者高龄或合并其他疾病，标准应当放低一些。反之，如患者年龄较轻，且无合并疾病，则阈值应当高一些。对于这些年龄较轻且无合并症的患者，心肺运动试验检查需常规开展，因为此检查能够更加客观地反映运动功能和右心室的功能。如果患者病情进展、合并其他严重疾病或高龄，治疗目标可能难以实现。

（一）肺动脉高压的氧气疗法

氧气疗法是指通过各种方式将含氧气体输送给人体，以预防和纠正低氧血症，其所提供的吸氧浓度高于空气氧浓度。吸氧对静息和运动状态下缺氧的患者均十分有益。低氧是血管收缩的强力诱导剂，高氧则可降低PAH患者的PVR。

1.氧气疗法的定义　氧气疗法有两种含义，一种是指各种可能增加吸入氧气浓度的措施（包括机械通气供氧和高压氧等特殊氧疗）；另一种是指通过简单的连接管道，在常压下向气道内增加氧浓度的方法。一般氧疗是指后一种方法。

低氧可引起肺血管收缩、红细胞增多、肺动脉重构，引起肺血管床的闭合而加速IPAH的进展，而吸氧疗法可通过鼻导管和面罩吸氧预防、缓解和治疗PAH患者所引起的相关症状，改善脑缺氧和体力状态。

氧疗可使血氧饱和度增加，进而改善患者的心肺功能，使血液黏稠度降低，增加心脏供氧，延缓病情的发展。长期氧疗可纠正慢性缺氧患者的低氧血症，PAH患者可减轻或逆转PAH，提高肺泡内氧分压，增加氧弥散能力，提高动脉氧分压和氧合血红蛋白质量浓度，增加组织供氧，改善心、脑、肝、肾的功能，有利于改善心功能状态和延缓肺源性心脏病的发展，还可以改善睡眠，减少睡眠时与低氧血症有关的快速动眼运动，减少夜间心律失常的发生，氧疗不仅可以增加供氧能力和运动中氧的利用率，降低1min通气量和呼吸氧耗，减轻静息状态下的呼吸困难，还可通过延缓呼吸肌疲劳和提高膈肌功能改善活动后气短，提高运动耐力。为避免PAH患者发生心力衰竭，早期低流量吸氧是必要的。

吸氧的最终目的是在心肺做功最小的情况下维持适当的组织氧供，提高血氧饱和度，纠正低氧血症，保证组织细胞得到适度的氧气以恢复和维持其功能。对于活动后血、氧饱和度＜90%的患者，活动时最好吸氧。

2. PAH的氧疗　对于PAH患者，在长期治疗PAH的过程中，氧疗起着至关重要的作用。浓度为100%的氧气治疗可作为一种选择性肺血管扩张药，并能够有效降低PVR，提高心脏指数。PAH患者的氧疗是否存在剂量依赖性效应，其短期疗效是否能够在长期治疗中一直维持作用，这些都需要进一步深入研究。缺氧可导致肺血管收缩，升高肺动脉压，故吸氧对于降低PAH患者的肺血管阻是有效的。现有研究表明，吸氧可降低PAH患者的PVR，但长期氧疗是否可改善PAH患者的预后尚无定论，且无大样本随机对照试验证据支持。现有指南只是基于COPD的治疗经验建议：当PaO_2持续低于8kPa（相当于60mmHg，也相当于91%的动脉血氧饱和度）时，推荐患者吸氧并将动脉血氧饱和度提升到8kPa以上，有学者推荐此类患者每天吸氧时间应＞15h。对于运动后出现严重缺氧，吸氧后可改善症状的患者，推荐予以门诊吸氧，如有条件，可使用便携式吸氧装置以便随时吸氧。

3.左心疾病相关性PAH的氧疗　根据病情及左心疾病相关指南，决定患者氧疗情况。

4.肺疾病相关性PAH的氧疗　长期氧疗可部分降低CODP相关性PH患者的肺动脉压。然而，即使进行氧疗，患者肺动脉压很少能降至正常水平，且肺血管的结构改变无法逆转。在间质性肺疾病中，长期氧疗的疗效尚不明确，缺乏相关循证医学证据。

5. CTEPH的氧疗　如CTEPH患者合并心力衰竭和低氧血症，应当进行氧疗。需要注意的是，长期氧疗会给患者带来一些不适和不便，如活动受限、鼻腔干燥不适，部分患者还可能感觉氧气有异味，吸氧较为随意，医务人员需告知严格遵医嘱吸氧的意义，增加其依从性。同时，在氧疗过程中，应根据PAH患者具体病情制订个体化氧疗方案。氧疗方案要尽可能详细，包括每天吸氧时段及氧流量控制，应详细记录吸氧前后血压、心率、精神状态和静息、负荷状态下的氧分压、二氧化碳分压和血氧饱和度等指标变化，比较初始吸氧、氧疗1个月、3个月和6个月后的上述指标变化。

6.长期氧疗改善生存率的循证医学证据 低氧血症是COPD患者晚期最常见的症状，低流量吸氧可以纠正低氧血症。临床试验发现长期氧疗能改善COPD低氧血症患者的生存率。一项英国的临床试验比较了每天氧疗15h的患者与不接受氧疗患者的预后，另一项夜间氧疗试验（NOTT）研究则比较了夜间氧疗（每日约12h）和连续氧疗（每日至少19h）的效果）。在每项研究中，患者呼吸空气的平均氧分压均为51mmHg，平均FEV_1是$0.7 \sim 0.8L$。两项研究均表明氧疗有益。

英国的临床研究显示，42例接受氧疗患者中5年内死亡19人（45%），而45例（67%）没有接受氧疗者死亡30人。在NIH研究中，夜间接受氧疗者1年后死亡率为20.6%，接受持续氧疗者为11.9%；2年后死亡率分别为40.8%和22.4%。夜间氧疗患者相对死亡危险性是持续氧疗患者的1.94倍。以上结果表明氧疗有效，而持续氧疗比仅夜间氧疗效果更佳。

（二）肺动脉高压的抗凝治疗

鉴于部分PAH患者经常伴有血液高凝状态，存在肺血栓栓塞症或原位血栓形成的风险，且静脉使用靶向药物需经导管输入，也有形成栓塞的风险，故抗凝治疗是PAH一般治疗的重要组成部分。尽管如此，并非所有的PAH患者均有抗凝适应证，抗凝治疗需限定特定的PAH人群。欧洲的一项PAH注册COMPERA研究显示，对IPAH患者进行抗凝可改善预后，但其结论尚不能外推至其他类型的PAH患者。

PAH的病因可能包括血栓前状态。由于PAH患者的凝血和纤溶系统异常，可导致部分患者的肺动脉出现血管内原位血栓，PAH患者也是肺动脉血栓栓塞的高危人群。而口服抗凝剂则可预防和治疗肺血管中的血栓，提高患者的生存率。因此，需对PAH患者进行抗凝治疗。目前临床主要使用的药物是华法林。但随着新型口服抗凝血药物的较多使用，有助于明确抗凝治疗在各类肺动脉高压治疗中的作用。

1. PAH的抗凝治疗指南建议 2009年ACCF/AHAPH专家共识建议IPAH患者华法林抗凝治疗的目标INR为$1.5 \sim 2.5$。由于缺乏有力的数据，各指南对PAH抗凝治疗的推荐存在明显差异。

2015年ESC肺动脉高压诊断和处理指南仅将抗凝治疗作为IPAH、HPAH和药源性PAH患者治疗ⅡB类适

应证。相关因素导致的肺动脉高压（APAH）患者口服抗凝血药物疗效不明确。抗凝血药物一般仍采取传统口服抗凝血药物华法林，抗凝期间需注意检测INR。新型口服抗凝血药物的效果尚不明确，但如PAH患者合并室上性心律失常，如心房扑动、心房颤动等，可予以抗凝治疗，包括口服新型抗凝血药物。如患者出现咯血，不推荐抗凝治疗。

PAH患病人群具有异质性且样本量有限，目前还没有关于抗凝治疗的随机前瞻性研究。大部分数据来源于单中心回顾性队列研究，且没有专门以探讨抗凝的作用为特定目的的研究。

1984—2002年有4项单中心队列研究涉及抗凝治疗的问题，其中有3项显示IPAH患者接受华法林治疗可改善生存。这些研究中只有一项是前瞻性研究，所有研究样本量都很小，且没有使用现代PAH靶向药物。

2005年出现了第一项涉及PAH靶向药物的回顾性队列研究。结果显示，使用华法林可改善无移植存活率。但这一研究很大程度上受限于仅为66例IPAH患者的样本量。

以下两项新近的注册研究在PAH抗凝治疗效果方面得出了不同的结果。2014年COMPERA前瞻性注册研究连续纳入了1283例新诊断PAH患者，评估了抗凝治疗对患者生存率的影响。在IPAH亚组中，抗凝治疗可改善患者的3年生存率，这一改善具有显著统计学差异。但在其他PAH（结缔组织病、先天性心脏病和PoPH）患者中，未发现抗凝治疗具有生存获益。

2015年REVEAL注册研究分析比较了华法林治疗患者和未接受过华法林治疗患者的生存差异，涉及IPAH和系统性硬化症相关的PAH。结果显示，IPAH患者接受华法林治疗并无生存获益。系统性硬化症相关PAH患者接受华法林治疗后死亡率反而增加。不同之处在于，COMPERA研究包括研究开始时已经接受华法林治疗的患者，而REVEAL研究分析中患者为新启动华法林治疗。

2. PAH抗凝治疗需限定的特定人群 欧洲一项PH注册研究（COMPERA）显示，对IPAH患者进行抗凝可改善预后，但该结论尚不能外推至其他类型的PAH患者。Goudie等的研究纳入了2619例左心室功能不全患者，其中1606例合并PAH，结果发现华法林治疗使左心室功能不全合并PAH患者的死亡率降低了28%，而对左心室功能不全不合并PAH的患者无明显益处。

（1）艾森门格综合征患者：对于艾森门格综合征患者是否需要抗凝，学术界仍存在争议。如患者已经合并肺动脉栓塞、有心力衰竭征象、无咯血或者仅有轻度咯血，可考虑口服抗凝血药物治疗。

（2）PoPH患者：由于PoPH患者常合并肝脏疾病，凝血功能差，不宜抗凝治疗。HIV相关性PAH出血风险较高，也不宜抗凝治疗。

（3）CTEPH患者：所有CTEPH患者均需终身抗凝

治疗。

总之，PAH的抗凝治疗可能不利于结缔组织病相关PAH，而对IPAH患者的作用尚不明确。但是新型抗凝血药物能否明确改善PAH患者的生存率仍需要进一步探讨。

（三）利尿和强心对症支持治疗

1.利尿药治疗　失代偿性右心衰竭可导致液体潴留、中心静脉压升高、肝淤血、腹水及外周水肿。大量临床经验表明，利尿药可以显著改善上述液体潴留症状，有效减轻水肿和右心衰竭症状，同时减轻肝脏及消化道水肿，增加食欲。因肠道水肿可导致PAH患者消化和吸收不良而必须对其进行控制。尽管没有针对PAH患者应用利尿药的随机对照临床研究，但经验告诉我们利尿治疗可改善患者症状、提高其生活质量。可由PAH专科医师根据患者一般情况、生命体征、电解质水平等综合评估，决定选用何种利尿药及利尿药的剂量，并判断是否给予患者醛固酮拮抗药。静脉袢利尿药可以快速减轻腹水和肠道水肿PAH患者的前负荷，在使用过程中，需密切监测患者血生化指标和肾功能，避免出现低钾血症和因容量不足造成肾前性肾衰竭。

2.地高辛和其他心血管药物治疗　地高辛通过其强心治疗可纠正患者的低氧血症，并能够短期迅速提高PAH患者的右心室收缩力和心排血量，从而有效缓解PAH患者的临床症状，降低再入院率，但其长期疗效尚未证实。利尿和强心及对症支持治疗也是PAH治疗的基础。如PAH患者合并有房性快速性心律失常，可予以地高辛控制心室率。

目前，没有确切可靠的数据和研究表明血管紧张素转化酶抑制药、血管紧张素Ⅱ受体拮抗药或β受体拮抗药及伊伐布雷定对IPAH是否有效。

3.适当的运动和康复督导　2009年PAH指南推荐PAH患者在症状允许的范围内适当多运动。该指南不建议患者行导致症状恶化的过度运动，但推荐患者在运动能力下降时可考虑督导康复。此推荐来源于一项随机对照研究的结果，该研究表明，参与运动培训计划的PAH患者较非培训对照组PAH患者运动功能和生活质量均有显著改善。在此以后，又有数项采用不同运动培训模式的非对照研究印证了此观点。近来又有学者发表了两项随机对照研究，结果参与培训计划的PAH患者运动功能、乏力程度、6min步行距离、心肺功能及生活质量均显著优于非培训组。应进一步完善PAH患者运动培训项目的内容。在进行督导运动康复之前，必须确保患者已经得到最优化的药物治疗且病情稳定。

4.妊娠、生育管理及绝经后激素治疗　妊娠与PAH患者的高死亡率相关。然而，最近的一项研究却表明，PAH患者妊娠预后较前改善，至少在病情得到CCB良好控制的患者中如此。一项由5个中心参与的美国研究

在1999—2009年观察了18例PAH患者的妊娠，其中3例死亡。尽管如此，仍然需要更大样本研究来确认上述数据的可靠性，在此之前仍推荐PAH患者应避免妊娠。关于以何种方式来进行生育管理，目前学术界仍存在争议。屏障避孕对于患者来说十分安全，但有可能出现意想不到的后果。单纯孕激素制剂如乙酸甲羟孕酮能有效避孕，且能够避免雌激素带来的潜在问题。需要特别注意的是内皮素受体拮抗药波生坦可使口服避孕药的效果减弱。左炔诺孕酮宫内节育系统也非常有效，但偶尔可在置入时出现血管迷走反应，而这正是重度PAH患者难以耐受的。也可考虑联用两种避孕方法。患者一旦妊娠，医务人员需告知妊娠是高危的，应当考虑终止妊娠。如患者依然选择继续妊娠，则应对其开展疾病靶向治疗并在妊娠末期周密安排分娩计划，PAH团队需和产科医师保持密切的沟通。目前尚不明确对于绝经后妇女激素治疗是否有效。如患者有严重且无法耐受的绝经期症状，并正在口服抗凝血药物，可考虑采取激素疗法。

5.预防感染及心理支持　PAH患者易出现肺炎，在所有死因中虽然没有对照研究，但ESC指南仍然推荐PAH患者使用流感和肺炎球菌疫苗。患者罹患PAH后，其本人及其家属的心理状态、社会状态（包括经济状况）、情绪和精神状态都会受到严重的负面影响。因此，PAH管理团队应当充分意识到这一点，应当有足够的技巧和专业知识来解决上述领域存在的问题，并和上述领域的同事（如精神病专家、临床心理学家、福利和社会工作者）共同对其进行心理支持。病友会等也可在解决这些问题方面发挥重要的作用，应当推荐患者加入这些组织。PAH是一种对生命构成严重威胁的疾病。除了心理支持和社会支持外，必要时还应当有将患者转诊至临终关怀和姑息治疗服务中心的前瞻性治疗规划。

6.遗传咨询　对于部分特定的PAH患者，需预约遗传学咨询。鉴于无论是阳性还是阴性结果均会对患者的心理产生影响，故遗传学测试和咨询需遵循当地法规，并由一个包括多学科的专家团队共同对患者提供咨询服务（此团队包括PAH专科医师、遗传学咨询者、遗传学家、心理学家和护理人员）。有基因突变的患者及可能受累的家庭成员可能出于计划生育的原因寻求遗传咨询。对于有BMPR2基因突变的夫妻，现有的生育建议主要是：夫妻避孕、行非遗传性的产前检查（明确有无生育机会）、接受产前或者胚胎植入前遗传学诊断及接受生殖配子的捐献或领养孩子。

7.外出注意事项　关于PAH患者长途飞行期间是否需增加吸氧量这个问题，目前学术界尚无相关研究。鉴于低氧可对身体产生一定的生理效应，因此我们仍建议对于WHO功能分级为Ⅲ级和Ⅳ级的患者及PaO_2持续低于60mmHg（8kPa）的患者可考虑在飞行时吸氧，低流量吸氧就可以将患者的吸入氧分压提升到与海平面相

同的水平。同理，如不进行氧疗，上述患者不应当去海拔1500～2000m以上的地区。应建议患者在出门旅行时随身携带关于其PAH病情的书面资料，同时应当告知其旅行地点附近的当地PAH中心的位置，以便随时就诊。

二、肺动脉高压的靶向药物联合治疗

在过去的10年间，PAH的治疗取得了很大的进展，治疗手段多样化，且治疗措施越来越多地来源于循证医学证据。PAH的治疗不能简单地被理解为给患者开药，而应当是一个先仔细评估患者的病情，继而开展针对性治疗的系统工程。现有的PAH治疗策略可分为3个级别。

起始治疗措施：应当包括一般治疗（适当的运动和指导下的康复训练、妊娠和生育管理、绝经后的激素治疗、择期外科手术、预防感染、心理支持治疗、治疗依从性管理、遗传咨询和旅行咨询等）、支持治疗（口服抗凝血药物、利尿药、吸氧及适当使用地高辛）、将患者转运到专科中心行急性血管反应试验判断其是否具有长期CCB治疗适应证等。

第二级治疗：包括对血管反应试验阳性的PAH患者进行大剂量CCB治疗，对试验阴性的患者个体化评估其危险级别、合并疾病等，按照循证医学推荐使用相关药物。

第三级治疗：评估患者起始治疗的效果，如疗效不佳，需考虑联合药物治疗，必要时需行肺移植治疗。

在本节中，我们主要探讨PAH的靶向药物联合治疗。

对于PAH治疗来说，靶向药物联合治疗是一个极具吸引力的课题，在PAH发病机制中三条通路均可由特异性药物予以阻断前列环素通路（前列腺素类药物）、内皮素通路（内皮素受体拮抗药）及NO通路（磷酸二酯酶V型抑制剂和鸟苷酸环化酶激动药）。联合治疗的定义就是同时联用两种或更多不同类型的药物对患者予以治疗，这种治疗策略已经在系统性高血压和心力衰竭治疗中获得成功。理论上讲，联合治疗可通过调控多种发病通路、发挥药物之间的协同作用及减少单药用量等取得比单药治疗更好的疗效，但使用多种药物也需要考虑潜在不良反应增多、药物之间不利相互作用等问题。

一般的联合治疗可考虑以序贯治疗的方式进行，首先是单药治疗，继而加用第二种药物，如疗效不佳或临床症状恶化，再加用第三种药物，也可在治疗开始时就予以联合治疗。无论是在临床实践还是随机对照研究中，序贯治疗均是最常用的策略。近年来，有许多联合治疗的研究发表，推动了PAH治疗的发展。本节试对这些研究做一总结。

（一）序贯联合治疗

1. 西地那非序贯联合马西替坦 2013年《新英格兰

医学杂志》发表的研究评估了马西替坦对PAH的疗效。该研究为大样本随机事件驱动型多中心对照研究，共纳入742例PAH患者（均有西地那非治疗背景），随机分为安慰剂组（$n=250$）、马西替坦3mg组和马西替坦10mg组，平均服药100周。一级终点为开始治疗到首次出现复合终点事件（包括死亡，行房间隔造口术、肺移植术，开始静脉或皮下使用前列腺素类药物及PAH病情恶化）的时间。研究结果表明，马西替坦可显著降低PAH患者复合终点事件的发病率和死亡率，并改善患者运动耐量。在本研究中，未发现马西替坦有肝脏毒性作用。在10mg每日1次马西替坦治疗组中，有4.3%患者出现了血红蛋白下降（≤8g/dl）。

2. 波生坦序贯联合利奥西呱 2013年《新英格兰医学杂志》发表了一项大样本、多中心、随机、双盲、对照研究，旨在评价利奥西呱对PAH的疗效。该研究共纳入443例症状性PAH患者（均有波生坦治疗背景），随机分为安慰剂对照组、利奥西呱滴定至1.5mg每日3次组及利奥西呱滴定至2.5mg每日3次组，共治疗12周。研究结果表明，利奥西呱可显著改善患者运动耐量、增加6min步行距离、降低肺血管压力、降低NT-proBNP水平、改善WHO功能分级、延迟症状恶化的时间及改善呼吸困难的症状。出现在安慰剂组和2.5mg利奥西呱治疗组的最常见严重不良事件为晕厥（4% vs. 1%）。

3. 内皮素受体拮抗药和（或）磷酸二酯酶V型抑制剂序贯联合赛来西帕 2012年Sinlonneau等报道了一项在PAH患者中进行的前瞻性随机对照II期临床研究，旨在评价赛来西帕的有效性和安全性。研究共入组43例成人PAH患者均有稳定的内皮素受体拮抗药和（或）磷酸二酯酶V型抑制剂治疗背景，按3:1随机分为赛来西帕组和安慰剂组，共治疗17周。结果表明，赛来西帕在治疗17周后可降低肺血管压力，且耐受性和安全性良好。

赛来西帕治疗肺动脉高压研究（GRIPHON）是一项国际多中心、双盲、安慰剂对照、平行事件驱动研究。研究共纳入来自美国、欧洲、亚太地区及非洲39个国家181个研究中心的1156例PAH患者［WHO分级I级（0.8%）、II级（46%）、III级（53%）和IV级（1%）］，其中部分患者有内皮素受体拮抗药和（或）磷酸二酯酶V型抑制剂治疗背景。随机分为赛来西帕组（$n=574$）和安慰剂组（$n=582$），共随访26周。研究结果表明，赛来西帕治疗可显著降低复合发病率和死亡率终点（包括全因死亡、因PAH加重而入院、PAH显著恶化需要行肺移植或者房间隔造口术、因PAH恶化开始非口服前列环素类药物治疗及病情进展），不论是赛来西帕单药治疗患者还是在内皮素受体拮抗药和（或）磷酸二酯酶V型抑制剂背景下联合使用赛来西帕的患者均是如此。

4. 依前列醇序贯联合西地那非 2008年发表的一项大样本随机双盲安慰剂对照平行研究探讨了在依前列醇基础上加用西地那非时PAH的疗效，共纳入来自11个国家41个中心的267例PAH患者，患者均有静脉使用依前列醇治疗背景，随机分为安慰剂组，西地那非20mg每日3次组、40mg每日3次组和80mg每日3次组。研究结果表明，西地那非可延长从治疗开始到临床症状恶化的时间，且治疗12周后患者6min步行距离显著增加。在此研究中，共有7例对照组患者死亡。

5.西地那非和波生坦序贯联合吸入曲前列环素　2010年McLaughlin等发表了一项旨在探讨在波生坦或西地那非基础上加用吸入曲前列环素治疗PAH的研究。该研究为随机对照研究，共纳入235例NYHA心功能分级Ⅲ级或Ⅳ级的症状性PAH患者（均接受波生坦或西地那非治疗），随机分为吸入曲前列腺素组和安慰剂组，共治疗12周。在治疗过程中，共有23例患者退出研究（曲前列腺素组13例，安慰剂组10例）。研究结果表明，吸入曲前列素组患者6min步行距离增加，NT-proBNP水平下降，生活质量提高，但两组之间二级终点（如治疗到症状恶化的时间、呼吸困难评分、NYHA分级及PAH症状和体征改善）无显著差异。

6.波生坦序贯联合吸入伊洛前列腺素　McLaughlin等亦在2006年发表了另外一项联合治疗研究，旨在探讨在波生坦基础上加用吸入伊洛前列腺素的疗效。该研究为多中心双盲随机对照研究，共纳入67例PAH患者，随机分为吸入伊洛前列腺素组和安慰剂组，共治疗12周。研究结果表明，相对于安慰剂组，伊洛前列腺素组患者心功能显著改善，且从治疗到症状恶化的时间延长，然而，虽然伊洛前列腺素组患者6min步行距离提升大于安慰剂组，但两组间无统计学差异（$P = 0.051$），研究者分析其可能和样本量较小有关。

7.波生坦序贯联合他达拉非　2009年Galie等发表了一项旨在探讨他达拉非治疗PAH疗效的大样本多中心随机对照研究，共纳入405例PAH患者（其中53%已经接受波生坦治疗）的随机对照研究观察了他达拉非治疗PAH的效果。该研究将接受他达拉非治疗的患者分为4组，分别口服他达拉非每日2.5mg、每日10mg、每日20mg及每日40mg。结果表明，大剂量他达拉非治疗组患者运动耐量、症状及血流动力学改善程度均优于小剂量他达拉非组，且大剂量治疗组从治疗开始到出现临床恶化的时间较长。但他达拉非不能改善患者WHO功能与分级。研究表明，他达拉非不良反应和西地那非类似。

8.西地那非序贯联合波生坦　2015年McLaughlin等发表了一项前瞻性、双盲、多中心、随机对照研究，旨在探讨在西地那非治疗基础上加用波生坦的疗效。该研究纳入334例PAH患者（均已经口服西地那非3个月或以上），随机分为波生坦组和安慰剂组，治疗16周。结果表明，联合用药组患者6min步行距离改善更加明显，NT-proBNP水平显著下降，但两组患者之间一级终点（治疗到症状恶化的时间、全因死亡、因PAH住院、病情加重被迫静脉使用前列环素药物）发生率无显著差异。

9.西地那非和其他磷酸二酯酶Ⅴ型抑制剂序贯联合利奥西呱　Galie等在2015年发表了一项旨在探讨在西地那非和其他磷酸二酯酶Ⅴ型抑制剂基础上加用利奥西呱治疗PAH疗效的双盲随机研究。入选的18例PAH患者均有西地那非治疗背景，随机分为安慰剂组和利奥西呱组，共治疗12周。研究结果表明，两者合用既不能改善运动耐量，亦不能改善血流动力学水平，相反，低血压的发生率增加。鉴于此，最新的2015年ESC肺动脉高压诊断和处理指南将磷酸二酯酶Ⅴ型抑制剂和利奥西呱合用列为绝对禁忌。

（二）初始联合治疗

1.初始联合他达拉非和安立生坦治疗　2015年《新英格兰医学杂志》发表了一项旨在探讨起始他达拉非联合安立生坦对PAH疗效的研究。该研究是一项事件驱动双盲研究，共纳入500例患者，其中253例为联合治疗组，126例为安立生坦单药治疗组，121例为他达拉非治疗组，共治疗24周。研究结果表明，相对于两个单药治疗组，联合治疗组患者NT-proBNP水平显著降低，更多的患者对疗效满意，6min步行距离提升更加明显。

2.初始联用静脉依前列醇、西地那非和波生坦　2014年，Sitbon等发表了一项旨在探讨在静脉依前列醇基础上加用西地那非和波生坦治疗PAH的探索性研究。该研究数据来源于一项前瞻性研究数据库，共收集了19例初诊为PAH且NYHA心功能Ⅲ级或Ⅳ级的患者。对数据的分析表明，19例患者中的18例在三联治疗4个月后6min步行距离显著增加，17例患者NYHA分级提升Ⅰ级或Ⅱ级。除去1例行急性肺移植的患者，所有18例患者在治疗4个月后获得了持续的临床状态及血流动力学改善。三联治疗患者的1年、2年和3年生存率均为100%。该研究初步表明此三联治疗有效。

3.初始联用静脉依前列醇和波生坦　2012年，Kemp等发表了一项旨在探讨起始联用依前列醇和波生坦治疗PAH的研究，该研究分析了16例WHO功能分级Ⅲ级和7例WHO功能分级Ⅳ级的患者数据，治疗4个月后，患者6min步行距离显著提升，PVR显著下降，且治疗效果能长期保持，在1年、2年、3年及4年总体预估生存率分别为100%、94%、94%及74%，非移植生存率分别为96%、85%、77%及60%。与依前列醇单药匹配对照组相比，总体生存率有提升的趋势（$P = 0.07$）。

2018年ESC肺动脉高压诊断和治疗指南根据近年来的研究成果，提出了联合治疗推荐，总的联合治疗原则是：对WHO功能分级Ⅱ～Ⅲ级患者，建议起始单药治疗或联合口服药物治疗，对功能分级Ⅳ级患者应初始联合治疗，且治疗方案中应当包括静脉使用前列环素类似物。若治疗效果不佳，可考虑序贯双联或三联治疗。PAH具体的治疗流程见图12-2。

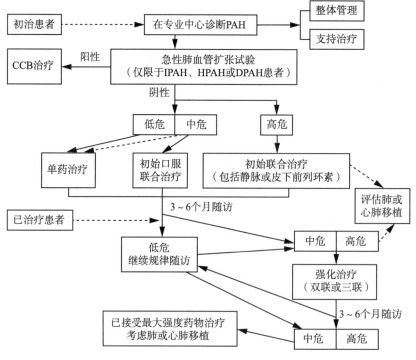

图12-2　肺动脉高压治疗流程

波生坦是一种细胞色素P450同工酶CYP3A4和CYP2C9的诱导剂。当和波生坦一起服用时，由上述酶进行代谢的药物的血药浓度下降。波生坦本身也是经由上述酶进行代谢的，所以，如果这些酶受到抑制，可增加波生坦的血药浓度。如强效CYP3A4抑制剂（酮康唑、利托那韦）、CYP2C9抑制剂（如胺碘酮、氟康唑）和波生坦合用，可导致波生坦血药浓度升高，故合用为禁忌。从理论上讲，波生坦和伊曲康唑、他莫克斯、西罗莫司、卡马西平、苯妥英钠、氨苯砜及贯叶连翘合用，也会发生相互作用。

西地那非主要是经细胞色素P450同工酶CYP3A4（主要途径）和CYP2C9（次要途径）代谢。如果西地那非和CYP3A4底物和抑制剂合用，以及西地那非与CYP3A4底物、β受体拮抗药三者合用，会导致西地那非生物利用度增加，清除减少。CYP3A4诱导剂如卡马西平、苯巴比妥、利福平及贯叶连翘可能会导致西地那非的血药浓度降低。新鲜西柚汁是一种CYP3A4的弱抑制剂，故服用新鲜西柚汁会导致西地那非水平轻度增加。

总之，当PAH靶向治疗药物和降压药物如β受体拮抗药、血管紧张素转化酶抑制药等合用时，需密切关注，避免出现血压过度降低。

三、肺动脉高压的介入和外科治疗

PHA的治疗是一个系统工程。各种不同类型的PHA，其治疗措施各有不同，但无论是一般治疗、支持治疗、靶向药物治疗，还是手术操作治疗，其根本目的均在于提升患者生活质量，改善运动耐量，提高生存率。目前，临床一线使用的PHA手术操作主要有球囊房间隔造口术、血管内膜剥脱术、球囊肺血管成形术及肺移植术。对于确诊为慢性血栓性PHA的患者，如果治疗获益显著大于操作风险，建议在终身抗凝基础上进行肺动脉内膜切除术；若仍有持续症状性PHA，还可进一步考虑行肺血管球囊成形术，以缓解PHA的进展。进一步治疗则需要考虑肺移植术。对于围手术期或重症PHA患者的ICU管理亦非常重要。

（一）房间隔造口术

临床观察结果提示，心房内缺损使得血液从右向左分流，这对于严重PHA患者是有益的，PHA患者进行房间隔造口术的基本原理正是基于此。

严重PHA患者肺循环压力很高，可引起呼吸困难和缺氧，且肺循环压力升高还可导致右心衰竭，右心压力升高可压迫左心，进一步导致左心衰竭乃至心力衰竭，缺氧的同时还可导致交感神经亢进，增加心肌耗氧，加重心力衰竭症状，最终引起不良后果。此时，如果能够建立经心房水平的右向左分流，则可使右心腔减压，并增加左心室前负荷，增加心排血量。虽然动脉血氧饱和度会因此降低，但综合评估，此举仍可改善体循环氧供，降低交感神经张力，改善患者症状。目前普遍推荐的技术是球囊扩张房间隔造口术。该操作通过经皮介入进行，先穿刺房间隔，将球囊导管经股静脉-下降静脉-右心房置入房间隔穿刺孔，并逐级扩张，人为造成房间隔缺损。通过这种方法，形成肺循环-体循环分流，降低肺循环压力，改善症状。

房间隔造口术的获益机制尚未明确，可能与增加静息和（或）运动时的氧供、降低右室舒张末压或室壁张力、通过Frank-Starling机制改善右心室功能或缓解心肌缺氧有关。

1.房间隔造口术的操作方法　术前患者均需签署知情同意书，专科医师应充分告知患者操作的意义和相关风险。操作在心导管室进行，患者需予以适当镇静，局部麻醉穿刺部位，常规消毒、铺巾，先行左心和右心导管检查。测定相关血流动力学参数，继而穿刺房间隔，经右侧股静脉将导丝前端置于左上或左下肺静脉远端建立轨道。取左前斜位显示房间隔切线位，进行选择性左心房造影以显示房间隔位置及左上和（或）左下肺静脉开口。随后沿导丝轨道送入球囊，将球囊中点定位于房间隔，采用逐级球囊递增扩张法反复扩张房间隔破口，操作时需避免球囊扩张时损伤肺静脉。选用不同直径球囊递增扩张时，需间隔3min以上，操作期间密切观察患者生命体征，并询问患者有无不适症状，测量左室舒张末期压力、左心房压和经皮血氧饱和度，并以术中超声心动图探查房间隔造口部位和造口处右向左分流束宽度。当左心房压升高接近18mmHg，或血氧含量低于术前基础值10%以上或绝对值接近80%时，即终止扩张。术毕复查各腔室压力，给予患者高流量面罩供氧，取30°～45°半卧位返回病房。术中需密切监测患者的一般情况、神志、心率、心律、经皮血氧饱和度和主动脉压。术后持续吸氧48h。

2.房间隔造口术治疗PHA的循证医学证据　1998年Sandoval等发表了一项旨在判断球囊房间隔造口术治疗PHA疗效的研究。该研究对15例原发性PHA患者行球囊房间隔造口术。结果表明，术后右心室舒张末压迅速显著降低，体循环动脉血氧饱和度及心脏指数也快速提升。1例患者死亡，其余14例患者功能分级显著改善，术后6min步行距离显著提升。4例患者术后房间隔缺损自发闭合，故接受二次房间隔造口术。14例存活的患者术后1、2、3年的生存率均为92%。

2007年Kurzyna等进行了一项类似研究，该研究共纳入11例合并严重右心衰竭且对传统治疗效果欠佳的PHA患者，其中5例男性、6例女性，平均年龄为（33±12）岁，共进行14次球囊房间隔造口术。研究结果表明，虽然球囊房间隔造口术后平均主动脉血氧饱和度下降，但术后患者心脏功能显著改善，导致系统氧供有好转趋势（$P=0.08$），即刻PVR轻度增加，其增加程度和术前与术后混合静脉血氧分压呈负相关，患者平均心功能分级显著改善。随访期间7例患者死亡，2例行肺移植，6例患者术后缺损显著缩小，故对其中3例再次行球囊房间隔造口术。

3.房间隔造口术的适应证及推荐　手术适应证包括反复发作的晕厥和（或）药物不能控制的右心衰竭及最大剂量药物治疗病情仍恶化或者没有其他选择。

2018年ESC肺动脉高压诊断和治疗指南认为此治疗方法可作为PAH的治疗手段之一，亦可作为PAH患者姑息缓解症状的治疗或桥接治疗，但只有丰富治疗经验的中心方可行此项治疗。已经处于PAH终末期、基线mPAP＞20mmHg、静息时室内血氧饱和度＜85%的患者，应当避免采取球囊房间隔造口术。在考虑球囊房间隔造口术之前，应当确保患者已经接受最优化的药物治疗（包括静脉使用正性肌力药物）。

（二）肺动脉血栓内膜剥脱术

慢性血栓栓塞性肺动脉高压（CTEPH）临床发病较为少见，其特征为进行性活动后呼吸困难，最终患者死于呼吸衰竭，肺动脉血栓内膜剥脱术（pulmonary endarterectomy，PEA）的目的在于通过外科手术方法将CTEPH患者肺动脉内血栓和肺动脉内膜剥除，恢复血流灌注和通气血流比例平衡，减轻右心室后负荷，避免发生继发性肺血管病，从而达到治疗的目的。目前，PEA是国际公认的CTEPH最佳治疗手段和首选治疗方法。

CTEPH的诊断常以肺通气/灌注扫描为基本方法将其作为筛选手术患者的初步手段，肺动脉CT、MRI及超声心动图可确诊，而肺动脉造影则是精确诊断定位及手术所必需的。

CTEPH的发生系由于少数急性肺栓塞患者（仅为0.5%～4%）的栓子未能自溶而遗留机化，并继发血栓形成或反复发生的多个小栓子，致使肺血管床大范围阻塞形成PHA、低氧血症及右心衰竭。也有学者认为发病的基本原因系肺动脉内皮细胞本身受损使t-PA抑制物的产生受到影响，加之内皮下结构暴露而促使血栓形成。90%以上为双侧性病变，阻塞范围通常在50%以上。血栓栓子位于肺动脉主支、肺叶或肺段动脉内，为白色纤维机化物与肺动脉紧密粘连，其近侧常有较新鲜的红色继发血栓。受损的肺动脉壁薄，肺动脉与支气管间常呈纤维化而难以分离，支气管动脉扩张。与急性肺栓塞不同，PHA为本病的基本病理生理改变，mPAP的增高程度与阻塞范围、预后相关。临床早期可出现活动后呼吸困难、低氧血症，随着病情进展，患者的氧分压可逐渐下降，PHA呈慢性呼吸性碱中毒改变。肺动脉血流阻塞后的无效腔通气与通气/血流比例失调为导致低氧血症的基本原因。

1.肺动脉血栓内膜剥脱术的操作方法　手术指导原则为：双侧肺动脉均须探查、胸骨正中切口、进行体外循环、准确辨认剥离层面和充分剥离。

首先签署知情同意书，告知患者手术可能的获益和风险。手术在深低温间断停止循环下进行。患者经胸骨正中切口开胸，悬吊心包，进行体外循环插管，降温，当上腔静脉充分游离、体温降至20℃时，阻断主动脉，开始心肌保护。暴露肺动脉，并从主动脉和上腔静脉间的右肺动脉做切口。CTEPH病变可分为4种类型：Ⅰ型为大的血管内血凝块，易在动脉切口范围内见到，在进行PTE前须移除血凝块；Ⅱ型为大的血栓，仅见内膜增厚，此型内膜剥离范围涉及肺动脉主干、叶动脉和段动脉，此型最多见；Ⅲ型为病变位于远端，在段动脉和亚段动脉水平，起初看不见血管阻塞，由于病变处血管壁薄，确定剥离层面及进行剥离时须谨慎；Ⅳ型为未见血栓栓塞性病变，存在肺小血管疾病，此型不能行PTE手术治疗。当手术过程中寻找剥离层面时，如视野布满经支气管动脉或其他侧支循环的回血，将影响手术操作，应开始停循环，每次停循环时间不超过20min。剥离层面确定后，开始进行剥离，范围顺延至每个亚段分支。完成剥离后恢复循环，缝合右肺动脉切口。左侧手术同右侧一样，完成后恢复循环并开始复温。

2.肺动脉血检内膜剥脱术的循证医学证据 PEA是CTEPH治疗的首选。2011年，Mayer等发表了一项旨在探讨PEA治疗CTEPH安全性和有效性的国际多中心前瞻性注册研究。该研究共纳入来自加拿大的1个中心和26个欧洲中心的679例CTEPH患者，其中386例行外科手术治疗。手术组患者平均年龄为60岁，其中54.1%为男性，79.8%有肺栓塞病史。189例患者（49.2%）发生了围手术期并发症，包括肺再灌注性水肿（6.8%）、感染（18.8%）、持续PAH（16.7%）、神经系统并发症（11.2%）、出血（10.2%）、心包积液（8.3%）及需要体外膜氧合治疗（3.1%），院内和围手术期死亡率为4.7%。术后患者6min步行距离显著增加，PVR显著下降，大部分患者NYHA心功能分级由Ⅲ/Ⅳ级改善至Ⅰ/Ⅲ级。

2012年，Madani等发表了一项评估PEA治疗CETPH疗效的研究，该研究为单中心研究，共纳入了1999年3月—2010年12月在加利福尼亚大学圣迭戈医学中心进行PEA的CTEPH患者1500例，将较早治疗的1000例作为前组，最近治疗的500例作为后组。研究结果表明，前组患者住院死亡率为5.2%，后组患者住院死亡率为2.2%（$P < 0.01$）。在后组患者中，三型节段性病变发生率更高。后组患者术后PVR和mPAP显著低于前组患者。该项研究说明，在有经验的医学中心，PEA手术更加安全，且随着术者和手术管理团队的经验增加，这些中心的手术安全性将进一步改善。

PEA治疗CTEPH的长期疗效确切。该手术是治疗CTEPH的首选方案，但长期疗效的临床数据有限。一项来自荷兰评估PEA治疗CTEPH的10年长期生存和功能研究表明，在9年的随访期间，120例CTEPH患者在荷兰St.Antonius医院接受治疗，其中72例进行了PEA。研究结果显示，CTEPH患者的住院死亡率为6.9%（5/72）；在随后5年的随访期间，仅1例患者发生院内死亡（1/38，2.9%）。2例患者在长期随访中死亡，平均随访3年。1年、3年、5年的总生存率分别为93.1%、

91.2%和88.7%。患者术前的NYHA功能为Ⅲ级（58例）和Ⅳ级（14例），平均PVR为（572 ± 313）dyn·s/cm³。术前、术后结果比较表明，mPAP从（42 ± 11）mmHg降至（22 ± 7）mmHg（$P = 0.000\,1$），N端脑钠肽前体（NT pro-BNP）由（1527 ± 1652）pg/ml降至1603pg/ml（$P = 0.000\,1$），6min步行距离由（359 ± 124）m增至（518 ± 11）m（$P = 0.000\,1$），几乎所有患者功能恢复至Ⅰ级或Ⅱ级（$P = 0.000\,1$）。此项研究结果表明，PEA治疗CTEPH显示出可显著改善临床状况和良好的长期生存优势。

3.肺动脉血栓内膜剥脱术的适应证及推荐 2015年ESC肺动脉高压诊断和治疗指南推荐将PEA作为CTEPH患者的治疗首选。该指南同时指出，CTEPH手术的可行性由多个因素决定，主要包括患者对于手术的适应性、手术团队的专业程度及其可获取的相关资源、术前WHO-FC分级、手术取栓的基本可行性及患者的一般状况等。

美国胸科医师学会推荐进行PEA的临床指征：①经抗凝治疗6个月无效，NYHA分级为Ⅲ～Ⅳ级；②术前PVR > 300dyn·s/cm³；③肺动脉造影示阻塞范围> 50%，位于肺段以上动脉（如肺动脉干、肺叶动脉、肺段动脉或亚段动脉）且手术能达到者。

4.肺动脉血栓内膜剥脱术的禁忌证与并发症 肺动脉血栓内膜剥脱术的禁忌证：①肺段动脉以远的阻塞，广泛的小动脉栓塞及无法取除栓子；②严重右心衰竭；③明显阻塞限制性肺疾病；④合并其他脏器严重疾病等不宜手术的情况。常见并发症有右心衰竭、再灌注肺水肿和双侧膈神经麻痹。

（三）肺动脉球囊扩张术

近年来肺动脉球囊扩张术（balloon pulmonary angioplasty，BPA）已用于CTEPH患者的治疗。该方法可显著改善CTEPH患者的血流动力学，并有助于降低和缓解PAH。

BPA是CTEPH公认的首选疗法，但仍有近50%的患者属于远端血管闭塞而无法手术。因此，药物治疗和介入治疗就成为探索方向。日本学者发表大量文章表明，对于外科手术无法触及的远端栓塞肺动脉闭塞，用球囊反复多疗程多血管多次扩张，可以显著改善患者的预后、降低PVR和改善血流动力学。但是再灌注性肺水肿是少见且致命的并发症，Inami等用压力导丝结合肺水肿预测评分（PEPSI）指导介入治疗，在提高成功率的同时，明显减少了并发症。由此，CTEPH的治疗取得较大进展。此外，结缔组织病、肺间质纤维化、左心衰竭相关肺动脉高压的治疗都取得进展。

1.BPA的操作过程 1988年首次有学者报道使用BPA治疗CTEPH。多年来，此技术不断发展，目前日本学者开展此项技术相对较多，并将一些新的介入技术

如压力导丝、血管内超声、光学相干断层显像（OCT）技术整合其中。现将具体步骤描述如下。

（1）签署知情同意书，告知患者相关可能的获益和风险。

（2）所有的药物治疗包括华法林抗凝治疗，保持不变。

（3）根据肺动脉造影和肺核素灌注显像的结果，首先选择扩张的节段。一般选择网状病变节段、突然狭窄的病变节段及完全闭塞的节段。大部分情况下，从下叶开始扩张。每一个肺叶最多只能扩张两个节段，以避免严重的再灌注性肺损伤。

（4）在静脉中置入9F的留置鞘（主要是颈内静脉，也可采用锁骨下静脉或股静脉），通过留置鞘，使用0.035in（1in＝2.54cm）导丝，在主肺动脉内置入6F长鞘，置入后予以肝素5000U，此后术中每小时给予肝素1000U。通过6F的指引导管选择肺动脉分支节段，并对其行造影，然后将0.014in导丝通过目标节段，使用血管内超声（IVUS）评估管腔大小，并结合相关软件清晰辨别血栓和管腔。测量血栓占据管腔最明显和管腔狭窄最严重的节段的管腔直径。在使用IVUS评估血管完毕后，使用球囊进行首次扩张，以避免肺动脉破裂或夹层。使用合适的球囊导管（2～8mm）扩张血管。需注意血管扩张内径不可超过原血管内径的90%。如术中氧饱和度下降＞40%或患者出现痰中带血，立即中止操作。一般只在单侧肺进行操作。如肺动脉压降至35mmHg以下，可在双侧肺进行操作。除非患者mPAP降至30mmHg以下，否则应在首次操作5～14d后重复一次BPA。在首次治疗12～16周后，可再行一次BPA。

2. BPA的循证医学证据　2001年Feinstein等发表了一项评估BPA治疗CTEPH有效性的研究，该研究纳入18例无法手术的CTEPH患者，患者年龄为14～75岁，平均51.8岁。对此组患者行BPA（操作次数1～5次，平均2.6次）。扩张适应证：①完全闭塞；②充盈缺损；③有证据提示血管内网状物质。共随访36个月。研究结果表明，BPA可显著改善NYHA分级，增加6min步行距离，并降低肺动脉压力。然而，11例患者出现了再灌注性肺水肿，3例需要机械通气治疗。

鉴于并发症如再灌注性肺水肿发生率高，有日本学者使用较小的球囊，术中小心控制球囊扩张程度，每次操作仅扩张1～2处肺血管节段，并在术中使用血管内影像技术。通过上述方法的改进，使手术并发症发生率有所下降。

2012年，Kataoka等发表一项评估BPA治疗CTEPH疗效的研究，该研究共纳入29例CTEPH患者并行BPA，其中1例患者因导丝穿孔并发症于术后2d死亡，在28例患者中，BPA并不能术后即刻改善血流动力学水平，但随访期发现患者NYHA心功能分级显著改善，BNP水平显著下降，血流动力学参数如mPAP和心排血量也显著

改善。主要并发症为再灌注性肺水肿，占所有治疗例数的53%。

Mizoguchi等于2012年进行了另一项类似研究，该研究的特点在于其操作更加谨慎，使用球囊较小，且使用IVUS及相关软件评估血栓和血管，并指导球囊扩张。该研究连续纳入了68例无法行手术的CTEPH患者，并行BPA，每例患者平均做了4次治疗。在治疗过程中，每人平均有3个病变节段得到球囊扩张治疗。研究结果表明，BPA可显著改善患者的WHO功能分级，降低患者mPAP。1例患者术后28d死亡，死因是右心衰竭。在首次BPA后，平均随访（2.2±1.4）年，随访期间有1例患者死于肺炎，其余65例存活。57例患者接受右心导管检查，结果提示mPAP能够持续改善。41例（占60%）患者在操作后出现再灌注性肺损伤，但仅有4例需要机械通气。该研究结果表明，BPA可以改善无法进行手术治疗CTEPH患者的临床症状和血流动力学水平，死亡率低。采用新方法后，再灌注性肺损伤发生率较早期研究降低，但仍高于50%。

3. BPA的适应证及推荐　2015年ESC肺动脉高压的诊断和治疗指南指出，对于无法手术治疗的CTEPH患者，可考虑行BPA治疗。但鉴于上述研究均为小样本、非随机对照研究，且目前BPA尚未广泛运用，该指南仅仅将其列为Ⅱb类推荐，证据级别为C级。期待有更多的研究进一步明确其疗效。同时指出，BPA操作只能在具有丰富经验且患者数量较多的CTEPH中心进行。

（四）肺移植术

1. 肺移植术的历史回顾　人体肺移植开始于20世纪60年代。1963年美国密西西比大学医学中心的James Hardy为一例58岁左肺门鳞癌女性患者实施了首例人类肺移植术。但患者在肺移植18d后死于肾衰竭。在1963—1983年近40例手术患者中，最长生存期未超过10个月。随着20世纪70年代环孢素的问世和移植技术的进步，1981年美国斯坦福大学医院首先成功获得心肺联合移植；1983年加拿大多伦多肺移植组成功，为终末期肺纤维化患者施行了右肺移植，这是世界上首例成功的临床肺移植术。1986年他们又相继成功实施了双肺移植术，开创了肺移植的新纪元，此后肺移植工作迅速发展。1986年出现序贯式双肺移植术。到1997年，手术例数已达6639例。血流动力学研究表明，移植后肺动脉压力和PVR立即下降并伴有右心室功能的改善。肺移植术后患者的生活质量良好，能恢复正常生活，有的已能够从事以往的工作。肺移植已成为治疗肺疾病末期唯一有效的方法。

目前由于各种严重PAH靶向治疗药物的出现，减少了PAH患者转运到肺移植中心的人数，并推迟了PAH患者转运到肺移植中心的时间。然而，对于药物治疗效果不佳并仍然处于WHO功能分级Ⅲ～Ⅳ的患者，应当

仍将肺移植作为一个重要选项。对PAH患者来说，如果其对于最大剂量药物治疗反应欠佳，应推荐及早行肺移植术。如果患者对初始单药治疗反应不佳，应考虑其是否适合移植，以及肺移植是否合理的。

总之，如果各种PAH治疗手段均已穷尽，效果仍不理想，则最后的治疗手段就是肺移植。肺移植可用于各种类型PAH的终末期治疗。

肺移植疾病谱多见于COPD、特发性肺纤维化（IPF）、肺囊性纤维化、α_1抗胰蛋白酶缺乏、TPAH，这些疾病占整个肺移植疾病谱的85%。在过去16年间，随着肺移植技术、供体保存和围手术期处理的逐步完善，肺移植1年生存率已从过去的70%上升到85%。国际心脏和肺移植协会对世界范围内100多个移植中心的23 000余例患者进行了详细登记。2009年的登记报告表明，肺移植患者的中位生存期约为5.4年，其中双肺移植的中位生存时间优于单肺移植（6.6年 vs.4.6年）。PAH患者行移植术后5年总体生存率为45%～50%，有明确证据表明其具有持续较好的生活质量。近年来研究表明，PAH患者行肺移植术后生存率较前又有明显提高，5年生存率为52%～75%，10年生存率为45%～66%。

PAH的病因学分析可能有助于肺移植的临床决策，因为病因不同，预后也有差别。事实上，即使是采取前列环素治疗慢性结缔组织病导致的PAH，其预后仍显著劣于特发性PAH，而先天性心脏病导致的PAH，则预后则相对较好。PVOD和PCH导致的PAH预后最差，由于无良好有效的治疗手段，故此类患者一经诊断，就须被列入肺移植的行列。

2.肺移植的适应证与禁忌证　肺移植手术适应证：终末性良性肺疾病功能严重受损、内科药物和一般外科手术治疗无效、日常活动严重受限、预期寿命只有1～2年、没有其他重要脏器功能衰竭。

肺移植时机：在考虑评估移植手术时，应考虑到疾病的病程、等待的时间以及在这一地区移植前预期的等待时间和移植后的期望生存率等其他因素。普遍认为患者心功能WHO分级为Ⅲ级或Ⅳ级时，不论是否采取药物治疗或前列腺素治疗是何时开始的都应考虑肺移植。

美国胸外科协会和国际心肺移植协会联合制订的受体选择标准为：合适年龄，心肺移植55岁、单肺移植65岁、双肺移植60岁；临床和生理功能上的严重疾病；药物治疗无效或缺乏；预期寿命有限；理想的营养状态；社会心理状态和控制情绪能力满意。

肺移植治疗PAH的手段包括心肺联合移植和双侧肺移植，这两种治疗手段都非常有效，可用于PAH患者的治疗，且越来越多的患者开始接受双侧肺移植治疗。

肺移植的禁忌证如下。

（1）绝对禁忌证

1）肺外其他器官严重功能不全，包括肌酐清除率＜50ml/min的肾功能不全，有凝血障碍或门静脉高压的肝功能不全，左心室功能不全或严重冠状动脉疾病（考虑心肺联合移植）。

2）急性病、危重疾病：活动性癌症或有复发可能的近期癌症病史（皮肤基底细胞癌和鳞状细胞癌除外）、活动性肺外感染（包括HIV感染、丙型肝炎病毒感染和乙型肝炎病毒感染）。

3）严重精神疾病、不配合治疗、药物或酒精依赖、经常或最近（先前的3～6个月）吸烟史。

4）严重营养不良（＜理想体重的70%）或显著肥胖（＞理想体重的130%）不能行走，康复可能性小。

（2）相对禁忌证

1）长期药物控制效果差或有靶器官损害。

2）每天泼尼松用量＞20mg（或相等量）。

3）机械通气（除外非侵入性通气）。

4）胸廓手术或感染造成的胸膜广泛增厚。

5）活动性结缔组织病。

6）广谱抗生素用于手术下呼吸道护理（囊性纤维化患者）。

3.肺移植的手术方式　肺移植的手术方式大致包括4种：单肺移植、双肺移植、心肺移植和活体肺叶移植。手术方式的选择受许多因素影响，包括受体的疾病、受体年龄、病情严重程度、移植中心的经验、供体的稀缺性等。IPAH患者单肺移植后围手术期管理相对困难。因此，也有很多学者主张进行双肺移植或心肺联合移植。对于感染性疾病如肺囊性纤维化及支气管扩张，目前主张进行双肺移植，因为另一侧的自体肺是非常严重的感染源，对于移植后的供体肺和以后的生活质量均可造成严重影响。近年来双肺移植所占的比例逐渐上升，不断增加的围手术期经验及患者良好的预后和生活质量使其已经替代单肺移植，成为最受青睐的肺移植手术方式。

由简单分流造成的艾森门格综合征患者一般接受肺移植并同时修补心脏缺损或直接行心肺联合移植。

需要注意的是，对于PVOD/PCH患者来说，一旦诊断确立，建议其立即前往移植中心进行评估，因为可以治愈此类患者的唯一治疗方法就是肺移植，目前尚无肺移植后该病复发的报道。CTEPH如无法进行PEA手术，且对其他治疗手段效果不佳，可行肺移植。

近年来，ECMO治疗越来越多地应用于PHA的治疗，2015年ESC肺动脉高压诊断和治疗指南推荐其可用于清醒的PAH患者等待肺移植时的桥接治疗。

4.肺移植的常见并发症　手术成功患者的长期并发症主要有移植肺的闭塞性细支气管炎、急性器官排斥反应和机会性感染。虽然有些研究表明，心肺移植和肺移植术后患者的生活质量明显改善，但性价比还未阐明。

感染是肺移植术后早期最主要的并发症，也是围手术期最主要的死亡原因。细菌性感染是围手术期最主要的致病因素，常见的还有念珠菌、真菌、单纯疱疹病毒和巨细胞病毒。围手术期常规使用广谱抗生素，抗生素的选择通常需要覆盖供体和受体可能的致病菌。在药敏结果出来之前通常是经验性使用抗生素，在药敏结果出来之后就要做相应调整。在早期分泌物标本中如果分离出真菌或白念珠菌，即便没有侵袭或播散的证据，也要考虑预防性用药，氟康唑 100～200mg 每日 2 次，口服或静脉使用以防治念珠菌感染。伊曲康唑 200mg 口服每日 1 次或雾化吸入两性霉素 10～15mg 以防止曲霉菌感染。当供体 CMV 抗体阳性（DCMV ＋）而受体 CMV 抗体阴性（RCMV-）时，最容易发生 CMV 病毒感染。对于 RCMV（-）/DCMV（＋）患者，术后常规应用 6 个月缬更昔洛韦预防病毒感染，对于 RCMV 阳性患者则使用 3～6 个月缬更昔洛韦。

四、肺动脉高压治疗的未来展望

虽然 PHA 的诊断和治疗在最近几年已经取得了显著进步，但其仍是难以治愈的疾病，迫切需要更好地了解 PHA 的发病机制，开发出更好、更新的治疗方法，指导选择合适的治疗药物和治疗方案。

依靠新的研究方法如基因芯片、RNA 测序、蛋白质组学、新动物模型和引入其他科学领域的研究方法如持续电流研究等，有助于提高我们对 PAH 的认识，从而开发出更多有希望的治疗方法。

基因治疗将是 PAH 新的治疗出发点。遗传性 PAH 患者的骨形态发生蛋白受体 II 型（BMPR2）基因突变致功能丧失，没有发生突变的患者也可出现 BMPR2 表达减少。因此，恢复 BMPR2 信号可能对 PAH 患者有益。Spiekerkoeter 等在早期研究中确定低剂量他克莫司（FK506）可以作为一种有效的激活剂，逆转 PAH 患者的 BMPR2。基于这些发现，最近已有 3 例患者使用 FK506 治疗的报道，但仍需进一步研究 FK506 在 PAH 患者中的安全性和疗效。针对 BMPR2 功能丧失的另一种方法是使用选择性靶向该信号通路的 BMP 配体，最新研究发现 BMP9 可直接增强内皮细胞 BMP 信号，也可能是治疗 PAH 的新策略。随着遗传学研究的深入，业已发现人体和动物介体之间在低氧环境下的血管收缩反应存在差异与 PH 易患性有关。有学者用比较基因组学的方法发现编码锌转运体 ZIP 12 的基因 slc39a12 是缺氧致肺血管重塑的主要调控基因，ZIP 12 表达的基因中断可减弱在缺氧环境下大鼠 PAH 的发展。锌转运体 ZIP 12 调节慢性低氧肺血管反应的这一作用可能在不久的将来被开发用于 PAH 的治疗。

microRNAs 与间充质干细胞有望成为治疗 PAH 的新途径。从动物实验到临床试验，PAH 的 micioRNAs 表达谱已被揭示。超过 20 种 microRNAs 可能参与了 PAH 的过程。大多数 PAH 相关的 microRNAs 通常在 PAH 发病过程中起着负面作用，令人振奋的是仍然有一些 microRNAs 能够起到对 PAH 的防护作用。动物实验发现 microRNAs 或间充质干细胞可以改善 PAH 的一些症状，甚至改善 PAH 患者的心肺功能。miR-204 和 miR-206 是两个研究比较充分的 microRNAs，两者在 PAH 患者的 PASMCs 或 PAH 小鼠细胞下调。目前 microRNAs、间充质干细胞与 PAH 之间的关系尚未充分明确，两者的功能机制仍然需要进一步研究。

治疗 PAH 另一个迫切需要发展的是可以预测疗效、优化和个性化治疗的生物标志物。过去 20 年 PAH 的治疗药物研究取得了显著成绩，出现了多种可选择的治疗药物及治疗方案，包括单药治疗、替代疗法、联合治疗，但是各种治疗药物或方案都存在各自相应的问题，使得临床结局令人失望。口服单药治疗不能阻止 PAH 的进展；替代疗法如输注前列环素临床使用烦琐且有相当高的潜在发病率；联合口服药物治疗，包括内皮素受体拮抗药和磷酸二酯酶 V 型抑制剂类药物，虽然临床使用有所增加，但是证据仍然不足。因此，选择合适的 PAH 治疗药物和治疗方案也是今后必须解决的难题。

前瞻性识别生物标志物可以帮助指导治疗决策。鉴于 PAH 的复杂性，人类尚不完全了解其发病机制，虽然已研究了许多可能成为生物标志物的指标，然而，几乎没有一个指标被确定和验证与临床相关，原因在于临床研究规模小，缺乏足够的效能；PAH 是一种异质性疾病，长期数据有限。目前指南唯一推荐的生物标志物是脑钠肽（BNP）和 N 端脑钠肽前体（NT-proBNP），但也仅用于风险分层和疗效的指标，无法指导患者预先选择适用的治疗药物和治疗方案。研究者们比较不同治疗方案患者的 ET-1、NT-proBNP、cGMP，以及 NO 衍生物 NO_2^-、NO_3^-、SNO 与临床指标 6min 步行距离和血流动力学之间的关系，以期发现可以预测疗效的生物标志物，同时也在探索新的指标。

血肿衍生生长因子（hematoma derived growth factor，HDGF）在 PAH 患者肺内新生血管的形成中发挥重要作用，HDGF 水平升高与 PAH 严重程度增加相关。重度 PAH（如 PAH 治疗失败，等待行肺移植）患者的 HDGF 水平中位数为 1.93ng/ml，显著高于对照组人群。HDGF 水平＞ 0.7ng/ml 的患者更易发生心力衰竭，且 6min 步行距离更短，HDGF 在预测 PAH 患者生存率方面有明显优势。关于 HDGF 能否应用于临床，仍需进一步检查和验证在 PAH 发展过程中 HDGF 水平是否随药物治疗症状的缓解改变而变化、是否适用于儿童 PAH 患者及是否可预测未来罹患 PAH 的风险等。

未来我们还需进一步完善评价 PAH 治疗药物的研究方法。在临床试验中，替代终点（如对治疗的反应）与直接终点相关并不能说明替代终点可靠，只有当替代终点的变化可以可靠地预测直接终点的变化时，替代终点才是真正的替代终点。对于 PAH 来说，有效替代终点的识别一直是一个挑战。6min 步行距离和有创血流动力学变化（如 PVR、mPAP、CI）被认为是 PAH 临床试验的替代终点，但是这些替代终点是否可以真正替代直接终点（临床发病率和死亡率）一直存在质疑。鉴于大部分已被批准的PAH治疗药物是以短期内（12～18周）6min步行距离的变化这种替代终点作为主要终点指标，因此，需要修改PAH的药物临床试验设计来评价药物的疗效和安全性。新的和即将到来的PAH临床试验将以复合临床恶化事件作为终点，研究时间更长的事件驱动研究，以确保新治疗方法的成功。

经皮肺动脉去神经支配术为PAH患者的治疗提供了又一新的途径。通过该治疗方法可使部分PAH患者的症状得以缓解、血流动力学参数明显改善。但是，这一治疗方法的远期疗效及并发症仍需经前瞻性、多中心、大样本、随机双盲、对照临床试验加以验证。

总之，近10年来新型靶向治疗药物已显著提高PAH患者的生存率、改善生存质量，延缓了临床恶化进展。肺移植是难治性PAH最根本的治疗手段，但远期病死率仍然较高，其高昂的医疗费用及供体匮乏也是临床面临的重大挑战。虽然PAH患者的诊治整体有了很大的提高，但这远远不够。希望这一领域的学术和行业研究人员深入研究，为PAH患者的福祉慷慨努力。

（王朝富　刘全义）

参 考 文 献

季颖群，张卓莉，陆慰萱，等. 结缔组织病相关肺动脉高压的临床分析［J］，中华内科杂志，2006，45（6）：467-471.

刘雪芹，杜军保，陈永红，等. 儿童肺动脉高压276例病因学分析［J］. 实用儿科临床杂志，2008，23（13）：991-993.

Cassinerio E，Graziadei G，Poggiali E，et al. Gaucher disease：a cliagnostic challenge for internists［J］. Eur J Inter Med，2014，25（2）：117-124.

Escribano-Subias P，Blanco I，Lopez-Meseguer M，et al. Survival in pulmonary hypeitension inSpain：insights from the Spanish registry［J］. The European Respiratory Journal，2012，40（3）：596-603.

Eyries M，Montani D，Girercl B，et al. EIF2AK4 mutations cause pulmonary veno-occlusivedisease，a recessive of pulmonaiy hypertension［J］. Nat Genet，2014，46（1）：65-69.

Frost A E，Badesch D B，Barst R J，et al. The changing picture of patients with pulmonary arterial hypertension in the United States：how REVEAL differs from historic and non USContemporary Registries［J］. Chest，2011，139（1）：128-137.

Galie N，Brunclage B H，Ghofrani H A，et al. Taclalafil therapy for pulmonary arterial hypertension［J］. Circulation，2009，119（22）：2894-2903.

Galie N，Muller K，Scalise A V，et al. PATENT PLUS：a blinclecl，randomisecl and extension stucly of riociguat

plus silclenafil iii pulmonary aiterial hypertension［J］. Eur Respir J，2015，45（5）：1314-1322.

Ghofrani H A，Galie N，Grjmminger F，et al. Riociguat for the treatment of pulmonary arterial hypeitension［J］. N Engl J Mecl，2013，369（4）：330-340.

Hoeper M，Huscher D，Ghofrani H A，et al. Elclerly patients cliagnosed with icliopathic pulmonary arterial hypertension：results from the COMPERA registry［J］. Inter J Cardiol，2013，168（2）：871-880.

Humbert M，Labrune P，Sitbon O，et al. Pulmonary arterial hypertension ancl type-1 glycogen-storage disease：the serotonin hypothesis［J］. Eur Respir J，2002，20（1）：59-65.

Humbert M，Sitboii O，Chaouat A，et al. Pulmonary arterial hypertension in France：results frum a national registry［J］. Am J Respir Crit Care Mecl，2006，173（9）：1023-1030.

Krowka M J，Swanson K L，Frantz R P，et al. Portopulrnonary hypertension：Results from a 10year screening algorithm［J］. Hepatology，2006，44（6）：1502-1510.

Lee S D，Shroyer K R，Markham N E，et al. Monoclonal endothelial cell proliferation is present iii primary but not secondary pulmonary hypertension［J］. J Clin Invest，1998，15（101）：927-934.

McLaughlin V V，Benza R L，Rubin L J，et al. Addition of inhalecl treprostinil to oral therapy for pulmonary arterial hypertension：a ranclomized controlled clinical trial［J］. J Am Coll Cardid，2010，55（18）：1915-1922.

McLaughlin V V，Oudiz R J，Frost A，et al. 2006. Randomized study of aclcling inhalecl iloprost to existing bosentan pulmonary arterial hypertension［J］. Ain J Respir Crit Care Med，2006，174（11）1257-1263.

McLaughlin V，Channick R N，Ghofrani H A，et al. 2015. Bosentan addecl to silclenafil therapy inpatients with pulmonary arterial hypertension［J］. ELir Respir J，2015，46（2）：405-413.

Olsson K M，Delcroix M，Ghofrani H A，et al. Anticoagulation and survival in pulmonary arterial hypertension：results from the Comparative，Prospective Registry of Ne，vly Initiatecl Therapies for Pulmonary Hypertension［J］. Circulation，2014，129（1）：57-65.

Peacock A J，Murphy N F，McMunay J J，et al. An epidemiological stucly of pulinonaiy arterial hypertension［J］. Eur Respir J，2007，30（1）：104-109.

Pepke Zaba J，Delcroix M，Lang I，et al. Chronic thromboembolic pulmonary hypertension（CTEPH）：results from an international prospective registry［J］. Circulation，2011，124（18）：1973-1981.

Pulido T，Adzerikho I，Channick R N，et al. Macitentan ancl morbiclity aiicl mortality inpuary arterial hypertension［J］. N Eiigl J Mecl，2013，369（9）：809-818.

Rich S，Dantzker D R，Ayres S M，et al. Primaiy pulmonary hypertension. A national prospective study [J]. Ann Inter Med, 1987, 107 (2): 216-223.

Simonneau G, Torbicki A, Hoeper M M, et al. Selexipag: an oral, selective prostacyclinreceptor agonist for the treatment of pulmonary arterial hypertension [J]. Eur Respir J, 2012, 40 (4): 874-880.

Sirnonneau G, Rubin L J, Galie N, et al. Addition of silde-nafil to long-term intravenousepoprostenol therapy in patients with pulmonary arterial hypertension: a randomizecl trial [J]. Ann IntMed, 2008, 149 (8): 521-530.

Soubrier F, Chung W K, Machado R, et al. Genetics and genomics of pulmonary arterial hypeitension [J]. J Am Coll Cardiol, 2013, 62 (25): 13-21.

第13章

心血管系统合并多系统疾病处理

第一节　急性冠脉综合征合并消化道出血

一、概述

抗血小板治疗可显著降低冠心病患者的血栓事件风险，国内外指南均将其作为急性冠脉综合征（acute coronary syndrome，ACS）治疗的 I 类推荐。但是，在临床实践中，抗血小板治疗的疗效和安全性呈现较大的个体差异，一些患者在接受抗血小板治疗的同时可能增加出血的风险。

研究显示，消化道是冠心病患者抗栓治疗并发出血最常见的部位。由于采用了不同的出血定义，现有临床研究中ACS的出血发生率差异较大。研究显示，低剂量阿司匹林可使消化道损伤风险增加2～4倍，而溃疡的发生率则高达11%。老年人群中的消化道损伤发生率则更高。在置入药物洗脱支架后服用阿司匹林与氯吡格雷双联抗血小板药物的患者，消化道出血发生率约为2.7%，其中约40%患者表现为黑粪，大部分患者内镜检查时发现胃炎和胃溃疡。一项来自加拿大的长期研究发现，ACS患者经过药物、经皮冠脉介入术（PCI）或旁路移植手术等不同方式治疗后，1年后由于出血事件再入院的比率为1.8%～3.8%，其中约52%为消化道出血。

消化道出血可增加ACS发生率，也可增加ACS患者死亡率。2015年一项纳入5万多例冠心病患者的巢式病例对照研究发现，上消化道出血可使冠心病患者发生心肌梗死的风险增加2倍以上，尤其是在女性和年龄<65岁患者中。出血是冠心病患者死亡的独立危险因素。出血导致冠心病患者病死率增加的机制较为复杂，包括出血导致低血压和交感激活、心率增快和心律失常；因出血导致停用抗栓药物；输血相关的炎症激活和血栓形成倾向等。上消化道出血合并ACS死亡率高达62%，远高于单纯上消化道出血病例死亡率（20%）。消化道出血与ACS共患疾病状态及其严重性往往容易被大家忽视，因为医务人员常被严重上消化道出血病例的症状和体征所蒙蔽。

二、消化道出血的发生机制及评估

（一）消化道出血的发生机制

1.阿司匹林　阿司匹林增加胃肠出血风险的机制包

括以下几个方面。

（1）直接对胃肠黏膜造成损害：因阿司匹林能自由透过胃肠上皮细胞膜弥散入胞质内，破坏脂蛋白膜的保护作用，产生细胞毒作用，损害线粒体，导致大量氧自由基释放和中性粒细胞趋化。

（2）抑制黏膜前列腺素（PG）的合成：该过程可通过直接渗透和全身作用而产生。PG是重要的黏膜保护因子，阿司匹林通过抑制环氧合酶（COX）阻断花生四烯酸转化为PG，使黏膜PG合成减少，进而使胃黏液及HCO_3^-分泌减少，胃黏膜血流减少，影响胃黏膜上皮的再生与更新，从而削弱了胃黏膜屏障功能，在胃酸、胃蛋白酶等内源性因素作用下，导致胃黏膜损伤。

（3）促进炎症反应：阿司匹林可刺激磷脂酶A_2，增加胃黏膜白三烯等炎症介质含量，加重炎症反应，进一步加重胃黏膜损伤，影响细胞的增生和凋亡以及引致胃肠动力紊乱等。

2. P2Y12受体抑制药　P2Y12受体抑制药并不直接损伤消化道黏膜，但可抑制血小板衍生生长因子和血小板释放的血管内皮生长因子，从而阻碍新生血管生成并影响溃疡愈合。新型P2Y12受体抑制药虽具有较好的临床疗效，但是出血风险较高，与氯吡格雷相比，普拉格雷的胃肠道出血发生率上升46%，替格瑞洛的胃肠道出血发生率上升32%。Goto等开展了PHILO研究，该研究纳入来自日本、韩国、中国台湾接受PCI治疗的801例ACS患者，随访12个月，结果显示行PCI术的ACS患者替格瑞洛与氯吡格雷在疗效与安全性方面无显著差异，但是两者大出血发生率（10.3%和6.8%）高于PLATO研究中的欧美人群（4.5%和3.8%）。提示对于东亚国家患者，标准剂量替格瑞洛不仅没有临床获益，还可能会增加出血风险。

3.应激性刺激　发生ACS时，在疼痛、休克、心肺复苏、过度紧张等应激情况下，一方面，ACTH、肾上腺皮质激素大量释放，胃分泌显著增多，胃黏液减少，黏液细胞DNA合成减少；另一方面，通过自主神经使黏膜血管痉挛，加之血容量不足，使胃黏膜血流量减少、缺氧、能量代谢受影响，病变处的肥大细胞释放组胺及5-羟色胺等活性物质，使局部血管扩张、渗出、水肿，并进一步兴奋壁细胞H_2受体大量分泌胃酸，导致胃黏膜糜烂，增加消化道出血风险。

（二）消化道出血评估

推荐所有ACS患者在PCI术前常规采用CRUSADE评分预测出血风险（表13-1）。

表13-1 CRUSADE出血风险评分

危险因素	评分
基线血细胞比容（%）	
＜31.0	9
31.0～33.9	7
34.0～36.9	3
37.0～39.9	2
≥40.0	0
肌酐清除率（ml/min）	
≤15	39
16～30	35
31～60	28
61～90	17
91～120	7
＞120	0
心率（次/分）	
≤70	0
71～80	1
81～90	3
91～100	6
101～110	8
111～120	10
≥121	11
收缩压（mmHg）	
≤90	10
91～100	8
101～120	5
121～180	1
181～200	3
≥210	5
性别	
男	0
女	8
症状中有充血性心力衰竭的征象	
否	0
是	7
糖尿病	
否	0
是	6
既往外周血管疾病史或脑卒中史	
否	0
是	6

根据评分将出血风险分为很低危（≤20分）、低危（21～30分）、中危（31～40分）、高危（41～50分）和很高危（＞50分），其相应的院内出血风险分别为3.1%、4.5%、8.6%、11.9%和19.5%。根据CRUSADE评分，调节缺血与出血的平衡，这可能是该评分系统最大的作用。国内学者应用CRUSADE评分对PCI患者术前出血风险进行分层，对高出血风险患者在围手术期应用降低出血风险的抗栓药物及采用桡动脉途径。

三、消化道出血的预防策略

（一）药物相关的预防

1.阿司匹林 所有无禁忌证的ACS患者发病后应立即口服水溶性阿司匹林或嚼服阿司匹林肠溶片300mg，继以100mg/d长期维持。长期服用宜选择肠溶制剂，不宜掰开或咬碎服用，不建议餐后服用（多建议临睡前服用），以降低胃肠道损伤风险。

2.吲哚布芬 既往有胃肠道出血或消化性溃疡病史等阿司匹林不耐受患者可替代应用吲哚布芬200mg（负荷量），继以100mg，每日2次。

3. P2Y12受体抑制药 所有ACS患者建议在阿司匹林基础上联合使用一种P2Y12受体抑制药。GRAPE等多个研究显示，氯吡格雷治疗患者出血率显著低于普拉格雷和替格瑞洛。建议对于ACS患者，若无禁忌证，优先选用替格瑞洛。具有高危消化道出血风险的ACS患者（包括高龄、脑卒中史、既往出血史、严重贫血或血小板数量和功能降低、服用华法林、糖皮质激素或者NSAID等）则可优先选用氯吡格雷，旨在降低出血风险，改善患者预后。国外指南指出普拉格雷增加ACS患者致命性颅内出血风险，且致命性TIMI出血率显著高于氯吡格雷（$P=0.01$）、大出血发生率也较高。因此，普拉格雷仅适合于缺血风险大、出血风险小的ACS患者，对于高龄（年龄≥75岁）、低体质量（＜60 kg）、有脑卒中或短暂性缺血发作病史的患者应慎用或避免使用。

4.非口服抗凝血药物 对于NSTE-ACS患者，若出血风险较高（如CRUSADE评分≥31分），PCI术前建议选用磺达肝癸钠（2.5mg皮下注射，每日1次）。对于拟行PCI且出血风险为中、高危的患者（如CRUSADE评分≥31分），PCI术中抗凝建议选用比伐卢定［静脉推注0.75ms/kg，继而1.75mg/（kg·h）静脉滴注，并以此剂量维持至PCI后3～4h］。对于拟行PCI的患者，若存在肝素诱导的血小板减少症（HIT），PCI术中推荐使用比伐卢定，术后强调高剂量维持应用；若存在高出血风险（如CRUSADE评分≥41分），PCI术中亦推荐使用比伐卢定，但术后不强调高剂量维持应用。出血风险低（如CRUSADE评分≤30分）且无HIT的患者，可使用UFH（70～100 U/kg），尽量不与GPI联合使用，以降低出血发生风险。无论选择UFH还是比伐卢定抗凝，建议监测凝血酶原激活时间（ACT），其有效安全范围为225～350s。应用比伐卢定的患者如术中ACT高于350s，应停止或减量泵入，并于5～10min后再次测定ACT，待ACT恢复至正常范围后可继续使用。

5.溶栓治疗　按照对纤溶酶激活的方式分类，可分为非特异性纤溶酶原激活剂（尿激酶、链激酶）和特异性纤溶酶原激活剂（阿替普酶、尿激酶原、瑞替普酶、替奈普酶）。特异性纤溶酶原激活剂可选择性激活血栓中与纤维蛋白结合的纤溶酶原，其溶栓治疗的血管再通率高，对全身性纤溶活性影响较小，且出血风险低，因此溶栓建议首选特异性纤溶酶原激活剂。

6. PPI　目前PPI是公认预防药物源性消化道损伤和出血的首选用药，2017年8月ESC联合欧洲心胸外科学会（EACTS）发布的冠心病双联抗血小板治疗指南对于使用PPI降低消化道出血风险已由ⅡA类推荐提高为ⅠA类推荐。该指南推荐在抗血小板治疗时要常规使用PPI进行消化道保护，其短期和长期疗效及安全性已得到临床研究证实。由于双联抗血小板治疗本身就是消化道损伤和出血的高危因素，因此理论上所有ACS患者在服用双联抗血小板药物的同时都需要全程服用PPI。结合我国实际情况，目前国内相关指南推荐，高危患者可在抗血小板药物治疗的前6个月联合使用PPI，6个月后可改为H_2受体拮抗药（H_2RA）或间断服用PPI。

ESC关于PPI在冠心病抗栓治疗中的使用专家共识中指出，尚无确凿证据提示应避免联用PPI和氯吡格雷，而应考虑PPI可降低出血风险，因此要对有适应证者谨慎评估PPI的使用。相比有强CYP2C19抑制力的PPI（如奥美拉唑），对CYP2C19抑制力较弱的PPI（如泮托拉唑）可能是更好的治疗选择。

（二）非药物相关的预防

1. PCI治疗选择　由于双联抗血小板治疗随着疗程延长发生消化道损伤的累积风险也会随之增加，因此为了减少双联抗血小板治疗时间，出血风险高危患者PCI术应尽量选择裸金属支架、第二代药物洗脱支架或药物涂层球囊（DCB）。DCB术后仅需1～3个月双联抗血小板治疗。

2.筛查和根除幽门螺杆菌（Hp）　Hp持续感染是消化道持续损伤、复发及出血的独立致病因素。因此2015年的《京都幽门螺杆菌胃炎全球共识》建议对所有感染者进行根除治疗，尤其合并Hp感染的PCI患者。由于Hp检测前需停用抗菌药物及铋剂至少4周，停用PPI至少7d，因此对于需急诊PCI的ACS患者，可以选择在PPI疗程结束后进行筛查和感染者的根除。对于择期手术者，应尽量在术前完成Hp的筛查和根除。

四、ACS合并消化道出血的处理

对于抗栓治疗合并消化道出血的ACS患者，如何做到迅速控制出血并兼顾缺血风险是临床医师经常面临的两难境地。ACS合并大出血本身增加死亡风险，而发生出血后停用抗栓药物可能导致缺血事件，后者亦增加死亡风险。因此，一旦发生出血应进行综合评估并权衡利弊，制订个体化临床方案。与缺血事件相关的因素较多，临床医师需结合临床特征、病变特征、介入操作及器械特征、术中并发症、PCI时间及血小板功能等综合评估。

（一）出血严重程度的评估

2011年出血学术研究会（Bleeding Academic Research Consortium，BARC）制订了统一的出血分类标准，即BARC出血定义。多项研究显示，BARC出血定义对PCI术后1年死亡率的预测价值最高。推荐统一采用BARC标准对ACS抗栓治疗后出血进行分型（表13-2）。

表13-2　出血学术研究会（BARC）出血分型

出血类型	临床特征
0型	无出血
1型	无须立即干预的出血，患者无须因此就医或住院，包括出血后未经咨询医师而自行停药等情况
2型	任何明显的、有立即干预征象的出血（如出血量多于根据临床情况估算的出血量，包括仅在影像学中发现的出血），尚达不到以下3～5型标准，但符合以下至少1项者：①需要内科、非手术干预；②需住院或提升治疗级别；③需要进行评估
3型	
3a型	明显出血且血红蛋白下降30～50 g/L；需输血的明显出血
3b型	明显出血且血红蛋白下降≥50 g/L；心脏压塞；需外科手术干预或控制的出血（除外牙齿、鼻部、皮肤和痔）；需静脉应用血管活性药物的出血
3c型	颅内出血（除外微量脑出血、脑梗死后出血性转化，包括椎管内出血）；经尸检、影像学检查、腰椎穿刺证实的亚型；损害视力的出血
4型	冠状动脉旁路移植术（CABG）相关的出血：①围手术期48h内颅内出血；②胸骨切开术关胸后为控制出血而再次手术；③48h内输入≥1000ml全血或浓缩红细胞；④24h内胸管引流≥2L
5型	致死性出血
5a型	未经尸检或影像学检查证实的临床可疑的致死性出血
5b型	经尸检或影像学检查证实的确切的致死性出血

（二）根据出血严重程度调整抗栓治疗

患者一旦出现消化道出血应及时采取相应治疗措施，应权衡出血和缺血风险以决定是否停用抗血小板治疗及何时恢复抗血小板治疗。

1.小出血（如BARC出血分型＜3型）患者，可在充分止血及监测下继续服用抗栓药物，口服或静脉使用PPI药物；如有明显出血，血红蛋白下降＞3 g/L，但未引起血流动力学紊乱，可考虑首先停用一种抗血小板药物。目前对于双联抗血小板治疗致消化道出血需要停用哪种药物还没有定论，临床实践中如使用阿司匹林联合氯吡格雷，多选择停用阿司匹林，继续使用氯吡格雷联用PPI；如服用阿司匹林联合替格瑞洛，多选择停用替格瑞洛，如轻、中度出血可考虑直接换用氯吡格雷。由于缺乏相关临床证据，因此需要根据患者具体情况个性化处理。

2.严重出血（如BARC出血分型≥3型）患者，应考虑减少药物种类及剂量。急性大量出血一般界定为短时间（1～2h）内超过800ml或占总循环血量20%以上的出血，死亡率约为10%。对于急性消化道大出血的治疗原则是：暂时停用抗血小板药物；禁食；留置胃管；补充血容量，纠正循环衰竭；必要时输血或内镜下止血；静脉应用PPI。合并BARC出血分型≥3型，应在严密监测及生命体征平稳的条件下于24～48h行内镜检查（严重出血12h以内），以便尽早明确诊断和进行必要的干预。

3.当出血无法控制或可能危及生命时，应立即停药，并给予新鲜血小板输注等治疗。

4.对于溃疡性出血复发危险较高的患者，不建议使用氯吡格雷替代阿司匹林，而应给予阿司匹林联合PPI治疗。

（三）关于输血

关于ACS患者输血的利弊一直存在着争议。通过输血增加血红蛋白浓度有助于提高血液的氧运载能力，但输血也可能导致容量负荷过重，增加血栓事件发生率，可能会增加死亡率。一项纳入了21 770例STEMI病例、基于5个队列研究的Meta分析发现，输注红细胞悬液组病例在院死亡率、1年期死亡率、再次急诊PCI率、再梗死率、脑卒中发生率及心力衰竭发生率均高于未输血者。同时，输血组糖尿病、高血压患病率较高，血红蛋白水平为（8.5±0.1）g/dl。目前还不清楚导致这种结果的原因，这一结果也并不意味着输注红细胞是导致不良结局的单一因素，可能还需进一步研究明确其中机制。该研究也提到几种可能的原因，比如，输注库存红细胞可能会影响氧气运输与组织交换，库存血含有凝血前体活性因子可能会激活血小板，甚至会降低微循环血流。研究认为，ACS患者血红蛋白＜80g/L能够从输血中获益，当血红蛋白水平＞110g/L时输血则可能有害。因此，一般建议血红蛋白＜70g/L时应考虑输血，但仅建议将血红蛋白升至70～90g/L。只要患者生命体征平稳，临床上不建议过多输血。是否输血，医师还应根据患者的个体情况，综合评估患者输血的获益与风险以做出决定。

（四）消化道出血内镜治疗

内镜既可明确出血的病因和部位，还能通过其进行止血治疗，是抗栓治疗合并出血处理的重要环节。高危患者包括血流动力学不稳定、在院内呕血、有停用抗凝血药物禁忌证的患者，可以考虑早期内镜检查。2011年的《亚太地区非静脉曲张性上消化道出血专家共识》推荐，对于高风险患者，在消化道出血后24h使用内镜干预可改善患者的结局。非静脉曲张上消化道出血的内镜下治疗方法主要包括注射治疗、热凝治疗和机械治疗（血管夹）。目前的指南推荐，对于活动出血的病变，应联合肾上腺素注射和其他止血治疗方式（热凝治疗、机械治疗或注射硬化剂）。

（五）消化道出血介入治疗

ACS合并双联抗血小板治疗的患者，消化道动脉性出血应用止血药物多难以控制。患者因大量失血、休克、心电活动不稳定等造成生命体征极不稳定而无法耐受外科手术；在病因和出血部位不清楚的前提下更是无法进行外科手术治疗。因此，介入治疗作为一种微创治疗，可作为ACS合并消化道出血的一种治疗选择。消化道出血介入治疗适应证：①内科非手术治疗，包括补液、药物治疗、输血等不能控制出血，出血量30ml/h或1500ml/24h以上，或24h内输鲜血至少4个单位。②患者血流动力学不稳，收缩压＜100mmHg，心率＞100次/分，或有失血性休克的临床表现，不能实施急诊内镜或外科手术。③复发性出血，经内科非手术治疗或一次以上内镜治疗失败。内镜检查明确出血部位治疗后预测高出血复发风险。④其他。外科手术止血风险高（如全身状况差、高龄、凝血功能低下等）；外科手术术后再出血。介入性血管内栓塞是血管腔内介入技术的一种，因其创伤小、治疗速度快、栓塞前可通过血管造影明确出血部位、疗效确切等优势而常被应用于内脏动脉性出血的急诊处理。

（六）判断出血停止

满足以下条件考虑出血已经得到控制：①血流动力学稳定；②不输血情况下，血红蛋白稳定；③BUN不继续升高；④肠鸣音不活跃；⑤大便隐血转阴（非必需条件）。病情稳定后，ACS患者应尽快恢复抗血小板治疗，一般建议3～5d后恢复氯吡格雷，5～7d后恢复阿司匹林。

（谢登海　杨丽霞）

参 考 文 献

丁士刚, 王晔. 抗栓治疗期间消化道出血内镜治疗的时机与方法 [J]. 中国医刊, 2019, 54（9）: 939-942.

国家卫生计生委合理用药专家委员会, 中国药师协会. 急性ST段抬高型心肌梗死溶栓治疗的合理用药指南（2版）[J]. 中国医学前沿杂志（电子版），2019，11（1）：40-65.

雏智军，聂虎. 冠心病合并消化道出血的输血策略研究进展[J]. 成都医学院学报，2019，14（3）：407-410.

唐陈月，徐琛莹，俞丽芬. 质子泵抑制剂预防双联抗血小板药物上消化道损伤的研究进展[J]. 中华消化杂志，2018，38（10）：715-717.

血小板药物消化道损伤的预防和治疗中国专家共识组. 抗血小板药物消化道损伤的预防和治疗中国专家共识（2012更新版）[J]. 中华内科杂志，2013，52（3）：264-270.

药物涂层球囊临床应用中国专家共识专家组. 药物涂层球囊临床应用中国专家共识[J]. 中国介入心脏病学杂志，2016，24（2）：61-67.

中国医师协会心血管内科医师分会血栓防治专业委员会. 急性冠状动脉综合征特殊人群抗血小板治疗中国专家建议[J]. 中华心血管病杂志，2018，46（4）：255-266.

中国医师协会心血管内科医师分会. 急性冠状动脉综合征抗栓治疗合并出血防治多学科专家共识[J]. 中华内科杂志，2016，55（10）：813-824.

Alexopoulos D, Xanthopoulou I, Deftereos S, et al. Contemporary antiplatelet treatment in acute coronary syndrome patients undergoing percutaneous coronary intervention: l-year OUtcomes from the GReek AntiPlatElet (GRAPE) aegistry [J]. J Thromb Haemost, 2016, 14 (6): 1146-1154.

Alli O, Smith C, Hoffman M, et al. Incidence, predictors, outcomes of gastrointestinal bleeding in patients on dual antiplatelet therapy with aspirin and clopidogrel [J]. J Clin Gastroenterol, 2011, 45 (5): 410-414.

Fitchett DH, Goodman SG, Leiter LA, et al. Secondary prevention beyond hospital discharge for acute coronary syndrome: evidence-based recommendations [J]. Can J Cardiol, 2016, 32 (7): 15-34.

González-González J A, Monreal-Robles R, García-Compean D, et al. Nonvariceal upper gastrointestinal bleeding in elderly people: Clinical outcomes and prognostic factors [J]. J Dig Dis, 2017, 18 (4): 212-221.

Goto S, Huang CH, Park SJ, et al. Ticagrelor vs. Clopidogrel in Japanese, Korean and Taiwanese patients with acute coronary syndrome randomized, double-blind, phase Ⅲ PHILO study [J]. Circ J, 2015, 79 (11): 2452-2460.

Matic DM, Milasinovic DG, Asanin MR, et al. Prognostic implications of bleeding measured by Bleeding Academic Research Consortium (BARC) categorisation in patients undergoing primary percutaneous comnary intervention [J]. Heart, 2014, 100 (2): 146-152.

Mehran R, Rao SV, Bhatt DL, et al. Standardized bleeding definitions for cardiovascular clinical trials: a consensus report form the Bleeding Academic Research Consortium [J]. circulation, 2011, 123 (23): 2736-2747.

Subherwal S, Bach RG, Chen AY, et al. Baseline rigk of maior bleeding in non-ST-segment-elevation myocardial infarction: the CRUSADE (Can Rapid risk stratification of Unstable angina patients SuppressDve ADverse outcomes with Early implementation of the ACC/AHA Guidelines) Bleeding Score [J]. Circulation, 2009, 119 (14): 1873-1882.

wan J D, wang P J, Zhou P, et al. Predictors and management of antiplateIet-related bleeding complications for acute coronary syndrome in chinese elderly patients [J]. Cell Physiol Biochem, 2018, 50 (3): 1164-1177.

第二节　心源性脑卒中

一、概述

　　脑卒中是目前导致人类致残和致死的主要疾病之一，已被列为第三大死因，严重影响我国人民的身心健康。现估计脑卒中患者人数1300万，急性缺血性脑卒中（acute ischemic Stroke，AIS）占我国脑卒中的69.6%～70.8%。我国住院急性缺血性脑卒中患者发病后1个月内病死率为2.3%～3.2%。1年病死率为14.4%～15.4%，致死致残率为33.4%～33.8%。心源性脑卒中病情危重，进展迅速，对家庭及社会造成了沉重的经济负担。急性缺血性脑卒中的处理包括早期诊治、早期预防再发和早期康复。根据急性脑卒中Or910172治疗试验（TOAST）病因/发病机制，将脑卒中分类如下（图13-1）。

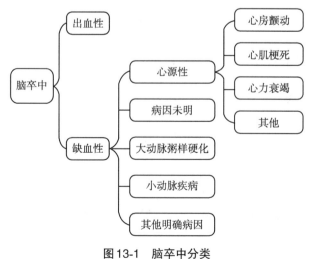

图13-1　脑卒中分类

心脑血管病已成为危害人类健康和生命的第一大疾病，心源性脑卒中（cardiogenic stroke）发生概率占缺血性脑卒中的15%～20%。心源性脑卒中起病凶险，病情重，进展快，具有高致死率、致残率。随着诊断及治疗技术的不断进步，对心源性脑卒中的认识更为深入，其诊疗方式也取得了很大的进展。尽管诊断技术在进步，但不明原因的缺血性脑卒中仍然常见，被称为隐源性脑卒中。隐源性脑卒中大多数具有栓塞特征，其栓子可能起源于心脏。各种心源性栓子（cardiac sources of emboli）随血流进入头颈动脉，可能阻塞脑动脉及分支，由于脑血流突然中断导致缺血性脑卒中，该类型的脑卒中大多起病突然、神经系统受损严重。栓塞所致脑卒中最重要的神经影像学特点是大脑皮质和皮质下多部位梗死，同时可伴有多系统性栓塞。

二、心源性脑卒中的发病机制

心源性脑卒中由来源于心脏的栓子致病，附壁血栓、脂质、肿瘤赘生物和瓣膜性钙化等栓子脱落，经血液循环系统到达脑部动脉造成血管阻塞，导致相应动脉血流突然中断，使供血区域的脑组织缺血坏死，造成局灶性神经功能缺损，是心脏疾病的严重并发症，临床表现和影像学表现同大动脉粥样硬化型。临床出现以下情况之一者，应考虑心源性脑卒中的可能：①老年人（年龄≥70岁），严重脑卒中（NIHSS评分≥10分）。②既往不同动脉分布区栓塞，空间多发（前后循环、双侧半球同时梗死）；时间多发，梗死灶新旧不同。③伴有其他系统性血栓栓塞的征象，如肾脏和脾脏的楔形梗死。④梗死灶分布主要是皮质或皮质下，面积较大。⑤大脑中动脉高密度影，但无同侧颈内动脉严重狭窄。⑥血管超声提示，闭塞大血管快速再通。心源性栓子的危险来源见表13-3。心源性脑卒中的发病机制复杂有时难以诊断且易误诊。

与脑卒中相关的心血管疾病机制如下。

1.急性心肌梗死与脑卒中　我国冠心病患者人数约1100万，男性心肌梗死发病率约18/10万，女性为8/10万。心肌梗死主要是以冠状动脉粥样硬化为基础，血管斑块不稳定导致斑块破裂激发血栓形成，进而引起急性血管闭塞，引发心肌坏死。缺血性脑卒中是急性心肌梗死罕见的并发症，在心肌梗死患者中脑卒中患病率为1%～8%，其致死率和致残率很高。急性心肌梗死并发脑卒中的发病机制为心内膜缺血坏死，激活内源性凝血系统，同时，心肌梗死后心肌收缩舒张功能障碍，可发生心律失常、休克、心力衰竭、室壁瘤等，可以促使心室内附壁血栓的形成，当栓子脱落时，栓子随血液循环到达脑部血管并发脑卒中，心肌梗死的部位和收缩功能障碍的严重程度对血栓的形成有重要影响。

2.心房颤动与脑卒中　心房颤动可以继发于各种器质性心脏病、甲状腺功能亢进等，也可能无明确病因。我国患者约有800万例心房颤动患者，非瓣膜性心房颤动患者发生脑卒中的风险约为无心房颤动患者的5倍。76%心源性脑卒中患者伴有心房颤动。心房颤动相关脑卒中较非心房颤动相关脑卒中严重，1年内病死率和复发率是后者的2倍。心房颤动导致的栓塞事件85%为脑卒中，且脑卒中的年发生率与心房颤动的类型无关。

心房颤动表现为紊乱性心脏节律，是最常见的心律失常之一，是导致心源性脑卒中的常见病因，引起心房收缩乏力和发生不规律的颤动，导致心房内血流动力学紊乱、淤滞、凝血系统及纤溶系统活性异常，血液内的脂质、炎性物质等容易在心房内形成血栓；而且血栓易脱落，引发栓塞性脑缺血。心源性脑卒中的特点是早期复发率高、死亡率更高，心房颤动造成脑卒中具有栓塞面积更大、突然栓塞、无法形成侧支循环、合并疾病更多的特点。

3.瓣膜性心脏病与脑卒中　瓣膜性心脏病亦是发生心源性脑卒中的重要原因。随着人口老龄化，人工瓣膜置入相关脑卒中的患病率日益增高。风湿性心脏病是一种常见的心脏疾病，多累及二尖瓣。15%～30%二尖瓣狭窄患者继发左心耳血栓形成，血栓脱落引起栓塞，发生率为1.5%～7%，约75%栓塞为不同程度的脑栓塞。瓣膜病变引起心室壁活动障碍，左心室血流异常及心内膜损伤，随着凝血系统的激活，导致血流缓慢产生漩涡，导致血液淤滞和附壁血栓的形成。二尖瓣狭窄可

表13-3　心源性栓子的危险因素

高度危险因素	中度危险因素	低危因素
心房颤动	卵圆孔未闭（PFO）合并房间隔瘤	单纯PFO
新近心肌梗死	伴DVT或PE的PFQ（非脑卒中前）	单纯房间隔瘤
既往心肌梗死（左心室室壁瘤）	左室心尖运动障碍合并射血分数下降（但＞35%）	二尖瓣环状钙化
心肌病	肺内分流	主动脉硬化
心脏内血栓、肿瘤	腹部CT/MRI或尸检发现系统性栓塞表现（如肾、脾、肠系膜栓塞）或下肢动脉栓塞	左室耳非心尖运动障碍
心内膜炎、机械瓣置换	仅病史提示的心肌梗死或心悸合并多发脑梗死（双侧前循环或前后循环同时受累）	厚度＜4mm的主动脉弓斑块
风湿性瓣膜病（二尖瓣狭窄）	二尖瓣脱垂	

导致左心房扩张，使左心房心肌纤维化和心房肌束结构破坏，心房内血液淤滞和涡流形成，同时心房收缩功能下降，易引起心房颤动，更易形成血栓。人工心脏瓣膜置换术后也造成局部血流异常，产生涡流激活凝血易产生血栓。心脏生物瓣膜和机械瓣膜引起全身栓塞的发生率为（1%～4%）/年，其中80%栓塞事件发生在大脑。人工心脏瓣膜局部血栓形成增加了血栓栓塞的风险，机械瓣膜相对于生物瓣膜发生血栓栓塞的风险更大，二尖瓣人工瓣膜较主动脉瓣人工瓣膜的风险也更大。

4.扩张型心肌病与脑卒中　扩张型心肌病与许多心脏疾病相关，栓塞风险为（1.0%～3.5%）/年，与心肌收缩功能障碍严重程度相关，心功能越差，左心血栓形成的可能性越高。扩张型心肌病左心室血栓形成与多种因素相关，包括左心室心功能、瓣膜的反流程度、血液的高凝状态及是否服用抗凝血药等。

5.先天性心脏病与脑卒中　先天性心脏病，如卵圆孔未闭（patent foramen ovale，PFO）、房间隔缺损及室间隔缺损、肺动静脉瘘、法洛四联症等。PFO是常见的发育缺陷，在一般人群中的发病率可达15%～25%。研究证实，隐匿性脑卒中的发生与PFO相关，隐匿性脑卒中患者中PFO发生率约为40%，而病因明确的脑梗死患者的PFO发生率为25%。静脉系统的栓子经PFO可反常地进入动脉循环而栓塞至颅内动脉引起缺血性脑卒中。先天性心脏病随着病情发展导致肺动脉高压、左向右分流时，血栓可从静脉到动脉导致反常性脑栓塞，又称为反常栓塞。先天性心脏病卵圆孔未闭在普通人群中的发病率约为25%，PFO中反常栓塞外，房性心律失常导致心房内血栓形成、合并房间隔瘤及血液的高凝状态均可造成脑卒中。

6.心力衰竭与脑卒中　心力衰竭是一种常见疾病。伴心肌病的窦性心律患者每年脑卒中风险可增加1%～2%，射血分数减少及局灶性室壁运动异常。心力衰竭还是心房颤动形成的危险因素，其室壁运动的异常及房颤可引起心源性脑栓塞。

三、心源脑性卒中的诊断

心源性脑卒中与许多因素相关，常规容易造成漏诊或误诊，其诊断率远远低于实际发病率，其原因主要是对心源性脑卒中缺乏足够的认识与重视，心源性脑卒中有时不借助于一些特殊检查容易被漏诊或误诊，并且心源性脑卒中的临床表现缺乏特异性，其临床症状取决于被栓塞的血管及栓塞的位置。在大部分心源性脑卒中病例中很难找到栓子证据，因此主要根据临床情况综合分析来诊断。心源性脑卒中临床特点为：①突然起病，局灶性神经功能障碍症状常在数秒内达到高峰；②少或无大动脉病变的依据，且经头颅CT和头颅MRI检查提示多个血管分布区域的梗死灶；③有栓塞来源的心脏依据。尽管心源性栓子的来源不同，且心脏受损所表现

的临床症状也各不相同，但栓子一旦脱落导致脑血管栓塞，其临床表现则取决于责任动脉所支配区域的功能缺损程度。心源性脑卒中的诊断包括病史和体格检查、实验室检查和影像学检查等。

1.病史和体格检查　病史中临床症状出现的时间最为重要，病史中血管及心脏病危险因素，如有无心房颤动、先天性心脏病、心肌梗死、心功能障碍等病史，并同时行体格检查、心脏血管系统及神经系统检查。

2.实验室检查　针对疑有心源性脑卒中或高风险患者，常规检查如心电图、24h动态心电图、胸部X线片、颈动脉超声、甲状腺功能、血糖、肝肾功能和电解质、脑钠肽前体水平、心肌坏死标志物、血小板计数、凝血酶原时间（PT）/国际标准化比率（INR）和活化部分凝血活酶时间（AFIT）。

3.影像学检查　脑病变检查：近年来，随着现代影像学技术的迅猛发展，其在心源性脑卒中的诊治中发挥着至关重要的作用。①急诊平扫CT：可准确识别绝大多数颅内出血，是疑似脑卒中患者首选影像学检查方法。②多模式CT：灌注CT可区别可逆性与不可逆性缺血改变，因此可识别缺血半暗带，对指导急性脑梗死溶栓治疗及血管内取栓治疗有一定参考价值。③常规MRI：常规MRI在识别急性小梗死灶及后循环缺血性脑卒中方面明显优于平扫CT。颈部磁共振血管成像和数字减影血管造影可识别亚临床缺血灶，无电离辐射，无须碘造影剂，但有费用较高、患者本身的禁忌证（如有心脏起搏器、金属置入物）等限制。

4.经食管超声心动图　能清晰显示瓣膜运动和反流情况、心腔内肿块和心室壁功能，能直观观察左心房、二尖瓣及腱索、房间隔及主动脉弓粥样硬化斑块等结构，是检测心源性栓子较可靠的指标。研究发现，与经胸壁心脏超声相比，经食管超声心动图对心源性栓塞性脑梗死的检出率更高，其敏感度和特异度接近99%，通过经食管超声心动图探查可以发现较小的瓣膜赘生物，明确心源性栓子来源，是检测心内血栓、赘生物及肿瘤的较好手段，有效提高了检出率和诊疗效果。

四、心源性脑卒中的治疗

（一）基础治疗

1.一般处理　心源性脑卒中的基础性治疗同缺血性脑卒中，主要包括维持生命体征、心脏监测及心脏病变处理、血压血糖血脂的控制、避免或慎用增加心脏负担的药物、改善脑代谢、降低颅内压、脱水等。

2.抗凝及抗血小板治疗　抗凝血药治疗不能降低随访期末病死率，且病死率或残疾率亦无显著下降；抗凝治疗能降低缺血性脑卒中的复发率、降低肺栓塞和深静脉血栓形成发生率，但被症状性颅内出血增加所抵消，药物包括阿司匹林、氯吡格雷、普通肝素、低分子肝

素、口服抗凝剂和凝血酶抑制剂等。

抗凝治疗最常用的药物是华法林,可减少凝血因子 X、IX、XII、II,下调纤维蛋白原水平,达到抗凝的目的,但需频繁监测INR,且易受外界因素影响。新型抗凝血药物具有使用剂量固定、无须频繁监测INR和安全性好等优点。目前,凝血因子IIa抑制剂(达比加群)、凝血因子Xa抑制剂(利伐沙班、阿哌沙班和依度沙班)及新型维生素K拮抗剂等新型抗凝血药已成为临床规范性用药。一旦脑卒中被认为源于心源性栓塞并与心房颤动相关,应当考虑抗凝治疗为治疗主体。

脑卒中后48h内口服阿司匹林的疗效研究结果显示,阿司匹林能显著降低随访期末的病死率或残疾率,减少复发,仅轻度增加症状性颅内出血的风险。氯吡格雷或阿司匹林也有抗血小板聚集的作用,尤其在急性心肌梗死患者中。根据AHA/ASA指南,在伴有左心房或左心室血栓的缺血性脑卒中患者中至少应抗凝治疗3个月,对于不伴左心室血肿者,若存在心尖部收缩乏力或不协调或心源性脑卒中证据,也应当考虑抗凝治疗。

(二)血管再通治疗

最新国内外指南均推荐,对处于时间窗内的急性缺血性脑卒中患者,其治疗关键在于尽早开通梗死血管恢复脑血流。

1. 静脉溶栓 静脉溶栓是目前恢复血流最主要的措施,药物包括重组组织型纤溶酶原激活剂(rt-PA)、尿激酶和替奈普酶。rt-PA和尿激酶是我国目前使用的主要溶栓药,有效挽救半暗带组织(为脑梗死核心灶周围由于脑血流灌注不足而导致神经功能受损的脑组织,但其细胞正常电活动仍可维持正常),时间窗为4.5h内或6h内。通过对rt-PA静脉溶栓试验研究提示,发病6h内rt-PA静脉溶栓能增加患者良好的临床结局。使用方法:①rt-PA 0.9mg/kg(最大剂量为90mg)静脉滴注,其中10%在最初1min内静脉推注,其余持续滴注1h,用药期间及用药24h内应严密监护患者,在发病3h内,80岁以上与80岁以下患者效果相似。②阿替普酶,能够直接激活纤溶酶原并将其催化为具有水解纤维蛋白作用的纤溶酶,进而溶解血栓(0.6mg/kg),发病3~4.5h,80岁以上患者接受阿替普酶静脉溶栓有效性与安全性与80岁以下患者一致,对有脑卒中既往史及糖尿病的患者,阿替普酶静脉溶栓与发病3h内接受治疗同样有效,患者服用华法林抗凝治疗,如果INR≤1.7,PT≤15 s,阿替普酶静脉溶栓相对安全有效。③尿激酶:100万~150万U,溶于生理盐水100~200ml,持续静脉滴注30min,发病6h内的急性缺血性脑卒中患者接受尿激酶(剂量100万U和150万U)溶栓相对安全、有效。不同时间节点按相应的适应证、禁忌证严格选择。

2. 血管内介入治疗 动脉溶栓使溶栓药物直接到达血栓局部,理论上血管再通率应高于静脉溶栓,且出血风险

降低。然而其益处可能被溶栓启动时间的延迟所抵消。由于缺乏充分的证据证实动脉溶栓的获益,因此目前一线血管内治疗是血管内机械取栓治疗,而不是动脉溶栓。

随着介入技术的进一步成熟,血管内机械再通技术已成为脑卒中血管内治疗的有效方法,且安全性高,带来了显著的临床获益。血管内机械取栓是治疗急性缺血性脑卒中的重大进展,可显著改善急性大动脉闭塞导致的缺血性脑卒中患者预后。同时,多项临床研究证实了血管内机械再通技术的安全性及可行性,该技术可以明显缩短血管再通时间,提高血运重建率和再通率、延长时间窗,减少出血转化,减少患者术后并发症,促进神经功能的修复及提高患者生活质量。血管内机械再通介入治疗将成为心源性脑卒中的又一有效、安全的治疗方法。

3. 血管成形术及支架置入术 血管成形术及支架置入术常用于大血管闭塞脑卒中取栓失败的补救治疗,有助于改善脑血流灌注,但临床安全性与有效性尚不明确,应行个体化决定。目前多用于颈动脉或椎动脉颅外段重度动脉粥样硬化性狭窄或夹层,导致血管完全或不完全闭塞而引发的急性脑卒中。

(三)其他治疗

1. 左心耳封堵术 心房颤动患者不协调的心房收缩导致血流停滞及血栓形成是左心房血栓形成的机制,左心耳位置更易形成。在心房颤动的治疗中左心耳封堵术现已广泛使用,适应证为心房颤动患者CHA2DS2-VASc评分≥2分(表13-4),并同时具有下列情况之一:不适合长期口服抗凝血药物者;口服华法林,INR达标但仍

表13-4 CHA2DS2-VASc评分

危险因素	评分
充血性心力衰竭	1
高血压	1
年龄>75岁	2
糖尿病	1
既往脑卒中病史	2
血管病(既往心肌梗死/外周动脉病/主动脉弓斑块)	1
年龄65~74岁	1
女性	1

注:心房颤动患者预防血栓的药物选择,危险因素包括CHA2DS2-VASc推荐药物1个主要危险因素或≥2个临床相关的非主要危险因素评分≥2分,口服抗凝血药物,如华法林。1个临床相关的非主要危险因素评分1分,华法林或阿司匹林75~325mg/d,优先考虑华法林。无危险因素评分0分,阿司匹林75~325mg/d或不处理,优先考虑不处理,其中,主要危险因素包括:既往有脑卒中或短暂性脑缺血发作、血栓栓塞、年龄≥75岁;临床相关的非主要危险因素包括心力衰竭(尤其是中重度收缩期左心室功能不全,即左室射血分数≤40%)、高血压或糖尿病、女性、65~74岁、血管病变(尤其是心肌梗死、复合型主动脉弓粥样硬化斑块及外周动脉疾病)。

发生脑卒中或栓塞事件；HAS-BLED评分≥3分的患者，ESC指南推荐HAS-BLED评分，见表13-5，该评分使得我们可以用快速简单的方法评估出血风险。如果HAS-BLED评分≥3分，则提示需警惕出血风险和（或）推荐定期检测。

表13-5　HAS-BLED出血危险评分

危险因素	评分
高血压（H）	1或2
异常的肝、肾功能各计1分（A）	1
脑卒中（S）	1
出血（B）	1
INR值不稳定（L）	1
年龄＞65岁（E）	1或2
药物、饮酒各计1分（D）	最高评分9

注：高血压指收缩压＞160mmHg；异常肝功能指慢性肝病（如肝硬化）或显著的生化指标紊乱（如胆红素＞正常值上限的2倍，并且谷丙转氨酶/谷草转氨酶/碱性磷酸酶＞正常值上限的3倍等）；肾功能异常定义为慢性透析或肾移植或血清肌酐≥200μmol/L；出血指既往有出血病史和（或）出血的诱因如出血体质、贫血等；INR值不稳定指INR值易变/偏高或达不到治疗范围（如＜60%）；药物/饮酒指合并用药，如抗血小板药、非甾体抗炎药，嗜酒等。积分≥3分时提示"高危"，出血高危患者无论接受华法林还是阿司匹林治疗，均应谨慎，并在开始抗栓治疗之后定期复查；应当处理可纠正的出血风险因素，如血压控制不良、口服维生素K拮抗剂INR波动，合用药物（阿司匹林，NSAID等），饮酒等。临床中可以应用HAS-BLED评分寻找可纠正的出血风险因素，而不是根据该积分结果以拒绝接受抗凝治疗。

2.中医治疗　中医药及中医外治方法如针灸对患者的早期康复治疗有较好的相关性。中药可活血化瘀以疏通经络，使脑血管扩张，增加脑血流量再灌注脑细胞，从而改善脑缺血缺氧，恢复脑细胞功能，促进神经元细胞的恢复。

五、心源性脑卒中的预防

根据栓子的来源积极治疗相关原发病，并强调抗凝治疗。

（一）心房颤动相关脑卒中的预防

根据CHA2DS2-VASc评分系统评价非瓣膜性心房颤动患者罹患脑卒中的风险并指导抗凝治疗。年龄＜65岁的孤立性心房颤动患者，评分为0分的患者不需要抗凝治疗；评分＝1分的患者推荐使用华法林或阿司匹林抗凝治疗；评分≥2分的患者推荐口服华法林或新型口服抗凝血药物预防脑卒中的发生。口服华法林的患者，需要定期检测凝血指标，将国际标准化比值（INR）控制在2.0～3.0，新型药物包括达比加群和Ⅹa因子抑制剂（利伐沙班、阿哌沙班、依度沙班），其剂量固定且不需常规监测INR，但价格昂贵。经皮左心耳封堵术及射频消融技术已成为降低新发脑卒中风险的可靠方法，可使心房颤动转为窦性心律，同时预防左心耳血栓的形成，从而很好地预防心源性脑卒中。

（二）心脏瓣膜病相关卒中的预防

二尖瓣瓣膜疾病多为二尖瓣狭窄、二尖瓣环钙化、反流及脱垂。二尖瓣狭窄患者年系统性栓塞事件发生率为1%～5%，如合并心房颤动或左心房血栓，建议长期使用VKA抗凝治疗。且左心室增大（心脏超声提示≥55mm）也应当考虑抗凝治疗。

（三）心肌梗死相关脑卒中的预防

急性ST段抬高心肌梗死治疗指南中推荐尽早使用阿司匹林，如有禁忌，则考虑用氯吡格雷或华法林预防。急性前壁心肌梗死且有缺血性脑卒中或TIA病史的患者，前壁运动障碍但无明显附壁血栓形成，可以考虑采取3个月的维生素K拮抗剂治疗；若伴有左心室附壁血栓形成，或伴有前壁或尖部室壁运动障碍且LVEF＜40%，应抗凝治疗预防脑卒中。

（四）先天性心脏病相关脑卒中的预防

卵圆孔未闭：口服抗凝血药或抗血小板药物是预防脑卒中的首选方法，也可以行导管封堵或外科手术封闭但疗效有待更进一步的证实。

总之，随着心脑血管疾病发病率不断上升，心源性脑卒中也明显增加，了解心源性脑卒中的诊断、治疗及预防可以更好地减少该疾病的发生、发展及预后。

（韦　波）

参 考 文 献

陈兰兰，陶带花，徐俊，等．心源性脑卒中病情进展危险因素分析［J］．中华老年心脑血管病杂志，2018，20（1）：50-54.

国家"九五"攻关课题协作组．急性脑梗死六小时以内的静脉溶栓治疗［J］．中华神经科杂志，2002，35（4）：210-213.

郝子龙，刘鸣，李伟，等．成都卒中登记方法及3123例患者基本特征和功能结局［J］．中华神经科杂志，2011，44（12）：826-831.

急性ST段抬高型心肌梗死诊断和治疗指南（2019）［J］．中华心血管病杂志，2019，47（10）：766-783.

肖婷，何贵新，玉黎燕，等．心源性脑卒中的诊疗新进展［J］．广西医学，2019，41（10）：1281-1285.

赵靖华，姚艳，尚美生．心源性脑卒中诊断及防治的研究进展［J］．中华老年心脑血管病杂志，2017，19（1）：94-96.

中华医学会神经病学分会，中华医学会神经病学分会脑血管病学组，中华医学会神经病学分会神经血管介入协作组．中国急性缺血性脑卒中早期血管内介入诊疗指南

2018［J］. 中华神经科杂志，2018，51（9）：683-691.

中华医学会神经病学分会，中华医学会神经病学分会脑血管病学组. 中国急性缺血性脑卒中诊治指南2018［J］. 中华神经科杂志，2018，51（9）：666-682.

胡盛寿，高润霖，刘力生，等. 中国心血管病报告2018概要［J］. 中国循环杂志，2019，34（3）：209-220.

Albers GW，Marks MP，Kemp S，et al. Thrombectomy for Stroke at 6 to 16 Hours with Selection by Perfusion Imaging［J］. N Engl J Med，2018，378（8）：708-718.

Bunch TJ，May HT，Bair TL，et al. Five-year impact of catheter ablation for atrial fibrillation in patients with a prior history of stroke. J Cardiovasc Electrophysiol，2018，29（2）：221-226.

Hart RG，Diener HC，Coutts SB，et al. Embolic strokes of undetermined source：the case for a new clinical construct［J］. Lancet Neurol，2014，13（4）：429-438.

Hołda MK，Koziej M. Left-Sided Atrial Septal Pouch as a Risk Factor of Cryptogenic Stroke：A Systematic Review and Meta-Analysis［J］. Cerebrovasc Dis，2018，46（5-6）：223-229.

January CT，Wann LS，Alina WX，et al. 2019 AHA/ACC/HRS focused update of the 2014 AHA/ACC/HRS guideline for the management of patients with atrial fibrillation：A Report of the American College of Cardiology/American Heart Association Task Force on Clinical Practice Guidelines and the Heart Rhythm Society［J］. Heart Rhythm，2019，16（8）：66-93.

Kernan WN，Ovbiagele B，Black HR，et al. Guidelines for the prevention of stroke in patients with stroke and transient ischemic attack：a guideline for healthcare professionals from the American Heart Association/American Stroke Association. Stroke，2014，45（7）：2160-2236.

Nakanishi K，Homma S. Role of echocardiography in patients with stroke［J］. J Cardiol，2016，68（2）：91-99.

Nogueira RG，Jadhav AP，Haussen DC，et al. Thrombectomy 6 to 24 Hours after Stroke with a Mismatch between Deficit and Infarct［J］. N Engl J Med，2018，378（1）：11-21.

Pepi M，Evangelista A，Nihoyannopoulos P，et al. Recommendations for echocardiography use in the diagnosis and management of cardiac sources of embolism：European Association of Echocardiography（EAE）（a registered branch of the ESC）［J］. Eur J Echocardiogr，2010，11（6）：461-476.

Powers WJ，Rabinstein AA，Ackerson T，et al. 2018 Guidelines for the Early Management of Patients With Acute Ischemic Stroke：A Guideline for Healthcare Professionals From the American Heart Association/American Stroke Association［J］. Stroke，2018，49（3）：46-110.

Sacchetti DC，Furie KL，Yaghi S，et al. Cardioembolic Stroke：Mechanisms and Therapeutics［J］. Semin Neurol，2017，37（3）：326-338.

Sandercock PA，Counsell C，Kane EJ. Anticoagulants for acute ischaemic stroke. Cochrane Database Syst Rev，2015（3）：CD000024.

Wang D，Liu J，Liu M，et al. Patterns of Stroke Between University Hospitals and Nonuniversity Hospitals in Mainland China：Prospective Multicenter Hospital-Based Registry Study［J］. World Neurosurg，2017，98：258-265.

Wang W，Jiang B，Sun H，et al. Prevalence，Incidence，and Mortality of Stroke in China：Results from a Nationwide Population-Based Survey of 480 687 Adults［J］. Circulation，2017，135（8）：759-771.

Wang Z，Li J，Wang C，et al. Gender differences in 1-year clinical characteristics and outcomes after stroke：results from the China National Stroke Registry［J］. PLoS One，2013，8（2）：e56459.

Wessels T，Wessels C，Ellsiepen A，et al. Contribution of diffusion-weighted imaging in determination of stroke etiology［J］. AJNR Am J Neuroradiol，2006，27（1）：35-39.

第三节　心血管危重症合并酸中毒

一、乳酸酸中毒与心血管危急重症

（一）乳酸的代谢

乳酸（LA）是无氧酵解的代谢产物，反映了组织氧合代谢状况。正常状态下乳酸产生量不多，对机体内环境影响不大；在组织氧合不足或组织灌注不足，机体内乳酸升高，导致乳酸中毒，最终发展为多脏器衰竭，以至死亡。

血乳酸是葡萄糖无氧代谢的最终产物，乳酸合成的唯一途径是细胞内丙酮酸在乳酸脱氢酶催化下转化为乳酸，乳酸的利用也是通过此途径转化为丙酮酸，3-磷酸甘油醛脱氢酶（NADH）是必需的反应辅助因子。丙酮酸＋NADH＋H^+——乳酸＋NAD^+。当缺氧导致过量的还原性NADH蓄积时，就激活了此代谢通道。当足够的氧保持了3-磷酸甘油醛脱氢酶（NAD^+）与NADH适当比例时，丙酮酸就转变为乙酰辅酶A，乙酰辅酶A进入三羧酸循环，1分子糖完全氧化产生38个ATP分子。在缺氧的情况下，NADH蓄积，抑制了乙酰辅酶A的形成，使丙酮酸通过无氧代谢形成乳酸，结果1分子糖的代谢仅产生2个ATP分子。这就导致了乳酸大量生成和ATP形成减少，与此同时，NAD^+缺乏和ATP的减少一方面抑制了乳酸生成糖（糖异生代谢），另一方面又刺激糖酵解以补充机体对ATP的需要，加速了乳酸生成过多的恶性循环。

乳酸可产生于肝脏、骨骼、肌肉、脑和红细胞，其中肝脏是产生和释放乳酸入血的主要器官。在正常的生理状态下，血乳酸水平＜2mmol/L，每天约产生1500mmol的乳酸。乳酸的产生和代谢是一个连续的过程，产生的量约为0.8mmol/（kg·h），乳酸的清除60%在肝脏，30%在肾脏中进行。

（二）高乳酸血症与乳酸酸中毒

高乳酸血症是指血液乳酸浓度升高（＞2mmol/L），乳酸酸中毒是指血液乳酸浓度≥5mmol/L，同时有酸血症（动脉血pH＜7.35）。根据病因高乳酸血症分为组织缺氧型（A型），多见于休克；非组织缺氧型（B型），多见于药物、毒素、严重感染、尿毒症等。临床上高乳酸血症或酸中毒可同时源于缺氧和非缺氧，有时很难将两者绝对区分开。据统计血乳酸在1.4～4.4mmol/L时病死率20%；血乳酸4.5～8.9mmol/L时病死率增至74%；血乳酸达到9.0～13mmol/L时病死率达90%；血乳酸＞13mmol/L时病死率高达98%；当血乳酸水平超过25mmol/L时，罕见存活；乳酸酸中毒总死亡率约50%。

（三）乳酸酸中毒与心血管危急重症

由于乳酸在体内堆积可引起心肌收缩力下降，同时外周小动脉对儿茶酚胺反应性降低或消失导致血压下降，出现休克，继而体内重要脏器血流量相应减少，可引起多个重要脏器先后或同时受损导致多脏器功能衰竭。研究提示，休克患者的血乳酸水平及高乳酸持续时间与器官功能障碍的程度及死亡率相关。血乳酸水平、持续时间与低血容量休克患者的预后密切相关，持续高水平的血乳酸（＞4mmol/L）预示患者的预后不佳。血乳酸浓度与急性心肌梗死患者存活明显相关，心肌缺血患者血乳酸＞4mmol/L者存活率＜45%，1.5～4.0mmol/L时存活率为55%～80%；＜1.4mmol/L时存活率为80%～100%。

（四）乳酸酸中毒的处理

对于原发病引起的病理改变应积极纠正原发病因，如纠正心肺功能障碍、改善贫血等。对于药物引起的乳酸酸中毒应严格把握双胍类药物的适应证与禁忌证，如二甲双胍和其他降血糖药物等。酸中毒严重者（血pH＜7.0）应立即给予大量$NaHCO_3$，但应注意大剂量$NaHCO_3$静脉滴注，可引起血钠增高、血渗透压升高、容量负荷加重，血乳酸反而升高。生命体征平稳、条件许可情况下，可尽早使用血液净化治疗，如血液透析（HD）、血液透析滤过（HDF）和持续性血液透析（CVVH）等。CVVH对血流动力学影响小，可改善患者的内环境，具有清除乳酸的作用，故对于循环欠稳定的危重患者也可考虑。一旦发现乳酸中毒，需进行早期机械通气治疗，以更好地维持氧合，保持组织器官的氧供，同时使用PEEP可改善肺顺应性，利于肺功能的恢复。

需要注意的是，由于存在乳酸，所以必须由碳酸氢根提供碱基，而不能采用乳酸盐，因后者可导致血乳酸蓄积，加重酸中毒。另外，由于休克酸中毒，组织氧供不足，枸橼酸盐在体内代谢困难，可加重酸中毒。所以必须采用低分子肝素抗凝，而不能采用枸橼酸盐抗凝。

二、酮症酸中毒与心血管危急重症

（一）酮症酸中毒

酮症酸中毒是一种可危及患者生命的严重并发症，其发病诱因包括长期饥饿、高脂饮食、酒精中毒、糖尿病治疗不当、创伤、分娩、感染等，其中以糖尿病因素所致者最为常见，称之为糖尿病酮症酸中毒（DKA），临床以高血糖、酮症、代谢性酸中毒和脱水为主要表现。

（二）糖尿病酮症酸中毒与急性心肌梗死

糖尿病酮症酸中毒时易合并心肌梗死，具体机制为：DKA与AMI均有机体内环境紊乱，彼此之间可相互促进，形成恶性循环，加重病情。两者之间的影响主要与血液高凝、高应激、心肌氧供-氧耗失衡等多因素有关。糖尿病合并冠心病患者血流变状态已有明显异常，主要表现为全血比黏度、血细胞比容和纤维蛋白原含量增高，红细胞沉降率加快，存在不同程度的高黏、高凝状态。DKA合并AMI的主要病因包括：①由于血容量不足，血液浓缩，血黏度进一步增高及血小板聚集。②同时合并血小板黏附力增加，血栓素合成增加，前列环素合成减少，红细胞聚集性增强，变形能力减弱等，导致患者血液高凝、微循环障碍加重。③DKA时机体处于高应激状态，心肌能量需要剧增，能量代谢增强，酶合成增加，同时耗氧量也增加；应激时体内儿茶酚胺、肾上腺素水平升高，可进一步引起冠状动脉痉挛与收缩，造成心肌缺血缺氧。④酸中毒越严重，酶的合成越受影响，能量代谢障碍越严重，血管内皮和心肌损害就越大，可以使心肌酶谱短暂升高；酸中毒时，血液中氢离子增高，也会影响心肌传导和膜去极化，影响心肌膜的电稳定性，增加心律失常的可能。⑤血液循环本身的因素包括血容量降低、心排血量减少、血压降低、心动过速等使冠状动脉供血减少，心肌供氧不足，能量代谢障碍更严重。以上因素都与DKA患者AMI的发生密切相关。

糖尿病酮症酸中毒合并心肌梗死时有如下临床表现特点：DKA合并AMI时患者症状多不典型，主要以意识模糊、乏力、恶心、呕吐、腹泻、休克等不典型症状为主，致使AMI病情难以发现和及时处理，漏诊、误诊率高，患者典型胸痛发生率低，只有少数患者出现胸痛。有的患者已出现心力衰竭表现或血流动力学改变，行心电图或血清心肌标志物检查确诊AMI。AMI胸痛症状出现率低的原因主要与糖尿病神经病变有关，糖尿病患者由于神经内膜微血管及神经纤维脱髓鞘病变等原因，会导致自主神经功能紊乱。其损害早期以迷走神经损伤为主，后期迷走、交感神经均受累。由于DKA合并AMI患者糖尿病病史都较长，因而可能已经出现了神经病变并发症。此外，由于老年患者痛阈变异、组织器官退行性病变及心肌细胞老化使心肌收缩力减弱，发生AMI时脑组织灌注更加不足，皮质感觉中枢迟钝以及合并呼吸道感染、呼吸困难、心力衰竭等可能掩盖胸痛症状。

（三）糖尿病酮症酸中毒与机体内环境

糖尿病酮症酸中毒时血糖升高，一般在16.7～33.3mmol/L，超过33.3mmol/L时多伴有高渗状态或有肾功能障碍。血酮体升高，多在4.8mmol/L以上。高血糖可以导致细胞内水分转移至细胞外，患者血钠水平多降低，而严重脱水时体内总钠消耗，但由于血液浓缩，血钠可升高。酸中毒时，钾离子向细胞外转移，因此虽然总体钾水平下降，但患者血钾可表现为升高、正常或降低。此时机体总氯、磷和镁也有所下降，但由于脱水和高血糖，血中浓度高低不定。血尿素氮和肌酐可轻、中度升高，经治疗后仍高者提示肾功能受损。最常见的酸碱平衡紊乱是代谢性酸中毒，血pH和二氧化碳结合力下降，阴离子间隙明显增大。但也可能出现其他情况，如高氯性酸中毒、代谢性碱中毒等。

（四）处理

DKA合并AMI的治疗原则如下：针对DKA的治疗，原则是尽快补液以恢复血容量，纠正失水状态，但针对AMI应注意适当控制输液总量及输液速度，以免诱发心功能不全。具体原则为：①严格控制补液量及补液速度，记录尿量，根据血压、尿量、肾功能及心功能情况调整液体量，有条件时尽量行中心静脉压（CVP）及肺动脉楔压（PCWP）监测，避免诱发或加重心力衰竭，鼓励口服补液，昏迷者可行胃肠插管补液，尽可能减少静脉补液，以减轻心脏负荷。如无低血压、休克者，静脉补液量1000～2000ml/d；出现低血压、休克者静脉输液2500～3500ml/d，使收缩压维持在100～120mmHg。②使用胰岛素，减少蛋白质、脂肪进一步分解，减少酮体生成，不宜将血糖降得过快、过低，以免影响心肌能量代谢，避免低血糖诱发心肌梗死，导致病情恶化，使血糖维持在正常偏高水平。研究证实，高血糖与广泛的心肌受损密切相关，它可导致进一步的心力衰竭，是影响糖尿病患者AMI的独立因素。③热量供应方面，AMI合并DKA时，心肌处于低能供应状态，且反复酮体出现极易诱发心律失常，导致恶性后果，对心肌细胞恢复极为不利，因此热量供应极为重要，可给予极化液（GIK）营养心肌细胞，稳定细胞膜，但应注意其剂量，提倡尽早使用高剂量GIK。④积极纠正酸碱平衡失调及电解质紊乱，建议补碱原则仍按DKA常规处理。⑤吸氧，降低血液黏稠度，降脂治疗。⑥防治心律失常，如频发室性期前收缩、室性心动过速等。⑦预防感染，AMI合并DKA时，肺部感染发生率高达40%，及时诊断和治疗感染相当重要。⑧依情况使用ACEI和（或）β受体阻滞药（只要血压许可，无β受体阻滞药相关禁忌证，如哮喘发作），以改善预后。⑨积极防治并发症，尤其注意消化道出血和肾衰竭、呼吸衰竭等。

（司晓云　李勇兵　李　伟）

参 考 文 献

Crampin EJ，Smith NP，Langham AE，et al. Acidosis in models of cardiac ventricular myocytes［J］. Philos Trans A Math Phys Eng Sci，2006，15，364（1842）：1171-1186.

Levy MN，Berne RM. Heart［J］. Annu Rev Physiol，1970，32：373-414.

Nadtochiy SM，Wang YT，Nehrke K，et al. Cardioprotection by nicotinamide mononucleotide（NMN）：Involvement of glycolysis and acidic pH［J］. J Mol Cell Cardiol，2018，121：155-162.

Niwano S，Tojo T. Systemic acidosis in acute myocardial ischemia-cause or result of life-threateningventricular arrhythmia?［J］. Circ J，2010，74（9）：1794-1805.

Schindler AW，Marx G. Evidence-based fluid management in the ICU［J］. Curr Opin Anaesthesiol，2016，29（2）：158-165.

Yusuff HO，Zochios V. Lactic Acidosis and Mitral Valve Surgery：Defining the Relationship［J］. J Cardiothorac Vasc Anesth，2018，32（2）：644-645.

Zhou HZ，Malhotra D，Doers J，et al. Hypoxia and metabolic acidosis in the isolated heart：evidence for synergistic injury［J］. Magn Reson Med，1993，29（1）：94-108.

第四节　急性冠脉综合征合并肾功能不全

一、概述

心血管疾病是慢性肾脏病（CKD）患者的主要死因。透析患者的心血管死亡率比其他患者的高10～30倍。在年轻的、非糖尿病的终末期肾病患者中，冠心病的患病率为25%，而在老年人、慢性糖尿病的终末期肾病患者中，冠心病的患病率为85%。29%的终末期肾病患者于透析的第一年发生心肌梗死，到第二年心肌梗死的累计发生率为52%。CKD患者一旦发生心血管事件，预后往往比肾功能正常者差。一项对3106例急性心肌梗死患者的研究报道，院内死亡率在肾功能正常者为2%，轻度CKD者为6%，中度CKD者为14%，严重CKD者为21%，透析患者为30%。一项荟萃资料显示，血清肌酐水平越高，ST段抬高心肌梗死患者溶栓治疗后30d存活率越低。合并轻到中度CKD的非ST段抬高急性冠脉综合征患者30d和180d的死亡率高于无慢性肾病的患者。透析患者心肌梗死后1年内的死亡率高达59%，肾移植患者心肌梗死后1年死亡率为24%。在一项心肌梗死患者的队列研究中，无慢性肾脏病患者一年死亡率为24%，合并轻度CKD患者为46%，合并中度CKD患者为66%。在一组经冠状动脉造影证实的冠心病患者长期随访中，GFR＜60ml/min患者发生急性心肌梗死和死亡的危险比为2.3，GFR＜30ml/min的患者危险比为5.1。

二、急性冠脉综合征合并肾功能不全冠状动脉病变特点及血运重建治疗

（一）急性冠脉综合征合并肾功能不全冠状动脉病变特点

肾功能不全患者和其他患者在生理、代谢和解剖上存在很大差别，如存在冠状动脉和主动脉钙化、血管条件差、血小板功能差、自主神经张力异常、慢性贫血等因素。随着肾功能的降低，凝血、纤溶系统异常，血脂代谢、内皮功能异常，贫血，钙磷代谢失衡，容量负荷过重等一系列异常情况都会相继出现。

肾功能不全患者中，多数存在合并症，如心功能不全、外周血管疾病、难以控制的高血压和糖尿病。与肾功能正常的冠心病患者相比，合并CRF的患者年龄更大，女性比例较多。随着肌酐清除率的降低，冠状动脉多支病变、左主干病变增加，GFR重度下降者可分别达50%～60.8%与11.0%～23%。

冠状动脉广泛而严重的中膜钙化是CKD患者最显著的特征。54%～100%（平均83%）的透析患者存在不同程度的冠状动脉钙化。即使在年轻CKD患者中，冠状动脉钙化也很常见。Hujairi等分析了冠状动脉CT检查结果，透析患者冠状动脉钙化指数是同龄的、冠状动脉造影证实非CKD患者的2～5倍。但是由于电子束CT不能将冠状动脉中层钙化从冠状动脉钙化斑块中鉴别出来，所以一般电子束CT不宜用于诊断CKD患者的冠心病。尸检资料分析，终末期肾病患者与年龄、性别匹配的患者相比，动脉粥样硬化斑块的面积和体积并没有很大差异，但终末期肾病患者的钙化程度明显升高。糖尿病及终末期肾病患者的无症状心肌缺血及不典型心绞痛发生率较高，这可能与糖尿病和尿毒症造成的神经病变有关。

尽管冠心病在终末期肾病患者中的发病率较高，但只有17%的患者有心绞痛症状。另一方面，CKD患者中有典型心绞痛症状者冠状动脉造影检查没有冠状动脉明显狭窄的发生率高达25%，其心绞痛症状可能归因于微循环病变、合并贫血、难以控制的高血压、合并左心室肥厚等。与非CKD患者相比，这些患者发生急性心肌梗死的危险明显升高（5.2% vs. 0.7%），死亡率也显著升高（24.7% vs. 3.9%）。

（二）急性冠脉综合征合并肾功能不全血运重建治疗

CKD患者血运重建策略比较方面的临床研究目前非常少。这方面的报道多来源于登记研究，难以据此确定哪一种血运重建方法在慢性肾功能不全患者中孰优孰劣。USRDS 1995—1998年的资料显示，透析患者合并冠心病经不同冠状动脉血运重建方法进行冠状动脉重建的2年生存率，支架组（n＝4280）及球囊扩张组（n＝4836）均为48%，CABG组（n＝6668）为56%，全因死亡率CABG组较球囊扩张组低20%，支架组较PTCA组低6%。

尽管院内死亡率在冠状动脉支架及球囊扩张组较CABG组低（4.1%，6.4%，8.6%），但生存曲线在6个月时就发生交叉。进一步分析显示，CABG的生存率优势主要来源于应用胸廓内动脉-前降支旁路，未使用胸廓内动脉旁路的患者与PCI患者比较并无生存优势。该观察结果有两点启示：CABG的优点取决于患者是否需要行前降支血运重建，以及有无合适靶血管。APPROACH研究显示，无论肾功能情况如何，CABG组死亡率都是最低的。合并CKD患者由于肾脏疾病的进展，常常需要透析治疗。而置入DES后需要长达12个月的双联抗血小板治疗，过早停药发生支架血栓的风险增加。且透析患者在行介入治疗时住院期间出血的并发症明显增

加，因此在这部分患者中需仔细权衡，慎重选择DES，尤其在近期有可能接受透析治疗的患者中。即便是使用药物洗脱支架的透析治疗患者，术后再狭窄及不良事件发生率也明显升高。合并CKD患者的冠状动脉病变常为弥漫性钙化病变，造影常明显低估冠状动脉病变的程度。弥漫性病变和钙化病变对介入操作的影响很大，尤其是钙化斑块对CKD患者的PCI术提出了很大的挑战。

合并CKD的冠心病患者PCI术中可能会出现下列问题：①由于病变的严重钙化，即使应用高压力扩张，球囊也不能完全扩开病变；②高压力球囊扩张可能导致血管夹层或破裂，可伴或不伴球囊破裂；③在扭曲和钙化的冠状动脉，导丝很难到达或通过靶病变；④尽管造影结果满意，由于钙化血管的弹性回缩，支架很难达到准确定位和完全扩张；⑤严重的斑块夹层和支架扩张不完全是血管闭塞和支架内亚急性血栓形成的强烈预测因素。钙化常位于斑块的基底部或表面，如果钙化覆盖整个斑块表面，球囊扩张和支架置入常会导致并发症的发生。血管内超声（IVUS）对钙化的检出和定位价值很大，可对钙化斑块进行评价。对于斑块表面钙化的病变，应用冠状动脉旋磨术（coronary rotational atherectomy，CRA）十分有效。但是CRA费时、昂贵，操作较为复杂。而切割球囊操作较为简单，处理严重钙化的病变也是很好的选择。支架置入前，可应用IVUS对病变钙化的严重程度进行评估。无IVUS时，普通球囊预扩张压力超过10atm仍不能完全扩开病变时应考虑使用切割球囊。支架置入前，可用切割球囊替代冠状动脉旋磨术对钙化病变进行预处理。

为减少亚急性血栓形成以及支架内再狭窄导致的血运重建，应制订理想的支架置入和抗栓策略，包括：①由于病变钙化严重支架不能完全扩张，因此支架置入前应先行球囊预扩张，充分扩张病变，降低支架置入时的难度，支架置入后达到完全扩张和贴壁；②如果预扩张时球囊扩张不完全，应避免过度高压预扩，防止发生严重的夹层或冠状动脉穿孔等并发症，而应通过冠状动脉旋磨术或切割球囊对病变进行预处理；③如果狭窄前血管扭曲，支架不能顺利到达靶病变，应用消斑术能使血管表面变得平滑，使支架容易通过；④支架释放后，应用非顺应性球囊进行高压力后扩张，必要时可应用IVUS指导支架的置入和后扩张，以达到支架的充分贴壁；⑤由于潜在出血的危险性增加，进行选择性PCI时不主张常规使用GP Ⅱb/Ⅲa受体拮抗药。

三、急性冠脉综合征合并肾功能不全抗栓治疗策略

慢性肾脏病（CKD）是严重危害人类健康的慢性疾病之一，一项全美范围的急性冠状动脉治疗干预注册研究表明，30.5%的ST段抬高心肌梗死（STEMI）以及42.9%的非ST段抬高心肌梗死（NSTEMI）患者合并CKD。合并急性冠脉综合征（CKD）的ACS患者因肾功能不全，可能存在血小板功能障碍及异常凝血级联反应，同时具有出血及血栓形成倾向。TRILOGY-ACS研究表明，合并CKD的ACS患者其出血、缺血发生率会随着CKD的恶化而增加，而且受损的肾脏还可能导致血小板治疗药物低反应。因此对合并CKD的ACS患者给予有效抗血小板药物干预及指导是非常必要的。CURE研究纳入12 562例非ST段抬高ACS（NSTE-ACS）患者，超过25%患者入选时估算的肾小球滤过率（eGFR）受损（＜60ml/min），根据eGFR分层（＜64.0、64.0～81.2和＞81.3ml/min），氯吡格雷治疗使肾功能不全患者有不同程度地获益；与阿司匹林单药相比，加用氯吡格雷的DAPT可显著降低心血管死亡风险，且不增加大出血及非致命性大出血发生率。PLATO研究共入选1538例ACS合并CKD的患者，此部分患者接受替格瑞洛治疗后，血肌酐水平显著升高的比例高于接受氯吡格雷治疗者（0% vs. 6.4%，$P = 0.0225$）。根据美国FDA数据，替格瑞洛与血管紧张素Ⅱ受体拮抗药（ARB）合用后，肾性不良事件发生率明显增高，在重度肾功能不全（eGFR＜30ml/min）患者中，替格瑞洛与氯吡格雷相比增加了大出血（11.3% vs. 19%）和肾衰竭（5.4% vs. 13.6%）风险，且ARB和替格瑞洛合用呼吸困难的比例发生率高达21.4%。对PLATO研究中联用ARB的患者进一步分析发现，相比氯吡格雷治疗组，替格瑞洛组血肌酐升高＞50%的比例（11.2% vs. 7.1%）、肾相关不良事件（6.5% vs. 4.3%）、肾功能相关不良事件（4.5% vs. 2.8%）均明显升高。OPT-CKD研究入选60例NSTE-ACS合并中重度肾功能不全的患者，在阿司匹林基础上随机接受替格瑞洛或氯吡格雷治疗，药效学和药动学结果表明，替格瑞洛较氯吡格雷起效更快，对血小板的抑制作用更强，但是否可转化为临床获益还有待进一步验证。因此指南建议：①对重度肾功能不全（eGFR＜30ml/min）患者，应首选阿司匹林100mg/d联合氯吡格雷75mg/d。②对轻、中度肾功能不全（30ml/min＜eGFR＜90ml/min）患者，推荐阿司匹林（100mg/d）联合氯吡格雷（负荷剂量300mg，维持剂量75mg/d）或阿司匹林（100mg/d）联合替格瑞洛（负荷剂量180mg，维持剂量90mg，每日2次）。③对于肾功能不全患者，如需联合ARB治疗，DAPT首选氯吡格雷＋阿司匹林。

四、急性冠脉综合征合并肾功能不全抗凝治疗策略

冠心病合并肾功能不全患者抗凝治疗推荐（2015AHA）如下。①普通肝素：基本上不经肾脏清除，所以肾功能不全时无须调整剂量。②依诺肝素：40%经肾脏清除，CrCl＜30ml/min，UA/NSTEMI：1mg/kg皮下注射，每日1次。75岁以下，接受溶栓治疗的STEMI患者，

30mg静脉推注＋1mg/kg皮下注射，每日1次。75岁以上，接受溶栓治疗的STEMI患者，无须静脉推注，1mg/kg皮下注射，每日1次。血透患者，无推荐剂量。③磺达肝癸钠：75%经过肾脏清除，CrCl＜30ml/min时避免使用。Journal of Cariology发表的一篇Meta分析结果提示，稳定型冠心病（CAD）合并轻、中度慢性肾功能不全的患者，术中应用比伐卢定抗凝获益更显著。与肝素联用GPI相比，比伐卢定显著减少非CABG主要出血及TIMI主要出血，短期和长期的MACE事件两者相当。一项随机研究纳入215例拟行PCI术的肾功能不全ACS患者被随机分为比伐卢定组（109例）和肝素组（106例），分别于术中应用比伐卢定和肝素抗凝，比较两组患者术中抗凝效果、术后30d内出血事件及主要心血管不良事件（MACE）发生率。结果显示比伐卢定组和肝素组术中活化凝血酶时间（ACT）及其达标率比较差异均无统计学意义（$P>0.05$），两组患者术后30d内MACE事件发生率差异无统计学意义（$P>0.05$），比伐卢定组术后30d内轻度出血及总体出血发生率显著低于肝素组（$P<0.05$），且不随肾功能下降而显著增加出血风险。因此，比伐卢定在伴有肾功能不全的ACS患者PCI术中的抗凝效果与肝素相当，且能明显减少术后出血发生率（表13-6）。

五、对比剂肾病的预防策略

（一）概念

对比剂引起的急性肾损伤（AKI）又称为对比剂肾病，是PCI术最常见的并发症之一，一般定义为注射对比剂后一个窄时间窗内血清尿素氮和肌酐升高或者肾小球滤过率下降。AKI的定义有很多，不同定义的AKI肌酐升高水平不同，一般绝对值升高介于$0.3\sim0.5$mg/dl（$26.5\sim44.2$μmol/L）或相对值升高介于25%～50%。目前最常用的定义为：在对比剂暴露后48～72h血清肌酐水平绝对值升高≥0.5mg/dl（44.2μmol/L）或较术前升高≥25%。按照这个标准，PCI术后对比剂肾病的发病率超过15%。

（二）对比剂肾病风险评估

按照上述最常用对比剂肾病的定义，其发生率在8%～15%，而急性冠脉综合征患者发生率则可达到28%。大多数患者PCI后的对比剂肾病是可逆的，其典型病程与急性肾小管坏死和非少尿性急性肾脏损伤一致。血清肌酐水平术后24～48h开始出现异常，5d达到高峰，2～4周后可完全恢复。需要血液透析或腹膜透析等替代治疗的情况较少。1%～4%的患者需要肾脏替代治疗，其中＜50%的患者需要长期使用替代治疗。但是对比剂肾病与严重的临床结局相关，包括住院时间延长、花费增加等。还有研究提示对比剂肾病与近、远期死亡率相关。多因素分析发现，6个月MACE事件0级为12%，1级为19%（相对危险值为1.5，95%可信区间0.9～2.5），2级为29%（相对危险值为3.0，95%可信区间1.6～5.5），呈显著的递增关系（$P=0.003$）；全因死亡率（随访863d±324d）0级

表13-6 CKD患者急诊使用抗栓药物的推荐剂量

药物	肾功能正常或CKD1～3期 [eGFR≥30ml/（min·1.73m²）]	CKD4期 [eGFR 15～30ml/（min·1.73m²）]
阿司匹林	负荷剂量150～300mg口服，维持剂量75～100mg/d	无须剂量调整
氯吡格雷	负荷剂300～600mg口服，维持剂量75mg/d	无须剂量调整
替格瑞洛	负荷剂量180mg口服，维持剂量90mg/d，每日2次	无须剂量调整
依诺肝素	皮下注射1mg/kg，每日2次；年龄≥75岁患者：皮下注射1mg/kg，每日1次；0.75mg/kg，每日2次	无须剂量调整
普通肝素	冠状动脉造影之前：静脉推注60～70U/kg（最大剂量无须剂量调整5000U），随后静脉滴注[12～15U/（kg·h）最大剂量1000U/h]，控制APTT为1.5～2.5倍正常值PCI治疗期间：静脉推注70～100U/kg（联合使用糖蛋白Ⅱb/Ⅲa受体拮抗药时剂量为50～70U/kg）皮下注射2.5mg，每日1次	无须剂量调整
磺达肝癸钠	皮下注射2.5mg，每日1次	eGFR＜30ml（min·1.73m²）或透析时不推荐
比伐卢定	静脉推注0.75mg/kg，随后静脉滴注1.75mg/（kg·h）；若30ml/（min·1.73m²）≤eGFR≤60ml/（min·1.73m²），静脉滴注剂量减至1.4mg kg/h	不推荐
阿昔单抗	静脉推注0.25mg/kg，随后静脉滴注0.125μg/（kg·min）（最大剂量10μg/min）	考虑出血风险
依替巴肽	静脉推注180μg/kg，随后静脉滴注2.0μg/（kg·min）至少18h	不推荐
替罗非班	静脉推注25μg/kg，随后0.15μg/（kg·min）静脉滴注	滴注剂量减少50%

注：CKD为慢性肾脏病；eGFR为估算的肾小球滤过率；APTT为活化的部分凝血活酶时间；PCI为经皮冠脉介入治疗。

为10%，1级为10%（相对危险值为1.1，95%可信区间为0.5～2.0），2级为41%（相对危险值为2.6，95%可信区间为1.5～4.4）（$P = 0.000\ 1$）。1级对比剂肾病血清肌酐水平常在正常范围内，不容易被重视，但由此研究可见，这些我们不重视的，所谓"肾功能正常"的对比剂肾病患者，其预后较无对比剂肾病患者差。因此，要最大程度发挥PCI在ACS中的治疗作用，提高对比剂肾病的认识，采取适当的预防和治疗措施非常重要。

对比剂肾病患者可以通过许多评分来评估。既往存在慢性肾脏病患者行PCI对比剂肾病发生率可达55%。对比剂用量与对比剂肾病发生有着密切关系。对比剂肾病患者可以通过许多评分来评估。最常用的评分系统为Mehren评分。

（三）对比剂肾病预防策略

文献中预防对比剂肾病的措施有很多，但是目前数据仍有争议。目前无争议的措施只有患者筛选、降低对比剂用量与水化。预防对比剂肾病的措施可以分为3个阶段：手术前、手术中和手术后。第一步就是充分评估，计算Mehran评分，发现高危患者，尤其在ACS择期PCI术、CTO病变PCI术中非常重要。所有极高风险患者［Mehran评分≥16分，eGFR＜30ml/（min·1.73m²）］都应征求肾脏科医师的意见。

1. 水化　静脉输注生理盐水较输注0.45%氯化钠注射液和口服水化更加有效。目前应用最广泛的水化方案是术前12h以1ml/（kg·h）输注生理盐水，直到尿量＞150ml/h。对于中、重度左心室功能障碍患者，应输注0.45%氯化钠注射液，并严密监测尿量。最新发表的POSEIDON研究提示，采用左室舒张末期压力指导水化可以有效预防对比剂肾病。

2. 最大造影用量计算　推荐采用低渗或者等渗对比剂碘克沙醇，剂量应＜350ml、4ml/kg（图13-2）。

3. 碳酸氢钠　一些临床试验和一项大型荟萃分析提示，采用静脉滴注碳酸氢钠扩容方法较常用的生理盐水水化更为有效，但仍缺乏有力证据。尽管如此，在左心功能差的患者，碳酸氢钠扩容可以作为生理盐水水化的替代。

4. 血液透析和血液滤过　研究证明，2～3h的血液透析可以除去90%的对比剂。血液滤过可以减轻容量负荷，并维持电解质平衡。然而，血液滤过预防对比剂肾病的效果证据很少，只有等到大型研究结果支持，才可推荐其作为标准方案来预防对比剂肾病。

5. 他汀类药物　他汀类药物能够通过抗炎作用改善肾小管内皮功能。一些研究已经证实他汀类药物预治疗可以降低PCI术对比剂肾病发生率。尽管这些研究结果并不完全一致，一项总结了8项临床研究的荟萃分析证明他汀类药物预治疗，不论基础肾脏有无损害，他汀类药物都能够显著降低对比剂肾病发病率。应考虑短期、高剂量他汀类药物治疗（瑞舒伐他汀钙40/20mg、阿托

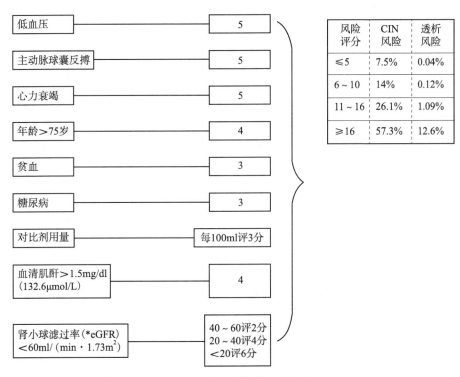

图13-2　造影剂肾病风险评分
*eGFR可通过手机下载应用计算

伐他汀钙片80mg或辛伐他汀片80mg）。

6.手术技巧　行CTO的介入医师应训练前向导丝技术、前向夹层-真腔导丝技术、逆向导丝技术。若手术失败，早期转为杂交手术，尽可能缩短手术时间，减少对比剂的用量。CTO逆行导丝技术中的抓扣导丝技术由于能通过较长的闭塞段而不需要对比剂，能够降低对比剂用量。IVUS在CTO寻找真腔过程中的作用已经得到证实，可以减少射线量，缩短手术时间，减少对比剂的用量。采用5F诊断造影导管进行逆行造影，通过逆行微导管评估逆行侧支循环可以降低对比剂用量。采用Corsair微导管及IVUS指导球囊扩张、支架选择和球囊后扩张可以减少对比剂用量。

（廖付军　李　伟）

参 考 文 献

AL Suwaidi J, Reddan DN, Williams K, et al. Prognostic implications of abnormalities in renal function in patients with acute coronary syndromes [J]. Circulation, 2002, 106 (8): 974-980.

Burlacu A, Genovesi S, Ortiz A, et al. The quest for equilibrium: exploring the thin red line between bleeding and ischaemic risks in the management of acute coronary syndromes in chronic kidney disease patients [J]. Nephrol Dial Transplant, 2017, 32 (12): 1967-1976.

Capodanno D, Angiolillo DJ. Antithrombotic therapy in patients with chronic kidney disease [J]. Circulation, 2012, 125 (21): 2649-2661.

Fox CS, Muntner P, Chen AY, et al. Use of evidence-based therapies in short-term outcomes of ST-segment elevation myocardial infarction and non-ST-segment elevation myocardial infarction in patients with chronic kidney disease: a report from the National Cardiovascular Data Acute Coronary Treatment and Intervention Outcomes Network registry [J]. Circulation, 2010, 121 (3): 357-365.

Gibson CM, Pinto DS, Murphy SA, et al. Association of creatinine and creatinine clearance on presentation in acute myocardial infarction with subsequent mortality [J]. J Am Coll Cardiol, 2003, 42 (9): 1535-1543.

Goodman WG, Goldin J, Kuizon BD, et al. Coronary-artery calcification in young adults with end-stage renal disease who are undergoing dialysis [J]. N Engl J Med, 2000, 342 (20): 1478-1483.

Hemmelgarn BR, Southern D, Culleton BF, et al. Survival after coronary revascularization among patients with kidney disease [J]. Circulation, 2004, 110 (14): 1890-1895.

Herzog CA, Ma JZ, Collins AJ. Poor long-term survival after acute myocardial infarction among patients on long-term dialysis [J]. N Engl J Med, 1998, 339 (12): 799-805.

Hujairi NM, Afzali B, Goldsmith DJ. Cardiac calcification in renal patients: what we do and don't know [J]. Am J Kidney Dis, 2004, 43 (2): 234-243.

James S, Budaj A, Aylward P, et al. Ticagrelor versus clopidogrel in acute coronary syndromes in relation to renal function: results from the Platelet Inhibition and Patient Outcomes (PLATO) trial [J]. Circulation, 2010, 122 (11): 1056-1067.

Januzzi JL, Jr Snapinn SM, DiBattiste PM, et al. Benefits and safety of tirofiban among acute coronary syndrome patients with mild to moderate renal insufficiency: results from the Platelet Receptor Inhibition in Ischemic Syndrome Management in Patients Limited by Unstable Signs and Symptoms (PRISM-PLUS) trial [J]. Circulation, 2002, 105 (20): 2361-2366.

Keltai M, Tonelli M, Mann JF, et al. Renal function and outcomes in acute coronary syndrome: impact of clopidogrel [J]. Eur J Cardiovasc Prev Rehabil, 2007, 14 (2): 312-318.

Melloni C, Cornel JH, Hafley G, et al. Impact of chronic kidney disease on long-term ischemic and bleeding outcomes in medically managed patients with acute coronary syndromes: Insights from the TRILOGY ACS Trial [J]. Eur Heart J Acute Cardiovasc Care, 2016, 5 (6): 443-454.

Oh J, Wunsch R, Turzer M, et al. Advanced coronary and carotid arteriopathy in young adults with childhood-onset chronic renal failure [J]. Circulation, 2002, 106 (1): 100-105.

Ota T, Umeda H, Yokota S, et al. Relationship between severity of renal impairment and 2-year outcomes after sirolimus-eluting stent implantation [J]. Am Heart J, 2009, 158 (1): 92-98.

Rihal CS, Textor SC, Grill DE, et al. Incidence and prognostic importance of acute renal failure after percutaneous coronary intervention [J]. Circulation, 2002, 105 (19): 2259-2264.

Schwarz U, Buzello M, Ritz E, et al. Morphology of coronary atherosclerotic lesions in patients with end-stage renal failure [J]. Nephrol Dial Transplant, 2000, 15 (2): 218-223.

Shlipak MG, Heidenreich PA, Noguchi H, et al. Association of renal insufficiency with treatment and outcomes after myocardial infarction in elderly patients [J]. Ann Intern Med, 2002, 137 (7): 555-562.

Tsai TT, Maddox TM, Roe MT, et al. Contraindicated medication use in dialysis patients undergoing percutaneous coronary intervention [J]. Jama, 2009, 302 (22): 2458-2464.

Wang H, Qi J, Li Y, et al. Pharmacodynamics and pharmacokinetics of ticagrelor vs. clopidogrel in patients with acute coronary syndromes and chronic kidney disease [J]. Br J Clin Pharmacol, 2018, 84 (1): 88-96.

Wright RS，Reeder GS，Herzog CA，et al．Acute myocardial infarction and renal dysfunction：a high-risk combination ［J］．Ann Intern Med，2002，137（7）：563-570.

Zebrack JS，Anderson JL，Beddhu S，et al．Do associations with C-reactive protein and extent of coronary artery disease account for the increased cardiovascular risk of renal insufficiency？［J］．J Am Coll Cardiol，2003，42（1）：57-63.

第五节　急性冠脉综合征合并血液系统疾病

一、急性冠脉综合征与血液系统疾病的关系

急性冠脉综合征（ACS）是由急性心肌缺血引起的一组临床综合征，主要病理基础是冠状动脉不稳定斑块破裂或糜烂导致完全或不完全闭塞性血栓形成，具有起病急、病情变化快、病死率高等特点，主要包括ST段抬高心肌梗死（STEMI）、非ST段抬高心肌梗死（NSTEMI）和不稳定型心绞痛，近年来ACS在发病机制、早期诊断、危险分层、治疗策略、疾病预后等方面均取得了重要进展。ACS与血液系统疾病关系紧密，特别是ACS与血栓、贫血等互为影响，促使了疾病本身的发生、发展。

（一）ACS与血栓

20世纪30年代得到进一步认识，1971年提出UA的概念。多数急性冠脉事件系由冠状动脉狭窄并不十分严重的斑块破裂、继发血栓形成所致。斑块破裂可由血流动力学、生物力学因素（包括血压及脉压、心肌收缩、冠状动脉血管痉挛、斑块内毛细血管出血、管壁应力）及介入手术机械外力间接或直接引起，业已证实，粥样斑块核心并薄的纤维帽伴有活动性炎症的易损斑块破裂是导致ACS冠状动脉内血栓形成的主要原因。ACS事件发生包括斑块破裂、血栓形成、异常血管运动、血小板激活和聚集，它们之间有高度的相互联系性，因为它们有共同的介质。

1.血栓形成的随机性　有学者提出斑块撕裂是一种随机事件，可能是斑块频繁破裂，但被小的壁层血栓重新封闭，故可形成一段临床安静生长的时期，这也是CHD患者长期应用β受体阻滞药和血小板抑制药治疗的原因之一。当然，如果血栓很大就可影响血流导致心肌缺血和坏死。许多变量决定着破裂的斑块是快速发展成阻塞性血栓还是急性心肌缺血，或者是一种持续非阻塞临床无症状的血栓（中间状态）。

2.斑块损伤及其核心部分的暴露　目前尚还不清楚斑块破裂在有些患者中导致阻塞性血栓而在另外一些患者中不出现的原因。损伤的深度可能是重要的，因为较深的损伤就会暴露血栓形成的脂核成分；当内皮下层暴露于一个高剪切速率的流动血液中，就会引起血小板黏附和聚集；当较深的血管层暴露于血流时就会形成致密的血小板血栓而不能被轻易移动。在ACS患者，若大的、复杂的斑块破裂暴露很多形成血栓的成分时将会导致大的血栓形成，若持续存在和堵塞，可导致STEMI。

3.再狭窄和剪切速率　斑块破裂导致血栓形成将使管腔狭窄和血流剪切速率增加，高的剪切速率会使血小板和纤维蛋白原沉积在斑块破裂部位。因此，几何形态改变越大，血栓阻塞就越持久，心肌缺血时间就越长并越严重。显然，斑块破裂部位表面的粗糙和不规则也会影响血栓的形成。

4.残余的冠状动脉内血栓　残余的冠状动脉内血栓可以通过几种途径再次形成血栓堵塞：①增加再狭窄和剪切速率，从而加速血小板和纤维蛋白原的激活和沉积；②肝素治疗时，血栓亦不停地增大；③溶栓剂本身可引起血小板和凝血酶活性增强并导致血栓再形成。

5.血管收缩　不稳定型心绞痛（UA）患者往往有血管痉挛。异常的血管舒张和血管收缩增强是由于更多的一氧化氮失活致内皮依赖性舒张功能紊乱所致。另外，血小板功能亢进导致5-羟色胺和TXA2介导血小板依赖性血管收缩。斑块破裂部位的凝血酶依赖性血管收缩剂和内皮素直接作用于SMCs。因此，ACS斑块破裂和血栓形成时伴有血管收缩。

6.交感神经系统激活儿茶酚胺类可引起高凝状态和血管收缩　血液循环中的儿茶酚胺也可增强血小板活化和凝血酶产生。交感活性增强的状态如情绪紧张、不适应的运动、早晨吸烟都可引起动脉血栓形成。斑块破裂也易出现在交感活性增强时，所以高交感反应状态易发生ACS。

7.高胆固醇血症和脂蛋白在动物实验中引起急性血管损伤部位的高凝血活性和血小板高反应性与高胆固醇水平有关　高密度脂蛋白（HDL）相关的ApoA-1在UA和AMI患者中是减少的，ApoA-1基因多态性为冠心病的危险因子之一、HDL可通过HDL颗粒表面的ApoA-1稳定PGI-2，故被称为PGI-2的稳定因子。

8.其他代谢状态　糖尿病可增强血小板反应性和血液凝固性，可能是通过增加血浆vWF或血浆因子或血小板膜的游离胆固醇的含量变化引起的。在糖尿病血糖控制差的患者中糖基化血红蛋白过度增加、动脉粥样硬化斑块炎症及感染和斑块破裂等均可引起心绞痛或心肌梗死。没有积极治疗的糖尿病患者实际上有很高的心肌梗

死（MI）和微血管病的发病率，其他代谢疾病如杂合子高胱氨酸血症也被认为是形成血栓的独立危险因子，凡能活化血小板和血液凝固过程的代谢状态也能增加CHD的危险。循环中血小板聚集物增加被认为是CHD患者发生冠状动脉事件的独立标志物。即使有ACS病史但病情已稳定者也可能产生持续的高凝血酶水平。研究认为，血浆高纤维蛋白原浓度是CHD的独立危险因子，同样，Ⅶ因子凝固活性增加与冠状动脉事件增加有关。许多传统观念认为CHD的危险因子如高龄、肥胖、高胆固醇血症、糖尿病、吸烟和情绪紧张都有这些蛋白的增高，这也解释了在以上危险因子背后的血栓病因学。

（二）ACS与贫血

贫血是指人体循环血红细胞容量减少，不能运输足够的氧至组织细胞而产生的一系列综合征，临床上常以血红蛋白（Hb）浓度作为诊断指标，以成年男性Hb＜120g/L，成年女性（非妊娠）Hb＜110g/L，孕妇Hb＜100g/L作为贫血的诊断标准。慢性贫血患者的心肌细胞长期处于慢性缺氧状态，当合并AMI时缺氧加重，为了满足心肌需氧量，代偿性加快心率、增加每分钟循环血量，反而加重了心肌细胞耗氧，加重心肌梗死的严重程度。目前已有多项研究证实贫血是造成ACS不良预后的相关因素。

1. 贫血对急性冠脉综合征的影响　危险评分法（global registry of acute coronary events，GRACE）是预测ACS患者短期及长期临床预后的常用方法之一。有学者收集了217例ACS患者，根据入院时Hb浓度分为贫血组和非贫血组，观察患者出院后6个月期间主要心血管事件（major adverse cardiovascular events，MACE）的发生率；多因素分析提示，贫血是ACS患者住院期间、出院1个月和6个月内发生MACE的独立危险因素，提示GRACE联合贫血可以提高GRACE对ACS患者临床预后的预测价值。有学者将1880例STEMI患者纳入研究，结果显示贫血、糖耐量异常和肾功能损伤分别独立与STEMI患者住院期间死亡风险相关，其中贫血为显著相关的独立预测因子，同时贫血也是三者中唯一的出血事件独立预测因素，有文献报道出血与住院期间死亡事件相关。有学者收集9687例超重或肥胖合并高危心血管事件的患者，根据Hb浓度分为贫血组和非贫血组进行前瞻性观察，终点事件为心肌梗死、脑卒中、心搏骤停复苏或心血管事件死亡，随访72个月后，生存分析结果显示贫血组较非贫血组终点事件发生率更高，提示贫血可能增加患心血管疾病的风险。

2. 贫血对经皮冠脉介入治疗预后的影响　经皮冠脉介入（PCI）治疗是临床上改善心肌缺血的有效治疗手段，对于高危的ACS患者，宜尽早行PCI治疗，开通"犯罪血管"。有学者收集行冠状动脉造影术的ACS患者428例，按Hb浓度分为非贫血组、贫血组，通过建立的

Cox回归模型，结果显示Hb浓度与ACS患者行PCI治疗预后相关，贫血组患者的生存率均低于非贫血组。有学者将53例AMI合并左心衰竭并经PCI治疗的患者纳入研究，对其预后的相关因素进行分析，结果显示，死亡组入院Hb浓度显著低于存活组。收集4109例经PCI治疗的冠状动脉粥样硬化性心脏病（冠心病）患者，将其分为贫血组和无贫血组，经过1年的随访发现，术后30d、1年的病死率分别在两组间存在显著差异，贫血组高于无贫血组。有学者收集138例ACS经PCI治疗的患者，在多变量Logistic回归模型中血红蛋白每增加10g/L，发生心肌梗死的危险性就增加0.85倍，结论提示高血红蛋白是ACS的保护因素。

STEMI的本质是冠状动脉急性闭塞及血流中断，如合并贫血可造成冠状动脉侧支血流速度减慢，从而进一步加重心肌梗死区域周围的缺血。学者将190例行直接PCI治疗的STEMI患者按照是否发生高危室性心律失常事件分为事件组和非事件组，回顾性观察分析导致高危室性心律失常的可能因素，结论提示贫血可能是STEMI患者入院早期PCI治疗后发生高危室性心律失常事件的高危因素之一。有研究纳入551例患者，患者首次STEMI症状出现后12h内经PCI治疗开通"犯罪血管"，根据是否贫血分成两组，结果提示贫血组高龄、低体重质量及心肌梗死溶栓治疗（TIMI）危险评分发生率较非贫血组高，且贫血组患者的肾功能损害程度更严重，贫血组在住院期间发生心源性死亡的风险高于非贫血组。结果提示，贫血对STEMI患者PCI治疗后不良预后的影响是多机制参与的，不仅仅为增大心肌损伤后梗死的概率。国外学者收集543例STEMI患者，在首次症状出现的12h内口服阿司匹林和氯吡格雷，经PCI治疗后常规使用肝素和糖蛋白Ⅱb/Ⅲa抑制剂，通过实验室检查、心电图、左室射血分数、30d死亡终点事件数等分析STEMI患者30d内死亡发生的影响因素，经多变量调整后贫血依然是STEMI患者短期死亡风险的独立预测因素。

国外学者收集551例因STEMI入院经PCI治疗的患者，根据入院时的Hb浓度分为两组，经过6年的随访，将数据进行多变量分析，结果提示贫血、低左室射血分数和年龄与6年内的病死率相关，贫血依然是6年病死率的独立危险因素，入院时的贫血程度显著影响STEMI患者PCI治疗后6年内的预后，且可根据贫血的严重程度对STEMI患者进行危险分级。炎症的激活及白细胞升高同样可以加重患者的不良预后。国外学者收集1904例STEMI患者经PCI治疗后住院期间死亡事件进行分析，Hb浓度和白细胞数量在STEMI患者预后方面有显著相关性。异常Hb浓度组比正常Hb浓度组更易发生死亡及复合性不良结局事件，如心力衰竭、心绞痛、再发心肌梗死等。同时，异常Hb浓度组患者白细胞计数高于正常水平，住院期间病死率明显升高。

3.贫血对溶栓治疗的影响　溶栓也是AMI患者的有效治疗策略之一，学者将193例进行溶栓治疗的患者分为贫血组和无贫血组，贫血组的溶栓再通率、左室射血分数低于无贫血组，贫血组的低血压、心力衰竭、心律失常、病死率、MACEs均高于无贫血组，提示贫血是AMI溶栓治疗预后的危险因素。经多因素Logistic回归分析提示高龄女性患者，尤其合并白细胞数量升高、贫血、肾功能不全及联合使用静脉注射低分子肝素、血小板膜糖蛋白Ⅱb/Ⅲa受体拮抗药时，患者出血及发生MACEs的风险将会增大。

4.红细胞体积分布宽度对急性冠脉综合征的影响　红细胞体积分布宽度（redbloodcell distribution width，RDW）是衡量循环中红细胞大小异质性的参数，也用于区分各种贫血。学者收集稳定型心绞痛患者65例，不稳定型心绞痛（UA）患者59例，STEMI患者85例，NSTEMI患者15例，对照组63例，对比不同类型冠心病之间RDW、平均血细胞比容及平均红细胞血红蛋白浓度；组间比较差异有统计学意义（$P < 0.05$），AMI、UA组与稳定型心绞痛组、对照组比较，RDW及平均红细胞容积增大，平均红细胞血红蛋白浓度降低，AMI后第1～3天RDW升高，第4～6天达到峰值，第7～9天回落；随后又根据AMI患者是否发生MACE，分为阳性组和阴性组，阳性组心肌梗死后第1～9天RDW显著高于阴性组，RDW增高可能是AMI发生MACE的危险预测因素。

因STEMI行PCI治疗的患者，根据术前RDW水平分为高RDW组和低RDW组，高RDW组患者在住院期间的恶性心律失常、心力衰竭及休克死亡发生率明显高于低RDW组，其中，术前RDW水平预测MACE的敏感度和特异度最高。一项纳入376例因ACS入院行直接PCI治疗患者的研究，按入院24h首次RDW中位数检测结果，分为低RDW组（168例）组和高RDW组（208例），高RDW组患者发生MACE较低RDW组明显增多，差异具有统计学意义（$P < 0.05$），提示RDW为直接PCI治疗的ACS患者发生MACE的独立危险因素。

高水平RDW可能会增加心肌梗死后患者的心血管事件风险，学者通过前瞻性研究观察269例病情稳定的冠状动脉疾病患者，最终有13例死亡，14例非致死性心肌梗死，经多变量Cox回归分析，RDW＞14%是未来发生MACE的独立预测因素。贫血增加急性冠脉综合征不良预后的机制探讨建立SD大鼠心肌缺血/再灌注模型，在大鼠模型上使用促红细胞生成素衍生肽（HBSP）和促红细胞生成素（EPO）。HBSP是EPO的三级结构衍生而来的多肽，无促红细胞生成作用。在动物实验中发现，EPO和HBSP能显著减轻缺血再灌注对心脏的损伤，减轻血流动力学心功能的影响，且对再灌注1周后大鼠的心功能有改善作用。心肌缺血再灌注增加心肌细胞凋亡，HBSP和EPO可能通过PI3K-AKt通路，发挥抗心肌

凋亡作用。学者对HBSP在缺血再灌注损伤的研究，也证实HBSP可以缓解缺血再灌注后心肌细胞的凋亡，可能通过PI3K-AKt/mTOR信号通路调控心肌微血管内皮细胞的增殖从而抗心肌细胞凋亡。

国外的研究实验证实，EPO可以阻止细胞凋亡从而减小梗死区域的面积，且能显著减轻左心室扩张和提高心功能，同时还发现1.5μg/kg的剂量能显著增加梗死区附近毛细血管密度。以上研究证实EPO或HBSP在心肌梗死中发挥对心肌细胞的保护作用，而在EPO异常的机体中，AMI发生后未能通过EPO途径减轻心肌梗死严重程度，而EPO异常可以表现为贫血。骨髓来源的内皮祖细胞从骨髓转移到外周血液循环中，以应答局部缺血反应。在AMI的试验中，骨髓和外周血来源的祖细胞对损伤的心肌表现出修复能力，主要是通过增强心肌层的新生血管再生，而ACS伴随贫血的患者表现出外周血管内皮祖细胞数量减少，功能降低，这可能是导致心肌修复减慢、ACS伴随贫血患者预后不良的因素之一。

5.急性冠脉综合征对贫血的影响　在AMI的治疗过程中，PCI治疗联合抗凝治疗显著增加了出血性并发症的发生率，其中胃肠道出血是最主要的并发症之一，高龄、既往胃肠道出血史、糖蛋白Ⅱb/Ⅲa抑制药使用、心肌梗死史及贫血等因素可增加STEMI患者PCI治疗后胃肠道出血的风险，从而加重贫血程度。在AMI过程中发生的贫血，通常与创伤性治疗和大剂量抗凝治疗等造成的出血事件有关，然而，即使没有发生出血事件，在AMI的发展过程中也会发生贫血。学者通过比较718例患者，首次胸痛发作12h内，未经过任何药物治疗及补液检测Hb浓度，结果分析显示，首次症状出现3h内Hb浓度较高，随着时间延长，Hb浓度逐渐降低。由此可见AMI与贫血两者之间相互影响，共同推进不良预后的发生。

二、ACS抗栓治疗合并出血的防治策略

抗栓治疗已成为急性冠脉综合征（ACS）药物治疗的基石，对于ACS及其接受经皮冠脉介入（PCI）治疗的患者，双联抗血小板治疗（DAPT，阿司匹林联合P2Y12受体抑制药）能够显著降低早期和长期不良心血管事件的发生率。同时，ACS急性期和PCI术中应用抗凝血药物能进一步减少血栓性事件的发生。然而，与抗栓治疗相关的各种出血并发症也日渐增加。

（一）抗栓药物导致出血的机制

抗栓药物包括抗血小板药物和抗凝血药物两大类。前者包括阿司匹林、西洛他唑、氯吡格雷、替格瑞洛、普拉格雷、替罗非班、依替巴肽等；后者包括普通肝素（UFH）、低分子量肝素（LMWH）、磺达肝癸钠、比伐卢定、达比加群、华法林等。

抗栓药物导致出血的机制较为复杂，主要与其抑制

血栓形成的作用有关。在抗栓药物导致的出血中，以消化道出血最为常见。尽管颅内出血的发生率相对较低，但其致死率与致残率极高。因此，主要围绕上述两类出血探讨其发生机制。

1. 抗栓药物导致消化道出血的机制　阿司匹林可通过全身作用和局部作用引起胃肠道黏膜损伤，氯吡格雷虽不直接损伤胃肠道黏膜，但可影响胃肠道黏膜损伤的愈合。GPI阻断血小板聚集的终末途径，通过强效抑制血小板聚集而导致出血。新型抗凝血药物（达比加群、利伐沙班、阿哌沙班等）所致出血往往与用药剂量过大、患者高龄、心力衰竭、既往有消化道出血病史等相关。

2. 抗栓药物导致颅内出血的机制　颅内出血可危及生命，是抗栓治疗的严重并发症之一。除抗栓药物自身作用外，颅内出血往往与合并高血压、脑淀粉样血管病、脑血管畸形等机体自身因素相关。研究显示，约2/3冠心病患者合并有高血压，长期血压控制不佳可导致脑小血管玻璃样变及微小动脉瘤形成。其次，脑淀粉样血管病是老年人自发性出血的主要原因，由于血管壁淀粉样物质沉积导致血管完整性破坏，这部分人群接受抗栓治疗易发生颅内出血。此外，肝肾功能不全、凝血功能受损、心力衰竭等均为抗栓治疗后颅内出血的独立预测因素。

（二）抗栓治疗的出血风险评估与预防

1. 出血的风险评估

（1）出血的预测因素：抗栓治疗后出血的预测因素包括以下几种。①患者因素：如高龄、女性、低体重、慢性肾脏病、贫血、心力衰竭、高血压、糖尿病、原有血管疾病、血小板减少症、既往出血史、抗血小板药物高反应性等。②药物因素：如抗栓药物的种类、剂量、时程、联合用药的数量及交叉重叠使用等。③介入操作与器械因素：如血管径路、血管鞘外径、血管鞘置入时间以及是否应用血管缝合器等。由于出血往往是多种因素共同作用的结果，单一因素预测出血的能力有限，因而通常采用综合因素评分的方法进行风险评估。

（2）出血的风险评分：在已发表的ACS患者出血风险预测模型中，以CRUSADE评分的预测价值最高。因此，推荐所有ACS患者在PCI术前常规采用CRUSADE评分预测出血风险。

根据CRUSADE评分将出血风险分为很低危（≤20分）、低危（21～30分）、中危（31～40分）、高危（41～50分）和很高危（>50分），其相应的院内出血风险分别为3.1%、4.5%、8.6%、11.9%和19.5%。

2. 出血的预防策略

（1）合理选择和使用抗血栓药物

1）阿司匹林：所有无禁忌证的ACS患者发病后应立即口服水溶性阿司匹林或嚼服阿司匹林肠溶片300mg，继以100mg/d长期维持。长期服用宜选择肠溶制剂，不宜掰开或咬碎服用，不建议餐后服用（多建议睡前服用），以降低胃肠道损伤风险。

2）P2Y12受体抑制药：所有无禁忌证的非ST段抬高急性冠脉综合征（NSTE-ACS）患者，无论接受早期侵入策略还是药物非手术治疗，均应给予P2Y12受体抑制药治疗至少12个月。若出血风险不高（如CRUSADE评分≤30分），建议优先选择替格瑞洛负荷量180mg，维持量90mg，每日2次；也可选择氯吡格雷负荷量300～600mg，维持量75mg/d。接受直接PCI的STEMI患者，建议优先选择负荷量替格瑞洛180mg，其后给予维持量90mg，每日2次；或氯吡格雷负荷量300～600mg，维持量75mg，每日1次。PCI术后P2Y12受体抑制药一般建议维持12个月。接受溶栓治疗的STEMI患者，如年龄≤75岁，给予300mg负荷量氯吡格雷，随后75mg/d，维持至少14d至12个月；如年龄＞75岁，则不给予负荷量，直接给予氯吡格雷75mg/d，维持14d至12个月。

3）非口服抗凝血药物：对于NSTE-ACS患者，若出血风险较高（如CRUSADE评分≥31分），PCI术前建议选用磺达肝癸钠（2.5mg皮下注射，每日1次）。对于拟行PCI且出血风险为中、高危的患者（如CRUSADE评分≥31分），PCI术中抗凝建议选用比伐卢定。对于拟行PCI的患者，若存在肝素诱导的血小板减少症（HIT），PCI术中推荐使用比伐卢定，且术后强调高剂量维持应用；若存在高出血风险（如CRUSADE评分≥41分），PCI术中亦推荐使用比伐卢定，但术后不强调高剂量维持应用。出血风险低（如CRUSADE评分≤30分）且无HIT的患者，可使用UFH（70～100U/kg），尽量不与GPI联合使用，以降低出血发生风险。无论选择UFH还是比伐卢定抗凝，建议监测凝血酶原激活时间（ACT），其有效安全范围为225～350s，应用比伐卢定的患者如术中ACT高于350s，应停止或减量泵入，并于5～10min后再次测定ACT，待ACT恢复至正常范围后可继续使用。

4）DAPT时程：基于近期研究结果和国外指南建议，建议对长期使用DAPT的患者进行DAPT风险评分，以评估1年后继续使用的风险与获益。提高DAPT评分的因素包括糖尿病、当前吸烟、PCI或心肌梗死病史、充血性心力衰竭或左室射血分数＜30%、心肌梗死入院、静脉桥血管PCI和支架直径＜3mm，降低DAPT评分的因素包括高龄。DAPT评分≥2分的患者延长使用的净获益更大，而DAPT评分＜2分的患者延长非但不减少缺血事件，还可增加出血风险，因而不建议继续使用。

5）抗栓药物联合使用原则：多项研究显示，常规上游（如急救车和急诊室）使用GPI增加出血风险，不宜推荐。高危患者（如血清肌钙蛋白阳性）、造影提示血栓负荷较重或未给予适当负荷量P2Y12受体抑制药的患者可考虑静脉使用GPI。如需联用GPI，PCI术中使用UFH的剂量应调整为50～70U/kg。此外，SYNERGY研究发现，在PCI围手术期交叉使用UFH和LMWH能增加出血风险，应尽量避免。

（2）优化介入操作：优化介入操作可以减少血管径路相关出血。在介入过程中，应强调规范操作，尽量避免发生与穿刺、推送导管或导丝等相关的出血。RIVAL研究和MATRIX研究结果均表明，与股动脉径路相比，采用桡动脉径路可显著降低PCI术后出血和血管并发症的发生率。因此，建议尽量优先选择桡动脉径路以减少穿刺部位出血。

（3）减少联合用药：使用口服抗凝血药（OAC）的患者减少联合用药对于合并心房颤动（房颤）等长期使用口服OAC的ACS患者，尽管阿司匹林、氯吡格雷与OAC的三联抗栓治疗能减少缺血事件的发生率，但其出血发生率显著高于标准DAPT（即阿司匹林100mg/d或氯吡格雷75mg/d选择其一与OAC联合使用）。合并心房颤动的ACS患者PCI术后建议采用HAS-BLED评分法评估出血风险，对于出血低中危（0～2分）的患者，无论置入裸金属支架（BMS）还是药物洗脱支架（DES），均建议PCI术后三联抗栓药物（OAC＋标准DAPT）应用6个月，6～12个月期间改为OAC＋单一抗血小板治疗药物；对于出血高危（≥3分）的患者，建议PCI术后口服三联抗栓药物1个月，然后OAC＋阿司匹林100mg/d或氯吡格雷75mg/d长期治疗，维持治疗时间应根据临床具体情况而定。

（4）应用质子泵抑制剂（PPI）预防消化道出血：使用PPI可减轻消化道损伤并预防出血。胃肠出血风险较高者应使用PPI：①胃肠道溃疡或出血病史；②长期使用非甾体抗炎药（NSAID）或泼尼松；③具有下列两项或更多危险因素：年龄≥65岁、消化不良、胃食管反流病、幽门螺杆菌（Hp）感染或长期饮酒。建议在DAPT基础上合用PPI（3～6个月），6个月后可考虑继续或间断服用。研究显示，部分PPI可通过细胞色素P4502C19（CYP2C19）竞争抑制氯吡格雷的抗血小板作用，但其对临床事件的影响尚无定论。对于服用氯吡格雷的患者，仍建议尽可能选择泮托拉唑、雷贝拉唑等影响较小的药物。此外，Hp感染是消化道出血的独立危险因素，建议在长期抗血小板治疗前检测Hp，必要时给予Hp根除治疗。

（5）特殊人群抗栓药物和剂量的调整

1）高龄：高龄（≥75岁）患者由于全身器官退化、合并症多发、药动学改变、对药物敏感性增加，常同时存在缺血和出血双重高危因素，药物治疗剂量与时间窗口均较窄。高龄患者使用阿司匹林和P2Y12抑制剂的维持治疗剂量无须调整。接受静脉溶栓的STEMI高龄患者，P2Y12抑制剂建议选择氯吡格雷，且不使用负荷量，高龄患者应根据肾功能调整依诺肝素的剂量和皮下注射

间隔时间，或用出血风险较低的磺达肝癸钠替代。高出血风险的高龄患者术中抗凝可采用比伐卢定。需长期服用OAC的高龄患者，为降低出血风险，华法林治疗的目标国际标准化比值（INR）应为1.8～2.5。调整维持剂量时，应加大INR的监测频率，INR范围应随年龄增长而适当降低。

2）低体重：低体重（＜60kg）往往与高龄、女性、肾功能不全等因素并存。研究表明，根据体重调整UFH剂量，其抗凝效果明显优于使用固定剂量。低体重是应用依诺肝素抗凝出血的独立危险因素，即使是根据体重调整依诺肝素的用量，低体重的患者出血发生率依然较高。

3）肾功能不全：肾功能不全是ACS患者出血事件的独立危险因素。建议术前常规应用估算的肾小球滤过率（eGFR）评价患者的肾功能，尤其高龄、女性、低体重或血清肌酐升高的患者。肾功能不全患者华法林在肝脏的代谢延长，需要密切监测INR，酌情调整剂量。对于正在接受血液透析的患者应用华法林时要谨慎，以维持INR在1.5～2.5为宜。对于维持性血液透析患者，需要权衡使用抗栓药物的利弊，必要时使用单一抗栓药物。但在血液净化时需要根据活化部分凝血酶时间（APTT）或ACT或抗Xa因子活性来调整抗凝药物的剂量。

4）脑血管病：ACS合并缺血性脑卒中/短暂性脑缺血发作（TIA）的患者同时为缺血与出血事件高危人群。一项纳入4460例合并脑卒中/TIA冠心病患者的注册研究结果显示，合并脑卒中/TIA病史的冠心病患者4年再发生非致命性缺血性脑卒中风险增加近3倍，再发出血性脑卒中风险增加1倍。因此，此类患者使用抗栓药物需要格外谨慎，治疗前应全面评估获益与风险。缺血性脑卒中的急性期及二级预防的研究均显示，抗血小板治疗有较好的安全性，使用DAPT甚至还有获益。因此，ACS合并缺血性脑卒中/TIA的患者建议抗血小板治疗。对于急性缺血性脑卒中合并心房颤动、合并颅内静脉系统血栓及防治深静脉血栓的患者，可考虑抗凝治疗。合并TIA的ACS患者使用P2Y12受体抑制药建议优选替格瑞洛，脑卒中发生1年内的患者建议优选氯吡格雷，脑卒中发生超过1年患者仍建议优选替格瑞洛。既往有脑出血病史的ACS患者，抗血小板或抗凝治疗是否会增加再次脑出血风险尚不明确。鉴于PLATO研究排除了6个月内有脑出血及其他严重出血的患者，有脑出血病史者不建议选用替格瑞洛。一般认为，脑出血病史时间越长，抗栓治疗可能越安全。建议临床上结合ACS的危险分层、缺血与出血风险以及脑血管病史的类型与时间等因素，由心血管内科与神经内科医师联合评估此类患者抗栓治疗的必要性，并制订合理的用药方案。

5）血液系统疾病：据统计，在接受PCI的冠心病患者中约有6%合并血小板减少（＜100×10⁹/L），其

出血事件发生率也明显增高。研究表明，基线血小板数量减少是住院病死率增高的独立危险因素。通常认为，平均血小板计数＜50×10⁹/L是应用抗血小板药物和抗凝治疗的临界点，但并不建议以单一的血小板计数判断能否接受抗栓治疗，而应综合判断患者的临床状况、血栓形成及出血风险等。如治疗前血小板减少至（30～40）×10⁹/L，应尽量选择对血小板影响较小的药物，如PCI术前抗凝可选用磺达肝癸钠，术中抗凝可选择比伐卢定。在抗栓治疗过程中，若出现血小板减少至＜100×10⁹/L（或者较血小板计数基础值相对下降＞50%），可酌情全部或依次停用可能导致血小板减少的抗栓药物。对于血小板计数升高的患者，往往出血风险与缺血风险并存，建议在密切监测血小板功能的基础上，适当增加DAPT强度，并探寻原发疾病，进行针对性治疗。

三、抗栓治疗合并出血后的综合评估与对策

（一）一般原则

对于抗栓治疗合并出血的ACS患者，如何做到迅速控制出血并兼顾缺血风险是临床医师经常面临的两难境地。如前所述，ACS合并大出血本身增加了死亡风险，而发生出血后停用抗栓药物可能导致缺血事件，后者亦增加死亡风险。因此，一旦发生出血应进行综合评估并权衡利弊，制订个体化临床方案。

1. 出血相关评估　依据出血程度（BARC出血分型）、部位、原因及止血方法对出血患者进行评估并采取不同的干预措施。

2. 缺血相关评估　与缺血事件相关的因素较多，临床医师需结合临床特征、病变特征、介入操作及器械特征、术中并发症、PCI时间及血小板功能等综合评估。

3. 临床决策路径　对于ACS抗栓治疗合并出血的患者，应尽快完成出血与缺血双评估，在选择合理止血方案的基础上，决定后续抗栓治疗策略。在出血的评估与处理、缺血风险的评估和抗栓策略调整等过程中，心血管内科医师必须与相关学科密切协作，在整合多学科意见的基础上做出最佳临床决策。

4. 输血有关问题　严重出血可导致循环衰竭乃至死亡，但输血本身也可导致或加重炎症反应，输血适应证把握不当可能增高病死率。一般建议，血红蛋白＜70g/L时应考虑输血，但仅建议将血红蛋白升至70～90/L。有研究显示，通过输血将血红蛋白升至90～110g/L反而升高病死率。因而，只要患者生命体征平稳，临床上不建议过多输血。

（二）消化道出血

1. 上消化道出血　成人上消化道出血（UGIB）的病死率为2.5%～10.0%，尽管内镜和抗酸药物已得到广泛应用，再出血率仍高达13%。

（1）风险评估：主要依据临床症状、实验室检查及内镜检查行风险评估。

1）临床评估：结合症状与体征评估血流动力学是否稳定，是否需要给予液体复苏治疗。

2）实验室评估：血细胞比容＜25%或血红蛋白＜80g/L伴心率加快、鼻胃管抽出血液提示为严重上消化道出血；对于血尿素氮（BUN）＜6.5mmol/L，血红蛋白≥130g/L（男性）或≥120g/L（女性），收缩压≥110mmHg（1mmHg＝0.133kPa），脉搏＜100次/分，且无黑粪、心功能不全、晕厥和肝脏疾病者为低危患者，可暂不进行干预。

3）危险评分：建议对所有急性上消化道出血患者进行Blatchford评分，以便在内镜检查前预判哪些患者需要接受输血、内镜检查或手术等干预措施，其取值范围为0～23分。内镜检查后还可以结合患者年龄、休克状况、伴发病等进行Rockall评分，以评估患者的死亡风险，其取值范围为0～11分，0～2分提示再出血和死亡风险均较低。此外，对消化性溃疡出血患者，还应结合内镜下表现进行Forrest分级，有助于优化止血治疗方案。

（2）抗栓治疗策略的调整：ACS抗栓治疗过程中一旦发生上消化道出血，应综合评估缺血与出血风险；小出血（如BARC出血分型＜3型）患者，可在充分止血及监测下继续服用抗栓药物；严重出血（如BARC出血分型≥3型）患者，应考虑减少药物种类及剂量。当出血无法控制或可能威胁生命时，应立即停药，并给予新鲜血小板输注等治疗；对于血栓事件高风险的患者（如BMS置入≤1个月或DES置入≤3个月），应积极采用内镜下止血治疗，并尽可能保留DAPT；对于溃疡性出血复发危险较高的患者，不建议使用氯吡格雷替代阿司匹林，而应该给予阿司匹林联合PPI治疗。满足以下条件者考虑出血已经得到控制，5d后可恢复使用抗血小板药物：①血流动力学稳定；②在不输血情况下，血红蛋白稳定；③BUN不继续升高；④肠鸣音不活跃；⑤大便隐血转阴（非必需条件）。

（3）内镜诊断与治疗：内镜既可明确出血病因和部位，还能通过其进行止血治疗，是抗栓治疗合并出血处理的重要环节。内镜检查应兼顾缺血、出血及内镜操作的风险。一般认为，诊断性的内镜检查较为安全，为出血低风险操作，而内镜下取活检、行息肉切除术、黏膜切除术、内镜黏膜下剥离术等为出血高危操作。

应结合患者病情合理选择内镜检查时机和治疗策略：①缺血风险高危者应推迟内镜下检查或治疗，并进行相关风险评估，每24～48h重新评估一次是否行内镜检查。根据心脑血管疾病与消化道出血的危险程度，优先处理危及生命的病变。②对于缺血风险低危、出血风险较高的患者，内镜操作前应至少停用抗血小板药物5d，抗凝血药可根据其半衰期进行调整。

③合并BARC出血分型≥3型或内镜检查提示为高危（Forrest Ⅰ～Ⅱb）的患者，应在严密监测及生命体征平稳的条件下于24～48h行内镜检查（严重出血于12h以内），以便尽早明确诊断和进行必要的干预；内镜下可单独采用热凝或机械方法或与注射方法联合止血。④对喷射状活动性出血、血管裸露、活动性渗血、血凝块附着病例，应积极实施内镜下止血治疗。完成内镜下止血治疗后建议静脉给予PPI（如泮托拉唑首剂80mg弹丸注射，其后8mg/h）静脉注射维持72h，能减少出血复发或外科手术，降低病死率。⑤对黑色基底、洁净基底的患者，内镜检查后给予常规口服PPI治疗即可。

对于长期使用华法林抗凝的患者，一旦发生出血，应纠正凝血状态，尽快行内镜检查与治疗。研究显示，当INR在1.5～2.5时内镜仍可成功止血，而超过2.7时则内镜止血后再出血发生率仍较高。在纠正凝血作用的同时给予输血，将INR降至2.5以下，从而为内镜止血创造条件。在等待内镜的过程中，可使用促胃肠蠕动剂和PPI。

（4）药物治疗：PPI是预防和治疗抗血小板药物致消化道损伤的首选药物。对于无法或需延迟进行内镜检查的患者，建议立即给予静脉PPI，必要时可联合胃黏膜保护剂治疗。禁用静脉止血剂、抗纤溶剂（如酚磺乙胺、氨甲苯酸等）。

（5）再出血的预防与处理：再出血本身也可导致病死率增高。内镜止血后再出血的预测因素包括血流动力学不稳定、内镜下活动性出血、溃疡＞2cm、溃疡位于胃小弯上部或十二指肠后部、血红蛋白＜100g/L和需要输血等。再出血的治疗措施包括内镜止血、经导管动脉栓塞和外科手术，往往需要多学科联合决策。对于无法控制的出血应考虑靶向或经验性经导管动脉栓塞治疗。内镜和放射介入治疗无效时需行手术治疗。对于长期应用NSAID导致的溃疡性出血，应重新评估是否应该继续服用NSAID。必须服用时，应尽量服用选择性环氧化酶-2（COX-2）的NSAID，尽可能使用最低有效剂量并联用PPI。需长期服用抗栓药物且有消化性溃疡病史者，应注意检测并根除Hp。定期复查大便隐血及血常规，及早发现出血并发症。

2.下消化道出血

（1）影像学检查评估：结肠镜是目前明确急性下消化道出血病因的主要方法，早期检查能提高出血部位的检出率，但应注意掌握检查时机。在常规内镜检查未明确病因时，可以采用胶囊内镜及小肠镜检查。CT血管造影术（CTA）和放射性核素显像有助于明确出血原因和定位。钡剂灌肠及结肠双重对比造影应在出血停止后进行。

（2）抗栓药物的调整：下消化道出血的基础病因包括小肠血管发育异常、肠道缺血性疾病、炎症性肠病、肠道肿瘤、憩室出血和痔等。对于临床表现隐匿，无特殊不适，BARC出血分型＜3型的患者，在严密监测治疗的情况下无须停用抗栓药物。对于BARC出血分型≥3型的患者，应考虑减少抗栓药物种类及剂量乃至暂时停药。对于有血栓高风险的患者，待出血停止后应尽早恢复抗栓治疗，并优先考虑恢复使用P2Y12受体抑制药。

（3）止血治疗方案：下消化道出血的止血治疗方法包括内镜止血治疗、介入栓塞治疗和外科手术治疗。如果无法经内镜明确出血位置并止血，可选择经导管选择性动脉栓塞治疗，在出血灶注入栓塞剂。外科手术治疗适用于内镜未发现出血部位或无法进行介入栓塞的活动性出血且血流动力学不稳定的患者。术中同时做消化内镜，能够找到小而隐蔽的出血灶，提高检出率。

3.颅内出血　颅内出血是抗栓治疗的严重并发症之一，严重者可致残甚至致命。抗栓治疗前应充分评估脑出血风险，对于既往曾发生脑出血或存在顽固性高血压的ACS患者，应在和患者及其家属充分沟通的基础上，谨慎制订抗栓方案，并在治疗过程中严密监测血压等。

（1）颅内出血的诊断与评估：一旦发生颅内出血，应尽快联合神经内科、神经外科等评估患者病情严重程度，由心脏科与神经科医师共同制订出血治疗和抗栓治疗方案。

1）临床评估：首先对患者的生命体征（如意识障碍、瞳孔改变、脑神经麻痹症状、局灶性神经功能损害症状、病理征阳性等）进行评估，并借助卒中量表评估病情严重程度、判断患者预后及指导选择治疗措施。常用量表有格拉斯哥昏迷量表（GCS）、美国国立卫生研究院卒中量表（NIHSS）及脑出血评分量表。

2）影像学评估：影像学检查是脑出血诊断的重要手段，主要包括CT平扫、MRI、脑血管造影检查等。其中头颅CT检查是诊断早期脑出血的金标准。

3）出血量评估：脑CT平扫是疑似出血患者首选的影像学检查方法，可由神经科及影像科医师结合脑CT平扫判断出血量。CT扫描示血肿灶为高密度影，边界清楚，CT值为75～80HU；可用简易公式估算血肿的大小［血肿量＝0.5×最大面积长轴（cm）×最大面积短轴（cm）×层面数，扫描层厚1cm］。但对于不规则血肿病灶，此计算方法则欠准确。

（2）抗血小板药物的管理：有关抗血小板治疗药物能否增加血肿体积、不良结局事件或影响功能恢复存在较大争议。荟萃分析提示，颅内出血患者使用抗血小板药物可导致病死率增高，但并不影响功能恢复，氯吡格雷与阿司匹林联用较单用阿司匹林者血肿体积增大更明显，病死率也更高。输注新鲜血小板获益尚不明确，仅推荐用于血小板数量显著减少的患者。

若考虑脑出血与抗血小板治疗有关，应权衡出血与缺血的风险，并对脑出血进行危险分层，再酌情处理。

1）脑出血量大，导致患者生命体征紊乱或经评估有极大的死亡风险。

2）脑出血量较大，引发新的神经功能损伤，并极有可能导致患者残疾。

3）虽然有新发脑出血，但对患者一般情况影响较小；或仅在影像学检查上发现新发出血，对预后影响不大。

对于前两种情况，应立即停用抗血小板药物，以稳定生命体征，降低残疾程度，改善整体预后。对于第三种情况，若为缺血事件高风险患者，可以考虑在停药7～10d后再考虑恢复抗血小板治疗。也可根据病情适当减少抗血小板药物的种类或剂量，并且严密监测出血。如果脑出血的同时还伴有消化道出血，建议停用阿司匹林。

（3）口服抗凝血药物的管理

1）停用抗凝治疗：在使用口服抗凝血药的过程中发生脑出血，并且考虑其出血是由于抗凝血药的副作用所致，理论上应停用抗凝血药。但对于房颤且脑卒中风险高、机械心脏瓣膜置换术后以及静脉血栓栓塞等需长期口服抗凝血药的患者，需根据具体情况酌情处理。

2）重新启用抗凝治疗：使用口服抗凝血药物引发颅内出血后何时可以重新启动抗凝治疗，目前缺乏相关的研究证据。目前指南建议，对于心房颤动因抗凝治疗导致颅内出血的患者，如果出血原因或相关危险因素可以控制，建议4～8周后重启抗凝治疗；否则，可考虑左心耳封堵治疗。

（4）内科治疗：发生脑出血的ACS患者应在神经内科医师配合下给予针对脑出血的相关治疗（如控制血压、降低颅内压等）。

（5）手术治疗：幕上出血＞30ml，幕下出血≥10ml的脑出血患者具备以下条件中的任意一条，即为绝对手术指征。①脑中线结构移位＞1cm；②脑室、脑池受压变形或消失的，尤以环池、第四脑室更需注意；③出现双侧瞳孔不等大，瞳孔对光反射迟钝，甚至瞳孔散大、反射消失的；④患者出现意识状态转差，如躁动不安、嗜睡，甚至昏迷的。

临床医师需根据患者的病情合理选择手术方式。如患者已发生脑疝，应立即急诊行血肿穿刺治疗，如临床症状不缓解，急诊行血肿清除去骨片减压术。如血肿穿刺术后患者脑疝恢复，临床症状缓解，也可单纯行血肿穿刺引流治疗。嗜睡或浅昏迷的患者，可以先给予降低颅内压的药物治疗，同时，停用抗凝血药物1周后行手术治疗。神志清楚的患者，如有神经功能障碍，可于停用抗凝血药物1周后行血肿穿刺治疗或立体定向颅内血肿清除术。

四、其他部位出血的评估与对策

（一）呼吸道出血

咯血是最常见的呼吸道出血。少量咯血患者可密切观察病情变化，根据BARC出血分级评估为少量咯血（BARC出血分型＜3型）患者可考虑停用抗凝血药物和GPI（起病48h以内的STEMI患者急性期可在监测下继续使用抗凝血药物），不建议停用口服抗血小板药物。每次咯血量≥100ml或24h咯血量＞600ml称为大咯血，为出血高危。发生大咯血的ACS患者需要立即请呼吸科会诊，患者绝对卧床，取患侧卧位以预防窒息发生，并行床旁X线胸片（病情允许可行胸部高分辨率CT）以明确咯血的部位、咯血量及肺部原发病。慎用静脉止血药物，可行纤维支气管镜检查和镜下局部止血治疗。血红蛋白显著降低者可酌情输血。以上措施均无效时考虑急诊外科手术。对于大咯血患者除停用抗凝血药物和GPI外，还应根据出血后再发缺血的风险，停用或逐步停用口服抗血小板药物。

（二）泌尿系出血

以血尿最为常见，多与抗栓治疗（尤为抗凝治疗）相关。根据BARC出血分型评估此型出血大多数为3型以下，建议仅有镜下血尿患者，应维持抗血小板及抗凝血药物；对于肉眼血尿患者，应停用抗凝血药物和GPI（起病48h以内的STEMI患者急性期可在监测下继续使用抗凝血药物），一般不必停用口服抗血小板药物。

（三）生殖道出血

女性患者抗栓治疗中出现的生殖系统异常出血，多数表现为异常子宫出血。应根据出血量的大小进行BARC出血分型，以便采取针对性治疗，同时请妇科会诊以明确原发病并予以治疗。根据BARC出血分型、出血后再发缺血风险的危险分层，给予相应的抗凝和抗血小板药物使用策略。紧急情况下可行刮宫术或子宫切除术。

（四）皮肤黏膜、口腔牙龈出血

根据BARC出血分型评估此型出血大多数为3型以下，为出血低危。推荐停用抗凝血药物和GPI（起病48h以内的STEMI患者急性期可在监测下继续使用抗凝血药物），推荐加强局部止血，若止血有效，不建议停用抗血小板药物。

（五）眼部出血

ACS抗栓治疗过程中发生眼部出血，需根据出血面积、视力损害程度行BARC出血分型。损害视力的出血为3c型，为出血高危，推荐停用抗凝血药物和GPI，根据出血后再发缺血风险的危险分层，推荐停用或逐步停用口服抗血小板药物。未损害视力的出血（BARC出血分型＜3型）为出血低危，推荐停用抗凝血药物和GPI（起病48h以内的STEMI患者急性期监测下继续使用抗凝血药物），不建议停用抗血小板药物。

（六）鼻出血

根据BARC出血分型评估，鼻出血多为3型以下，为出血低危，推荐：①局部加压和器械治疗控制出血；②停用抗凝血药物和GPI（起病48h以内的STEMI患者急性期可在监测下继续使用抗凝血药物），不建议停用抗血小板药物。

（何凌宇　李　伟）

参考文献

Ascenzo F，Grosso A，Abu-Assi E，et al. Incidence and predictors of bleeding in ACS patients treated with PCI and prasugrel or ticagrelor：An analysis from the RENAMI registry［J］. Int J Cardiol，2018，15；273：29-33.

Badjatiya A，Rao SV. Advances in Antiplatelet and Anticoagulant Therapies for NSTE-ACS［J］. Curr Cardiol Rep，2019，12，21（1）：3-15.

Fluschnik N，Becher PM，Schnabel R，et al. Anticoagulation strategies in patients with atrial fibrillation after PCI or with ACS：The end of triple therapy？［J］. Herz，2018，43（1）：20-25.

George S，Onwordi ENC，Gamal A，et al. Development of New Antithrombotic Regimens for Patients with Acute Coronary Syndrome［J］. Clin Drug Investig，2019，39（6）：495-502.

Koster A，Ljajikj E，Faraoni D. Traditional and non-traditional anticoagulation management during extracorporeal membrane oxygenation［J］. Ann Cardiothorac Surg，2019，8（1）：129-136.

Novellis P，Jadoon M，Cariboni U，et al. Management of robotic bleeding complications［J］. Ann Cardiothorac Surg，2019，8（2）：292-295.

Roule V，Blanchart K，Humbert X，et al. Antithrombotic Therapy for ACS in Elderly Patients. Cardiovasc Drugs Ther，2017，31（5-6）：609-618.

Yin SH，Xu P，Wang B，et al. Duration of dual antiplatelet therapy after percutaneous coronary intervention with drug-eluting stent：systematic review and network meta-analysis［J］. BMJ，2019，28，（365）：l2222-12231.

第六节　心血管危急重症合并妊娠

一、急性心力衰竭合并妊娠

妊娠合并心脏病的发病率为0.5%～3.0%，是导致产妇死亡的前三位死因之一。妊娠期血流动力学的改变，如心排血量增加、心率增快、心肌耗氧量增加、子宫增大、膈肌上升等因素均增加了心脏负担。贫血、低蛋白血症和感染等不良因素可以导致心功能下降，双胎、羊水过多和子痫前期等因素可诱使心脏病加重，出现心力衰竭。

早期心力衰竭患者症状可不明显，常能自由活动，坚持工作。常表现为轻微活动后即出现胸闷、心悸、气短；休息时心率超过110次/分，呼吸频率超过20次/分；夜间常因胸闷而坐起呼吸；肺底出现少量持续性湿啰音，咳嗽后不消失。急性左心衰竭以急性肺水肿为主要表现，常为突然发病，患者突发呼吸困难、端坐呼吸，伴有窒息感、烦躁不安、大汗淋漓、面色青灰、口唇发绀、呼吸频率可达30～50次/分、频繁咳嗽并咳出大量粉红色泡沫痰。体检除原有心脏病体征外，心尖区可有舒张期奔马律，肺动脉瓣听诊区第二心音亢进，两肺底部可闻及散在湿啰音，重症者两肺布满湿啰音并伴有哮鸣音，常出现交替脉。随着病情继续加重，发生血压下降、脉搏细弱，最后出现神志模糊，甚至昏迷，可因休克或窒息而死亡。

孕妇一旦发生急性心力衰竭，需要多学科合作抢救，根据孕周、疾病的严重程度及母儿情况综合考虑终止妊娠的时机和方法。治疗原则应在严密的血流动力学监测下积极开展各项抢救措施，包括减轻心脏前后负荷、增强心肌收缩力、去除诱发因素、治疗原发心脏病、及时终止妊娠。

1.一般治疗　患者取半卧位或端坐位，纠正低氧，给予高流量吸氧（5 L/min），导管、面罩吸氧或正压给氧。开放静脉通道，心电监测，同时行胎心监护了解胎儿宫内情况。

2.利尿药　适于急性心力衰竭伴肺循环和（或）体循环明显淤血及容量负荷过重的患者，可减轻心脏前负荷，如袢利尿药、噻嗪类利尿药。使用利尿药时需检查电解质，防止低血钾发生。

3.血管扩张药　可用于急性心力衰竭的早期，通过扩张容量血管和外周阻力血管而减轻心脏前、后负荷，如硝酸酯类、硝普钠和酚妥拉明等。收缩压＞110mmHg且无禁忌证的患者通常可安全使用，当收缩压为90～110mmHg时应谨慎使用。

4.正性肌力药　使用最佳剂量的利尿药和血管扩张药后心力衰竭无改善，或患者存在低心排血量低灌注的情况应使用正性肌力药物。

（1）洋地黄类药物：急性心力衰竭发病首选毛花苷C 0.4mg＋5%葡萄糖溶液20ml，缓慢静脉注射，必要时每2～4h后可再用0.2～0.4mg，24h总量＜1.2mg。

（2）磷酸二酯酶抑制药：抑制磷酸二酯酶活性，Ca^{2+}内流增加，心肌收缩力增加。

（3）β受体兴奋药：主要作用于心肌β受体，可直接增强心肌收缩力，如多巴胺、多巴酚丁胺。一旦组织灌注恢复、充血性心力衰竭症状改善，即应停用。

二、恶性心律失常合并妊娠

恶性心律失常是指心律失常发作时导致患者血流动力学改变，出现血压下降甚至休克，心、脑、肾等重要器官供血不足，是孕妇猝死及心源性休克的主要原因。妊娠期恶性心律失常多发生在原有心脏病基础上，少数可由甲状腺疾病、肺部疾病、电解质紊乱和酸碱失衡等诱发。妊娠期恶性心律失常可以独立发生，也可以随隐性心力衰竭时发生，严重危及母亲生命。

恶性心律失常的处理原则：针对发生的诱因、类型、血流动力学变化对母儿的影响、孕周综合决定尽早终止心律失常的方式，同时，防止其他并发症，病情平稳缓解或稳定后再决定其长期治疗策略。目前没有抗心律失常药物在孕妇使用情况的大样本量临床研究，孕期必须权衡使用抗心律失常药物治疗的获益及潜在的毒副作用，尤其是需要长期使用药物维持抗心律失常的孕妇。

研究证实，妊娠期间可能会首次出现心动过速，特别是房颤。既往有心律失常的患者可能在妊娠期间变得更加频繁，尤其是年龄较大和患有先天性心脏病的妇女。欧洲心脏病学会年会（ESC 2018）上发布了新版《妊娠期心血管疾病诊疗指南》，母亲心房颤动与胎儿死亡率风险增加密切相关，快速心室反应可导致母亲和胎儿严重的血流动力学后果。对于母亲，首先要明确诊断和治疗。有任何症状性室上心动过速（SVT）或室性心动过速病史的患者应考虑在妊娠前进行导管消融。患有先天性长QT综合征的妇女在产褥期间有发生心脏事件的潜在风险。新发室性期前收缩可排除潜在的结构性心脏病，因其与母亲心脏性猝死的风险增加有关。心动过缓和传导障碍在没有潜在心脏病的情况下通常有良好的结局。

心房扑动和心房颤动：当血流动力学不稳定或对母亲或胎儿发生风险大的心房颤动时，建议进行心电复律。丁替利特或氟卡胺可用于结构正常的心脏结构中发生的稳定型心房颤动的终止。在心电复律前通常需要抗凝，建议使用β受体阻滞药进行心率控制。妊娠期间心律控制的治疗方法首选口服β受体阻滞药。心房颤动的发作在先天性心脏病患者中通常不能很好地忍受，宜采用心电复律恢复窦性心律。β受体阻滞药作为第一类抗心律失常药物，如索他洛尔，在症状性心室功能受损的患者中要慎用。抗凝：脑卒中危险分层的规则与非妊娠期患者的规则相同。非维生素K口服抗凝血药物在妊娠期间禁用。

室上性心动过速急性终止阵发性心律失常的建议（房室结折返性心动过速和房室折返性心动过速）在心律失常管理中推荐使用腺苷作为急性阵发性室上性心动过速（PSVT）转复的第一种药物选择。除了患有预激综合征（WPW）的患者，β受体阻滞药（阿替洛尔除外）或维拉帕米是预防PSVT的一线药物。使用预防性药物治疗应与严重程度、心动过速时的症状和血流动力学障碍有关。局灶性房性心动过速（AT）可能与耐药、心动过速诱导的心肌病相关。腺苷可能有助于诊断及终止30%的局灶性房性心动过速患者。建议长期使用房室节点阻塞药物控制心率。如果这些药无效，可以考虑用氟卡尼、丙胺苯丙酮（无缺血性心脏病）或索他洛尔控制心率。

室性心动过速在妊娠期间或妊娠后应通过适当的诊断检查发现遗传性心律失常。在妊娠后6周或产后不久新发的室性期前收缩应先排除围生期心肌病。特发性房颤到心动过速是最常见的室性心动过速类型，可使用β受体阻滞药预防性治疗，如维拉帕米或其他抗心律失常药物。药物治疗失败者，建议导管消融术。如果妊娠期间出现紧急症状，建议进行除颤器ICD置入。室性心动过速或是低射血分数的围生期心肌病患者置入ICD应遵循ESC指南，因为考虑到分娩后自发恢复的相对率高（50%）。对遗传性QT延长综合征及多态室性心动过速的患者，在整个妊娠期和产后期（至少产后40周）应继续使用非选择性β受体阻滞药。

三、心源性休克合并妊娠

心源性休克是由各种强烈致病因子引起心脏泵功能衰竭，心排血量不足，组织器官灌注急剧减少，组织细胞缺血缺氧导致进一步微循环障碍而引起的临床综合征。妊娠期心排血量增加，加重心脏负荷，常可导致有心血管疾病且心功能储备能力不足发生心源性休克。妊娠合并心源性休克的诊断包括：持续性低血压，收缩压降至90mmHg以下，且持续30min以上，需要循环支持，组织低灌注状态，可有皮肤湿冷、苍白和发绀；尿量显著减少。

心源性休克治疗原则：纠正泵衰竭，增加心排血量，改善微循环，保护重要器官功能，升压，改善心功能，增加组织灌注等对症治疗。应用了正性肌力药物增加心肌收缩力，仍出现心源性休克或合并显著低血压状态时，去甲肾上腺素、肾上腺素等药物可以使血液重新分配至重要脏器，增加心排血量，收缩外周血管并升高血压，但以增加左心室后负荷为代价。此外，纠正酸中毒，保持电解质平衡，注意补钾。经上述处理后休克无法纠正者，可考虑体外膜氧合（ECMO）、心室辅助泵（如可置入式电动左心辅助泵、全人工心脏）等机械性辅助循环。根据患者妊娠情况综合考虑，必要时终止妊娠。

四、高血压急症合并妊娠

妊娠高血压疾病为多因素发病，可存在各种母体基础病理状况，也受妊娠期环境因素的影响。妊娠期间病情缓急不同，可呈现进展性变化并迅速恶化。高血压急症是指高血压患者血压在短时间内（数小时或数天）显著的急骤升高，同时伴有进行性心、脑、肾、视网膜等重要靶器官功能损害的一种严重危及生命的临床综合征。妊娠期高血压急症是常见的高血压急症之一。对高血压急症患者进行及时、规范化处理可以降低孕产妇子痫前期和子痫的发病风险，改善不良结局的发生。临床实践证明，在子痫前期或子痫患者的管理中引入标准化、以循证医学证据为指导的临床指南可以有效减少母体不良结局的发生。对确诊并发高血压急症（血压≥160/110mmHg且持续15min以上）的孕产妇在30~60min给予一线药物治疗以降低孕产妇发生脑卒中的风险。在一项重度子痫前期的研究中，发现几乎所有发生脑梗死的女性收缩压数值均有明显增高，54%孕产妇最后死于脑梗死，只有13%的患者在并发脑梗死的前几个小时表现为舒张压显著升高。因此，对于收缩压达到或超过160mmHg以上者应被包括在孕产妇高血压急症范畴内。

高血压急症的急性发作可发生在产前、产时及产后的任何一个时期，此类急症要求迅速对症降压处理。当孕产妇并发高血压急症情况时，应尽快给予患者适宜的降压药物。在确诊患者并发高血压急诊的30~60min立刻给予相应的一线药物治疗以减少孕产妇发生脑卒中的风险。

治疗基本原则是休息、镇静、预防抽搐、有指征地降压、补充胶体液、利尿，密切监测母胎情况，适时终止妊娠。

目前，拉贝洛尔和肼屈嗪静脉推注一直被认为是妊娠期或产后高血压急症急性发作的一线治疗药物。有研究认为钙离子阻滞药——速效型硝苯地平口服亦可作为妊娠期或产后高血压急症发作时使用的一线治疗药物，尤其是在静脉用药无效时。有研究发现，口服速效型硝苯地平的降压效果显著优于静脉推注拉贝洛尔或肼屈嗪，且能显著增加患者尿量。在极少数情况下，当连续反复给予足量拉贝洛尔、肼屈嗪静脉推注或速效型硝苯地平片口服时仍不能有效缓解高血压急症患者的病情时，应请麻醉科、母胎医学专家或重症监护室的专家急会诊讨论二线治疗的干预措施。

（石 建）

参 考 文 献

林建华. 妊娠期心血管药物的合理应用［J］. 中国实用妇科与产科杂志，2008，24（6）：409-412.

张豪锋，张军.《2018 ESC妊娠期心血管疾病管理指南》解读［J］. 中国全科医学，2018，21（36）：8-16.

张军. 妊娠合并心脏病的多学科（分层）管理［J］. 中国全科医学，2019，22（03）：10-15.

Brown MA, Magee LA, Kenny LC, et al. International Society for the Study of Hypertension in Pregnancy（ISSHP）. The hypertensive disorders of pregnancy：ISSHP classification, diagnosis & management recommendations for international practice［J］. Pregnancy Hypertens, 2018, 13（28）：291-310.

Lu CQ, Lin J, Yuan L, et al. Pregnancy induced hypertension and outcomes in early and moderate preterm infants［J］. Pregnancy Hypertens, 2018, 14（36）：68-71.

Nzelu D, Dumitrascu-Biris D, Hunt KF, et al. Pregnancy outcomes in women with previous gestational hypertension：A cohort study to guide counselling and management［J］. Pregnancy Hypertens. 2018, 12（15）：194-200.

Thombre Kulkarni M, Holzman C, Wasilevich E, et al. Pregnancy hypertension and its associations with pre-pregnancy depression, anxiety, antidepressants, and anxiolytics［J］. Pregnancy Hypertens, 2019, 16（31）：67-74.

第14章

心血管介入相关并发症

第一节　冠状动脉介入并发症处理及预防

冠状动脉造影和经皮冠脉介入术（PCI）时，可因患者的临床情况、合并症、冠状动脉病变、插管操作等原因而产生并发症，严重时可导致心肌梗死和死亡。建立完善的质量控制体系，选择正确的心导管诊治策略，预先采取适当的预防措施、早期和及时的治疗，是减少并发症和改善疗效的关键。

一、冠状动脉介入前的预处理

（一）建立质量控制体系

对于每一个开展PCI的中心，应建立质量控制体系，包括：①回顾分析整个中心的介入治疗结局和质量；②回顾分析每个术者的介入治疗结局和质量；③引入风险调控措施；④对复杂病例进行同行评议；⑤随机抽取病例做回顾性分析。

资质要求：每年完成的心血管疾病介入诊疗病例不少于200例，其中治疗性病例不少于100例，主要操作者具备介入治疗资质且每年独立完成PCI＞50例，血管造影并发症发生率＜0.5%，心血管病介入诊疗技术相关病死率＜0.5%。

（二）完善危险评分系统

风险-获益评估是对患者进行血运重建治疗决策的基础。运用危险评分可以预测心肌血运重建手术病死率或术后主要不良心脑血管事件（MACCE）发生率，指导医师对患者进行风险分层，从而为选择适宜的血运重建措施提供参考。常用的危险评分系统特点如下。

1. 欧洲心脏危险评估系统 II（EuroSCORE II）由于EuroSCORE基于较早期的研究结果，过高估计了血运重建的死亡风险，不建议继续使用，由EuroSCORE II替代。EuroSCORE II通过18项临床特点评估院内病死率。

2. SYNTAX评分　是根据11项冠状动脉造影病变解剖特点定量评价病变复杂程度的危险评分方法。对于病变既适于PCI又适于冠状动脉旁路移植术（CABG）且预期外科手术病死率低的患者，可用SYNTAX评分帮助制订治疗决策，至今仍在临床广泛应用。

SYNTAX II评分是在SYNTAX评分的基础上，新增是否存在无保护左主干病变，并联合6项临床因素（包括年龄、肌酐清除率、左心室功能、性别、是否合并慢性阻塞性肺疾病和周围血管病）的风险评估法，在预测左主干和复杂三支病变血运重建的远期死亡率方面，优于单纯的SYNTAX评分。

以上评分及推荐均由欧美人群得出，评分标准及推荐类别详见表14-1。

来自我国的研究显示，对于无保护左主干病变患者，SYNTAX II评分预测PCI术后远期病死率的价值优于SYNTAX评分。另一项我国的多中心研究显示，对无保护左主干病变患者，用整合了临床和冠状动脉解剖学因素的NERS II评分预测主要不良心脏事件（MACE）发生率，优于SYNTAX评分，NERS II评分＞19分是MACE独立预测因素。

（三）血运重建的策略选择

1. 稳定型冠心病（stable coronary artery disease，SCAD）对强化药物治疗下仍有缺血症状及存在较大范围心肌缺血证据，且预判选择PCI或CABG治疗其潜在获益大于风险的SCAD患者，可根据病变特点选择相应的治疗策略。

对合并左主干和（或）前降支近段病变、多支血管病变患者，是选择CABG还是PCI仍有争议。近年来药物洗脱支架（DES）的广泛应用显著降低了PCI术后长期不良事件发生率，PCI在SCAD中的适应证逐渐拓宽。建议对上述患者，根据SYNTAX评分（I，B）和SYNTAX II评分（IIa，B）评估中、远期风险，选择合适的血运重建策略。

建议以冠状动脉病变直径狭窄程度作为是否干预的决策依据。病变直径狭窄＞90%时，可直接干预；当病变直径狭窄＜90%时，建议仅对有相应缺血证据，或血流储备分数（FFR）≤0.8的病变进行干预（表14-2，表14-3）。

SCAD血运重建方式选择应依据指南，不能开展CABG的医院，应将适宜患者转诊至有心脏外科手术能力的医院手术治疗。

表14-1 推荐用于PCI或CABG患者的常用
危险评分系统

评分标准	评估危险的变量数		验证结果	CABG		PCI	
	临床因素（项）	CAG因素（项）		推荐类别	证据水平	推荐类别	证据水平
短期（院内或30d内）							
EuroSCORE Ⅱ	18	0	院内病死率	Ⅱb	B	Ⅱb	C
EuroSCORE	17	0	手术病死率	Ⅲ	B	Ⅲ	C
中远期							
SYNTAX	0	11	≥1年MACCE风险	Ⅰ	B	Ⅰ	B
SYNTAX Ⅱ	60	12	4年病死率	Ⅱa	B	Ⅱa	B

注：PCI.经皮冠脉介入治疗；CABG.冠状动脉旁路移植术；CAG.冠状动脉造影；MACCE.主要不良心脑血管事件。EuroSCORE Ⅱ 评分临床因素包括年龄、性别、肾功能损伤、外周动脉疾病、严重活动障碍、既往心脏手术史、慢性肺病、活动性心内膜炎、术前状态差、正在应用胰岛素治疗的糖尿病、纽约心脏协会（NYHA）心功能分级、加拿大心血管病学会心绞痛分型、左心室功能、近期心肌梗死、肺动脉高压、紧急外科手术、是否为单纯CABG和胸主动脉手术。EuroSCORE评分临床因素包括年龄、性别、慢性肺病、外周动脉系统疾病、神经系统功能障碍、既往心脏手术史、肾功能不全、活动性心内膜炎、术前危急状态、不稳定型心绞痛、左心室功能不全、90d内心肌梗死病史、肺动脉高压、急诊外科手术、是否单纯CABG、胸主动脉手术和心肌梗死后室间隔穿孔。SYNTAX评分中的CAG因素包括冠状动脉分布类型、狭窄部位、是否完全闭塞、三分叉病变、双分叉病变、主动脉相关开口病变、严重扭曲、病变长度＞20mm、严重钙化、血栓、弥漫病变/小血管病变。SYNTAX Ⅱ 评分，CAG因素除SYNTAX评分的11项因素外，还包括无保护左主干病变；其临床因素包括年龄、性别、肌酐清除率、左室射血分数、外周血管疾病和慢性阻塞性肺疾病。

表14-2 稳定型冠心病患者血运重建推荐

冠心病程度（解剖/功能）	推荐类别	证据水平
针对预后		
左主干直径狭窄＞50%[a]	Ⅰ	A
前降支近段直径狭窄＞70%[a]	Ⅰ	A
2支或3支冠状动脉直径狭窄＞70%[a]，且左心室功能受损（LVEF：40%）[a]	Ⅰ	A
大面积缺血（缺血面积＞左心室10%）	Ⅰ	A
单支通畅冠状动脉直径狭窄＞50%[a]，针对症状	Ⅰ	A
任一冠状动脉直径狭窄＞70%[a]，表现为活动诱发的心绞痛或等同症状，并对药物治疗反应欠佳	Ⅰ	A

注：a.该冠状动脉直径狭窄＜90%并有缺血证据，或血流储备分数≤0.8；LVEF.左室射血分数。

表14-3 稳定型冠心病患者血运重建方法推荐

冠心病程度（解剖/功能）	PCI		CABG	
	推荐类别	证据水平	推荐类别	证据水平
无前降支近段病变的单支或双支病变	Ⅰ	C	Ⅱb	C
存在前降支近段病变的单支病变	Ⅰ	A	Ⅰ	A
存在前降支近段病变的双支病变	Ⅰ	C	Ⅰ	B
左主干病变				
SYNTAX评分≤22分	Ⅰ	B	Ⅰ	B
SYNTAX评分22～32分	Ⅱa	B	Ⅰ	B
SYNTAX评分＞32分	Ⅲ	B	Ⅰ	B
三支病变				
SYNTAX评分≤22分	Ⅰ	B	Ⅰ	A
SYNTAX评分＞22分	Ⅲ	B	Ⅰ	A

2.非ST段抬高急性冠脉综合征（NSTE-ACS） 在无心电图ST段抬高的前提下，推荐用高敏肌钙蛋白（high-sensitivity cardiac troponin, hs-cTn）检测作为早期诊断工具之一，并在60min内获取检测结果（Ⅰ，A），根据即刻和1h hs-cTn水平快速诊断或排除NSTEMI。

建议根据患者的病史、症状、体征、心电图和肌钙蛋白作为风险分层的工具（Ⅰ，A）。采用全球急性冠状动脉事件注册（GRACE）预后评分进行缺血危险分层，分为紧急（2h以内）、早期（24h以内）和延迟（72h以内）3种血运重建策略（包括PCI和CABG）。具体推荐见表14-4。

对首诊于非PCI中心的患者，极高危者，建议立即转运至PCI中心行紧急PCI；高危者，建议发病24h内转运至PCI中心行早期PCI；中危者，建议转运至PCI中心，发病72h内行延迟PCI；低危者，可考虑转运行PCI或药物非手术治疗。

表14-4　NSTE-ACS患者冠状动脉造影和血运重建推荐

推荐	推荐类别	证据水平
极高危患者，包括：①血流动力学不稳定或心源性休克；②顽固性心绞痛；③危及生命Ⅰc的心律失常或心脏停搏；④心肌梗死机械性并发症；⑤急性心力衰竭伴难治性心绞痛和ST段改变；⑥再发心电图ST-T动态演变，尤其是伴间歇性ST段抬高。推荐进行紧急冠状动脉造影（<2h）	Ⅰ	C
高危患者，包括：①肌钙蛋白升高；②心电图ST段或T波动态演变（有或无症状）；③GRACE评分>140分。推荐早期行冠状动脉造影，根据病变情况决定是否行侵入策略（<24h）	Ⅰ	A
中危患者，包括：①糖尿病；②肾功能不全eGFR<60ml/（min·1.73m²）；③左心室功能下降（LVEF<40%）或慢性心力衰竭；④心肌梗死后早发心绞痛；⑤近期行PCI治疗；⑥既往行CABG治疗；⑦109分<GRACE评分<140分；⑧无创性负荷试验时再发心绞痛症状或出现缺血性心电图改变。推荐侵入策略（<72h）	Ⅰ	A
低危缺血患者，先行非侵入性检查（首选心脏超声等影像学检查），寻找缺血证据，再决定是否采用侵入策略	Ⅰ	A
根据患者临床情况、合并症、冠状动脉病变严重程度（如SYNTAX评分），由心脏团队或心脏内、外科联合会诊制订血运重建策略	Ⅰ	C

注：NSTE-ACS.非ST段抬高急性冠状动脉综合征；eGFR：估算的肾小球滤过率。

3.急性ST段抬高心肌梗死（STEMI）　减少时间延误是STEMI实施再灌注治疗的关键问题，应尽量缩短首次医疗接触（FMC）至PCI的时间和FMC至医院转出时间，从而降低院内死亡风险。对首诊可开展急诊PCI的医院，要求FMC至PCI时间<90min（Ⅰ类，A级）。对首诊不能开展急诊PCI的医院，当预计FMC至PCI的时间延迟<120min时，应尽可能将患者转至有直接PCI条件的医院（Ⅰ类，B级）。根据我国国情，可请有资质的医师到有PCI设备的医院行直接PCI，但要求FMC至PCI时间<120min（Ⅱb类，B级）。

如预计FMC至PCI的时间延迟>120min，对于有适应证的患者，应于30min内尽早启动溶栓治疗（Ⅰ类，A级）。早期荟萃分析、近期FAST-MI注册研究、FAST-PCI研究、STREAM研究以及二项基于中国人群的研究均显示，溶栓后早期实施PCI的患者30d病死率与直接PCI的患者无差异，溶栓后早期常规PCI的患者1年MACCE发生率有优于直接PCI的趋势。因此，对STEMI患者尽早溶栓并进行早期PCI治疗是可行的，尤其适用于无直接PCI治疗条件的患者。溶栓后早期实施冠状动脉造影的时间宜在3～24h（Ⅱa类，A级），其最佳时间窗尚需进一步研究。

对合并多病变的STEMI患者，美国2013年及中国2015年STEMI指南均建议仅对梗死相关动脉（IRA）进行干预，除非合并心源性休克或梗死IRA行PCI后仍有持续性缺血征象，不应对非IRA行急诊PCI。然而，2013—2015年4项随机对照研究（PRAMI、CvLPRIT、DANAMI-3 PRIMULTI和PRAGUE-13试验）及2015年最新荟萃分析均显示，对部分STEMI合并多支血管病变的患者行急诊PCI或择期PCI时，干预非IRA可能有益且安全。美国2015年STEMI指南更新中，建议对STEMI合并多支病变、血流动力学稳定患者，可考虑干预非IRA（可与直接PCI同时或择期完成）。HORIZONS-AMI、REALL等观察性研究及网络荟萃分析提示，择期完成多支PCI的临床获益可能优于直接PCI同期干预非IRA。对于合并心源性休克和严重心力衰竭的STEMI患者，应由经验丰富的医师完成PCI。具体推荐见表14-5。

表14-5　STEMI患者PCI治疗推荐

推荐	推荐类别	证据水平
直接PCI		
发病12h内（包括正后壁心肌梗死）或伴有新出现左束支传导阻滞的患者	Ⅰ	A
伴严重急性心力衰竭或心源性休克（不受发病时间限制）	Ⅰ	B
发病>12h仍有缺血性胸痛或致命性心律失常	Ⅰ	C
对就诊延迟（发病后12～48h）并具有临床和（或）心电图缺血证据的患者行直接PCI	Ⅱa	B
溶栓后PCI		
建议所有患者溶栓后24h内送至PCI中心	Ⅰ	A
建议溶栓成功24h内行冠状动脉造影并根据需要对IRA行血运重建	Ⅰ	A
溶栓后出现心源性休克或急性严重心力衰竭时建议行急诊冠状动脉造影并对相关血管行血运重建	Ⅰ	B
建议对溶栓失败患者（溶栓后60minST段下降<50%或仍有胸痛）行急诊补救性PCI	Ⅰ	A
溶栓成功后出现再发缺血、血流动力学不稳定、危及生命的室性心律失常或有再次闭塞证据时建议急诊PCI	Ⅰ	A
溶栓成功后血流动力学稳定的患者3～24h行冠状动脉造影	Ⅱa	A
非IRA的PCI		
STEMI多支病变患者在血流动力学稳定情况下择期完成非IRA的PCI	Ⅱa	B
可考虑非IRA的PCI，与直接PCI同期完成	Ⅱb	B

注：STEMI.ST段抬高心肌梗死；IRA.梗死相关动脉。

（四）PCI术中的规范操作

1.介入治疗入径　股动脉径路是PCI的经典径路。

但随着技术的发展，目前在我国大多选择经桡动脉径路（血管相关并发症少，患者痛苦少），应作为首选推荐（Ⅰ类，A级）。特殊情况下可酌情选择其他适宜的血管径路，如尺动脉、肱动脉等。

2.术中辅助诊断及治疗技术

（1）血管内超声（intravascular ultrasound，IVUS）：IVUS通常用于造影结果不明确或不可靠的情况，如开口病变、血管重叠及分叉病变等。采用IVUS指导有助于查明支架失败原因（Ⅱa类，C级）。IVUS对PCI有非常重要的指导价值，尤其是对高危病变（包括左主干、钙化及分叉病变等），可明确支架大小、膨胀是否充分及定位是否准确等。对选择性的患者（无保护左主干、三支、分叉、慢性闭塞及支架内再狭窄病变等），推荐IVUS指导的优化支架置入（Ⅱa类，B级）。对慢性闭塞性病变，IVUS指导有助于明确闭塞始点及帮助判断指引导丝是否走行于真腔，以提高PCI成功率。

（2）血流储备分数（FFR）：FFR能特异地反映心外膜下冠状动脉狭窄的功能学严重程度，对开口、分支、多支和弥漫性病变均有一定的指导意义。

对没有缺血证据的SCAD患者，推荐对冠状动脉造影目测直径狭窄50%～90%的病变行FFR评估（Ⅰ类，A级）。DEFER研究提示，对冠状动脉造影提示直径狭窄＞50%临界病变的SCAD患者，当病变FFR≥0.75时延迟PCI，其5年内随访期心血管事件显著低于FFR＜0.75而实施PCI的患者。

FAME研究发现，对存在多支病变的SCAD、不稳定型心绞痛和NSTEMI患者，FFR指导的介入治疗组患者1年内复合终点事件显著低于单纯造影指导的介入治疗组。对单支或多支血管病变的SCAD患者，FAME2研究提示，在有FFR＜0.80病变存在的患者中，PCI组患者1年内MACE发生率明显低于单纯药物治疗组。因此，对多支血管病变患者，推荐FFR指导的PCI（Ⅱa类，B级）。近期的大样本注册研究证实，FFR指导的血运重建在临床中的获益与随机对照研究中一致；且对FFR为0.75～0.80的病变，介入治疗联合最佳药物治疗较单纯药物治疗预后更好。

关于冠状动脉真性分叉病变，DKCRUSH-Ⅵ研究结果提示，应用"必要时分支支架技术"处理分支病变，FFR指导与造影指导相比较，分支干预的概率减少，而1年MACE无差异。提示FFR可用于指导真性分叉病变的分支介入治疗。

（3）光学相干断层成像（optical coherence tomography，OCT）：OCT较IVUS具有更高的空间分辨率，但穿透力较差，因此对发现靠近冠状动脉腔内病变及支架边缘损伤的细微解剖学变化更有价值，但对判定斑块负荷及组织内部特征依然不够准确。迄今尚无大规模前瞻性随机对照试验探讨OCT指导下的PCI治疗。

OCT对明确血栓、造影未识别的斑块破裂及支架膨胀不良的价值优于IVUS，有助于查明支架失败原因（Ⅱa类，C级）。对选择性患者，OCT可优化支架置入（Ⅱb类，C级）。

3.支架选择　第一代DES（西罗莫司DES和紫杉醇DES）采用永久材料作涂层，可增加晚期和极晚期血栓形成和内皮化不良风险。2006年后逐渐上市的新一代DES采用了与第一代不同的支架框架材料（包括钴铬合金、铂铬合金等）、新的抗增生药物（包括百奥莫司、依维莫司和佐他莫司）及生物可降解材料作涂层，其生物相容性更好，支架梁更薄，因而DES处管壁较早内皮化，降低了新生内膜过度增生、再狭窄率及晚期和极晚期支架内血栓形成的发生率。中国的I-LOVE-IT 2研究显示，新一代生物可降解涂层DES 1年内靶病变失败率不劣于永久涂层DES，且前者服用6个月双联抗血小板治疗（dual antiplatelet therapy，DAPT）的效果和安全性不劣于12个月。

对以下情况推荐置入新一代DES：NSTE-ACS患者（Ⅰ类，A级），STEMI直接PCI患者（Ⅰ类，A级），冠心病合并糖尿病患者（Ⅰ类，A级），冠心病合并慢性肾脏病患者（Ⅰ类，B级）。

对以下冠状动脉病变推荐置入新一代DES：开口处病变（Ⅱa类，B级）、静脉桥血管病变（Ⅰ类，A级）及支架内再狭窄病变（Ⅰ类，A级）。对左主干合并分叉病变和慢性闭塞病变，优先考虑应用新一代DES，以降低再狭窄率。

对3个月内计划接受择期非心脏外科手术的患者行PCI时，可考虑置入裸金属支架（bare-metal stent，BMS）或经皮腔内冠状动脉成形术（percutaneous transluminal coronary angioplasty，PTCA）（Ⅱa类，B级）；对高出血风险、不能耐受12个月DAPT，或因12个月内可能接受侵入性或外科手术必须中断DAPT的患者，建议置入BMS。或行PTCA（Ⅰ类，B级）。

近年完全生物可吸收支架成为新一代支架的发展方向。目前多种完全生物可吸收支架已开始在中国进行临床试验。ABSORB China研究显示，使用完全生物吸收支架后1年支架节段内晚期管腔丢失率不劣于金属DES。

4.药物洗脱球囊　药物洗脱球囊通过扩张时球囊表面的药物与血管壁短暂接触，将抗再狭窄的药物释放于病变局部，从而达到治疗的目的。推荐用药物洗脱球囊治疗BMS或DES支架内再狭窄病变（Ⅰ类，A级）。虽然目前药物洗脱球囊还有很多问题需要进一步研究明确，如远期疗效、是否联合应用切割球囊以及哪种药物效果更好，但对BMS和DES相关的再狭窄病变、多层支架病变、大的分支病变及不能耐受DAPT的患者，药物洗脱球囊可考虑作为优先选择的治疗方案。也有研究显示药物洗脱球囊治疗小血管病变有一定的疗效，但不优于新一代DES。

5.血栓抽吸装置 对STEMI患者，基于INFUSE-AMI、TASTE和TOTAL试验结果，不推荐直接PCI前进行常规冠状动脉内手动血栓抽吸（Ⅲ类，A级）。

在直接PCI时，对经过选择的患者（如血栓负荷较重、支架内血栓），可用手动或机械血栓抽吸，或将其作为应急使用（Ⅱb类，C级）。

血栓抽吸时应注意技术方法的规范化，以发挥其对血栓性病变的治疗作用。

6.冠状动脉斑块旋磨术 对无法充分扩张的纤维性或严重钙化病变，置入支架前采用旋磨术是合理的（Ⅱa类，C级），可提高钙化病变PCI成功率，但不降低再狭窄率。不推荐对所有病变（包括首次行PCI的病变或支架内再狭窄）常规使用旋磨术（Ⅲ类，A级）。

完全生物可降解支架置入前需要在血管病变处行充分预扩张，当球囊导管预扩张效果不理想时，可考虑应用旋磨术。

7.主动脉内球囊反搏（intra-aortic balloon pump，IABP）及左心室辅助装置 对STEMI合并心源性休克患者，不推荐常规应用IABP（Ⅲ类，A级），但对药物治疗后血流动力学仍不能迅速稳定者，可用IABP支持（Ⅱa类，B级）。

急性冠脉综合征（ACS）合并机械性并发症患者，发生血流动力学不稳定或心源性休克时可置入IABP（Ⅱa类，C级）。在严重无复流患者中，IABP有助于稳定血流动力学。

少量国内外经验表明，体外膜氧合器（ECMO）等左心室辅助装置，可降低危重复杂患者PCI病死率，有条件时可选用。

二、冠状动脉介入常见并发症及处理

（一）急性冠状动脉闭塞

急性冠状动脉闭塞是指冠状动脉造影或PCI时或后靶血管血流TIMI 0～2级，为冠状动脉造影和PCI时最严重的并发症和死亡原因，多发生于术中或离开导管室之前，也可发生在术后24h。急性冠状动脉闭塞常由冠状动脉夹层、壁内血肿、支架内血栓、斑块或嵴移位及支架结构压迫等因素所致。主支或大分支闭塞可引起严重后果，可立即出现血流下降、心率减慢，甚至很快导致心室颤动、心室停搏而死亡。上述情况均应及时处理或置入支架，尽快恢复冠状动脉血流。

某些临床情况，冠状动脉解剖和PCI操作技术因素增加急性冠状动脉夹层发生的危险性，尤其是在左冠状动脉主干或右冠状动脉开口处存在严重狭窄或不稳定软斑块时，当造影导管或导引导管进入冠状动脉开口或用力推注对比剂时，引起斑块、血栓形成。某些不正确操作也增加冠状动脉撕裂和急性闭塞的危险性，例如在行冠状动脉造影时，术者不是首先将导管置于升主动脉，而是一开始就盲目地将导管插入冠状动脉，损伤血管；导管插入冠状动脉过深，且顶端与冠状动脉上壁紧密接触（即导管与冠状动脉不同轴）；使用Amplatz导管行冠状动脉造影。PCI时，在导管与冠状动脉不同轴时，将导引导丝（尤其是顶端较硬）快速插入，容易损伤冠状动脉；为了使球囊导管跨越狭窄或阻塞病变或置入支架时，有时需将导引导管深插以获得较佳的后助力，此时，需注意导管损伤冠状动脉，产生夹层撕裂，造成冠状动脉急性闭塞。

如明确冠状动脉夹层存在，应及时应用支架置入术，建议或恢复冠状动脉血流，通常是处理急性冠状动脉闭塞的关键。为了防止急性冠状动脉闭塞的发生，介入性诊治术前应对患者的临床情况做整体评估，特别是心绞痛症状、心电图表现和冠状动脉CTA的发现等。术中应保持导管与冠状动脉同轴，同时在操作器材时做到轻柔顺畅。应该指出，对所有在PCI术中使用导管深插技术而置入支架的患者，在完成介入操作和拔除导引钢丝和导管前，必须重复冠状动脉造影，以排除近端冠状动脉夹层撕裂的存在。高危患者（病变）PCI前和术中应用血小板膜糖蛋白Ⅱb/Ⅲa受体拮抗药有助于急性冠状动脉闭塞的预防。

（二）慢复流或无复流

冠状动脉慢复流或无复流是指PCI时心外膜大冠状动脉血管已解除狭窄，但远端前向血流明显减慢（TIMI 2级，慢血流）或丧失（TIMI 0～1级，无复流），心肌细胞灌注不能维持的一种现象，与临床情况、冠状动脉病变和介入操作有关。以往的研究指出，冠状动脉慢复流或无复流多见于急性冠脉综合征行急诊PCI时（尤其血管是急性心肌梗死直接介入治疗）；旋磨术引起冠状动脉痉挛和微动脉栓塞，导致无复流产生；对血栓性病变行机械性血运重建术时无复流现象较为常见；将空气误推入冠状动脉，也常发生慢复流或无复流；CABG术后3年以上心肌缺血通常是由于旁路移植血管粥样硬化斑块所致；退行性大隐静脉旁路血管狭窄病变的经皮介入治疗，总体上是比较困难的，PCI时，由于斑块松软且多伴有血栓，在介入操作中非常容易脱落，导致无复流现象、远端血管栓塞和心肌梗死；而造影显示弥漫、伴有血栓、表面不规则、溃疡等征象的病变更容易出现上述问题。

冠状动脉无复流通常产生即刻不良心脏事件（包括心肌梗死或死亡），同时，无复流时有侧支循环功能障碍，其不良后果较急性冠状动脉闭塞更加严重。冠状动脉无复流也是决定远期预后的独立因素。冠状动脉无复流的临床表现与其支配的心肌范围、基础心功能和其他血管病变情况有关，严重时血压下降、心肌梗死、心源性休克，甚至死亡。PCI时无复流现象是一个复杂和多因素的病理生理过程，其确切机制尚未清楚，而且每个患者发生无复流的特异性机制也可不同。例如，退行性静脉桥血管病变介入治疗或在行机械性斑块旋磨术时，无复流主要由于血栓或斑块碎片栓塞远端微血管引起；但在广泛前壁心肌梗死延迟再灌注时，典型表现为严重心肌坏死和再灌注损伤的作用，导致间质和心肌细胞水肿（可能同时伴出血），后者使心肌内压力增高、毛细血管塌陷、外源性阻力增大，局部微血管灌注障碍，无复流形成。显然，这些患者的微血管无复流也可能由于血栓或斑块组织远端栓塞及内皮等缺血再灌注损伤所致。毫无疑问，每种情况时的无复流解剖和病理生理机制差异，对治疗的反应产生不同的影响。

PCI技术的发展降低了无复流的发生。介入治疗前及术中使用药物辅助（阿司匹林、氯吡格雷、肝素、血小板膜糖蛋白Ⅱb/Ⅲa受体拮抗剂等）可能对减少无复流现象的发生有一定的作用。临床试验证明，急性心肌梗死直接PCI时应用血小板膜糖蛋白Ⅱb/Ⅲa受体拮抗剂或血栓抽吸导管，能减少无复流的发生率。急性心肌梗死伴心源性休克时，循环支持（包括多巴胺和主动脉内球囊反搏）有助于维持血流动力学稳定，恢复冠状动脉血供，减少无复流的发生。在冠状动脉斑块旋磨时应用某些药物或在对静脉桥血管病变行介入治疗时应用远端保护装置，也可降低无复流的发生率。许多药物已被用于无复流的治疗，包括冠状动脉内注射替罗非班、硝酸甘油、尼克地尔、钙通道阻滞药、硝普钠、腺苷等。但在某些患者中，严重无复流可持续存在，对这些难治性无复流患者可用冠状动脉内注射硝普钠（剂量根据血压）或肾上腺素（50～200μg），后者通过激活β$_2$受体而具有明显的扩张冠状动脉作用，同时其增快心率和增加心肌收缩性。以往的研究指出，在无复流时使用其他常规药物治疗无效时，冠状动脉内注射肾上腺素常能改善冠状动脉血流，完全消除无复流现象。特别是无复流伴低血压患者，冠状动脉内注射肾上腺素更能使血压升高，冠状动脉血流恢复。若为空气栓塞所致，则沿导引导管内注入动脉血，以增快微空气栓塞的清除。

以往的研究结果表明，尽管CABG术后患者为高危患者，但非桥血管介入治疗的效果类似于非CABG患者，因此，CABG患者术后出现心肌缺血应尽可能行原位冠状动脉而非桥血管的PCI治疗。对严重桥血管病变而不能行冠状动脉血管PCI治疗者，再次CABG疗效可能优于PCI治疗。关于远端保护装置的应用目前存在争论，但FIRE、PRIDE等研究结果使远端保护装置成为桥血管标准治疗。在进行桥血管PCI术时应尽可能同时使用远端保护装置，以防止远端血管床栓塞；如果病变条件容许，应尽量行直接支架置入术。冠状动脉直接支架术时无复流发生率略低于球囊预扩张后支架术时。

对慢血流或无复流的处理原则应是预防重于治疗。

（三）冠状动脉穿孔

冠状动脉穿孔是指对比剂或血液经冠状动脉撕裂口流出至血管外，严重时产生心包积血、心脏压塞，是行PCI时一个少见但非常严重的并发症。冠状动脉穿孔时，可表现为对比剂限制性外漏或呈蘑菇状向管腔外突出（限制性穿孔），或对比剂持续外漏至心包腔内（自由性穿孔）。老年女性、合并糖尿病、有心力衰竭等基础是冠状动脉穿孔的临床危险因素。慢性完全阻塞性病变PCI时使用中硬度导引钢丝或亲水涂层导引钢丝；钙化病变旋磨术或支架术置入后高压扩张；球囊（支架）直径与血管大小不匹配，均可增加冠状动脉穿孔、破裂的危险性。术者经验欠缺及技术应用不当，也是冠状动脉穿孔的原因之一。

尽管CTO介入治疗总体上是安全的，但并发症达5%以上，即使是在非常有经验的治疗中心，其PCI相关心肌梗死发生率为2%，急诊外科旁路移植发生率和死亡率均为1%。因此，在制订CTO介入治疗决策前应个体化评估获益/风险比，包括临床情况（年龄、症状严重性、合并症和全身功能状态）、血管造影表现（左心室功能、冠状动脉病变范围和完全血运重建的可能性等）和PCI预期成功率。

为了预防冠状动脉穿孔的发生，术前需对患者的临床总体情况做适当评估。PCI时，使用中等硬度以上的导引钢丝时，动作轻柔、准确（尤其是在慢性完全性阻塞PCI时）。导引钢丝的顶端应平滑地推送跨越病变，并保持方向可调控性，一旦导引钢丝顶端塑形消失或变形、扭曲、转动受限或推进困难（提示导引钢丝在内膜下行走），则应回撤后重新放置导引钢丝。应用对侧造影通过侧支显影阻塞血管远端情况，或用OTW球囊导管注入对比剂做同侧血管造影，以明确导引钢丝在冠状动脉"真腔"的位置，有助于避免导引钢丝穿破冠状动脉。在扩张钙化病变时，选择高压球囊做高压扩张，减少球破裂和冠状动脉穿孔的可能。在行斑块旋磨术时，磨头直径/血管直径＞0.8易导致冠状动脉穿孔，因此在处理这类病变时，磨头直径应逐渐增大，以降低冠状动脉穿孔发生率。鉴于心肌桥的局部病理解剖特征，支架完全扩张需要较高的压力，且支架局部持续受压，故在目前报道的支架治疗心肌桥的病例中，50%以上出现再狭窄和冠状动脉穿孔等并发症，因此，不推荐采用支架置入术治疗心肌桥。

一旦发生冠状动脉穿孔，可先用直径匹配的球囊在穿孔处低压力扩张封堵，对供血面积大的冠状动脉，封堵时间不宜过长，可间断进行，对小穿孔往往能奏效；如果穿孔较大或低压力扩张球囊封堵失败，可置入覆膜支架封堵穿孔处，并停用血小板膜糖蛋白Ⅱb/Ⅲa受体拮抗剂，做好心包穿刺准备。监测活化凝血时间（ACT），必要时应用鱼精蛋白中和肝素。若介入手段不能封堵破口，应行急诊外科手术。若出现心脏压塞则在维持血流动力学稳定的同时立即行心包穿刺或心包切开引流术。指引导丝造成的冠状动脉穿孔易发生延迟心脏压塞，需密切观测，若穿孔较大，必要时应用自体脂肪颗粒或弹簧圈封堵。但无论哪种穿孔类型，都应在术后随访超声心动图，以防延迟的心脏压塞发生。

（四）分支血管闭塞

目前，对于分支病变时边支血管的处理策略尚未达成共识。NORDIC研究中，仅当主支血管置入支架后边支血管出现血流受限（＜TIMI 3级）时，才用球囊扩张处理；且仅在球囊扩张后血流无改善或出现夹层及无血流时，才置入双支架。对主支斑块负荷小、边支与主支夹角较大而不易出现斑块移行、小边支或边支血管口部无病变时，仅在主支置入支架，对分支保护，必要时才进行球囊扩张。这样既可明显缩短分叉病变介入治疗的时间和复杂程度，且经济有效。过度强调支架Cross over，容易导致主要边支（血管直径较粗、供血范围较大）的闭塞。对于大边支，未被扩张开的支架钢梁骑跨于边支开口导致的涡流可能会促进血栓形成。有研究报道，为了达到或接近完全血运重建的目的，对于边支狭窄超过50%的病变，可先行球囊扩张，再于主支置入支架，最后行对吻扩张，必要时行双支架置入，这种治疗策略可达到良好的即刻效果，但长期预后是否优于上述两种相对保守的治疗策略，仍有待进一步研究验证。

球囊扩张后血流无改善或出现夹层及无血流时才是双支架置入的指征。值得注意的是，目前的共识中并没有将分支血管狭窄程度作为治疗决策的依据，而是将血流状况作为治疗决策的基础。这主要是基于分支病变的解剖特点导致在血管造影时对分支病变易于出现狭窄程度过于严重的误判；此外，大部分分支病变多局限于开口，病变长度短，FFR测定发现冠状动脉造影中的分支开口严重狭窄的短病变对分支血流无明显影响。根据这一治疗策略，仅1/3的边支需要行球囊扩张处理，而4.3%的分支需要支架置入。应该强调的是，边支保护是正确处理分叉病变、避免并发症发生的前提。E-SIRUS、C-SIRUS研究及Colombo等的报道表明药物支架能降低分叉病变的再狭窄率，因而分叉病变采用药物支架治疗可作为首选。关于双支架置入，NORDIC Ⅰ、NORDIC Ⅱ及其他研究提示选择性双支架置入结果优于计划性（System）双支架置入。其中条件性T支架技术因简单易行而得到推荐。在双支架置入技术中，各种不同的治疗策略（T支架、V支架、Crush、Culottes等）结果相近，术者可根据病变解剖特征及自身经验选择术式。值得注意的是，在双支架置入中，应追求"Final kiss"成功率，以期降低靶血管再狭窄率及支架内血栓发生率。由于斑块负荷过重导致"跷跷板"效应是导致分叉病变介入治疗结果差强人意的原因之一，有报道称支架置入

前的去斑块治疗（旋切、旋磨等）可降低再狭窄率，但另有报道认为血管内去斑块治疗能明显增加手术相关并发症（如无复流、心肌梗死、冠状动脉穿孔等），故暂不推荐血管内斑块祛除治疗常规应用于分叉病变的介入治疗。

（五）支架血栓形成

支架血栓形成虽发生率较低（30d内发生率0.6%，3年内发生率2.9%），但死亡率高达45%。根据支架血栓形成发生的时间分为四类。①急性：发生于PCI术后24h内。②亚急性：发生于PCI术后24h至30d。③晚期：发生于PCI术后30d至1年。④极晚期：发生于1年以上。30d内又称早期支架血栓形成。

急性血栓形成：冠状动脉内血栓多见于急性冠脉综合征（如ST段抬高心肌梗死）患者和桥血管病变。通过冠状动脉造影发现，急性冠脉综合征患者血栓发生率为40%。与非血栓性病变相比，血栓性病变行PCI治疗时急性血栓闭塞、急诊CABG、心肌梗死和死亡等危险性增加。目前采用的方法是冠状动脉内局部溶栓、血小板糖蛋白Ⅱb/Ⅲa受体拮抗药的应用、远端保护装置、机械性去栓、PTCA及支架置入等。冠状动脉内溶栓治疗在处理PTCA时出现的血栓可能有一定改善冠状动脉造影结果的作用，但其疗效较抗血小板药物为差。鉴于SAFER、FIRE等研究结果，远端保护装置已成为静脉桥血管的标准治疗，然而其在急性冠脉综合征患者介入治疗中的应用结果让人失望，可能与血栓性质不同有关。血栓病变进行单纯球囊扩张能改善血管造影表现，但易发生末梢血管的微栓塞、无复流等并发症，无法改善患者的预后。目前主张，在血栓病变置入支架前（特别是急性ST段抬高心肌梗死直接PCI时）常规使用导管血栓抽吸和辅助药物治疗；如血栓负荷大，但已经TIMI 3级血流时，先进行抗栓治疗，再延迟PCI。

晚期血栓形成：为一种少见但严重的并发症，常伴心肌梗死或死亡。美国学术研究联合会（Academic Research Consortiun，ARC）建议对支架血栓形成采用新的定义：①肯定的支架血栓形成，即急性冠脉综合征并经血管造影证实存在血流受阻的血栓形成，或病理证实的血栓形成；②可能的支架血栓形成，PCI后30d内不能解释的死亡，或未经血管造影证实靶血管重建区域的心肌梗死；③不能排除的支架血栓形成，PCI术后30d后不能解释的死亡。

与支架血栓形成相关的危险因素主要包括：①高危患者，如糖尿病、肾功能不全、心功能不全、高残余血小板反应性、过早停用DAPT等；②高危病变，如B2或C型复杂冠状动脉病变、完全闭塞、血栓及弥漫性小血管病变等；③操作因素，如置入多个支架、长支架、支架贴壁不良、支架重叠、Crush技术，支架直径选择偏小或术终管腔内径较小、支架结构变形、分叉支架、术

后持续慢血流、血管正性重构、病变覆盖不完全或夹层撕裂等操作因素；④支架自身因素，对支架药物涂层或多聚物过敏、支架引起血管局部炎症反应、支架断裂、血管内皮化延迟等。

一旦发生支架血栓形成，应立即行冠状动脉造影，建议行IVUS或OCT检查，明确支架失败原因，对血栓负荷大者，可采用血栓抽吸，可应用GPI持续静脉输注48h。球囊扩张或重新置入支架仍是主要治疗方法，常选用软头导引导管跨越血栓性阻塞病变，并行球囊扩张至残余狭窄＜20%，必要时可再次置入支架；如给予冠状动脉内溶栓，可选择静脉应用血小板糖蛋白Ⅱb/Ⅲa受体拮抗剂［例如，替罗非班首先5min内弹丸注射10μg/kg，继以0.15μg/（kg·min）静脉滴注36h］，同时应监测血小板功能、了解有无高残余血小板反应性，以便调整抗血小板治疗。对反复、难治性支架血栓形成者，则需外科手术治疗。

支架血栓形成的预防包括控制临床情况（如控制血糖、纠正肾功能和心功能不全）、充分抗血小板和抗凝治疗，对高危患者（如急性冠脉综合征）、复杂病变（尤其是左主干病变）PCI术前、术中或术后应用血小板糖蛋白Ⅱb/Ⅲa受体拮抗药（如替罗非班）。某些血栓负荷增高病变PCI后可皮下注射低分子肝素治疗。PCI时，选择合适的支架，覆盖全部病变节段，避免和处理好夹层撕裂。同时，应支架充分扩张、贴壁良好；在避免夹层撕裂的情况下，减低残余狭窄。必要时在血管内超声（IVUS）指导下行冠状动脉内药物洗脱支架置入术。长期和有效的双联抗血小板治疗对预防药物洗脱支架术后晚期和极晚期支架血栓形成十分重要。

（六）支架脱载

支架脱载较为少见，多见于病变未经充分预扩张（或直接支架术）、近端血管扭曲（或已置入支架）、支架跨越狭窄或钙化病变阻力过大且推送支架过于用力时，或支架置入失败、回撤支架至指引导管内时，因支架与指引导管同轴性不佳、支架与球囊装载不牢，导致支架脱载。术前充分预判病变特点及预处理病变（如钙化病变采取旋磨术预处理等），是防止支架脱落的有效手段。发生支架脱落后，若指引导丝仍在支架腔内，可经导丝送入直径≤1.5mm的小球囊至支架内偏远端，轻微扩张后，将支架缓慢撤出指引导管。若因支架近端变形无法撤出指引导管，可先更换更大外径指引导管重新尝试；也可经另一血管路径，送入抓捕器，将支架捕获后取出。如上述方法无效，可沿指引导丝送入与血管直径1:1的球囊将支架原位释放，或置入另一支架将其在原位贴壁。必要时行外科手术，取出脱载支架。

（七）出血

围手术期出血是引发死亡及其他严重不良事件的主要危险因素。大出血（包括脑出血）可能直接导致死亡，出血后停用抗栓药物也可能导致血栓事件乃至死亡。

由于许多高危冠心病患者和复杂冠状动脉病变接受PCI治疗时，通常联合应用多种抗栓剂，使PCI术后出血并发症增多。出血、贫血和输血均对患者的预后产生严重不良影响。急性冠脉综合征早期出血并发症增加死亡、心肌梗死和脑卒中发生率。PCI后出血使住院时间延长，费用增大。

出血的预防措施包括：所有患者PCI术前均应评估出血风险（Ⅰ类，C级），建议用CRUSADE评分评估出血风险；建议采用桡动脉路径（Ⅰ类，A级）；对出血风险高的患者（如肾功能不全、高龄、有出血史及低体重等），围手术期优先选择出血风险较小的抗血栓药物，如比伐卢定、磺达肝癸钠等；PCI术中根据体重调整抗凝血药物剂量；监测ACT，以避免过度抗凝。

出血后是否停用或调整抗血小板和抗凝血药物，需权衡出血和再发缺血事件风险进行个体化评价。出血后通常首先采用非药物一般止血措施，如机械压迫止血；记录末次抗凝血药或溶栓药的用药时间及剂量，是否存在肝、肾功能损害等；估算药物半衰期；评估出血来源；检测全血细胞计数、凝血指标、纤维蛋白原浓度和肌酐浓度；条件允许时行药物的抗栓活性检测；对血流动力学不稳定者行静脉补液和输注红细胞；必要时使用内镜、介入或外科方法局部止血；若出血风险大于缺血风险，尽快停用抗栓药物。若上述方法效果不满意，可进一步采用药物治疗的方法：应用鱼精蛋白中和肝素，以硫酸鱼精蛋白1mg/（80～100 U）肝素剂量注射，总剂量一般不超过50mg；鱼精蛋白可中和60%的低分子量肝素（low molecular weight heparin，LMWH），LMWH用药不足8h者，可以硫酸鱼精蛋白1mg/100U抗Ⅹa活性剂量注射，无效时可追加0.5mg/100U抗Ⅹa活性。在停用阿司匹林或替格瑞洛3d、氯吡格雷5d后，应再次权衡出血和再发缺血事件的风险，适时恢复适度的抗栓治疗。

（八）周围血管并发症

血管并发症主要与穿刺点相关，其危险因素有女性、年龄≥70岁、体表面积＜1.6m²、急诊介入治疗、外周血管疾病和围手术期应用GPI。

1.股动脉穿刺主要并发症及其防治方法

（1）穿刺点及腹膜后血肿：少量局部出血或小血肿且无症状时，可不予处理。血肿较大、出血过多且血压下降时，应充分加压止血，并适当补液或输血。若PCI后短时间内发生低血压（伴或不伴腹痛、局部血肿形成），应怀疑腹膜后出血，必要时行超声或CT检查，并及时补充血容量。

（2）假性动脉瘤：多普勒超声检查可明确诊断，通常局部加压包扎，减少下肢活动，动脉瘤即可闭合。对不能压迫治愈的较大假性动脉瘤，可在超声指导下瘤体内注射小剂量凝血酶原或立止血治疗。少数需外科手术治疗。

（3）动静脉瘘：表现为局部连续性杂音，搏动性包块。可自行闭合，也可做局部压迫，但大的动静脉瘘常需外科修补术。为了防止动静脉瘘的发生，关键是穿刺血管时应注意防范（尤其是用较粗大的导管作插管时），例如在行二尖瓣球囊扩张时，应避免导管穿透动脉进入静脉。

（4）动脉夹层和（或）闭塞：可由指引导丝或导管损伤血管内膜或斑块脱落引起。预防的方法包括低阻力和（或）透视下推送导丝、导管。

（5）血栓形成或栓塞：导引钢丝或导管损伤血管内膜或斑块脱落，可引起动脉血栓栓塞。压迫动脉穿刺部位方法不当，可导致股动脉血栓形成。为了预防股动脉血栓形成，对仅行冠状动脉造影和术中未使用肝素的患者，应在术后早期拔除鞘管。PCI后，局部压迫止血时也应适度（尤其是老年患者），保持同侧足背动脉可打及状态。

2. 桡动脉穿刺的主要并发症及防治方法

（1）桡动脉闭塞：PCI后桡动脉闭塞发生率＜5%，但约40%病例在30d内自发性开通。术前常规行Allen试验检查桡动脉与尺动脉之间的交通循环情况（必要时行超声、血流多普勒、体积描记法），术中充分抗凝，术后及时解除包扎，可预防桡动脉血性闭塞和PCI术后手部缺血的发生。

（2）桡动脉痉挛：最常见。女性、糖尿病、吸烟者容易发生；桡动脉粥样硬化、扭曲、细小；PCI时麻醉不充分、器械粗硬或操作时进入分支，增加痉挛的发生。严重桡动脉痉挛时，切忌强行拔出导管，而应经动脉鞘内注入硝酸甘油 $200 \sim 400\mu g$、利多卡因 $200\mu g$ 等（必要时反复给药），直至痉挛解除后再进行操作。

（3）前臂血肿：常因导引钢丝误入桡动脉分支血管引发穿孔所致。亲水涂层导引钢丝更易进入小的残余动脉，此时如强行送入指引导管则可使血管撕脱，导致前臂出血、血肿。桡动脉迂曲或使用血小板Ⅱb/Ⅲa受体拮抗药时，前臂血肿发生率增高。预防的方法是在透视下推送导引钢丝或导管；如遇到阻力时，不能强行推送，必要时应做桡动脉造影。前臂血肿的识别至关重要，处理包括用弹力带或血压计袖带进行压迫止血、患肢抬高、冰袋外敷。

（4）局部出血：经桡动脉途径PCI局部出血并发症较股动脉途径明显降低。桡动脉表浅且穿刺点位于桡骨茎突处，容易压迫止血。但当术后压迫止血不牢、止血器应用不当或围手术期应用大量抗凝剂时可导致局部出血、皮下淤血，严重时可引起局部血肿，但通常无严重出血并发症。由于桡动脉穿刺点远端有来自掌弓侧支循环的逆向供血，因此桡动脉止血应对穿刺点近端和远端进行压迫止血。一旦发生少量出血，即可调整压迫位置，并适当延长压迫时间，一般疗效良好。

（5）骨筋膜腔综合征：为严重并发症，但较少发生。当前臂血肿快速进展引起骨筋膜腔内压力增高至一定程度时，常会导致桡、尺动脉受压，进而引发手部缺血、坏死。因此一旦发生，应尽快外科手术治疗。

（6）假性动脉瘤：发生率低于0.01%，若局部压迫不能奏效，可行外科手术治疗。

（九）对比剂导致的急性肾损伤

急性对比剂肾损伤（CIAKI）：是指排除其他肾脏损害因素后使用对比剂后 $24 \sim 72h$ 发生的急性肾功能损害，也称为造影剂肾病（CIN）。以血清肌酐（Scr）水平较使用对比剂前升高25%以上或Scr绝对值增加 $44.2\mu mol/L$ 以上作为诊断标准。临床多表现为非少尿型急性肾衰竭，故造影后 $2 \sim 5d$ 忽略检查尿及肾功能时易造成漏诊。多数患者肾功能可于 $7 \sim 10d$ 恢复。

CIN的主要危险因素为原有肾功能不全、糖尿病和使用对比剂的剂量过多，其他可能危险因素有心力衰竭、高血压、肾毒性药物损害和老年患者等。

对于肾功能不全的患者，尤其是合并有糖尿病者，对比剂肾病发生率显著增加，并增加30d和1年的死亡率。因此，在应用对比剂之前评估基础肾功能非常重要，它可以确保采取恰当的策略以降低CIN的危险。单用血清肌酐水平不足以准确评价肾功能，尤其是老年患者。建议临床医师需根据血清肌酐估算的肾小球滤过率（eGFR），eGFR值可作为评估肾功能的指标，而不是单纯依据血肌酐水平。

CIN的危险性与对比剂剂量呈正相关，每增加100ml对比剂，CIN危险性增加12%，但明确的安全限量尚未有定论。但对于所有患者来说，在达到诊断目的的前提下，对比剂越少越好，＜30ml对比剂对于高危患者也是安全的；对比剂用量大（＞100ml）时，CIN发生率较高，肾功能不全患者应避免72h内再次使用对比剂。

药物治疗方面，目前研究较多的有 N- 乙酰半胱胺酸（NAC）、抗氧化剂（抗坏血酸）、他汀、PGE1、腺苷受体抑制剂（茶碱）、DA-1受体激动药、小剂量多巴胺、钙离子拮抗药等，同时应停用非甾体抗炎药等损伤肾脏的药物。但尚无证据表明上述药物预防和治疗CIN的效果，预防重于治疗。水化疗法是使用最早、目前被广泛接受的有效减少CIN发生的方法。使用等渗晶体液（生理盐水或重碳酸盐溶液）比低渗（半）溶液可能更有效。由于目前尚没有研究证明重碳酸盐溶液比生理盐水更好，因此目前提倡使用生理盐水静脉水化疗法。方法为：从造影前 $6 \sim 12h$ 至造影后12h，用生理盐水以 $1.0 \sim 1.5ml/（kg \cdot h）$ 的滴速静脉滴注，保持尿量 $75 \sim 125ml/h$。但对CKD合并慢性心力衰竭患者，可在中心静脉压检测下实施水化治疗，以减少CIAKI的发生。门诊患者可于术前口服补液，但尚无证据表明其效果和静脉输液相当。对比剂对CIAKI的作用尚有争论，在CIN高危患者中，慢性肾脏疾病，尤其是合并糖尿病患者，动脉内给予非离子型、等渗对比剂导致CIN的危险性较低。对于严重肾功能不全患者［血肌酐＞176.8μmol/L（2.0mg/dl）］，必要时做好血液透析准备。术前24～48h至术后48h内应停用有肾毒性的药物（某些抗生素、非甾体抗炎药、环孢素等）。

虽然血液透析是将对比剂从人体内排出的有效方法，但对比剂一旦通过肾脏，对比剂肾病的过程就出现了，血液滤过的作用有待进一步证明。另外血液滤过高额费用及相关的副作用都会限制这个预防措施的使用，预防性血液透析作为降低CIN危险的治疗尚缺乏足够的证据。

由于目前无一种理想的CIN预防药物，对已经发生的CIN也没有特效治疗药物，故足量有效的水化疗法仍是预防和治疗CIN的主要措施。

（十）再狭窄

引起再狭窄的主要原因是血管损伤后过度修复导致内膜增生，负性重塑及弹性回缩所致，支架置入后可抑制负性重塑及弹性回缩，因而内膜增生成为支架置入后再狭窄的主要原因。目前尚无有效的系统药物治疗方法抑制或治疗再狭窄。如果仅复查造影发现有再狭窄而无明显心肌缺血症状或证据的，应仅予以强化药物治疗而不再行PCI治疗。药物洗脱支架是目前防止和治疗再狭窄最有效的临床工具。

（鲁玉明　涂　琳）

参 考 文 献

中华医学会心血管病学分会介入心脏病学组，中国医师协会心血管内科医师分会［J］．中华心血管病杂志，2016，44（5）：382-400.

Akkerhuis KM, Klootwijk PA, Lindeboom W, et al. Recurrent ischaemia during continuous multilead ST-segment monitoring identifies patients with acute coronary syndromes at high risk of adverse cardiac events; meta-analysis of three studies involving 995 patients［J］.Eur Heart J,2001,22(21): 1997-2006.

Amsterdam EA, Kirk JD, Diercks DB, et al. Immediate exercise testing to evaluate low-risk patients presenting to the emergency department wilh chest pain［J］. J Am Coll Cardiol, 2002, 40（2）: 251-256.

Amstrong Pw, Gershlick AH, Goldstein P, et al. Fibrinolysis or primary PCI in ST-segment elevation myocardial infarction［J］. N Engl J Med, 2013, 368（15）: 1379-1387.

Aziz O, Rao C, Panesar SS, et al. Meta-analysis of minimally invasive internal thoracic artery bypass versus percuta-neous revascularisation for isolated lesions of the left anterior descending Anery［J］. BMJ, 2007, 334（7594）: 617.

Bangalore S, Pursnani S, Kumar S, et al. Percutaneous coronary intervention versus optimal medical therapy for prevention of spontaneous myocardial infarction in subjects with stable ischemic heat disease［J］. Circulation,2013,127(7): 769-781.

Bavry AA, Kumbhani DJ, Rassi AN, et al. Benefit of early invasive therapy in acute coronary syndmmes: a meta-analysis of contemporary randomized clinical trials［J］. J Am Coll Cardiol, 2006, 48（7）: 1319-1325.

Bhatt NS, Solhpour A, Balan P, et al. Comparison of in-hospital outcomes with low-dose fibrinolytic therapy followed by urgent percutaneous coronary intervention versus percutaneous coronary intervention alone for treatment of ST-elevation myocardial infarction［J］. Am J Cardiol, 2013, 111（11）: 1576-1579.

Bittl JA, He Y, Jacobs AK, et al. Bayesian methods affirm the use of percutaneous coronary intervention to improve survival in patients with unprotected left main coronary artery disease［J］. Circulation, 2013, 127（22）: 2177-2185.

Blazek S, Holzhey D, Jungert C, et al. Comparison of bare-metal stenting with minimally invasive bypass surgery for stenosis of the left anterior descending coronary artery: 10-year follow-up of a randomized trial［J］. JACC Cardiovasc Interv, 2013, 6（1）: 20-26.

Boden WE, Rourke RA, Teo KK, et al. Optimal medical therapy wilh or without PCI for stable coronary disease［J］. N Engl J Med, 2007, 356（15）: 1503-1516.

Borgia F, Goodman SG, Halvorsen S, et al. Early routine percutaneous coronary intervention after fibrinolysis vs. standard therapy in ST-segment elevation myocardial infarction: a meta analysis［J］. Eur Heart J, 2010, 31（17）: 2156-2169.

Chaitman BR, Hardison RM, Adler D, et al. The by-pass angioplasty revascularization investigation 2 diabetes randomized trial of different treatment strategies in type 2 diabetes mellitus with stable ischemic heart disease: impact of treatmem strategy on cardiac mortality and myocardial infarction［J］. Circulation, 2009, 120（25）: 2529-2540.

Chen SL, Han YL, Zhang YJ, et al. The anatomic-and clinicalbased NERS（new risk stratification）score Ⅱ to predict clinical outcomes after stenting unprotected left main coronary artery disease: results from a multicenter, prospective, registry study［J］. JACC Cardiovasc Interv, 2013, 6（12）: 1233-1241.

Danchin N, Coste P, Ferrieres J, et al. Comparison of thrombolysis followed by broad use of percutaneous coronary intervention with primary percutaneous coronary intervention for ST-segment-elevation acute myocardial infarction: data from the french registry on acute ST-elevation myocardial infarction（FAST-MI）［J］. Circulation, 2008, 118（3）: 268-276.

De Bruyne B, Pijls NH, Kalesan B, et al. Fractional flow reserve-guided PCI versus medical therapy in stable coronary disease［J］. N Engl Med, 2012, 367（11）: 991-1001.

Farkouh ME, Domanski M, Sleeper LA, et al. Strategies for multivessel revascularization in patients with diabetes［J］. N Engl J Med, 2012, 367（25）: 2375-2384.

Farooq V, van Klaveren D, Steyerberg Ew, et al. Anatomical and clinical characteristics to guide decision making between coronary artery bypass surgery and percutaneous coronary intervention for individual patients: development and validation of SYNTAX score Ⅱ［J］. Lancet, 2013, 381（9867）: 639-650.

Fox KA, Clayton TC, Damman P, et al. Long-term outcome of a routine versus selective invasive strategy in patients with non-ST-segment elevation acute coronary syndrome a meta-analysis of individual patient data［J］. J Am Coll Cardiol, 2010, 55（22）: 2435-2445.

Frye RL, August P, Brooks MM, et al. A randomized trial of therapies for type 2 diabetes and coronary artery disease［J］. N Engl J Med, 2009, 360（24）: 2503-2515.

Gara PT, Kushner FG, Ascheim DD, et al. 2013 ACCF/AHA guideline for the management of ST-elevation myocardial infarction: a report of the American College of Cardiology Foundation/American Heart Association Task Force on Practice Guidelines［J］. Circulation, 2013, 127（4）: 362-425.

Gershlick AH, Khan JN, Kelly DJ, et al. Randomized trial of complete versus lesion-only revascularization in patients undergoing primary percutaneous coronary intervention for STEMI and multivessel disease: the CvLPRIT trial［J］. J Am Coll Cardiol, 2015, 65（10）: 963-972.

Han YL, Liu JN, Jing QM, et al. The efficacy and safety of pharmacoinvasive therapy with prourokinase for acute ST-segmenl elevation myocardial infarction patients with expected long percutaneous coronary intervention-reIated deIay［J］. Cardiovasc Ther, 2013, 31（5）: 285-290.

Hannan EL, Samadashvili z, Cozzens K, et al. Comparative outcomes for patients who do and do not undergo percutaneous coronary intervention for stable coronary artery disease in New York［J］. Circulation, 2012, 125（15）: 1870-1879.

Hannan EL, Wu C, Walford G, et al. drug-eluting stents vs. coronary-artery bypass grafting in multivessel coronary disease［J］. N Engl J Med, 2008, 358（4）: 331-341.

Head SJ, Davierwala PM, serruys PW, et al. Coronary artery bypass grafting vs. percutaneous coronary intervention for patients with three-vessel disease: final five-year follow-up of the SYNTAX trial［J］. Eur Heart J, 2014, 35（40）: 2821-2830.

Hueb W, Lopes N, Gersh BJ, et al. Ten-year follow-up survival of the medicine, angioplasty, or surgery study（MASS Ⅱ）: a randomized controlled clinical trial of 3 therapeutic strategies for multivessel coronary artery disease［J］. Circulation, 2010, 122（10）: 949-957.

Katritsis DG, Siontis GC, Kastrati A, et al. Optimal timing of coronary angiography and potential intervention in non-ST-elevation acute coronary syndromes［J］. Eur Heart J, 2011, 32（1）: 32-40.

Kornowski R, Mehran R, Dangas G, et al. Prognostic impact of staged versus "one-time" multivessel percutaneous intervention in acute myocardial infarction: analysis from the HORIZONS-AMI（harmonizing outcomes with revascularization and stents in acute myocardial infarction）trail［J］. J Am Coll Cardiol, 2011, 58（7）: 704-711.

Manari A, Varani E, Guastaroba P, et al. Long-term outcome in patients with ST segment elevation myocardial infarction and multivessel disease treated with culprit-only, immediate, or staged multivessel percutaneous revascularization strategies: Insights from the REAL registry［J］. Catheter Cardiovasc Interv, 2014, 84（6）: 912-922.

McNamam RL, Herrin J, Wang Y, et al. Impact of delay in door to-needle time on mortality in patient with ST-segment elevation myocardial infarction［J］. Am J cardiol, 2007, 100（8）: 1227-1232.

MehtaSR, Granger CB, Boden WE, et al. Early versus delayed invasive intervention in acute coronary syndromes［J］. N Engl J Med, 2009, 360（21）: 2165-2175.

Mohr FW, Morice MC, Kappetein AP, et al. Coronary artery bypass graft surgery versus percutaneous coronary intervention in patients with three-vessel disease and left main coronary disease: 5-year follow-up of the randomised, clinical SYNTAX trial［J］. Lancet, 2013, 381（9867）: 629-638.

Nashef SA, Roques F, Sharples LD, et al. EuroSCORE Ⅱ［J］. Eur J Cardiothorac Surg, 2012, 41（4）: 734-745.

Pursnani S, Korley F, Gopaul R, et al. Percutaneous coronary intervention versus optimal medical therapy in stable coronary artery disease: a systematic review and meta-analysis of randomized clinical trials［J］. Circ Cardiovasc Interv, 2012, 5（4）: 476-490.

Roffi M, Patrono C, Collet JP, et al. 2015 ESC Guidelines for the management of acute coronary syndromes in patients presenting without persistent ST-segment elevation: Task Force for the Management of Acute Coronary Syndromes in Patients Presenting without Persistent ST-segment Elevation of the European Society of Cardiology（ESC）［J］. Eur Heart J, 2016, 37（3）: 267-315.

Roffi M, Patrono C, Collet JP, et al. 2015 ESC Guidelines for the management of acute coronary syndromes in patients presenting without persistent ST-segment elevation: Task

Force for the Management of Acute Coronary Syndromes in Patients Presenting without Persistent ST-segment Elevation of the European Society of Cardiology（ESC）[J]. Eur Heart J, 2016, 37（3）: 267-315.

Sarathy K, Nagaraja V, Kapur A, et al. Target-vessel versus multivessel revascularisation in ST-elevation myocardial infarction: a meta-analysis of randomised trials [J]. Heart Lung Circ, 2015, 24（4）: 327-334.

SchÖmig A, Mehilli, de Waha A, et al. A meta-analysis of 17 randomized trials of a percutaneous coronary intervention-based strategy in patients with stable coronary artery disease [J]. J Am Coll Cardiol, 2008, 52（11）: 894-904.

Scirica BM, Morrow DA, Budaj A, et al. Ischemia detected on continuous electrocardiography after acute coronary syndrome: observations from the MER-LIN-TIMI 36（metabolic efficiency with ranolazine for less ischemia in non-ST-elevation acute coronary syndrome-thrombolysis in myocardial infarction 36）trial [J]. J Am Coll Cardiol, 2009, 53（16）: 1411-1421.

Shaw LJ, Berman DS, Maron DJ, et al. Optimal medical therapy with or without percutaneous coronary intervention to reduce ischemic burden: results from clinical outcomes utilizing revascularization and aggressive dmg evaluation（COURAGE）trial nuclear substudy [J]. Circulation, 2008, 117（10）: 1283-1291.

Shen LH, Wan F, Shen L, et al. Pharmacoinvasive therapy for ST elevation myocardial infarction in China: a pilot study [J]. J Thromb Thrombolysis, 2012, 33（1）: 101-108.

Sianos G, Morel MA, Kappetein AP, et al. The SYNTAX Score: an angiographic tool grading the complexity of coronary artery Disease [J]. EuroIntervention, 2005, 1（2）: 219-227.

Smith PK, Califf RM, Tuttle RH, et al. Selection of surgical or percutaneous coronary intervention provides differential longevity benefit [J]. Ann Thorac Surg, 2006, 82（4）: 1420-1428; discussion 1428-1429.

Thomas S, Gokhale R, Boden WE, et al. A meta-analysis of randomized controlled trials comparing percutaneous coronary intervention with medical therapy in stable angina pectoris [J]. Can J Cardiol, 2013, 29（4）: 472-482.

Wald DS, Morris JK, Wald NJ, et al. Randomized trial of preventive angioplasty in myocardial infarction [J]. N Engl J Med, 2013, 369（12）: 1156-1123.

Windecker S, Kolh P, Alfonso F, et al. 2014 ESC/EACTS Guidelines on myocardial revascularization: the Task Force on Myocardial Revascularization of the European Society of Cardiology（ESC）and the European Association for Cardio-Thoracie Surgery（EACTS）developed with the special contribution of the European Association of Percutaneous Cardiovascular Interventions（EAPCI）[J]. Eur Heart J, 2014, 35（37）: 2541-2619.

Xu B, Généreux P, Yang Y, et al. Validation and comparison of the long-term prognostic capability of the SYNTAX score- II among 1528 consecutive patients who underwent left main percutaneous coronary intervention [J]. JACC Cardiovasc Interv, 2014, 7（10）: 1128-1137.

Zhang Q, Zhang RY, Qiu JP, et al. One-year clinical outcome of interventionalis-versus patient-transfer strategies for primary percutaneous coronary intervention in patients with acute ST-segment elevation myocardial infarction: results from the REVERSE-STEMI study [J]. Circ Cardiovasc Qual outcomes, 2011, 4（3）: 355-362.

第二节　电生理介入并发症处理及预防

一、心律失常并发症及处理

（一）房室传导阻滞

快速性心律失常的导管消融均可能会发生不同程度的房室传导损伤，完全性房室传导阻滞是射频消融中的严重并发症，其发生率为0.2%～1%。一旦出现完全性房室传导阻滞，均需安装人工心脏起搏器来维持心脏搏动。三度房室传导阻滞常发生于房室结慢径路及间隔旁路消融时，部分偶见于左侧旁路消融。

1. 原因　①消融部位过高，房室结双径路改良、中间隔旁道消融或中间隔房速消融时消融部位接近希氏束。②消融时追求完美，如双径路的改良，为了刻意打掉跳跃进而加大消融功率、延长放电时间和次数，导致局部损伤过大，出现了炎症反应，从而发生迟缓性三度房室传导阻滞。③年龄较小的儿童，房室结比较脆弱，操作时导管不断压到希氏束，从而出现一过性三度房室传导阻滞。部分老年房室结功能减退者，消融时出现三度房室传导阻滞的概率大。④消融过程中，导管不稳定，对心脏解剖不够熟悉，导管消融时幅度比较大。

2. 预防　避免慢径路改良时发生三度房室传导阻滞，在实际操作中应注意以下几点。

（1）掌握心脏解剖，消融位置不宜太高，遵循由低位向高位消融的原则，中下低位是绝大多数较为理想的消融部位，绝大部分患者在此放电能有效进行慢径路的改良；对于少数患者需在上位消融才有效时，应格外谨慎。术中一旦出现长的PR间期、房室结前传或逆传阻滞、A-V脱落现象的，应即刻停止消融，观察直到其PR间期正常，再尝试于低半个大头的位置进行消融；此外，消融过程中如若出现房性期前收缩未下传的现象，应视为房室传导阻滞的先兆，需要引起高度警惕。

（2）手术过程中精确标测，标记出希氏束所在位置，保证记录到明确高尖的H波，导管在打弯下从低位处寻找理想靶点。消融时应结合电位情况及影像定位情况：慢径电位特征显示是低频、低幅的，瓣环附近标到小A大V的电位比例为1:5，A波比较碎，慢径区常在KOCH三角中下1/3处；再结合影像来明确慢径区域的位置和邻近解剖结构，需要注意的是有时在影像上看确实位于低位慢径区域，但导管较多偏于冠状静脉窦口内侧，消融时也要谨慎放电。

（3）术中应控制消融的能量和次数，尽量减少消融的损伤面积：消融起始尝试性从低位向高位进行消融，若低位有效，消融交界反应明显且安全，可重点在此部位稳定放电消融。目前常用的消融模式为预设温度50～60℃，功率为30W放电90s后评价疗效；部分要在高位进行消融的患者，或Koch三角过于水平、心脏转位的患者，可能会导致希氏束与冠状窦口距离过近，此时就宜采用低功率短时间滴定消融；此外，消融时若导管贴靠不稳，浮动较大，应考虑加长鞘来稳定消融导管，避免无效多次的放电。产生水肿或是三度房室传导阻滞的延迟反应。

（4）消融过程中应注意观察心电变化和X线影像，心律是否有不齐或心率加快，若是消融时再次发病，应终止心动过速后再进行消融；同时注意观察阻抗的变化及交界性心律的频率变化，如若阻抗下降幅度过大，或者一直是交界性心律，都应该停止放电，观察后再行消融或者重新寻找靶点。

（5）间隔旁路、间隔房速或间隔室速消融时，因消融靶点靠近希氏束，要明确消融靶点与希氏束的距离关系，消融靶点标测力求准确，在窦性心律下放电，避免心室起搏或心律失常发作时放电，消融过程中应避免出现交界区心律，应立即停止放电，重新标测靶点。若明确看到发生三度房室传导阻滞，3s内终止放电，一般都是有可能恢复的，不能恢复的，应考虑安置起搏器治疗。

（二）窦性心动过缓

部分患者在行射频消融术时可能会并发严重的窦性心动过缓。术中出现此种情况多半是由于血管穿刺或者心脏内消融导管操作时引起的迷走神经反射。出现一过性窦性心动过缓的患者常伴有血压降低、神志不清、大汗及面色苍白等症状。穿刺准确，导管操作轻柔可避免或降低迷走神经反射的发生。部分患者在冠状静脉口附近左心房肺静脉消融时，会出现一过性心动过缓，停止放电后心动过缓逐渐恢复，此时可以在起搏心房下进行消融，避免因疼痛等引起一过性心动过缓。

（三）心室颤动

患者在行心内EPS和RFCA时，导管对心室的机械性刺激、程序刺激、快速刺激及放电过程等均可能导致心室颤动（室颤）的发生，尤其对心肌病室性心动过速（室速）患者治疗时更应提高警惕，器质性室速患者进行消融时相对多见。一旦发生心室颤动，应立即电除颤。所以术者在对室性心律失常患者进行治疗时，要时刻有防范意识，消融术前常规检查除颤器，保证工作正常，以备术中随时进行除颤；同时操作时尽量避免暴力操作，减少对其心脏的不良机械性刺激；在电生理检查的同时也要明确找到诱发条件和诱发窗口；室性心动过速发作时间也不应太长，避免心肌缺血或血流动力学不足引发的心室扑动（室扑）、心室颤动。

二、心脏损伤并发症及处理

（一）急性心脏压塞

心脏压塞是射频消融术中最严重的并发症之一，这也是导管消融早期患者死亡的重要原因。引起心脏压塞的主要原因是心脏壁或心包内的血管壁破裂，导致心包积血（图14-1），当急性血量超过150ml时，则引起急性心脏压塞，发现不及时或处理不适当常会引起患者的死亡。导管消融急性心脏压塞的发生率为0.1%～0.6%。

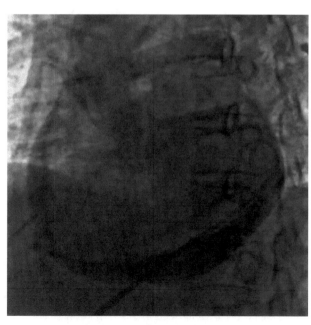

图14-1 X影像显示心脏压塞

1.原因及预防　导致急性心脏压塞的原因有以下几种。

（1）冠状静脉窦电极放置操作不当，从而穿破冠状静脉窦。应充分了解冠状静脉窦的解剖结构，冠状静脉窦壁薄，少数患者冠状静脉窦有憩室或解剖异常的分支畸形结构，故在放置冠状窦导管时操作要轻柔，不能用力过猛，遇到阻力时应回撤导管并逆时针方向旋转，然后再推送，如果不成功再尝试顺时针方向旋转；对于不好放置导管的冠状静脉窦，可以尝试撤出导管，对导管进行重新塑型后再次尝试放置；同时要避免导管插入太深；对于锁骨下静脉不好放置的，可尝试从股静脉处放置冠状窦。

（2）右心房内用力推送导管，导管进入右心耳后头端固定，力量易传导至远端，过分用力推送会导致右心房穿孔。所以右心房操作导管时也要注意电位的变化，及时调整导管的推送方向。

（3）导管穿间隔进入左心房后，没有注意观察电位的变化情况，推送导管，误以为进入了左肺静脉，实则进入了左心耳，继续推送，因左心耳壁薄，故易捅穿，且此处结构缺乏弹性，穿孔后不易闭合。发生急性心脏压塞时不好处理，常常需要开胸。故在进行左心房颤动消融时，应清楚地了解左心房解剖，尤其是左心耳和肺静脉的相邻关系，必要时做一个清楚的左心房CT图形及术中进行左心房的肺静脉和左心耳造影，清晰展示解剖结构，要做到心中有数地推送导管。

（4）经股动脉途径逆行消融左侧旁道时，有可能会发生电极导管经动脉窦穿入心包。这种情况比较罕见，主要原因是标测消融导管远端较硬或是导管跨主动脉瓣操作时粗暴用力。故经股动脉途径逆行消融左侧旁道时，不要使用较硬的电极导管，且要避免暴力推送导管。

（5）左心室消融时，尤其是消融电极挂在心室前侧壁，用力推送或增加导管的张力可能会导致左心室前侧壁穿孔。

（6）房间隔穿刺中有可能会导致右心房、冠状静脉窦或左心房等部位的穿孔，归其原因主要有以下两点：一是在房间隔穿刺的时候根本没有穿刺到左心房，鞘管还在右心房，所以回撤并向上腔静脉方向推送穿刺针时穿破右心房。在手术过程中如果穿刺不顺，或感觉异常，最好是撤出穿刺针并通过导丝将房间隔穿刺鞘送至上腔静脉，然后重新穿刺。二是在推送长鞘通过房间隔时有阻力，特别困难，如若术者过分用力，就不可避免地出现惯性推送针太深，从而穿破左心房顶部。所以此时就应微调导管，找到真正的卵圆窝再尝试性突破，或者看看是否是鞘管头端的问题，或是穿刺针与鞘之间不匹配。

（7）导管消融时温度过高，组织内气化发生爆裂；或者导管进入心脏特殊结构，导管阻抗增大，消融时温度急剧增加而发生POP；消融时局部焦痂形成，内膜与电极粘贴时，用力撤回导管容易导致心脏破裂；所以消融时避免局部过高的功率，注意消融导管处与组织贴靠的阻抗变化，能有效降低POP发生率；同时使用冷盐水消融导管的冲刷也能尽量避免焦痂的形成。

2.临床表现及诊断　患者在术中发生心脏压塞，则会有以下表现。

（1）症状：意识模糊、呼吸困难、盗汗、面色苍白。

（2）体征：血压降低、心率变化。

（3）心影X线：心影搏动减弱或基本消失，并可见明显透亮带，距离心影边缘1cm左右。

（4）心脏超声显示有心包积液。如若患者具备以上症状，初步可以判定为急性心脏压塞。

能够及早发现患者症状及体征，尽早察觉患者的异常，是出现急性心脏压塞后抢救成功的关键。术中应时常监测患者的血压是否正常，意识是否清醒、心影搏动有无明显变化。一旦患者有不适表现，应及早观察并排除。有的患者在早期心脏压塞的症状中表现为心率减慢、出汗等类似于血管迷走反射的症状，应经静脉注射阿托品来鉴别排除，找到患者出现此种症状的真正原因，若注射阿托品后还是不能改善症状，则心脏压塞的可能性极大。

3.治疗　对怀疑心脏压塞血流动力学尚稳定者（动脉收缩压80～90mmHg），可在超声检查后再行处理；而血流动力学不稳定者，应立即进行心包穿刺引流。与慢性心包积液发生的心脏压塞不同，介入治疗时发生的心脏压塞积液量较少，一般心包穿刺法较难保证安全有效，而需持续的心包引流。X线透视和对比剂指示下心包穿刺引流术快速、可靠。多数患者一次引流便可完全缓解，并可继续完成治疗。对于穿孔较大、穿孔部位不易闭合者，通过这种引流方法可保持患者血流动力学稳定，为开胸手术治疗提供机会（图14-2），此时应注意在开胸之前的准备过程中应保证持续有效的引流。

（二）瓣膜损伤

经股动脉逆行送入消融导管消融左侧旁道，重复多次地在瓣环附近标测时，为寻找理想靶点，导管多次与心室腱索缠绕。如果操作不当或暴力操作，可能会在一定程度上损伤腱索或使其断裂，导致二尖瓣环出现不同程度的反流；心房颤动手术中在使用环状电极进行标测建模时，环状电极时不时会掉进心室，可能与腱索缠绕在一起，拉扯过程中在一定程度上有可能损伤腱索，甚至更严重的情况是与腱索打结，从而拔不出导管而需要开胸；乳头肌室性期前收缩在进行消融时也要注意有一定的利弊取舍，不能一味追求消融效果，而在乳头肌附近进行大面积持久性消融，会有导致乳头肌功能受损的

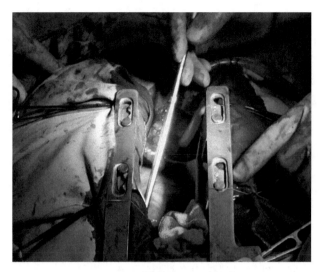

图14-2　X影像显示心脏压塞

可能。

（三）左心房食管瘘

左心房食管瘘是房颤导管消融最严重的并发症。发生概率低，临床少见，其具体的发病率难以统计，据估计为0.1% ～ 0.25%。既往研究报道，心房食管瘘更常见于男性患者。心房食管瘘症状可出现在射频消融后的1 ～ 6周，以2 ～ 4周最为常见，其症状可以不典型，表现为发热、恶心、呕吐、胸闷、胸痛、吞咽痛、黑粪等，也可以表现为偏瘫、言语不利等脑梗死样症状。胸部或头部CT发现血管内或心腔内空气时，要高度怀疑心房食管瘘，诊断依靠螺旋CT扫描和心腔内超声心动图，如确诊，急诊心脏及食管手术是至关重要的。心房颤动消融时，后壁的消融应尽量避免在食管的走行部位进行消融，消融功率不宜过高，消融时间也不宜过长。

三、血管损伤并发症及处理

（一）锁骨下动脉损伤

穿刺锁骨下静脉时可能会误穿锁骨下动脉，单纯误穿锁骨下动脉并不可怕，可怕的是未及时识别并置入鞘管，发现后再拔出鞘管，导致无法压迫的大出血。所以在穿刺锁骨下静脉时，确保导丝进入下腔静脉后再置入鞘管；导丝无法进入下腔静脉时，LAO 45°下导丝位于脊柱前方，到达心脏下缘，同时无室性期前收缩出现；一旦误穿锁骨下动脉，应保留鞘管，进行外科手术。

（二）股动静脉瘘及假性动脉瘤

术中穿刺位置偏低、偏外容易形成动静脉瘘，当发现沿导丝出血较快时，应警惕误穿动脉的可能，最好拔出导丝，重新穿刺。X线透视观察导丝走向对避免动静脉瘘价值不大。预防方法主要包括：①准确找到穿刺位置，拿不准的应寻求其他术者的帮助；②如果发现伤及动脉，必须及时按动脉压迫处理。一般来说动静脉瘘可以在及时加压包扎后消失（图14-3）。

假性动脉瘤的形成主要是由于血管壁穿刺部位的损伤不能闭合，血液渗透到局部组织形成血肿。穿刺部位包块、搏动感可以传到包块边缘、可闻及血管杂音都是其主要表现。多普勒超声检查可以明确诊断。大多数患者在加压包扎后能自然愈合，少数需要手术消除血肿并在超声介入指导下局部压迫封堵血管通道。

（三）误穿主动脉

在心房颤动手术治疗中，需要进行房间隔穿刺，少数情况下会出现误穿到主动脉。主要原因是由于房间隔穿刺位置偏高或两次穿刺房间隔置入多根鞘管，第二次穿刺时穿刺针与鞘管间相互干扰所致。预防的方法主要

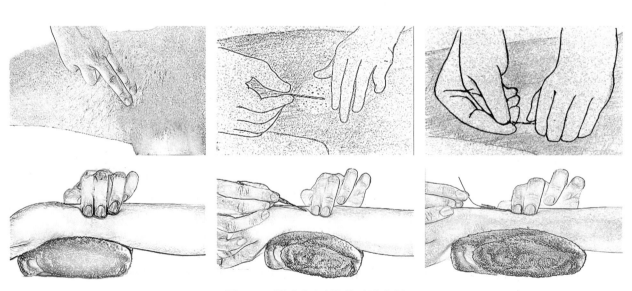

图14-3　股动脉穿刺与桡动脉穿刺

是熟悉心脏解剖的相关结构,对房间隔穿刺的要领要熟记于心;穿刺时摆好体位,LAO30°、RAO45°、后前位多体位对照后穿刺房间隔,保证穿刺点位于心影的中下1/3、与间隔垂直有助于避免此并发症。一旦误穿并置入长鞘,多数需要外科干预。

(四)血栓的形成及栓塞

血栓及栓塞的形成主要原因有:①手术操作过程中导丝或导管不慎伤及心血管内膜及碰掉内膜上的血栓或粥样硬化斑块物质,随血液流到脑动脉、肾动脉和下肢静脉等;②术中患者较为紧张,致血液浓缩,浓度增高,导管在心腔血管内行机械刺激时容易产生血栓凝块;③术中肝素用量不足或忘加、误加;④局部心肌操作压力过大,压迫时间过长。

患者栓塞形成的临床表现:肾动脉栓塞多表现为腰痛、血尿;肢体动脉栓塞表现为肢体疼痛、局部皮温降低、感觉异常、手足无力甚至瘫痪。术后应常规检查肢体及脉搏搏动情况,如脉搏消失,应迅速加强抗凝治疗和观察,确诊有赖于血管多普勒超声检查及数字减影血管造影。

射频消融术中应尽量避免栓塞的形成:①导管操作轻柔,避免暴力操作;②肝素按量及时加,尤其是穿刺股动脉及行房颤消融术的患者;③心房颤动消融前要做好术前的各项准备,大多数心房颤动患者行射频消融术后的并发症主要为脑卒中,导致脑卒中发生的可能原因有血栓脱落、消融结痂脱落等。因此,心房颤动患者术前行食管超声检查显示无血栓才可以行射频消融术。

四、其他并发症及处理

(一)迷走反射

在心律失常患者消融过程中,常会发生迷走反射。可发生于血管穿刺或血管内、心腔内导管操作及消融手术过程中。主要表现为心动过缓、血压下降、大汗、面色苍白和神志模糊。

以下因素可能会引起患者迷走反射症状的发生:①手术时间长,患者上手术台时就处于空腹状态,长时间精神高度紧张,消融过程中引起的疼痛,刺激到了心脏,从而发生一过性迷走反射症状;②拔出鞘管过快,在一定程度刺激到了血管壁,以及在按压股动脉时用力过大、弹性绷带包扎过紧,都有可能引发迷走反射。

术前尽量与患者沟通好,减轻患者的紧张情绪;消融过程中使用镇痛药如吗啡来减少患者的疼痛感;长时间手术应注意补充生理盐水;穿刺和拔鞘时一定要轻柔;术中及按压动脉时一定要接好心电图及血压进行监测,注意患者的情况变化,注意与心脏压塞的鉴别。一

旦发生迷走反射,可静脉推注阿托品或多巴胺,升高患者的心率和血压。

(二)气胸

气胸常见于极度肥胖或极度消瘦患者接受锁骨下静脉和颈内静脉穿刺时。发生气胸的主要原因是进针方向不恰当或患者合并胸廓畸形。术中若出现气胸,量少者(肺萎陷在30%以下)一般可自行吸收,多半无明显症状;大量气胸,患者时常会伴有胸闷、胸痛、呼吸困难及气管移位。透视下可见不同程度肺萎陷,胸膜腔积气。大量气胸需胸膜腔穿刺抽气,必要时留置引流管。

在进行电极导管放置时,应多次评估穿刺的难易程度及风险,若一侧锁骨下静脉穿刺时出现轻微气胸,则建议采用另一侧静脉穿刺放置冠状窦导管,或者直接穿刺股静脉从下面放置导管。

(三)肺栓塞

肺栓塞是射频消融术中最严重的并发症之一,但是发生肺栓塞症状的患者不常见。栓子多为下肢深静脉血栓,急性肺栓塞的发生极大威胁着患者的生命安全,若较大血块不能被及时清除,则所致损伤严重,甚至可引起突然死亡。很多时候发生突然,患者失去抢救机会,因此对于肺栓塞的发生,主要是以预防为主。

射频消融术中可能造成肺栓塞并发症的情况主要有以下几点:①长鞘未用肝素冲洗,管内血凝块形成并脱落,进入血管静脉;②有栓塞史,下肢静脉曲张等高危患者术中不能常规使用肝素、术后未预防性使用肝素,或此类患者卧床时间长,容易造成肺栓塞;③穿刺点加压过紧,包扎时间过长。

肺栓塞患者的主要临床表现:阵发性或持续性呼吸困难、胸痛、咯血、烦躁、心悸等;生命体征表现为血压下降、心动过速等心律不齐;心电图显示为$V_1 \sim V_3$ ST段抬高,高度提示肺栓塞。

射频消融术中应注意放置肺栓塞发生的后果:术中按时按量加肝素,如有穿刺股动脉,应给予肝素5000～10 000U;射频消融术后患者须按照医嘱卧床修养,对静脉及动脉穿刺部位进行沙袋压迫,其中静脉穿刺部位的压迫需维持6h,而动脉穿刺部位的压迫则需维持8～12h;尽可能缩短卧床时间,及早活动;对于有栓塞史、下肢静脉曲张等高危患者,血管包扎2h后应用肝素;于术后因制动需长时间卧床的患者,除应密切观察其基础生命体征变化外,还应积极向其提供全面、有效的护理服务,如落实肢体的被动按摩工作、指导做深呼吸运动等。

(曾安宁)

参考文献

Alrashidi I, Alahmari F, Garad F, et al. An Acute Complication of Prostatic Artery Embolization [J]. J Vasc Interv Radiol, 2019, 30 (2): 267-269.

Bi X, Wang Q, Liu D, et al. Is the Complication Rate of Ulnar and Radial Approaches for Coronary Artery Intervention the Same? Angiology [J]. 2017, 68 (10): 919-925.

Borrie AJ. Cardiac tamponade: a rare complication of Nissen fundoplication [J]. ANZ J Surg, 2018, 88 (10): E745-E746.

Faccia M, Ainora ME, Ponziani FR, et al. Portal vein thrombosis in cirrhosis: Why a well-known complication is still matter of debate [J]. World J Gastroenterol, 2019, 25 (31): 4437-4451.

Greenberg JW, Lancaster TS, Schuessler RB, et al. Postoperative atrial fibrillation following cardiac surgery: a persistent complication [J]. Eur J Cardiothorac Surg, 2017, 52 (4): 665-672.

Harky A, Khosravi A, Elam L, et al. Percutaneous Intervention of a Rare Complication Post Cardiac Surgery [J].

Ann Thorac Surg, 2017, 104 (1): e87.

Kaluski E, Khan SU, Sattur S, Sporn D, Rogers G, Reitknecht F. Arteriotomy site complication during transcatheter aortic valve replacement: Ipsilateral wire protection and bailout [J]. Cardiovasc Revasc Med, 2018, 19 (6): 724-730.

Roy M, Sebastiampillai S, Zhong T, et al. Synergistic Interaction Increases Complication Rates following Microvascular Breast Reconstruction [J]. Plast Reconstr Surg, 2019, 144 (1): 1e-8e.

Stor- tecky S, Windecker S. Stroke: an infrequent but devastating complication in cardiovascular interventions [J]. Circulation, 2012, 18, 126 (25): 2921-2924.

Sueda T, Takahashi S. Spinal cord injury as a complication of thoracic endovascular aneurysm repair [J]. Surg Today, 2018, 48 (5): 473-477.

Yoon SH, Lee MJ, Jung SY, et al. Mesenteric venous thrombosis as a complication of appendicitis in an adolescent: A case report and literature review [J]. Medicine (Baltimore), 2019, 98 (48): e18002.

第三节 结构性心脏病介入治疗相关并发症的处理及预防

一、先天性心脏病介入治疗并发症发生因素

随着介入材料与技术的进展，近10余年来先天性心脏病（先心病）的介入治疗获得了长足的进展，介入治疗的病种在不断拓展，介入治疗的病例在逐年增加。在国内外某些心血管中心，介入治疗的病例数已经超过了诊断性导管检查，介入治疗已成为先心病治疗的重要手段。与诊断性心导管术相比，介入治疗更复杂、并发症更多、风险更大。其适应证的选择、规范的操作以及良好的设备条件，是该技术安全、有效进行的重要保证。由于先心病病种多，病理类型、血流动力学、年龄及病情轻重程度不一，加之从事该专业的心脏科医师水平不一，经验不足，设备及条件的限制，因而存在着一些问题及隐患。

（一）先天性心脏病介入治疗的客观条件

国内外研究表明，在有条件、有良好工作基础的心血管中心，由具备相当经验先心病介入治疗的心脏病专科医师进行介入治疗，有利于提高其疗效，减少并发症。

1.人员 应具备良好的专业基础知识及心导管操作技术，并经过介入治疗严格培训的心脏专科医师，每年进行诊断性和治疗性导管操作达相当数量的心脏中心。

2.设备 心导管室及其他相应诊疗设备的配置。

3.相关科室的协作能力 包括麻醉科、放射科、超声心动图、重症监护室等。此外还应具备相当专业水平与条件的心脏外科，具备对先心病介入治疗的重症并发症就地进行外科手术的能力。

（二）先心病介入治疗的独立危险因素

1.年龄与体重 大量临床资料表明，小婴儿尤其是新生儿心导管术包括诊断性导管术及治疗性导管术，其并发症发生率及死亡率明显高于其他年龄组。早期报道新生儿心导管术后24h死亡率达29%，这是由于新生儿复杂心脏畸形多、心脏及血管腔小，心肾条件功能差；另一方面，这些小儿在心导管术前大多全身情况不良或处于濒死状态。近年来由于心导管术及监护技术的提高，介入性心导管术改善异常血流动力学，调节动脉导管开放与闭合药物的应用明显纠正低氧血症及异常血流动力学状态，使心导管术的死亡率明显下降。

鉴于新生儿及小婴儿期出现症状的先心病都比较严重或多为复杂性心脏病，因此选择介入性导管术进行治疗前，需要权衡介入治疗和外科手术两种方法的利弊，以选择最有利于先心病疗效的方法。通常新生儿介入性心导管术都需要在有相当条件和经验的心脏中心进行，

并和外科密切配合，以做出最优的选择及对患者进行及时的急诊处理。

除新生儿期先心病具有以上特点外，对于6个月以下具有明显症状的先心病患儿，由于病情一般较重，在进行介入治疗前都要仔细评价先心病解剖及血流动力学状态以决定治疗方式。所有在新生儿及小婴儿期，尤其<6个月进行的先心病介入治疗，其并发症发生率都较幼儿及年长者为高，尤其需进行动脉操作者。

2.手术类型　根据多伦多儿童医院早期的统计，经皮球囊主动脉瓣球囊扩张术并发症发生率42%，法洛四联症并发症发生率40%，主动脉缩窄球囊血管成形术发生率30%，其他经动脉进行操作的介入治疗并发症较高。这些并发症随着经验的积累及内、外科合作的加强在减少。

3.原发疾病的严重程度　原发疾病的严重程度是介入治疗并发症发生的独立危险因素之一，也直接影响介入性治疗方法的实施。如婴儿重度主动脉瓣狭窄常伴有左心功能不全，重度肺动脉瓣狭窄常伴右心发育不良，这类患者进行球囊扩张术时，在术前及术中、术后都可能发生并发症；对于婴儿大的管型动脉导管未闭伴肺高压者，不适当安放封堵器可引起降主动脉或左肺动脉血流受阻，或封堵器脱落随血流漂至周围血管，容易引起股动脉血管并发症等；在进行房间隔缺损的封堵术中，对伴有左或右心室功能不全的心肌病、伴有二尖瓣或三尖瓣关闭不全者，一旦房间隔缺损封闭，可加重左心、右心功能不全。对于这些患者都需要在术前进行严格的超声心动图或心导管术进行评价，并进行内科药物综合治疗，权衡介入治疗与外科手术的利弊。

4.并发症的发生及其相关因素

（1）先心病介入治疗适应证的选择：先天性心脏病的外科手术，尤其是左向右分流先心病，经过多年的临床实践和术后中长期随访验证，已经成为先心病治疗的成熟方法，这些包括外科手术技术、体外循环转流、麻醉、术后监护及材料研究等方面，目前仍为先心病的主要治疗方法。但由于外科手术需开胸、体外循环、住院时间长及发生与开胸手术有关的并发症，以及美容问题等。而非开胸的介入治疗，可以减少或克服以上由于外科手术所引起的并发症。但另一方面，目前适合做介入治疗的先心病，大部分为外科可常规进行开胸手术的简单先心病，另外一部分为复杂先心病分期手术中替代外科进行的治疗，即外科镶嵌治疗。

应指出介入性治疗是借助于X线透视、各种超声检查（二维、多普勒、三维及血管内）指引下通过心导管操作对先心病进行治疗，而外科手术是真正意义上的直视手术，除少数病变外都可在开胸直视下进行解剖或生理矫治。而介入治疗术是有条件的，有一定限度的，其适应证范围较外科手术小，如果适应证及介入材料选择不当可引起并发症，因此对每例准备进行介入治疗的先

心病，术前需进行系统的非侵入性及心导管术检查以提供先心病病理解剖、血流动力学及心功能资料，以供介入治疗适应证的选择。通常不需要外科手术的轻度先天性心血管畸形，亦无须经导管介入治疗。反之外科手术禁忌证的患者，如伴有器质性肺动脉高压，介入治疗亦为禁忌证。但对于小儿主动脉缩窄伴有肺部疾病，近期颅内出血等不宜开胸手术者，有时可采用球囊扩张法治疗。

由于先心病病理解剖类型、病情轻重及年龄不一，所应用介入性治疗材料不一，其应用有一定限度。根据不同的介入材料及方法，并结合长短不一的应用随访的结果，方能确立其适应证。如肺动脉瓣狭窄及主动脉狭窄可分为典型型及发育不良型，前者为球囊扩张术的指征，后者效果不佳。另外适应证的选择需考虑患者的年龄，年龄愈小、体重愈轻，介入治疗插入的血管内径及心腔亦愈小，给操作及介入治疗的装置安放带来困难，并且引起的严重并发症较多。应指出，在婴儿期及早期出现症状的先心病多为重症，并常伴有多发畸形，因此术前需对这些患者进行精准心脏畸形的解剖及生理评价，以确定最有效、安全的适应证，并进行不断修正。同时每一心脏中心，需根据各自的专业特点、专业医师的技术水平、设备条件及内外科医师合作的习惯等决定先心病介入治疗及内外科镶嵌治疗开展。不适当的适应证选择常为引起介入治疗并发症的原因之一。

（2）介入治疗装置及方法的选择：先天性心脏病介入材料与方法的研究和进展，是不断设计及改进介入治疗装置及递送系统，以达到安全、有效及减少并发症为目的，从动脉导管未闭早期应用Porstman法进行封堵术，由于导管鞘及递送导管粗，选择塞子大小和动脉导管直径匹配要求高，操作复杂、并发症多，不能应用于6岁以下小儿，因此该法未获得推广应用；以后研究双盘堵塞装置、蚌壳状堵塞装置及纽扣式补片装置，由于递送导管粗、操作不便，对于直径较小及较大的动脉导管不适用，尤其有较高术后残余分流率等并发症的发生，从而限制了这些方法的广泛应用。在20世纪90年代前动脉导管未闭的介入治疗未被广泛接受，1992年由于弹簧圈堵塞中、小型动脉导管获得成功，随着可控性装置研制成功，明显减少了弹簧圈脱落等并发症的发生率；1996年Amplatzer自膨性蘑菇伞封堵器应用于封堵大中型动脉导管未闭，由于操作简单、成功率高、残余分流少，因此在国内外得到广泛应用，但目前该堵塞装置及递送导管还不能完全适合某些类型及婴儿病例进行封堵，同时容易引起并发症，因此尚需研制专用的堵塞装置。

另外经导管关闭房间隔缺损，经历了20余年的材料、实验及临床应用研究，先后有多种装置应用于房间隔缺损的封堵术，但由于安置较困难、骨架断裂、难以

回收、残余分流多且不适合用于大的房间隔缺损，均未获广泛应用。1998年Amplatzer房缺堵塞装置的研究成功，由于操作方便、递送导管小、安全、堵塞率高、并发症少、可回收等优点，可克服以往堵塞装置的一些缺点。但由于房缺堵塞装置由镍钛合金编织而成，该堵塞装置对心脏组织的过敏或毒性反应有待进一步观察，已经发现房缺堵塞装置安置后引起心房及主动脉磨损而引起穿孔的病例报告，因此对该装置的材料、设计、手术指征等方面尚需进一步研究。同样Amplatzer偏心膜部室缺封堵器除了具有Amplatzer系列封堵装置的优点外，又采用左盘不对称设计，避免堵塞装置释放后引起对主动脉瓣的损伤，从而减少主动脉瓣损伤、主动脉瓣关闭不全等严重并发症。但部分病例术后可引起不同程度的传导阻滞，尤其是高度房室传导阻滞，有时表现为突发突止，往往不可预知。另外，术后少部分患者有原因不明的左心功能不全等并发症，对其远期效果估价尚待观察，因此对膜部室缺介入治疗的堵塞装置材料选择、设计、手术指征及方法的选择有待进一步研究，应该理性地客观评价其安全性及有效性。

当介入治疗装置种类、大小选择不当，或安装装置操作不当，都可造成装置脱落、组织损伤、瓣膜损伤引起反流等并发症。

（3）心导管术的熟练程度：先天性心脏病介入治疗技术是建立在熟练规范的诊断性心导管术基础上，包括术前准备、麻醉、插管方法、导管操作与手法、异常途径识别、压力曲线的分析、血氧测定，最后进行血流动力学评价；另一方面，心脏科医师应熟知心导管造影方法及其在先心病中的应用，并掌握特种心血管造影技术。通过这些严格训练的从事先心病诊治的心脏专科医师，在经过先心病介入治疗的系统理论与技术操作训练，方能成为合格的先心病介入治疗专业医师。临床实践表明，每一种心脏中心先心病介入治疗的并发症的发生率均与心导管技术熟练程度密切相关。

二、常见先心病介入治疗的并发症与预防

（一）手术前生理状态异常的调整与治疗

小儿尤其是婴幼儿有别于成人，由于生理解剖发育未趋成熟，加上患有先天性心脏病引起血流动力学的变化，因此介入治疗前就可能存在明显的生理状态异常，术前进行必要的调整与治疗有助于减少并发症的发生，这是新生儿、小婴儿重症先心病患者接受介入治疗前必须注意的，其中包括以下方面。

1.低温 常见于重症新生儿先心病，如完全性大动脉转位、重症肺动脉瓣狭窄、主动脉瓣狭窄、左或右心室发育不良综合征等，由于保暖不力、寒冷天气、转运等极易引起低温，在低温状态下引起循环、代谢等一系列改变，加重酸中毒，患儿可呈低血压、心动过缓状态，加之患儿严重心脏畸形引起低氧血症、心功能不全状态，在这种状态下进行心导管术，容易引起严重并发症，增加心导管治疗的死亡率。

2.低血压 除排除心导管术引起失血、心脏及大血管穿孔、缺氧发作及严重心律失常等引起低血压外，尤其需注意新生儿及小婴儿心导管术前心功能不全伴酸中毒，再加上术前禁食，未及时补充适量的液体、葡萄糖及电解质等都可引起低血压。另外，心血管造影后约1/4发生一过性低血压。低血压状态常为严重并发症的先兆，如心搏骤停、心室颤动等，需密切观察，及时治疗。

3.低氧血症 在重症新生儿先天性心脏病中，引起严重低氧血症的先心病——右心室流出道梗阻的复杂先心病及完全性大动脉转位最为常见。以上疾病应用吸氧疗法难以奏效，而持续性低氧血症的存在常引发酸中毒、心功能不全及循环不良等并发症。最有效的方法是应用前列腺素E（PGE）静脉滴注，对于右心室流出道梗阻性先心病，PGE可扩张动脉导管，增加肺血流量而明显改善低氧血症；对于新生儿完全性大动脉转位，PGE可扩张动脉导管及肺小动脉，使回流至左心房血流量增多，增加心房水平左向右分流，从而使动脉血氧饱和度增加。

4.低血糖 尤其是新生儿及婴儿重症先天性心脏病，术前禁食时间长，未补充适量液体、葡萄糖及电解质，左心室发育不良综合征等容易发生低血糖，在低血糖状态下，影响心肌收缩及血压，因此对6个月以下婴儿禁食时间不超过4h。心导管术前、术时需随时检测电解质及酸碱平衡、血糖等。

5.心功能不全 对于重症小婴儿先天性心脏病，术前常伴有不同程度的心功能不全，术前需尽量改善心功能不全。同时应指出，对于一些重症先心病，如重症新生儿主动脉瓣狭窄常伴有左心功能不全，即使主动脉瓣狭窄解除但左心功能不全并非随之恢复，这些常为术后死亡的原因之一。

（二）常见先天性心脏病介入治疗并发症处理及预防

先天性心脏病介入治疗成功率高、创伤小、术后恢复快、疗效满意，目前在大的医疗中心已成为某些常见先心病的常规治疗手段。施行该技术，若适应证选择不当、经验不足、操作技术不规范、病变解剖部位特殊或器材本身质量问题等均可造成严重并发症。而发生并发症后一旦处理不及时或措施有误可给患者遗留严重的功能障碍甚至导致死亡。因此，介入医师应充分了解先天性心脏病介入治疗中及治疗后可能发生的并发症及其原因，并掌握并发症的防治措施。

1.封堵器脱落

（1）发生率：封堵器脱落是先心病封堵术的严

重并发症之一，常见于房间隔缺损封堵术，发生率为0.25%～1.44%。其次是室间隔缺损封堵术，发生率为0.53%～3.8%；少见于动脉导管未闭封堵术、主动脉窦瘤破裂封堵术、冠状动脉瘘栓塞术及肺动静脉瘘栓塞术等，多发生于封堵术中，也可见于房间隔缺损封堵术后及主动脉窦瘤破裂封堵术后。国外报道最长时间房间隔缺损封堵术后1年才被发现封堵器脱落者。

（2）发生原因：常为封堵器选择过小、病变解剖部位特殊、适应证选择及操作不当或本身质量问题等所致。

（3）主要表现：视脱落部位不同表现也不一，若封堵器脱落于左心室或右心室，患者常感心慌，心电图示频繁室性期前收缩；若脱落于左心房或右心房，一般封堵器多为短暂停留，很快进入心室、肺动脉或主动脉，心电图可为一过性房性期前收缩或房性心动过速等；若脱落于肺动脉，患者一过性心慌外，可有胸闷、气短不适感；若脱落于胸降主动脉或腹主动脉且未影响其重要分支血流时，患者可无异常感觉；一旦阻塞分支动脉血流，则可造成重要脏器缺血甚至坏死等一系列临床症状，如腹痛、肾功能不全、截瘫、肠坏死、败血症等严重后果。

（4）防治措施：首先要严格掌握适应证，术前检查应全面、仔细及准确。对缺损边缘条件差者，应充分评估其封堵术的可行性。属于介入治疗禁忌证者，不应尝试封堵。术中操作规范，应选择适当的封堵器，尤其对房间隔缺损近下腔静脉侧边缘薄而短者，释放封堵器前一定要反复推拉封堵器并经过心动图和X线透视确定其位置、形状有否异常；有条件者应备有各种类型的异物钳。一旦发生封堵器脱落，根据脱落的部位、封堵器的类型、大小以及患者情况来选择异物钳抓取还是手术处理。一般对封堵器较小，或栓堵部位尚未引起生命体征明显异常且术后不超过1个月者，可先尝试用异物钳抓取。若不成功或对栓堵于重要脏器者应行紧急外科手术，以免延误病情，造成严重不良后果甚至死亡。值得注意的是在采取处理措施之前，一定要将封堵器脱落的部位判定准确，避免盲目外科手术或介入抓取，给患者带来不必要的创伤或遭受过多的X线辐射。同时应根据介入医师的操作经验、患者情况及所在单位器械条件等，来决定是行介入处理还是行外科手术，以防发生因介入所带来的次生并发症。另外，先心病封堵术后的患者在6个月内应尽量避免剧烈运动及提重物等，随访中如突然发生胸闷、心慌等症状应及时就诊。

2.心包积液、心脏压塞

（1）发生率：最常见于ASD封堵术，极少见于PDA及VSD封堵术。ASD封堵术心脏压塞发生率为0.12%～0.47%；一般发生于术中，也可发生于术后数天、数周、2年甚至3年。

（2）发生原因：多发生于开展介入治疗早期，一般与术者缺乏介入治疗经验、对心脏X线解剖不熟悉、操作不当或封堵器的锐利边缘磨蚀心房壁有关。ASD封堵器选择过大，或随着心房水平左向右分流消失，右心房逐渐缩小，封堵器边缘可紧邻心房壁，进而磨蚀心房壁造成心包积液或心脏压塞。肺动脉瓣环直径测量有误，采用过大球囊扩张肺动脉瓣狭窄时也可发生瓣环或右心室流出道撕裂，导致心脏压塞。

（3）主要表现：患者自感胸闷、气短、心慌或胸痛，严重者烦躁不安或表情淡漠及意识丧失。体征表现为血压下降、脉压变小、心率减慢等。透视下可见心影增大，心脏搏动明显减弱或消失。经胸超声心动图可示心包腔内液性暗区。

（4）防治措施：首先介入术者应熟悉心脏X线解剖，导丝导管及输送鞘管等应在透视下插送，切忌暴力操作。ASD介入治疗前应重复经胸超声心动图检查，主要明确有无心包积液及其量的多少。术中操作要轻柔，尤其当导丝及导管试图进入左上肺静脉时，一定要判断准确，切勿伤及左心耳部；初学者或介入治疗经验不足者应慎用肺静脉去封堵ASD，以防操作不当引起心脏压塞。肺动脉瓣狭窄球囊扩张术前应准确测量瓣环直径及正确选择球囊导管。另外，术中及术后应严密观察病情，尤其是对介入术后突发胸闷、胸痛等症状者，应及时诊治。经胸超声心动图可明确"心包积液"量的多少，以便酌情选择心包引流或外科手术。

3.主动脉-左/右心房瘘

（1）发生率：是ASD封堵术后晚期严重并发症之一，国内外文献报道发生率<0.1%。多数发生在封堵术后72h内，也有晚至术后8个月者。

（2）发生原因：一般认为ASD位于前上方以及选择的封堵器偏大、锐利的封堵器边缘机械性摩擦主动脉根部所致。

（3）主要表现：多数患者有持续性胸痛，但也有个别无特殊症状者，国外文献有发生溶血的个案报道。部分患者可于心前区闻及双期杂音。超声心动图示主动脉根部与左心房或右心房之间高速血流信号。升主动脉造影可见对比剂自主动脉根部喷入左心房或右心房。

（4）防治措施：封堵器选择不宜过大，尤其是位于前上方的ASD应格外注意，所选择封堵的左心房侧盘的直径不应超过房间隔的最大径。而对主动脉侧缺损的边缘较短或缺如者，应将该侧的封堵器呈"Y"或"V"形骑跨在主动脉根部，以避免锐利的封堵器边缘直接接触主动脉根部且随心脏搏动面发生磨蚀及穿孔。因此，对于拟行ASD封堵术的患者及其家属除交代术中可能发生的并发症外，还应要求成功施行ASD封堵术后的严格随访。一旦发现该种并发症，一般行手术治疗，但国外也有采用介入治疗成功的个案报告。据统计国内ASD封堵术后发生主动脉-右心房瘘者已有8例（包括外科开胸置入封堵器1例），其中施行外科处理至少3例，其余仍在随访中。

4.三度房室传导阻滞

（1）发生率：常见于VSD封堵术中或术后，少见于ASD封堵术中或术后。一般认为与导管刺激、封堵器压迫或缺损边缘靠近房室传导束有关。VSD封堵术三度房室传导阻滞发生率为0.1%～3.0%。ASD封堵术发生率<0.50%。三度房室传导阻滞多发生于术后1周内，也有发生于VSD封堵术后2年甚至5年以上者，且多见于5岁以下的患儿。

（2）发生原因：一般认为与导管刺激、封堵器压迫、挤压摩擦室间隔造成局部水肿、瘢痕形成或缺损边缘靠近房室传导束有关。

（3）主要表现：患者可有头晕、视物模糊或晕厥等症状。心电图示房室呈完全性分离（P波与QRS波无关），且PP间期和RR间期各有自己的规律，心房率快于心室率。心房多为窦性心律，也可为房性异位心律。心室为缓慢匀齐的交界性或室性逸搏心律。

（4）防治措施：对5岁以下VSD患儿，若缺损直径3mm且无心脏增大者，不应急于行介入治疗，除注意避免感染性心内膜炎外，可定期随访。介入治疗者建立动静脉轨道时操作要轻柔，封堵器直径选择不宜过大，VSD封堵术后常规应用激素3～5d，住院观察时间也应适当延长，一般5～7d。一旦发生三度房室传导阻滞，除继续应用激素外，需使用维生素C及营养心肌等药物，并酌情置入临时起搏器。值得注意的是该并发症有复发的潜在风险，对恢复窦性心律者，短期内也应密切观察患者的症状及心电图的变化，以便给予及时治疗。而对于临时起搏器的保留时间，目前尚无统一的意见。国外专家认为若观察2周仍未转复为窦性心律，应置入永久性起搏器。国内报道1例安装临时起搏器及保守治疗3周左右转为窦性心律。另外，发生三度房室传导阻滞后行外科手术的时机以及术后能否恢复为窦性心律等，目前也无统一看法，需要不断积累经验并加以总结。2008年西安"结构性心脏病治疗进展论坛"报道1例VSD封堵术后第二天发生三度房室传导阻滞，3个月后施行外科手术取出了封堵器并修补VSD，术后1周转为窦性心律。但也有VSD封堵术后发生三度房室传导阻滞1周行外科手术未恢复窦性心律者。目前国内先心病介入器材生产厂家已将膜周部VSD封堵器进行了改进，增加了封堵器的腰部长度，减少了封堵器对VSD周边组织的压迫，降低了房室传导阻滞的发生率。值得注意的是ASD封堵术后发生三度房室传导阻滞主要为封堵器过大所致，若术中（释放封堵器前）发生该并发症，应收回封堵器；释放封堵器后发生三度房室传导阻滞者，有学者主张应及早外科手术为宜，若非手术治疗无效且持续时间较久仍有安装永久起搏器的潜在风险，对低龄患儿将影响其今后的生活质量。目前介入医师对该并发症

的处理方式仍有不同看法，需要不断积累经验，加以验证。

5.主动脉瓣关闭不全

（1）发生率：为VSD封堵术的严重并发症之一，约为0.32%；偶见于主动脉窦瘤破裂封堵术及ASD封堵术后。主动脉瓣关闭不全发生率<2.0%。

（2）发生原因：主要由于室间隔缺损上缘距主动脉右冠瓣的距离太近，封堵后影响主动脉瓣关闭，或建立股动脉-VSD-股静脉轨道时损伤了主动脉瓣所致。另外，封堵术后封堵器移位也会造成主动脉瓣关闭不全。主动脉窦瘤破裂封堵术及ASD封堵术后主要为封堵器挤压或牵拉主动脉窦，导致主动脉瓣反流。

（3）主要表现：封堵器置入即刻或释放封堵器后，超声心动图即可显示主动脉瓣关闭不全及其程度或有无主动脉瓣穿孔等；升主动脉造影示对比剂自升主动脉反流入左心室。若在随访过程中可于患者胸骨左缘第3～4肋间闻及舒张期递减性哈气样杂音；超声心动图可显示主动脉瓣反流的程度及有无左心室增大等。

（4）防治措施：为避免该并发症的发生，除使用超滑导丝引导导管通过VSD外，尚需严格掌握适应证，根据VSD的部位、直径及距主动脉瓣的距离等选择适当的封堵器；置入封堵器时一定要经过超声心动图及升主动脉造影证实无主动脉瓣关闭不全和残余分流，且封堵器形状、位置无异常后才可释放封堵器。若置入封堵器后发现少至中量主动脉瓣反流，应收回封堵器，否则释放后会加重反流量。若释放后发生轻度主动脉瓣关闭不全可严密随访观察；中度或中度以上的主动脉瓣关闭不全，应行外科手术，取出封堵器并修补VSD。

6.三尖瓣关闭不全

（1）发生率：多见于肺动脉瓣球囊成形术，也可见于VSD及PDA封堵术，其发生率<2.0%。

（2）发生原因：主要由于导管或导丝通过右心室时穿过腱索或乳头肌，球囊扩张或建立轨道式损伤了三尖瓣结构，或三尖瓣隔瓣附着异常，封堵器移位、随心脏搏动磨蚀影响其功能所致。

（3）主要表现：于三尖瓣区可闻及收缩期杂音，严重者可有颈静脉怒张、肝大及下肢水肿等。超声心动图可显示右心室增大，三尖瓣叶、乳头肌及腱索结构异常情况，彩色多普勒可显示三尖瓣反流程度。

（4）防治措施：操作过程中切勿将导丝、导管或鞘管穿过右心室内的腱索和乳头肌。对伴有较薄膜部瘤的室间隔缺损尽量不要将封堵器置入膜部瘤内，而对发生轻度三尖瓣关闭不全者，若无明显临床症状可密切随访观察，严重者应施行外科手术。

7.二尖瓣关闭不全

（1）发生率：可见于ASD封堵术，其发生率<0.3%。偶见于VSD封堵术。

（2）发生原因：主要因为ASD的边缘距二尖瓣较

近，封堵器的左心房侧边缘影响了二尖瓣的关闭或机械性摩擦造成二尖瓣穿孔。或者释放VSD封堵器时左心室侧盘缠绕二尖瓣腱索或乳头肌。

（3）主要表现：于心尖部可闻及收缩期高频吹风样杂音，可向腋下传导。超声心动图显示二尖瓣叶、乳头肌及腱索的结构异常情况，随着时间延长，左心室可有不同程度增大；彩色多普勒可示二尖瓣反流程度。

（4）防治措施：术前应严格掌握适应证，对距二尖瓣前叶＜7mm的ASD不应盲目行封堵术。术中操作要规范，释放封堵器前需经超声心动图仔细观察封堵器的边缘是否触及二尖瓣而影响了其功能；术后应严格随访，尤其对释放后有轻度二尖瓣关闭不全者，要观察其关闭不全的程度有无变化，近期逐渐加重者应行外科处理。

8.肺动脉夹层、主动脉夹层

（1）发生率：为PDA封堵术或PDA合并主动脉缩窄同时行介入治疗的罕见严重并发症，其发生率＜0.05%。

（2）发生原因：多与局部动脉壁本身发育异常有关，部分与术中操作不当所致。

（3）主要表现：患者可有胸痛或胸部不适感。造影显示主肺动脉或主动脉腔内对比剂滞留；CTA显示肺动脉或主动脉真、假腔。

（4）防治措施：肺动脉夹层，临床处理较棘手，尤其合并重度肺动脉高压者，手术风险大，效果也不满意。因此，介入治疗术中操作要规范、轻柔，避免导管、导丝及输送鞘管对动脉内膜的损伤。而对于主动脉夹层，成人患者可酌情采用覆膜支架置入术；而对于低体重的患儿有时应行外科手术处理。

9.封堵器脱载

（1）发生率：可见于ASD封堵术后，其发生率＜0.20%。

（2）发生原因：主要为器材本身质量问题所致，个别操作不当也可引起本并发症。

（3）主要表现：封堵器在推送或拟行调整其位置时，封堵器与输送导丝连接处过早发生脱离。

（4）防治措施：封堵器置入体内前应仔细检查，包括输送鞘管及其附件等。术中推送封堵器切忌旋转动作以免发生脱载。一旦发生封堵器脱载可酌情采用圈套器取出或外科手术处理。

10.溶血

（1）发生率：常见于PDA和VSD封堵术，其发生率，PDA封堵术为＜0.8%，VSD封堵术为0.51%～5.88%。罕见于ASD封堵术后发生主动脉-左心房瘘或合并二尖瓣反流者。

（2）发生原因：主要与术后残余分流有关，高速血流冲击封堵器造成红细胞机械性破坏。可发生于术后1～4h。

（3）主要表现：小便颜色呈洗肉水样，严重者为酱油色样尿，可伴发热、黄疸、血色素下降及乳酸脱氢酶升高等。

（4）防治措施：尽量避免高速血流的残余分流；一旦发生术后溶血可使用激素、碳酸氢钠等以碱化尿液，保护肾功能，多数患者可自愈。也可采用弹簧圈栓子等再次封堵残余分流。若患者持续发热、溶血性贫血及黄疸等，则应酌情外科处理。

11.股动静脉瘘

（1）发生率：见于ASD封堵术、肺动脉瓣球囊成形术、VSD封堵术及PDA封堵术。其发生率分别为0.43%、0.13%、0.33%～1.38%及0.05%。

（2）发生原因：主要与输送鞘管较粗、穿刺点不当或局部血管走行异常有关。

（3）主要表现：患者常感插管处疼痛，更换鞘管时原股静脉插管处可见鲜红色血液涌出，测该处鲜血血氧饱和度明显升高达95%以上；若动静脉均插管，透视下动静脉插入的导丝或导管于较低位置交叉，而不在高位交叉；包扎后听诊该处可闻及血管性杂音；血管造影或血管超声显示股动静脉之间交通。

（4）防治措施：穿刺时患者下肢尽量外展，股静脉穿刺点不应过低，要避开股动脉。如果行右心导管术中疑有该并发症，则应酌情压迫止血后更换穿刺点，切忌插入更大型号的输送鞘管或球囊扩张管；一旦介入术后发生该并发症且经超声证实股动静脉瘘直径≤3mm，可采用局部压迫法，无效者可随访观察，一般1～3个月可自愈。未愈合者应施行外科手术，高龄患者也可采用覆膜支架介入治疗。

12.完全性左束支传导阻滞伴左心室进行性增大

（1）发生率：目前主要见于7岁以下VSD封堵术后患儿，发生率约0.33%。全国已有6例报道。

（2）发生原因：目前致病因素尚不十分清楚。

（3）主要表现：患者活动量受限，心电图示完全性左束支传导阻滞；超声心动图示左心室增大，室壁运动减弱，射血分数降低；其心功能随着心脏增大而日趋下降，预后极差，是最棘手的术后并发症，目前尚无理想的治疗方法。至今国内已有2例发生死亡。

（4）防治措施：对于年龄小、无血流动力学意义的VSD不应过早施行介入治疗。目前缺乏理想的治疗方法，主要采用抗心力衰竭及营养心肌等药物，尝试安装起搏器有望改善心功能。

13.脑栓塞

（1）发生率：可发生于VSD、ASD封堵术中或术后及冠状动脉瘘栓塞术中，发生率约0.16%。

（2）发生原因：主要为术中操作不规范、未行抗凝、输送系统排气不彻底、弹簧栓子脱落或术后抗凝治疗不当所致。

（3）主要表现：视栓塞部位不同其临床表现也不

一，可有复视、视野缺失、言语不清、口眼歪斜、肢体活动障碍等。CT及MRI可显示栓塞的确切部位及受累范围等。

（4）防治措施：ASD及VSD介入术中操作要规范、应肝素化；术后严格抗凝治疗，尤其是对于ASD封堵术后合并心房颤动者，应正规服用华法林至少6个月甚至更长。一旦脑栓塞明确诊断，应尽早采取溶栓治疗，但要防治脑出血等次生并发症的发生。

14.冠状动脉空气栓塞

（1）发生率：主要发生于ASD封堵术及肺动静脉瘘栓塞术中，发生率1.0%～4.7%及10.2%。偶见于VSD封堵术中。

（2）发生原因：常由于导管及输送鞘管内排气不净或输送封堵器时带入气体所致。因操作时患者处于仰卧位，右冠状动脉开口朝上，一旦气体经左心房-左心室达升主动脉，极易进入右冠状动脉而发生冠状动脉空气栓塞。

（3）主要表现：术中患者常突感胸闷、气短、胸痛及烦躁不安等；心电图示ST段抬高及心率减慢。

（4）防治措施：要彻底排净导管及输送鞘管内的气体，封堵器在进入人体前应将其放入生理盐水中充分浸泡排气，若为成人患者可嘱其咳嗽以使鞘管内的气体排出。发生冠状动脉空气栓塞后应立即给患者吸氧，酌情使用阿托品及血管扩张药，一般20min内症状即可缓解。

15.心肌梗死

（1）发生率：主要发生于VSD封堵术及冠状动脉瘘栓塞术，目前多为个案报道。

（2）发生原因：由于术中或术后抗凝不够所致，冠状动脉瘘栓塞术后其近心端冠状动脉内血栓形成并逐渐阻塞正常冠状动脉分支也可造成相应区域心肌梗死。也可见于VSD封堵术及冠状动脉栓塞术中操作不当损失冠状动脉开口。

（3）主要表现：患者可有胸痛；心电图示心肌缺血或梗死；超声心动图示局部室壁运动减弱、消失或有矛盾运动。

（4）防治措施：术中操作要轻柔，避免损伤冠状动脉开口；应肝素化，术后严格抗凝，尤其对于冠状动脉瘘栓塞的患者至少6个月或更长。若术中发生冠状动脉开口损伤，应酌情置入支架或行冠状动脉旁路移植术。

16.血小板减少

（1）发生率：多见于PDA封堵术后，少见于VSD封堵术后。

（2）发生原因：多与应用较大直径封堵器和（或）残余分流有关，血小板发生聚集或破坏；个别可能与使用肝素或封堵器过敏有关。

（3）主要表现：血化验示血小板减少，严重者可有出血倾向。

（4）防治措施：尽量封堵完全，一旦发生该并发症，应积极寻找原因，可酌情应用激素、碱化尿液、降压及输入血小板等，若无效应行外科手术取出封堵器及结扎PDA。

17.头痛

（1）发生率：多见于ASD封堵术后，其发生率在0.5%～35%。少见于VSD及PDA封堵术后。

（2）发生原因：目前其确切原因尚不清楚。推测可能与置入封堵器后房间隔发生改变或封堵器本身释放血管活性物质有关，但难以解释那些术前即有头痛而封堵术后症状消失者。

（3）主要表现：常发生于封堵器术后数小时内，少数可发生在术后数周或数月内，一般表现为间断偏头痛，有时伴呕吐。多于术后半年内自行缓解，个别患者可持续3年。CT或MRI检查常无阳性发现。

（4）防治措施：若除外脑出血后，则可加强抗凝、对症处理，尝试缓和脱水治疗有效。对术后半年仍有头痛者，经影像学检查除外颅内病变后，可酌情延长抗凝治疗时间。

18.残余分流

（1）发生率：可见于各种先心病封堵术后，即刻残余分流发生率1.16%～40%。随着随访时间的延长，发生率逐渐降低。

（2）发生原因：多与缺损边缘不规则、封堵器选择偏小或多发孔缺损有关。

（3）主要表现：部分病例听诊可于相应部位闻及病理性杂音，介入术后超声心动图或造影发现异常残余分流。

（4）防治措施：术前检查要全面、准确；选择封堵器要适当；封堵后要仔细核对有无残余分流，若由于封堵器偏小所致残余分流，应更换大型号封堵器。如果为多发缺损，可酌情采用双枚封堵器。

19.医源性主动脉缩窄或左肺动脉狭窄

（1）发生率：发生率较低，约为0.2%，一般发生于PDA封堵术后患儿。

（2）发生原因：主要为PDA直径偏大或漏斗部偏小，置入大型号封堵器后造成主动脉峡部或左肺动脉狭窄。

（3）主要表现：术后自升主动脉至降主动脉或自左肺动脉远端至主肺动脉连续测压可发现有意义的收缩压差；超声心动图及造影均可提升该并发症。

（4）防治措施：释放封堵器前，应仔细核对除外并发症的可能。若超声心动图测定跨主动脉狭窄处收缩压差＜10mmHg，可严密随访观察；若狭窄较重应酌情更换较小直径封堵器或放弃介入治疗。若封堵器释放后发现较严重的医源性狭窄，应采用介入方法取出封堵器或外科手术处理。

20.封堵器过敏反应

（1）发生率：国内外仅见个案报道，多见于ASD及

PFO封堵术后。

（2）发生原因：主要对镍过敏，多见于对金属过敏的女性患者。

（3）主要表现：封堵术后皮肤瘙痒、起皮疹，可有胸闷、胸部不适感，也可有发热、心包积液等。

（4）防治措施：术前应详细询问患者有无金属过敏史，必要时可行封堵器手腕部贴敷试验，观察24h后，若局部皮肤无发红、皮疹等，可行封堵介入治疗。

21.三尖瓣狭窄

（1）发生率：国内外仅见个案报道，见于VSD封堵术后。

（2）发生原因：主要为封堵器影响三尖瓣的开放所致，多见于合并膜部瘤的患者。

（3）主要表现：封堵术后即刻若血压低、血氧饱和度下降，应考虑该并发症可能。患者随访中可有下肢水肿、肝大等右心衰竭表现。超声心动图可显示三尖瓣狭窄的程度。

（4）防治措施：VSD封堵术中应采用超声心动图监测，一旦发现封堵器影响三尖瓣功能，不应释放封堵器。若释放后发生三尖瓣狭窄，一般采用外科手术处理。国外也有采用球囊扩张术治疗的个案报道。

22.导管或导丝嵌顿

（1）发生率：主要为先心病介入治疗术中个案报道。

（2）发生原因：见于肺动脉瓣球囊成形术中未采用动脉鞘管，扩张后球囊导管回撤时嵌顿于股静脉。PDA封堵器术中将交换导丝尖端误入肠系膜上动脉或股动脉鞘管内。偶见于曾行盆腔手术的ASD封堵术女性患者，释放封堵器后输送鞘管拔除困难，考虑与髂静脉局部狭窄有关。

（3）主要表现：导管或导丝回撤困难，处理不当可造成局部血管损伤，包括夹层或血肿等。

（4）防治措施：采用聚乙烯球囊导管扩张肺动脉狭窄时，使用动脉鞘管可避免该并发症的发生。PDA介入术中插入交换导丝时，其尖端置于降主动脉，不宜插入过深以免嵌顿于其分支血管内。一旦发生该并发症，可酌情应用镇静药及罂粟碱等药物，成人患者可行全身麻醉，若无效需要外科手术处理。切忌采用暴力拔除，以免导致更严重的血管并发症。

23.感染性心内膜炎

（1）发生率：目前先心病介入治疗后发生感染性心内膜炎仅见个案报道，包括VSD、PDA及ASD封堵术后。

（2）发生原因：一般与介入封堵术后患者自身抵抗力差、术前1个月内曾有发热、术中消毒不严格或所用器械灭菌不彻底等有关。

（3）主要表现：患者术后常有持续性发热，血细菌培养可为阳性，超声心动图或CTA检查心腔内可发现赘生物。

（4）防治措施：先心病一般不需急诊治疗，若患者封堵术前1个月内有发热感染史，则不宜行介入治疗。对于置入封堵器的患者术后应常规应用抗生素，一旦患者术后发热应积极处理，酌情延长术后随访观察时间，以避免感染性心内膜炎的发生。而对于术后发生感染性心内膜炎的患者如药物治疗无效，应行外科手术。

24.死亡

（1）发生率：一般发生在ASD封堵术及肺动脉球囊成形术，其死亡率均＜0.4%；少见于PDA、VSD封堵术，肺动静脉瘘栓塞术，主动脉球囊扩张术及房间隔造口术等。

（2）发生原因：主要为封堵器术中和术后发生心脏压塞或封堵器脱落且处理不当或不及时所致；肺动脉球囊成形术中因球囊直径选择过大造成瓣环撕裂——心脏压塞、扩张时位置不当或导丝、导管刺激右心室流出道而发生严重痉挛和心律失常等均可导致死亡。肺动静脉瘘栓塞术后发生肺梗死及肺部感染或肺动静脉瘘合并肺动脉高压介入术后都有发生死亡的个案报道。另外，VSD封堵术中若伤及冠状动脉、先心病介入术后发生感染性心内膜炎、脑梗死、脑出血、重度肺动脉高压未缓解、室颤或晕厥等均可导致死亡。一般死亡发生于术中或术后近期内，但也有于ASD封堵术后1年不明原因发生猝死者。

（3）防治措施

1）对重度肺动脉瓣狭窄患儿，应在气管插管麻醉下实施介入治疗，且尽量避免刺激右心室流出道，以防发生流出道痉挛、缺氧发作及致命性心律失常。

2）先心病合并重度肺动脉高压者，除严格掌握介入治疗适应证外，对介入术后患者应严密观察病情，即使肺动脉压力下降满意者，也要注意患者的心律、心率、呼吸及血压等生命体征的变化，以便及时有效地处理。

3）对重度主动脉瓣或肺动脉瓣狭窄患者，力争首次扩张球囊精准到位、有效，以防发生致命性心律失常；也可酌情选择小直径球囊到大直径球囊分次扩张法，以免发生严重左心功能不全。

4）对多发肺动静脉瘘患者可分期多次栓塞，既可避免肺动脉压力升高，又可降低肺梗死的潜在风险。

5）对复杂先心病患儿行房间隔造口术时，应选择最佳治疗时机及实施方案，可在Hybrid手术室进行，以提高治疗成功率和安全性。

6）对于封堵术后发生持续性发热、黑矇、晕厥或不明原因的持续性胸痛、胸闷患者，应尽快查找原因，积极酌情处理。

总之，先心病介入治疗的并发症发生率低，大多数并发症经非手术治疗或及时、正确、有效的处理可以恢复正常或不会遗留严重后果；但若处理不及时或措施不当，则有导致严重功能障碍及死亡的潜在风险。因此，术前介入医师除严格掌握适应证外，还应与患者及其亲属进行充分沟通。术后嘱其注意事项，定期严格随访。一旦发生并发症，介入医师应根据各自医疗机构的具体情况，选择恰当的处理方法，尽量避免次生并发症的发生，不应给患者带来更加严重的后果。

三、瓣膜性心脏病介入治疗并发症处理及预防

（一）经皮肺动脉瓣成形术并发症处理及预防

1. 严重并发症

（1）危及生命或引起长期的功能不全者，包括新生儿病例下腔静脉与髂静脉连接处撕裂引起腹腔积血、低血压及心搏骤停，多由于操作不当、技术不熟练所致。

（2）肺动脉瓣环撕裂及出血：多由于球囊选择过大，或由于对瓣环直径测量高估所致。在心导管术中由于心房、右心室或肺动脉穿孔引起心腔压塞应早期诊断，尤其发生血压下降、心动过缓或导管头端异常途径时，应疑及心脏穿孔，及时行心脏超声心动图检查，早期诊断和治疗。此外，球囊扩张还可引起三尖瓣重度反流致右心功能不全，可能由于球囊导管穿过三尖瓣腱索，球囊扩张时引起损伤，或者由于采用过长的球囊导管引起三尖瓣损伤，均需要外科手术治疗。

2. 轻型并发症

（1）血管并发症：动静脉血栓形成、股静脉撕裂、导管穿刺部位出血，多由于穿刺位置过低，穿刺局部加压包扎过久，动脉鞘管选择过大所致。

（2）瓣叶撕裂：多由于球囊选择过大，扩张次数过多所致。

（3）呼吸暂停：常由于球囊扩张时间过长或过频引起。

（4）心律失常：可引起一过性高度房室传导阻滞或快速心律失常，迅速回抽球囊或向上送入主肺动脉可自行恢复。必要时静脉给予阿托品。

（5）右心室流出道损伤：常引起反应性漏斗部狭窄，一般不需特殊处理可自行恢复。

（二）经导管主动脉瓣置换术并发症处理及预防

1. 传导阻滞

传导阻滞是TAVR最常见并发症之一。TAVR可引起左、右束支传导阻滞和房室传导阻滞。由于Sapien瓣膜支架较CoreValve瓣膜支架短，Sapien瓣膜支架嵌入左心室流出道的部分非常少，而CoreValve支架有相当一部分嵌入左心室流出道。因此，CoreValve瓣膜比Sapien瓣膜更容易压迫到传导系统，更易发生传导阻滞。CoreValve瓣膜致需置入起搏器的传导阻滞发生率可高达20%～40%，而Edwards瓣膜大多＜10%。90%以上的房室传导阻滞发生于TAVR术后1周内，但有些病例发生在术后1个月至半年。研究显示，TAVR

传导阻滞发生的危险因素包括术前存在右束支传导阻滞、支架嵌入左心室流出道的深度及直径、术前QRS波宽度、室间隔厚度、既往有心肌梗死。避免将瓣膜支架放得太低、避免选择直径过大的瓣膜、对已存在右束支传导阻滞的患者选用Sapien瓣膜支架等措施，可减少这一并发症的发生。另外，一项研究显示TAVR手术导致的传导异常46%发生在球囊扩张时，提示选择内径适当偏小的球囊可能减少传导阻滞的发生。研究显示，置入心脏起搏器可能影响TAVR患者的预后。

2. 瓣周漏

TAVR术后，几乎所有的患者会存在不同程度的瓣周漏，但绝大多数患者为轻微至轻度反流，且不会随着时间延长而恶化。随着瓣膜支架的内皮化及瓣环钙化的进展，瓣周漏可能会逐渐减轻。然而，PARTNER-A研究2年随访的结果显示，术后瓣周漏是影响患者生存率的主要因素。使用球囊再扩张瓣膜支架可以减少瓣周漏，但有些病例扩张后可能仍存在严重瓣周漏，可再次置入瓣膜支架来纠正，也可以使用封堵器进行封堵。TAVR导致瓣周漏的程度与主动脉瓣膜的钙化严重程度明显相关，而与钙化的空间分布无关；此外，瓣膜钙化程度高的患者更需要置入后球囊扩张。严重钙化的瓣膜组织质地较硬，球囊扩张可能不能使其变平而仍有残余部分突向主动脉管腔，因此，置入的瓣膜支架不能很好地贴壁，更易出现瓣周漏。新型瓣膜在设计上对人工瓣膜裙边进行优化，使之能更好地贴壁，有望减少瓣周漏。Detaint还发现，瓣周漏的发生与人工瓣膜的覆盖指数相关，提示置入瓣膜过小可导致瓣周漏，选择合适型号的瓣膜支架可减少瓣周漏的发生。人工瓣膜上有裙边，可以防止瓣周漏，但裙边高度只有12mm左右，瓣膜放置过高或过低，使得裙边不能封闭瓣环，可引起瓣周漏。近年来，通过使用新型设计的经导管置入的心脏瓣膜，以及对优化瓣膜大小、裙边及置入技术理解的加深，瓣周漏的发生率显著降低。2017年公布的SURTA Ⅵ及PARTNER Ⅱ研究中，中、重度瓣周漏发生率分别为5.4%和3.7%。

3. 脑卒中

TAVR术后30d脑卒中发生率为3.3%±1.8%，1年内发生率为5.2%±3.4%。TAVR术后30d内发生的脑卒中明显增加患者的死亡率。新近研究使用MRI扫描TAVR术后患者头颅后发现，70%～80%患者术后出现缺血性脑损伤，尽管大部分损伤不引起临床症状。如前所述，一些研究显示TA-TAVR发生脑卒中的可能性更低，许多专家因此认为TAVR相关的脑卒中是输送系统经过主动脉损伤主动脉导致主动脉粥样斑块脱落引起的。然而，在PARTNER-A研究中，TA-TAVR与经股动脉TAVR具有相同的脑卒中发生率，因此，有些专家认为脑卒中产生的原因还可能是球囊扩张使得主动脉瓣上钙化物脱落所致。关于TAVR相关脑卒中产生的机制有待于今后进一步研究。为了减少TAVR脑卒中发生，一些血栓保护装置如Embrella、TriGuard、Sentinel和

Embol-X已相继被发明并相继开展各自临床试验。目前所公布的部分结果显示，通过MRI发现血栓保护装置在减少无症状性脑缺血损坏方面有益，但并未减少新发损害及脑神经不良事件。另外，置入的瓣膜及支架仍有发生附壁血栓的可能，因此，TAVR术后数月内仍有发生脑卒中的可能。为减少血栓形成及脑卒中发生，TAVR术后3～6个月应进行双联抗血小板治疗。

4.局部血管并发症　局部血管并发症也是常见并发症。先前使用21F甚至更大的动脉鞘管及输送系统时，由于创口较大，血管并发症较高。随着18F输送系统的研发和采用，该并发症发生率明显减低。需要提到的是，目前研究的血管缝合装置使用简便，不像以前那样需要外科医师切开缝合，心内科医师即可完成动脉血管闭合。荟萃分析研究显示，经股动脉途径TAVR术的局部血管并发症相当一部分是由于血管缝合装置使用失败导致的，大型号输送鞘管、女性、血管过细是导致局部血管并发症的主要影响因素。随着术者经验的积累、某些技巧的采用及输送系统改进，该并发症逐渐减少。

5.冠状动脉阻塞及心肌梗死　几乎所有的TAVR患者均会出现心肌损伤，但只有极少数患者出现心肌梗死。冠状动脉阻塞及心肌梗死是TAVR严重的并发症。TAVR冠状动脉阻塞的主要机制是钙化的自体瓣膜上翻堵住冠状动脉口。此外，瓣膜支架放置过高，可使裙边挡住冠状动脉口，也可引起冠状动脉阻塞及心肌梗死。TAVR术时应避免将瓣膜放置过高，并应行主动脉造影，确认瓣膜不阻挡冠状动脉入口。另外，术前应测量主动脉窦宽度、高度及冠状动脉高度，对于解剖结构不合适的患者应避免行TAVR术。研究显示，冠状动脉高度<12mm、主动脉窦内径<30mm、使用球囊扩张瓣膜或外科生物瓣者是发生冠状动脉危险的预测因素。

6.血栓　虽然临床上TAVR术后显著的瓣膜血栓是罕见的，但在TAVR随机试验中报道了亚临床小叶血栓形成。后来经过一系列的登记研究发现，这是在所有经导管和外科换瓣术后一个常见的影像学表现，其发生率已达到10%～15%，且在任何类型的经导管心脏瓣膜术后1～3个月均可能被发现。亚临床小叶血栓可通过MDTC发现，与经食管超声心动图检查具有高度的一致性。需注意的是，低密度小叶增厚的CT特征与瓣叶活动减弱相关。这两点表现对于诊断亚临床小叶血栓形成有重要价值。尤其是平均跨瓣压差≥20mmHg及瓣叶增厚同时出现对瓣膜血栓形成的诊断特异性高达94%。在2017年AHA/ACC《心脏瓣膜病管理指南》更新中，新增加了对于出血风险较低的行TAVR手术患者，术后至少使用3个月的维生素K拮抗药使INR达到2.5的推荐。

7.其他并发症　大型临床研究显示，TAVR心包积液的发生率为15%～20%，心脏压塞发生率为2%左右。TAVR最易引起心脏压塞的步骤是在进输送鞘、置入瓣叶时。此时，加硬导丝受到向前的冲力可能刺破左心

室。因此，应将加硬导丝头端塑形使其在左心室内形成圆圈以减少冲力，进输送鞘管时应固定好加硬导丝。直头导丝进左心室时，应避免用力过猛，否则可引起主动脉窦或左心室穿孔。主动脉夹层、撕裂是TAVR致命的并发症。准确测量主动脉瓣环的大小、用相对小号的扩张球囊可避免这一并发症的发生。急性肾功能损害也是TAVR常见的并发症，并且其与患者预后相关。随着技术的成熟，瓣膜的脱落及移位目前很少见，避免选择过小的瓣膜支架可以有效防止该并发症的发生。

（三）经导管心脏瓣周漏封堵术并发症及处理

1.人工瓣膜嵌顿、瓣膜功能受损　特别是对于心脏瓣周漏至瓣膜边缘距离较短、置入封堵器过大更容易发生。术中置入封堵器时，应注意其是否影响人工瓣膜功能后再释放封堵器。若出现该情况，应调整封堵器位置或回收封堵器并重新选择封堵器。有些患者封堵器释放后可能会出现倾斜，继而人工瓣膜发生嵌顿而影响瓣膜功能，此时可通过圈套器、心肌活检钳取出封堵器，若失败只能通过外科手术纠正。此外，操作过程中若动作粗暴，碰及人造瓣膜瓣叶时，可导致瓣叶受损。还有病例报道，置入的封堵器过大可导致人工瓣膜慢性磨损和毁坏。

2.封堵器移位、脱落，导致栓塞　封堵器移位、脱落发生后可通过圈套器取出封堵器。有些患者则需要通过外科手术取出。

3.冠状动脉堵塞　经导管封堵主动脉瓣瓣周漏者，应注意封堵器有无堵塞冠状动脉的可能。因冠状动脉堵塞引起严重症状者需要紧急外科手术纠正。

4.溶血　较易出现，可能的原因有：①跨瓣膜血流引起溶血，术前即存在溶血，封堵后溶血不改善；②瓣周漏变窄，残余漏增加了血液流过窄小孔隙的应力而导致溶血；③血液流过封堵器内部窄小孔隙导致应力增加而引起溶血。约10%瓣周漏封堵后会出现溶血，特别是二尖瓣瓣周漏患者容易出现溶血。发生溶血时，应予以碱化尿液、试用激素、输血等治疗。对于内科非手术治疗无效者，可考虑通过外科手术纠正。

5.残余漏　瓣周漏形态与封堵器不匹配、瓣周漏数量较多时，可出现残余漏。多数文献报道，对于经导管封堵术后出现微量残余分流者，可暂不予以处理，随访观察；如残余漏分流引起较严重的心功能不全或溶血，需考虑再进行介入治疗或外科开胸手术治疗，大多数学者认为微量残余分流是可以接受的。

6.瓣周漏口进一步增大　操作过程中，通过瓣周漏建立轨道时，尤其是球囊测量及通过传送鞘的进程中，若用力过大，可使瓣漏口进一步增大。

7.其他一般介入并发症　如出血及局部血管损伤、急性肾损伤、脑卒中、心律失常、脏器栓塞、心内结构损伤、心脏压塞等。

（四）经皮二尖瓣球囊扩张术并发症及处理

1.心律失常 为术中器械刺激心脏或者迷走神经反射所致，因此术中操作应轻柔，避免刺激心脏。出现心律失常时可以给予相应药物治疗。

2.栓塞 包括血栓栓塞和气体栓塞。为避免栓塞，术中应将导管系统充分排气并完全肝素化。对于高危患者如心房颤动，术前应予以华法林抗凝4～6周，并行经食管超声排除血栓。另外，在进行PBMV过程中，应尽量使导管远离左心耳。

3.心脏压塞 多出现于房间隔穿刺时，或者因球囊导管刺破心房、心室所致。为避免其发生，穿刺房间隔时应注射对比剂，确认穿刺针在左心房内后方可推进穿刺鞘。另外，进行PBMV过程中应尽量使导管远离左心耳，且注意操作轻柔。一旦出现心包积液，应予以鱼精蛋白中和肝素，并予以补液、升压、心包引流等措施，若这些方法仍不能奏效，应尽早行外科心包切开、穿孔缝合术。

4.房间隔损伤及分流 由于PBMV鞘管需通过房间隔，可造成房间隔损伤及分流，但分流量多较少，且多在1年后消失。

5.二尖瓣反流 二尖瓣反流是PBMV常见的并发症，发生率可达25%～40%，但绝大多数为轻、中度反流，严重二尖瓣反流仅占2%～7%。其发病机制可能为瓣叶撕裂、腱索断裂、瓣叶穿孔、乳头肌损伤和瓣叶后交界裂开而导致瓣叶对合不良。为避免这些损伤，操作时应注意以下几点：①尽量避免瓣下扩张，扩张前应确认球囊导管没有嵌顿在腱索内；②对瓣膜条件差者，应该严格遵循逐步增大球囊直径的扩张方法；③避免过分追求效果而选择过大球囊扩张直径。一旦出现二尖瓣反流，应注意保护心功能，给予减轻心脏后负荷药物，并随访观察，根据发展情况再决定是否换瓣。大多严重反流的患者不需紧急外科手术，但最终多需择期行换瓣术。

（姜黔峰）

参 考 文 献

Barami K. Cerebral venous overdrainage：an under-recognized complication of cerebrospinal fluid diversion ［J］. Neurosurg Focus，2016，41（3）：E9.

Chan A，Chok K. A vena caval mass：challenging diagnosis with a rare complication［J］. Lancet Oncol，2018，19（10）：e564.

Jbeli AH，Sethi P，Kelly S，et al. Coronary Artery Perforation Spilling into Right Ventricle：A Rare Complication of Percutaneous Coronary Intervention［J］. S D Med，2018，71（10）：466-468.

Kusterer N，Morales G，Butt M，et al. Junctional ectopic rhythm after AVNRT ablation：An underrecognized complication［J］. Pacing Clin Electrophysiol，2018，41（2）：182-193.

Magalhães P，Carvalho S，Moreira JI et al. Interventricular Septum Dissection：A Rare Complication［J］. Rev Esp Cardiol（Engl Ed），2016，69（4）：437.

Makaloski V，Wyss TR. Iliocaval Fistula：Late Complication After Endovascular Interventions［J］. Eur J Vasc Endovasc Surg，2016，52（1）：28-39.

Mourya D，Balamurugan S，Khanal R et al. A Rare Complication Of Posterior Subtenon Injection［J］. Retin Cases Brief Rep，2017 Spring；11（2）：128-130.

Nomura T，Higuchi Y，Kato T，. A rare instructive complication of balloon catheter fracture during percutaneous coronary intervention［J］. Cardiovasc Interv Ther，2016，31（1）：70-74.

Shanmugam V，Mitchell RN，Padera RF，et al. Enterovascular Fistula：An Under-Recognized Complication Related to Therapy for Esophageal Carcinoma［J］. J Laparoendosc Adv Surg Tech A，2019，29（5）：583-588.

Small A，Klinke P，Della Siega A，et al. Day procedure intervention is safe and complication free in higher risk patients undergoing transradial angioplasty and stenting. The discharge study［J］. Catheter Cardiovasc Interv，2007，1，70（7）：907-912.

Vasu N，Kalidoss L，Janakiraman E，et al. Epidermal bulla：A dermatology complication of radial artery compression band［J］. Indian Heart J，2018，70（3）：S486-S488.

第15章
心血管危急重症辅助设备的应用

第一节 血管内超声与光学相干断层成像在危急重症患者中的应用

一、概述

虽然冠状动脉造影目前仍然是最常用指导冠状动脉介入治疗的方法，但它存在一定的缺陷，冠状动脉造影仅能显示二维图像，对血管腔的大小及性质难以精确测定，也不能提供病变部位斑块的形态、血管的重构及斑块的负荷情况。同时冠状动脉造影对介入术后支架膨胀不全、贴壁不良、残余夹层、血栓及斑块脱垂也不能很好地识别。而这些不足在一定程度上可以被血管内超声（intravascular ultrasound，IVUS）技术来弥补。自20世纪80年代末，血管内超声问世以来，它已成为冠状动脉内成像的主要技术手段。它的应用帮助我们更好地认识了血管结构以指导冠状动脉介入治疗和评价。IVUS是将微型超声探头送至冠状动脉内，全角度地向血管壁发射超声波脉冲，将管壁组织反射的回声信号依据其强弱反映为影像上不同的图像，从而分辨不同类型的组织特性。临床常用的声波频率为20～45MHz，组织穿透力约10mm，轴向分辨率100～200μm，横向分辨率200～300μm。它可以可靠地应用于开口病变、分叉病变、左主干病变或慢性完全闭塞性病变。一些大型观察队列研究、随机试验及Meta分析都显示与冠状动脉造影相比，IVUS指导的PCI能获得更大的血管直径，IVUS指导的药物洗脱支架置入术后的主要不良事件（MACE），如靶血管重建、支架内血栓等明显降低。但IVUS也存在一定的不足，主要表现在轴向分辨率低、对斑块亚型识别力低、回撤缓慢等。而光学相干断层成像（optical coherence tomography，OCT）则是一种近10年来新兴的血管内成像技术，以近红外线作为光源，利用光波的干涉法则进行成像，经过重建从而显示组织图像。由于光的波长短，OCT具有更高的分辨率，可达10～20μm，有"组织显微镜"之称，能够提供很多IVUS不能探测到的细节。OCT可以提供比IVUS更为快速、清晰的图像，可以更精确地显示血管壁和病变性质，如血栓、钙化、纤维帽厚度及撕裂，也可以显示支架贴壁不良及支架覆盖面积等。但OCT其组织穿透能力较低（仅1～3μm），成像范围较小，且容易受到血液中红细胞的干扰等不足，限制了其在临床的广泛应用。

二、血管内超声与光学相干断层成像在冠状动脉介入治疗中的特点与互补

（一）斑块的分析

易损斑块在急性冠脉综合征的发病和进展中起重要作用，其组织学特征包括薄帽纤维粥样硬化斑块（即有较大的脂质核心、薄纤维帽和富含巨噬细胞的斑块）、富含糖蛋白基质或炎症导致内皮受侵蚀的斑块以及血栓形成、钙化结节斑块。在斑块破裂的基础上继发血栓形成是急性冠脉综合征发病过程中重要的病理生理机制。有研究对31处破裂斑块和108处未破裂斑块进行IVUS分析提示，破裂斑块与非破裂斑块相比，脂质核更大、脂质核占斑块的比例更大、纤维帽更薄。提示了IVUS对斑块性质的判断上存在一定价值，但受限于IVUS分辨率较低，其不能直接分辨易损斑块中的薄纤维帽斑块（thin cap fibro atheroma，TCFA），TCFA在病理学上被定义为纤维帽厚度＜65μm且有坏死脂质核心的斑块。由于OCT超高的分辨率，OCT对易损斑块的判断效果要明显优于IVUS。Kume等对38个心脏标本中提取的108个血管病变分别进行OCT、IVUS和组织学检查，对于组织学检查定义的易损斑块，OCT诊断的敏感性和特异性分别为90%和79%。

（二）指导支架置入

随着冠状动脉复杂病变PCI治疗的不断增加，IVUS的应用越来越广泛，特别是在左主干及其分叉病变的单支架或双支架策略的选择和优化、CTO病变的前向和逆向导丝技术中IVUS已经成为不可替代的影像学指导和评价方法。

IVUS可以提供更多的血管形态信息，这包括了管腔大小与病变长度等。IVUS指导的支架置入优点在于可使支架更加完全地扩张释放，从而降低支架血栓或再狭窄的风险。在裸金属支架（bare-metal stents，BMS）时代，IVUS的应用使得更高的球囊膨胀压力，降低了支架膨胀不全或贴壁不良带来的急性或亚急性支架血栓的比率。IVUS指导的裸金属支架置入降低了再狭窄和再次血运重建的情况，但并没有降低死亡和心肌梗死的

风险。与BMS时代一致，支架膨胀不全在药物洗脱支架（drug-eluting stents，DES）时代仍是支架内再狭窄和亚急性支架血栓的主要危险因素之一。IVUS可以较好地提供支架术后支架膨胀与贴壁情况的信息，从而指导支架更加完全地扩张。一项综合了1个随机临床试验与10个观察性研究的Meta分析显示，使用IVUS指导与仅应用冠状动脉造影相比，DES置入术后死亡率有所下降，其原因可能与IVUS减少了支架内血栓的形成有关。

OCT作为一项新兴的冠状动脉内成像技术，拥有比IVUS更清晰识别支架膨胀不全、贴壁不良的能力，但过去一些研究认为OCT测得的最小管腔面积（minimal lumen area，MLA）要小于IVUS。虽然其中不乏应用TD-OCT与IVUS对照的结果，但Okamura等研究发现尽管FD-OCT测得的MLA与IVUS测得的结果高度显著相关，OCT结果仍小于IVUS。而最近发布的ILUMIEN Ⅲ研究中纳入了450例患者，随机平均分配至OCT组、IVUS组和造影组，以术后OCT所测最小支架面积（minimal stent area，MSA）为主要终点。结果显示，OCT组MSA平均值为$5.79mm^2$，IVUS组为$5.89mm^2$，冠状动脉造影组为$5.49mm^2$，提示OCT较IVUS非劣效性，但不优于IVUS。与OCT相比，冠状动脉造影组和IVUS组未处理的主要夹层更多；同时，冠状动脉造影组和IVUS组PCI后主要支架贴壁不良事件较OCT组多。而术后随访3个月和1年的主要不良心脏事件组间无显著差异。这一结论提示了OCT指导支架置入可以准确选择支架大小，同时减少夹层和贴壁不良的发生，提高支架置入效果。

OCT可以在支架置入术中提供更多的血管形态细节。不同于IVUS检测钙化斑块时的强回声伴声学"遮挡"现象，钙化斑块在OCT上表现为边界清晰的低信号，且无遮挡现象。这一特性使得OCT可以测量＜1.0～1.3mm的表浅钙化组织厚度，这一信息也许会改变术者的治疗策略，如利用切割球囊或旋磨技术。不仅如此，OCT在检测血栓方面的能力也要明显优于IVUS，并且血栓可以清晰分辨为红血栓或白血栓。红血栓表现为突入管腔的高反光信号组织，伴有无信号尾影；白血栓则表现为突入管腔的高反光信号组织，低衰减图像。有报道显示，在鉴别红、白血栓时，OCT的特异度和敏感度分别为88%和90%。Tanaka等研究OCT是否可以预测PCI术后无复流现象，试验入组了83例非ST段抬高急性冠脉综合征（NSTE-ACS）患者。发现无复流组中薄纤维帽比率更多（50% vs. 16%，$P = 0.005$），OCT发现的脂质弧也更大（$166°±60°$ vs. $44°±63°$，$P < 0.001$）。多因素回归模型揭示了脂质弧本身即是冠状动脉造影无复流现象的独立危险因素（OR 1.018，95% CI 1.004～1.033，$P < 0.01$）。

（三）即刻并发症的检测

Im等在351例患者PCI术后行OCT检查，发现急性

支架贴壁不良发生率为62%，OCT随访（175±60）d发现，晚期支架贴壁不良的发生率为15%，随访过程中并未发现贴壁不良与临床事件相关。得益于OCT的高分辨率，其发现支架边缘夹层、组织脱垂和支架贴壁不良的能力也要优于IVUS。不过也正是由于OCT高分辨率，这些仅能在OCT上体现更加细节的发现，目前与临床预后尚未发现关联。

（四）IVUS与OCT的安全性

IVUS由于分辨率较低，图像较为模糊，但因超声波具有良好的穿透力，在无须阻断血流的情况下，就能清晰反映血管壁的内膜、中膜和外膜。而第一代时域OCT（time domain optical cohenrence tomography，TD-OCT）在成像时需要用阻断球囊阻塞靶血管近端血流，并用生理盐水冲洗血管内血液才能进行清晰成像，这一特性限制了其在冠状动脉开口病变或左主干病变中的应用。2010年获批的频域OCT（frequency domain optical cohenrence tomography，FD-OCT），具有更快的成像速度，成像时无须阻断球囊，减少了缺血的发生率，增加了OCT的应用场景。但FD-OCT成像仍需利用对比剂冲刷靶血管，提高了对比剂用量，虽有报道提示低分子右旋糖酐替代对比剂冲刷靶血管可以取得类似对比剂的成像效果，但仍增加了靶血管缺血的风险。IBIS-4研究评价了OCT和IVUS在ST段抬高心肌梗死（STEMI）患者中的安全性［定义为围手术期并发症的频次和主要不良心脏事件（包括随访2年的心源性死亡、急性心肌梗死和缺血驱动的血运重建）］。在这一前瞻性队列研究中，103例STEMI患者在直接PCI术中接受了连续3支冠状动脉的影像学检查，对照组为485例STEMI患者仅接受直接PCI术未接受影像学检查，结果显示OCT检查发生围手术期并发症较IVUS多，但随访2年接受OCT和IVUS影像学检查发生主要不良心脏事件的比率上，两种方式没有显著差异。不过OCT相关的主要临床并发症为一过性ST段抬高伴有胸痛，可能与冠状动脉痉挛有关，临床上需在检查前冠状动脉内注射硝酸酯类药物避免。

新兴的OCT或传统的IVUS之间更多的是相似而非区别，探讨差异性也应更多地在IVUS或OCT与冠状动脉造影之间，而非IVUS与OCT之间。不论是IVUS还是OCT，均是为冠状动脉造影提供血管腔信息的一种补充手段，提供了管腔内径、狭窄程度、病变特点、支架术后效果评价及并发症检测等信息。IVUS在动脉开口病变或粗大管腔病变处以及慢性完全性病变（CTO）PCI治疗中的应用是OCT目前无法替代的，而OCT组织特征的辨识能力和血栓侦测能力目前同样无可替代。二者优势互补、合二为一也许是更加适合临床工作的方案，合适合理地应用将会为提高PCI治疗效果和安全性带来更大的收益。

（沈　正　朱舜明）

参考文献

洪泰连，李治国，王斌，等. 术前血管内超声指标对冠状动脉内介入治疗患者长期预后影响［J］. 临床军医杂志，2020，48（5）：577-580.

惠波，邵一兵，刘玉昊，等. 血管内超声与血流储备分数在冠状动脉多支病变中的应用比较［J］. 中国临床研究，2020，33（5）：646-649.

薛强，曹雯丽，饶莉，等. 血管内超声评价他汀类药物治疗不稳定型心绞痛前后冠状动脉斑块稳定性的观察［J］. 临床心血管病杂志，2020，36（5）：438-444.

Charlie Joseph Sang, Shane Prejean, Gregory Von Mering, et al. Intravascular ultrasound use for stent optimization during percutaneous coronary intervention in a toddler with post-surgical stenosis after coronary reimplantation for AL-CAPA［J］. Journal of Cardiology Cases, 2020.

Gong Su, Ming-Xi Gao, Gen-Ling Shi, et al. Effect of 1, 5-anhydroglucitol levels on culprit plaque rupture in diabetic patients with acute coronary syndrome［J］. Cardiovascular Diabetology, 2020, 19（3）：2017-2024.

Hanbit Park, Jung-Min Ahn, Do-Yoon Kang, et al. Optimal Stenting Technique for Complex Coronary Lesions［J］. JACC: Cardiovascular Interventions, 2020.

Lori, Mankowski Gettle, Margarita V et al. Revzin. Innovations in Vascular Ultrasound［J］. Radiologic Clinics of North America, 2020, 58（4）：1101-1123.

第二节　血流储备分数在危急重症患者中的应用

一、概述

血流储备分数（FFR）是指存在狭窄病变时，血管的最大血流量（Pd）与假设不存在狭窄病变（Pa）时所能获得的最大血流量的比值。测量主要基于以下3点：微循环最大充血、Pa测量、Pd测量。在最大血管扩张情况下，心肌的微血管阻力可忽略，压力和血流成正比。经造影导管或指引导管，通过液体压力感受器测量Pa；Pd的测量必须应用压力导丝测量，且导丝压力感受器须跨过病变远端至少3～5cm。压力导丝直径为0.014in，距离其头端3cm处有一微型压力感受器，尾端固定在连接器（PIM）内。测量结束后，可以旋开PIM，进行PCI操作，并再次连接PIM进行FFR测定。

冠状动脉狭窄程度相同的患者，在出现ACS的情况下，血流微循环将发生改变，导致FFR值会出现被高估的现象。急性冠脉综合征（ACS）与稳定性心脏病（SCAD）相比较，FFR易被高估的4个重要因素包括：①微血管障碍。微血管顿抑（栓塞/炎症），导致狭窄病变至微循环之间的压力上升。②斑块不稳定。ACS中2/3的病变来自狭窄＜50%的斑块，血流正常但不稳定。③受累心肌面积。LVEF与FFR呈负相关。④ACS的类型。STEMI与UAP/NSTEMI患者得出的测量结果不一致。

ACS患者的FFR值可表现为阳性、真阴性和假阴性3种情况。当ACS患者FFR＜0.8（阳性），表明由于血流限制性病变所致缺血，需要行PCI术；当ACS患者处于心肌顿抑及心肌梗死面积较大的情况下，造成血流与压力值改变，则会出现假阴性；ACS患者在血流不受限制的情况下，由于斑块破裂导致血栓形成，生理学和形态学改变导致解剖上形态异常出现真阴性的情况。

二、FFR在心血管危急重症患者中的应用

（一）FFR在心血管危急重症患者中的应用及预后价值

相关荟萃分析结果显示，FFR在ACS患者中的作用存在争议，有待进一步深入探究。相关研究显示：FFR对ACS患者的预测价值不如SCAD，并且会增加ACS患者的MI风险。FAMOUS-NSTEMI研究是第一个评测FFR能否指导NSTEMI患者治疗的随机临床试验，研究结果显示：ACS患者根据造影确定的方案有21.6%由于FFR结果发生改变，FFR指导下行冠状动脉旁路移植术与PCI术患者减少，药物治疗患者显著增加。因此，与造影指导组相比，FFR指导组降低了9.5%的绝对血运重建术，并降低手术相关心肌梗死发生风险的趋势。FFR组和造影组MACE事件发生率都较低，无统计学差异（$P < 0.1$）。

COMPARE-ACUTE研究显示：STEMI患者中，与造影组相比，FFR指导组MACE事件显著降低；并且与造影组相比，FFR指导组再次血运重建率显著降低。由此可见，在FFR指导下多支血管病变合并STEMI患者行完全血运重建，与仅处理罪犯血管相比，显著降低MACE事件。同时，多支血管病变合并STEMI患者近一半非罪犯血管的FFR＜0.80，存在血流限制，会造成心肌缺血；多支血管病变合并STEMI的患者造影狭窄但FFR＞0.80的病变，不进行血运重建是安全的。

早期研究显示，与SCAD患者相比，AMI患者的FFR值易被高估；TIMI血流灌注级别越低，FFR值越高。因此与TIMI 3级完全血流灌注相比，TIMI 2级部分血流灌注患者的FFR值易被高估。受累心肌面积大小与FFR相关，LVEF值越低的患者，FFR值易被高估。FFR与不稳定型心绞痛（UAP）及NSTEMI非罪犯血管的关系

中，与单纯造影指导治疗组相比，FFR指导组MACE事件显著降低。2017年发表的相关荟萃研究显示，FFR指导下对STEMI患者非罪犯血管行血运重建可减少将来再次血运重建的比例。DANAMI3-PRIMULTI研究显示，FFR指导ACS患者多支病变的治疗策略，可以显著降低多支血运重建和MACE事件。相关研究也显示，FFR在ACS患者的非罪犯血管检测都相对稳定，原因在于未发生缺血事件，微循环相对稳定。由此可见，在STEMI患者中，FFR检测罪犯血管具有不稳定性，但在非罪犯血管检测方面则相对稳定。

（二）FFR在心血管危急重症患者中安全性

测量FFR时，冠状动脉血管需达到最大血管扩张，术中需给予腺苷，FAMOUS-NSTENI、MR-MI、COMPARE-ACUTE等研究显示，ACS患者行PCI术，静脉给药或冠状动脉给药具有一定的安全性。

ACS患者处理罪犯血管后，出现非罪犯血管病变，如FFR＞0.8，是否及时行PCI术？荟萃分析显示，ACS患者基于FFR指导下，与SCAD患者相比，延迟PCI术，患者MACE事件风险显著增加，长期预后不佳。

（三）FFR在ACS患者应用的共识/指南推荐

欧美指南中并未明确指出FFR可以应用于ACS患者。早期在2014 ESC FFR/IVUS/OCT专家共识中指出，FFR测量在STEMI患者血管中无研究证据。仅有部分指南指出FFR可考虑用于非罪犯血管或罪犯血管不明确的ACS患者。2016中国FFR专家共识指出，对于急性冠脉综合征中非ST段抬高急性冠脉综合征患者，FFR有辅助判定罪犯血管的作用；根据心电图改变和冠状动脉造影特征能够明确罪犯血管或病变时，不建议测量血管FFR；对于非罪犯血管临界病变测量FFR的价值与稳定性缺血性心脏病相同；对于ST段抬高心肌梗死患者急性期不推荐使用FFR评价梗死相关血管临界病变和指导决定策略；FFR评价发病≥6d的梗死相关血管临界病变的价值仍可靠，而ST段抬高心肌梗死患者的非梗死相关血管临界病变，可考虑行直接PCI的同时进行FFR测量。

（四）FFR存在的问题

FFR具有优势的同时也存在弊端，STEMI罪犯病变的FFR评估不能即刻实施，最佳时机尚不明确；FFR值并不能解释所有形态学变化（如斑块破裂导致血流改变）；ACS患者的最佳截断值不明确；由于ACS患者血流循环不稳定，导致操作时间延长，增加X线照射时间及对比剂用量。2016年于J AM Coll Cardiol发表的文章中明确列出FFR在ACS患者中的应用指导。

综上所述，ACS患者中罪犯血管FFR测值并不准确，非罪犯血管测值较可取；STEMI患者中，罪犯血管的最佳FFR测量时机也不明确。ACS患者非罪犯血管FFR指导虽可改善预后，但仍存在争议；在ACS患者多支病变中，可对完全或部分血运重建带来获益。总之，FFR在ACS患者的应用有待进一步深入研究。

（沈　正）

参 考 文 献

陈晓会，闫兆红，闫冰，等. 瞬时无波形比率（iFR）、微循环阻力指数（IMR）和血流储备分数（FFR）在诊断冠状动脉功能性狭窄中的应用［J］. 中国实验诊断学，2020，24（5）：870-873.

惠波，邵一兵，刘玉昊，等. 血管内超声与血流储备分数在冠状动脉多支病变中的应用比较［J］. 中国临床研究，2020，33（5）：646-649.

谭宽，胡允兆. 基于CT血流储备分数指导冠心病诊疗进展［J］. 医学理论与实践，2020，33（9）：1409-1411.

王斌，赵巍，苏彦宾，荆全民，等. 介入治疗分支病变对主支病变血流储备分数影响［J］. 临床军医杂志，2020，48（5）：526-527.

Fan GX, Luo JC, Zhou Z, et al. Fractional Flow Reserve: From Homeland to Colony［J］. Chin Med J (Engl), 2016, 129（1）: 101-104.

Kerut EK, Turner M. Fractional flow reserve-CT assessment of coronary stenosis［J］. Echocardiography, 2018, 35（5）: 730-732.

Rajani R, Modi B, Ntalas I, et al. Non-invasive fractional flow reserve using computed tomographic angiography: where are we now and where are we going［J］. Heart, 2017, 103（15）: 1216-1222.

Stegehuis VE, Wijntjens GW, Piek JJ, et al. Fractional Flow Reserve or Coronary Flow Reserve for the Assessment of Myocardial Perfusion: Implications of FFR as an Imperfect Reference Standard for Myocardial Ischemia［J］. Curr Cardiol Rep, 2018, 26; 20（9）: 77-82.

第三节　主动脉内球囊反搏与体外膜氧合在危急重症患者中的应用

一、概述

在过去10年里，随着药物治疗、PCI工具和技术的持续改进，急性ST段抬高心肌梗死（STEMI）患者从入院到接受介入治疗的时间段的缩短，对于血流动力学不稳定患者恰当的机械辅助循环支持，以及相关从业人员的继续教育培训，全世界范围内接受再灌注治疗（PCI及溶栓治疗）的STEMI患者住院死亡率较前明显下降，并且该类患者的远期预后也有了显著的改善。

但是，有资料显示当STEMI患者发生心源性休克，即使接受再灌注治疗，死亡率也明显升高，临床远期预后结果也不尽人意。文献报道，主动脉内球囊反搏（IABP）对于并发心源性休克的STEMI患者是有效的机械辅助方式。在过去的几十年内，IABP广泛用于并发心源性休克血流动力学不稳定的STEMI患者，但近期的一些多中心随机对照研究显示，使用IABP对于接受PCI治疗并发心源性休克的STEMI患者并无额外获益。IABP的应用在心脏介入科医师中仍有争议。

在此背景下，体外膜氧合（ECMO）辅助下的PCI治疗成为改善该类患者临床预后的新契机。本节主要描述IABP支持对于并发心源性休克SEMI患者的作用，以及ECMO支持对于并发严重心源性休克STEMI患者接受PCI治疗的意义。

二、休克患者IABP的应用

（一）休克患者IABP应用的研究进展

尽管一些临床研究结果显示IABP支持并没有改善院内死亡率，但在临床工作中，面对急性心肌梗死并发心源性休克患者和急性冠脉综合征血流动力学不稳定患者，很多介入科仍然选择IABP辅助治疗。事实上对于这些患者目前指南仍然推荐IABP治疗。

对于血流动力学不稳定的患者，目前IABP是接受范围最广泛的机械辅助循环装置。IABP的作用机制是通过舒张期球囊膨胀增加冠状动脉的血供，收缩期球囊收缩减轻左心室后负荷。并发心源性休克的STEMI患者在PCI过程中血流动力学非常不稳定。在这种状态下使PCI治疗开通梗死区域相关血管达到TIMI 3级血流是不可能完成的任务。另一方面，IABP支持无论是否合用正性肌力药物都至少可以提供暂时的血流动力学稳定，这为介入医师争取了至关重要的时间。之前大量数据表明TIMI 3级血流是急性心肌梗死患者接受再灌注治疗取得好的临床预后很强的独立预测因子。基于这些发现，可能会引发联想为什么临床研究会显示出IABP没有额外获益的结果。事实上这在心脏介入学中也是持续争论的问题。

IABP-SHOCK Ⅱ研究是目前为止对于相关问题最重要的随机临床研究。该研究认为IABP并没有降低急性心肌梗死并发心源性休克患者再血管化治疗后30d死亡率。Acharji等发表的一篇综述质疑该研究结果，他们指出了该研究主要的缺点，认为这是导致该研究得出与其他研究相反结果的原因。具体包括：①胸痛开始或诊断急性心肌梗死到再血管化的时间间隔，患者入选标准，

IABP开始时间不明确；②实验组86.6%患者仅在PCI治疗后接受IABP辅助，4.3%患者根本没有接受IABP辅助；③17.4%对照组的患者没有使用IABP而是直接选择了其他机械辅助方式；④统计分析中对于可能影响死亡率的重要混杂因子没有进行校正，比如年轻人和老年人；⑤随访只限于30d；⑥研究方法中（尤其是IABP装置型号）和IABP性能评价都没有记录。由于研究主要评价PCI治疗后开始IABP治疗的有效性和安全性，Acharji等认为这个结论不适用于在PCI前或PCI中开始IABP治疗的患者。

IABP-SHOCK Ⅱ研究的特殊问题在于没有明确并发严重心源性休克和无明显心源性休克患者之间死亡率的区别。而之前的很多研究都已经明确了这两类患者的死亡率是具有显著差异的。我们的研究已经证实并发心源性休克的STEMI患者即使在IABP辅助下进行PCI治疗其死亡率也达到80%。因此我们认为IABP辅助的PCI并没有使并发心源性休克的STEMI患者额外获益。该类患者在PCI治疗过程中需要更有效的循环辅助支持。

STEMI患者并发心源性休克应分为两组：严重心源性休克；非严重心源性休克。我们的研究表明，非严重心源性休克定义为胸部X线片显示肺水肿，收缩压＜90mmHg，或持续低血压收缩压＜90mmHg，伴有低心排野清晰；低收缩压无关的心律失常，对于充足容量无反应且需要缩血管药物。严重的心源性休克定义为静脉给予正性肌力药联合IABP治疗后收缩压仍低于75mmHg，并伴有患者精神状态改变和呼吸衰竭。研究显示该类患者的院内死亡率明显高于非严重心源性休克组患者（71.4% vs. 22.1%）。此外，严重心源性休克是30d死亡率的独立预测因子。建议该类患者在PCI过程中应使用更加有效的机械循环辅助装置。

（二）ECMO在并发严重心源性休克的患者PCI过程中的治疗作用

研究表明，严重心源性休克STEMI患者在接受PCI治疗过程中联合IABP与ECMO辅助较单独应用IABP辅助生存率明显提高（72% vs. 39.1%，$P = 0.008$）。相对风险降低45.8%。即3名应用ECMO辅助的患者就可以存活1人。两个随后的临床观察性研究也显示出ECMO支持下严重心源性休克接受PCI治疗的患者短期和1年的预后均得到改善。这些结果都鼓励该类患者在PCI治疗中使用ECMO辅助循环。

之前的研究中，并发严重心源性休克的患者接受ECMO联合IABP支持，这个治疗策略表明了ECMO提供心肺循环支持的协同作用，减轻了心脏和肺的负荷，而IABP可以增加舒张期的灌注量，减少后负荷。事实上，在患有严重心源性休克的STEMI患者中，完全血

管重建通常是困难的，并且在IRA中达到正常血流（即TIMI-3）的机会通常非常低。这归因于这些患者的血压非常不稳定。另一方面，使用ECMO支持，患者的血流动力学状况可以得到稳定，而介入医师可以获得足够的时间来完全重建IRA。最重要的是联合IABP-EMCO支持的PCI提供双重好处，即稳定血流动力学和增加冠状动脉灌注。因此，IRA中血流正常的机会将最大化。与此一致，Tsao等证实，对于接受原发性PCI的严重心源性休克患者，联合IABP和ECMO支持的1年死亡率显著低于仅应用ECMO支持的患者。这些发现强化了联合IABP和ECMO支持比单纯ECMO或单纯IABP支持能更好地改善严重心源性休克患者行PCI预后的概念。

在证实ECMO在严重心源性休克患者行PCI有积极作用的研究中，存在以下几个关键因素：①应迅速做出决定。在心脏导管化验室甚至在急诊室就应做出决定是否启动ECMO来抢救。这意味着，只要患者符合严重心源性休克的标准，ECMO应立即安装上。②早期和快速的原发性PCI应该由有经验的介入医师进行。③应建立一个训练有素、敬业的ECMO小组，由介入医师、心血管外科医师、技术人员和高级护士组成，他们能与管理STEMI患者的其他同事密切合作。

我们还观察到另一个现象是接受ECMO的深度休克患者的住院时间显著延长（35.3d±58.2d vs. 2.9d±3.4d，$P = 0.000\,5$）。这是因为ECMO支持可作为后续治疗干预的一个桥梁，例如，针对心力衰竭的心脏移植以及针对该高危患者群体的其他治疗。

（三）血流动力学不稳定患者的ECMO支持

ECMO在心搏骤停患者中的作用也被研究。Chen等进行的这项研究，研究了成人院内心搏骤停患者在ECMO辅助下心肺复苏（CPR）的患者与常规心肺复苏（CPR）的患者。在这项观察研究中，他们前瞻性地招募了3年内经历过院内心搏骤停并接受心肺复苏超过10min的患者。常规心肺复苏组113例，ECMO辅助心肺复苏组59例。研究结果表明，ECMO辅助的心肺复苏患者存在显著较高的生存率，在出院时（28.8%vs.12.3%，$P < 0.000\,1$）、30d（$P = 0.003$）和1年（$P = 0.006$）。这项研究暗示了ECMO辅助的心肺复苏对心搏骤停患者存在一个潜在的益处，这值得进一步研究。

他们成立了针对严重心源性休克患者的ECMO小组，由3名资深心血管外科医师、2名资深介入医师、几名资深冠状动脉旁路移植手术技师和1名资深护士组成。作为一个快速反应小组，ECMO的安装可以在心脏导管室、床旁、手术室、急诊室或恢复室中进行。2003—2010年，134例与STEMI无关的严重心源性休克患者在ECMO支持下接受10～15min的心肺复苏，这或许

可以明确ECMO对临床结局的影响。结果表明，住院死亡率为57.5%；Kaplan-Meier分析发现患者30d生存率为54.5%；68例（50.7%）成功从ECMO中脱离，57例（42.5%）存活出院。这些发现与Chen等的研究结果相符，表明ECMO辅助的心肺复苏在改善心源性院内心搏骤停患者的短期和中期生存率方面可能比常规心肺复苏提供更多的益处。

总之，越来越多的证据支持ECMO作为一种新的介入工具，以改善STEMI合并严重心源性休克者行PCI的预后。除STEMI外，ECMO已被证明是一种良好的机械循环支持装置，用于挽救心源性休克患者的生命，改善其短期和中期预后。为了有效将ECMO引入到严重心源性休克的日常管理中，建立一支能快速建立系统和采用多学科方法管理的专业团队是明智的。

（沈　正）

参 考 文 献

Betit P. Technical Advances in the Field of ECMO［J］. Respir Care, 2018, 63（9）：1162-1173.

Cavayas YA, Del Sorbo L, Fan E. Intracranial hemorrhage in adults on ECMO［J］. Perfusion, 2018, 33（1）：42-50.

Kays DW. ECMO in CDH：Is there a role?［J］. Semin Pediatr Surg, 2017, 26（3）：166-170.

Le Gall A, Follin A, Cholley B, et al. Venoarterial-ECMO in the intensive care unit：From technical aspects to clinical practice［J］. Anaesth Crit Care Pain Med, 2018, 37（3）：259-268.

Maeda K, Takanashi S, Saiki Y. Perioperative use of the intra-aortic balloon pump：where do we stand in 2018?［J］. Curr Opin Cardiol, 2018, 33（6）：613-621.

Millar JE, Fanning JP, McDonald CI, et al. The inflammatory response to extracorporeal membrane oxygenation（ECMO）：a review of the pathophysiology［J］. Crit Care, 2016, 28, 20（1）：387.

Paolone S. Extracorporeal Membrane Oxygenation（ECMO）for Lung Injury in Severe Acute Respiratory Distress Syndrome（ARDS）：Review of the Literature［J］. Clin Nurs Res, 2017, 26（6）：747-762.

Parissis H, Graham V, Lampridis S, et al. IABP：history evolution-pathophysiology-indications：what we need to know［J］. J Cardiothorac Surg, 2016, 4, 11（1）：122-134.

Unverzagt S, Buerke M, de Waha A, et al. Intra-aortic balloon pump counterpulsation（IABP）for myocardial infarction complicated by cardiogenic shock. Cochrane Database Syst Rev, 2015, 27（3）：CD007398.

第四节　除颤仪在危急重症患者中的应用

一、概述

（一）应用背景及意义

目前，我国心血管疾病（CVD）导致的死亡已成为城乡居民死亡的首要原因，远高于肿瘤和其他疾病。CVD患者致死的主要原因是心脏性猝死（SCD），资料显示我国SCD的总死亡人数高达每年50万之多，居全球之首。80%以上SCD是由心室颤动引起的，占心血管病患者死亡总数的50%以上。CVD患者发生心室颤动时，由于其突发性特点，常难以及时进行抢救，从而使患者失去生还的机会。

除颤是治疗心室颤动等心律失常的有效手段。国际复苏指南中指出，早期电除颤是目前已知最有效的除颤方法。能够进行电除颤的仪器称为除颤仪，是目前唯一能够进行有效早期电除颤的医疗仪器，它能够产生适当的瞬时高压脉冲作用于心脏从而消除心室颤动，使心脏恢复正常窦性心率。

1899年Prevost和Battelli通过动物实验证实，市电交流电电击心脏会导致心室颤动，而高强度的电击却可以终止心室颤动，这开启了电击除颤世界的大门。1933年约翰霍普金斯大学对犬诱颤和除颤实验的成功，证实了电击除颤的可能性。1947年，Dr.Beck通过电击患者心脏，成功实现了临床上第一例人体电击除颤。1955年Zoll完成了第一例交流电经胸体外除颤。随后电除颤技术迅速发展：1960年Lown团队研发出第一台便携式交流体外除颤仪；同时，该团队通过验证大量动物实验数据，提出了直流电击除颤效果优于交流电击除颤的观点，促进了直流电击除颤技术的发展；1996年飞利浦推出了第一台双相波除颤仪，将除颤带入双相波时代；1999年美国相关机构认证了自动体外除颤仪（AED），AED开始进入市场。

数据显示，美国院外心搏骤停统计数据显示，2015年353 427人发生医院外心搏停止（OHCA）；欧洲每年约400 000人发生OHCA，发病率超过80/（10万人·年），生存率为10%；我国作为人口大国，每年多达540 000人死于OHCA，生存率约为1%，远低于欧美发达国家。研究表明，每1分钟的延迟将使OHCA患者丧失10%的存活机会。旁观者实施快速除颤是OHCA生存链的重要环节之一，在心搏骤停发生数分钟内开始除颤是影响患者生存的重要条件。75%～80%患者在心搏骤停发生的5～10min会发生心室颤动，及时进行除颤可使患者生存率达到70%～74%，相反，若长时间不采取包括除颤在内的紧急措施，心脏在持续一段时间的室颤后会转为其他类型的心律失常甚至完全停止跳动，患者的存活率将显著降低。AED是一种民众可以使用的能准确分析心律、在适宜情况下提出急救建议并进行电除颤的仪器。AED高自动化的设计理念使得非专业人士救助心室颤动患者成为可能，通过非专业人士利用AED进行现场除颤患者的生存率由43%升至66.5%，而预后良好者比例则由32.7%激增至57.1%。

心血管疾病患者易出现心律失常，若出现恶性心律失常，如果没有及时采取有效的治疗措施，患者血流动力学就会发生变化，导致患者心肌缺血症状加重，进而出现心力衰竭，死亡率增加。心血管类疾病中常并发的恶性心律失常有室性心动过速、心室颤动等，常继发生于心肌梗死、心力衰竭，甚至心脏性猝死等危重症患者。

急性心肌梗死具有发生率高及致死率高等特点，经皮冠脉介入治疗等治疗方式能够使患者的心功能得到一定程度的改善，但是患者容易出现心肌再灌注损伤，心律失常属于最严重的临床表现，临床上将该现象称为再灌注性心律失常，通常呈现为一过性，室性颤动、室性快速心律失常及室性期前收缩等室性心律失常发生率最高。

心脏性猝死（SCD）是导致死亡的主要原因，我国每年发生SCD的人数高达50余万人，位居全球各国之首。其病死率超过了乳腺癌、肺癌和结肠癌等相关疾病。由室性心动过速及心室颤动引起的心脏性猝死发生率高达50%～80%，因此，室性心律失常诱发心搏骤停是心脏性猝死最常见的发病机制。

（二）除颤仪原理及分类

除颤仪是利用自身储能装置（高压电容器）产生较强、能量可控的瞬间高压电脉冲，通过除颤电极向患者释放，来消除某些心律失常，由于窦房结产生的信号最强，因此将重新支配心脏的收缩，从而将各种室上性或室性快速性心律失常（VT/VF）转复，使患者恢复正常窦性心律的临床仪器。除颤监护仪不仅具有除颤器的功能，还可以通过除颤电极或独立的心电监护电极获取患者心电信号并显示。

除颤仪一般由心电检测部分、高压除颤部分、主控电路部分及其他附件部分组成。心电检测部分包括心电检测模块、心电电极等，是除颤仪的重要组成部分。心律异常是室颤最显著的特征，通过心电测量能够最快速、最准确地确诊心室颤动症状，及时对患者进行下一步治疗。高压除颤部分包括升压储能模块、除颤放电模块、经胸阻抗模块及除颤电极等部分，是除颤仪的关键核心组成。经胸阻抗大小是除颤成功与否的重要因素，经胸阻抗决定了除颤时经过心脏的电流和能量大小，从而影响除颤的成功率。胸阻抗正常范围是几十欧姆到几百欧姆，当胸阻抗过大时，表明电极与人体接触较差不能放电；过小时，说明人体有短路也不能放电。同时，放电能量与胸阻抗值紧密相连，当人体阻抗发生变化时，需要调整放电电压或电流才能保证除颤能量不改变。

主控电路部分包括微控制器控制模块、数据传输模块、数据处理模块、开关控制模块等，是除颤仪的主导部分。数据传输模块将检测到的心电信号与胸阻抗信号传输到微控制器进行分析处理，微控制器可根据分析结果对开关控制模块进行控制，从而控制充电能量、放电波形、放电时间等除颤参数。其他附件部分包括电源部分、显示部分、数据存储部分以及相关接口电路和隔离保护电路等部分。电源部分包括直流供电电路以及电池充电电路，为系统提供电力；显示部分用以观测患者心

电情况；数据存储可将患者数据和操作记录存储下来方便日后查阅；接口电路提供各个模块之间的连接接口；隔离保护电路用以将高压部分与低压部分隔离从而保证操作者和患者的安全。

目前根据用途除颤仪主要分为公共版和专业版两种，公共版放置于公众场合，可由非医护人员使用；专业版则放置于专业医疗机构，需医护人员使用。

二、除颤仪的实际应用

（一）医用除颤仪的操作流程

电极板的安放：常用的位置是将一电极板置于胸骨右缘第 2 ～ 3 肋间（心底部），另一个电极板置于心尖部。两个电极板之间距离不小于 10cm，电极板放置要贴紧皮肤，并有一定压力（图 15-1）。

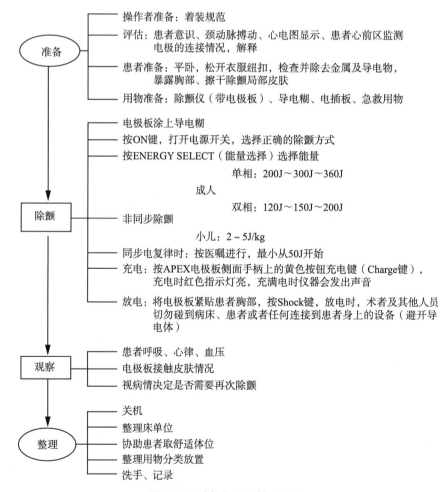

图 15-1 除颤仪使用操作流程

备注：1.操作时保持手干燥，可戴橡胶手套绝缘。忌空极板对空放电或单相放电。

2.患者皮肤保持清洁、干燥，电极板必须涂满导电糊（或垫盐水纱布）、电极板必须贴紧患者皮肤，以免烫伤皮肤。

3.仪器默认状态，为非同步除颤；按 SYNC（同步）选择同步除颤。

4.非同步除颤的指征：心室颤动、心室扑动。同步除颤指征：心房颤动、心房扑动、室性心动过速、室上性心动过速。

5. STERNUM 电极板放置于右侧：心底部，即右侧锁骨中线第 2 ～ 3 肋间；APEX 电极板放置于左侧：心尖部，即左侧腋中线第 5 肋间。

6.整理用物时应擦拭电极板并检查记录纸、导电糊、电极片是否清洁处理完备，仪器放回原处并充电，处于备用状态。

准备放电时，操作人员及其他人员不应再接触患者、病床以及同患者相连接的仪器，以免发生触电。

（二）AED的操作流程

1.初步识别患者的使用条件。通常仅当患者无意识、无反应、无正常呼吸状态下才可以使用。

2.滑动开关，打开盖子开机。一般通过内置磁性开关，仪器会自动开机。当仪器顺利通过自检时，会给予语音提示，操作者可依据视觉和声音的提示操作（有些型号需要先按下电源）。

3.去除电极膜上的保护膜，在患者胸部紧密地贴上电极。通常而言，将两块电极板分别贴在右胸上部和左胸左乳头外侧，具体位置可以参考AED机壳上的图样和电极板上的图片说明。电极需贴在干燥无破损的皮肤上，必要时可擦干皮肤和备皮刀去除毛发。

4.将电极板插头插入插孔。

5.开始分析心律，在必要时除颤，按下"分析"键（有些型号在插入电极板后会发出语音提示，并自动开始分析心率，在此过程中请不要接触患者，即使是轻微的触动都有可能影响AED的分析）。

分析完毕后，AED将会发出是否进行除颤的建议。当有除颤指征时，不要与患者接触，同时告诉附近的其他任何人远离患者，根据提示由操作者按下"放电"键除颤。

6.一次除颤后未恢复有效灌注心律，要进行5个周期的心肺复苏。除颤结束后，AED会再次分析心律，如未恢复有效灌注心律，操作者应继续进行5个周期的心肺复苏，然后再次分析心律，除颤，心肺复苏，反复操作至急救人员到来。

（三）常见心律失常的除颤仪应用

1.心房颤动或心房扑动　伴血流动力学不稳定者，需要电复律；对于房颤的转复，推荐的初始能量100～200J，电复律的成功率约50%。最新有研究报道，对心房颤动持续时间＞48h的患者，初始能量可选360J。对于心房扑动的转复，最好选100J。

2.室性心动过速　室性心动过速治疗的目的是快速终止室性心动过速发作。对于不稳定的室速应进行紧急电复律。若血流动力学稳定，可通过静脉给予抗心律失常药转复窦律。室速的转复率约95%。对于单形性室性心动过速，同步直流电复律，选择100～200J。对于多形性室性心动过速，初始选择200J。

3.心室颤动　对于心室颤动的除颤，非同步电除颤，能量选择360J。

4.特殊人群的电复律　①儿童患者：对于室性心动过速的儿童患者，而不是无脉搏室性心动过速或心室颤动，能量选择1～2 J/kg。②妊娠期妇女：有研究报道，妊娠期电复律是安全的。不同妊娠期，能量选择在50J

到300 J，对胎儿的作用是可以忽略的，损伤电流不会影响胎儿。

三、除颤仪的维护

（一）医用除颤仪的维护

除颤仪能够快速有效地消除患者心律失常现象，使患者恢复正常心率，为患者后期的抢救和治疗争取更多的时间。但由于除颤监护仪在长时间使用过程中会出现电子元器件老化，加上环境温度、空气湿度、保存不当、年久失修等多种因素，会导致设备出现各种问题，从而使其在使用时无法发挥其效果，严重的甚至会导致无法为患者进行及时抢救而使患者死亡，另外在操作过程中，由于除颤仪会释放高强度电流，周围的人、物等均存在潜在的危险，如果操作不当，或仪器存在问题，极易激发潜在的危险，后果不堪设想。所以，必须对除颤仪的质量进行严格控制，确保仪器随时处于良好的工作状态，随时能够使用，同时也是保证患者安全和治疗效果的重要措施。具体要求如下。

1.提高医护人员对除颤仪的操作能力　除颤仪是每位医护人员必须学会使用的急救工具，为避免因人为因素而导致除颤失败，医院必须不断提高医护人员对除颤监护仪的操作熟练度，尤其是心内科、急诊科、ICU的医护人员。首先医院应定时开展除颤仪操作培训，安排专业人员指导，并示范操作，然后由医护人员进行实际操作，同时要求所有医护人员掌握除颤仪的操作流程和各项参数的设置等，以不断提高医护人员对除颤仪的操作熟练度。此外，在日常使用过程中，要加强医护人员操作除颤仪的监督，指出不当之处，并严格要求改正。这样才能够有效减少除颤仪的故障发生率，同时提高患者抢救的成功率。

2.加强除颤仪的维护和保养　除颤仪在使用过程中出现的问题与故障大都是由于医护人员没有按时对设备进行维护和保养所致。如使用时仪器放电不足，可能是由于在上次使用后没有及时给蓄电池充电；或是设备连接的导线断裂或接触不良等；还有如使用仪器时出现漏电现象，可能是由于电极线腐蚀损坏等。而漏电对于医护人员及患者的安全存在巨大的威胁，同时也关系到患者的治疗，此外，还有监视器或记录器显示异常、黑屏、开机后主要功能无响应、无法除颤、除颤仪各功能紊乱等。因此，如不按时为除颤监护仪进行维护和保养，不仅会导致仪器故障频出，更会影响设备急救效果。故此，医院应安排专业人员按时对设备进行维护和保养，首先，在设备使用完之后，维护和保养人员应将除颤监护仪放回原位，同时检查蓄电池电量是否充足，如不充足应及时充满电，同时蓄电池应每年进行更换，确保其蓄电正常；其次，对除颤仪的每个连接线路进行检查，是否有破损、断裂现象，除颤监护仪的电源线一定要单相三线制，即地线一定要接上且一定要接地正常，维修人员应注意检查这一点，以防漏电；对仪器的监视器、记录器等定期进行检查，如有异常应及时进行维修；最后医院应要求每位医护人员在使用除颤仪后记录使用情况及设备情况，维护人员根据记录对仪器进行维修和保养，以确保仪器可以正常使用。

3. 要求医护人员严格遵守除颤仪的使用规则 除颤仪在日常使用过程中易存在许多问题，如使用时造成患者皮肤损伤，可能是由于使用者在除颤时在安放电极处的皮肤涂抹了酒精，导致皮肤灼伤；或在使用时出现短路，这有可能是仪器线路的问题，应有维护人员进行维修，但也有可能是由于使用者未确定电极板干燥，导致导电膏与盐水相连而引发短路。此外还有温度湿度异常、参数设置错误、操作流程不当等，这些问题的产生都会延误抢救患者的最佳时机。因此，在日常使用过程中，医护人员必须注意以下几点。

（1）正确开、关机，严格按照操作流程使用设备。

（2）使用设备时应保持周围环境的温、湿度处于允许范围，正确设置设备环境的温、湿度参数，以防出现温、湿度异常，影响设备的正常运作。

（3）使用设备时，如发现异响、异味等异常情况，应立即停止操作，关机检查。

（4）使用时，应时刻关注除颤监护仪的系统时间是否正常，如系统时间有误应立即调整，以避免因此带来医疗纠纷。

（5）使用后，医护人员应彻底清除电极板上的导电膏，确保电极板足够干净，并做好防尘工作，同时做好使用记录，如有故障应写明是什么故障，并告知维护人员进行及时维修。

（二）自动体外除颤仪的维护

在抢救中，由于患者病情危急且变化快，因此应缩短抢救时间，尽快将患者从心搏骤停的状况中脱离出来，恢复其正常的心跳、呼吸、脉搏等。但是在使用中，自动体外除颤仪也会出现无法开机、面板短路、报错、无声音等故障，导致患者错过最佳的抢救时机。因此，为保障自动体外除颤仪能够在关键时候发挥其应有的作用，应对自动除颤仪进行日常维护。自动除颤仪的日常维护工作应做到：①专人维护、保管。对自动除颤仪进行定期的常规检查，排除潜在的使用故障；对其进行每日消毒，避免患者在使用过程中出现感染。②保证电源的充足。保持使用前保障自动体外除颤仪有16h

充足的充电时间，每天检查电源、导线及除颤功能情况，以备抢救时能够正常使用。③在对患者进行电复律术时应选择R波较高的导联触发仪器进行同步放电，增强除颤效果，在使用的过程中注意观察放电时电脉冲是否落在R波的下降支上。④使用后的维护。每次使用后均要进行及时的消毒，可使用专用消毒液将血液、体液及分泌物等擦拭干净，保持仪器表面的干燥后将其放回指定位置。通过对自动体外除颤进行日常维护，能够保障其在关键时刻发挥应有的作用，提高抢救成功率。

（刘武鹏　梁金峰）

参 考 文 献

胡盛寿，高润霖，刘力生，等. 中国心血管病报告2018概要［J］. 中国循环杂志，2019，34（3）：209-220.

毛坤剑，许新建，汤栋生，等. 心脏除颤器和（或）除颤监护仪的临床应用质量控制［J］. 中国医学装备，2018，15（7）：64-67.

宿燕岗. 心血管植入型电子器械的国内外现状及展望［J］. 中华心律失常学杂志，2019，23（1）：8-11.

Benjamin EJ，Blaha MJ，Chiuve SE，et al. Heart Disease and Stroke Statistics-2017 Update：A Report From the American Heart Assocation［J］. Circulation，2017，135（10）：146-603.

Berglund E，Claesson A，Nordberg P，et al. A smartphone application for dispatch of lay responders to out-of-hospital cardiac arrests［J］. Resuscitation，2018（126）：160-165.

Geddes LA，Hamlin R. The first human heart defibrillation［J］. AmJ Cardiol，1983，52（3）：403-405.

Kitamura T，Morita S，Kiyohara K，et al. Trends in survival among elderly patients with out-of-hospital cardiac arrest：a prospective，population-based observation from 1999 to 2011 in Osaka［J］. Resuscitation，2014，85（11）：1432-1438.

Mozaffarian D，Benjamin EJ，Go AS，et al. Heart disease and stroke statistics-2015 update：a report from the American Heart Association［J］. Circulation，2015，131：1-294.

Pollack RA，Brown SP，Rea T，et al. Impact of Bystander Automated External Defibrillator Use on Survival and Functional Outcomes in Shockable Observed Public Cardiac Arrests［J］. Circulation，2018，137（20）：2104-2113.

Sun LF，Karlssom L，Torp PC，et al. Spatiotemporal AED optimization is generalizable［J］. Resuscitation，2018（131）：101-107.

第五节　呼吸机在危急重症患者中的应用

一、概述

呼吸机本质是一种气体开关，控制系统通过对气体流向的控制而完成辅助通气的仪器。其工作原理就是通过计算机的控制，为患者输出一定的潮气量、吸呼比、呼吸频率、吸气压力水平、吸气时间、流速、氧浓度等参数的空气氧气混合气体，从而达到改善患者呼吸功能的目的。

（一）呼吸机结构

空氧混合供气装置是呼吸机的其中一个组成部分，其功能是向患者提供新鲜的氧气。监测和管路系统是呼吸机的其他组成部分，前者对供气情况进行监测，发现异常情况随时报告，后者是输送氧气，管路系统必须保证良好的密封性能。目前临床常用的呼吸机包括以下两类。①电动供气呼吸机：电动机带动压缩泵工作，在管路中形成正压气流，进而完成向患者供氧动作。②气动呼吸机：在压缩泵作用下，氧气被压缩、过滤，同时进行湿化处理，氧气浓度达到标准后向患者供氧。

（二）正压通气原理

机械通气就是正压通气，一个健康人的正常呼吸过程属于负压通气，吸气过程中外部气压偏高，因此空气向气压较低的胸腔移动，呼气过程中胸腔内气压升高，二氧化碳向大气中释放，在压差不断变化过程中，完成连续呼吸动作。与负压通气恰好相反，机械通气将纯度较高的氧气向压力较大的胸腔内推进，此时患者处于微弱的呼吸状态，胸腔内气体不断向空气中溢散，生命体征逐渐减弱，若不使用呼吸机帮助患者呼吸，会加速其生命体征的流失。机械通气原理如下：用Y形管将患者的呼吸道和人工气道相连，吸气时吸气阀自动打开，在传感装置、湿化等装置的处理下，最终通过人工气道将氧气送到肺部。呼气阶段同上，变成呼气阀打开，患者体内废气由人工气道排出体外。

二、心血管危重症患者呼吸机的应用

随着近年来生活压力和工作压力的不断加大，以及老龄化的不断加剧，导致我国心血管疾病的发病率逐年上升。急性心力衰竭、心脏手术等会对患者的正常呼吸功能加以抑制，此时需要用到呼吸机。

（一）急性心力衰竭患者中呼吸机的应用

急性心力衰竭是临床较常见的心血管疾病。急性心力衰竭是由心肌损害等多种因素造成的心肌收缩力下降，继而引起多器官缺血、缺氧，起病急且进展快，部分患者由于心排血量急剧下降，导致肺静脉压升高，液体渗入肺泡和肺间质引发急性肺水肿。患者因平卧加重呼吸困难，而被迫采取端坐或半卧位以减轻呼吸困难，出现端坐呼吸提示心力衰竭已引起明显的肺循环充血。急性肺水肿会引起低氧血症，导致呼吸衰竭，诱发心源性休克。急性心力衰竭并呼吸衰竭的主要特点是发病急、发展速度快。因此，心力衰竭并发呼吸衰竭患者的死亡率较高。相关调查研究显示：在发病的早期，给予患者呼吸支持性治疗是治疗急性心力衰竭并发呼吸衰竭的关键所在。

急性心力衰竭时，通过机械机械通气：①能够有效改善人体换气与通气功能，减少呼吸肌功能损耗，使呼吸肌疲劳得以缓解，从而达到改善肺功能的目的。②通过增加肺泡内压，改善肺水肿时液体外渗，防止肺泡和小气道萎缩，减少肺水肿时的液体外渗，有利于肺泡氧穿过肺泡毛细血管壁进入毛细血管，改善通气/血流比值，减少肺内分流，提高动脉血氧饱和度，增加心肌供氧。③增加胸内压可减少静脉回流，减轻心脏前负荷，从而降低肺动脉压。④减轻心脏后负荷，降低收缩压，增加心排血量，左心房压力下降，从而缩小左心房直径。

传统治疗重症急性左心衰竭的方式是氧疗联合药物治疗。但是这种治疗方式更适用于病情比较轻的患者，对于危重患者而言效果较差。在为患者进行氧疗之前要进行麻醉，并且建立人工气道之后，才能实施。但是这些操作需要将近30min，在这段时间内病情严重的患者因为病情严重或器官衰竭等原因而死亡。抢救不及时，容易引发医疗纠纷。近年来，呼吸机在我国临床得到了推广。而呼吸机应用于重症急性左心衰竭的治疗效果比较显著。有研究建议，重症急性左心衰竭患者在急诊快速建立人工气道，能够缩短患者的抢救时间，迅速改善患者呼吸困难、心力衰竭等临床症状，提高抢救成功率。在使用呼吸机治疗重症急性左心衰竭患者之前，要检查患者的呼吸道，确保患者呼吸道通畅才能使用，否则影响患者通气。并且要清理患者的口鼻咽喉，确保没有气道阻塞等情况。对于已经昏迷的患者，要检查患者是否有腹胀情况，患者昏迷前是否呕吐过，避免呕吐物残留被患者吸入气管。对于呼吸困难的患者，应立刻给予气管插管，接上呼吸管治疗。

机械通气虽是对肺间质性水肿积极有效的一种治疗方法，但是有创呼吸机使用时间的延长是呼吸机相关性肺炎的独立危险因素，可明显增加肺部感染的发生率，还有可能导致气道损伤、呼吸机依赖等并发症的发生；有研究显示，有创-无创序贯机械通气在心源性肺水肿方面的治疗较单纯的有创机械通气具有更安全可靠的效果，由于它是非侵入式通气，具有操作简单、不良反应小、可减少与有创通气相关气压伤、VAP等并发症的优点，可以作为有创呼吸机的过渡治疗。有创-无创序贯通气之间的准确介入是实施序贯通气的重要部分，只有及时评估、准确把握评判指征才能够缩短呼吸机使用时间、减轻插管患者的痛苦。过早介入患者气管插管重置的风险就会增加，过晚就造成了资源的浪费。

（二）心脏手术患者中呼吸机的应用

心脏外科手术后，患者病情重，有时拔管后因各种因素致氧合低，面罩及鼻导管双吸氧满足不了氧需，常需要二次呼吸机辅助呼吸。常规的处理方法为气管插管或气管切开接呼吸机辅助通气，但患者由于经过体外循环，身体多器官均存在缺血再灌注损伤，尤其是肺，肺间质水肿及肺表面顺应性下降。同时，由于人工气道使上呼吸道屏障作用丧失，外部环境与致病微生物容易进入气管，显著增加了医院内发生肺部感染的危险性。机械通气时间越久肺部感染的概率就越大，且有创机械通气带管期间患者清醒后不能言语、不能经口进食，面对陌生的环境、人以及对手术情况的未知，会导致其紧张情绪加剧，给患者及其家属带来极大痛苦。故需及时评估患者的拔管指征，适时切入无创呼吸机的治疗，能减少有创机械通气的各种损伤及并发症。无创正压通气的应用克服了以上弊病，给患者带来了极大的效益。而通过无创双相正压来辅助患者呼吸，改善患者的通气和换气功能，尤其在心脏外科手术后，很多患者会出现急性心力衰竭和急性呼吸衰竭。无创正压通气实质上相当于压力支持加呼气末正压，其改善心力衰竭及呼吸功能衰竭的疗效显著，机制为：①双向正压通气使胸腔负压下降，甚至为正压，使左心室跨壁压下降，而跨壁压实质为心室后负荷，即后负荷降低；②胸内正压作用减少回

心血量，减轻心脏前负荷；③前、后负荷的下降使心肌张力降低，改善冠状动脉血供，心肌供氧增加。通过以上机制，呼吸机为心脏病患者术后恢复带来了极大益处。

（董　琦　梁金峰）

参考文献

杜纪兵，李文宇，霍星宇，等. 无创呼吸机在急性射血分数保留心衰中的应用［J］. 中华急诊医学杂志，2019，28（7）：831-835.

李婧闻，朱仕超，张慧，等. 呼吸机相关事件及其预防的研究进展［J］. 中国感染控制杂志，2019，18（2）：175-180.

李庆芝. 浅谈呼吸机的校准中常见问题及解决方法［J］. 计量与测试技术，2018（2）：53.

龙村. 体外膜肺氧合循环支持专家共识［J］. 中国体外循环杂志，2014，12（2）：65-68.

孙劼，张璞，李姜超. 呼吸机质量检测仪校准中应注意的问题［J］. 中国计量，2018（05）：110-112.

武强彬，高万朋. 呼吸机通气模式研究进展［J］. 中国医疗器械信息，2018，24（14）：19-20.

Bello G，de Santis P，Antonelli M. Non-invasive ventilation in cardiogenic pulmonary edema［J］. Ann TranslMed，2018，6（18）：355.

Collins SP，Storrow AB，Levy PD，et al. Early management of patients with acute heart failure：state of the art and future directions-a consensus document from the SAEM/HFSA acute heart failure working group［J］. Acad Emerg Med，2015，22（1）：94-112.

Loforte A，Murana G，Marinelli G. Role of intra-aortic balloon pump and extracorporeal membrane oxygenation in early graft failure after cardiac transplantation［J］. Artif Organs，2016，40（8）：136-145.

第六节　临时起搏器在危急重症患者中的应用

一、概述

人工心脏起搏器是采用微电子技术，用低能量电脉冲刺激心脏使之发生激动和传导功能，以模拟心脏的冲动发生和传导等电生理功能，起到治疗某些心律失常所致心功能障碍的目的。临时起搏器是指非永久性起搏导管，脉冲发生器放置于体外，达到治疗或诊断目的后即可撤除。临时起搏器可采用不同的电刺激途径，包括经静脉起搏、经皮起搏、经胸起搏、经食管起搏和外科术后心外膜起搏等。利用人工心脏起搏技术治疗各种缓慢性心律失常至今已经有60多年的历史。人类历史上第一例心脏起搏器的置入是1958年在瑞典的斯德哥尔摩，我

国置入性心脏起搏器治疗于20世纪70年代中期应用于临床。

临时起搏器置入术是一种常见的心脏介入手术，其目的主要为解决患者心搏骤停，保障外科手术安全，以及在紧急情况下提高患者心室率、改善血流动力学而进行的预防和治疗措施。临时起搏器一般用于严重缓慢性心律失常的临时抢救或预防性治疗，对合并有缓慢性心律失常的患者，在进行外科手术前置入临时起搏器可有效预防术中心脏停搏、阿-斯综合征、严重致命性心律失常等情况的发生，提高麻醉和手术的耐受性和安全性。在非心脏手术时，麻醉对循环、呼吸系统产生不同程度的影响，导致或加重心动过缓、血压下降等；手术

创伤、出血、组织牵拉、术后疼痛等均可诱发或加重心律失常，尤其是原有窦房结功能或传导功能障碍者。2013EHRA/ESC心脏起搏器和心脏再同步治疗指南仅推荐在以下两种情况下置入临时起搏器：①高度或完全房室传导阻滞且逸搏心律过缓；②介入操作过程中或急性心肌梗死、药物中毒、严重感染等危急情况下出现危及生命的缓慢性心律失常。置入临时起搏器之后，经评估患者有置入永久性起搏器的指征时，应尽早更换为永久性起搏器。

近年来，心血管病发病率逐渐升高，对于合并有心脏起搏及传导系统的功能障碍的患者，心脏代偿功能减弱，对外科手术和麻醉的耐受力差，在麻醉、手术中易出现严重心律失常，甚至心搏骤停而死亡，从而增加了手术风险，限制了某些手术的开展。临时起搏器一般用于严重缓慢性心律失常的临时抢救或预防性治疗，对合并有缓慢性心律失常的患者，在进行外科手术前置入临时起搏器可有效预防术中心脏停搏、阿-斯综合征、严重致命性心律失常等情况的发生，提高麻醉和手术的耐受性和安全性。

二、临时起搏器的实际运用

（一）应用适应证

安装临时起搏器的指征有两大类：急诊（通常指急性心肌梗死）或选择性起搏。然而，对安装临时起搏器的指征还没有一致的意见。大多数意见来自临床经验而不是临床试验。许多患者存在心动过缓，保护性支持治疗和病因处理是其最合适的处理策略。总的原则，如果患者已经有休息时的晕厥、心动过缓或对心动过缓反应所造成的室性心动过速引起血流动力学的改变，应安置临时经静脉起搏。传统安装临时起搏器的指征是有心脏急性传导阻滞；大多数患者有与心肌梗死相关的威胁生命的房室传导阻滞；一些患者发生阿-斯综合征或有明显临床症状需要紧急安装永久起搏器。

临时起搏器通常适用于以下情况。

1.在应用大量抗心律失常药物的基础上行电除颤治疗时，可置入临时起搏器作为预防性应用。

2.心脏外科手术中可以作为预防和治疗应用，在房室交界区附近的手术可能会损伤传导束，可置入临时起搏器作为预防性应用；先天性心脏病手术后，手术区会出现水肿，影响窦房结、房室结或束支传导的功能，可以作为治疗性应用，待水肿消退后停用。

3.行心导管手术时，可置入临时起搏器作为预防性应用。

4.急性心肌梗死后新出现的二度Ⅱ型或三度房室传导阻滞，高度或完全性房室传导阻滞，药物治疗后仍然存在，并且伴随有血流动力学不稳定者；急性心肌梗死导致的严重心动过缓，导致血压低、晕厥症状者，药物治疗无效；因急性心肌梗死引起的双束支或三束支传导阻滞的患者。

5.急性病毒性心肌炎或电解质紊乱及药物副作用等引起的严重心动过缓或高度房室传导阻滞导致阿-斯综合征发作的患者。

（二）临时起搏器的安置

1.临时起搏器安置流程　临时起搏器安置有多种通路选择，临床上95%以上采用经静脉途径，通常采用心室按需型起搏器，在体表心电图指引下应用漂浮导管电极，无须X线检查指导。

（1）术前准备：一般准备，有心电图机或心电监测仪、除颤器、急救药品；插管器械，如无菌敷料包、穿刺针、导引钢丝、扩张管、静脉鞘管、起搏电极。

（2）静脉途径的选择：可采取左侧锁骨下静脉、右侧颈内静脉或股静脉入路。以动脉为标志很容易定位，股静脉位于股动脉内侧，颈内静脉位于颈动脉外侧。右侧颈内静脉是最常用的静脉入路，是进入右心室最直接的路径，并能稳定固定导线的位置。

（3）穿刺方法：16G或18G穿刺针穿刺静脉，进入静脉后回血通畅，将导引钢丝送入血管腔内，撤除穿刺针。经导引钢丝送入扩张管和静脉鞘管，退出扩张管和导引钢丝后，起搏电极导管经鞘管推送，进入15～20cm或右心房后，气囊充气1.0～1.5ml，电极导管可顺血流导向通过三尖瓣进入右心室。

（4）电极导管定位与固定：心腔内心电图可指导电极导管的定位。导管到达右心房时呈现巨大P波，记录到巨大QRS波时表示导管穿过三尖瓣进入右心室，导管接触到心内膜时显示ST段呈弓背向上抬高1.5～3.0mV是重要的电极定位指标。依起搏图形QRS波方向调整电极位置直至出现稳定的起搏图形。

右心室心尖部起搏，在体表心电图上产生类左束支传导阻滞及左前分支阻滞的QRS-T波群，心电轴显著左偏30°～90°，V_5及V_6的QRS形态可表现为以S波为主的宽阔波。右心室流出道起搏，起搏的QRS波群呈类左束支传导阻滞型，Ⅱ、Ⅲ、aVF导联的主波向上，心电轴正常或右偏。

右心室心尖部是最稳固的部位，通常起搏与感知阈值较为满意。右心室流出道起搏作为心尖部起搏的一种替代选择及补充是可行的，从理论上讲，其血流动力学优于心尖部起搏。一般要求起搏阈值应小于1mA（0.5V），在深呼吸和咳嗽时导管顶端位置应固定不变。电极导管安置到位后，应将导管和鞘管缝合固定在穿刺部位的皮肤处。酒精消毒后局部覆盖无菌纱布包扎。

（5）起搏电参数调节

1）起搏频率：为起搏器连续发放脉冲的频率，一般为40～120次/分，通常取60～80次/分为基本频率。

2）起搏阈值：为引起心脏有效收缩的最低电脉冲

强度。心室起搏要求电流3～5mA，电压3～6V。

3）感知灵敏度：为起搏器感知P波或R波的能力。心室感知灵敏度值一般为1～3mV。

2. 静脉通路与起搏位置的选择

（1）静脉通路的选择：所有的静脉穿刺点（颈内、颈外、锁骨下、正中、股静脉）均有各自的优、缺点，包括导联固定的稳定性、感染、出血、气胸、患者不适等，可根据临时起搏器放置时间长短和放置形式进行选择。英国心脏学会推荐右侧颈内静脉途径对没有经验的操作者来说是最好的选择，它提供给右心室最直接的途径，有较高的成功率和较低的并发症。在接受或可能接受溶栓治疗的患者中，颈外、正中、股静脉是常规选择途径。

（2）起搏位置的选择：安置临时起搏器的定位结合满意的解剖和电信号数据。不同的经静脉途径需要不同的技术，也许最重要的区别在于进入右心房的途径是在下腔静脉还是在上腔静脉。操作过程需要有关的设备、消毒的环境、经培训的操作人员和高质量的放射设备。

1）临时经静脉心室起搏：导联进入右心房后穿过三尖瓣，置于右心室室尖。用漂浮电极导联临时起搏，置入更容易、定位更理想。

2）临时经静脉心房起搏：临时心房起搏导联有一个预塑的J形曲线，使导联附着在右心房。这个必须从上腔静脉进入，定位需要侧面的X线屏幕辅助。目前，大部分临时经静脉起搏电极有一个光滑的、国际标准化的直径和外形，没有固定作用，这样容易撤除，但也容易掉线。较新的有很好固定作用的临时起搏导线是加一个螺旋装置，直径较小（3.5F）。用漂浮导管传送导联线容易固定，可保留到1～2周后撤除。

3）心包起搏：这种起搏方式用于心脏手术过程中，它需要直接进入心肌的外表面。导线电极置于心包侧的心肌内。这些电极在不需要时能够轻巧拔除；它们的电活动信号随着时间的推移迅速减退，常在5～10d失去起搏能力，尤其是用于心房起搏时。

4）经皮起搏：1952年由Zoll首次报道，之后得到进一步的改良。英国复苏学会将它作为高级心脏生命支持的一部分，操作者简单培训就能掌握，而且不需要搬动患者。已有临床研究报道Zoll型无创起搏器可有效维持心脏起搏达14h，其成功率为78%～94%，尽管许多意识清醒的患者需要镇静。在患者不能搬动或暂时没有有经验的经静脉起搏的医护人员在场的情况下，这种起搏方法为经静脉起搏提供了一个桥梁作用。放置经皮起搏电极通常置于前胸和后背，但如果不成功，可能需要体外除颤，如果电极处在心脏停搏状态，应考虑前、侧位。

5）经食管起搏：经食管起搏或经胃-食管起搏已提倡用于急诊心室起搏，因为它在意识清醒的患者中有更好的耐受性，成功率约为90%，用一个可弯曲的电极置于胃底部通过膈肌刺激心室起搏。经食管心房起搏，将电极置于食管的中、低部获得心房捕获，但这种方法很少在急诊室使用，因为电极稳定性难以达到，并对房室传导阻滞没有保护作用。

（三）临时起搏器的并发症

临时起搏器并发症的发生率与术者的技术水平、起搏器导管的保留时间及术后起搏系统的护理等关系密切。并发症的总发生率为4%～20%。

1. 电极移位 为临时起搏最常见的并发症，一般发生率为2%～8%。心电图表现为不起搏或间歇性起搏。需要重新调整电极。

2. 心肌穿孔 由于电极质地较硬，若患者心脏大、心肌薄，置入过程中可能导致右心室游离壁穿孔，该并发症的发生率相对较低，约为0.1%。心肌穿孔的发生与静脉入路无关，与导线插入技术有关。

3. 电极断裂 因电极质地较硬，柔韧性差，反复使用，如放置时间长和体位活动，可能发生电极不完全性断裂。

4. 膈肌刺激 因电极插入位置过深，电极靠近膈神经所致。患者可自觉腹部跳动感或引起顽固性呃逆（打嗝），可将导管退出少许，症状即可消失。

5. 心律失常 心腔内放置任何导管均可能诱发心律失常。最常见的是室性异位心律，可静脉注射利多卡因等抗心律失常药物治疗。

6. 穿刺并发症 此类并发症直接与术者的经验有关。常见于动脉撕裂、皮下血肿、气胸、血胸、气栓等。锁骨下静脉穿刺的气胸、血气胸发生率较高（1%～5%）。而选择颈内静脉入路，气胸的发生率为1%，误穿刺动脉略为常见，约3%。股静脉穿刺则多伴发静脉血栓（25%～35%）及感染（5%～10%）。

7. 感染 穿刺局部处理不妥或电极放置时间过长，可引起局部或全身感染。一般程度轻，应用抗生素或拔除电极后感染即可控制。临时起搏电极一般留置时间为1～2周，最长不超过4周者。

（四）临时起搏器的注意事项

对预置了临时心脏起搏器的围手术期患者，在手术过程中，有以下几点需要特别注意。

1. 预置好临时心脏起搏器后，对可能影响起搏器工作的动作应极力避免。搬动要小心，防止电极移位或刺破右心室。

2. 多种内环境变化可能影响心脏起搏的阈值，如高钾血症、代谢性酸中毒等会提高起搏阈值，缺氧和低钾血症则会降低起搏阈值，因此在阈值设定时应充分考虑到手术过程中可能造成的人体内环境改变。琥珀胆碱、高钾血症、代谢性酸中毒可提高心肌起搏阈值，从而减弱起搏效果；此外，缺氧和低钾血症可降低心肌起搏阈值，从而可诱发心室颤动。

3.强电磁感应对心脏起搏器影响重大，因此在手术过程中，应尽量避免电磁感应的发生。如选用非同步临时心脏起搏器VVI，地线接地处远离起搏器，减少电刀的使用，尽可能降低电刀的电流强度，发生器不能位于作用电极和电刀接地板之间，心脏和胸腔手术使用电刀危险性较大，而远离心脏部位使用电刀危险性较小等。

4.手术室常备各类抢救药物，用于及时抢救，以防起搏器失效。

在需行外科手术治疗的患者中，时常有一些合并有缓慢性心律失常患者，此类患者在进行手术时，易出现心律失常恶化，甚至心力衰竭、心源性休克，严重时可能出现心搏骤停而死亡，从而增加了手术风险。在进行外科手术前置入临时心脏起搏器，可有效降低围手术期危及生命的心血管事件发生率，提高患者对手术的耐受性。围手术期置入临时心脏起搏器，可做到按需起搏，有效防止心动过缓的出现，避免心排血量下降，从而保证各重要脏器的供血，增强患者对麻醉和手术的耐受性。

（梁金峰）

参 考 文 献

陈灏珠，林果为，王吉耀. 实用内科学［M］. 14版. 北京：人民卫生出版社，2013：2877.

贺文奇，楚英杰. 临时心脏起搏器抢救心血管危急重症患者的临床观察［J］. 中华医学杂志，2016，96（33）：2644-2647.

李朝中，钱传云，张玮，等. 急诊床旁超声和心电图引导下植入临时心脏起搏器的比较研究［J］. 中国急救医学，2017，37（10）：943-946.

李学斌，郭继鸿. 床旁心脏临时起搏的临床应用［J］. 中国急救医学，2002，22：113-114.

李学斌，李鼎，郭继鸿，等. 应用球囊漂浮电极导管心脏临时起搏的临床观察［J］. 中华心律失常学杂志，2003，7（1）：33-36.

王丽君，林海龙，谢莲娜. 保护性临时起搏对急性下壁心肌梗死急诊经皮冠脉介入治疗再灌注反应的影响［J］. 临床心血管病杂志，2010，26（2）：124-127.

张领，岳修宇，陈军军，等. 不同入路进行右室不同部位临时起搏的探讨［J］. 中国心脏起搏与心电生理杂志，2016，30（6）：539-542.

张澍，华伟，黄德嘉，等. 植入性心脏起搏器治疗——目前认识和建议（2010年修订版）［J］. 中华心律失常学杂志，2010，14（4）：245-259.

Ambler JJ. Deakin CD. A randomized controlled trial of efficacy and ST change following use of the Welch-Allyn MRL PIC biphasic waveform versus damped sine monophasic wavefonn for external DC cardioversion［J］. Resuscitation，2006，71（2）：146-151.

Ferri LA，Farina A，Lenatti L，et al. Emergent transvenous cardiac pacing using ultrasound guidance：a prospective study versus the standard fluoroscopy-guided procedure［J］. Eur Heart J Acute Cardiovasc Care，2016，5（2）：125-129.

Piela N，Komweiss S，Sacchetti A，et al. Outcomes of Emergency Department Placement of Trarlsvenous［J］. Am J Emerg Med，2016，419（16）：735-757.

Pinneri F，Frea S，Najd K，et al. Echocardiography-guided versus fluoroscopy-guided temporary pacing in the emergency setting：an observational study［J］. J CardiovascMed（Hagerstown），2013，14（3）：242-246.

Wen M，Stock K，Heemann U，et al. Agitated saline bubble-enhanced transthoracic echocardiography：a novel method to visualize the position of central venous catheter［J］. Crit Care Med，2014，42（3）：e231-233.

第16章

心血管危急重症辅助检查的应用

第一节 影像学检查在心血管危急重症中的作用

一、冠状动脉CTA/MRI在危急重症中的应用

（一）急诊冠状动脉CTA的适应证及局限性

1.急诊冠状动脉CTA的适应证 冠状动脉CT血管（CTA）能显示冠状动脉及其主要分支，对其有临床意义的狭窄（50%）诊断具有较高的敏感性和特异性，基本满足冠心病初步诊断的需要。冠状动脉CTA对冠状动脉狭窄诊断的阴性预测值很高，有助于避免冠状动脉正常或不需介入治疗（指无临床意义的狭窄）的患者做有创性导管法造影，基本满足冠心病介入治疗筛选的需要。因此，冠状动脉CT很少用于急性冠脉综合征，但在以下情况可考虑。

（1）ACC、AHA和SCCT推荐，在心电图及心肌生化标志物有非特异性改变的中低危心源性胸痛患者行冠状动脉CTA检查。

（2）ESC的NSTEMI管理指南建议，对诊断存疑的急性胸痛患者行心脏CTA检查，以快速查找病因。

（3）原因不明的急重症胸痛建议尽早行一站式三重CT检查［心电门控（图16-1）同步进行冠状动脉CTA、肺动脉及主动脉增强扫描］，可快速确诊或排除致命性胸痛，如主动脉夹层、肺栓塞等。

（4）不能行运动试验检查的冠心病患者建议行冠状动脉CTA检查（但冠状动脉CTA对于钙化尤其严重钙化的病变特异性较低，约为85%。不能单凭冠状动脉CT钙化呈阴性就排除ACS）。

（5）冠状动脉CT评估血流储备（CTFFR）可以对冠状动脉病变的解剖学和功能学同步作出诊断，有利于复杂病变和临界病变的治疗决策。

2.冠状动脉CTA的局限性 运动伪像和错层明显影响CTA诊断的准确性，CTA对管腔狭窄程度的判断也受到钙化病变的严重影响，不能动态显示和定量评价冠状动脉血流，不易区分局限性重度狭窄（狭窄程度90%～99%）与完全闭塞。快心率、心律失常和血管壁钙化影响血管腔评估。另外，进行CTA检查时的高放射暴露也值得引起医师和患者的重视，不宜在随访中进行反复的定期检查，注射对比剂对肾功能可能造成的影响也需要临床医师在决定检查时询问患者的肾功能状态。

（二）冠状动脉CTA/MRI在动脉瘤及夹层中的应用

1.冠状动脉CTA在冠状动脉瘤和冠状动脉夹层诊断中的价值 冠状动脉CTA能准确评价体循环和肺循环各部位血管疾病的形态学改变，如主动脉瘤大小、部位及其与分支血管和周围脏器的关系；主动脉夹层类型和范围、分支血管受累情况、内膜破口大小及部位、心包和（或）胸腔积血等。

2.MRI在主动脉夹层中的临床应用价值 磁共振成

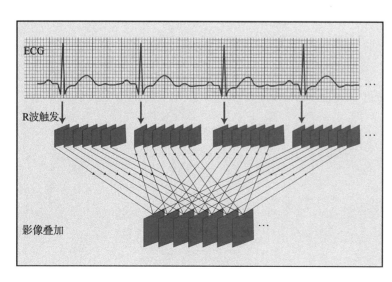

图16-1 心电门控显像示意图

像（MRI）可提供多平面的有关主动脉影像，其对于急性主动脉夹层的诊断准确率与CT扫描相当（＞90%），此外还可以很好地鉴别IMH和PAU，并提供诸多与主动脉膜及左心室收缩功能相关的信息。磁共振血管造影（MRA）利用特有的钆-DTPA增强和"黑血"技术，可以准确评估主动脉及其分支的解剖、形态及夹层病变累及的范围和严重程度。但由于扫描时间较长，该检查不适于血流动力学不稳定的患者，且大多数接受心内置入器械患者亦禁忌接受MRI检查。

（三）MRI在肥厚型心肌病中的应用价值

MRI在该类疾病评价方面具有很高的应用价值，尤其是心脏超声检查不能明确诊断时（由于声窗不良不能清晰显示者），对于肥厚型心肌病，MRI能准确显示心肌肥厚部位、程度并确定其类型，可与其他原因引起的心肌肥厚（如心肌淀粉样变、Fabry病、LAMP2心肌病）进行鉴别。磁共振成像能清晰显示左心室壁和（或）室间隔局限性或普遍性增厚。梗阻型HCM在磁共振成像上可见左心室流出道狭窄、SAM征和二尖瓣关闭不全。同时还能定量评价心肌重量（肌块）增加和心肌收缩期增厚率下降及其程度。心尖肥厚病例可见左心室腔呈铁铲样改变伴心尖闭塞。同位素延迟增强（LGE）扫描可以发现和评估心肌纤维化及其程度，帮助进行危险分层。磁共振成像也可用于室间隔切除术或消融术的术前和术后评估肥厚和纤维化程度。

二、核素在危急重症中的应用

（一）对梗死心肌诊断及存活的评估

心肌灌注显像可用于临床症状和常规检查不典型心肌梗死的诊断，对已确诊的心肌梗死患者，心肌灌注显像有助于进一步判断梗死范围、侧支循环建立情况以及心肌细胞是否存活。心肌梗死时典型的影像学变化为：负荷影像梗死心肌为分布缺损，而静息或再分布影像该区域无充填。急性心肌梗死为负荷试验的禁忌证，只能做静息显像。

1.急性心肌梗死的诊断　心肌灌注显像对急性心肌梗死（AMI）的早期诊断是极其敏感而可靠的方法，通常在急性胸痛发作后几小时即可表现为局部灌注缺损。然而，某些患者在胸痛后有一段时间内可呈正常的灌注影像；也有一些急性心肌梗死患者，梗死灶大小随时间延长而变小，这种现象的发生可以解释为自发性溶栓的结果，约有20%的急性心肌梗死患者有自发性溶栓发生。心肌灌注显像对急性心肌梗死诊断的阳性率及特异度均在90%以上。

静息心肌灌注显像还有助于鉴别不稳定型心绞痛与急性心肌梗死，如果静息心肌显像是在胸痛的过程中进行，约有50%的不稳定型心绞痛患者在初期显像中都有灌注缺损，而胸痛消退后的延迟显像可证明其缺损通常为可逆行的，与完全的梗死形成鲜明对比。如果在胸痛过程中显像结果为正常，则有力地证明了其胸痛与心肌缺血无关（图16-2）。

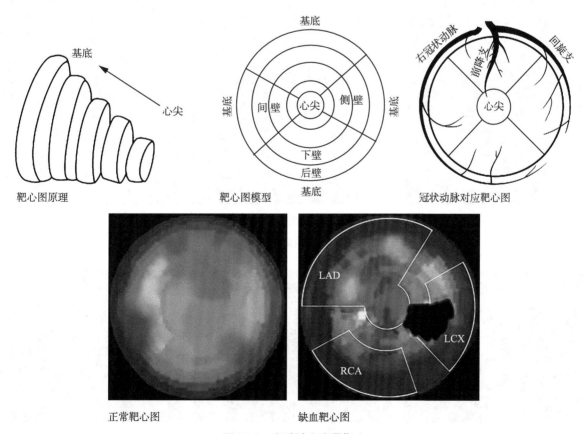

靶心图原理　　靶心图模型　　冠状动脉对应靶心图

正常靶心图　　缺血靶心图

图16-2　室壁缺血定量靶心

2.指导溶栓治疗 急性心肌梗死患者早期施行经皮冠状动脉血运重建或溶栓介入治疗，能够迅速使梗死的相关血管血供得到恢复，挽救濒死的心肌，改善患者预后。早期静脉溶栓治疗是当今治疗急性心肌梗死的有效方法之一。过去对溶栓治疗后冠状动脉再通与否的评价主要依靠心电图ST段降低、心肌酶峰提前、胸痛缓解及再灌注性心律失常等，而这些指标均缺乏特异性和客观定量，在实际应用中比较困难。在急性心肌梗死后的最初几个小时，利用心肌灌注显像评价溶栓治疗的效果是很重要的，动态心肌灌注显像能证明心肌灌注缺损的大小随着患者成功的再灌注而缩小。特别是^{99m}Tc-MIBI显像因无明显的再分布则更有效，允许在溶栓治疗开始前注射显像剂，再进行溶栓治疗，其后可在床旁进行心肌平面或在核医学科做断层显像，随着闭塞动脉成功的溶栓治疗，心肌灌注显像也可显示缺损缩小。

3.评估心肌细胞活性 心肌灌注显像最有价值的临床应用是与负荷试验相结合评价缺血性心脏病，负荷心肌灌注显像结果与冠状动脉造影的结果有较好的一致性，更重要的是负荷心肌显像的结果可以反映冠状动脉狭窄的血流动力学和功能的意义，即使是一个<50%的狭窄也有可能有临床意义，相反，>50%的狭窄不一定就有意义。心肌灌注显像不仅可以诊断有无心肌缺血，而且还可帮助确定缺血是可逆性还是不可逆性以及冠状动脉的储备功能。因而，可以获得比其他诊断方法更有价值的重要信息，特别是疾病预后的信息。

代谢活动是反映心肌细胞存活最可靠的标志，而一定量的血流则是保证代谢活动的基础，由于存活的细胞有赖于细胞膜的完整性，只有保留完整膜的存活细胞才能蓄积和保留^{99m}Tc-MIBI等心肌灌注显像剂。因此，心肌对某些血流显像剂的摄取也间接反映了心肌存活的信息。然而，应用常规的方法（如^{99m}Tc-MIBI运动/静息显像或^{201}Tl运动/再分布显像）虽然能够很好地诊断心肌缺血，但明显低估了心肌细胞的活性。在常规静息心肌显像表现不可逆性缺损的心肌中，约有50%患者血运重建术后左心室功能障碍有明显改善，表明心肌仍然存活。故目前相继建立了许多改进后的心肌灌注显像以估计心肌活性，尽管这些方法的准确性不如PET显像，但较常规法有明显提高。包括硝酸甘油介入^{99m}Tc-MIBI心肌灌注显像、^{201}Tl再分布/延迟显像、^{201}Tl再次注射法（reinjection method）等，见图16-3、图16-4。

（二）在心肌病中的应用

1.扩张型心肌病 心血池显像表现为整个心腔明显扩大，形态失常，室壁运动呈广泛性减低，心室整体功能不同程度下降，在时相图或振幅图上呈现"补丁样"或"花斑样"改变对本病的诊断有一定价值。一般情况下，有整体功能障碍的双心室增大患者多为非缺血性心脏病，而节段性室壁运动异常且右心室功能相对完好者

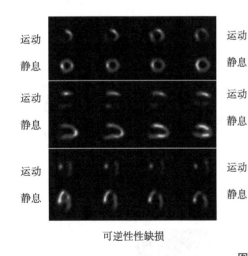
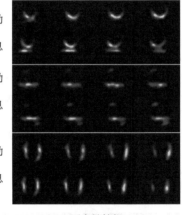
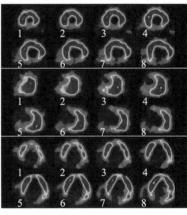

可逆性性缺损　　　　　　　　固定性缺损　　　　　　　　"花斑样"改变

图16-3 心肌核素现象多种病变

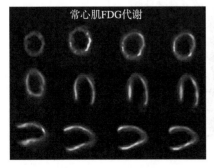
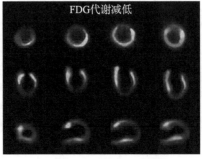
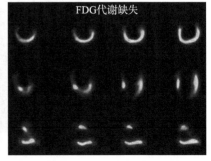

图16-4 心肌代谢图

支持缺血性心肌病的诊断。

2.肥厚型心肌病　典型改变为左心室腔变小、变形，肥厚的心肌壁影使左心室血池周围形成一圈显像剂分布空白区，尤其是左、右心室之间更明显，但LVEF正常或增高，呈高动力收缩功能，特别是1/3EF增高，射血期延长，80%以上的患者舒张期快速充盈功能受损，顺应性降低，PFR和1/3FR下降。门电路心血池断层显像还可见左心房扩大。

（三）对心力衰竭患者心脏功能的评估

放射性核素心脏功能显像是核医学一项十分重要的检测技术，已被广泛应用于临床。虽然超声显像技术也能方便地评估心功能，但由于核素显像方法在定量估计心脏功能方面所具有的某些优势，该方法仍是目前临床最重要的检查手段。应用核素心血池显像测量心室功能，不仅能测定静息状态下的左、右心室功能，也可测定运动或药物负荷下的心室功能状态，并可获得整体与局部功能、收缩与舒张期功能的指标。核素显像测定心室功能的方法较多，临床应用最多而且比较准确的方法是SPECT平衡多门电路心血池显像法，此外也有首次通过法和γ心功能仪非显像法测定左、右心室功能。近年来随着门控心肌断层显像的广泛应用，能够在常规心肌灌注显像的同时获得左心室的收缩功能，包括左室射血分数、收缩末期和舒张末期容量等参数，但不能像门控心血池显像那样获得舒张期功能及时相等参数。

为了解心脏的储备功能，提高诊断缺血性心脏疾病的敏感性，必要时可进行心功能负荷试验，其方法与心肌显像基本相同，即在心血管医师或有经验的医师指导下，给患者加以次级量运动或药物负荷试验。与心肌灌注显像负荷试验不同的是显像须在负荷试验过程中进行，即达到预计心率或其他参数时即刻进行采集，以反映负荷状态下的心脏功能。

心脏功能测定能准确反映病情的严重程度和预测心脏事件（如梗死或死亡等）的发生。通常运动负荷后LVEF下降与冠状动脉造影的严重程度成正比，对于症状较轻、没有左心室功能障碍的冠心病患者，门控心血池显像时出现明显的运动诱发心脏缺血征象可以提供独立的预后信息，特别是有1支或2支血管病变，而运动负荷门控心血池显像出现左心室功能受损和严重缺血的患者，其未来的心脏时间发生率较高。心肌梗死后的预后与梗死大小有关，并可通过LVEF和室壁运动异常的范围和程度反映出来。较大的梗死多伴有明显的LVEF减低与广泛性室壁运动异常；而较小的梗死则可能仅有局灶性的室壁运动异常，LVEF可能正常或仅轻度减低，甚至这些指标均为正常。一般前壁梗死比下壁梗死LVEF减低更明显。心肌梗死早期以及在溶栓治疗前及溶栓期间，测定LVEF是反映病情程度和预后的重要指标。

三、PET/CT对ACS患者心肌缺血情况的评估

正电子发射型计算机断层显像（PET/CT）是一种无创检查方法，对于冠状动脉的定位、狭窄程度、侧支血管的形成、心肌的活性等方面能提供可靠的诊断依据，是诊断隐匿型心肌缺血最有效的技术之一。PET/CT提供的衰减校正图像，可以有效降低衰减伪像，进一步提高检测的特异性，并能在病变早期提供准确的定位信息，是早期诊断冠心病的关键显像技术之一。据统计，PET/CT诊断冠心病的准确率高达98%。

PET/CT可检测心肌梗死后的心肌缺血情况，评估心肌活力和患者的预后。采用^{99m}Tc-MIBI腺苷/运动负荷–静息隔日显像法行SPECT心肌显像对诊断及监测、评估糖尿病合并冠心病斑块的不稳定性有重要的临床意义，通过了解冠状动脉斑块的稳定性，给予针对性治疗，减少急性冠脉综合征的发生。

腺苷负荷试验心肌SPECT显像的敏感性为88%，特异性为85%。常用的还有双嘧达莫负荷试验心肌SPECT显像，其诊断冠心病的敏感度为89%，特异度为78%。多巴酚丁胺负荷试验对于诊断冠心病也有较高的敏感性和特异性。有研究证实阿布他明比多巴酚丁胺能引起更大的变时效应，且有更好的安全性，但还未应用于临床。多巴酚丁胺及腺苷药物负荷SPECT显像可用于终末期肾脏疾病患者，对冠心病的诊断及危险分层优于多巴酚丁胺负荷超声心动图。

PET/CT在空间分辨率及定量分析方面具有一定的优势，但其自身也存在一定的局限性，如只能检测较大的动脉，易受邻近心肌生理性摄取影响，存在心脏及呼吸运动所致伪影和小血管的部分容积效应等影响。虽然PET/CT存在上述缺陷，但有研究表明，^{18}F-FDG PET/CT冠脉显像前高脂、低糖饮食可较好地抑制心肌生理性摄取，从而获得临床较满意的图像。此外，不断发展的心脏门控及呼吸门控技术也有望解决运动伪影的干扰问题。

（于　琦　鲁玉明）

参 考 文 献

高玲，贾鹏，李爱梅. 核素心肌灌注显像诊断无症状性心肌缺血价值［J］. 中华实用诊断与治疗杂志，2011，25（9）：842-843.

贾鹏，高玲，李爱梅. 核素心肌灌注显像在无症状心肌梗死诊断中的应用［J］. 江苏医药，2015，41（8）：931-933.

李芳兰，黄蕤，欧晓红，等. ^{18}F-FDG PET心肌代谢显像、GSPECT心肌灌注显像和超声心动图评价心肌梗死患者左心室功能的对比研究［J］. 生物医学工程学杂志，2015，32（5）：1090-1095.

毛庆，梁秀琳，成益，等. 综合影像学评价猪急性心肌梗

死模型的实验研究［J］. 国际心血管病杂志，2013，40（1）：53-56.

乔津，张晓琴. 冠状动脉易损斑块影像学检查研究进展［J］. 内蒙古医学杂志，2016，48（12）：1451-1454.

沈佳楠，景宏美. 心肌梗死后存活心肌的评估［J］. 心血管病学进展，2017，38（6）：668-672.

汪功勋，包宗明. 核素心肌显像在存活心肌判定中的价值［J］. 医学综述，2011，17（1）：122-124.

汪功勋，包宗明. 核素心肌显像在存活心肌判定中的价值［J］. 医学综述，2011，17（1）：122-124.

王静，饶莉. 存活心肌的影像学检测与评估［J］. 中国医学影像学杂志，2011，19（4）：263-266.

谢正乐. 冠状动脉心脏病的医学成像检查［J］. 现代医学仪器与应用，2007（6）：10-16.

邢喜玲，高硕. PET在心脏显像中的临床应用价值［J］. 天津医药，2008（2）：155-158.

张磊，李肖红，张奇洲，等. ^{18}F-FDG PET/CT在远隔缺血后适应对急性ST段抬高型心肌梗死患者再灌注损伤影响中的应用［J］. 新疆医科大学学报，2018，41（11）：1355-1358.

第二节　超声在心血管危急重症中的应用

一、超声在急性冠脉综合征中的应用

目前应用于冠心病的超声检查已经不是单纯观察心壁形态和活动，随着大量新技术的进一步研究完善和开发应用，超声在冠心病无创性诊断中发挥了更大的作用，成为诊断冠心病最重要的方法之一。目前所采用的超声检查技术大致可分为冠状动脉的超声显像、冠状动脉血流的超声多普勒显像和心肌内血流显像、心壁形态结构和活动状况的超声显像、冠状动脉内超声检查、心肌声学造影、彩色室壁动态技术各种方法的心肌组织成像等几个方面。本章主要讨论冠心病的常规检查，尤其是冠状动脉的超声显像和超声检查室壁形态结构、活动状态。

（一）超声在冠状动脉及其血流中的应用

超声心动图检查可显示较粗大冠状动脉的起源、走向、形态结构和血流状况。二维超声检查通常可显示左、右冠状动脉的起始部位，位于胸骨旁心底部短轴断面，在多数患者可观察到左、右冠状动脉的开口，其中左冠状动脉开口位于主动脉根4～5点钟的部位，右冠状动脉位于10点钟的部位（图16-5）。

从冠状动脉开口，通过调整探头位置和方向，可沿冠状动脉主干向分支方向追踪探查，显示左冠主干后，将探头稍做顺时针方向旋转，可显示出向左走行的左冠主干长轴图像，并可追踪观察到其分叉处，左前降支通常朝肺动脉瓣方向走行，随后顺室间隔向心尖方向走行，左回旋支一般在分叉处左前降支的下方。观察到右

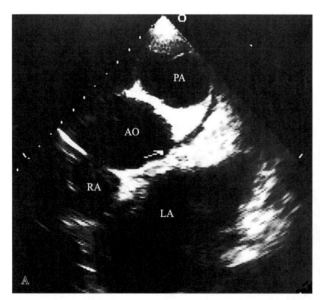
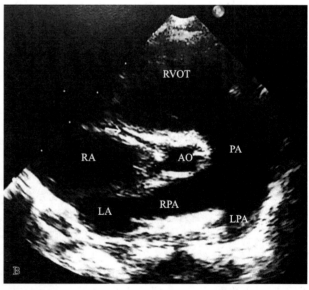

图16-5　正常冠状动脉二维超声心动图

A.大动脉短轴断面：显示左冠状动脉起自主动脉左冠窦，位于3点钟的位置。B.大动脉短轴断面：显示右冠状动脉起自主动脉右冠状动脉窦10点钟的部位

冠状动脉开口处之后，通过调整探头，可显示右冠状动脉的长轴图像，可追踪观察其走向。

由于冠状动脉走行方向多变，同时受到心脏活动的影响，一般很少会显示完整的冠状动脉，但通过不同断面不断调整观察，尤其注意其走行方向及连续性，可明显提高显示和诊断冠状动脉的敏感性和特异性。

正常冠状动脉的超声长轴图像，显示管壁为两条平行的线状回声，两者之间为无回声区，不同部位和不同断面的冠状动脉显示为不同的形态，可呈管状、椭圆形或三叉形等。正常左冠状动脉主干直径为3～8mm，长度0.5～40mm，左前降支近端3～5mm。

冠心病患者的病变冠状动脉可出现管腔狭小、不规则，有的出现管腔中断，管壁回声多增强、不均匀，有时可直接观察到粥样硬化斑块钙化的回声。由于难以观察到冠状动脉的整体，对出现冠状动脉管腔中断等表现者，应反复比较，以减少假阳性结果。

近年来，随着冠状动脉内超声检查的普及，可以更直接地观察冠状动脉的形态结构，详见第15章。

（二）对室壁形态结构和活动状况的观察

超声心动图诊断心肌缺血性改变，主要是通过观察心室壁的形态结构和活动情况，尤其是当室壁出现矛盾运动和形成室壁瘤后，超声检查的作用更加明显。但对于室壁运动和形态改变不大的心绞痛患者，常规超声检查的诊断价值有限，必要时可采用超声负荷试验和心肌声学造影等其他新技术，以提高超声诊断冠心病的敏感

性、特异性和准确性。

1. 室壁分区　为了观察不同部位的室壁形态结构和活动状况，出现了不同的室壁分区方法，目前最常用的有Heger的9节段区分法、美国Mayo Clinc的14节段区分法和美国麻省总医院的20节段分区法等，每种分区法各有优、缺点（图16-6）。

2. M型超声心动图　M型超声心动图仅能检出由于心肌缺血而出现异常运动的部位，如局部心室壁的运动减弱或矛盾运动，通过探头所在部位进行观察，可初步提示心肌缺血的部位，如于左心室波群观察时，可见左心室后壁和（或）室间隔运动减弱，局部运动消失或呈矛盾运动。但M型超声对于诊断心肌缺血有较大的局限性。

3. 二维超声心动图　二维超声心动图是诊断本病的主要方法，能较明确地确定缺血部位，超声各断面可显示左心室壁各个节段的相同结构和功能状态，从而进一步提示有关节段性运动所反映的冠状动脉病变。

根据心肌缺血的性质和程度，缺血部位心肌可显示为室壁变薄、纤维化等室壁形态结构的改变，有的可显示回声异常，同时可显示累及部位心肌节段的室壁运动异常，室壁运动幅度降低、消失，收缩期室壁增厚率降低或消失，甚至出现矛盾运动和向外膨出形成室壁瘤（图16-7）。通过采用组织多普勒成像和彩色室壁运动显像等新型超声检查技术，可进一步显示室壁形态结构和节段性活动异常，从而较准确地确定心肌缺血部位及性质。

左心室长轴断面所显示的室间隔部位通常为前间隔，为心肌缺血的好发部位，早期可观察到室间隔出现

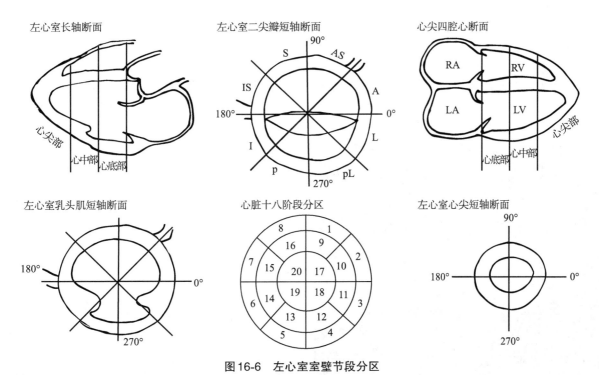

图16-6　左心室室壁节段分区

AS.室间隔；A.前壁；L.侧壁；pL.后侧壁；P.后壁；I.下壁；IS.下间隔；S.间隔；1.前间隔基底部；2.前壁基底部；3.侧壁基底部；4.后侧壁基底部；5.下后壁基底部；6.下壁基底部；7.后间隔基底部；8.间隔基底部；9.前间隔；10.前壁；11.侧壁；12.后侧壁；13.下壁；14.下壁；15.后间隔；16.间隔；17.前壁心尖部；18.侧壁心尖部；19.下壁心尖部；20.间隔心尖部

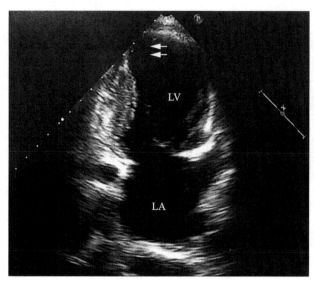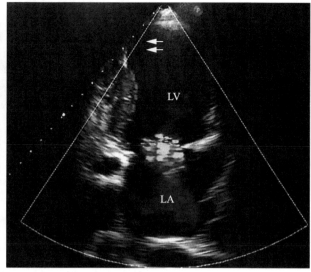

图16-7 急性心肌缺血二维及彩色多普勒超声心动图

左心室心尖部出现矛盾运动，运动不协调（箭头所指），心室收缩时，心尖部向外运动，二尖瓣出现反流现象

矛盾运动、运动不协调现象（图16-7），心肌梗死后期，如恢复较差，室间隔变薄，回声增强，向右心室方向膨出，心尖部运动减弱，提示为前壁及前间壁心肌缺血或梗死，室间隔的近心尖段极易附着血栓，从左心室双腔心、四腔心及左心室短轴等断面均可观察到心尖部附壁血栓。部分患者还可在左心室长轴、心尖四腔心及左心室双腔心断面的左心室心尖部探及附壁血栓，一般情况下附壁血栓易附着于室间隔的近心尖部（图16-8）。

心尖四腔心断面：心尖四腔心断面观察的室间隔，通常显示为后间隔，同时可清晰显示左心室前侧壁的形态结构和运动状态，是检出本病的最佳断面之一。室间隔的中下段、心尖部和左心室侧壁变薄，运动幅度减弱，呈矛盾运动，以室间隔下段为著，提示局部出现心肌缺血改变。部分患者心内膜回声可增强，室壁无运动并局限性向外膨出者为室壁瘤形成（图16-9）。

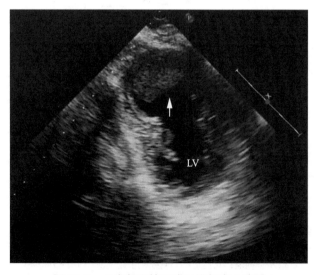

图16-8 心尖部血栓形成二维超声心动图

左心室短轴断面：通常可较全面地显示左心室各部位室壁的心肌供血状况，对确定心肌缺血和梗死部位有极大的帮助，甚至对面积较小的缺血梗死部位可以观察得较为清楚。根据短轴断面部位不同，显示不同部位的左心室壁，在二尖瓣瓣叶水平的左心室短轴，显示为左心室靠近心底部的心壁，而乳头肌水平和心尖部水平的短轴断面分别显示中部和心尖部左心室壁。

由乳头肌和腱索所附着的心室壁为左心室下壁。二尖瓣后叶根部以下的左心室壁出现运动减弱、矛盾运动或无运动显像，提示为下壁心肌缺血或梗死。如局部出现局限性向外膨出，即提示室壁瘤形成（图16-10）。

根据二维超声心动图图像所显示的左心室壁位置，可以确定左心室壁的病变部位，从而提示相应冠状动脉病变部位。一般位于11～1点钟部位的为左心室前间壁，1～3点钟部位的为左心室前壁，3点钟左右部位的为左心室前侧壁，3～6点钟部位的为左心室侧壁，6点钟左右部位的为左心室后壁，7～8点钟部位的为左心室下壁，在左心室下壁和前间壁之间为后间隔，但具体部位应根据探头的位置和方向确定有关左心室壁分区及其与冠状动脉分布的关系。出现供血不足时，则相应部位出现心壁变薄、节段性运动不协调、运动减弱或矛盾运动等。

左心室双腔心可显示左心室间隔和下壁等部分的室壁形态结构和运动异常状况。如心肌缺血范围较大、左心室短轴断面可见左心室壁弥漫性运动见底、室壁变薄，整个左心室可形成室壁瘤。

4. 多普勒超声 心肌缺血或梗死可以影响乳头肌功能，致使乳头肌的运动不协调，引起房室瓣的关闭不全，尤其是二尖瓣关闭不全的程度通常与乳头肌缺血程度紧密相关。收缩期在左心房侧可探及源于二尖瓣口的反流性血流束，连续多普勒探查时，取样点置于房室瓣

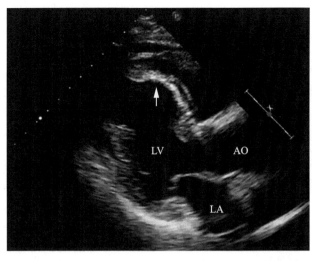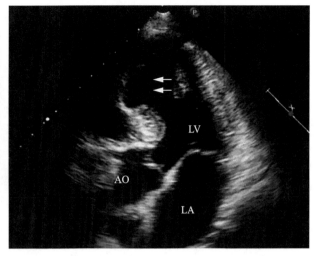

图16-9 心尖部室壁瘤形成二维超声心动图

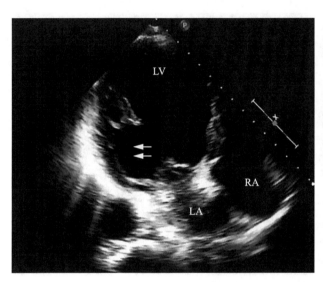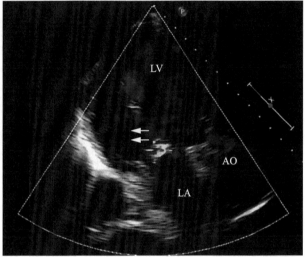

图16-10 下壁心肌梗死及室壁瘤形成二维及彩色多普勒超声心动图

下壁运动幅度明显减弱,并向外膨出,呈凹陷状改变,形成室壁瘤(箭头所指)

的左心房侧,可探及位于零线下的高速血流频谱,通过测量可获得反流性血流的流速和压差。

5.经食管超声心动图(TEE) TEE检查属于半无创性检查,在插入食管探头和旋转探头的过程中,对患者均有较大刺激,部分患者反应较大,故对于急性冠脉综合征患者,检查中易引起不良反应,甚至造成严重的并发症,故通常为禁忌证。

(三)心肌梗死主要并发症的超声检查

1.乳头肌功能不全 因乳头肌缺血致收缩功能障碍,也可因心腔明显扩大或室壁瘤牵拉乳头肌,导致二尖瓣脱垂、对合不良,从而引起不同程度的二尖瓣关闭不全。乳头肌功能不全是心肌梗死后的常见并发症,有资料统计其总发生率可高达50%。临床表现为心尖区出现收缩期杂音,可引起心力衰竭、急性肺水肿。治疗后,轻症患者可以恢复,杂音可消失。乳头肌功能不全超声表现特点为:①乳头肌收缩减弱,收缩期无缩短、

增粗,乳头肌回声可增强;②二尖瓣前后叶对合不良、脱垂,致二尖瓣关闭不全,但无连枷样运动;③左心房、左心室扩大;④CDFI可见不同程度的二尖瓣反流。

2.乳头肌断裂 为乳头肌缺血坏死所致,发生率为1%。乳头肌断裂是急性心肌梗死的少见严重并发症之一,常致患者发生急性心力衰竭,迅速发生肺水肿并在数日内死亡。严重者必须尽快行二尖瓣置换手术治疗。乳头肌断裂较常发生于下壁梗死致二尖瓣后乳头肌缺血坏死,超声表现特点为:①可见断裂的乳头肌连于腱索,随心动周期在左心房与左心室之间来回运动,呈"马鞭样"运动。如断裂处靠近乳头肌顶端,则可见腱索断端回声增强、增粗。不完全乳头肌断裂可见收缩期乳头肌裂隙。②二尖瓣叶出现连枷样运动,表现为瓣叶收缩期明显脱入左心房,舒张期进入左心室,运动幅度大。不完全乳头肌断裂,瓣叶可表现为脱垂。③左心房、左心室扩大。④二尖瓣关闭不全,常为重度,CDFI可见明显反流。

3.心脏破裂　心脏破裂是心肌梗死最严重的并发症，根据心脏破裂的部位不同，可有不同的表现。

心室游离壁破裂患者多迅速死亡，往往来不及进行超声检查，超声下可显示大量心包积液。

室间隔穿孔者可显示与室间隔缺损类似的超声表现，表现为左心室扩大，受累部位室间隔变薄、运动减弱或消失、矛盾运动，局部室间隔膨出、连续性中断，多普勒检查可检出经室间隔左向右分流血流（图16-11），右心声学造影时可在右心室出现负性显影区，有时也可在左心室出现少量声学对比剂回声。

4.室壁瘤　系较大面积心肌梗死后，坏死心肌组织由纤维瘢痕组织代替，在心腔内压力作用下，局部室壁变薄、扩张，向外膨出所致。室壁瘤是心肌梗死后的常见并发症，大多在梗死3个月内形成，其发生率约为20%。二维超声对诊断室壁瘤具有很高的敏感性和特异性，主要表现为局部室壁明显变薄，缺乏收缩功能，增厚率基本消失，室壁瘤部位的室壁在心室收缩期和舒张期均向外突出，尤其是在收缩期突出明显，与其他部位室壁多形成明显的矛盾运动。室壁瘤部分向外形成瘤样凸起，瘤体与心腔自由相通，瘤体内多普勒检查出现逆行、缓慢的血流图像者多属于真性室壁瘤。心室壁与脏层心包之间出现瘤样扩张的无回声区，心室腔与该无回声区有比较狭窄的管道相通，两者之间形成瓶颈样形态，该处心室壁的连续性表现为突然中断，多普勒检查显示该处有速度较高的双期双向条状血流者多为假性室壁瘤。超声通常可根据二维图像，结合室壁瘤内及其与心室腔连续处多普勒血流图像，可明确鉴别真性和假性室壁瘤（图16-12）。

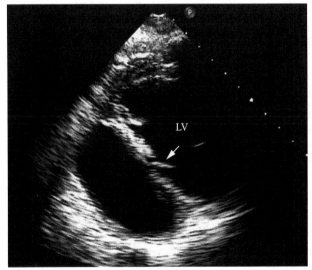
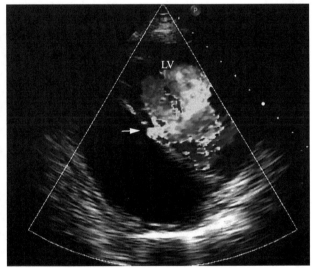

图16-11　左心室游离壁穿孔二维超声心动图

　　显示左心室游离壁中部出现约5mm大小的回声中断，左心室后壁出现25～30mm液性暗区，并可在收缩期探及左心室血液通过穿孔部位进入心包腔内，在舒张期返回左心室

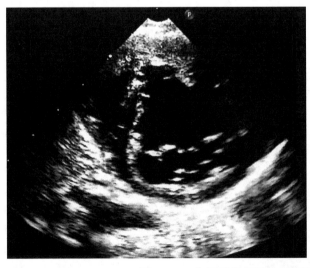
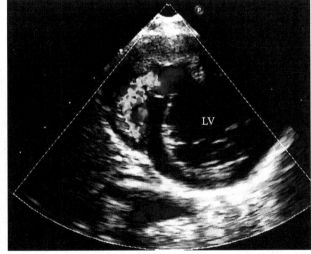

图16-12　室间隔憩室合并室间隔穿孔二维及彩色多普勒超声心动图

　　室间隔中部可见局限性凹陷，但周围的心室壁不变薄，未出现矛盾运动，为左心室憩室，并可探及憩室部位出现穿孔现象，通过穿孔部位出现室水平的左向右分流。图为左心室短轴断面及彩色多普勒左心室短轴断面

（四）心肌声学造影在急性冠脉综合征的应用

心肌血流灌注研究是迄今为止能实时动态研究人体活体器官灌注的唯一有效手段。声学造影为研究冠状动脉血管床及其心肌灌注，提供了很好的实时无创方法，能从灌注水平研究包括冠心病在内的心脏生理及各种病理表现。

心肌灌注血流减少，通常是冠状动脉病变患者心肌氧供失衡的第一个指标。心肌声学对比剂的信号强度与心肌血流统计直接成正比，通过心肌声学造影，可在心室壁节段评估心肌血流容积和血流速度，两者的乘积可确定心肌血流量。评估心肌灌注，对确定冠状动脉病变患者的预后有重要意义，通常比单纯采用选择性冠状动脉造影评估冠状动脉解剖结构更重要。

对部分心电图没有明显表现的急性胸痛患者，在心肌酶学异常尚未显现之前，进行心肌声学造影，可提供诊断依据。当冠状动脉发生急性阻塞时，相应冠状动脉供血区域的心肌发生缺血，在心肌声学造影时，濒临坏死的区域显示为对比剂充盈缺损，充盈缺损的大小即为心肌危险面积，是确定随后梗死面积大小的重要指标。

当冠状动脉的阻塞病变缓解，其供血部位的心肌得到再灌注后，通过再次心肌声学造影，可观察相应部位是否继续存在充盈缺损区。如果该血管供血区仍有对比剂充盈缺损区，则提示该区域为梗死部位，并可从充盈缺损区域的大小，估测其梗死面积的大小。

有学者认为，声学对比剂所采用的微泡，是运用于血管内的一种示踪剂，故测定其在不同血管床内的相应浓度，能客观反映其血流容积，进而判断血管的狭窄程度和缺血范围。心肌声学造影时，通过观察病变部位冠状动脉供血区域的灰阶强度、心肌不显影或延迟显影状况，以及心肌声学造影及排空速率等，可以评价该血管阻塞的程度，判断是否存在侧支循环及其大小和范围。

结合双嘧达莫、多巴酚丁胺、腺苷等药物负荷试验，心肌声学造影可应用于临床冠状动脉血流储备的测定，有学者通过与冠状动脉内多普勒测定相比较，认为两者的相关性良好。在心肌声学造影时，如果观察到心肌灰阶值增加40%～100%，提示冠状动脉血流储备能力增强，灰阶值的增值减小甚至降低，则提示其冠状动脉血流储备下降。

另外，通过声学造影，不仅可以观察冠状动脉的病变及其血流灌注等状况，还可以用于评价溶栓、PTCA及支架、冠状动脉旁路移植等治疗方案的疗效。比如，在冠心病患者进行PTCA和（或）支架置入术前后，可经冠状动脉导管注射超声声学对比剂，分别进行选择性冠状动脉超声造影。在术前，可以评估拟行介入治疗的冠状动脉及其供血部位心肌的灌注状态；介入治疗后，可了解该冠状动脉病变部位远端的心肌灌注状态，从而帮助术者了解疗效，有助于下一步治疗方案的制订和实施。

二、超声在肺动脉栓塞中的应用

来自体循环静脉或右侧心腔的栓子机械性阻塞肺动脉，形成肺动脉栓塞。在肺动脉内，局部与大小不等的血栓阻塞管腔，小面积栓塞者血栓可充满较小的肺动脉分支，通常以右肺下叶后背段等部位多见；大面积栓塞者，在主肺动脉及其主要分支腔内，甚至右心室内充满或部分充满血栓。随后，肺动脉内血栓可出现溶解、吸收或逐渐变小，可部分或完全再通，多数血栓可形成纤维化小隔或网状小梁，机化血栓常与肺动脉管壁不分离。反复栓塞者，不同病理变化的栓子可混合存在。

病理生理变化取决于肺动脉阻塞的发病速度、程度、范围、持续时间和原有心肺状况等病理变化。当出现急性大面积栓塞时，将严重导致血流动力学和心肺功能障碍，肺动脉压明显升高，右心室负荷突然增加，压力急剧升高，迅速出现右心室扩张、右心衰竭和三尖瓣相对关闭不全，形成急性肺源性心脏病。栓塞使肺血流量减少，右心室扩张使室间隔左移，加上周围血管扩张，可严重影响左心室充盈，使其舒张末期容量减少，收缩力降低，心排血量和动脉压明显下降，心率加快，很快出现所谓特殊类型的阻塞性心源性休克，可迅速导致死亡。当出现急性小面积栓塞时，平静时，多数无明显的血流动力学障碍，但在活动时，将出现类似急性大面积栓塞的异常变化，通常程度相对较轻。

在亚急性大面积栓塞中，栓子逐渐阻塞中小肺动脉，可逐渐形成右心室肥厚，右心室和肺动脉压明显升高，血流动力学状态多数介于急性和慢性之间，心排血量一般正常，静脉压升高，多数有低氧血症。

对于反复小面积栓塞或大面积栓塞后遗留明显的肺动脉阻塞，通常逐渐出现慢性肺动脉高压、右心室肥厚和右心室衰竭，形成慢性肺源性心脏病。

（一）超声检查要点

在进行常规心脏切面检查的同时，特别强调肺动脉切面的显示，尽可能地显示肺动脉主干及左、右肺动脉。重点观察右心大小和功能，室间隔及右心室壁运动情况及右心室壁厚度，仔细观察下腔静脉、右心房、右心室、主肺动脉和左右肺动脉及分叉处是否有血栓状回声。彩色多普勒超声显示肺动脉主干及左右肺动脉血流充盈状况、有无充盈缺损、三尖瓣反流程度，并据此估测肺动脉收缩压。

（二）超声心动图检查

1. M型超声心动图　因M型超声所显示的是心脏某一点上的运动曲线，故无法进行明确的肺栓塞诊断。

由于肺栓塞患者的右心室增大，主动脉波群可显示出右心室流出道增宽，心室波群表现为右心室增大，室间隔运动异常。

2.二维超声心动图 在血栓位于肺动脉近心端的部分患者，二维超声心动图于大动脉短轴断面显示主肺动脉及左、右动脉内径增宽，在肺动脉内可探及血栓样回声或不规则的团块状回声，回声较淡，尤以右肺动脉的血栓栓塞发病率为高，其次是主肺动脉和左肺动脉（图16-13）。对位于肺动脉远端的血栓，二维超声心动图通常无法直接显示。

在左心室长轴、短轴及心尖四腔心断面，均可观察到右心房、右心室增大，右心室流出道增宽。

在经胸及剑下大动脉短轴断面，均可显示右心房、右心室增大，对图像不清晰的患者可采用剑突下断面观察。

3.多普勒超声检查 在诊断过程中，采用彩色多普勒观察有助于鉴别伪像和血栓栓塞，如为血栓栓塞症，当血流通过时，在血栓部位受阻，血流流速加快，血流色彩亮度增加。

4.经食管超声心动图 经食管超声心动图较经胸超声心动图更清晰地显示肺动脉，特别是左、右肺动脉分支图像，可使主肺动脉及其左、右分支内的血栓检出率显著提高，特别是左肺动脉远段血栓的检出更具有价值。其主要作用包括：①检出或排除与PE有关的病因，如心腔内肿物、血栓、瓣膜赘生物、永存腔静脉瓣以及是否并存房间隔缺损或卵圆孔未闭。②经胸无法确诊同时并存急性肺功能障碍需即刻明确诊断的患者。③确认血栓的部位、大小、机化程度和与肺血管壁的关系。TEE属有创性检查，通常不适于急性重症可疑肺栓塞患者。

三、超声在心包积液中的应用

心包分为脏层和壁层，心包膜较坚韧，不易被很快扩张。两层心包膜之间有心包腔，内有少量液体。心包具有保护心、肺的作用，可帮助固定心脏。减少心脏搏动时与周围组织的摩擦和对肺的撞击，防止周围组织器官感染或肿瘤病变侵犯心脏，使左、右两侧心腔协调等。由于各种原因导致心包腔内的液体超过50ml时称为心包积液。

（一）超声心动图的检查要点

二维超声心动图是检查本病的最佳方法。切面包括胸骨旁左心室长轴切面，主要观察左心室后壁及右心室前壁心包；胸骨旁左心室短轴切面主要观察左心室前壁、侧壁、下壁、后壁心包情况；胸骨旁及心尖四腔心切面观察心室侧壁及心尖心包情况；剑突下切面主要观察右心室下壁、右心房周围心包情况。主要明确心包积液分布、心包积液量、心包积液性质、心包腔形态、心脏运动特征、心脏血流动力学改变，危重患者可采用半坐位探查。

通过超声观察，可半定量测定心包积液量，胸壁与心壁之间液性暗区的宽度基本上可反映积液量的多少。但应注意，心包积液可呈不均匀分布，同时还与积液性质、部位及患者体位等有关，相同量的心包积液，在不同部位的胸壁与心壁之间，可出现不同宽度的液性暗区，故在估计心包积液量时应综合考虑。

心包积液量较少（＜100ml）时，积液可仅局限于左心室后壁的后方、房室瓣环远端，而在心脏的前方、侧位和心尖部通常没有液性暗区，检查时需要仔细调整仪器的增益以免漏诊。

在左心室后壁后方出现较宽的液性暗区，同时出现于侧位、心尖部和前方时，通常提示为中等量心包积液（100～500ml）。大量心包积液（＞500ml）时，积液仍主要集中于左心室后壁后方，但在其他部位也出现明显的液性暗区。大量心包积液时，整个心脏可在心包腔内明显摆动。往往同时出现前后方向和左右方向的运动，

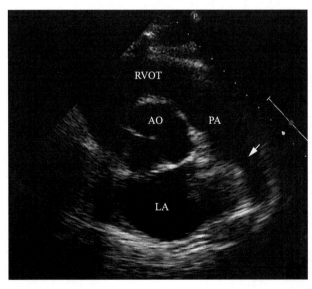
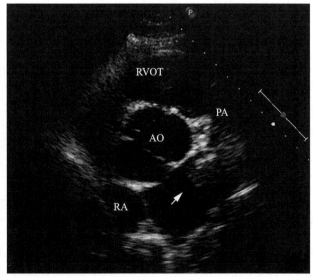

图16-13 肺栓塞二维超声心动图
显示右心流出道及主肺动脉内径增宽，肺动脉内出现血栓样物（箭头所指）

包括心脏沿长轴的扭动。

一般而言，如果左心室后壁的液性暗区达到30mm，应诊断为心脏压塞，但心脏压塞并非均与心包积液总量有关，部分心脏压塞系心包内积液量在短期内明显增加所致，其心包积液总量不一定很多。

心尖四腔心断面可清晰显示整个心包腔内有无积液和积液量的多少。在多数大量心包积液患者的心包液中，可出现许多呈漂浮状的纤维素样回声。通常心包积液病史较长的患者，心包积液较难吸收，心包往往出现增厚、粘连（图16-14）。

超声通常只能对心包积液的性质提供间接征象，浆液性心包积液的液性暗区多数较均匀一致，随体位变化明显；而纤维素性或脓性积液，在液性暗区内通常可出现纤维素条索或絮状回声，甚至形成小房状，心包膜可增厚、回声增强。血性心包积液，通常在心包腔内出现回声较淡的血块状回声，患者常有外伤史，应注意与一般的心包积液相鉴别。超声对心包积液的病因通常没有明显帮助，但有时可检查肿瘤等占位性病变。

（二）经食管超声心动图

经食管超声心动图对多数心包积液患者属于禁忌证，尤其是大量心包积液者。同时，经食管超声心动图显示的左、右心室均在图像的远场，心包往往显示不佳，对心包疾病的诊断并无优越性，故一般很少采用。

（三）超声心动图在心包穿刺引流中的应用

在心包穿刺过程中，可采用超声监测引导，通过观察心包积液液性暗区的相对位置，确定穿刺部位、穿刺针方向和穿刺深度，并可在穿刺中观察和调整穿刺针的方向和深度，有利于提高穿刺的安全性和可靠性，提高成功率，减少并发症发生率。

心包穿刺一般可选择在心包积液最靠近探头的部位，心包积液与胸壁之间没有其他组织结构，以免损伤肺等脏器，因此心尖部或胸骨旁左侧第5、6肋间通常是最佳部位，必要时也可采用其他部位，甚至胸后壁。

对局限性心包积液，有时需通过多个部位的超声检查，以确定最佳穿刺部位。可在超声引导下实施穿刺，或在穿刺前采用超声确定穿刺部位、穿刺针方向。

在穿刺引流中，超声可反复进行观察，确定心包积液和穿刺针的情况，适当进行调整；必要时，可从穿刺针或心包腔内引流导管注入少量声学对比剂，确定心包腔、穿刺针或引流导管的位置及其与心脏结构之间的关系，往往有十分重要的作用。

穿刺后或在心包腔导管持续引流观察中，通常需反复监测心包积液的变化情况、穿刺并发症和心包腔内导管位置等，以便及时处理。

四、超声在主动脉夹层中的应用

综合性超声心动图技术对诊断本病具有特殊优势，尤其是TEE，可以观察到动脉扩张形态、内膜剥脱的位置和程度、破裂口大小、真假腔形成的类型和血流动力学的改变，并可进行分型诊断。据报道，经胸超声检查检出主动脉夹层的敏感度为79%～100%，特异度在90%以上，TEE检查诊断主动脉夹层的敏感度和特异度均很高，几乎可达100%，但两种方法均有出现假阳性和假阴性报道。

（一）M型超声心动图

对本病可得到提示性诊断，但一般不能确诊。主动脉波群表现为病变部位的主动脉内径增宽，主动脉根部夹层，在主动脉瓣开放时，瓣膜的运动曲线远离主动脉前壁和后壁，在主动脉腔内可见内膜样线状或条索状回声。二尖瓣波群显示左心室扩大，左心室流出道增宽，室间隔与左心室后壁运动增强。夹层病变累及主动脉瓣环者，由于主动脉扩张致使主动脉瓣关闭不全，舒张期

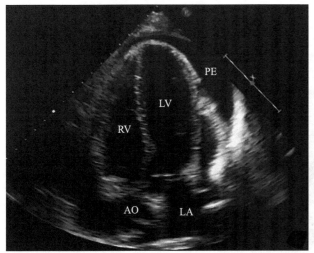
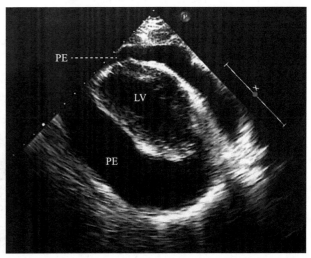

图16-14　二维超声心动图心包积液

主动脉反流到左心室的血流，冲击二尖瓣前叶，二尖瓣前叶可出现震颤。

（二）二维超声心动图

1.主动脉扩张　病变主动脉常达4.5cm以上，二维超声心动图可直接显示扩张的部位、范围和程度。累及主动脉根部的主动脉夹层，除引起主动脉的扩张外，还常常同时引起主动脉瓣环的扩张；若内膜的撕裂累及主动脉瓣，则可引起主动脉瓣形态和功能的异常，导致主动脉瓣脱垂及关闭不全。

2.主动脉真腔和假腔的形成　主动脉腔内见纤细的低回声带，此为撕裂的内膜和部分中膜，外带为外膜和部分中膜，回声较强，内带为内膜和部分中膜，回声较弱，低回声带将主动脉分为真、假两腔，真正的主动脉腔称为真腔，血肿腔为假腔。根据病变部位，超声可做出主动脉夹层的分型，收缩期真腔扩大，假腔缩小，舒张期则正好相反。由于主动脉内压力高，撕开的夹层可向远端及各大分支扩张，从而形成广泛的夹层分离，故要仔细观测各大动脉分支开口处的内膜回声（包括冠状动脉是否受压）。

3.内膜破口　多数情况下，二维超声心动图可清晰显示主动脉内膜连续中断，内膜残端随血流摆动，此处即内膜破裂口，少数患者于夹层的远端还可发现再破口的出口。

4.夹层内血栓形成　新鲜的血栓表现为低回声、形态不规则的弱回声团，陈旧的血栓表现为稍强或强回声。夹层内血栓形成有利于主动脉壁的加固和防止夹层的延伸，从而具有重要的预后意义。国外研究证实，假腔内有血栓的AD患者的成活率（90%）明显高于无血栓的AD患者（43%）。

5.伴有主动脉瓣狭窄和（或）关闭不全的主动脉夹层　采用M型和二维超声心动图检查，均可发现左心室阻力和（或）容量负荷过重的超声心动图表现。如果主动脉夹层发生于其他心血管疾病的基础上，则可表现出相应疾病的超声心动图表现。

6.并发症征象　Ⅰ型和Ⅱ型主动脉夹层常可导致明显的主动脉瓣关闭不全，若累及冠状动脉，则出现类似于冠心病的节段性室壁运动异常。主动脉夹层的外破口如果发生在升主动脉，则可向心包腔破入，引起血性心包积液甚至心脏压塞。除上述较常见的并发症外，其他较少见的并发症包括夹层破入右心室、主动脉－右心房瘘形成等。

（三）多普勒超声心动图

彩色多普勒血流显像很容易区分真腔与假腔，真腔内血流速度快，故腔内色彩鲜艳全部充填，假腔内血流缓慢，故色彩暗淡，充盈不全。如假腔内有血栓形成，则无血流信号。二维彩色多普勒超声也有助于观察真假腔交通的入口，甚至出口。

将多普勒取样容置于主动脉瓣口或左心室流出道内，主动脉瓣口血流速度增加和（或）出现主动脉瓣反流频谱。将取样容积分别置于夹层的真腔和假腔内，可发现真腔内的血流速度明显高于假腔，借此有助于真、假腔的辨别。如果假腔内有血栓形成，则不能探测到多普勒血流频谱信号（图16-15）。

升主动脉及主动脉升部、升弓部扩张，腹主动脉腔内可探及血栓，彩色多普勒观察时，血流于腔内形成了两束，表明主动脉系统形成真、假两腔。

（四）经食管超声

TEE是检出本病的最佳方法，在各种类型的主动脉夹层，其检出率及诊断准确率几乎均为100%。探头深度一般位于35mm左右，角度位于0°时，可显示主动脉短轴断面，角度位于125°～135°时可显示升主动脉长轴断面，将探头向左后方向旋转时，可显示降主动脉。通过改变探头所处的深度，以及改变探头的角度，可获得降主动脉不同节段的长轴或短轴断面，以便对整个主动脉进行深入的研究。

Ⅰ型和Ⅱ型主动脉夹层，探头角度位于120°～135°时，可清晰显示升主动脉内径增宽，病变部位升主动脉的内膜从主动脉窦部上方开始剥脱，可呈螺旋形上升，也可与主动脉壁形成套叠样改变，内膜呈漂浮状。部分患者的内膜可脱入左心室流出道，堵塞主动脉瓣口，从而有可能减少主动脉瓣口的反流量（图16-16）。

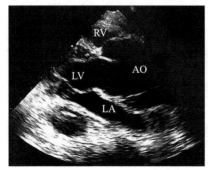
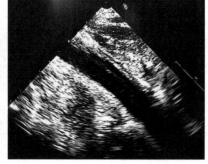
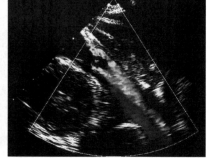

图16-15　主动脉夹层动脉瘤

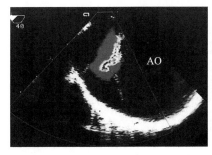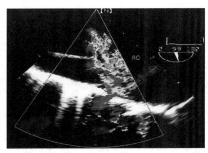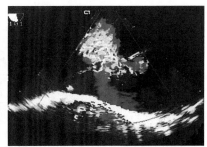

图16-16 Ⅰ型主动脉夹层TEE彩色多普勒图像

探头位于0°～110°时，可显示主动脉短轴断面及主动脉弓到降主动脉的过程，可以探清真、假腔的面积及破口大小，通过彩色多普勒还可观察到破裂口的所在部位及通过破裂口的血流量。

在Ⅰ型和Ⅲ型主动脉夹层患者，向左后方向旋转探头时，可显示出主动脉弓及降主动脉，通过改变探头的深度，可显示不同水平主动脉腔内的内膜剥脱情况及破裂口部位和数量。内膜撕脱后所形成的真腔和假腔，因内膜撕脱的程度和范围不同，形状可不规则，真、假腔的大小也可不同。在部分主动脉夹层者，可观察到假腔内的附壁血栓，血栓的面积大小通常与内膜撕脱的程度、病程长短等有关，有时可在假腔内充满血栓，类似于主动脉瘤合并附壁血栓形成的表现，需结合临床表现进行鉴别。

主动脉内可探及内膜剥脱样回声，彩色多普勒观察时，于内膜的破口部位可探及五彩镶嵌的血流信号。

主动脉夹层应注意与经常存在于高血压、冠心病患者的主动脉内径增宽、内膜壁增厚等所形成的伪影相鉴别，后者容易与主动脉夹层撕脱的内膜混淆，应注意结合患者的病史等临床表现进行鉴别。从超声观察，主动脉夹层的内膜撕脱，多数呈内膜的漂浮感，内膜回声较纤细；而主动脉壁增厚、钙化病变所引起的回声，一般无漂浮感，回声较粗糙。

（于 琦 鲁玉明）

参 考 文 献

王熙谦，朱皓，周旭晨，等. 多层螺旋CT诊断冠状动脉狭窄的价值和限度［J］. 中华心血管病杂志，2008，36（11）：989-993.

Arend F. L，Schinkel，Poldermans D，et al. Assessment of Myocardial Viablity in patients with Heart Failure［J］. Journal of Nuclear Medicine，2007，48（7）：1135-1146.

Budoff M J，Cohen M C，Manning W J，et al. ACCF/AHA Clinical Competence Statement on Cardiac imagine with Compulted Tomography and Magnetic Resonance［J］，Journal of the American College of Cardiology，2005，46（2）：383-402.

Garcia-Garcia HM，Mintz GS，Lerman A，et al. Tissue characterization using intravascular radiofrequence data analysis：interprelation and reporting［J］. Eurolntervention，2009，5（2）：177-189

Kabo T，Imanishi T，Takarada S，et al. Assessment of culprit lision morphology in acute myocardial infarction：ability of optical eoherence tomography compared with intravascular ultrasound and eoconary angiocopy angiocopy［J］. J Am Coll Cardiol，2007，45（10）：933-949.

Kang SJ，Lee JY，Ahn JM，et al. Intravascular ultrasound-derived predictors for fractional flow reserve in intermediate left main disease［J］. JACC Cardiovase Interv，2011，4（11）：1168-1174.

Otaki，Yuka Gransar，Heidi，Cheng，Victor Y，et al. Gender differences in the prevalence，severity，and composition of coronary artery disease in the young：a study of 1635 individuals undergoing coronary CT angiography fromthe prospective，multinational confirm registry［J］. European heart journal cardiovascular Imaging，2015，5（15）：490-499.

Stone GW，Maehara A，Lansky AJ，et al. PROSPECT. Investigators. A Prospective natural-history study of coronary atherosclerosis［J］. N Engl J Med，2011；364（3）：226-235.

第17章

心血管急症相关穿刺技术

第一节 深静脉穿刺技术

深静脉穿刺技术通常是指自颈内静脉穿刺或经锁骨上、下径路行技术，也包括股静脉穿刺技术。深静脉置管术通常是指自颈内静脉穿刺或经锁骨上、下径路行锁骨下静脉穿刺并置管入上腔静脉技术。

一、适应证与禁忌证

深静脉穿刺术适用于：①评估血流动力学；②危重患者静脉营养或经静脉给药；③经静脉放置临时起搏器或永久心脏起搏器。对以下患者视为禁忌：①凝血机制严重障碍者避免进行锁骨下静脉穿刺；②局部皮肤感染者应另选穿刺部位；③血气胸患者应避免行颈内静脉及锁骨下静脉穿刺。

二、操作流程

临床上多采用Seldinger血管穿刺方法放置导管（图17-1）。

1.选定穿刺点　穿刺点选择是穿刺成功的关键，通常选用的穿刺部位有颈内静脉、锁骨下静脉和股静脉，具体根据穿刺的血管而定。

2.局部麻醉　用1%普鲁卡因或1%利多卡因在穿刺点注入一皮丘，再沿穿刺针拟进针方向边进针边回抽，无回血情况下注射麻醉药浸润麻醉。

3.穿刺血管　在选定的穿刺点沿浸润麻醉的拟进针方向进针，针头斜面向上，通常进针方向与血管走行保持45°，进针深度根据被穿刺的血管部位和患者胖瘦而定。可先用麻药针试穿刺，确定血管深度和进针方向后再用穿刺针穿刺。若进针的深度已超过被穿刺血管的估测深度仍不见回血，则注射器带负压缓慢退针观察。若仍未见回血，则把穿刺针退至皮下，调整方向后再进针。穿刺过程中，若见鲜红色血液连续喷出，则提示穿刺针进入动脉，应立即退针，局部压迫3～5min再行穿刺。若见暗红色血液连续溢出，则表明穿刺针进入静脉，回血通畅表明穿刺成功。

4.送入钢丝　穿刺成功后，导引钢丝软头在前，经穿刺针尾孔送入导引钢丝，应很畅通，送入15～20cm后固定导引钢丝，拔出穿针，保留导引钢丝。若送入导引钢丝时遇到阻力，应立即退出导引钢丝，观察回血，若回血通畅则再次送入导引钢丝，若回血不畅或没有回血，则拔出穿刺针，局部适当压迫无出血后再行穿刺。

5.送入鞘管　送入导引钢丝成功后，用手术刀片在穿刺点做一皮肤小切口，沿导引钢丝插入扩张管和外鞘管至血管腔内，导引钢丝尾端必须露出鞘管尾端，如送

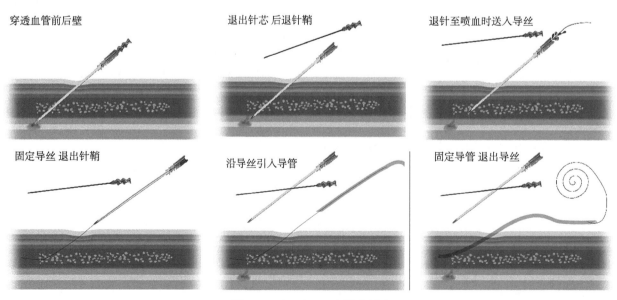

穿透血管前后壁　　　　退出针芯 后退针鞘　　　　退针至喷血时送入导丝

固定导丝 退出针鞘　　　　沿导丝引入导管　　　　固定导管 退出导丝

图17-1　Seldinger血管穿刺法

入鞘管遇到阻力，而导引钢丝来回通畅时，可轻轻旋转鞘管送入。成功送入鞘管后，一并将导引钢丝和扩张鞘管退出，保留外鞘管在血管内，从尾部三通抽2～3ml血液，注入肝素盐水约10ml。

三、各部位穿刺技术

1.锁骨下静脉穿刺术　临床上通常选用右侧锁骨下静脉，穿刺入路分锁骨上入路和锁骨下入路两种。

（1）锁骨上入路：患者取仰卧头低位，右肩部垫高，头偏向对侧，使锁骨上窝显露出来。选取胸锁乳突肌锁骨头的外侧缘，锁骨上缘约1.0cm处为穿刺点，用1%普鲁卡因或1%利多卡因，从表皮到血管壁行沿途全层浸润麻醉。局部麻醉成功后，穿刺针与身体正中线或与锁骨呈45°，与冠状面保持水平或稍向前15°，针尖指向胸锁关节，注射器带着负压缓慢向前推进，直到注射器内见有暗红色血液，且回抽通畅为止。置管方法有两种：①外套管直接穿刺法。当穿中锁骨下静脉后再向前推进3～5mm，然后退出针芯，将注射器接在外套管上回抽静脉血通畅时，可缓慢旋转向前送入。如回抽无回血，可带着负压缓慢后撤，抽到回血时停止后撤，经反复测试确定在锁骨下静脉腔内再慢慢旋转导管向前送入。②钢丝导入法。当穿中锁骨下静脉后，导引钢丝软头在前，经穿刺针尾孔送入导引钢丝15～20cm后固定导引钢丝，拔出穿针，保留导引钢丝，用相应型号的扩张鞘沿钢丝送入将皮肤穿刺口适当扩张，然后撤出扩张鞘，再将导管沿钢丝送入静脉，退出导引钢丝用缝线将导管固定在皮肤上，再用皮肤保护膜加固。

（2）锁骨下入路：患者取仰卧位，右上肢垂于体侧，略向上提肩，使锁骨与第1肋间的间隙张开便于进针。右肩部可略垫高，头低位15°～30°，从锁骨中内1/3的交界处，锁骨下缘1～1.5cm进针。局部麻醉成功后，针尖指向胸骨上窝，针干与胸壁皮肤的夹角<10°，紧靠胸锁内下缘缓慢推进，应避免穿破胸膜及肺组织。在进针的过程中始终带着负压缓慢推进，一般进针深度4～5cm，当有暗红色血液且回抽通畅为止。如果进针已达5cm左右仍无回血时，注射器应带着负压缓慢向后退针，有时会在退针过程中抽到回血，表明穿透了锁骨下静脉。必须确定在静脉腔内才能置入导管。如果回抽为鲜红色血液，且有明显压力时提示可能误穿锁骨下动脉，需回退穿刺针，适当加压后重新调整进针方向穿刺，直至确认在锁骨下静脉腔内才能置入导管，切不可在未判断清楚的情况下盲目进入扩张鞘或送入导管。送导管的方法基本上与锁骨上入路相同，但由于此入路要通过肋间隙，用外套管针时往往送套管时较困难，阻力较大，常需要借助钢丝引导。另外，穿刺针与胸部皮肤角度不宜过大，否则有穿破胸腔和肺组织的可能，见图17-2。

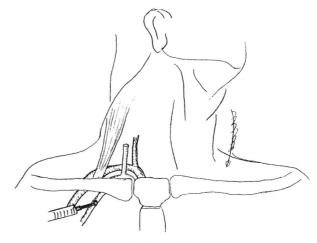

图17-2　锁骨下入路穿刺模式图

2.颈内静脉穿刺术　临床上通常选用右侧颈内静脉穿刺置管，原因是右侧无胸导管，且右颈内静脉至头臂静脉入上腔静脉段几乎为一条直线，右侧胸膜顶较左侧为低，尤其适合放置Swan-Ganz导管。一般可分别在胸锁乳突肌的前、中、后3个部位穿刺进针。

（1）前入路：患者取仰卧头低位，右肩部垫起，头后仰使颈部充分伸展，面部略转向对侧。局部麻醉成功后，术者以左手示指和中指在中线旁开约3cm，于胸锁乳突肌的中点前缘相当于甲状软骨上缘水平触及颈总动脉搏动，并向内侧推开颈总动脉，在颈总动脉外缘约0.5cm处进针，针干与皮肤呈30°～40°，针尖指向同侧乳头或锁骨中内1/3交界处缓慢进针。

（2）中入路：在锁骨与胸锁乳突肌的锁骨头和胸骨头形成的三角区的顶点，颈内静脉正好位于此三角的中心位置，该点距锁骨上缘3～5cm，局部麻醉成功后，穿刺针针干与皮肤呈30°，与中线平行直接指向足端缓慢进针。如果试穿未成功，将针尖退到皮下，再向外偏斜10°左右指向胸锁乳突肌锁骨头以内的后缘，通常能穿刺成功。穿刺时以左手拇指按压，以确认此切迹，在其上方1～1.5cm处进针，针干与中线平行，针尖指向足端，一般进针2～3cm即可进入颈内静脉。

（3）后入路：在胸锁乳突肌的后缘中下1/3的交点或在锁骨上缘3～5cm处作为进针点，在此处颈内静脉位于胸锁乳突肌的下面略偏向外侧，穿刺时面部尽量转向对侧，局部麻醉成功后，穿刺针针干一般保持水平，在胸锁乳突肌的深部指向胸骨上窝方向缓慢进针。针尖不宜过分向内侧刺入，以免损伤颈总动脉，甚至穿入气管内，见图17-3。

另外，由于颈内静脉与颈总动脉相距很近，为避免误伤颈总动脉，在正式穿刺前通常先用细针试穿，以确定穿刺的角度和深度，而后再正式进行穿刺。穿刺成功后，置入导管的方法与锁骨下静脉相同。

3.股静脉穿刺术　股静脉位于股动脉内侧，穿刺时选取右侧或左侧腹股沟韧带中点下2～3cm，以左手示

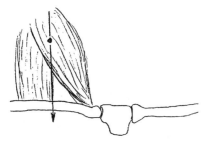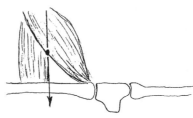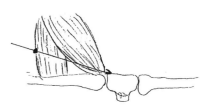

图17-3 颈内静脉穿刺不同入路

指和中指摸准股动脉的准确位置，在其内侧1～2cm处进针，针尖指向头侧，针干与皮肤约呈30°，带负压缓慢进针，直至见有暗红色静脉血，且回抽顺畅后，置入导管，置管方法与锁骨下静脉相同。

四、注意事项

1.加强与患者的沟通与交流，详细说明穿刺的目的及可能发生的风险和意外情况，取得患者及其家属的理解和认可，并签订知情同意书。

2.用外套管针穿刺时，皮肤戳口要足够大，包括皮肤全层和皮下组织，使套管针通过皮肤及皮下组织时无

明显阻力。

3.应掌握多种入路的穿刺技术，不可强调某一入路的成功率高而进行反复穿刺，这样可造成局部组织的严重损伤和血肿。

4.穿刺过程中穿刺针要直进直退，如需改变穿刺方向时必须将针退至皮下，调整好进针方向后再缓慢进针，否则增加损伤血管的风险。

5.穿刺前应将盐水注满导管以便排空导管内的气体，防空气进入血管内。

6.有条件者可在超声引导下穿刺，可视化的引导提供精准化定位，可减少穿刺次数，提高穿刺成功率。

第二节 心包穿刺技术

心包穿刺是借助穿刺针直接刺入心包腔的诊疗技术。

一、适应证与禁忌证

心包穿刺术适用于：①引流心包腔内积液，降低心包腔内压，解除心脏压塞；②抽取心包积液，做生化检测、涂片寻找细菌和病理细胞、做结核杆菌或其他细菌培养，以鉴别各种性质的心包疾病；③通过心包穿刺，注射药物进行治疗。对于心脏扩大为主而积液少者不宜进行。

二、操作流程

1.术前准备 胸腔穿刺包1个，内有12或16号带有乳胶管的胸腔穿刺针、小镊子、止血钳、5ml注射器及针头、50ml注射器、纱布、孔巾和换药碗，无菌试管数只（留送常规、生化、细菌、病理标本等）。

2.穿刺部位 通常有两个。①胸骨下穿刺点：剑突下与左肋缘相交的夹角处。②心前区穿刺点：左侧第5肋间，心浊音界内侧1～2cm处（图17-4）。

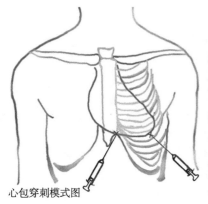

心包穿刺模式图

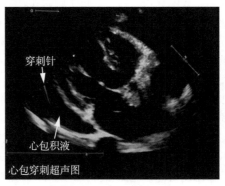

心包穿刺超声图

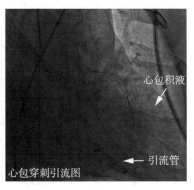

心包穿刺引流图

图17-4 心包穿刺

3.穿刺方法

（1）术前需X线和（或）超声检查，以决定穿刺部位及估计积液量。

（2）患者体位：从心尖部进针一般取坐位，从剑突下进针常选斜坡卧位，腰背部垫枕。

（3）嘱患者术中勿咳嗽或深呼吸，必要时术前可给予适量的镇静药和止咳药。

（4）心前区穿刺法：于左侧第5、6肋间隙心浊音界内侧1～2cm处进针，针尖向后、向内指向脊柱方向穿入心包腔。用1%普鲁卡因或1%利多卡因在穿刺点注入一皮丘，再沿穿刺针拟进针方向边进针边回抽，无回血时注射麻药浸润麻醉。穿刺针针尖刺入皮下后，助手将注射器抽吸成负压，操作者缓慢进针，当有进入心包腔的感觉后即回抽，见液体被吸入注射器，此时即停止进针，助手抽取积液。如未见液体，针尖亦无心脏搏动感时可缓慢边进边抽。若针尖有心脏搏动感应立即将穿刺针稍后退，换另一方向穿刺抽取，避免损伤心肌及心脏血管。

（5）胸骨下穿刺法：于胸骨剑突与左第7肋软骨交界处下作为穿刺点，局部麻醉成功后，穿刺方向与腹壁呈45°，穿刺针向上、后、稍向左穿入心包腔的后下部，其余操作同上。

三、注意事项

1.术前超声波检查明确诊断，排空小便。有条件尽可能在超声指导下进行穿刺。

2.术前充分有效沟通，消除患者顾虑，术中避免用力咳嗽和深呼吸。特别紧张的患者，术前可口服地西泮，咳嗽明显的患者口服可待因。

3.术中密切观察患者的脉搏、面色、心律、心率变化，穿刺时若患者出现心悸、气促等不适时应立即停止操作，密切观察，以便及时给予相应的处理。

4.抽液速度不宜过快，首次抽液量一般以100～200ml为宜，以后每次抽液增加到300～500ml。

5.术后应绝对卧床4～6h，每30min观察心率、血压、脉搏、呼吸1次，直至病情平稳。

第三节　胸腔穿刺技术

一、适应证与禁忌证

胸腔穿刺技术适用于如下患者：①抽取胸腔积液进行一般性状检测、化学检测、显微镜检测和细菌学检测，明确积液的性质，寻找引起积液的病因；②抽出胸膜腔的积液和积气，减轻液体和气体对肺组织的压迫，使肺组织复张，缓解患者的呼吸困难等症状；③抽吸胸膜腔的脓液，进行胸腔冲洗，治疗脓胸；④胸膜腔内给药，达到治疗作用。对于生命征不稳定、有严重出血倾向及顽固性咳嗽治疗效果不好者不宜应用。

二、操作流程

1.胸部X线及胸腔B超检查明确胸腔积液，超声定位明确穿刺部位以及局部有无包裹粘连分隔等，术前除常规触诊、叩诊和听诊进一步明确胸腔积液外，一定要在现场核对患者的胸片和定位点。

2.常规皮肤消毒，戴无菌手套，铺巾。

3.穿刺点应在下一肋上缘，用1%普鲁卡因或1%利多卡因逐层浸润麻醉至胸膜腔。

4.持穿刺针（或Y形穿刺针）带负压沿麻醉点（下一肋上缘）进针至回抽有积液。

5.通过穿刺针针芯置入导引钢丝，固定导引钢丝，拔出穿刺针。

6.沿导引钢丝置入扩张鞘管扩张皮肤，退出扩张鞘管。

7.沿导引钢丝置入静脉留置导管，深度10～15cm，胶贴固定。

三、注意事项

1.胸腔穿刺前要和患者充分沟通，告知穿刺的目的和注意事项，解除患者的紧张情绪。

2.告知患者穿刺时尽量不要咳嗽。

3.局部麻醉进针及穿刺进针时，均应边进针边回抽。

4.每次放液或注药完毕后要用肝素盐水封管。

（袁正强）

参 考 文 献

黄荔荔. 结核性心包炎行心包穿刺置管术前后的护理与分析［J］. 实用临床护理学电子杂志，2019，4（32）：40-44.

吕玉翠. 超声引导下心包积液穿刺及置管引流的临床应用价值探讨［J］. 中国现代医生，2020，58（6）：128-130.

孟庆翔，华丽. 降低导管相关性感染超声定位深静脉置管的临床效果分析［J］. 实用临床护理学电子杂志，2020，5（11）：76-83.

钱涵. 深静脉置管在血液净化中感染的预防和护理体会［J］. 心理月刊，2020，15（10）：145-149.

王文静，李艳宾. 深静脉置管行血液透析患者中应用血管通路护理小组的效果分析［J］. 实用医技杂志，2020，27（3）：381-382.

喻荣辉，赵欣，王伟，等. 无射线三维心包穿刺技术的有效性与安全性分析［J］. 中国医药，2020，15（5）：641-644.

张德利，刘海涛. 复合式胸腔穿刺针在结核性脓胸诊断及治疗中的应用［J］. 中国社区医师，2019，35（36）：50-51.

DeYong Long，Li Ping Sun，Cai Hua Sang，et al. Pericardial access via wire - guided puncture without contrast：The feasibility and safety of a modified approach ［J］. Journal of Cardiovascular Electrophysiology，2020，31（1）：1161-1172.

Xu Zhou，Feng Ze，Ding Li，et al. Percutaneous management of atrium and lung perforation：A case report ［J］. World Journal of Clinical Cases，2019，7（24）：4327-4333.

第18章

心血管危急重症的外科治疗

第一节　急性冠脉综合征的外科治疗

一、概述

急性冠脉综合征（ACS）是一组有关急性心肌缺血的临床表现总称，通常由冠状动脉疾病导致，增加心源性死亡的危险；ACS由心肌的急性严重缺血甚至坏死导致的一系列疾病谱组成，包括不稳定型心绞痛（UA）、非ST段抬高心肌梗死（NSTEMI）和ST段抬高心肌梗死（STEMI）以及心脏性猝死，约占所有冠心病患者的50%。研究认为其共同的病理基础是冠状动脉内粥样斑块破裂、表面破损或出现裂纹，继而引发不同程度的血栓形成和远端血管栓塞，引起冠状动脉不完全或完全性阻塞。随着人类对这类疾病认识的不断深入，新的诊疗手段及治疗方法技术不断完善改进，ACS的治疗效果在近年来取得较大进步。目前ACS的主要治疗方法为内科药物治疗和经皮冠脉介入治疗（PCI），但对左主干病变及部分多支多处冠脉病变患者不能获得满意的治疗效果，故外科方式在ACS的治疗过程中仍然占有一席之地，外科方式仍是治疗这类ACS患者的最佳方式。

二、手术适应证及危险因素

（一）冠状动脉旁路移植术（CABG）手术适应证

1.药物治疗不能缓解或频发的心绞痛患者。

2.冠状动脉造影证实左主干病变或有严重三支病变的患者。这些患者如不及时手术可能发生猝死，每年死亡率在10%～15%。左主干狭窄50%以上的患者4年生存率为60%，手术治疗可使其提高到90%，而且心功能得到明显改善。前降支或回旋支近端狭窄＞50%者应给予手术。冠状动脉旁路移植术对伴有严重右冠状动脉病变、狭窄程度在75%以上、心功能不全的患者更有好处。对有1～2支病变，狭窄严重或在重要位置不能进行介入治疗的患者，即使心绞痛症状不明显，但如合并左心功能不全、射血分数（EF）＜50%，也应手术治疗。

3.介入性治疗（PTCA和支架）失败或CABG术后发生再狭窄的患者。

4.室壁瘤形成：可行单纯切除或同时行旁路移植。

陈旧性心肌梗死瘢痕引起室性心律失常的患者，在电生理检查后可考虑行心内膜切除术；由于陈旧性心肌梗死范围大，引起心脏扩大，心功能不全，即使未形成明确室壁瘤，也可在旁路移植的同时行左心室成形术。

5.陈旧性较大面积心肌梗死但无心绞痛症状或左心功能不全、EF＜40%的患者，应行心肌核素和超声心动图检查，通过心肌存活试验判定是否需要手术。如有较多的存活心肌，手术后心功能有望得到改善，也应手术治疗。

但临床中大多数ACS患者由于发病急，病情进展快而无法在病情稳定后再行手术，故急诊CABG对抢救这部分患者生命是必需的。急诊CABG手术指征除了上述几点以外，还包括：①在经过冠状动脉造影、溶栓或急诊经皮冠脉腔内成形术（急诊PTCA）诊治后，梗死相关血管仍未能开通，血流动力学不稳定。同时急性心肌梗死发生到手术时间在可接受范围内（＜10h）；②在行冠状动脉造影及PTCA等介入诊疗过程发生并发症（如冠状动脉撕裂、血栓脱落或冠状动脉痉挛），血流动力学不稳定，其他干预无效；③同时合并室间隔缺损、急性二尖瓣关闭不全及心脏破裂等并发症，药物及介入等治疗无效，危及生命；④不稳定型或变异型心绞痛，冠状动脉三支病变明确，经积极内科治疗症状不能缓解，伴心电图缺血改变或心肌酶学变化，提示心肌缺血未能改善或心内膜下心肌梗死的患者，应行急诊手术；⑤靶血管的质量，靶血管较粗大、没有弥漫性串珠样病变、而近端严重狭窄甚至闭塞，手术近期和远期效果良好，术后心肌缺血和心脏功能常可迅速改善，因此，即便术前血流动力学不稳定、左室射血分数（LVEF）低，手术仍可取得好的结果。

CABG的远期效果与术后LVEF和左心室的大小密切相关。非透壁性心肌梗死一般收缩功能保存良好，对手术结果影响较小。大面积心肌缺血可导致心肌收缩力下降、LVEF显著降低甚至急性左心衰竭，但若靶血管质量好，完全再血管化心室收缩功能能够明显改善，手术效果良好。STEMI合并心源性休克是真正意义上的急诊手术高危患者，手术时必须十分慎重。

若患者病情过于危重或有严重并发症，不能耐受麻醉、手术及体外循环，可视为手术禁忌证。

（二）危险因素

发生ACS后设法恢复心肌再灌注、限制和缩小梗死面积是防止发生心源性休克、降低死亡率的关键。积极进行CABG是挽救这部分患者生命的有效措施之一，但既往急诊CABG效果不佳。大样本病例报告ACS后早期手术死亡率和并发症率显著增高，ST段抬高ACS（如STEMI）48h内手术死亡率甚至接近50%。ACS 6h内手术死亡率最高，随着时间的延后，死亡率逐渐下降，因此，非紧急情况下手术应推迟到ACS 3d或7d以后。ECABG的风险因素除了手术时机以外，还包括高龄、既往多次心肌梗死、肾功能不全、高血压、心源性休克、左心室功能障碍、需心肺复苏、左主干病变、透壁性心肌梗死、需使用IABP等。

三、再血管化策略

（一）桥血管的选择

理想的桥血管材料应当具备以下特点：①来源于自身血管，容易获取，且对被取部位的结构和功能不产生明显影响；②有足够的长度；③血管内径2～3mm，其直径与冠状动脉直径之比为（1～2）:1；④不易发生痉挛；⑤不易在术后出现纤维化、钙化和粥样硬化；⑥能保持良好的远期通畅率。通常CABG可选用的桥血管有大隐静脉、胸廓内动脉、桡动脉和胃网膜右动脉等，都能获得良好临床效果。大隐静脉是最早用于CABG术的桥血管，具有取材方便、长度适中、适用于任何靶血管等优点，但远期畅通率较低是大隐静脉不可回避的缺点。一般来说，动脉桥血管远期畅通率远较静脉桥高，10年畅通率可达90%以上。故近年来，"全动脉化CABG"的概念被越来越多的心脏外科医师所接受，动脉桥的应用比例也越来越。对于60岁以下的，不伴有并发症的CAS患者，应做到完全的全动脉化旁路移植。对于右冠状动脉严重狭窄（>90%）的患者，右冠状动脉的动脉旁路移植是有益的。

1.胸廓内动脉　因口径、长度与冠状动脉前降支相适宜，且有良好的长期通畅率和低动脉粥样硬化发生率，左胸廓内动脉通常作为左前降支旁路移植的第一选择。在左胸廓内动脉不适用作桥血管时，右胸廓内动脉也可用作左前降支旁路移植。对于适当的患者，使用双侧胸廓内动脉旁路移植左前降支及旋支或右冠状动脉，对于减少再次手术，提高生存率有积极作用。

2.桡动脉　近年来桡动脉成为一种有发展潜力的动脉桥材料，能满足任何冠状动脉分支的移植，是一种安全的动脉移植物，特别适用于行二次冠状动脉旁路移植手术的患者。有文献报道，对于狭窄程度>70%的左冠状动脉病变及>90%的右冠状动脉病变患者，桡动脉旁路移植能显著改善患者近、远期疗效，提高患者生活质量。

3.胃网膜右动脉及其他动脉　胃网膜右动脉通常可用于后降支旁路移植术，10年通畅率约80%。但由于手术时需将腹腔打开、游离胃网膜右动脉相对困难，且管腔偏小等因素，近年来临床应用不多。

其他动脉也被用作冠状动脉旁路移植术。这类血管包括腹壁下动脉、脾动脉、肩胛下动脉、肠系膜动脉、旋股动脉降支和尺动脉，但实际应用都比较少。

（二）再血管化策略选择

ACS诊断一经明确，为抢救生命，尽快恢复缺血心肌血供，减少相关严重并发症的发生，应迅速选择最优的再血管化策略。到底是选择PCI还是选择CABG，单一专科医师由于理念和各自临床经验的不同很难做出理想的决断。所以一个由心内科医师、心外科医师、影像学医师、超声医师等相关人员共同组成的心脏团队，对于CAS患者再血管化策略的合理制订至关重要。尤其是对于那些无保护左主干病变、多支多处冠状动脉病变或伴有循环不稳的患者来说是更为有利的。

与PCI相比，CABG能显著提高左主干病变（狭窄>50%）及多支多处冠状动脉病变患者的远期生存率，改善患者症状，这一点已获得国内外一致认可。但对于非左主干病变患者的再血管化策略，心内外科医师有着不同的认识和理解。有临床研究数据显示，对于三支主要冠状动脉严重病变（>70%狭窄）或左前降支近端＋一支主要冠状动脉病变，伴或不伴有进行性心肌缺血、轻-中度左心室功能下降（EF 35%～50%）的多支冠状动脉病变患者，都可以从CABG术中获益。尤其对于复杂三支冠状动脉病变患者，无论左前降支是否受累，均应行CABG术治疗。而对于伴有糖尿病的多支冠状动脉病变患者，若能选择左胸廓内动脉旁路移植，也应选择CABG，而非PCI，因为这类患者亦可通过CABG获得更高的生存率。

四、ACS外科手术方式的选择

对于需急诊手术的ACS患者，应根据具体病情选择恰当的手术方式。非体外循环冠脉旁路移植术（off-pump CABG，OPCABG）是重要的外科手术方式，可减少术中出血量和围手术期输血量，减少炎症反应，降低近期死亡率，减少肾衰竭及术后心房颤动的发生，同时还可减少术后脑卒中的发生。虽然很多报道认为OPCABG与传统体外循环CABG术后随访结果无显著差异，但目前的共识是OPCABG至少对高风险患者是有益的。ACS患者通常病情危急、有抗血小板治疗史以及可能伴发其他基础疾病，手术风险极高。因此，对于这类患者OPCABG作为首选手术方式可能较合适。然而，对于循环不稳定急性心肌梗死患者，行常规OPCABG风险是极高的。体外循环辅助心脏不停跳CABG可提供适当的循环支持，从而改善全身重要器官血液灌注的问题，还能避免缺血性再灌注损伤所导致的心肌进行性坏死，建议对于不适合做OPCABG循环不稳定的ACS患者，可选择体外循环辅助心脏不停跳CABG。有国内学者认为，对于ACS患者在选择外科治疗时应注意，若UA患者无心肌酶释放，OPCABG是首选手术方式。如果患者术前应用IABP辅助，则OPCABG可以在血压稳定的情况下完成，一般很少需要中途转换为体外循环辅助CABG；如果患者术前无IABP辅助，手术前最好先置入IABP。对于已经有严重心肌缺血的NSTEMI患者，如果条件允许可选择OPCABG术式；如果患者不能维持稳定的血压，建议选择体外循环辅助下行不停跳CABG。STEMI患者通常心功能不全、心肌缺血严重，若选择OPCABG术式手术风险较高，因此可选择体外循环辅助下不停跳CABG。该方法可能更有利于避免灌注心肌停搏液带来的并发症，并能改善预后。总之，对于ACS患者，OPCABG可能更有利于病情相对稳定的UA和NSTEMI患者，且在OPCABG术中行IABP辅助将有利于手术的进行和降低手术风险。STEMI高危患者，体外循环辅助下不停跳CABG可能是一种好的选择，可以避免由OPCABG术式转换为体外循环辅助下CABG导致的心肌缺血再灌注损伤。由于ACS患者一般病情危急严重，术中解决主要病变血管即可，不要盲目追求全血管化而反复翻动心脏，造成血流动力学不稳、手术时间加长从而加重心肌损伤。

近年来，镶嵌技术在冠状动脉血运重建过程中得到广泛的应用，具有良好的治疗运用前景。所谓镶嵌技术，即在左胸廓内动脉-左前降支旁路移植的同时，PCI解决其他非前降支血管病变。这种技术对于具有以下一点以上特征的患者中特别适用：①传统CABG运用受限，如严重钙化的近端主动脉或冠状动脉旁路移植术的靶血管条件差（但适用于PCI）；②缺乏合适的血管桥材料；③左前降支不适于行PCI（如血管过度弯曲或慢性完全闭塞）。镶嵌技术可能作为多支血管病变PCI或CABG治疗的有效替代方法，以提高整个治疗过程的整体风险效益比。

五、急诊CABG的临床使用

（一）急性心肌梗死患者的CABG治疗

在急性心肌梗死（AMI）患者中，如出现PCI失败或不能进行，而冠状动脉解剖适合CABG，或静息和（或）非手术治疗难治的血流动力学不稳定等情况，应积极进行急诊CABG术。同时，CABG还应处理由心肌梗死导致的机械性并发症，如室间隔破裂、乳头肌梗死和（或）二尖瓣功能不全或游离壁破裂。但如果考虑广泛的心肌微循环已停止，急诊CABG则不能实施。

AMI患者常常会出现心源性休克，对于这类患者，不需考虑心肌梗死发作时间和MI至CABG的时间间隔，而需进行急诊CABG抢救患者生命。

对有复发性心绞痛或心律失常的多支血管病变STEMI患者，在头48h内使用CABG作为血管重建策略作为更延迟策略的替代方案是合理的。

而对于75岁以上老年患者，如伴有ST段抬高或左束支阻滞，无论MI发生休克时间间隔如何，都应早期进行血运重建。

（二）伴致命性室性心律失常患者CABG治疗

临床上，很多ACS患者由于CAD显著病变（左主干冠状动脉狭窄≥50%，或1支以上的心外膜冠状动脉≥70%狭窄）导致心肌缺血，从而出现心脏性猝死或持续性室性心动过速。急诊CABG被推荐用于这类患者，大量文献证明，急诊CABG能明显提高此类患者的生存率，减少病死率和并发症的发生。但不应在患有瘢痕的心室性心动过速和无缺血证据的患者中进行CABG。

（三）PCI失败后的急诊CABG

PCI失败后，如患者有持续心肌缺血或冠状动脉完全堵塞导致大量心肌失活的风险，同时凝血功能未受明显影响时，应积极行急诊CABG术，以挽救顿抑心肌及患者生命。同时可通过CABG术可在关键的解剖位置取出异物（通常是断裂的导丝或支架）。在不存在局部缺血或有威胁性闭塞的情况下，或者由于目标解剖结构或无回流状态而不能进行血运重建，则不能在PCI失败后进行紧急CABG。

（四）伴有其他心脏手术的CABG

在拟行非冠状动脉疾病的心脏手术患者中，如发现左主干狭窄50%以上，或其他主要血管狭窄70%以上，均应同时行CABG。在这类患者中，应首选左胸廓内动脉行左前降支旁路移植。

六、围手术期处理原则

（一）术前抗血小板治疗

ACS患者在术前基本上都经过了抗血小板治疗，处于不同程度的抗凝状态。而CABG术本身不可避免地存在出血风险，故术前是否应停用抗血小板治疗及停用抗血小板药物时机仍存在很大争议。术前抗凝必须权衡手术相关的出血风险和停止治疗引起复发性缺血性事件的风险，因此需要考虑手术的性质、冠心病缺血程度和风险、急性发作后的时程等多方面因素。大量证据表明，在CABG术前患者每日使用100～325mg阿司匹林抗凝是合适的。对于择期CABG患者，在术前应停用氯吡格雷及替卡格雷至少5d以减少术中失血及输血量。而对于急诊CABG患者，氯吡格雷及替卡格雷在术前应停用至少24h；而新型抗凝血药物——短效糖蛋白Ⅱb/Ⅲa抑制药（依替巴肽或替罗非班）在术前应停用2～4h，以减少失血量及主要出血并发症的发生。

（二）术后抗血小板治疗

CABG术后6h之内，应开始给予阿司匹林治疗，这样有利于大隐静脉桥血管的通畅，减少心血管不良事件的发生。如果患者因故不能耐受阿司匹林，75mg/d氯吡格雷是理想的替代方案。

（三）高脂血症的处理

所有无他汀类药物禁忌的CABG患者均应口服他汀类药物治疗，低密度脂蛋白应＜100mg/dl或至少降低30%；对于高危患者，低密度脂蛋白应控制在70mg/dl以下。对于未能常规降血脂治疗的急诊CABG患者，必须立即给予高剂量他汀类药物治疗。

（四）围手术期血糖的控制

CABG患者往往伴发不同程度的血糖异常，术后高血糖会导致严重并发症的发生，严重影响患者康复。在术后持续静脉泵入胰岛素，将血糖水平控制在180mg/dl以下，将明显减少相关并发症的发生率。

（五）围手术期循环的控制

所有CABG患者均应至少在术前24h给予β受体阻滞药控制心率，并避免术后心房颤动的发生。术后也应尽早恢复β受体阻滞药治疗。术前使用β受体阻滞药，尤其是对于那些EF＞30%的患者来说，可明显降低住院死亡率和围手术期心肌梗死发生率。而那些心功能明显减退的患者（EF＜30%），围手术期β受体阻滞药是否能降低住院死亡率尚无统一认识。

同时，对病情稳定的ACS患者，应在术前给予血管紧张素转化酶抑制药（ACEI）和血管紧张素受体阻滞药（ARB）。而术前未接受治疗，LVEF小于或等于40%，伴有高血压，糖尿病或慢性肾脏疾病的患者，在术后也应立即持续给予ACEI或ARB治疗。

（六）戒烟

所有吸烟者都应行术前院内教育，并在整个住院过程中提供吸烟戒断治疗，以帮助减少呼吸道炎症，改善肺功能，提高患者全身组织氧合。但是住院过程中药物烟瘾戒断治疗的有效性尚不确定。

七、特殊类型患者的处理

（一）冠状动脉起源及走行异常

冠状动脉起源及走行异常的患者，常常会由于冠状动脉解剖异常而出现不同程度的临床症状，常见有胸痛、心前区不适、心律失常、充血性心力衰竭、心肌梗死等临床表现，严重的甚至会出现猝死。对这类患者，如无症状大多不需治疗。但对于左主干起源异常而走行于主动脉及肺动脉之间的患者，CABG是避免猝死及心肌梗死的理想治疗方式。而对于右冠状动脉起源异常的患者，如出现明确的心肌缺血临床表现时也需积极进行CABG治疗。大量临床研究数据显示，对冠状动脉起源及走行异常的患者进行手术治疗是安全且有效的。

（二）伴有慢性阻塞性肺疾病或呼吸功能不全的患者

伴有慢性阻塞性肺疾病或呼吸功能不全的ACS患者术后发生呼吸系统并发症的概率较高，往往严重影响这类患者的手术预后。术前戒烟及呼吸肌锻炼可明显减少这类患者CABG术后呼吸道并发症的发生率和住院时间。

所有术后患者都存在不同程度的伤口疼痛，患者在进行深呼吸及咳嗽时，疼痛会明显加强。疼痛会显著影响气道分泌物的排出及肺部顺应性的恢复。而术后积极胸壁镇痛可明显改善患者的肺功能；另外，对于术后拔除气管插管的患者，适当进行无创正压通气有助于改善肺部张力及减少再插管概率，有助于患者呼吸功能的顺利康复。

（三）伴有终末期肾病的患者

终末期肾病是导致ACS患者死亡的独立危险因素。来自大样本临床研究数据证实，如果能接受良好治疗，伴终末期肾病的ACS患者仍然能获得满意疗效。其中，左主干病变≥50%、三支血管严重病变（≥70%）或前降支合并任一血管严重病变的终末期肾病患者，CABG能显著提高生存率及改善临床症状。但对于预期寿命不长的终末期肾病患者，CABG是不合适的。

（四）伴有心脏瓣膜疾病的患者

随着人口老龄化，越来越多的ACS患者伴发主动脉瓣的退行性病变。对于即使无症状的中度以上主动脉瓣狭窄的ACS患者在CABG的同时行主动脉瓣置换是有益的，而对于轻度主动脉瓣病变的患者而言，则需要仔细考虑主动脉瓣病变进展速度和评估瓣膜置换带来的手术风险。

由ACS导致的中度以上缺血性二尖瓣反流，如预计其反流程度不能随着再血管化而改善，在行CABG过程中也应同时行瓣膜修复或置换。

（五）有既往心脏手术史的患者

既往有CABG史的患者，如前降支桥血管通畅而右冠状动脉或左旋支支配区域缺血，经评价后不适合行

PCI治疗的，推荐再次行CABG术以缓解症状。

　　ACS往往发病急，病情进展快，严重威胁患者生命。随着心内科药物及介入技术的不断发展，大多数ACS患者可以得到良好的治疗。但外科CABG对于部分病情危重、病变范围广、伴发严重并发症的ACS患者而言，仍是挽救生命、消除症状、改善生活质量的重要治疗手段。虽急诊CABG手术早期死亡率较高，但只要严格遵照手术适应证选择合适的手术时机，加强围手术期各器官功能支持，CABG仍能获得理想的临床治疗结果。

（杨思远　胡选义　梁贵友）

参 考 文 献

李朋合，于志刚. 不同方法治疗高龄急性冠状动脉综合征的疗效评价［J］. 中国危重病急救医学，2007，19（6）：339-342.

肖苍松，王嵘，李伯君，等. 急诊冠状动脉搭桥救治急性冠状动脉综合征及中期随访［J］. 南方医科大学学报，2014（5）：679-682.

Acar C，Ramsheyi A，Pagny JY，et al. The radial artery for coronary artery bypass grafting：clinical and angiographic results at five years［J］. J Thorac Cardiovasc Surg，1998，116（15）：981-989.

Applebaum R，House R，Rademaker A，et al. Coronary artery bypass grafting within thirty days of acute myocardial infarction［J］. J Thorac Cardiovasc Surg，1991，102（5）：745-752.

Asai T，Shiraishi S，Higashita R，et al. Non-compromised grafting policy in off-pump coronary artery bypass. Kyobu Geka［J］. Kyobu Geka the Japanese Journal of Thoracic Surgery，2003，56（8）：1045-1058.

Boylan MJ，Lytle BW，Loop FD，et al. Surgical treatment of isolated left anterior descending coronary stenosis：comparison of left internal mammary artery and venous autograft at 18 to 20 years of follow-up［J］. J Thorac Cardiovasc Surg，1994，107：657-662.

Braxton JH，Hammond GL，Letsou GV，et al. Optimal timing of coronary artery bypass graft surgery after acute myocardial infarction［J］. Circulation，1995，92（9）：Ⅱ66-Ⅱ78.

Brener SJ，Lytle BW，Casserly IP，et al. Propensity analysis of long-term survival after surgical or percutaneous revascularization in patients with multivessel coronary artery disease and high-risk features［J］. Circulation，2004，109（11）：2290-2305.

Cameron A，Davis KB，Green G，et al. Coronary bypass surgery with internal-thoracic-artery grafts：effects on survival over a 15-year period［J］. N Engl J Med，1996，334（15）：216-229.

Caracciolo EA，Davis KB，Sopko G，et al. Comparison of surgical and medical group survival in patients with left main coronary artery disease：long-term CASS experience［J］. Circulation，1995，91（28）：2325-2334.

Chaitman BR，Fisher LD，Bourassa MG，et al. Effect of coronary bypass surgery on survival patterns in subsets of patients with left main coronary artery disease：report of the Collaborative Study in Coronary Artery Surgery（CASS）［J］. Am J Cardiol，1981，48（25）：765-777.

Creswell LR，Moulton MJ，Cox JL，et al. Revascularization after acute myocardial infarction［J］. Ann Thorac Surg，1995，60（1）：19-36.

Desai ND，Cohen EA，Naylor CD，et al. A randomized comparison of radial-artery and saphenous-vein coronary bypass grafts［J］. N Engl J Med，2004，351（35）：2302-2319.

Dresdale AR，Paone G. Surgical treatment of acute myocardial infarction［J］. Henry Ford Hosp Med J，1991，39（3-4）：245-250.

Dzavik V，Ghali WA，Norris C，et al. Long-term survival in 11，661 patients with multivessel coronary artery disease in the era of stenting：a report from the Alberta Provincial Project for Outcome Assessment in Coronary Heart Disease（APPROACH）Investigators［J］. Am Heart J，2001，142（45）：119-126.

Feit F，Brooks MM，Sopko G，et al. Long-term clinical outcome in the Bypass Angioplasty Revascularization Investigation Registry：comparison with the randomized trial. BARI Investigators［J］. Circulation，2000，101（36）：2795-2802.

Guyton RA，Arcidi JM，Langford DA，et al. Emergency coronary bypass for cardiogenic shock［J］. Circulation，1987，76（5）：1673-1685.

Hagl C，Khaladj N，Peterss S，et al. Acute treatment of ST-Segment-Elevation myocardial infarction：is there a role for the cardiac surgeon［J］. Ann Thorac Surg，2009，88（6）：1786-1792.

Hannan EL，Racz MJ，Walford G，et al. Long-term outcomes of coronary-artery bypass grafting versus stent implantation［J］. N Engl J Med，2005，352（12）：2174-2183.

Hannan EL，Wu C，Walford G，et al. Drug-eluting stents vs. coronary-artery bypass grafting in multivessel coronary disease［J］. N Engl J Med，2008，358（32）：331-341.

Hochberg MS，Parsonnet V，Gielchinsky I，et al. Timing of coronary revascularization after acute myocardial infarction［J］. J Thorac Cardiovasc Surg，1984，88（6）：914-921.

Kappetein AP，Mohr FW，Feldman TE，et al. Comparison of coronary bypass surgery with drug-eluting stenting for the treatment of left main and/or three-vessel disease：3-year follow-up of the SYNTAX trial［J］. Eur Heart J，2011，17（36）：2125-2134.

Khaladj N，Bobylev D，Peterss S，et al．Immediate surgical coronary revascularisation in patients presenting with acute myocardial infarction［J］．J Cardiothorac Surg，2013，8（15）：167-172．

King SBI，Barnhart HX，Kosinski AS，et al．Angioplasty or surgery for multivessel coronary artery disease：comparison of eligible registry and randomized patients in the EAST trial and influence of treatment selection on outcomes：Emory Angioplasty versus Surgery Trial Investigators［J］．Am J Cardiol，1997，79（23）：1453-1469．

Kouchoukos NT，Murphy S，Philpott T，et al．Coronary artery bypass grafting for postinfarction angina pectoris［J］．Circulation，1989，79（6）：168-172．

Lee DC，Oz MC，Weinberg AD，et al．Appropriate timing of surgical intervention after transmural acute myocardial infarction［J］．J Thorac Cardiovasc Surg，2003，125（1）：115-129．

Lee DC，Oz MC，Weinberg AD，et al．Optimal timing of revascularization：transmural versus nontransmural acute myocardial infarction［J］．Ann Thorac Surg，2001，71（4）：1197-1202．

Lee DC，Oz MC，Weinberg AD，et al．Optimal timing of revascularization：transmural versus nontransmural acute myocardial infarction［J］．Ann Thorac Surg，2001，71（4）：1197-2202．

Loop FD，Lytle BW，Cosgrove DM，et al．Influence of the internal-mammary-artery graft on 10-year survival and other cardiac events［J］．N Engl J Med，1986，31（4）：1-6．

Lytle BW，Blackstone EH，Loop FD，et al．Two internal thoracic artery grafts are better than one［J］．J Thorac Cardiovasc Surg，1999，1（17）：855-872．

Lytle BW，Blackstone EH，Sabik JF，et al．The effect of bilateral internal thoracic artery grafting on survival during 20 postoperative years［J］．Ann Thorac Surg，2004，78（12）：2005-2012．

Maniar HS，Sundt TM，Barner HB，et al．Effect of target stenosis and location on radial artery graft patency［J］．J Thorac Cardiovasc Surg，2002，123（11）：45-52．

Moran SV，Baeza R，Guarda E，et al．Predictors of radial artery patency for coronary bypass operations［J］．Ann Thorac Surg，2001，72（38）：1552-1566．

Ozbek IC，Sever K，Demirhan O，et al．Timing of coronary artery bypass surgery in patients with non-ST-segment elevation myocardial infarction and postoperative outcomes［J］．Arch Med Sci，2016，12（4）：766-771．

Possati G，Gaudino M，Alessandrini F，et al．Midterm clinical and angiographic results of radial artery grafts used for myocardial revascularization［J］．J Thorac Cardiovasc Surg，1998，116（12）：1015-1521．

Royse AG，Royse CF，Tatoulis J，et al．Postoperative radial artery angiography for coronary artery bypass surgery［J］．Eur J Cardiothorac Surg，2000，17：294-304．

Sabik JF，Lytle BW，Blackstone EH，et al．Does competitive flow reduce internal thoracic artery graft patency［J］．Ann Thorac Surg，2003，76：1490-1496．

Sabik JFI，Blackstone EH，Gillinov AM，et al．Influence of patient characteristics and arterial grafts on freedom from coronary reoperation［J］．J Thorac Cardiovasc Surg，2006，131（31）：90-98．

Sabik JFI，Lytle BW，Blackstone EH，et al．Comparison of saphenous vein and internal thoracic artery graft patency by coronary system［J］．Ann Thorac Surg，2005，7（9）：544-551．

Sabik JFI，Stockins A，Nowicki ER，et al．Does location of the second internal thoracic artery graft influence outcome of coronary artery bypass grafting［J］．Circulation，2008，118（21）：S210-215．

Serruys PW，Morice MC，Kappetein AP，et al．Percutaneous coronary intervention versus coronary-artery bypass grafting for severe coronary artery disease［J］．N Engl J Med，2009，360（41）：961-972．

Smith PK，Califf RM，Tuttle RH，et al．Selection of surgical or percutaneous coronary intervention provides differential longevity benefit［J］．Ann Thorac Surg，2006，82（21）：1420-1428．

Sorajja P，Chareonthaitawee P，Rajagopalan N，et al．Improved survival in asymptomatic diabetic patients with high-risk SPECT imaging treated with coronary artery bypass grafting［J］．Circulation，2005，112（22）：1311-1326．

Stevens LM，Carrier M，Perrault LP，et al．Single versus bilateral internal thoracic artery grafts with concomitant saphenous vein grafts for multivessel coronary artery bypass grafting：effects on mortality and event-free survival［J］．J Thorac Cardiovasc Surg，2004，127（25）：1408-1415．

Stuart RS，Baumgartner WA，Soule L，et al．Predictors of perioperative mortality in patients with unstable postinfarction angina［J］．Circulation，1988，78（3）：1163-1175．

Varnauskas E．Twelve-year follow-up of survival in the randomized European Coronary Surgery Study［J］．N Engl J Med，1988，319（45）：332-337．

Voisine P，Mathieu P，Doyle D，et al．Influence of time elapsed between myocardial infarction and coronaryartery bypass grafting surgery on operative mortality［J］．Euro J Cardio thorac Surg，2006，29（31）：319-323．

Weiss ES，Chang DD，Joyce DL，et al．Optimal timing of coronary artery bypass after acute myocardial infarction：a review of California discharge data．［J］Thorac Cardiovasc Surg，2008，135（3）：503-511．

Weiss ES，Chang DD，Joyce DL，et al．Optimal timing of coronary artery bypass after acute myocardial infarction：A review of California discharge data

[J]. J Thorac Cardiovasc Surg, 2008, 135 (22): 503-511.

Yusuf S, Zucker D, Peduzzi P, et al. Effect of coronary artery bypass graft surgery on survival: overview of 10-year results from randomised trials by the Coronary Artery Bypass Graft Surgery Trialists Collaboration [J]. Lancet, 1994, 344 (72): 563-570.

第二节　重症心脏瓣膜病的外科治疗

一、概述

心脏瓣膜病目前在我国仍为多发病，其发病机制以黏液变性、感染及风湿热所引发的机体血流状态异常后出现的心脏功能受损为主。其中风湿性心脏病占了我国心脏瓣膜病的绝大多数，以二尖瓣及主动脉瓣为多，三尖瓣多系继发性改变，早期瓣膜病因心脏代偿，可以没有明显症状，病变程度随着时间推移而加重。由于对疾病认识不足及经济等原因，心脏瓣膜病尤其是重症联合瓣膜病变患者，术前心功能及其他脏器功能都有不同程度的损害，许多就诊时心脏病理改变已发展到相当严重的阶段，临床表现为心功能低下、全身代谢功能障碍、内分泌紊乱及心脏功能不全。尽管采取了合理的围手术期处理，但术后并发症及死亡率仍明显较高。临床上将其称为重症心脏瓣膜病。重症心脏瓣膜病患者病情重，远期存活率低，手术风险大，术后并发症多。国内外报道其早期病死率达 $5\% \sim 10\%$。对重症瓣膜病的早发现早治疗显得尤为重要。

重症心脏瓣膜病的诊断标准符合以下两条或两条以上者诊断为重症心脏瓣膜病：①心功能Ⅳ级；②心胸比≥0.70；③左心室功能严重障碍，左心室舒张末径（LVEDD）≥70mm 或左室舒张末容积指数（LVEDVL）≤60ml/m^2；④重度肺动脉高压，肺动脉平均压≥7.98kPa；⑤EF≤0.4；⑥急症换瓣或二次手术；⑦双瓣膜置换；⑧同期合并冠状动脉病变或其他畸形。

心脏瓣膜病变的病理改变，尤其是风湿性心脏病，相邻瓣膜相互粘连，瓣膜增厚、变硬，或瓣环的硬化缩窄等引起瓣膜狭窄。瓣膜关闭不全是因为瓣膜增厚、变硬、卷曲、缩短、瓣膜破裂、穿孔，或腱索的增粗、缩短和粘连引起。瓣膜狭窄或关闭不全可单独出现，但两者常可同时存在；病变可累及一个瓣膜，或两个以上瓣膜同时或先后受累。

局部病理生理改变影响血流动力学，心室容量负荷加重、室壁张力增加，该刺激使心肌细胞肥厚、胶原沉积，心室进行性扩张。这又产生相对瓣膜关闭不全，加重容量负荷。早期心室扩大、舒张末期容量增加可使心肌收缩力增加，搏出量因而得以增加，以满足心排血量的需要。但随着时间推移，肥厚变长的心肌不能进一步满足心室扩张的需要，结果室壁张力增加，致使心室收缩功能必须下调。长期容量负荷引起心肌细胞肥厚和纤维组织增生，但肌纤维容积分数并没有增加，在亚显微水平，虽然心肌细胞体积绝对增大，但收缩蛋白的含量没有相应增加，肌原纤维含量相对减少但肥厚使心肌细胞凋亡增加，心肌细胞数量减少，这又增加了存活心肌细胞的张力负荷，这种张力负荷刺激又促进心肌细胞凋亡的发生，因此室壁张力进一步增加、收缩力进一步下降。

全身反应的目的在于维持有效循环血量、保持血压稳定，以满足机体重要器官的灌注。在心肌收缩力下降、心排血量减少时，交感神经系统、肾素-血管紧张素-醛固酮系统（RAAS）和内皮素系统激活，血液循环中去甲肾上腺素、血管紧张素Ⅱ、醛固酮、内皮素-1增高，钠尿肽系统也激活，房钠肽、室钠肽分泌增加，产生扩张血管、利尿作用，这可减轻心脏前、后负荷，在短期内调节外周循环使血流动力学暂趋稳定，但长期的持续激活，导致水钠潴留、高血压，使前后负荷增加、胰岛素抵抗、血管硬化、心肌微环境变化，从而使患者的心力衰竭加重。直接作用于心肌时，使心肌肥厚、收缩力增加，但持续激活也会加重心肌重构并参与心房颤动的形成，最终导致心功能下降。

由此可见重症心脏瓣膜病患者心肌损害严重，心功能差，常伴有肺动脉高压、肾功能和肝障碍，心脏瓣膜病患者常合并有大左心室、低射血分数值时，往往发生左心室心肌细胞不可逆的病理损害，导致不同程度的纤维化和功能障碍，术后特别容易出现低心排血量综合征及恶性心律失常等。

二、外科治疗

目前临床治疗心脏瓣膜病时以药物保守治疗、介入治疗及手术治疗为主，其中药物治疗以患者具体病情为依据，采取相应药物进行对症治疗，例如强心药、利尿药、抗凝血药和钙离子拮抗药，但非手术治疗仅能缓解症状，无法达到根治的效果。针对重症患者，手术治疗是唯一可以起到根治效果的方式。

（一）手术时机的选择及术前准备

重症心脏瓣膜病患者心肌损害严重，心功能差，常伴有肺动脉高压及继发的呼吸功能不全,而且伴有体循环静脉系统高压与长期淤血,引起肝、肾等主要脏器功能障碍,由于胃肠道系统黏膜长期淤血,引起消化吸收功能低下,多有营养不良甚至心源性恶病质。手术时机过早或过晚均会造成患者的风险增加,以药物治疗后心功能提高一级为最佳。对于瓣膜机械功能障碍、血栓栓塞、严重瓣周漏等应积极进行紧急手术治疗,以免丧失手术机会;对于严重肝大腹水、心功能Ⅳ级合并大心脏,长期服用利尿药效果不佳者,经联合应用多种利尿药治疗和静脉营养纠正后,待肝脏有较大幅度回缩、边缘由圆钝变锐利、质地由硬变软且无明显压痛时,即心功能已得到明显改善时可行手术治疗。

术前准备的重点为改善心肺功能,通过静脉滴注极化液及正性肌力药如多巴胺、多巴酚丁胺等改善患者的心功能状态增加心脏功能储备,同时要注意防治电解质的异常;采用间断吸氧和ACEI类药物降低肺动脉压,积极改善肝、肾功能,并积极改善全身营养状况,必要时通过间歇少量多次输入血浆、新鲜血液或白蛋白等纠正患者的低蛋白血症或贫血。对50岁以上尤合并有肥胖、心前区疼痛、高血压、高血脂等高危因素的患者常规行冠状动脉造影。

(二)手术方式及操作重点

重症瓣膜病的瓣膜病变较重,以瓣膜置换为主。对于瓣叶钙化严重者,在剪除病变瓣叶之前,应在瓣膜下放置一小纱布,以防操作过程中碎屑掉入左心室,这样可减少围手术期动脉栓塞的发生(特别是脑梗死的发生)。对与左心室较大心肌变薄者如瓣环增大、瓣叶腱索、乳头肌改变尚可且无明显钙化融合挛缩者,尽可能保留后瓣及瓣下结构,可改善左心室整体收缩功能,降低术后低心排血量发生,并可预防左心室破裂。国人体重较轻,一般选择二尖瓣25~27号为宜,不宜过大,尤其二尖瓣重度狭窄、左心室小者以防止因血流动力学改变过大引起继发左心衰竭、左心室破裂及左心室流出道梗阻等。但具体需根据术中具体情况如心室大小、二尖瓣病变类型及程度综合判断而决定保留与否及保留多少。双瓣置换术时,主动脉瓣环较小的患者,先剪除病变的主动脉瓣瓣叶,测主动脉瓣环大小,根据主动脉人工瓣膜的型号来决定二尖瓣的型号,相差1~2个型号为宜,一般选择21~23号,过大则引起冠状动脉开口受压致血流障碍造成心肌缺血、心力衰竭甚至心搏骤停等严重并发症。主动脉瓣环较小的应首选环上瓣。二尖瓣位再次换瓣手术的患者首选St.Jude的人工瓣膜,可减少下瓣困难的发生。对于三尖瓣有中到重度反流者,应积极处理三尖瓣病变,以利于术后心功能的恢复,避免术后早期与晚期病变加重发生右心衰竭。部分轻-中度三尖瓣反流者可选择De Vaga三尖瓣成形或Key三尖瓣成形,但对于中-重度以上患者尽可能用三尖瓣成形环进行成形术,以确保长期疗效好。

对于合并巨大左心房者,不仅可压迫左下支气管造成肺不张,影响肺功能,还可使腔静脉回流受阻,影响左、右心房功能,要同时行左心房折叠术以减少低心排血量及呼吸衰竭等的发生率。对于左心房血栓要彻底清除并常规结扎左心耳。合并心房颤动患者,虽然二尖瓣置换手术同期行迷宫手术可能对短期生存率没有显著影响,但是对减少远期房颤的并发症如栓塞事件发生仍有明显改善。合并冠状动脉直径狭窄≥50%病变时,可以同时行冠状动脉旁路移植手术。但对于病变血管供血范围小的非主支血管,则不考虑行旁路移植手术,以缩短手术时间,有利于心功能的恢复。

(三)术中心肌保护及围手术期管理

心肌保护的好坏,对手术成功至关重要,需注意采取氧合血顺灌、心脏表面冰屑浸浴降温、开放前注意排除心内气体、开放升主动脉阻断钳之前再次用温血停跳液灌注等规范操作。在行主动脉瓣替换时,瓣膜下瓣打线前,必要时先灌注一次,避免灌注间隔时间过长。同时转机中使用改良超滤装置,以减轻体外循环对机体的影响,总体上尽量缩短手术时间,尤其是主动脉阻断时间,以减轻心肌损伤及减少有形细胞破坏及凝血机制损害,使肺、肾等器官功能得以保护,同时保证充分的辅助循环,以便更好地偿还氧债。同时,还应加强与麻醉科医师、灌注师和手术护师的配合。麻醉诱导期要强调循环稳定,以及重视术后监护。要密切注意患者的生命体征和化验指标的变化,并及时处理异常情况。努力纠治各器官的功能障碍。

在充分评估手术风险,改进手术方案,经过精细的围手术期处理后,重症心脏瓣膜病手术也可以取得良好的效果。许多无法耐受外科手术的重症心脏瓣膜病患者因缺乏有效的治疗手段,预后极差。而近年来,随着心脏瓣膜病介入技术的发展,特别是经导管主动脉瓣置换术,为重症瓣膜病的治疗带来了新的曙光和未来的方向。

(李俊飞 杨思远)

参 考 文 献

陶则伟,黄元伟. 心室重塑及其转归[J]. 武警医学,2005(10):773-775.

王建安. 中国心脏瓣膜病介入治疗的现状与展望[J]. 中华心血管病杂志,2019,47(9):706-709.

周鑫志,谭庆丰,张松. 肾素-血管紧张素-醛固酮系统在风湿性心脏病中的研究进展[J]. 医学综述,2018,24(12):2323-2327.

朱家麟. 关于危重心脏瓣膜病标准的探讨[J]. 中华外科杂志,1994,32(6):323-324.

张宝仁，朱家麟. 人造心脏瓣膜与瓣膜置换术［M］. 2版. 北京：人民卫生出版社，1999：291.

Cohn L H. Cardiac Surgery in the Adult［M］. New York：McGraw-Hill，2008：1031-1068.

Dreyfus GD，Corbi PJ，Chan KM，et al. Secondary tricuspid regurgitation or dilatation：Which should be the criterion for surgical repair［J］. Ann Thorac Surg，2005，79（6）：127.

Kirchhof P，Benussi S，Kotecha D，et al. 2016 ESC Guidelines for the management of atrial fibrillation developed in collaboration with EACTS：the task force for the management of atrial fibrillation of the European Society of Cardiology（ESC）. Developed with the special contribution of the European Heart Rhythm Association（EHRA）of the ESC：endorsed by the European Stroke Organization（ESO）［J］. Eur Heart J，2016，37：2893-2962.

Vahanian A，Alfieri O，Andreotti F，et al. Guidelines on the management of valvular heart disease（version 2012）［J］. European Heart Journal，2012，14（22）：2451-2496.

Webb JG，Kiess MC，Yan OC. Malnutrition and the heart［J］. CanMed Assoc J，1986，135：753-755.

第三节　主动脉夹层的外科治疗

一、概述

主动脉夹层（aortic dissection，AD）指主动脉腔内血液从主动脉内膜撕裂处进入主动脉中膜，使中膜分离，沿主动脉长轴方向扩展形成主动脉壁的真假两腔分离状态。是急性主动脉综合征的一种，其进展迅速、致死率极高。发病率约为3.5/（10万人·年），据此推测，我国每年新发病例在5万例左右。目前AD发病主要与高血压、动脉粥样硬化、先天遗传、结缔组织代谢异常、大血管损伤及妊娠等因素有关。其中高血压为最常见因素。高血压可使动脉壁长期处于应急状态，弹性纤维常发生囊性变性或坏死，导致夹层形成。我国人口基数大，老龄化问题严重，高血压发病率逐年增高，但具有知晓率低，治疗率低的提点，且高血压患者依从性较差，导致高血压控制欠佳，使AD发病率有增高的趋势。目前针对AD的治疗主要包括内科药物治疗、外科手术治疗、介入治疗（thoracic endovascular aortic repair，TEVAR）及杂交技术治疗。但总体来说，外科治疗仍是AD主要治疗方式。

二、分型及临床症状

（一）分型

1. Debakey分型　根据原发破口位置与AD累及范围分型。Ⅰ型：原发第一破口位于升主动脉，病变范围累及降主动脉、腹主动脉及髂动脉。Ⅱ型：原发第一破口位于升主动脉，单病变范围局限于升主动脉。Ⅲ型：原发第一破口位于降主动脉，病变局限于膈上降主动脉为Ⅲa型，累及腹主动脉及髂动脉为Ⅲb型。

2. Stanford分型　按AD发生的部位和范围，Stanford大学根据升主动脉是否受累分为A、B两种类型。A型：内膜破裂处可位于升主动脉、主动脉弓或近段降主动脉。夹层动脉瘤的范围累及升主动脉，甚或主动脉弓、降主动脉和腹主动脉。Stanford A型相当于DeBakey分型中的Ⅰ型和Ⅱ型。A型约占病例数的66%。B型：内膜破裂处常位于近段降主动脉，夹层动脉瘤的范围仅限于降主动脉或延伸入腹主动脉，但不累及升主动脉。相当于DeBakeyⅢ型。B型约占病例数的33%。

（二）临床症状

AD的临床症状根据病变发病部位及累及范围不同呈现多种临床症候群。常见临床表现为突发撕裂性胸腰背部疼痛。患者可因剧痛而有休克表现，如焦虑不安、大汗淋漓、心率加快、血压不低甚至升高等表现，血管破裂出血则血压降低。当AD波及主动脉瓣环，导致出现主动脉瓣关闭不全，可在主动脉瓣听诊区出现舒张期杂音，同时脉压增宽，甚至出现心力衰竭表现。当AD影响大血管分支时，可出现相应血管供血区域缺血表现，如脑血管卒中、心肌梗死、心律失常、无尿、肝功能异常、肠管缺血、四肢动脉搏动减弱或消失及截瘫等。如夹层破裂，可出现大出血、心脏压塞及胸腹腔积液等表现。

三、治疗措施

AD的治疗方法包括内科治疗、外科手术治疗、介入治疗及复合治疗。但Stanford A型主动脉夹层是最凶险的主动脉疾病，发病后2d内病死率每小时增加约1%，非手术治疗患者2周内病死率高达74%。故外科手术方式是主要治疗方式。

（一）内科治疗

内科治疗A型AD效果有限，主要治疗原则为控制心率，维持血压、镇静镇痛、保持大便通畅等对症处理，为积极手术处理创造了条件。而对于B型AD，内科药物保守治疗适用于有再入口和两条平行夹层、无器官及肢体血运障碍和慢性病例在随访中无进行性扩大者。通过积极内科治疗的1年存活率可达80%～90%，但5年后有约50%的保守治疗患者可出现主动脉疾病进展、恶化、破裂导致死亡。故对于内科治疗的B型AD患者如出现疼痛、高血压顽固或反复，影像学提示主动脉增宽迅速或直径超过60mm，假腔内有血栓形成等较高风险破裂者，应及时转为介入或手术治疗。而对于出现灌注不良综合征表现或夹层破裂征象的B型AD患者，保守治疗及手术治疗预后均不佳。

（二）外科手术治疗

外科手术是A型AD治疗的关键环节，是目前治疗A型AD最有效的办法。自2003年以来，越来越多的单位采用孙立忠教授发明的"全弓替换＋支架象鼻置入术"（孙氏手术）替换治疗复杂A型AD，取得了较好的治疗效果。"全弓替换＋支架象鼻置入"这一术式得到了国内外学者的广泛认可，也是我国目前治疗复杂A型AD使用最为广泛的术式。其优点包括：①安全有效，该术式治疗A型AD围手术期死亡率已降至5%以内、围手术期脑卒中发生率2%左右、脊髓损伤发生率2.4%。研究表明，停循环下置入支架象鼻并不增加脊髓损伤发生率；②易于推广普及，通过多年的不断实践，"全弓替换＋支架象鼻置入术"的具体吻合方法、次序已有所调整。目前的吻合方式安全、操作难度低、便于推广；③支架型人工血管具备完全自主知识产权，同国外同类产品相比，血管材质为涤纶编织材料易于缝合、置入过程无须导丝引导、支架远端预留有缝合缘便于二期胸腹主动脉替换、临床使用量最大；④替换范围广，再次干预率低，远期再次干预率约2.3%。对于支架血管远端的破口可介入置入覆膜支架，近端锚定在支架血管内，手术简便安全。

（三）介入治疗

Stanford A型AD曾被认为是全腔内介入修复治疗的禁忌证。但随着科技及相关学科的发展，也有少数学者尝试对某些完全不适合或不能耐受外科或杂交手术的患者，如高龄（＞70岁）、ASA分级≥Ⅳ级、心功能分级（NYHA分级）≥Ⅲ级、重要脏器功能障碍等，为挽救患者生命可考虑行全腔内修复术。国内外关于Stanford A型AD腔内治疗的文献报道较少，均为小样本或个案研究。有限资料显示，急性Stanford A型AD行全腔内修复术的手术死亡占0%～14%；但目前无论是单纯支架置入术、分支腹膜支架置入术抑或开窗型和烟囱支架置入术等全腔内修复术，均存在诸多的技术难度和缺陷，不推荐常规应用于Stanford A型AD的治疗。

TEVAR手术已成为治疗Stanford B型AD的首选方法。相比传统开放式手术，TEVAR手术具有成功率高、病死率低且移植物相关问题少等优势。

（四）杂交手术治疗

杂交手术是治疗累及弓部急性Stanford A型AD的重要策略。Stanford A型AD杂交手术的主要方法为主动脉弓部去分支手术（Debranch手术）。该术式结合开放手术和腔内修复术的优势，可同期处理主动脉根部和弓部病变，避免了深低温停循环，减少手术创伤。研究结果表明，与传统手术相比，杂交手术可缩短手术时间、ICU住院时间及减少围手术期神经系统和呼吸系统并发症，中期随访结果亦不劣于传统手术，但可能增加出血的风险。

对锚定区不足且无法耐受低温停循环手术的Stanford B型AD患者，可以实施Hybrid手术。主要采用头臂血管间转流的方法，在不开胸、不使用体外循环下，为覆膜支架争取到足够的近端锚定区。一般而言，Hybrid手术适用于高龄、合并慢性阻塞性肺疾病、合并多脏器功能不全等不适宜开放性手术的Stanford B型AD患者。

综上所述，AD是心血管外科疾病中较常见的一种危重症，发病急，病情重，预后差，应采取内科、外科、介入等多学科综合治疗，才能最大程度提高此类患者的生存率。对于A型主动脉夹层，内科保守治疗效果有限，应积极镇痛，维持心率和血压，为手术治疗争取时间，创造条件。而对于B型AD，如无明显器官灌注不良表现，内科治疗可获得较满意效果，但应密切观察患者生命体征及病情变化，如有循环不稳或器官灌注不良表现时，应积极转为外科、介入或杂交技术治疗。

（杨思远　胡选义）

参 考 文 献

景在平，冯翔. 主动脉夹层腔内治疗指南［J］. 中国实用外科杂志，2008，28（11）：909-912.

吴琦欣，史明标，邓燕，等. 我国成人高血压流行病学分布特征研究进展［J］. 现代预防医学，2019，23：4238-4242.

中国医师协会心血管外科分会大血管外科专业委员会. 主动脉夹层诊断与治疗规范中国专家共识［J］. 中华胸心血管外科杂志，2017，33（11）：641-654.

Appoo JJ，Fichadiya A，Smith HN，et al. Hybrid Arch for Acute Type A Aortic Dissection：When to Deploy the Endograft？Debate：Frozen versus Staged？［J］. Aorta（Stamford），2018，6（5）：109-112.

Cannavale A，Santoni M，Fanelli F，et al. Aortic Dissection：Novel Surgical Hybrid Procedures［J］. Interv Cardiol，2017，12（1）：56-60.

Clouse WD，Hallett JW，Schaff HV，et al. Acute aortic dissection：population-based incidence compared with degenerative aortic aneurysm rupture［J］. Mayo Clin Proc，2004，79（2）：176-180.

Erbel R，Aboyans V，Boileau C，et al. 2014 ESC Guidelines on the diagnosis and treatment of aortic diseases: Document covering acute and chronic aortic diseases of the thoracic and abdominal aorta of the adult. The Task Force for the Diagnosis and Treatment of Aortic Diseases of the European Society of Cardiology (ESC) [J]. Eur Heart J, 2014, 35 (41): 2873-2926.

Liu ZG, Sun LZ, Chang Q, et al. Should the "elephant trunk" be skeletonized? Total arch replacement combined with stented elephant trunk implantation for Stanford type A aortic dissection [J]. J Thorac Cardiovasc Surg, 2006, 131 (1): 107-113.

Ma WG, Zheng J, Sun LZ, et al. Open Stented Grafts for Frozen Elephant Trunk Technique: Technical Aspects and Current Outcomes [J]. Aorta (Stamford), 2015, 3 (4): 122-135.

Nauta FJ, Trimarchi S, Kamman AV, et al. Update in the management of type B aortic dissection [J]. Vasc Med, 2016, 21 (3): 251-263.

Parker JD, Golledge J. Outcome of endovascular treatment of acute type B aortic dissection [J]. Ann Thorac Surg [J], 2008, 86 (5): 1707-1712.

Poon SS, Tian DH, Yan T, et al. Frozen elephant trunk does not increase incidence of paraplegia in patients with acute type A aortic dissection [J]. J Thorac Cardiovasc Surg, 2019 (14): S0022-5223.

Rango PD, Estrera AL. Uncomplicated type B dissection: Are there any indications for early intervention? [J]. The Journal of cardiovascular surgery, 2011, 52 (4): 519-528.

Rogers MP, Reskin SM, Ubert A, et al. Hybrid Endovascular Aortic Arch Reconstruction for Acute Aortic Dissection: An Endovascular Bridge Technique for Complex Anatomy [J]. Vasc Endovascular Surg, 2018, 52 (2): 143-147.

Schepens MA. Type B aortic dissection: new perspectives [J]. J Vis Surg, 2018, 4: 75-82.

Sun L, Qi R, Zhu J, et al. Total arch replacement combined with stented elephant trunk implantation: a new "standard" therapy for type a dissection involving repair of the aortic arch? [J]. Circulation, 2011, 123 (9): 971-978.

Trimarchi, S. Role and Results of Surgery in Acute Type B Aortic Dissection: Insights From the International Registry of Acute Aortic Dissection (IRAD) [J]. Circulation, 2006, 114 (1_suppl): I357-I364.

第19章

胸痛中心在危急重症中的作用

第一节　胸痛中心建设的现状与展望

一、胸痛中心的概念

"胸痛中心"早期是为降低急性心肌梗死的发病率和死亡率而提出的概念，目前的"胸痛中心"概念已经远远超出了急性心肌梗死救治的范畴。其是通过多学科［包括急救医疗系统（EMS）、急诊科、心内科、影像学科］合作，整合医院内部资源、优化诊治流程，规范诊治行为，提供快速而准确的诊断、危险评估和恰当的治疗手段，与院前急救系统实行无缝衔接，对胸痛患者进行有效的分类治疗，提供早期甄别与诊断、危险评估及救治服务的快速通道，其运行机制既可以是实体的机构，也可以是实体运作的虚拟机构。目前我国的"胸痛中心"是行业发起，政府支持，全员参与的实体的机构或实体运作的虚拟机构运行机制。

二、胸痛中心建立的意义

目前，我国ACS的治疗存在明显不足。一是患者求治延迟明显，从症状出现到入院诊治在二级医院为5h，三级医院长达8h；二是诊断流程不规范，1/5的患者出院诊断可能存在错误；三是治疗欠规范，只有1/3的急性ST段抬高心肌梗死患者接受了再灌注治疗，接近3/5低危患者接受了介入性检查和治疗，而2/3的高危患者没有接受介入性检查；四是临床预后差，ACS患者院内事件，特别是心力衰竭的发生率高于国际发表的注册研究数据，二级医院尤为明显，心力衰竭的发生率达到18%。

鉴于我国急性胸痛和ACS的治疗流程中存在着的诸多问题，胸痛诊治流程缺乏规范，治疗过度和治疗不足现象并存，医疗资源应用不合理，各种原因导致STEMI治疗延误，再灌注时间远未达到指南推荐的标准，并且我国ACS发病率、死亡率有逐年增加、年轻化趋势。为改善治疗流程中的不足、优化治疗流程，提高胸痛诊断、鉴别诊断与治疗水平，提高ACS救治效率，改善预后，节约医疗成本，在我国推广胸痛中心概念显示出其必要性。通过这一概念的推广，可以极大提高心肌梗死早期救治的能力，显著降低胸痛确诊时间，降低STEMI再灌注治疗时间，缩短STEMI住院时间，降低胸痛患者再次就诊次数和再住院次数，减少不必要的检查费用，提高患者的健康相关生活质量。

三、我国胸痛中心的优势与特色

美国是"胸痛中心"概念提出最早的国家，全球第一家胸痛中心于1981年在巴尔的摩成立。目前已超过5000余家。美国于2015年开始了胸痛中心的认证，目前已超过1100多家通过认证。目前美国的门球扩张时间已将至70min以下，甚至部分中心降至60min以下，这与多少地区的首次医疗接触至球囊扩张时间控制在120min内形成了鲜明对比。美国第5版认证标准将胸痛中心认证划分为3个不同层次，即胸痛中心、直接经皮冠脉介入治疗的胸痛中心及心肺复苏胸痛中心。前两个相当于我国的基层版和标准版胸痛中心。美国胸痛中心的显著特点在于强调与院前急救体系的合作，要求院前救护车到达现场后尽快完成首份心电图并传输至PCI医院。由院内心血管医师进行诊断并指引现场分诊，指导将STEMI患者直接送达导管室，院前不展开专业救治。整个救治系统强调了首份心电图的传输与快速转运。

欧洲国家胸痛诊治的建设与发展以德国为代表。德国胸痛患者的救治依托的是"胸痛单元"。从2008年开始，德国心脏学会开始建立标准并进行认证工作的开展。德国"胸痛单元"的建设依托于具有心血管内科人员的急诊室，硬件达标与达标管理是其认证的主要特征。与其他国家不同的是德国除了进行医院的认证外还对私人诊所进行了CPU认证，该项认证加快了首诊于私人诊所的急性胸痛患者的早期识别。目前德国"胸痛单元"的认证工作使得德国STEMI救治水平处于国际领先地位。

我国的胸痛中心建设与发展比欧美国家相对较晚，但发展速度较快。2002年我国首个胸痛单元在济南成立，2011年我国首个胸痛中心成立，2013年我国颁布了《中国胸痛中心认证标准》，2015年我国颁布了《中国基层胸痛中心认证标准》，2016年我国胸痛中心总部成立，2017年国家卫健委专门下发了《胸痛中心建设与管理指导原则（试行）》，鼓励指导本辖区医疗机构做好胸痛中心建设和管理工作，标志着胸痛中心建设从单纯的专业层面上升到国家行政层面。我国胸痛中心建设基于基层版的溶栓与转运及标准版的PCI治疗，符合我国国情，更是基于疾病本身救治的需要。这不同于美国侧重于转运的模式。同时也看到，我国的胸痛中心还没有涉及私人诊所这一更基层环节。相信随着我国胸痛中心建设的快速发展，这一系统会更加完善、高效。

四、我国胸痛中心建设的现状

我国胸痛中心是行业发起、全员参与、政府支持的救治体系。近年来取得了快速发展与丰硕成果。目前，我国胸痛中心已经超过1000家单位通过认证，极大地改善了患者预后，有效降低了包括急性心肌梗死等在内的以胸痛为主要临床表现的致死性心血管疾病的病死率。胸痛中心的建设实现了多学科的联合诊疗，实现了院前、院中、院后一体化诊疗服务。胸痛中心的建设使得对胸痛类疾病患者巨大获益，同时通过这种医疗模式的优化、推广，促进了针对临床学科大部分重要疾病的关键环节进行标准化、体系化建设。总体来讲，我国胸痛中心建设体系日趋完善，数量与日俱增，初步形成了覆盖全国的急性胸痛救治网络，有效改进了心血管疾病的诊疗现状。

尽管如此，这些胸痛中心仍不能满足我国日益增长的全民健康需求，也还未能有效遏制全国急性心肌梗死等心血管疾病的发病势头。除此之外，胸痛中心建设期间也会出现一些新的问题，需要我们调整、解决。例如胸痛中心总体数量占现有能接诊急性胸痛的医疗机构比例仍比较低，很多省份仅10余家，远远不能满足临床需求；现有的多样化院前急救模式导致部分城市的院前急救与各医疗机构的胸痛中心配合不密切；县域胸痛中心发展较缓慢，与国家的要求尚有差距；一旦缺乏有效质控，胸痛中心的救治效率会下降。

因此，我们既要肯定我们已取得的成果，又要正视现实中存在的问题与不足，不断进行调整、优化、发展。

五、我国胸痛中心建设前景与展望

我国胸痛中心3年内通过认证1000余家，包括基层版和标准版。目前我国已建立了一整套胸痛中心培训、认证（再认证）和质控体系，目前设有中国胸痛中心总部，下设4家区域认证办公室和2家区域再认证办公室，现已建成49家胸痛中心示范基地，有超过4000家医院处于胸痛中心建设过程中。此后我国将持续开展胸痛中心的建设工作，并不断推动胸痛中心模式在心血管专业内不同亚专科间、区域内的延伸和推广，提升我国重大疾病救治能力，完善现有医疗体系。随着胸痛中心模式的延伸，它将有效推动我国入院前急救体系、基层医疗机构、社会、公众等多方联动。胸痛中心的建设有效地推动了整个医疗模式互联互动，使得重大疾病救治效果改善显著，极大地鼓舞和激发了心血管医师们的主动性。胸痛中心的建设将会形成多方联动、共同建设的性循环，接下来必将迸发出"雨后春笋"般的成长活力。

第二节　基层胸痛中心在危急重症的作用

一、心肌梗死在城乡基层地区的发病情况

近年来，农村留守人群老龄化明显，农村心血管病死亡率从2009年起超过并持续高于城市水平，尤其是AMI死亡率已大幅度超过城市水平，研究数据表明心肌梗死患者发病后最早就诊的70%都在基层医院。数据显示近年来我国冠心病患者的城乡占比率逐渐由城市向乡村偏移，2002—2015年我国急性心肌梗死（AMI）死亡率总体呈上升态势，农村地区AMI死亡率不仅于2007年、2009年、2011年数次超过城市地区，而且于2012年开始农村地区AMI死亡率明显超过城市地区。除此以外，急性冠脉综合征（ACS）发病最早接触患者的地方大多数在县级及县级以下医院（二级或二级以下医院），使其成为急性胸痛诊疗的最前线。数据表明心肌梗死患者发病后最早就诊的70%都在基层医院，并且很多城市患者发病后也会首先就诊于基层医院。因此，基层已成为急性心肌梗死救治的主战场。

二、基层胸痛中心建设的必要性

我国数量庞大的冠心病患者分布于农村和乡镇，其中急性心肌梗死的死亡率已超过城镇居民。基层医院往往是急性胸痛患者首次医疗接触的场所。虽然经皮冠脉介入治疗是ST段抬高急性心肌梗死最有效的治疗手段，但我国现阶段医疗资源分布不均，很多地区尚不具备开展PCI的条件。对于不具备PCI条件的基层医院（包括已经开展PCI技术但无法达到PCI医院认证标准的医院），建立规范化胸痛中心对及时明确诊断、减少发病后早期延误、及时实施转运PCI或溶栓治疗具有重要意义，是我国基层胸痛中心建设的意义所在。根据我国国情，基层胸痛中心认证标准适用于不具备PCI条件的基层医院（包括已经开展PCI技术但无法达到胸痛中心认证标准的医院），该标准侧重于胸痛快速诊断、溶栓治疗及转诊能力，目前已制定了第1版认证标准。该标准亦包含五大要素，但与胸痛中心认证标准不完全一致，

包括基本条件与资质、对急性胸痛患者的评估和救治、院前急救系统与院内绿色通道的整合、培训与教育及持续改进。

三、基层胸痛中心在危急重症的作用

对于心肌梗死患者，存在心律失常、心力衰竭、心源性休克、心室壁的破裂、乳突肌断裂、心室间穿孔等多种并发症，原发病及相关的并发症均属于心血管系统的危急重症。倘若早期实施有效的再灌注治疗，开通梗死相关血管，可挽救濒死心肌，缩小心肌梗死面积，从

而可以使得这些并发症的发生率降低，患危急重症的可能性减小，最终降低病死率，改善患者预后。

基层胸痛中心的建立正是解决上述问题的措施之一。基层胸痛中心的建立通过就地溶栓、及时转运等有效策略，可以明显缩短首次医疗接触至药物溶栓的时间，明显缩短患者的总缺血时间，缩短首次医疗接触-球囊扩张时间，这对心肌梗死患者是有效的再灌注治疗策略，从而可挽救濒死心肌，缩小心肌梗死面积，降低恶性心律失常、心力衰竭、室壁瘤破裂等的发生，有效降低心血管危急重症的发生率。

第三节 标准版胸痛中心在危急重症的作用

一、我国冠心病患者发病与救治现状

过去20年间，我国冠心病导致的死亡率增加了1倍，达到100万人/年，已成为我国城乡居民致残、致死主要原因之一。据估计，至2030年我国罹患心肌梗死人数将从目前的810万猛增至2300万。冠心病中的急性冠脉综合征多患者危害最大，近年来虽在这方面的治疗和预防方面进行了大量研究，取得重要进展，早期再灌注治疗、抗血小板药、他汀类调脂药、ACEI及β受体阻滞药的临床应用使急性冠脉综合征的病死率明显降低，但还存在诸多不足。其中之一就是各种原因导致急性冠脉综合征救治明显延误，急性ST段抬高心肌梗死再灌注治疗时间远未达到ACC/AHA指南推荐的标准；这导致了很多心肌梗死患者并发心力衰竭、心源性休克和恶性心律失常等并发症，预后较差。胸痛中心的建立正是为了改善急性冠脉综合征治疗流程中的不足、优化治疗流程而建立的，依托胸痛中心平台可进一步提高我国急性冠脉综合征的救治水平，缩短与发达国家之间的差距。

二、胸痛中心建设的必要性

20世纪80年代，美国急性AMI救治也由于存在患者就医延迟及医疗系统内延误导致错过最佳再灌注时间窗的问题，为此，1981年美国提出了在各级医疗机构内建立急性胸痛患者的快速诊疗通道即胸痛中心的概念，经过30多年的努力，目前美国已经有5000多家胸痛中心，几乎在所有大型医疗机构均建立了胸痛中心。现美国通过推动胸痛中心的认证及以胸痛中心为核心建立区域协同救治机制而大大缩短了AMI患者的救治时间。资料显示现美国的平均门球时间已经降至65min以内，由于院前救治时间及院内救治时间的缩短，使AMI患者的死亡率降至5%左右。除了美国之外，德、英、北欧等欧洲国家均已广泛建立胸痛单元或胸痛中心，其中以

德国为代表，2012年全国胸痛单元注册结果显示平均门球时间缩短至31min，97%的ST抬高AMI患者实施了PPCI。上述实践表明，通过建立胸痛中心可以大大加快以AMI为主的急性胸痛患者的救治过程，缩短救治时间，从而降低AMI患者死亡率。通过在各级医院内建立胸痛中心以尽快缩短AMI患者的救治时间，并通过"120"系统、PCI医院与非PCI医院之间的合作进一步优化区域协同救治流程，以提高我国AMI的救治水平。

三、胸痛中心建设的重要性

我国大部分医院均开展了急性心肌梗死救治绿色通道，对急性冠脉综合征（ACS）患者提供急诊再灌注治疗，为ACS的救治做出了很大贡献，但我国ACS救治的总体水平与发达国家仍有很大差距。究其原因，主要是胸痛患者发病后就诊时间延误和就诊过程中医疗系统内的延误过长，使许多患者错过了最佳救治时间，从而导致ACS的死亡率较高和预后较差。因此胸痛中心的建设至关重要。目前我国心血管病患者数量近年呈明显上升趋势，急性心肌梗死救治效率却远低于发达国家。如何改变这一现状，尽量缩短早期救治时间是挽救心肌、挽救生命的最有效途径。而通过建设规范化胸痛中心，构建胸痛急救体系正是这一有效途径的有效实施方式。目前我国胸痛中心建设已经有自己的认证体系标准，已经进入快速发展阶段，发展迅猛，呈现出良好态势，这必将从根本上改善我国心肌梗死患者的救治现状。

四、胸痛中心在危急重症中的作用

心肌梗死是一种救治时间依赖性疾病，一旦冠状动脉闭塞时间达到18min，就会发生心内膜下的心肌细胞坏死，而当闭塞时间达到3h时，坏死区即扩大到全层的2/3处，达到6h时心肌梗死病情进一步加重，甚至有可

能发展为透壁性心肌梗死，危及患者生命。不难看出，如患者在发病后未能得到及时有效的再灌注治疗，可对其生命安全造成严重威胁，因此"时间就是心肌""时间就是生命"。大量数据研究证明胸痛中心的建立与运行，明显降低了患者的总缺血时间，降低了首次医疗接触至导丝通过时间，降低了心肌梗死患者的并发症、不良事件发生率，改善了患者预后，降低了住院费用。总之，胸痛中心的建设与发展，极大地改变了心肌梗死患者的救治模式，使得心血管及疾病的危急重发生率明显降低。

（司晓云　李　伟　方唯一）

参 考 文 献

陈伟伟，高润霖，刘力生，等. 中国心血管病报告2017概要［J］. 中国循环杂志，2018，33（1）：1-8.

杰莎，中国基层胸痛中心建设探索中努力前行［J］. 行健康大视野，2017，9：20-33，

司晓云，李伟，胡欢，等. 成立基层胸痛中心对ST段抬高型心肌梗死病人预后的影响［J］. 中西医结合心脑血管病杂志，2020，18（1）：133-136.

司晓云，李伟，沈正，等. 胸痛中心对急性ST段抬高型心肌梗死患者近中远期的预后影响分析［J］. 中国心血管病研究，2019，17（10）：894-898.

唐萍，罗素新，余中琴，等. 胸痛中心认证对急性ST段抬高型心肌梗死救治速度的影响［J］. 重庆医科大学学报，

2017，42（5）：550-553.

涂琳，于琦，鲁玉明，胸痛中心模式与常规诊疗流程对STEMI急诊PCI救治效果的影响［J］. 重庆医学，2018，47（11）：1544-1547.

易绍东，向定成. 胸痛中心建设的理念与目标［J］. 中华心血管病杂志，2014，42（8）：639-640.

张东宁，林小娟，优化护理急救流程在基层胸痛中心AMI患者救治中的应用［J］. 齐鲁护理杂志，2018，24（5）：112-114.

张健，胡大一，孙金勇，等. 急性胸痛患者的病因调查及胸痛中心对胸痛患者诊疗时间的影响［J］. 临床心血管病杂志，2010，26（8）：618-620.

Asher E，Shlomo N，Beigel R，et al. Clinical outcomes and cost effectiveness of treating patients with chest pain in a chest pain unit compared with routine care［J］. Plos one，2015，10（1）：e0117287.

Breuckmann F，Rassaf TAcceptance of the Chest Pain Unit Certification Process：Current Status in Germany［J］. Crit Pathw Cardiol，2018，17（4）：212-214.

Cheng Q，Greensladej H，Parsonage W，et al. Change to costs and lengths of stay in the emergency department and the Brisbane protocol：an observational study［J］. BMJ Open. 2016，6（2）：e009746.

Davis A，Chiu J，Lau SK，et al. Efficacy of Implementation of a Chest Pain Center at a Community Hospital［J］. Crit Pathw Cardiol，2017，16（4）：135-141.

第20章

重症监护中心在危急重症中的作用

第一节 血管活性药物的应用

一、概述

血管活性药物作用于血管系统，能够改变血管平滑肌张力，调控血压，通过调节静脉系统的容量影响前负荷，通过调节小动脉的收缩和舒张影响心脏后负荷，多数血管活性药物有心脏正/负性肌力作用。血管活性药物的作用机制不同，有的作用于肾上腺素能受体，有的作用于胆碱能受体和血管紧张素受体等其他受体，其中肾上腺素能受体又包括α肾上腺素能受体、β肾上腺素能受体及多巴胺受体。以儿茶酚胺类药物为例，不同的儿茶酚胺类药物对α和β肾上腺素受体的作用不同。α肾上腺素受体促进血管收缩，β_1肾上腺素受体增加心率和心肌收缩力，和β_2肾上腺素能受体起引起周围血管舒张。这些对肾上腺素能受体的不同作用的结果是：不同药物对压力和血流的影响也不同。

血管活性药物通常用于重症监护及抢救危重病患者，用以在有效容量下改善心血管功能和全身微循环维持稳定的血流动力学，保证重要器官的血液灌注。若对疾病的性质及药物的药理作用机制理解不足，容易造成药物的滥用和误用。

二、常用血管活性药物作用机制

（一）肾上腺素

肾上腺素可快速而强烈地兴奋α和β受体，增加心肌收缩力，使心率增快，心肌耗氧量增加，同时作用于骨骼肌的β_2受体，使血管扩张，降低周围血管阻力而减低舒张压。肾上腺素是心肺复苏和过敏性休克的首选药物。使用肾上腺素时常有心悸、头痛，严重时出现心室颤动等恶性心律失常，洋地黄类药物和全身麻醉药可增加心肌对肾上腺素的敏感性，如与上述药物合用可增加恶性心律失常的发生。

（二）去甲肾上腺素

去甲肾上腺素不同于肾上腺素，它可激动α受体，激动β受体的作用很弱。它能使全身小动脉和小静脉收缩（但使冠状动脉扩张），使外周阻力明显增大而升高血压，并通过压力感受器反射性减慢心率。去甲肾上腺

素主要用于急救时补充血容量，改善休克的血流动力学状态。该药物强烈收缩血管的作用足以使生命器官血流量减少，肾血流量锐减后出现少尿、急性肾衰竭，组织缺氧和酸中毒可能导致不可逆性休克。药物外漏可能造成局部组织缺血坏死，如出现外渗情况应给予普鲁卡因大剂量封闭，或含有5～10mg的酚妥拉明生理盐水10～15ml局部浸润注射。

（三）异丙肾上腺素

异丙肾上腺素是一种β受体激动药，可激动心脏的β_1受体，使心肌收缩力增强，心率加快，心脏的收缩期和舒张期缩短，增加肝糖原和肌糖原的分解，增加组织耗氧量；激动骨骼肌和血管的β_2受体，可使外周血管收缩压升高，舒张压降低，减轻以左心负荷为主的心脏负荷，从而纠正低排血量和血管严重收缩的休克状态；当激动支气管平滑肌的β_2受体时，可舒张支气管平滑肌，扩张支气管，抑制组胺等过敏性物质的释放。但应注意心律失常伴有心动过速者、心血管疾病、糖尿病、高血压、甲状腺功能亢进、洋地黄所致心动过速者慎用。

（四）多巴胺

多巴胺为最常用的血管活性药物，可激动交感神经系统肾上腺素受体和位于肾脏、肠系膜、冠状动脉和脑动脉的多巴胺受体。适合于尿少、血压低、心排血量低的患者。小剂量多巴胺［1～2μg/（kg·min）］使内脏及肾动脉血管扩张，起到利尿的作用；中剂量多巴胺［3～10μg/（kg·min）］增强心肌收缩力和心排血量，使收缩压升高，而舒张压无明显变化或轻度升高；大剂量多巴胺［>10μg/（kg·min）］使收缩压和舒张压均升高，肾血管收缩，肾血流量和尿量减少。使用时需密切观察血压，根据作用选择有效的最低剂量，停药前逐渐减量，防止低血压发生。该药为酸性药物，pH 3.0～4.5，不可与碱性药物合用。

（五）多巴酚丁胺

多巴酚丁胺是两种异构体的外消旋混合物，一种是具有β_1和β_2肾上腺素能的D-异构体，另一种是具有β_1

和β₂肾上腺素能的L-异构体。它的主要作用是通过刺激β₁受体产生正性肌力作用，对血压有不同的影响。在不同患者中，多巴酚丁胺可通过增加心肌收缩力和心率来增加心排血量，它不会增加肺血管阻力，适用于心肌收缩力下降引起的低血压，如心肌梗死后心力衰竭引起的低心排血量综合征，不宜用于梗阻性肥厚型心肌病，以免加重梗阻。

（六）间羟胺

间羟胺通过直接激动α肾上腺素受体，使血管收缩，收缩压和舒张压均升高，外周血管收缩增加心脑血流，同时增加迷走张力使心率相对减慢，对心排血量的影响不大，对肾血流量影响较小。该药有蓄积作用，不可贸然加药使血压上升过高，容易出现耐药性；不可与碱性药物合用。

三、常用血管活性药物的临床应用

（一）肾上腺素与去甲肾上腺素

肾上腺素从肾上腺髓质的嗜铬细胞中合成、储存和释放，是一种有效α和β肾上腺素能药物，可通过增加心脏指数和周围血管张力来增加平均动脉压。肾上腺素增加了氧气的输送，但氧气消耗也可能增加，强烈的收缩血管作用可能会影响内脏循环。一项在280例重症休克患者中比较肾上腺素和去甲肾上腺素的随机临床试验发现，28d或90d死亡率的时间没有差异，其中肾上腺素组中13%患者由于乳酸酸中毒或心动过速退出了该项研究。另一项大型（n=5330）随机临床试验比较了败血症性休克患者中肾上腺素与去甲肾上腺素联合或不联合多巴酚丁胺的作用，并滴定药物以维持平均动脉压高于70mmHg和心脏指数高于2.5 L/min。肾上腺素和去甲肾上腺素-多巴酚丁胺在28d ICU或医院死亡率方面的时间差异无统计学意义。肾上腺素会增加对传统药物无反应患者的血压。它会增加心率，并有可能诱发快速性心律失常、局部缺血和低血糖。由于其对胃血流量的影响及其增加乳酸浓度的倾向，因此肾上腺素被认为是二线药物，对传统疗法无效的患者应考虑使用。

（二）多巴胺

多巴胺是去甲肾上腺素和肾上腺素的天然前体，具有明显的剂量依赖性。对于重症患者，多巴胺可增加平均动脉压和心排血量。低剂量的多巴胺会增加实验动物和健康志愿者的肾血流量和肾小球滤过率，从而支持了多巴胺可以通过增加肾脏血流量来降低危重症患者肾衰竭风险的想法。但目前此观点已被一项临床试验否定，该试验将328例早期肾功能不全的危重患者随机分配至低剂量多巴胺组［2mg/（kg·min）］或安慰剂组。在主要结局指标即血清肌酐峰值、其他肾结局指标、生存

率或住院时间方面均无差异。所有儿茶酚胺均有引起心动过速和心律失常的倾向，多巴胺似乎比其他一些药物（如去甲肾上腺素或去氧肾上腺素）更突出。一项大型多巴胺与去甲肾上腺素比较的随机试验显示，尽管多巴胺治疗的患者发生了更多的心律失常事件，但总死亡率没有差异。多巴胺的使用还可能造成催乳素释放降低，淋巴细胞凋亡以及随之而来的免疫抑制。

（三）去甲肾上腺素

去甲肾上腺素具有兴奋α与β受体双重作用，可减少回心血量，升高外周血管阻力，减少心排血量等。一项多中心试验将1679例患者随机分配使用多巴胺或去甲肾上腺素作为一线治疗药物，发现主要终点即28d死亡率无明显差异。在根据休克病因进行的患者预先分析中，去甲肾上腺素的使用使心源性休克患者亚组的死亡率低于多巴胺。上述数据目前仍是这两种药物之间的权威性比较，因此建议将去甲肾上腺素视为心源性休克患者的一线血管加压药。

（四）多巴酚丁胺

多巴酚丁胺为拟交感神经类药物，可在肾上腺素能受体作用下增强心肌收缩力，提高血管活性，常用于扩张型心肌病等心血管疾病的治疗。在心源性休克中，多巴酚丁胺是具有低心排血量综合征患者的首选药物。多巴酚丁胺的升压作用并不强。在血压较低的情况下，去甲肾上腺素联合多巴酚丁胺或多巴胺是优选。多巴酚丁胺可增加心率，从而增加心肌需氧量，导致心源性休克患者的局部缺血加重。血流动力学监测可以帮助调整剂量，以最大程度地发挥作用，同时最大程度地降低毒性。尽管多巴酚丁胺不影响血流的分布，但也不能增加重要器官（如肠或肾脏）的血流。在这种情况下，在去甲肾上腺素中添加多巴酚丁胺可同时增加心排血量和升高血压。值得注意的是新型正性肌力药左西孟旦作为钙离子增敏剂，在提高心肌收缩能力、改善心功能的同时，抑制分泌Gal-3、β₂-MG、sST2，提高疗效，其安全性和疗效，在治疗扩张型心肌病心力衰竭患者中优于多巴酚丁胺。

（陈炳秀 吴代琴）

参 考 文 献

张燕锋，黎奇才，张勇，等. 左西孟旦与多巴酚丁胺治疗扩张型心肌病并顽固性终末期心衰的对比分析［J］. 中国现代医生，2018，56（14）：34-36，40.

Bellomo R，Chapman M，Finfer S，et al. Australian and New Zealand Intensive Care Society（ANZICS）Clinical Trials Group. Low-dose dopamine in patients with early renal dysfunction：a placebo-controlled randomised trial［J］. Lancet，2000，356：2139-2143.

De Backer D，Biston P，Devriendt J，et al．Comparison of dopamine and norepinephrine in the treatment of shock［J］．N Engl J Med，2010，362：779-789．

De Backer D，Creteur J，Silva E，et al．Effects of dopamine，norepinephrine，and epinephrine on the splanchnic circulation in septic shock：which is best？［J］．Crit Care Med，2003，31：1659-1667．

Hollenberg SM，Ahrens TS，Annane D，et al．Practice parameters for hemodynamic support of sepsis in adult patients：2004 update［J］．Crit Care Med，2004，32：1928-1948．

Lipman J，Roux A，Kraus P．Vasoconstrictor effects of adrenaline in human septic shock［J］．Anaesth Intensive Care，1991，19：61-65．

Niu X Zhang，Q Xiao，D．Zhang，Y，et al．A Retrospective Study of Hemodynamic Changes in Patients After Off-Pump Coronary Artery Bypass Graft Surgery Using Impedance Cardiography［J］．Med Sci Monit，2019（25）：3454-3462．

Oberbeck R，Schmitz D，Wilsenack K，et al．Dopamine affects cellular immune functions during polymicrobial sepsis［J］．Intensive Care Med，2006，32：731-739．

第二节　重症监护中心电监护设备的应用

一、概述

重症监护中心（CCU）最初建立的目的是通过心电监护仪来监测及治疗急性心肌梗死早期并发的恶性心律失常，随后心律失常所致的病死率随之降低，但心源性休克、肺水肿的病死率仍居高不下。近10余年来CCU随着监护仪器设备不断更新，监护技术的不断完善，已由过去单一的心电监护，发展到心电和心泵功能同步监测，并结合血流动力学监测及辅助循环的应用。CCU的出现联合一些特殊的治疗措施如冠状动脉血栓抽吸、经皮穿刺冠脉腔内成形术（PTCA）或冠状动脉旁路移植术（CABG）等，挽救了急性心肌梗死患者缺血心肌，并减少心肌梗死范围，实现了对急性冠脉综合征患者术前术后的监护，抢救了不少急性心肌梗死伴严重心泵功能衰竭的患者，使急性心肌梗死医院内病死率进一步降低。通过CCU对于患者的严密监护和及时抢救治疗，AM的病死率已从35%下降到10%以内。

二、心电监护的应用

心电监护仪是医院实用的精密医学仪器，能同时监护患者的动态心电图形、呼吸、体温、血压（分无创和有创）、血氧饱和度、脉率等生理参数。可存储无创血压数据及测量血压时的心率、体温、呼吸、血氧饱和度，并可列表查看；高精度的无创血压测量模块，精度高、重复性好；独特的血氧饱和测量装置，保证血氧饱和度值和脉率测量更准确；另有报警上、下限设置功能。危重患者心电监测，是对心脏节律监测最有效的手段。通过监测，可发现心脏节律异常，各种心律失常，如房性、室性期前收缩等。另外，结合呼吸、血压、血氧饱和度等生命体征监测，可对患者的病情变化大致做出判断。

（一）心电监护仪可选的参数

心电监护仪参数调节包括心电、呼吸、血压（有无创和有创两种）、血氧饱和度、脉率、体温、呼吸末二氧化碳、呼吸力学、麻醉气体、心排血量（有创和无创）、脑电双频指数等。

（二）心电监护在重症患者中的作用

监护仪是一种以测量和控制患者生理参数，并可与正常值进行比较，如果出现超出设定值可发出警报的装置或系统。监护仪与监护诊断仪器不同，须24h连续监护患者的生理参数，检出变化趋势，指出临危情况，供医师应急处理和进行治疗的依据，使并发症减到最少达到缓解并消除病情的目的。监护仪的用途除了测量和显示实时生理参数外，还包括监视和处理用药及手术前后的状况。

持续心电监护不仅能显示心率的变异性，还可以显示呼吸、血压等生命体征的变化。因此，CCU中的心电监护是了解患者心肺动力学的窗口。Moss TJ等通过连续心电监测提供的心肺动力学测量结果，集成了可预测未来24h内ICU转移或意外死亡的模型。该模型揭示了心电监护对于预测急诊患者病情变化的有效性。

另一项研究利用心电监护探索了院内心搏骤停（I-HCA）之前心电变化。院内心搏骤停（I-HCA）约有200 000例心搏骤停，心肺复苏后出院生存率不到30%。且心搏骤停后1min内接受心肺复苏（CPR）的患者与1min后接受CPR的患者相比，出院存活的机会增加了1倍。为更早识别可能出现的I-HCA，研究人员利用心电监护中的心电图（ECG）参数，以确定I-HCA之前心率，QRS持续时间和形态的变化以及ST段改变的发生时间。结果显示，I-HCA患者的初始节律中约有70%为无脉搏电活动（PEA）和心搏停止，与室速和室颤的初始节律相比，这些节律与更高的死亡率相关。在PEA和心搏停止之前确定 ECG 变化可能为患有已知心脏病的患者提供诊断线索，从而预防或更及时地治疗 I-HCA。研究显示，在 PEA 和停搏之前，心电监护主要提示心率减慢，QRS 延长，QRS 形态变化及 ST 段压低。该研究确定了心电监护中的心电指标可预测心血管疾病患者中 PEA 或心搏停止引起的 I-HCA，用于缩短反应时间并改善治疗以增加成功复苏的可能性。

（陈炳秀　吴代琴）

参考文献

Attin M，Feld G，Lemus H，et al. Electrocardiogram characteristics prior to in-hospital cardiac arrest［J］. Journal of Clinical Monitoring & Computing，2015，29（3）：385-392.

Bradley SM，Huszti E，Warren SA. Duration of hospitalized participation in get with the guidelines-resuscitation and survival of in-hospital cardiac arrest［J］. Resuscitation，2012，83（11）：1349-1357.

Carrara M，Carozzi L，Moss TJ，et al. Heart rate dynamics distin-guish among atrial fibrillation，normal sinus rhythm and sinus rhythm with frequent ectopy［J］. Physiol Meas，2015，36：1873-1888.

DeMazumder D，Lake DE，Cheng A，et al. Dynamic analysis of cardiac rhythms for discriminating atrial fibrillation from lethal ventricular arrhythmias［J］. Circ Arrhythm Electrophy，2013，6：555-561.

Herlitz J，Bang A，Alsen B，et al. Characteristics and outcome among patients suffering from in hospital cardiac arrest in rela-tion to the survival between collapse and start of CPR［J］. Resuscitation，2002，53：21-27.

Merchant RM，Yang L，Becker LB，et al. American Heart Association get with the guidelines-resuscitation investigators. Incidence of treated cardiac arrest in hospitalized patients in the United States［J］. Crit Care Med，2011，39（11）：2401-2406.

Moss TJ，Clark MT，Forrest CJ，et al. Cardiorespiratory dynamics measured from continuous ECG monitoring improves detection of deterioration in acute care patients：A retrospective cohort study［J］. Plos One，2017，12（8）：e0181448-.

Ornato JP，Peberdy MA，Reid RD，et al. Investigators. Impact of resuscitation system errors on survival from in-hospital cardiac arrest［J］. Resuscitation，2012，83（1）：63-69.

第三节　重症监护中血流动力学的监测

一、血流动力学监测的临床应用

（一）无创血流动力学监测的临床应用

血流动力学是指血液在心血管系统中流动的力学，主要研究血流量、血流阻力、血压以及它们之间的相互关系。无创血流动力学监测是应用对机体组织没有机械损伤的方法，经皮肤或黏膜等途径间接取得有关心血管功能的各项参数，其特点是安全、无或很少发生并发症。它包括监测心率、心电图、无创血压、呼吸功能、血氧饱和度、超声心动图、超声血流测定、部分二氧化碳重复吸入测定法（RBCO）、胸阻抗无创血流动力学测定等，应当强调的是，临床上一些需要常规观察的指标，如皮肤色泽温度、尿量等，也是血流动力学不容忽视的基本参数。

应用目的：①了解患者血压、心率、心律的变化；②间接判断血容量、心肌收缩力、周围血管阻力及血氧合情况。应用范围：①心脏、循环功能不稳定者；②各种急、危、重症患者。

（二）有创血流动力学监测的临床应用

有创血流动力学监测通常是指经体表插入各种导管或监测探头到心腔或血管腔内，利用各种监测仪或监测装置直接测定各项生理学参数。有创血流动力学监测包括有创动脉压监测、中心静脉压监测（图20-1）、肺动脉压监测及温度稀释法脉搏指示连续心排血量监测（PiCCO）。与无创血流动力学监测相比，它能够反映每一个心动周期血压的变化情况，可为血管痉挛、休克和体外循环患者提供连续、准确、可靠的监测数据。

应用范围：①休克、严重低血压、其他血流动力学不稳定的疾病或无创血压无法监测者；②重症疾病、循环功能不全的患者；③严重高血压、创伤、多器官功能衰竭者；④术中监测血流动力学。禁忌证：①穿刺部位存在感染；②凝血功能障碍者；③有血管疾病的患者，如脉管炎等；④Allen 试验阳性者禁忌该侧桡动脉置管侧压。并发症：包括血栓形成、栓塞、感染及出血。注意事项：①注意压力及波形变化，严密监测心律、心率，定时进行无创血压测量对照，如果出现异常波形，考虑是否出现管道堵塞或打折，是否使用血管活性药物使心排血量下降等；②直接测压与间接测压相比血压高 5～20mmHg，且使用时应校对零点，注意换能器与心脏水平；③患者体位改变时注意调整压力换能器位置及肝素稀释液定时冲管，防止凝血。

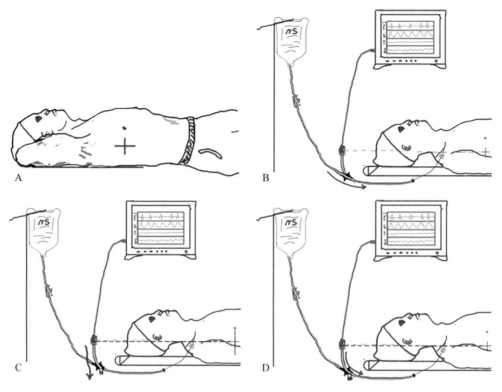

图20-1　中心静脉压测定
A.确定零点位置；B.通畅管路；C.调零点；D.测压

二、特殊无创及有创血流动力学监测的应用

（一）胸电阻抗法无创血流动力学监测

20世纪60年代，人们利用胸阻抗的原理，即人体中血液、骨骼、脂肪、肌肉具有不同的导电性，血液和体液阻抗最小，骨骼和空气阻抗最大，随着心脏收缩及舒张，主动脉内的血流量发生着变化电流通过胸部的阻抗也产生相应的变化，人们利用这一原理发明了胸电阻抗法（thoracic electrical bioimpedance，TEB）无创血流动力学监测，并且在临床实践中得到了改进。它可提供多个血流动力学参数：每搏输出量/每搏输出量指数（SV/SVI）、心排血量/心脏指数（CO/CI）、外周血管阻力/外周血管阻力指数（SVR/SVRI）、胸液成分（TFC）、速度指数（VI）、加速度指数（ACI）、射血前期（PEP）、左室射血时间（LVET）、收缩时间比率（STR）、左心室做功/左心室做功指数（LCW/LCWI）。它可用于：早期诊断休克；指导充血性心力衰竭的治疗；协助治疗高血压；使心脏起搏器功能最优化；监测心脏移植术后早期排异；评价容量状态。虽然ICG系统可以较大范围应用，但它的抗干扰能力相对差，对于胸骨切开的患者、活动过多的患者、心率＞250次/分以上的患者以及主动脉瓣关闭不全患者监测作用是有限的。尽管它可以用于以上患者，但是其数据的准确性将受到影响；另外，该系统不能反映高度水肿、过度肥胖患者的血流动力学情况，可能是因为电阻抗信号太弱，干扰性的生物电过高所致。

（二）脉搏指示连续心排血量监测

脉搏指示连续心排血量监测（PiCCO）是一种较新的微创血流动力学监测技术，采用热稀释法可测得单次的心排血量，并通过动脉压力波型曲线分析技术测得连续的心排血量。临床上使用的PiCCO监测仪（Pulsion，Germany）只需置入1根特殊的动脉导管和1根中心静脉导管，既可进行CO、胸腔内血容量（ITBV）及指数（ITBI）、血管外肺水（EVLW）及指数（ELWI）等指标的测定，又能进行连续心排血量（CCO）及指数（PCCI）、每搏量（SV）及指数（SVI）、动脉血压（ABP）等的连续测定。PiCCO已广泛应用于危重症监测，其创伤与危险性小，使危重血流动力学监测与处理得到进一步提高。

（陈炳秀　吴代琴）

参 考 文 献

董绍群. PiCCO监测技术的临床应用 [J]. 职业与健康, 2009, 25 (9): 983-984.

李雪辉. 胸阻抗法无创血流动力学检测系统与PICCO的相关性分析 [D]. 山东大学学报, 2016.

祁莉萍, 刘宏伟, 洪昌明, 等. 脉搏指示连续心输出量监测和无创胸阻抗法监测与经胸超声心动图法测量老年重症心力衰竭患者心功能指标的相关性 [J]. 中国医药, 2020 (5): 645-649.

左蕾, 王在义. 胸阻抗法无创血流动力学监测研究进展 [J]. 新疆医科大学学报, 2009, 32 (4): 493-495.

Kazuhiko N, Kawasaki M, Kunihiko T, et al. usefulness of the thoraeic electrical bioimpendance cardiography: noninvasive monitoring of cardiac output [J]. J card Fail, 2003, 9: 170-181.

第21章

心血管危急重症患者的预防

第一节 心血管疾病的三级预防

目前，心血管病领域对预防级别的最新定义是零级预防、一级预防和二级预防3个级别。零级预防是指在人群中为预防心血管病危险因素的出现而采取的预防措施；一级预防是指针对已经具有心血管病危险因素的个体，为了预防不良心血管病事件的发生所采取的措施；二级预防是指针对已经发生了心血管病事件的患者，为了预防心血管病的复发和降低死亡率所采取的措施。

一、零级预防

（一）零级预防的概念

零级预防的概念由世界卫生组织的Strasser教授于1978年首次提出，指在人群中为预防心血管病危险因素的出现而采取的预防措施，其主要目的是减少或消除有害于健康的不良环境，包括物理环境（如大气污染）和社会环境（如吸烟、过度饮酒、高脂高盐饮食、缺少运动和精神压力过大等）。与传统疾病预防中针对已经出现的危险因素的一级预防相比，零级预防强调在危险因素出现之前就采取措施，预防危险因素的发生，维持理想的健康状态。零级预防通常在全社会或社区水平上开展宏观干预，通过政府机构、学术组织、医疗卫生机构、相关企业和个人之间的合作，从整体水平上改善人群的健康水平。

（二）心血管病领域的零级预防

政府部门制定的公共卫生政策、法规和防治规划面向整个社会，在零级预防中起着至关重要的作用。芬兰的"北卡莱利亚计划"就是一个以政策为主导的零级预防的成功典范。20世纪60年代，芬兰人群冠心病死亡率居世界首位。为了遏制过高的死亡率，1972年芬兰启动了一项由政策主导、以社区为基础的心血管病综合防治项目。该项目通过低脂食品的可及性和禁止在公共场所吸烟等政策措施，使当地居民的生活方式和膳食结构发生了明显变化，血胆固醇和吸烟等危险因素明显改善，冠心病死亡率下降了80%。北卡莱利亚计划的成功实施为世界各国的心血管病防治提供了重要的经验。

随着临床医师对心血管病预防的重视程度逐步提高，防治指南对临床医师的指导作用在零级预防领域也变得越来越重要。虽然现已颁布的绝大多数国内外心血管病防治指南都是以个体水平的一级和二级预防为重点，但近来也有一些指南和专家共识开始从零级预防的角度倡导在社区水平上降低心血管病的危险。美国心脏协会（AHA）于2003年发布的《关于在社区水平改善心血管健康的指南》是迄今第一部专门面向公共卫生人员、医疗服务人员和健康政策制订者的、以零级预防为主要推荐内容的心血管病指南。指南包括三部分内容：确认哪些行为需要改变，确认哪些社区可以执行干预措施，确认需要提供哪些专项公共卫生服务。2013年AHA对该指南进行了更新。指南强调虽然推荐的各种干预措施都具有重要价值，但是最重要的应该是帮助领导者发现和弥补目前政策上的缺陷。

AHA于2004年发布的《空气污染和心血管疾病的专家共识》（以下称为《共识》）是另一部有关心血管病零级预防的重要指导性文件。《共识》汇总了空气污染与心血管病关系的最新证据，阐述了空气污染与心血管疾病相关的机制，并提出了尽量控制空气污染对心血管病影响的具体措施。空气污染包括环境中的有害气体如氮氧化物、二手烟草的烟雾，以及能够进入肺部的细小可吸入颗粒物等。这些污染物可能通过诱发急性血栓和心律失常、加剧血管收缩和系统性炎症反应、促进动脉粥样硬化的进展等机制而增加心血管疾病死亡的危险。2010年AHA对该共识进行了更新，特别强调了颗粒污染物（PM）与心血管病的关系。《共识》指出人群暴露于$PM_{2.5}$（环境中空气动力学当量直径≤2.5μm的颗粒物）超标的空气几小时到几周即可诱发心血管病相关的死亡或非致死性事件；长达几年的暴露进一步增加了死亡和发病的危险。AHA认为应该严格实行空气质量标准，并建议当污染严重时启动健康预警，心血管病患者应尽量减少活动。

除了空气污染外，膳食也是影响着每个人心血管健康的重要因素。企业行为可能在针对膳食健康的零级预防中发挥重要作用。食品企业可以通过提高健康产品的可及性，方便公众购买更健康的食品。美国的"国家减盐行动"就是一个社会企业广泛参与的零级预防项目。该行动由超过85个国家级或地区级别的卫生机构以及州立卫生部门共同参与。该行动于2008年启动，由纽约市卫生和精神健康局组织协调，目标是到2014年将人群的钠摄入量降低20%，将包装食品、加工食品和餐馆食品中的钠降低25%。通过分析营养和销售数据并征集企业的反馈，该行动计划于2014年使62种包装食品和25种餐馆食品达到上述减钠目标。目前，28个食品加工企业、连锁餐馆和超市已经公开承诺将实现行动目标。

（三）零级预防的优势和实施中的困难

与其他级别的预防相比，零级预防的优点是在心血管病危险因素及其不良后果出现之前施加干预，有助于从根本上预防动脉粥样硬化的发生发展和心血管病事件的发生。零级预防可能从整体上提高人群的健康水平，从而明显减少动脉粥样硬化终末期急性心血管病事件的负担。零级预防的另一个优越性是普遍适用于全体人群，因而在实施预防措施时不需要进行筛查来发现高危个体。

二、一级预防

（一）一级预防的概念

一级预防是指针对已经具有心血管病危险因素的个体，通过采取各种措施防止心肌梗死和脑卒中等不良事件的发生。心血管病危险因素的概念最早由Kannel教授在1961年发表的首篇弗莱明翰心脏研究关于冠心病发病危险的文章中提出。目前认为心血管病的主要危险因素包括吸烟、高血压、高胆固醇和糖尿病，这些因素在动脉粥样硬化发生发展过程中的一个或多个环节发挥作用，并促进终末事件的发生。随着研究的深入，一些"新"的危险因素不断出现，包括C反应蛋白、脂蛋白（a）、纤维蛋白原和同型半胱氨酸等。由于尚缺乏干预这些"新"危险因素可以降低心血管病危险的直接证据，因此目前心血管病的一级预防仍着重于针对主要危险因素的干预。研究证实，20世纪60年代以来美国、芬兰、新西兰等西方发达国家冠心病死亡的下降44%～76%是由于对主要危险因素的控制所起的作用。

（二）心血管病领域的一级预防

心血管病一级预防的形式包括个体生活方式的干预（如膳食调整和体育锻炼），以及降低危险因素水平的药物治疗。健康生活方式是心血管病一级预防的基石。为此，国内外都已颁布专门的膳食和生活方式指南。针对高血压、高胆固醇和糖尿病等个体危险因素的预防措施在本书的相应章节也将有具体介绍。这里需要强调的是心血管病是由多个危险因素共同作用的结果，因此心血管病的危险不仅取决于某一个危险因素的严重程度，更取决于个体同时具有的多个危险因素的共同作用。因此，确定心血管病的干预措施时不仅需要考虑单个危险因素的水平，也需要综合考虑心血管病的总体危险。

总体危险评估在心血管病防治中的作用主要体现在以下几个方面：①总体危险评估是检出高危个体、确定干预目标人群的重要工具，有助于对心血管病进行早期预防和早期干预。②总体危险评估有助于提高患者的预防意识和依从性，有助于对患者进行健康教育和健康管理，也有助于广大民众进行自我健康管理。③总体危险评估是对患者进行危险分层，进而确定干预措施强度的重要依据。何时开始生活方式干预或药物治疗以及治疗的强度和目标均取决于患者的总体危险水平，即总体危险越高，治疗强度应越大，治疗的目标值越低。④总体危险评估有助于综合调整危险因素控制的方案；如果患者某一个危险因素不能控制在理想水平，可通过控制其他危险因素使患者的总体危险下降。⑤总体危险评估有助于合理配置有限的医疗资源，最大程度地以最低花费挽救最多的生命。

总体危险评估已经越来越广泛地被国内外心血管病防治指南所采用。早期的总体危险评估主要是根据个体是否有并存的临床情况、靶器官损害和危险因素的个数对个体进行半定量的危险分层。此后，一些前瞻性队列研究，如美国的弗莱明翰心脏研究、欧洲的SCORE研究，以及我国的"中国多省市心血管病队列研究"和"中美心肺疾病流行病学合作研究"都根据年龄、性别、血压、总胆固醇（或LDL-C）、HDL-C和糖尿病等主要危险因素建立了各自的心血管病总体危险预测模型，从而估算个体未来一段时间内（通常为10年）发生或死于一类心血管事件的概率，并在此基础上开发了积分或彩图等评估工具。虽然不同指南对危险的分层方法不尽相同，但10年风险大多被分为高危、中危和低危三类。例如，美国计划ATP1D指南规定冠心病10年风险＞20%为高危，5%～20%为中危，＜5%为低危；中危又进一步被分为较高危（10%～20%）和中危（至少2个危险因素或风险为5%～9%）。虽然10年的总体危险评估是近年来应用最广泛的一种评估方法，但该方法也有一些局限性。首先，由于这些10年危险计算公式受到实际年龄的影响很大，导致年轻人的预测危险偏低，故而容易忽略对心血管病预防的重视；其次，在一般人群中预测为高危者所占的比例很低，低危者占大多数，不利于人群预防策略的实施；此外，这些危险预测模型的建立未考虑其他疾病（如癌症）的竞争性影响，可能高估事件的心血管病风险；最后，一级预防的目的是降低患者的终身风险，因而不应仅关注10年风险。

为了解决上述问题，终身风险评估被逐渐应用于心血管病领域。终身风险是指被观察个体在其死亡之前发生某类事件的绝对累积风险。1999年Lloyd-Jones等首先采用修正的生存分析方法预测了美国人群冠心病之后，终身风险的评估受到越来越多的关注。美国《女性心血管病预防指南》和最新颁布的国际动脉粥样硬化协会（IAS）《全球血脂异常诊治建议》均已采用了终身风险的概念，IAS建议还具体推荐按照弗莱明翰计分法将80岁以下人群的动脉粥样硬化性心血管病的终身风险分为4级：高危（≥45%）、中高危（30%～44%）、中危（15%～29%）和低危（＜15%）。

（三）一级预防的优势和实施中的困难

一级预防的主要优势是在个体发展为心血管病事件之前实施干预措施。因为使用了个体化的干预方案，一级预防与零级预防相比，能够使个体的危险得到更大程度的降低，患者也更易于接受对危险因素的控制，特别是当他们对自己的心血管病风险有充分认识时。

尽管如此，一级预防在实施中也存在一些困难。主要问题是一级预防需要识别哪些个体值得干预，即筛查高危个体。而目前的风险预测模型在识别高危个体方面还尚有不足，且筛查高危个体本身也是一个花费昂贵的过程。

三、二级预防

（一）二级预防的概念

二级预防是指对已经发生过临床动脉粥样硬化性心血管事件的患者，采取措施预防心血管病不良事件的复发并降低死亡率。二级预防通常包括个体化的生活方式干预、药物治疗及心脏康复。

二级预防通常以来自随机临床试验的证据为指导。随着大规模临床试验证据的积累，国内外多个学术组织都制定了以循证医学证据为基础的心血管病二级预防指南。既往研究显示，不同人群中冠心病死亡率下降的23%～47%可以归因于对冠心病的治疗。以对1980—2000年美国冠心病死亡率下降原因的分析为例，其中心肌梗死的二级预防可解释11%，急性冠脉综合征的初始治疗可解释10%，对心力衰竭的治疗可解释9%，慢性稳定型心绞痛的血运重建可解释5%，其他措施解释12%。

虽然循证医学证据显示二级预防的措施是有效的，但无论发达国家还是发展中国家，二级预防有效措施在实践中的应用与指南推荐相比都存在巨大差距。最新发表的PURE研究（前瞻性城乡流行病学研究）显示，中国心脑血管病患者抗血小板药物使用率为18.6%，ACEI或ARB类药物的使用率只有8.6%，他汀的使用率仅为1.7%。可见，缩小实践与指南的差距是目前我国心血管病二级预防领域需要应对的一个重要挑战。

（二）心血管病危症人群的二级预防

有效的二级预防是减少心血管病复发与死亡、提高心血管病患者生存质量的重要手段。主要的二级预防措施包括生活方式改变、积极干预危险因素、规范的抗血小板与调脂治疗。生活方式改变包括饮食调整、戒烟和有规律的体育锻炼；积极干预危险因素可减慢已存在斑块的进展并使其逆转；即使血清胆固醇正常或轻度升高，他汀类药物也能够减少动脉粥样硬化相关的病残率和死亡率，抗血小板药物对所有患者都有帮助，心血管病患者可从ACEI和β受体阻滞药获得额外的收益。

1. 脑卒中二级预防 缺血性脑卒中和短暂性脑缺血发作（TIA）是最常见的脑血管病类型，我国脑卒中亚型中，近70%的患者为缺血性脑卒中。最新数据显示，我国缺血性脑卒中年复发率高达17.7%。有效的二级预防是减少复发和死亡的重要手段。

（1）危险因素控制。推荐意见如下：①缺血性脑卒中或TIA患者，发病数天后如果收缩压≥140mmHg或舒张压≥90mmHg，应启动降压治疗；推荐收缩压降至140mmHg以下，舒张压降至90mmHg以下。由于低血流动力学原因导致的脑卒中或TIA患者，应权衡降压速度与幅度对患者耐受性及血流动力学影响。②对于非心源性缺血性脑卒中或TIA患者，无论是否伴有其他动脉粥样硬化证据，推荐高强度他汀类药物长期治疗以减少脑卒中和心血管事件的风险。推荐LDL-C降至1.8mmol/L（70mg/dl）以下。③缺血性脑卒中或TIA患者发病后均应接受空腹血糖、HbA1c监测，无明确糖尿病病史的患者在急性期后应常规接受口服葡萄糖耐量试验来筛查糖代谢异常和糖尿病。对糖尿病或糖尿病前期患者进行生活方式和（或）药物干预能减少缺血性脑卒中或TIA事件，推荐HbA1c治疗目标＜7%。④建议有吸烟史的缺血性脑卒中或TIA患者戒烟；建议缺血性脑卒中或TIA患者避免被动吸烟，远离吸烟场所。⑤鼓励有条件的医疗单位对缺血性脑卒中或TIA患者进行睡眠呼吸监测；使用连续正压通气（CPAP）可以改善合并睡眠呼吸暂停脑卒中患者的预后，可考虑对这些患者进行CPAP治疗。

（2）口服抗血小板药物在非心源性缺血性脑卒中/TIA二级预防中的应用。推荐意见如下：①对非心源性栓塞性缺血性脑卒中或TIA患者，建议口服抗血小板药物而非抗凝血药物预防脑卒中复发及其他心血管事件的发生。②阿司匹林（50～325mg/d）或氯吡格雷（75mg）单药治疗均可作为首选抗血小板药物；阿司匹林单药抗血小板治疗的最佳剂量为75～150mg/d。阿司匹林（25mg）＋缓释型双嘧达莫（200mg）每日2次或西洛他唑（100mg）每日2次，均可作为阿司匹林和氯吡格雷的替代治疗药物。③发病24h内，具有脑卒中高复发风险（ABCD2评分≥4分）的急性非心源性TIA或轻型缺血性脑卒中患者（NIHSS评分≤3分），应尽早给予阿司匹林联合氯吡格雷治疗21d，应严密观察出血风险，此后可单用阿司匹林或氯吡格雷作为缺血性脑卒中长期二级预防一线用药。④发病30d内伴有症状性颅内动脉严重狭窄（狭窄率70%～99%）的缺血性脑卒中或TIA患者，应尽早给予阿司匹林联合氯吡格雷治疗90d。此后阿司匹林或氯吡格雷单用均作为长期二级预防性一线用药。⑤伴有主动脉弓动脉粥样硬化斑块证据的缺血性卒中或TIA患者，推荐抗血小板及他汀类药物治疗。此口服抗凝血药物与阿司匹林联合氯吡格雷治疗效果的比较尚无肯定结论。⑥非心源性栓塞性缺血性脑卒中或TIA患者，不推荐常规长期给予阿司匹林联合氯吡格雷抗血小板治疗。

2.冠心病的二级预防　冠心病是多重心血管危险因素综合作用的结果，这些危险因素包括不可改变的因素如年龄和性别，也包括可以改变的因素如血脂异常、高血压、糖尿病和吸烟等。冠心病的二级预防是对已有冠心病的患者，严格控制危险因素，防止心血管事件复发和心力衰竭。其目的在于降低冠心病的致死率和致残率，改善生存和生活质量。冠心病二级预防措施包括非药物干预（治疗性生活方式改善和运动康复）与药物治疗以及心血管危险因素的综合防控，这些措施相结合有助于最大程度改善患者的预后。本章主要阐述相关药物治疗。

（1）抗血小板治疗：若无禁忌证，冠心病患者均应长期服用阿司匹林（75～150mg/d）治疗。因存在禁忌证或不能耐受而不能服用阿司匹林者，可用氯吡格雷（75mg/d）替代。接受PCI的患者，联合应用阿司匹林和氯吡格雷至少12个月；氯吡格雷不能耐受或有明确抵抗证据者，用替格瑞洛或普拉格雷作为替代。

（2）ACEI和ARB：绝大多数慢性冠心病患者都能够得益于ACEI的长期治疗，但获益程度与患者的危险程度有关。对于无症状左心室收缩功能异常、慢性心力衰竭和心肌梗死后的高危慢性冠心病患者以及合并高血压、糖尿病等疾病的冠心病患者，服用ACEI治疗获益更多。因此建议，若无禁忌证，冠心病患者均应长期服用ACEI作为二级预防。具有适应证但不能耐受ACEI治疗的患者，可服用ARB类药物。

（3）β受体阻滞剂：β受体阻滞药同时兼有抗缺血及改善预后的双重作用。尽管目前，对于无心肌梗死或者ACS病史，且左心室功能正常的冠心病患者，β受体阻滞药应用的推荐趋于保守。但仍建议若无禁忌证，冠心病患者均应长期应用β受体阻滞药作为二级预防。ST段抬高心肌梗死或非ST段抬高ACS患者如在急性期因禁忌证不能使用，则在出院前应再次评估，尽量应用β受体阻滞药，以改善预后，并根据患者耐受情况确定个体化的治疗剂量。推荐使用无内在拟交感活性的β受体阻滞药。需要注意的是，若用药后患者出现有症状的严重心动过缓（心率＜50次/分），应减量或暂停用药，而非停药，否则易致心率反跳性增加，有引起心肌缺血或心绞痛症状频发的风险。

（4）他汀类药物：除有效降低TC及LDL-C水平，他汀类药物治疗还有延缓斑块进展，使斑块稳定和抗炎等作用。如无禁忌证，可长期使用他汀类药物，使LDL-C降至1.8mmol/L（70mg/dl）以下是合理的。

（5）硝酸酯类：舌下含服或喷雾用硝酸甘油仅作为心绞痛发作时缓解症状用药，也可在运动前数分钟使用，以减少或避免心绞痛发作。长效硝酸酯制剂用于减低心绞痛发作的频率和程度，并可能增加运动耐量。硝酸酯类药与β受体阻滞药联合应用，可以增强抗心肌缺血作用，并抵消心率增快的不良反应。

（6）CCB：对变异性心绞痛或以冠状动脉痉挛为主的心绞痛，CCB是一线药物。地尔硫䓬和维拉帕米能减慢房室传导，常用于伴有心房颤动或心房扑动的心绞痛患者，这两种药不应用于已有严重心动过缓、高度房室传导阻滞和病态窦房结综合征的患者。当稳定型心绞痛合并心力衰竭必须应用长效CCB时，可选择氨氯地平或非洛地平。β受体阻滞药和长效CCB联合用药比单用一种药物更有效。两种药物联和应用时，β受体阻滞药还可减轻二氢吡啶类CCB引起的反射性心动过速不良反应。非二氢吡啶类CCB地尔硫䓬或维拉帕米可作为对β受体阻滞药有禁忌证患者的替代治疗。但非二氢吡啶类CCB和β受体阻滞药的联合用药能使传导阻滞和心肌收缩力的减弱更明显。对老年人、已有心动过缓或左心室功能不良的患者应避免合用。

（7）其他治疗药物：曲美他嗪可与β受体阻滞药等抗心肌缺血药物联用，也可作为传统治疗药物不能耐受时的替代治疗。尼可地尔可预防心绞痛的发作，长期治疗可改善心绞痛症状。

（三）二级预防的优势和实施中的问题

二级预防的主要优势是能够在较短时间内使相对危险获得较大幅度的降低。总体来说，治疗风险越高的患者避免一例事件所需的"需治疗人数"（NNT）越少。对于适当的患者，这种治疗可以产生更高的费用效益。那些患过心血管病的人，特别是症状还在持续的患者，对生活方式改变和药物治疗的依从性也是最好的。

然而，把主要关注点放在二级预防上也存在一些不足。尽管治疗方法很多，心血管病的复发率仍较高，而且单纯的二级预防花费巨大。如果没有零级预防和一级预防来减少危险因素的负担，二级预防在一个危险因素日益增加、人口老龄化的人群中所需的巨额花费可能是难以承受的。当首发心血管病事件导致患者出现不可逆的残疾，二级预防的经济负担将会进一步加重。

四、心血管疾病预防级别的交叉

上述心血管病预防的三个级别是依据危险因素和疾病的状态人为划分的。虽然看起来区别明显，但是在实践中不同级别之间可能存在着交叉和互换的情况，特别是在临床指南更新了诊断切点的情况下。例如，根据1997年颁布的我国《血脂异常防治建议》，血清总胆固醇≥220mg/dl定义为高胆固醇血症。2007年颁布的《中国成人血脂异常防治指南》上调了此标准，即总胆固醇≥240mg/dl才定义为高胆固醇血症。这就可能使一个血清总胆固醇为230mg/dl左右的个体在2006年还被认为患有高胆固醇血症，属于一级预防的对象，而在第二年新指南颁布后就被认为是胆固醇"边缘升高"，属于零级预防的对象。同理，1997年美国糖尿病协会将糖尿病的定义从空腹血糖≥140mg/dl下调到≥126mg/dl。这就可能使一个空腹血糖为130mg/dl的个体在1996年还被告知没有糖尿病，然而，即使血糖水平不变，到第二年就会被诊断为糖尿病，从而被重新划分到需要一级预防的范畴，治疗措施也会随之改变。

这种预防级别的交叉现象可能会造成临床医师和患者的混淆。临床医师不应简单地根据某个特定的切点来判定是正常或异常，而应该认识到危险因素水平是连续性变量，与之相关的心血管病风险也通常是连续性的，而不是一个简单的"是"或"否"的问题。随着人们对疾病认识的不断深入，诊断的切点有可能还会改变。一般来说，某个危险因素的切点下调将减少零级预防的人数，同时增加一级预防的人数；而切点上调将增加零级预防的人数，同时减少一级预防的人数。类似地，通过辅助检查而被发现患有亚临床动脉粥样硬化的患者会被从原来的一级预防范畴重新划分为二级预防的范畴。

这种预防级别的重新划分从人群角度看会减少一级预防的人数，同时增加二级预防的人数；从个体的角度看会带来干预强度和干预目标的改变，相对应的是干预费用也会明显增加。

（张开萍　龙拥军）

参 考 文 献

抗栓治疗消化道损伤防治专家组. 抗栓治疗消化道损伤防治中国专家建议（2016·北京）[J]. 中华内科杂志，2016，55（7）：564-567.

抗血小板药物消化道损伤的预防和治疗中国专家共识组. 抗血小板药物消化道损伤的预防和治疗中国专家共识（2012更新版）[J]. 中华内科杂志，2013，52（3）：264-270.

中华医学会老年医学分会. 阿司匹林在动脉粥样硬化性心血管疾病中的临床应用：中国专家共识（2016）[J]. 中华内科杂志，2017，56（1）：68-80.

Briguori C, Visconti G, Focaccio A, et al. Novel approaches for preventing or limiting events（Naples）Ⅱ trial: impact of a single high loading dose of atorvastatin on periprocedural myocardial infarction [J]. J Am Coll Cardiol, 2009, 54（23）: 2157-2163.

DiS G, Patti G, Pasceri V, et al. Efficacy of atorvastatin reload in patients on chronic statin therapy undergoing percutaneous coronary intervention: results of the ARMYDA-RE-CAPTURE（atorvastatin for reduction of myocardial damage during angioplasty）randomized trial [J]. J Am Coll Cardiol, 2009, 54（6）: 558-565.

Patti G, Chello M, Gatto L, et al. Short-term atorvastatin preload reduces levels of adhesion molecules in patients with acute coronary syndrome undergoing percutaneous coronary intervention. Results from the ARMYDA-ACS CAMs（atorvastatin for reduction of myocardial damage during angioplasty-cell adhesion molecules）substudy [J]. J Cardiovasc Med（Hagerstown）, 2010, 11（11）: 795-800.

Smith SC, Benjamin EJ, Bonow RO, et al. AHA/ACCF secondary prevention and risk reduction therapy for patients with Coronary and other atherosclerotic vascular disease: 2011 update: a guideline from the American Heart Association and American College of Cardiology Foundation [J]. Circulation, 2011, 124（22）: 2458-2473.

第二节　心血管病危险因素及防治

一、心血管疾病相关危险因素

（一）高血压

1993年Stamler等根据美国一个随访队列人群资料，指出收缩压（SBP）、舒张压（DBP）与冠心病、脑卒中、全部的心血管疾病、全死因及期望寿命都有很强的关联。随后全球各地的研究人员相继发现这种关联强度是随着血压水平上升而增加的，而且SBP的影响要强于DBP。例如，MRFIT研究、芝加哥项目、Framingham研究、檀香山心脏研究、国家健康营养调查研究（NHANES）、芬兰的研究。在这里以MRFIT研究为例，展示血压与心血管疾病之间的关系。统计学显示了SBP与冠心病、脑卒中之间的相对危险要高于DBP与冠心病、脑卒中之间的相对危险。把SBP和DBP结合起来看血压与冠心病之间的关系，研究发现以SBP/DBP120/80mmHg为参照，其他各血压组（无论是单纯性高血压、舒张性高血压，还是SBP及DBP复合性高血压）发生冠心病的风险均高于参照组，尽管单纯性高DBP对升高冠心病死亡风险相对弱些。SBP和DBP均为最高组冠心病患者死亡风险约是血压位于最低组（120/80mmHg）的5倍。

（二）血清总胆固醇和心血管疾病

早在20世纪90年代Jacobs等对总胆固醇和心血管

疾病的关系做了分析。他把包括美国、欧洲、以色列、日本等的18个队列共124 814人的研究综合在一起分析，结果显示：多数研究结果表明冠心病的死亡率是随着总胆固醇水平升高而上升的。其中，在MRFIT研究中发现，在胆固醇上两个四分位组的死亡危险甚至高于这些18个队列整合在一起的死亡危险。Chambless等整合了包括北欧、南欧、合并项目、芝加哥队列、Framingham队列、美国铁路队列、芬兰、英国区域心脏研究和心脏病预防项目两个队列、西方合作队列、瑞典男性、意大利、以色列、檀香山心脏队列及日本15个队列，发现胆固醇每升高600mg/L，冠心病事件的发生风险系数为1.28~2.03。第三个综述包括了NHANES I、NHANES n、Framingham队列及MRFIT的对照组，共容纳了35~74岁的105 420名男性和56 535名女性。结果显示：总胆固醇每升高1mmol/L，冠心病死亡的相对危险系数为1.11~1.39。来自东亚和澳大利亚、新西兰的队列综合性研究表明随着胆固醇水平的降低，缺血性脑卒中也随之下降，但出血性脑卒中随之上升。

这些观察性研究也得到了干预试验结果的支持。二级预防试验结果显示药物治疗能降低LDL-C，能显著降低22%~30%的冠心病死亡率。例如，具有里程碑性地应用他汀类降脂药对冠心病的一级及二级研究[北欧辛伐他汀生存研究（4S）、西爱尔兰（WOSCOPS）、英格兰研究、普伐他汀对缺血性疾病的长期干预研究（LIPID）、胆固醇和冠心病复发事件试验（CARE）及得克萨斯冠状动脉硬化预防研究（TexCAPS）]结果都显示应用他汀类药物降脂后，冠心病发病和死亡风险都降低了。美国国家胆固醇教育计划（NCEP）也具体提出了不同情况患者及人群的降脂目标。

中国医学科学院阜外医院进行的首钢队列人群、中美队列人群等研究都表明血脂水平与缺血性心血管病呈正相关，与出血性脑卒中呈负相关。中国进行的第一个降脂（应用血脂康）的冠心病二级预防研究（CCSPS）结果也支持胆固醇与冠心病呈正性关系：CCSPS减少了冠心病发病、死亡及总死亡事件。

（三）吸烟

吸烟不仅是心血管疾病的危险因素，也与其他许多疾病有关。但是对它的认识来自许多著名的观察性研究。例如，在英国男性医师50年的随访研究中吸烟者发生缺血性心脏病、脑血管病、肺癌及慢性阻塞性肺疾病的死亡率要高于非吸烟者。一项包含16个不同人群的荟萃分析171个结果显示由于吸烟而导致冠心病死亡的相对危险为：男性1.33~2.55，女性1.80~3.33（29%~42%）。另外一个包含36个研究的荟萃分析结果表明，吸烟发生缺血性脑卒中的相对风险系数为1.9。一项包括中国在内的共涉及52个国家的大型国际合作研究INTERHEART研究结果显示，无论哪个年龄组，随着吸烟支数的增加，冠心病事件发生的风险也在增加。INTERHEART研究结果同时显示戒烟两年后，发生冠心病的相对风险显著降低。同样，一项包含20个临床试验研究的荟萃分析也显示，戒烟后死于冠心病的相对危险降低了36%。

二、心血管疾病相关危险因素干预

（一）高血压及其他危险因素的社区干预

自20世纪60年代以来，美国和其他高收入国家的心血管疾病死亡率有了较大幅度比例的降低，这些都归因于对危险人群进行了有效的一级和二级预防干预。然而，大多数心血管疾病事件往往发生在具有平均或稍微高的危险因素水平个体中，这种水平也是人群中大多数人所处的水平。因此，为了有效预防疾病，健康促进和疾病预防干预要围绕高危人群进行。例如，Stamler等的研究表明适度减少人群中盐的摄入量可能显著减少脑卒中的发生。在美国，膳食中约80%的食盐来自于加工食品。通过食品政策决策及与食品工业协商，而不是针对个体，就能有效控盐，并最有效地达到低盐摄入的目的。同时血压水平也相应降低，这也减少了高血压病的患病率。然而我们知道，在具有接近或稍高于平均水平血压的大比例人群中，血压水平轻度降低，也会减少较大的绝对数量脑卒中的发生。芬兰的北卡心血管疾病及危险因素综合干预项目也是心血管疾病预防最成功的例子之一。同时，芬兰北卡项目也许是最大、最全面的以社区人群干预为基础的策略。1974—1979年，该干预项目的冠心病死亡率与同期芬兰其他地方的死亡率相比明显降低。

我国"八五"期间对北京、上海、长沙等城市居民及北京农村居民和首钢工人进行了心血管疾病干预综合性研究。结果与对照组相比，强化干预组的心血管疾病死亡率有所下降。经过对首钢1974—1998年的干预结果总结发现，盐的摄入量有相对大幅度下降，同时SBP和DBP水平也相应下降，最终导致脑卒中发病率和死亡率相对于对照组分别下降了54.7%和74.3%。

（二）发布禁烟条例的政策性干预

政策支持和干预也能对人群产生影响。例如，美国蒙大拿州海伦娜市于2002年6月5日执行了无烟条例。随后在2002年的6个月中，因急性心肌梗死而入院的人数低于2001年同期6个月入院人数的50%以上，这个结果颠覆了随着年份增加而入院增加的趋势。2003年，由于没有无烟条例，心肌梗死入院人数又回到了高水平。在没有执行无烟条例的海伦娜附近的城市中，没有观察到这个现象。禁烟后的类似结果也在不同地域被发现，包括科罗拉多州的Pueblo、意大利、爱尔兰及其他地区。爱尔兰的最近一项包含12个研究的二手烟荟萃分析结果也显示了类似结果。无烟条例发布后，由于冠状动脉综合征而入院的住院率降低了，同时也改善了某些健康指标。

在多数高收入国家，冠心病死亡率在过去的40年里有一个显著下降。例如，在美国，如果用1980年的冠心病死亡率来预测2000年较大的美国人群，则2000年冠心病实际死亡人数比预测的冠心病死亡人数少341 745人。Ford等检查了多个可能用于解释较低死亡的因素，包括由于行为、生活方式和环境因素的改变导致危险因素水平在人群的变化及使用急、慢性冠心病的循证治疗，使用血管重建术，使用一级、二级预防的药物治疗。危险因素水平的改善能解释人群冠心病死亡率降低的61%（包括12%来自降低的吸烟人群，20%来自降低SBP的人群，24%来自降低总胆固醇的人群，5%来自身体不活动率的改善），但是部分抵消了由于肥胖和糖尿病患病率的增加而增加了17%的冠心病死亡率。他们估计47%的期望冠心病死亡减少是由于使用了医学治疗。医学治疗和人群危险因素的改善各自能解释45%的预期冠心病死亡（余下10%是不能用模型来解释的）。在许多其他国家，冠心病死亡率有显著性减少，人群危险因素水平改善（不是由于药物）已经解释了冠心病死亡的2/3～3/4。这些结果表明，减少人群危险因素水平和关注在心血管健康促进的初始干预策略的重要性。这些例子也说明了人群水平干预的策略已经远远超出了医疗卫生保健系统，而是已延伸至公共卫生预防领域。

（张开萍　龙拥军）

参 考 文 献

胡大一，马长生. 心血管内科学［M］. 2版. 北京：人民卫生出版社，2014.

王文，张维忠，孙宁玲，等. 中国血压测量指南［J］. 中华高血压杂志，2011，19（12）：1101-1115.

中华心血管病杂志编辑委员会. 中国心血管病预防指南［J］. 中华心血管病杂志，2018，46（1）：10-25.

中华医学会神经病学分会，中华医学会神经病学分会脑血管病学组. 中国缺血性脑卒中和短暂性脑缺血发作二级预防指南2014［J］. 中华神经科杂志，2015，48（4）：258-273.

中华医学会心血管病学分会，中华心血管病杂志编辑委员会. β肾上腺素能受体阻滞剂在心血管疾病应用专家共识［J］. 中华心血管病杂志，2009，37（3）：195-209.

中华医学会心血管病学分会，中华心血管病杂志编辑委员会. 非ST段抬高急性冠状动脉综合征诊断和治疗指南（2016）［J］. 中华心血管病杂志，2017，45（5）：359-376.

中华医学会心血管病学分会，中华心血管病杂志编辑委员会. 急性ST段抬高型心肌梗死诊断和治疗指南［J］. 中华心血管病杂志，2015，43（5）：380-393.

中华医学会心血管病学分会，中华心血管病杂志编辑委员

会. 慢性稳定性心绞痛诊断与治疗指南［J］. 中华心血管病杂志，2007，35（3）：195-206.

中华医学会心血管病学分会，中华心血管病杂志编辑委员会. 血管紧张素转换酶抑制剂在心血管病中应用专家共识［J］. 中华心血管病杂志，2007，35（2）：97-106.

周自强，胡大一，陈捷，等. 中国心房颤动现状的流行病学研究［J］. 中华内科杂志，2004，43（7）：491-494.

Bibbins，Domingo K，Aspirin use for the primary prevention of cardiovascular disease and colorectal cancer：U. S. Preventive Services Task Force Recommendation Statement［J］. Ann Intern Med，2016，164（12）：836-845.

Connolly S，Pogue J，Hart R，et al. Clopidogrel plus aspirin versus oral anticoagulation for atrial fibrillation in the atrial fibrillation clopidogrel trial with irbesartan for prevention of vascular events：a randomised controlled trial［J］. Lancet，2006，367（9526）：1903-1912.

Connolly SJ，Ezekowitz MD，Yusuf S，et al. Dabigatran versus warfarin in patients with atrial fibrillation［J］. N Engl J Med，2009，361（12）：1139-1151.

Ferrari R. Effects of angiotensin-converting enzyme inhibition with perindopril on left ventricular remodeling and clinical outcome：results of the randomized Perindopril and Remodeling in Elderly with Acute Myocardial Infarction（PREAMI）Study［J］. Arch Intern Med，2006，166（6）：659-666.

Fox CS，Golden SH，Anderson C，et al. Update on Prevention of cardiovascular disease in adults with type 2 diabetes mellitus in light of recent evidence：a scientific statement from the American Heart Association and the American Diabetes Association［J］. Circulation，2015，132（8）：691-718.

Fox K，Garcia MA，Ardissino D，et al. Guidelines on the management of stable angina pectoris：executive summary：The Task Force on the Management of Stable Angina Pectoris of the European Society of Cardiology［J］. Eur Heart J，2006，27（11）：1341-1381.

Fuster V，Sweeny JM. Aspirin：a historical and contemporary therapeutic overview［J］. Circulation，2011，123（7）：768-778.

Gage BF，Waterman AD，Shannon W，et al. Validation of clinical classification schemes for predicting stroke：results from the National Registry of Atrial Fibrillation［J］. JAMA，2001，285（22）：2864-2870.

Ganjehei L，Becker RC. Aspirin dosing in cardiovascular disease prevention and management：an update［J］. J Thromb Thrombolysis，2015，40（4）：499-511.

Giugliano RP，Ruff CT，Braunwal dE，et al. Edoxaban versus warfarin in patients with atrial fibrillation［J］. N Engl J Med，2013，369（22）：2093-2104.

Granger CB，Alexander JH，McMurray JJ，et al. Apixaban versus warfarin in patiehts with atrial fibrillation［J］. N Engl J Med，2011，365（11）：981-992.

Huo Y，Li J，Qin X，et al. Efficacy of folic acid therapy in primary prevention of stroke among adults with hypertension in China：the CSPPT randomized clinical trial[J]. JAMA，2015，313（13）：1325-1335.

Kernan WN，Ovbiagele B，Black HR，et al. Guidelines for the prevention of stroke in patients with stroke and transient ischemic attack：a guideline for healthcare professionals from the American Heart Association/American Stroke Association[J]. Stroke，2014，45（7）：2160-2236.

Mant J，Hobbs FD，Fletcher K，et al. Warfarin versus aspirin for stroke prevention in an elderly community population with atrial fibrillation（the Birmingham atrial fibrillation treatment of the aged study，BAFTA）：a randomised controlled trial[J]. Lancet，2007，370（9586）：493-503.

Mega JL，Close SL，Wiviott SD，et al. Genetic variants in ABCB1 and CYP2C19 and cardiovascular outcomes after treatment with clopidogrel and prasugrel in the TRITON-TIMI 38 trial：a pharmacogenetic analysis[J]. Lancet，2010，376（9749）：1312-1319.

Meschia JF，Bushnel lC，Boden Albala B，et al. Guidelines for the primary prevention of stroke：a statement for healthcare professionals from the American Heart Association/American Stroke Association[J]. Stroke，2014，45（12）：3754-3832.

Messerli FH，Bakris GL，Ferrera D，et al. Efficacy and safety of coadministered amlodipine and atorvastatin in patients with hypertension and dyslipidemia：results of the AVALON trial[J]. J Clin Hypertens，2006，8（8）：571-581.

Opie LH，Commerford PJ，Gersh BJ. Controversies in stable coronary artery disease[J]. Lancet，2006，367（9504）：69-78.

PatelMR，MahaffeyKW，GargJ，et al. Rivaroxaban versus warfarin in nonvalvular artial fibrillation[J]. N Engl J Med，2011，365（10）：883-891.

Pisters R，Lane DA，Nieuwlaat R，et al. A novel user-friendly score（HAS-BLED）to assess 1-year risk of major bleeding in patients with atrial fibrillation：the Euro Heart Survey[J]. Chest，2010，138（5）：1093-1100.

Reiner Z，Catapano AL，De BackerG，et al. ESC/EAS Guidelines for the management of dyslipidaemias：the Task Force for the Management of Dyslipidaemias of the European Society of Cardiology（ESC）and the European Atherosclerosis Society（EAS）[J]. Eur Heart J，2011，32（14）：1769-1818.

Rogers CA，Stoica S，Ellis L，et al. Randomized trial of near-infrared spectroscopy for personalized optimization of cerebral tissue oxygenation during cardiac surgery[J]. Br J Anaesth，2017，119（3）：384-393.

Smith SC，Allen J，Blair SN，et al. AHA/ACC guidelines for secondary prevention for patients with coronary and other atherosclerotic vascular disease：2006 updat：endorsed by the National Heart，Lung，and Blood Institute[J]. Circulation，2006，113（19）：2363-2372.

Snow V，Barry P，Fihn SD，et al. Primary care management of chronic stable angina and asymptomatic suspected or known coronary artery disease：a clinical practice guideline from the American College of Physicians[J]. Ann Intern Med，2004，141（7）：562-567.

Tendera M，Aboyans V，Bartelink ML，et al. ESC guidelines on the diagnosis and treatment of peripheral artery diseases：document covering atherosclerotic disease of extracranial carotid and vertebral，mesenteric，renal，upper and lower extremity arteries：the Task Force on the Diagnosis and Treatment of Peripheral Artery Diseases of the European Society of Cardiology（ESC）[J]. Eur Heart J，2011，32（22）：2851-2906.

Wallentin L，Becker RC，Budaj A，et al. Ticagrelor versus clopidogrel in patients with acute coronary syndromes[J]. N Engl J Med，2009，361（11）：1045-1057.

第22章

中医药在心血管危急重症中的应用

第一节　概　述

急诊医学所研究的疾病为各科疾病的危急重状态，此时原有疾病的病理已发生了重大变化，从中医病因病机角度说，是原有邪正状态发生了改变，导致疾病恶化和传变，可能严重威胁患者生命，随时可能出现死亡。实际上原来的疾病病理已经发生了本质改变，所以中医急诊有3个特点，即疾病的急危性、证候的整合性和病机的衡动性。

具体到心血管疾病，心脏的病理变化主要有虚实两个方面，虚证为气血阴阳的亏损，实证为痰、饮、火、瘀等阻滞，正虚邪扰，血脉不畅，心神不宁，则为心悸（心律失常）；寒凝、痰扰、瘀阻等痹阻心脉，胸阳不展，则为胸痹（冠心病）；气滞、血瘀、水停等交阻，心阳不振，肺脾肾功能失调，则为心衰病（心力衰竭）。病性一般为本虚标实，虚实错杂，且波及多脏受累，故其辨证极其复杂，临床当以虚实为纲，方能做到有的放矢。治疗上，虚证治以补气、养血、滋阴、温阳，或气血双补，或气阴同调，或阴阳并补；实证治以化痰、蠲饮、清火、化瘀、解毒，或痰瘀同治，或痰火同调，然实邪日久最易恶变成毒，因此痰毒、饮毒、火毒、瘀毒均需辅以解毒之品；同时，虚实错杂亦需兼顾两者，攻补兼施，或先后施以攻补，病情较急者宜治其标急，病情缓解则宜扶正固本。中医药治疗心血管危急重症确有显著的环节优势，在缓解临床症状，改善体质状态，纠正西药不良反应及增效等方面作用肯定，中西药合用之疗效明显优于单纯的中、西药物。

第二节　中医药在心力衰竭诊治中的应用

心力衰竭可归属于中医学"怔忡""惊悸""心悸""胸痹""水肿"等范畴。

一、中医病因病机

形成心力衰竭的主要病因有外邪侵袭、过度劳倦或久病伤肺、情志失调、饮食不节等。

1.外邪侵袭　外邪侵袭，郁于气道，导致肺气宣降不利，升降失常，肺气壅塞。心主血，肺主气，气血互根互用，肺气受损，致心气不足，鼓动无力，导致心衰。《诸病源候论》曰："心主血脉，而气血通荣脏腑，遍循经络……心统领诸脏，其劳伤不足，则令惊悸、恍惚，是心气虚也。"

2.情志失调　忧思伤脾，使中阳失运，或郁怒伤肝，肝疏泄失常，均可致气滞或痰阻，升降失常，治节无力，血行不畅；或痰郁化热成火，煎熬血液，均可导致瘀血内生，血行失畅，心脉痹阻，则心力衰竭运用而生。

3.饮食不节　饮食不当，损伤脾胃，运化失健，积湿成痰，痰湿上阻心肺，脉道不利，心气鼓动无力，发为本病。

4.劳欲所伤　因年迈体虚或久病体虚，日久导致心阳不振，气血运行失畅，心脉因之瘀滞，心失营运；或各种疾病迁延日久，耗气伤津，残阳损阴，加之外感六淫、内伤情志、体劳过度、药物失宜等，耗损阴阳，致使阴阳并损，均可出现心力衰竭。

本病以心阳虚衰为本，每因感受外邪、劳倦过度、情志所伤等诱发，病变脏腑以心为主，涉及肝、脾、肺、肾四脏，同时与气（阳）、血、水关系密切，为本虚标实之证。本病日久可致肾阳不足，甚至出现阳气虚脱，阴阳不相维系，症见冷汗淋漓、面色灰白、口唇紫暗、神昏脉微等危重证候。

二、辨证论治

1.慢性稳定期

（1）气虚血瘀证

主症：心悸气短，胸胁作痛，胁下痞块，唇青甲紫。

兼症：颈部青筋暴露，下肢浮肿，面色灰青。

舌象：舌质紫暗或有瘀点、瘀斑。

脉象：脉涩或结代。

治法：益气活血。

方药与组成：人参养荣汤合桃红四物汤加减。人参10g，桃仁8g，红花5g，当归12g，赤芍9g，熟地黄15g，茯苓20g，麦冬10g，五味子6g，白术15g。

化裁：若胸痛重者，加枳壳、降香、郁金理气活血止痛。

（2）心肺气虚证

主症：心悸，气短，神疲咳喘，动则加剧。

兼症：肢倦乏力，面色苍白。

舌象：舌淡或边有齿痕。

脉象：脉沉细或虚数。

治法：补益心肺。

方药与组成：养心汤合补肺汤加减。人参10g，熟地黄15g，五味子10g，黄芪15g，紫菀8g，桑白皮12g，川芎15g，当归12g，柏子仁12g，酸枣仁12g，半夏曲15g，远志12g，茯苓12g。

化裁：若寒痰内盛，加款冬花、紫苏子温化寒痰；肺阴虚较重，加沙参、玉竹、百合养阴润肺等。

（3）心肾阳虚证

主症：心悸，动则气喘，身寒肢冷，尿少浮肿。

兼症：气短乏力，腹胀便溏，面颧暗红。

舌象：舌质淡少苔。

脉象：脉细数无力或结代。

治法：温补心肾。

方药与组成：桂枝甘草龙骨牡蛎汤合金匮肾气丸加减。桂枝8g，炙甘草15g，煅龙骨20g，煅牡蛎20g，熟地黄10g，山药10g，山茱萸15g，茯苓20g，制附子8g。

化裁：若水肿重者，加北五加皮等利水消肿；若气虚明显者，加红参、黄芪益气养心。

（4）气阴亏虚证

主症：心悸，气短，疲乏，动则汗出，面颧暗红。

兼症：自汗或盗汗，头晕心烦，口干等。

舌象：舌质红少苔。

脉象：脉细数无力或结代。

治法：益气养阴。

方药与组成：生脉散加减。人参10g，麦冬10g，五味子6g，玉竹12g，黄芪15g，甘草10g。

化裁：若阴虚较重者，加当归、白芍养血和营；若气虚明显者，加茯苓、甘草健脾益气。

2.急性加重期

（1）阳虚水泛证

主症：心悸气短或不得平卧，咯吐泡沫痰，面肢浮肿，畏寒肢冷。

兼症：烦躁汗出，额面灰白，口唇青紫，尿少腹胀，或伴胸腔积液、腹水。

舌象：舌暗淡或暗红，舌苔白滑。

脉象：脉细促或结代。

治法：温阳利水。

方药与组成：真武汤加减。制附子8g，茯苓20g，炙甘草12g，白芍10g，生姜2片，白术15g。

化裁：若气虚甚者，加生晒参、黄芪以益气；若水肿重者，加北五加皮、茯苓皮利水消肿。

（2）痰饮阻肺证

主症：心悸气急，咳嗽喘促，不能平卧，咳白痰或痰黄黏稠，胸脘痞闷。兼症：头晕目眩，尿少浮肿，或伴痰鸣，或发热口渴。

舌象：舌苔白腻或黄腻。

脉象：脉弦滑或滑数。

治法：泻肺化痰。

方药与组成：葶苈大枣泻肺汤加减。葶苈子（包）15g，陈皮10g，法半夏10g，茯苓20g，大枣3枚，生姜2片。

化裁：若寒痰较重，加干姜、细辛温化痰饮；若咳嗽喘促重者，加莱菔子、紫苏子下气祛痰等；若痰饮内蕴化热者，可改用清金化痰汤合千金苇茎汤加减。

（3）阳虚喘脱证

主症：咳嗽喘促，烦躁不安，面色晦暗，不能平卧，或额汗如油。

兼症：四肢厥冷，尿少肢肿，面色苍白。

舌象：舌淡，苔白。

脉象：脉微细欲绝或疾数无力。

治法：回阳固脱，救阴扶元。

方药与组成：破格救心汤加减。制附子（先）20g，干姜20g，炙甘草20g，高丽参（先）15g，山茱萸30g，生龙骨、生牡蛎（先）各20g，磁石（先）20g，麝香1份。

三、常用中药制剂

1.生脉注射液适用于气阴两虚证，每次20～60ml，加入5%葡萄糖液250ml中静脉滴注。每日1～2次，8～12d为1个疗程，可用1～2个疗程。

2.参附注射液适用于心肾阳虚或心阳虚脱证，每次30～40ml加入5%葡萄糖液250ml中静脉滴注。每日1～2次，8～12d为1个疗程，可用1～2个疗程。

四、特色治疗

1.针灸治疗　喘不能平卧者，取肺俞、合谷、膻中、天突；心悸不宁者，取曲池；水肿者，取水分、水道、阳陵泉、中枢透曲骨；咳嗽痰多者，取尺泽、丰隆。

2.中药雾化治疗　复方丹参合并肝素雾化（丹参6ml＋肝素50mg＋生理盐水25ml）。

3.中药穴位贴敷　活心穴贴，隔天1次，10～15d为1个疗程，可用1～2个疗程。

取穴位处方：主穴有水分、气海、三焦俞、阴陵泉、神门、内关、心俞、厥阴俞、膻中。

辨证取穴：阳虚水泛证，主穴＋关元，功用温阳利水；痰饮阻肺证，主穴＋丰隆，功用泻肺化痰；气虚血瘀证，主穴＋膈俞，功用益气活血；心肺气虚证，主穴＋肺俞，功用补益心肺；心肾阳虚证，主穴＋关元　足三里　命门，功用温补心肾；气阴亏虚证，主穴＋劳宫　太溪，功用益气养阴。

4.中药穴位注射疗法　选取丹参注射液、丹红注射液、当归注射液、瓜蒌皮注射液等，在天突、气海、定喘、心俞、肺俞等穴位注入。每日1次，10d为1个疗程，每穴注射量为0.5～1ml。

5.中药艾灸疗法　选足三里、内关、心俞、肺俞、绝谷、关元、三阴交、神阙等，或熏灸穴位贴敷相

应穴位。功用：益气温阳，温经通阳，除湿化痰，补肾安神。根据辨证取穴，各有主治证型。每日1次，10～15d为1个疗程，可用1～2个疗程。

6.中药药棒或红外线按摩治疗仪穴位按摩　选取和穴位贴敷相应的穴位，促进透皮，助增药力。功用：温阳益气，除湿化痰，滋肾活血，宽胸定悸，根据辨证取穴，如中药穴贴，各有主治证型。每日1～2次，10～15d为1个疗程，可用1～2个疗程。

7.中药耳穴治疗

主穴：神门、皮质下、三焦、交感。

加减：阴虚阳亢加肾、肝、胆、枕；肝阳上亢加肝、胆、耳尖；气阴两虚加肺、肾、胃、膀胱、大肠。痰湿壅盛加脾、胃、大肠、耳迷根。

第三节　中医药在冠心病诊治中的应用

冠心病心绞痛、心肌梗死可归属于与中医学"胸痹""心痛""卒心痛""厥心痛""真心痛"等范畴。

一、病因病机

胸部是清旷之区，为心、肺所居，肺主气，心主血。任何原因引起心肺气血运行不畅均可导致胸痛。本病的发生与外邪内侵、饮食不节、情志失调、年老体衰等因素有关。

1.外邪内侵　素体阳虚，胸阳不足，阴寒之邪乘虚侵袭，寒凝气滞，痹阻胸阳，气血不畅，不通则痛，而成胸痛。风热内侵，热邪灼津为痰，痰热结于胸中，壅塞肺气，气机痹阻，血行瘀滞，引起胸痛。

2.饮食不节　过食肥甘生冷，或嗜酒成癖，以致脾胃损伤，运化失健，聚湿成痰；上犯心胸清旷之区，胸阳失展，而成胸痛。

3.情志失调　郁怒伤肝，肝失疏泄，肝郁气滞，甚则气郁化火，灼津成痰；肝郁乘脾，脾土受抑，或忧思伤脾，可致升降受阻，运化呆滞，聚湿成痰。无论气滞、痰阻，均可使血行失畅，而致气血瘀滞，或痰瘀互阻，胸阳不运，不通则痛，发为胸痛。

4.年老体衰　年老之人，肾气渐衰，心气、肺气不足；肾阳虚，不能鼓舞五脏之阳，则心阳、脾阳随之而虚；肾阴虚，则肝阴、心阴亦虚。气虚不能帅血运行，阳虚易致寒凝，阴虚脉道失养，凡此均可在本虚的基础上形成标实，导致气滞、血瘀、痰阻、寒凝，而使气血运行失畅，脉络阻滞，发生胸痛。

本病以胸中气血运行不畅为基本病机。病位在胸，与心、肺、肝三脏关系密切，与脾、肾也有关系。病性分虚实两方面，虚为气虚、阳虚、阴虚；实为寒凝、气滞、痰浊、血瘀、痰热痹阻脉络。胸痹的胸痛多为本虚

标实之证，如痰热郁肺的胸痛初得可为实证，久病则正虚邪实。

二、辨证论治

辨证应注意辨胸痛之虚实。虚当辨气虚、阴虚、阳虚。气虚常伴见疲乏、气短、舌质淡胖有齿痕；阴虚伴见心烦、口干、盗汗、舌红苔少、脉细数；阳虚在气虚基础上伴见畏寒肢冷、舌淡苔白、脉沉迟。实当辨气滞、血瘀、痰阻、寒凝和痰热内郁。气滞表现为胀痛，与情绪相关，苔薄白，脉弦；血瘀表现为刺痛，固定不移，舌暗或见瘀点、瘀斑，脉涩或结代；痰阻表现为闷痛，肢体沉重，苔腻，脉濡或滑；寒凝表现为胸痛较剧，遇寒加重，舌淡苔白，脉沉或紧；痰热内郁表现为胸痛烦闷、发热、咳痰黄稠或腥臭、舌红苔黄腻、脉滑数。

胸痛治疗重在分清虚实的轻重。胸痛发作时多以实为主，大抵先从祛邪入手，然后再予扶正；若虚实并见者，应扶正祛邪兼顾。实则泄之，以行气活血、辛温通阳、涤痰泄热为主；虚则补之，以补气、补阳或益气养阴为主。

1.痰浊内阻证

主症：胸部闷痛如窒，痛引肩背，咳痰多。

兼症：或兼见气短，喘促，肢体沉重，形体肥胖。

舌象：舌质淡，苔浊腻。

脉象：脉滑。

治法：宽胸化痰，通阳止痛。

方药与组成：瓜蒌薤白半夏汤加减。瓜蒌15g，薤白10g，法半夏8g，白酒适量。

化裁：若痰浊较重，脘闷、纳呆者，可合用二陈汤以健脾化痰；若痰瘀互结，舌紫暗者，宜加桃仁、红

花、川芎、丹参、郁金活血化瘀；若痰热互结，舌质红、苔黄腻、脉滑数者，可合用黄连温胆汤清化痰热。

2.血瘀脉络证

主症：胸部刺痛，固定不移，入夜加重。

兼症：或伴有胸闷心悸，时作时止，日久不愈。

舌象：舌质紫暗有瘀斑。

脉象：脉涩或结代。

治法：活血化瘀，通脉止痛。

方药与组成：血府逐瘀汤加减。桃仁8g，红花6g，当归12g，赤芍9g，生地黄10g，枳壳8g，柴胡10g，甘草6g，川芎6g，牛膝10g。

化裁：若胸痛甚者，可加用延胡索、鸡血藤、降香、郁金以活血理气止痛；若伴有寒凝，形寒肢冷，舌质青紫者，加桂枝、细辛、高良姜、薤白等温通散寒；若见胸闷如窒、舌苔白腻，为痰瘀互结，宜加涤痰汤以化瘀涤痰；若出现舌苔黄腻，为痰热与瘀血互结，宜加温胆汤或小陷胸汤清热化痰；若气虚血瘀，气短、乏力、自汗、脉细弱者，合保元汤以益气活血；阳气亏虚者，加人参、附子益气温阳。

3.肝气郁结证

主症：胸痛以胀痛为主，走窜不定，疼痛每因情绪变化而增减。

兼症：或伴胸闷，食欲不振，嗳气频作。

舌象：舌淡红，苔薄白或薄黄。

脉象：脉弦。

治法：疏肝理气，行气止痛。

方药与组成：柴胡疏肝散加减。陈皮10g，当归10g，赤芍9g，枳壳8g，柴胡8g，甘草3g，香附9g，川芎6g。

化裁：若疼痛明显，为气滞血瘀，可合用失笑散行气活血止痛；若兼有脘胀、嗳气、纳少等脾胃气滞者，可用逍遥散疏肝理脾；若气郁化火，口干、心烦、舌红苔黄者，可用丹栀逍遥散疏肝健脾、清解郁热。

4.阴寒凝滞证

主症：胸痛彻背，遇寒痛甚，伴形寒肢冷。

兼症：胸闷气短，心悸，面色苍白等。

舌象：舌苔白。

脉象：脉沉细或沉紧。

治法：辛温通阳，宽胸散寒。

方药与组成：枳实薤白桂枝汤合当归四逆汤加减。枳实8g，薤白8g，桂枝8g，厚朴10g，瓜蒌实10g，当归8g，芍药10g，细辛3g，炙甘草10g，大枣3枚，生姜2片。

化裁：若胸痛彻背、时发绞痛、身寒肢冷、喘息不得卧，为阴寒极盛之重症，宜用乌头赤石脂丸改汤剂送服苏合香丸宣痹温通止痛。

5.痰热壅肺证

主症：胸痛咳喘，咳痰黄稠，或见咳血，咳痰腥臭。

兼症：如烦闷发热，大便秘结。

舌象：舌红，苔黄腻。

脉象：脉滑数。

治法：清化痰热，安络止痛。

方药与组成：小陷胸汤合千金苇茎汤加减。可加金银花、连翘、鱼腥草等清热解毒。黄连6g，法半夏10g，瓜蒌实10g，薏苡仁20g，冬瓜仁25g，桃仁10g，玉竹18g，石韦15g。

化裁：若咳痰带血，可加山栀子、黄芩、白茅根、藕节清热凉血；若病久伤阴，见盗汗、五心烦热者，加芦根、麦冬、沙参养阴。

6.心气亏虚证

主症：胸痛隐隐，时作时休，胸闷不舒，心悸，活动后加重。

兼症：伴气短，自汗，倦怠，以活动后为甚。

舌象：舌质淡。

脉象：脉细或虚大无力。

治法：益气养心，温阳止痛。

方药与组成：保元汤加减。人参10g，肉桂10g，黄芪18g，炙甘草10g，生姜2片。

化裁：若兼血瘀，见胸痛固定、舌质淡暗者，加川芎、赤芍活血化瘀；若兼血虚，见面色无华、唇舌色淡、头晕者，加当归、阿胶补血养心。

7.心阳亏虚证

主症：胸痛心悸，胸闷气短，神疲畏寒，遇冷加重，动则更甚，四肢欠温

兼症：胸闷气短，自汗等。

舌象：舌质淡胖，边有齿痕，苔白或腻。

脉象：脉沉细迟。

治法：补益阳气，温振心阳。

方药与组成：人参汤加减。人参10g，白术10g，炙甘草10g，干姜2片。

化裁：若心肾阳虚，见腰酸、四肢不温、水肿者，合金匮肾气丸以温补心肾；若心肾阳虚，水饮上凌心肺，见喘促不能平卧、面浮足肿者，合用真武汤温补心肾、祛除寒饮。

8.气阴两虚证

主症：胸部隐痛，绵绵不休，时轻时重。

兼症：头晕心悸，神疲乏力，气短懒言，五心烦热，口干少津。

舌象：舌红少苔

脉象：脉细弱无力。

治法：益气养阴，活血通络。

方药与组成：生脉散合炙甘草汤。人参10g，麦冬10g，五味子10g，知母12g，黄芪18g，炙甘草10g，生地黄10g，火麻仁10g，阿胶（另烊化后兑入）15g。

化裁：兼有瘀血者，生脉散合丹参饮以益气养阴、活血止痛；兼痰热互结，见胸闷、痰多、苔黄腻者，生

脉散合温胆汤以益气养阴、清化痰热。

9.气阴两虚夹湿证

主症：胸痛、胸闷，疼痛固定不移。

兼症：倦怠乏力，肢体困重，体形肥胖，纳呆便溏，咯吐痰涎，面色黧黑，唇甲青紫。

舌象：舌质淡暗，紫暗，或有瘀点瘀斑，苔浊腻或滑。

脉象：脉滑，或弦滑，或滑涩。

治法：益气养阴，除湿通络。

方药与组成：甘露通脉颗粒。黄芪15g，泡参20g，石斛15g，茵陈15g，枇杷叶20g，葛根20g，通草15g，桃仁15g，赤芍15g，荷叶20g，丹参30g，檀香6g，泽泻15g，瓜蒌壳15g。

化裁：若疼痛明显，为气滞血瘀，可合用失笑散行气活血止痛；若气郁化火，口干、心烦、舌红苔黄者，可用丹栀逍遥散疏肝健脾、清解郁热。

三、常用中药制剂

1.速效救心丸　功效行气活血，祛瘀止痛。适用于冠心病心绞痛气滞血瘀型。用法：含服，每次4～6粒，每日3次；急性发作时，每次10～15粒。

2.冠心苏合丸功效　理气宽胸止痛。适用于心绞痛，胸闷憋气。用法：嚼碎服，每次1丸，每日1～3次。

3.通心络胶囊　功效益气活血，通络止痛。适用于气虚心血瘀阻证型。用法：每次2～4粒，每日3次。

4.复方丹参滴丸　功效活血化瘀，理气止痛，适用于血瘀脉络证型。用法：口服，每次10丸，每日3次。

5.麝香保心丸功效　芳香温通，益气强心。适用于心肌缺血引起的心绞痛，胸闷，证属血瘀脉络型。用法：口服，每次1～2丸，每日3次。

6.血塞通注射液　功效活血祛瘀，通脉活络。适用于冠心病心绞痛血瘀脉络者。用法：静脉滴注，每次200～400ml，以5%～10%葡萄糖注射液250～500ml稀释后缓缓滴注，每日1次，10～15d为1个疗程，可用1～2个疗程。

四、特色治疗

1.活心止痛贴穴位贴敷　隔天1次，10～15d为1个疗程，可用1～2个疗程。处方取穴如下。

主穴：合谷、膻中、内关、阳陵泉、双足三里、尺泽、郄门、阴郄。

辨证取穴如下。

痰浊内阻证：主穴＋中脘、丰隆。功用：豁痰泄浊，通阳止痛。

血瘀脉络证：主穴＋膈俞、血海。功用：活血化瘀。

肝气郁结证：主穴＋太冲。功用：疏肝理气，解郁止痛。

阴寒凝滞证：主穴＋神阙、关元。功用：温阳散寒。

痰热壅肺证：主穴＋中脘、曲池。功用：清化痰热，安络止痛。

心气亏虚证：主穴＋心俞、足三里。功用：益气养心，温阳止痛。

心阳亏虚证：主穴＋心俞、厥阴俞。功用：补益阳气，温振心阳。

气阴两虚证：主穴＋气海。功用：益气养阴，活血通络。

2.艾灸疗法　可选关元、气海、心俞、厥阴俞，或熏灸穴位贴敷相应穴位，功用：活血宽胸、理气止痛、除湿化痰、解郁安神，根据辨证取穴如中药穴贴，各有主治证型。每日1次，10～15d为1个疗程，可用1～2个疗程。

3.中药活血安眠洗液（协定处方）熏洗双足　功用活血化瘀，养心安神，主治冠心病中各种致病因素所致瘀血为患（心痹胸痛中医病机关键为心脉痹阻）。足浴治疗每日1～2次，10～15d为1个疗程，可用1～2个疗程。方药如下：红花20g，丹参25g，葛根25g，鸡血藤25g，生地黄20g，赤芍20g，炒蒲黄15g，合欢皮15g，侧柏叶20g，首乌藤30g，朱茯神15g。

水煎后外用，每日1剂。

4.中药药棒或红外线按摩治疗仪穴位按摩　选取和穴位贴敷相应的穴位，促进透皮，助增药力，功用活血宽胸、理气止痛、除湿化痰、解郁安神，根据辨证取穴如中药穴贴，各有主治证型，每日1～2次，10～15d为1个疗程，可用1～2个疗程。

第四节　中医药在心律失常诊治中的应用

心律失常，包括各型心动过速或过缓、期前收缩、房室传导阻滞等，一般以心中急剧跳动不安、不能自主为主要表现，可归属于中医学"心悸"范畴。中医学认为，本病是由于气血阴阳亏虚，心失所养，或痰饮瘀血阻滞，心脉不畅，导致心神不宁，发为心悸。可分为惊悸和怔忡两个类型，惊悸常因惊恐等情志刺激诱发，呈时发时止，病情较轻，怔忡常无明显诱因，呈持续状态，病情较重。

一、中医病因病机

形成心律失常的主要病因有体虚劳倦、情志失调、感受外邪、药食不当。

1.体虚劳倦　素体禀赋不足，或久病耗伤，心气心阴不足，或劳倦太过，损伤脾胃，气血生化乏源，脏腑功能失调，导致心神失养，发为心悸。

2.情志失调　平素心虚胆怯，突遇惊恐，损伤心神，心神不宁，发为心悸。或长期忧思不解，心气郁结，耗伤心血，心神失养，或化火生痰，痰火扰心，心神不宁，发为心悸。或大怒伤肝，大恐伤肾，肝气上逆，肾精亏虚，心神被扰，发为心悸。

3.感受外邪　外感风寒湿邪，痹阻关节日久，复感外邪，内舍于心，痹阻心脉，血脉不通，发为心悸。或外感风湿热邪，由血脉内侵于心，耗伤心气心阴，发为心悸。或外感温病、疫毒，灼伤心阴，心神失养，发为心悸。

4.药食不当　嗜食醇酒、咖啡、煎炸，损伤脾胃，蕴热化火生痰，痰火上扰心神，发为心悸。或药物过量或毒性较剧，耗伤心气心阴，发为心悸。

本病的主要病机为气血阴阳亏虚，心失所养，或邪扰心神，心神不宁。病位在心，与肝、脾、肾、肺关系密切。病理性质为本虚标实，虚实夹杂。虚实之间也可相互转化，实证日久，病邪伤正，可兼见气血阴阳之亏损，虚证也可因虚致实，兼见实证表现。若病程日久，阴损及阳，或阳损及阴，可出现阴阳俱损之候。病情恶化，心阳暴脱，可见厥脱等危候。

二、辨证论治

1.心虚胆怯证

主症：心悸不宁，善惊易恐，坐卧不安。

兼症：不寐多梦，易惊醒，食少纳呆。

舌象：舌体胖大，舌质淡红，苔薄白。

脉象：脉细数或细弦。

治法：镇惊定志，养心安神。

方药与组成：安神定志丸。人参15g，茯苓15g，茯苓15g，远志10g，石菖蒲10g，龙齿30g。

化裁：心气虚损明显，重用人参，加黄芪；兼心阳不振，加桂枝、附子；兼心血不足，加阿胶、何首乌、龙眼肉；兼心气郁结，加柴胡、郁金。

2.心血不足证

主症：心悸气短。

兼症：头晕目眩，失眠健忘，面色无华，纳呆食少。

舌象：舌质淡红，苔薄白。

脉象：脉细弱。

治法：补血养心，益气安神。

方药与组成：归脾汤。人参15g，黄芪10g，白术10g，当归10g，龙眼肉20g，茯苓10g，远志6g，炒酸枣仁10g，木香3g，炙甘草3g。

化裁：气血阴阳俱不足者，改用炙甘草汤；脾胃运化失健者，加陈皮、麦芽、山楂；失眠多梦者，加合欢皮、首乌藤。

3.阴虚火旺证

主症：心悸易惊。

兼症：心烦失眠，五心烦热，腰酸耳鸣，口干盗汗。

舌象：舌质红少津，苔少或无。

脉象：脉细数。

治法：滋阴清火，养心安神。

方药与组成：天王补心丹合朱砂安神丸。生地黄30g，当归15g，麦冬10g，天冬10g，五味子10g，柏子仁10g，炒酸枣仁10g，人参10g，玄参10g，丹参10g，茯苓10g，远志6g，桔梗6g，黄连6g。

化裁：肾阴亏虚者，加龟甲、熟地黄、知母、黄柏；兼有瘀热者，加赤芍、牡丹皮、郁金。

4.心阳不振证

主症：心悸不安。

兼症：胸闷气短，动则尤甚，面色苍白，形寒肢冷。

舌象：舌质淡白，苔薄白。

脉象：脉虚弱或沉细无力。

治法：温补心阳，安神定悸。

方药与组成：桂枝甘草龙骨牡蛎汤合参附汤。桂枝10g，炙甘草6g，龙骨30g，牡蛎30g，人参10g，炮附子15g。

化裁：兼有大汗出者，加山茱萸、五味子，或用独参汤；兼有水饮内停者，加葶苈子、五加皮、车前子、泽泻；心动过缓明显者，加炙麻黄、补骨脂。

5.水饮凌心证

主症：心悸眩晕。

兼症：胸闷痞满，渴不欲饮，小便短少，下肢浮肿，恶心呕吐。

舌象：舌质淡胖，苔白滑。

脉象：脉弦滑或沉细滑。

治法：振奋心阳，化气行水。

方药与组成：苓桂术甘汤。茯苓30g，桂枝15g，白术15g，炙甘草6g。

化裁：兼有恶心呕吐者，加半夏、生姜；兼有咳喘胸闷者，加杏仁、前胡、桔梗、葶苈子；兼有浮肿、尿少，合用真武汤。

6.瘀阻心脉证

主症：心悸不安。

兼症：胸闷不舒，心痛时作，痛如针刺，唇甲青紫。

舌象：舌质紫暗或有瘀斑，苔薄白。

脉象：脉涩或结代。

治法：活血化瘀，理气通络。

方药与组成：桃仁红花煎。桃仁15g，红花10g，当归10g，生地黄10g，赤芍10g，川芎6g，香附6g，延胡索6g，青皮6g，乳香6g，丹参20g。

化裁：兼有气滞者，加柴胡、枳壳；兼有气虚，加黄芪、党参；兼有阴虚者，加麦冬、玉竹、女贞子；兼有阳虚者，加附子、肉桂、淫羊藿。

7.痰火扰心证

主症：心悸时发时止，受惊易作。

兼症：胸闷烦躁，失眠多梦，口干苦，便秘溲赤。

舌象：舌质红，苔黄腻。

脉象：脉弦滑。

治法：清热化痰，宁心安神。

方药与组成：黄连温胆汤。黄连15g，姜半夏15g，茯苓15g，陈皮10g，甘草3g，枳实10g，竹茹10g。

化裁：痰热互结，大便秘结者，加生大黄；心悸重者，加珍珠母、石决明、磁石；痰火伤阴者，加麦冬、玉竹、生地黄。

8.邪毒侵心证

主症：心悸气短，胸闷胸痛。

兼症：发热恶风，全身酸痛，神疲乏力，咽喉肿痛。

舌象：舌质红，苔薄黄。

脉象：脉浮数或细数或结代。

治法：辛凉解表，清热解毒。

方药与组成：银翘散。金银花15g，连翘15g，薄荷6g，桔梗10g，荆芥穗6g，淡豆豉10g，芦根20g，淡竹叶10g，牛蒡子6g，甘草3g。

化裁：热毒甚者，加板蓝根、大青叶、野菊花、地锦草；兼有气阴两虚者，合用生脉散；兼有瘀血者，加牡丹皮、赤芍、丹参。

9.气虚阳脱证

主症：心悸不宁，持续不止。

兼症：喘促不宁，面色苍白，大汗淋漓，烦躁不安或表情淡漠，重则神识昏迷，四肢厥冷，口开目合，手撒尿遗。

舌象：舌质淡白，舌苔黑润，或舌质红绛，舌苔黑燥。

脉象：脉疾数无力或脉微欲绝。

治法：回阳救逆，益气固脱。

方药与组成：四逆加人参汤合生脉散。附子20g，干姜15g，炙甘草10g，人参10g，麦冬15g，五味子10g。

化裁：阴竭者，急用参麦注射液或生脉注射液；阳脱者，可急用独参汤或参附注射液。

三、常用中药制剂

1.稳心颗粒　益气养阴，活血化瘀。适用于室性期前收缩、房性期前收缩气阴两虚、心脉瘀阻证。用法：口服，每次1袋，每日3次。

2.参松养心胶囊　益气养阴，活血通络，清心安神。用于冠心病室性期前收缩属气阴两虚、心络瘀阻证。用法：口服，每次2～4粒，每日3次。

3.速效救心丸　行气活血，祛瘀止痛。适用于冠心病心绞痛气滞血瘀型。用法：含服，每次4～6粒，每日3次；急性发作时，每次10～15粒。

四、特色治疗

1.院内协定处方制剂　温潜复律超微粉水丸：温心潜阳，活血复律，主治房颤射频消融术后心阳不足、瘀血内阻证。每次10粒，每日3次。

2.针灸治疗　体针以心俞、厥阴俞为主穴，配穴为内关、膻中等。心血瘀阻加血海、膈俞；痰瘀痹阻加膻中、丰隆、足三里；心阴虚加太溪、神门；心阳虚加关元、气海。

3.艾灸疗法　适用于心阳不振。可选关元、气海、心俞、膻中。

4.中药耳穴治疗　主穴为心、皮质下、神门、交感，配穴选用内分泌、肾、胃。埋针或埋王不留行籽。发作时按压刺激，可达到缓解疼痛的效果。

5.推拿疗法　推拿按摩以拇指或手掌按揉心俞、膈俞、厥阴俞、内关、间使、三阴交、心前区阿是穴。辨证施穴：取肺俞、合谷、膻中、天突、曲池、中枢透曲骨、取尺泽、丰隆等。

6.中药活心止痛贴（院内制剂）穴位贴敷　活血定悸，可取穴位如足三里、三阴交、阴陵泉、阳陵泉、血海、内关等。

7.中药活血安眠洗液熏洗双足　活血化瘀，养心安神。部分药方如下：红花20g，丹参25g，葛根25g，鸡血藤25g，生地黄20g，赤芍20g，炒蒲黄15g，合欢皮15g，侧柏叶20g，首乌藤30g，朱茯神15g。水煎后外用，每日1剂。

（许　滔）

参 考 文 献

陈文鹏，卢健棋，刘龙燕，等. 中医康复治疗慢性心力衰竭的研究进展［J］. 海南医学院学报，2020，06（6）：1-13.

胡芳，沈金峰，刘中勇. 慢性心力衰竭的中医药研究进展［J］. 广州中医药大学学报，2020，37（6）：1202-1206.

郭静，陈利静. 基于中医健康教育养生理念在慢性心力衰竭护理中的应用效果［J］. 实用中医内科杂志，2020，34（2）：29-31.

凌望，孙思明，王璐玲，等. 温阳益气活血方改善慢性心力衰竭患者生活质量临床研究［J］. 陕西中医，2020，41（5）：621-624.

刘伟婧. 辨证分型治疗心律失常的效果评价［J］. 中国卫

生标准管理，2019，10（15）：109-111.

吕祥. 中西医结合治疗慢性心力衰竭的临床效果［J］. 中外医学研究，2020，18（5）：133-135.

王赛楠，侯平. 冠心病合并缓慢性心律失常的中医药治疗进展［J］. 实用中医内科杂志，2019，33（10）：103-105.

谢益. 浅析中医治疗心律失常的临床疗效［J］. 中西医结合心血管病电子杂志，2020，8（2）：176-186.

印飞宇，李铮. 中医特色护理对心肌梗死后心律失常的应用效果研究［J］. 中国中医药现代远程教育，2020，18（4）：124-126.

第23章

心血管危急重症患者的转运

第一节 院 内 转 运

一、心血管危急重症患者转运制度及流程

心血管危急重症患者在转运过程中存在的问题有：转运前对患者病情未做全面评估，对预后及可能的病情变化估计不足；未充分做好各项准备工作（患者、药品、仪器）等；未提前通知目的科室做好接收患者进行检查或住院的准备；转运方法不当，出现病情变化不能及时发现处理；未与家属进行必要的医患沟通并记录。针对存在的以上问题制订该制度，规范转运工作流程，以保证医院内转运绿色通道的通畅。

1.转运前正确评估病情 心血管危急重症患者转运途中监护及抢救措施受到限制，病情变化快，尤其是易出现呼吸系统、循环系统及神经系统的不稳定而危及生命。因此，对于危重患者如何转运，急诊科护士必须与主管医师一起充分评估院内转运的可行性。评估内容包括患者的意识障碍程度、生命体征、呼吸节律、血氧饱和度、用药情况、伤口处理等。其他情况评估包括：是否存在内环境紊乱（如低钾血症、酸中毒等）诱发心律失常，搬运患者时是否会加重病情或出现意外损伤，躁动患者是否有坠床的可能，引流装置是否有脱落的可能，有无影响呼吸循环的潜在危险因素等。

2.充分尊重患方的知情权 医护人员应从法律的角度尊重患者的知情权，必须把转运风险告知患者及其家属。建立良好的医患关系和风险预告制度，维护患者知情同意权，并实施签字认可制度，使医患双方共同承担起生命和健康的风险，建立抵御风险的共同体，提高患者满意度。

3.转运前设备的充分准备

（1）转运途中氧气供应：绝大多数心血管危急重症患者在转运过程中需持续给氧。在转运途中采用便携式氧气瓶给氧，尽量避免使用氧气枕供氧，氧气枕虽然携带方便，但流量不易控制。需呼吸机支持的患者需配备转运呼吸机，对于昏迷患者及使用机械通气的患者应备人工呼吸皮囊、气管插管等物品。

（2）转运途中仪器准备：检查心电监护仪蓄电池情况，确保转运途中能记录患者的心率、心律、血氧饱和度、血压等情况，以便及时发现病情变化，采取有效的急救措施。准备蓄电池微泵，在途中能保证匀速给药。

检查转运呼吸机工作情况，氧气瓶内氧气是否充足。

（3）转运中药物准备：保证转运途中有必需的备药，置于急救箱中，用标签标明。抢救药品如肾上腺素、阿托品、地塞米松、多巴胺、间羟胺、甘露醇等。根据患者病情变化，遵医嘱给予不同的急救药物，及时对症处理，如躁动患者应备镇静药。

4.转运前患者的准备

（1）检查插管固定的安全：确保气道通畅，气管插管患者应记录插管深度，检查人工气道的固定，必要时加固原来的固定，以防转运过程中不慎使导管滑脱或移位。

（2）清理呼吸道：心血管危急重症患者均可能出现气道阻塞，转运前吸净口咽分泌物和血液，采取平卧位，头偏向一侧，防止呕吐物等误吸，必要时予以放置口咽通气管或气管插管并加以固定，确保气道通畅。观察患者的面色及血氧饱和度的指标。

（3）管道护理：意识障碍的患者一律选用浅静脉或深静脉留置。转运前检查穿刺部位，检查静脉通路是否通畅，调整好补液速度。各种引流管保持畅通、有效，各连接处紧密，防止滑脱，清空尿袋。

（4）加强与接收部门的沟通协调：转运前应通知相关科室做好相应的接收准备，如需准备监护仪、吸引器、呼吸机、微量泵等，联系好接收时间，以便患者一到达就可以检查、手术等，电话通知电梯，减少等候时间，为患者的诊治争取宝贵的时间。

（5）转运中病情的监测与记录：转运中应严密观察患者的意识状态、生命体征、呼吸节律、血氧饱和度等；重视患者的主诉和表情变化；定时观察患者伤口，注意有无活动性出血，包扎是否牢固有效。

5.院内转运流程 院内转运流程见图23-1。

二、转运绿色通道

需要进入转运绿色通道的患者是指在短时间内发病，所患疾病可能在短时间内（<6h）危及生命的心血管危急重症患者。这些疾病包括但不限于急性心肌梗死、急性心力衰竭、急性脑卒中、急性呼吸衰竭等重点病种，急性冠脉综合征、急性肺水肿、急性肺栓塞、大咯血、休克、昏迷等。

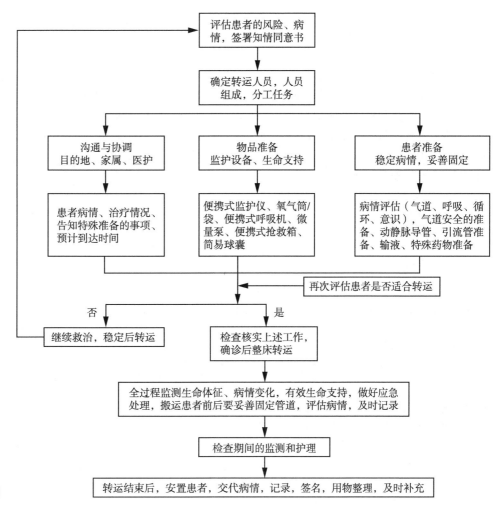

图23-1 院内转运流程

（一）转运原则

1.先抢救生命，后办理相关手续。

2.全程陪护，优先畅通。

3.绿色通道流程。

4.急诊抢救

（1）患者到达急诊科，分诊护士将患者送入抢救室，并迅速摆放成患者合适的体位，给予吸氧、生命体征监护、建立静脉通道、采集血液标本（常规、生化、凝血和交叉配血标本）备用，建立患者急诊病历。

（2）首诊医师询问病史、查体、迅速判断影响生命安全的主要因素，下达抢救医嘱、急会诊医嘱、检查医嘱等。

（3）专科医师在到达急诊科进行急会诊时，急诊医师需陪同并介绍病情，专科医师应对患者进行快捷有效的查体，并向急诊科医师说明专科处理意见。确定收入院患者，应优先入院抢救，由专科医师负责将患者转送到指定场所（如手术室、ICU或病区）。

（4）经急诊科医师评估，患者病情危重需要紧急施行抢救手术的应协调有关科室尽快实施手术。

（5）所有危急重症患者的诊断、检查、治疗、转运必须在医护人员的监护下进行。

（二）门诊抢救绿色通道

1.门诊发现需要抢救的患者，由接诊医师和门诊护士负责现场抢救，组织专科医师进行会诊；如诊断明确的，可由专科医师接诊，决定进一步治疗；如不能快速明确诊断的，由接诊医师继续抢救，情况允许后护送至急诊科。

2.接诊医师在交接患者时要完成门诊抢救病历，与接收医师进行交接。

（三）急诊绿色通道的要求

1.进入急诊绿色通道的患者必须符合本制度所规定的情况。

2.在确定患者进入绿色通道后，凡不属于本专业授权范围的抢救要尽快请相应专业医师紧急会诊或协助抢救。接到会诊或协助抢救通知及指令的科室及医师，应保证在10min内到达会诊抢救现场。如有医疗工作暂不能离开者，要指派本专业有相应资质的医师前往。

3.进入绿色通道的患者医学检查结果报告要求医学影像科、超声科、检验科、心电图室等辅助科室尽快进行有关检查并按急诊检查报告时限规定出具相关检查报告，病情危急时可以是口头报告，并执行危急值报告制度。

4.药学部门在接到处方后优先配药发药。

5.急诊手术患者，导管室启动后30min内所有介入医师均需到位。

6.患者的病情、各种检查和治疗方案等均应根据医院患者知情同意告知制度的规定完成对患者或家属的知情同意告知，并签署相应的知情同意书。

7.进入急诊绿色通道的患者接受救治时在各医技科室发生的所有费用，均由收款结算处工作人员记录在专用的患者暂记账本上，并有相关记录，及时上报院总值班或有关部门。

三、转运前评估及准备

（一）转运前评估

1.呼吸系统　评估呼吸频率、呼吸节律、血氧饱和度、气道是否通畅，有无影响呼吸的危险因素，是否需要气管插管、机械通气，气管导管固定是否牢固、有无误吸的可能。

2.循环系统　评估血压、心率、心律、中心静脉压，有无持续性出血，输液通路是否通畅，血管活性药物使用情况，循环血量是否得到充足补充，尿量如何。

3.中枢神经系统　瞳孔大小及对光反射情况，有无颅骨骨折、颅内压增高、剧烈烦躁。

4.创伤评估　有无气胸、胸腔内出血或腹腔内出血，伤口引流液量、色、质，有无颈椎、肋骨、长骨及骨盆骨折等，骨折部位牵引、固定是否有效，检查出血部位是否包扎牢固及敷料渗血情况。

5.心理反应　评估患者有无精神紧张不安、恐惧等；评估家属的心理反应。只有正确系统地评估，才能预计途中可能出现的潜在安全隐患，避免发生险情时毫无准备而无法实施有效抢救。

（二）转运前的预处理

转运前的预处理包括如下事项：①保持呼吸道通畅。②保持静脉通路通畅。③颅内高压患者检查前按医嘱使用脱水药，尽量去除增加颅内压的因素，同时观察患者双侧瞳孔大小、是否对称、对光反射情况。④有引流管和导尿管者，检查各管道连接是否紧密，引流液满者放空引流袋，并给予夹闭和妥善固定，尤其胸腔闭式引流者搬运前应暂夹闭胸腔引流管，防止引流液逆流；对颈椎骨折的患者，使用颈托正确固定，保持颈部过伸位；对下肢及骨盆骨折的患者，应患肢固定，观察固定器材是否松动。⑤有精神症状、烦躁的患者，检查前遵医嘱使用镇静药，控制烦躁，妥善约束。⑥在转运前应确保患者的异常化验结果已得到处理。⑦记录外出前患者的意识、瞳孔、生命体征、采取的护理措施等，以便与外出过程中的病情变化进行对照。

（三）心理护理

实施心理护理，使患者及其家属有安全感。用通俗易懂的语言向患者介绍检查的目的及安全性、检查中的一些具体情况和体验、如何配合检查，让他们有一定的思想准备，解除患者的心理疑虑，缓解患者的焦虑与恐惧，帮助维持最佳的检查状态。

（四）抢救器械、药物的准备

1.氧气袋、小氧气钢瓶、便携式呼吸机充气充电备好，根据病情、医嘱选择使用。

2.吸痰用物：吸痰管、便携式吸痰器、压舌板、生理盐水、手套，纱布。

3.抢救箱：肾上腺素、多巴胺、洛贝林、可拉明、阿托品、甘露醇、地塞米松、利多卡因、地西泮（安定）、注射器、头皮针、输液管、口咽通气管、砂轮、胶布、手电筒、相关科室的联系方式等。

4.转运工具：选择多功能转运床。

（五）转运计划及知情同意

转运的目的是为了使患者获得更好的诊治措施，但转运存在风险，因此，转运前应充分评估转运的获益及风险。如果不能达到上述目的，则应重新评估转运的必要性。通常，在现有条件下积极处理后血流动力学仍不稳定、不能维持有效气道开放、通气及氧合的患者不宜转运。但立即需要手术干预的急症（如急性心肌梗死等），视病情与条件仍可积极转运。院内转运由主管医师决定。转运前应将转运的必要性、潜在风险及途中转运的实施方法告知，获取患者或其家属的知情同意并签字。患者不具备完全民事行为能力时，应当由其法定代理人签字；患者因病无法签字时，应当由其授权的人员签字。紧急情况下，为抢救患者的生命，在法定代理人或被授权人无法及时签字的情况下（如挽救生命的紧急转运），可由医疗机构负责人或授权的负责人签字。

四、转运监测与并发症的处理

（一）转运护送人员要求

心血管危急重症患者转运应由接受过专业训练、具备危急重症患者转运能力的医务人员实施，并根据转运的具体情况选择恰当的转运人员。转运人员至少有1名具备危急重症护理资格的护士，并可根据病情需要配备医师或其他专业人员（如呼吸治疗师、普通护士等）。病情不稳定的患者，必须由1名医师参与转运；病情稳定的重症患者，可以由受过专门训练的护士完成。转运人员应接受基本生命支持、高级生命支持、人工气道建立、机械通气、休克救治、心律失常识别与处理等专业培训，能熟练操作转运设备。必须指定1名转运人员作为转运过程的负责人，转运过程中的所有决策均应由该负责人员做出。如果没有医师参加转运，必须指定1名医师作为紧急情况的联系人，此人通常就是决定转运患者的主管医师。患者到达接收科室/医院后，应与接收人员进行全面交接。如患者未移交（如行CT检查等），转运人员需要一直陪护患者直至返回病房。

（二）转运的监测

转运期间的监测治疗水平应确保患者的生命安全，尽可能降低转运过程对患者原有监测治疗的影响，转运过程中不应随意改变已有的监测治疗措施。护送人员必须记录转运途中患者的一般情况、生命体征、监测指标、接受的治疗、突发事件及处理措施等，并记入病历。应为接收方提供相关记录，力争做到转运前后监测治疗的无缝衔接。

危急重症患者转运时必须监测心电图、脉搏、血氧饱和度、无创血压及呼吸频率。因肢体活动影响无创血压的准确性，条件许可时尽可能使用有创动脉血压监测。如病情需要，可留置中心静脉导管监测中心静脉压指导补液治疗，并可通过中心静脉导管输注血管活性药物。由于转运期间不能测量肺动脉楔压及心排血量，要求能在监护仪上持续显示肺动脉波形，否则需将肺动脉导管退至右心房或上腔静脉内。机械通气患者需要记录气道插管深度，监测呼吸频率、潮气量、气道压力、吸呼比，氧气供应情况等，有条件可监测呼气末二氧化碳分压（$P_{ET}CO_2$）。频繁躁动者，可适当应用镇痛、镇静药，但应尽可能保留其自主呼吸。转运途中应将患者妥善固定，防止意外事件的发生，特别注意防止气管插管的移位或脱出、静脉通道的堵塞和滑脱等。部分特殊患者可能需要监测颅内压。

（三）转运过程中并发症及处理

并发症包括引流管脱出，气管插管移位（包括插管过深和过浅），静脉留置针或测压管道滑脱或堵塞，定时药物或治疗未能按时给予；发生严重心律失常，发生血氧饱和度改变，血压重大改变，以及中断转运有窒息的危险。

转运前权衡与意外评估：危急重症患者的转运可能发生神经、呼吸、心血管及胃肠系统不同程度的并发症，以及管道脱开、药物延迟给予等不严重但会对患者有一定影响的并发症。有文献报道高达71%的转运患者在转运途中或检查过程中发生轻微至严重的并发症。因此，

对于危急重症患者是否必须转运需要主管医师的认真评估及权衡。作为责任护士也应充分评估转运的可能性，如果患者在转运前生命体征不稳定，而诊断性检查或治疗为必需的话，责任护士应坚持需由主管医师同往并应做好充分准备。医护人员在转运患者前应与接收部门联系并充分沟通，确保接收部门已获知病情并做好准备，转运护士应估计至前往科室的路程和所需的时间，联系好运送的电梯，并熟知运送路程中途经的能提供抢救设备的科室，以备危急重症患者运送途中需要就地抢救。

护理记录十分有助于转运护士判断患者在转运过程中的病情变化，应不少于15min记录1次。记录内容包括患者的监测指标数值、意识活动状态、检查或治疗期间情况等。对于转运过程中意外发生的救治也应描述。

（四）转运的交接

一旦做出转运决定，转出科室需立即与相关人员联系确保运输工具就位，检查所有转运设备功能良好，与接收科室的医师全面沟通患者病情，了解床位、设备准备情况，告知出发时间及预计到达时间。接收方应保证所有准备工作就位，一旦患者到达能及时接受监测治疗或检查。

到达接收科室后，转运人员应与接收科室负责接收的医务人员进行正式交接以落实治疗的连续性。交接的内容包括患者病史、重要体征、实验室检查、治疗经过，以及转运中有意义的临床事件，交接后应书面签字确认。

（张开萍　黄　平）

参 考 文 献

冷梅芳，胡婷婷，刘君，等."互联网＋"远程实时心电监测用于心血管危重症患者院前救护［J］. 护理学杂志，2017，32（11）：5-8.

李玲. 急诊胸痛患者转运的规范化护理［J］. 中国妇幼健康研究，2016，27（S2）：444-447.

区燕云，高艳芳，潘惠珍，等. 院内护理转运改良流程应用于急性胸痛患者护理转运过程中的效果探讨［J］. 临床医学工程，2019，26（9）：1263-1264.

彭雄，向定成，秦伟毅，等. 院前移动ICU建设对急性胸痛患者转运安全性的影响［J］. 中国数字医学，2015，10（9）：27-29.

颜琼，霍雪琴，刘梨娟. SBAR沟通模式在心血管危重患者转运中的应用效果［J］. 中国当代医药，2019，26（19）：213-215.

第二节　院间转运

一、急性冠脉综合征患者的院间转运

随着"转运PCI""溶栓后早期PCI"等血运重建策略的运用及推广，ACS患者区域协调救治重要性日益凸显。ACS患者首诊于不具备PCI条件的基层卫生医疗机构时，应在及时诊断及早期抗栓的基础上，根据患者疾

病类型、危险分层及转运条件，快速制订后续再灌注治疗策略及相应的转运方案。

（一）STEMI患者院间转运

对于确诊STEMI的患者，应根据"发病-就诊"时间、预计"确诊-转运PCI"时间、是否合并溶栓禁忌证等，选择再灌注治疗方式并制订转运策略（图23-2）。

对于"发病-就诊"时间＜12h的STEMI患者，若预计转运PCI时间≤120min，则应选择"直接PCI策略"。对接胸痛中心网络，优先选择距离最近、具有急诊PCI资质的医院，即刻转运；若预计转运PCI时间＞120min，则评估溶栓禁忌证；若患者存在溶栓禁忌证，也应选择"直接PCI策略"，即刻转运；如患者不存在溶栓禁忌证，则应选择"溶栓策略"。争取在10～30min

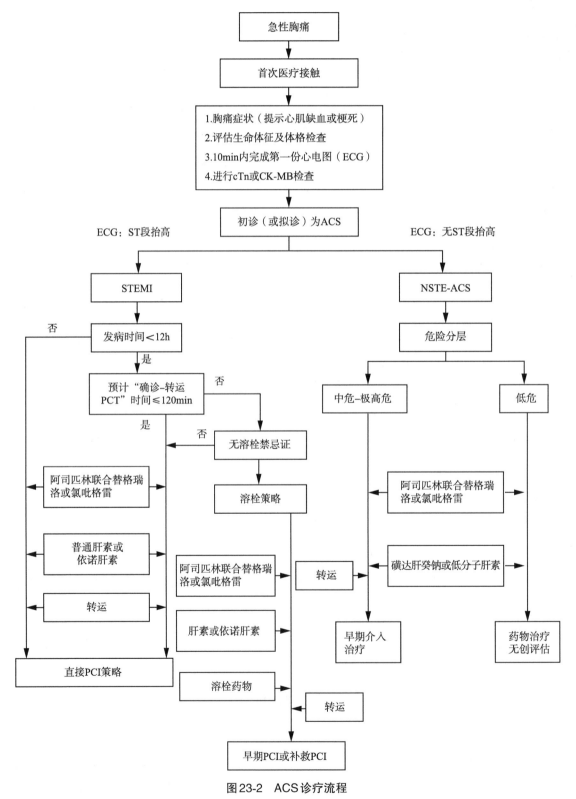

图23-2 ACS诊疗流程

实施溶栓治疗。接受溶栓的患者，如判断溶栓治疗失败，应尽快进行补救PCI；如判断溶栓成功，建议在溶栓后2～24h行早期PCI治疗。因此，STEMI患者接受溶栓后也应尽快转运至有PCI资质的医院。对于发病时间≥12h的STEMI患者，溶栓治疗获益下降。如患者有持续性胸痛、心肌缺血症状，或伴血流动力学不稳定，选择"直接PCI策略"，即刻转运。

（二）NSTE-ACS患者院间转运

对于确诊或拟诊为NSTE-ACS的患者，应首先进行危险评估（表23-1）。并根据危险分层结果，选择治疗策略。极高危患者，建议于2h内行侵入性治疗；高危患者，建议于24h内行侵入治疗；中危患者，建议于72h行侵入治疗。低危患者先行无创检查寻找缺血依据。因此，对于中危至极高危的NSTE-ACS患者应在早期抗栓基础上，应尽早转运至有PCI资质的医院，行早期PCI治疗。低危NSTE-ACS患者可继续在基层医院接受抗栓及抗缺血治疗，进一步完善无创负荷试验首选影像学检查，也可选心电图平板运动试验，评估是否存在可诱发的心肌缺血，对存在可诱发的心肌缺血患者进行有创性的冠状动脉造影检查。

表23-1　NSTE-ACS患者危险分层标准

危险分层	判断标准
极高危	至少具有以下1条：
	1.血流动力学不稳定或心源性休克
	2.药物治疗无效的反复发作或持续性胸痛
	3.致命性心律失常或心搏骤停
	4.心肌梗死合并机械并发症
	5.急性心力衰竭
	6.反复的ST-T动态改变，尤其是伴间歇性ST段抬高
高危	至少具有以下1条：
	1.心肌梗死相关的肌钙蛋白上升或下降
	2.ST-T动态改变（有或无症状）
	3.GRACE评分＞140分
中危	至少具有以下1条：
	1.糖尿病
	2.肾功能不全［eGFR＜60ml/（min·1.73m^2）］
	3.LVEF＜40%或慢性心力衰竭
	4.早期心肌梗死后心绞痛
	5.PCI史
	6.冠状动脉旁路移植术史
	7.109分＜GRACE评分＜140分
低危	无任何上述症状

（三）特殊ACS患者间转运

血流动力学不稳定是ACS患者转运风险的主要危险因素。对于发生心搏骤停、恶性心律失常、急性心力衰竭、心源性休克的ACS患者转运风险增加，但尽快行再灌注治疗的获益也最大。基层医院接诊这类患者时，应首先对接胸痛中心网络，在上级医院网络会诊指导下进行初步抢救、血流动力学支持。经处理后再次评估患者生命特征、转运时患者可耐受时间及转运时程、救护车条件，并积极转运。选择具备抢救条件、配备高级心肺复苏训练医护人员的救护车进行转运。尽可能实施绕行非PCI医院、绕行急诊室，以最大限度地节省救治环节和时间。对于已实施长时间心肺复苏，但自主循环仍不能恢复的患者，则不建议转运。

二、非急性冠脉综合征患者的院间转运

（一）高血压急症患者的院间转运

1.院前急救

（1）建立联系通道：出诊人员接到"120"急救中心电话后，得到患者姓名、年龄、家庭地址、联系电话、病情危重程度等信息，即与患者家属取得联系，询问患者家属患者的病情，嘱其做相应的准备与处理。如患者昏迷、呕吐，嘱家属不要轻易搬动患者，并将头偏向一侧，及时清理呼吸道呕吐物，并做好搬运的相应准备。

（2）现场救治：到达现场后，首先对患者进行体格检查，观察神志、瞳孔变化，心肺神经系统检查等。迅速做出准确判断，根据病情及时救治，通常采取如下抢救措施：保持患者相对固定体位：脑出血患者可因体位的变化致颅内出血压迫心血管、呼吸中枢引起心搏呼吸骤停，因此应由专人负责保护患者头部，避免头部活动。呕吐患者头应偏向一侧，以利于呕吐物排出，避免吸入气管；保持呼吸道通畅：气道阻塞是脑出血院前急救的重要问题，特别是昏迷患者，常丧失正常咳嗽和吞咽反射，呼吸道分泌物不能及时排出。而有效的气道是安全转送患者的必要条件，必须建立有效呼吸，尽早解除呼吸困难。首先清除口腔内呕吐物、分泌物，取下义齿，使患者头偏向一侧，牙关紧闭及抽搐患者放开口器，以顺利清除口腔、咽部内呕吐物、分泌物。舌根后坠者可用舌钳夹，并在口腔内放通气管，保持呼吸道通畅，并给予氧气吸入，以改善患者的缺氧状况。当呼吸频率低于8次/分或有暂停迹象时，应尽快气管插管，保持呼吸道通畅；快速建立输液通道，保证药物顺利输入；治疗措施：对于心搏呼吸骤停者应就地迅速进行心肺复苏术。脑出血患者当收缩压持续在200mmHg、舒张压130mmHg时，才需进行降压治疗。有颅内高压指征者，应进行降颅内压治疗，常规应用脱水药和利尿

药,如20%甘露醇125～250ml快速静脉滴注。患者如出现呼吸困难、呼吸浅快、不规律可应用呼吸兴奋药如可拉明、洛贝林等。止血药可应用氨甲苯酸、巴曲酶、维生素K₃等。

2.转运技巧

（1）现场搬运：进行现场救治后应迅速转运患者,一人专门负责搬运患者头部,保持头偏向一侧,不能任意活动。担架搬运时应尽量保持身体的平衡,并密切注意病情变化,如出现呕吐、呼吸困难可进行对症处理。

（2）转运体位：脑出血患者可因体位的变化致颅内出血压迫心血管、呼吸中枢引起心搏呼吸骤停。且一般车头较车尾震动小,故应将患者头部靠近车头,并且使脑出血重症患者的头偏向一侧,这样既有利于口腔分泌物流出又避免呕吐物误吸。应专人负责保护患者头部,避免头部的活动。

（3）转运时的抢救及护理：注意呼吸道的护理,及时清理呼吸道分泌物,保持呼吸道通畅,继续氧气吸入（2～4L/min）,同时做好心电监护,保持静脉输液通畅并持续用药,密切观察患者生命体征变化。根据病情随时调整治疗方案,对呼吸困难者酌情应用呼吸兴奋药;对躁动者应禁用安定类药物,以免引起呼吸抑制;对心搏呼吸骤停者应立即进行心肺复苏术。脑出血昏迷患者病情复杂、多变、危重,因此在转运过程中应严密而细致地观察病情,才能准确而及时地抢救患者。若病情变化,车辆在行驶中不能操作,应立即停车急救。

（4）与患者家属沟通,取得其配合：脑出血患者病情危重,应与患者家属讲明患者的病情,取得其支持。患者及其家属的感受最为重要,做好患者及其家属的心理疏导,保持良好的急救环境,及时、简明、扼要地介绍各种治疗、护理措施是确保急救护理程序顺利进行不可缺少的环节。在转运前应向患者及其家属做好解释工作,说明途中可能出现的情况,以取得患者及其家属的合作、谅解,稳定患者及其家属的情绪,减少医疗纠纷。

（5）入院准备：转送途中应与医院急救中心取得联系,便于及时处理病情变化和做好入院后的救治工作。入院时立即向接诊的医护人员交接病情及用药情况,以利于患者进一步的抢救工作。

（二）急性左心衰竭患者的院间转运

院前急救护理

（1）呼救指导：接到"120"指令后,立即指导患者或家属自救:指导患者立即停止活动,保持情绪稳定,平躺或半卧位,如家庭备有硝酸甘油或救心丸立即含服,备有氧气立即给吸氧,有呕吐时将头偏向一侧,并告知医护人员很快赶到,使患者保持心理平静。

（2）快速反应：出诊医护人员接到呼救3min内出车,5km内急救半径救护车必须在13min内赶到现场。

（3）现场急救

1）快速病情评估：到达现场后询问患者有无慢性心力衰竭病史（冠心病、高血压性心脏病、肺源性心脏病等）。患者突发呼吸困难,呼吸急速,端坐体位,呼吸"三凹征",冷汗淋漓,发绀,或咳粉红色泡沫痰,烦躁不安,有濒死感;听诊双肺布满湿啰音或哮鸣音,心尖部闻及舒张期奔马率等即可诊断。

2）吸氧、取正确体位：立即给患者取端坐位,注意安全防止坠床。给予高流量鼻导管吸氧（6～8L/min）,湿化瓶内加50%乙醇可降低肺泡内表面张力使其破裂、消失,增加气体交换面积。患者两腿下垂以减少静脉回心血量,减少其体力消耗和减轻心脏负荷。保持呼吸道通畅,观察患者咳嗽、痰液的性质和量,协助患者咳嗽排痰,必要时吸痰。

3）建立静脉通道：到达急救现场后护士立即采用静脉留置针,连接三通管建立静脉通道。按医嘱给予利尿、镇静、镇痛、扩张血管药物必要时强心、激素等治疗措施并密切观察患者面色、心率、心律、血压、尿量、神志变化,并详细记录,严格控制输液速度每分钟30～40滴,避免输液速度过快加重心肺负担,使病情加重。

4）药物治疗：①根据血压及心电图情况,按医嘱使用吗啡3～10mg静脉注射。血压正常的患者,首选静脉缓慢注射小剂量吗啡不仅可使患者镇静,减少躁动,减轻心脏负担,还具有舒张小血管功能而减轻心脏负荷的作用。患者气促烦躁、大汗,给予及时药后症状很快得以控制。②呋塞米20～40mg静脉注射,适用于双肺闻及大量水泡音的患者,具有利尿、静脉扩张的作用,有利于肺水肿缓解。③洋地黄0.2～0.4mg缓慢静脉注射,可增加心肌收缩力,减慢心室率,有利于缓解肺水肿,改善症状。目前仍是治疗心力衰竭的主要药物,特别适合快速心房颤动伴心力衰竭患者。④硝酸甘油5～10mg静脉滴注,于冠心病心力衰竭者早期使用。心力衰竭合并心绞痛时应用硝酸甘油可减轻心肌缺血,增加心肌收缩力。⑤氨茶碱0.25g稀释后静脉滴注,适用于双肺哮鸣音多者。

5）实施预见性抢救护理：急性心力衰竭患者院前救治阶段病情不稳定,护士应严密观察病情变化,注意典型或不典型的症状、体征及动态变化,做好预见性护理和抢救准备,特别是老年急性心力衰竭患者,因其多脏器功能退化,易合并多种疾病,如脑、肺、肾功能衰竭,增加抢救难度。护士在积极配合抢救的同时要注意监测生命体征及尿量。部分老年人左心衰竭表现不典型,以意识障碍、淡漠甚至昏迷为主要表现,易造成误诊。观察现场抢救前后的用药变化、有无药物中毒指征以及呼吸、心率、血压、心功能指征等,是决定能否转运回医院及实施后续治疗的重要保障。

6）做好心理护理：因急性左心衰竭起病急,患者常因严重呼吸困难而烦躁不安，出现焦虑或恐惧、严重躁动、濒危感。而窒息感和胸部压迫感可加重患者恐惧，使其心率加快、血压增高、心肌耗氧量增加，导致机体缺氧状况加重。心理护理的重点首先是解除患者的恐惧心理及濒危感，减轻心脏负荷。急救人员应保持镇静，用关切的语言安慰患者及其家属，消除紧张恐惧心理，产生温暖和安全感，利用非语言行为：快速敏捷反应、熟练急救技能使患者产生心理慰藉和信任，有利于患者病情稳定，积极配合治疗。抢救老年急性左心衰竭患者时，针对其易产生孤独感心理，应以鼓励、关心、爱护、解释为主，消除因疾病造成的心理压力。

（4）安全转运

1）转运指征：病情稍稳定后方可转送。尽管现场的人力、物力有限，医护人员对病情要有正确的估计，选择适当时机转运，避免顾此失彼。病情稳定时应及时转运回院治疗，以提高抢救成功率。

2）规避转运风险：转运前必须让患者或其家属在转运知情同意书上签字。医护人员应将转运风险告知家属，履行转运手续方能转运。注意搬运及转运时的安全，包括患者和医务人员的安全。目前我国8层以下的楼房没有配备电梯，旧式建筑物楼梯狭小、担架长等因素增加了将患者从高楼层经楼梯搬运下楼的困难和危险，如果医务人员参与搬运因体力不支会造成和患者一起跌落的危险，这是目前临床实际工作中遇到的难题也是急需解决的问题。救护车转运过程中应给患者取安全卧位并系上安全带，妥善固定担架车避免滑动和摇晃；拉上窗帘使光线柔和，减少刺激；告知司机开车尽量减少震动和颠簸。

3）途中监护：途中加强监护，维持治疗使用的氧气管、输液管、监护仪导线的畅通，观察并记录尿量，抢救急性左心衰竭患者。利尿药是治疗的三大基石之基础，尿量的多少可为医师应用利尿药的剂量提供依据。途中密切观察病情并详细记录，做好预见性抢救的准备，如途中患者出现猝死，应立即停车实施心肺复苏、除颤、气管插管等抢救措施。

4）病情交接：患者转送至医院后应与接诊科室详细交代院前抢救、病情及用药情况，交接双方签字。

（张开萍　黄　平）

参 考 文 献

曹敏丽，陶莉莉. 基层医院急性胸痛患者院间转运现状研究［J］. 中国乡村医药，2018，25（19）：71-72.

戴亚河，宁靖，吉艳玲. 应用负压隔离舱院间转运新型冠状病毒肺炎患者的护理体会［J］. 岭南急诊医学杂志，2020，25（2）：114-121.

刘扬，张弛，李楠，等. 微型急救单元担架车在院前携带呼吸机患者转运中的应用［J］. 中国医学装备，2020，17（5）：224-226.

张世新，夏梅，吴蔚，等. 危重患者在体外膜肺氧合支持下院间转运的病例系列报道［J］. 第三军医大学学报，2019，41（1）：13-18.

中华心血管病杂志编辑委员会. 急性冠状动脉综合征患者早期抗栓治疗及院间转运专家共识［J］. 中华心血管病杂志，2019（1）：9-15.

第24章

心血管危急重症患者的营养与代谢支持

第一节 概 述

一、心血管危急重症患者的营养代谢特点

合理营养支持是心内科重症病房最重要的措施之一，尤其是老年患者合并多系统病变者。人体内器官和组织只有在获得充分营养条件下才能发挥正常的生理作用。应激（如急性胸痛、重症心肌炎、严重感染等）情况下，机体物质代谢发生一系列变化，以适应其高代谢、高分解状态。此时，如果没有充分营养物质供应，人体将处于分解状态，表现为体重下降、低蛋白血症、低钠血症和低磷血症及影响心肌营养。及时、合理的营养支持能增强机体抵抗力，促进病情好转，改善患者预后，提高生活质量。

危重患者多呈高代谢状态，分解代谢高于合成，也可以是低代谢率，但即使是低代谢率，分解仍然高于合成代谢，危重患者中的绝大多数是高代谢，只有那些高度营养不良或器官功能不全的患者，机体内储存的脂肪、蛋白质已高度消耗，难再有燃料供机体应用，分解代谢低，合成代谢更低。高代谢是由于机体对外来侵袭过度急性反应的结果。细胞因子TNF、IL-1、IL-6等引起神经内分泌改变，分解激素如儿茶酚胺、胰高血糖素、肾上腺皮质激素等大量增加，出现肌肉、蛋白质和脂肪分解，糖异生增加，但胰岛素的效应降低，出现葡萄糖耐量下降、血糖升高的现象，因而有大量氮的丢失，出现负氮平衡，脂肪廓清加速，急性时期反应物增加，代谢率可增加20% ～ 100%或更高。应用底物不足，细胞代谢障碍，进而加重器官功能的损害，出现器官功能不全甚至衰竭。这是危重患者出现多器官功能不全，最终发生衰竭的一个原因。危重患者不单有代谢率增高、分解代谢增加，还有组织损害、生理功能受扰、免疫功能障碍等，为恢复正常状态均需有营养素参与调控，因此营养支持在危急重症患者的作用是保持机体组织、器官的结构与功能，维护细胞的代谢，参与生理功能调控与组织修复，促进患者康复。营养支持是危重患者的一个重要治疗措施，应贯穿整个监测治疗过程中。

二、心血管危急重症患者的营养支持原则

营养支持是心血管危急重症患者的一项重要措施，应重视营养支持的适应证、开始时间、总量控制、方法及应用过程中的监测指标。在营养支持前，应注意以下原则。

1.营养支持前进行营养状态评估，了解病前有关营养状态，如有无心力衰竭、肝肾衰竭、合并肿瘤等。

2.给予的营养量进行计算，常规给予能量105 ～ 125kJ/（kg·d），葡萄糖量以4mg/（kg·min）为度，但血糖应控制在12.3mmol/L以下，营养过多或过少都将加重机体的代谢紊乱。

3.对极危重患者、不能进食者，肠内营养应作为首选。可用鼻胃管，胃无张力或血容量不稳定、内脏血流减少、胃肠道淤血的患者，应限制肠内营养量防止胃潴留或误吸。

4.当胃肠道功能紊乱或进食不足时，应及早应用肠外营养，以保证患者能获得能量、蛋白质、水及电解质补充，当胃肠道功能改善后再由肠外营养过渡到肠内营养。

5.危急重症患者的代谢紊乱情况常因人而异、因病而异，且有器官功能障碍，因此，应用营养支持时应仔细监测，及时调整输入营养的质与量，避免发生更多的代谢紊乱及器官功能障碍。

第二节 心血管危急重症患者营养支持方法

一、肠内营养

肠内营养是经口摄入，对危急重症患者可经鼻胃管注入各种必须营养素。且更符合人体生理状态，具有节省费用、使用安全、易于监护等特点。肠内营养可刺激或促使消化道激素分泌，从而加速胃肠道功能的恢复。

1.肠内营养的临床意义 营养物经肠道吸收，能更好地被机体所利用，可以改善和维持肠道黏膜细胞的结

构与功能的完整性，增加肠道的免疫功能，减少肠道细菌易位及肠源性感染的发生。肠内营养可单独应用，也可与经静脉的营养支持联合应用，以减少静脉营养的用量，降低并发症。

2.适应证与禁忌证 肠内营养适用于不能或不愿经口进食的患者，如口腔、咽喉或食管手术、肿瘤、炎症时。伴有中枢神经系统紊乱，知觉丧失，脑血管意外及咽反射丧失，不能吞咽时。存在胃肠道疾病，如短肠综合征、胃肠道溃疡性结肠炎、局限性回肠炎、胰腺功能不全，腹泻，吸收不良综合征及顽固性腹泻。其他如术前或术后营养补充，肝肾衰竭，先天性氨基酸代谢缺陷病的患者也需应用。

对伴有腹泻、消化道活动性出血及肠梗阻患者应禁用肠内营养。

3.输入途径 胃肠内营养的输入途径主要靠管饲，置管的方法很多，最简单的是鼻-胃管。

4.肠内营养的投给方式

（1）一次性投给：将配好的液体饮食用注射器缓慢注入胃内，每次约200ml，每日6～8次。此种方式易引起腹胀、腹痛、腹泻、恶心与呕吐，多数患者难以耐受，仅部分患者经过几天的适应可逐渐耐受。这种投给方式仅适用于鼻饲法注入。

（2）间歇重力滴注：将液体饮食经输液管及墨菲滴管与喂养管相连缓慢滴注，每次250～500ml，速率为10ml/min，每日4～6次，此方法适用于鼻饲法。这种方法较为常用，其优点是有更多的活动时间，类似正常饮食的间隔时间。

（3）连续输注：与间歇重力滴注装置相同，通过重力滴注或输注泵连续12～24h输注。除输注匀浆饮食者外，目前多主张此种投给方式。

二、肠外营养

肠外营养指患者所需全部热量与氮量完全由胃肠外供给，胃肠功能是否有效，是选择肠内或肠外的主要依据。

适应证：①不能经胃肠道正常进食者，如高位肠瘘、食管胃肠先天性畸形、肠断综合征等；②严重烧伤和严重感染；③消化道出血、消化不良，如溃疡性结肠炎、长期腹泻等；④特殊疾病，如胰腺炎、急性肾衰竭、肝衰竭。

肠外营养制剂：①葡萄糖制剂。葡萄糖是肠外营养的主要能源物质，具有利用率高、价格低廉等优点，对于糖尿病或糖耐量较差的患者，可予以果糖或山梨醇。②脂肪乳剂。脂肪乳除了提供热卡外，还能提供必需脂肪酸。每日500ml脂肪乳剂是最低需要量。脂肪乳剂按脂肪酸碳链长度分为长链甘油三酯（LCT）及中链甘油三酯（MCT）两种。③复方氨基酸溶液，是由人工合成的结晶左旋氨基酸配制的复方溶液。这种溶液纯度不高、不含肽类、含氨低，可被充分用于蛋白质合成，不良反应少，是最佳的供氮物质。复方氨基酸的配制按临床需要而定，可分为支持用的平衡氨基酸及适用于肝、肾衰竭患者的特殊氨基酸。

肠外营养时需补的电解质有钾、钠、氯、钙、镁和磷等。维生素及微量元素以预防性使用为原则。维生素制剂含水溶性和脂溶性维生素，常用的微量元素复合液有锌、铜、锰、铬4种。输入途径主要为周围静脉途径及中心静脉途径。

第三节 心血管危急重症患者特殊并发症监测

一、肠内营养的并发症

1.与插管有关的并发症 长期鼻插管可引起口、咽、鼻腔黏膜糜烂，鼻饲管较细，在意识不清患者中易误入气管，不明原因的低热可由长期插管引起。

2.误吸 是常见及较重的并发症，多见于肠内营养，常有胃潴留，经食管反流而误吸。肠内营养时，注入营养后数小时内宜取头高位，但出现胃潴留时不宜进行肠内营养。

3.腹泻及便秘 腹泻的原因及防治：脂肪吸收不良，高渗溶液，乳糖不耐症等，抗生素导致胃肠道菌群紊乱；可使用乳酸菌制剂。便秘的原因是水分摄入不足及膳食纤维不足；应补充足够水分，补充膳食纤维每日2～5g。

二、肠外营养的并发症

1.液体出入量及速度：根据患者外周血容量制订补液计划，维持液体出入量平衡，合并心力衰竭患者，要达到液体负平衡。液体的输注速度，根据患者病情而定，以糖类为标准，每小时每千克体重输入不应超过0.5～1.2g，输注过程中需使用输液泵，以严格控制速度。

2.合并肝衰竭的患者，氨基酸溶液应含较高浓度的支链氨基酸，支链氨基酸可与芳香族氨基酸竞争通过血-脑脊液屏障，具有治疗肝性脑病的作用。

3.应用高渗葡萄糖时，一般需使用胰岛素，开始用量为6～8g葡萄糖加1U的胰岛素，其后因内源性胰岛素分泌增加，可逐渐减少胰岛素的用量，并注意监测血糖，避免低血糖。

4.脂肪乳剂单独输注时速度要慢,先以1ml/min开始,输注太快可致胸闷、心悸或发热等,临床上肝功能不全患者选用兼LCT及MCT的脂肪乳剂(两者比重为1:1)。

(金 萍 金 鹏)

参 考 文 献

李阳洋,邵小平,丁菊飞,等.危重症患者肠内营养护理质控体系的构建与临床实践[J].中国实用护理杂志,2020(14):1052-1057.

林碧霞.间歇滴注与持续滴注对成人鼻饲患者胃肠道耐受性影响的系统评价[J].福建中医药大学学报,2019.

欧阳彬.ESPEN 2018重症营养指南解读[J].中华重症医学电子杂志,2019,5(3):296-301.

王锐,张四喜,王红,等.某院2012年至2014年肠内营养制剂应用情况分析[J].中国药业,2016,25(4):84-88.

王依宝.内科重症诊疗策略与监护技术[M].长春:吉林科学技术出版社,2018,3:115-140.

尤薇.两种肠内营养混悬液在糖尿病伴高尿酸血症患者中的应用研究[J].青岛大学学报,2017.

余雷.脂肪改良型肠内营养对重症患者营养及脂肪代谢的影响[J].郑州大学学报,2019.

第25章

心血管危急重症患者的康复

第一节 慢性心力衰竭患者的运动康复进展

一、概述

慢性心力衰竭是由不同原因导致的心肌损伤，引起心室结构、功能损伤，诱发心脏射血功能损伤与心脏重构，疲乏、体液潴留及呼吸困难是疾病的主要表现，其中呼吸困难、疲乏会对患者日常活动产生限制，体液潴留则会诱发水肿，是诸多心血管疾病发展的终末期。慢性心力衰竭发病情况十分严峻。近年来，随着现代药物的发展，心力衰竭治疗方面取得了巨大突破，但药物的使用并不能显著缓解心力衰竭相关症状，患者的机体功能康复及日常生活仍受困扰，生存质量仍较差。既往研究认为，若要保证慢性心力衰竭患者心功能更好、更快地恢复，应该约束并限制患者的各项体力活动，以帮助减轻其心脏负荷。随着临床对现代心脏康复运动训练的重视，研究发现，心脏运动康复训练的实施能够降低慢性心力衰竭患者致残率与死亡率，对改善患者生存质量意义重大，心脏的运动康复现已成为慢性心力衰竭患者主要的二级预防方案及推荐治疗方案。目前，国外与慢性心力衰竭患者运动康复训练相关的研究已相对成熟，但国内相关研究开展较晚，仍无确切且统一的康复计划标准。

二、主要运动康复形式

老年慢性心力衰竭患者的运动康复形式主要包括抗阻训练、耐力训练、柔韧性训练，其中耐力训练的开展主要是为了最大限度地帮助患者增加最大耗氧量，以改善心肺功能，骑车、步行等是主要运动训练方法。抗阻训练则是身体通过对抗阻力来达到增加肌肉与力量目的的一种训练方法，主要包括举重、沙袋、哑铃等。柔韧性训练的开展有一定要求，需要将患者四肢关节活动范围维持在有效范围内，因多数老年慢性心力衰竭患者四肢关节活动情况相对较差，故应多重视四肢的伸展运动。

（一）耐力训练

耐力训练即耐力性训练，主要训练方式包括游泳、步行、划船、自行车、登山及其他某些球类运动等，也可采用跳绳、原地跑、爬楼梯等方式进行训练。耐力训练的开展能够提高患者的机体耐力，但需要长时间坚持与训练才能获得预期效果。老年慢性心力衰竭患者的耐力训练主要包括爬山、游泳、打太极运动、慢跑、骑自行车、步行等，一段时间的耐力训练可以在一定程度上改善患者的心率储备，这对提高患者躯体功能、增强自我效能感、提高运动能力均有积极意义，最终达到提高患者生活质量的目的。在上述各项主要耐力训练形式中，国内患者多采用步行的运动方式，相当一部分患者进行太极运动。一项荟萃分析发现，太极运动作为一种康复训练方式可以提高伴射血分数不佳老年慢性心力衰竭患者的生活质量，但一段时间的太极运动后，患者血压、峰值氧耗量及6min步行距离等指标均未发生明显变化，表明进行单一的太极运动训练可能无法获得理想的训练效果，还应与其他训练形式相结合。目前，临床仍缺乏观察各耐力训练结合开展对慢性心力衰竭患者肌肉强度、左心室功能及生存时间影响的相关研究，运动强度也尚无统一标准，可见老年慢性心力衰竭患者的耐力训练尚需深入研究。

（二）抗阻训练

抗阻训练，即等长训练、等张训练、等速训练，是一种保持恒定运动速度的肌力抗阻训练方法，设计有效的抗阻训练计划对提高机体运动水平有重要意义。此外，抗阻训练的主要目的是帮助机体训练并建立理想的肌肉力量，其原理是通过进行阻力训练改变患者的肌肉力量，以达到提高运动耐力的目的。老年慢性心力衰竭患者主要的抗阻训练形式包括辅助弹力带、相对轻的重物手持及各种类型的训练器械重量训练，详细的训练方式包括屈腿练习、举重练习、腿部推举等。上述训练并不需要患者使用较大的力量，也不会增加心肌负荷，尤其适合老年人群。Tsarouhas等研究指出，抗阻训练可能对合并心脏病的慢性心力衰竭患者无益。部分研究报道，抗阻训练联合耐力训练能更好、更快地改善老年慢性心力衰竭患者心功能及提高生活质量。故对于部分合并心脏病或心功能较差的老年慢性心力衰竭患者，抗阻训练虽然无法完全取代耐力训练，但仍能作为耐力训练的一种合理的补充方法。

（三）柔韧性训练

柔韧性训练主要训练机体关节肌腱、皮肤、韧带、肌肉等组织，开展柔韧性训练的目的是帮助患者提高伸展能力、增加身体弹性，在一定程度上提高关节的活动幅度，进而提高身体可用运动幅度。关节、骨骼、韧带、肌腱、结缔组织等共同合作完成机体各项运动，以保证机体的柔韧性，可以提高机体运动能力。在柔韧性训练中牵拉练习尤为重要，是一种公认的有效训练形式，其在促进机体柔韧性发展的同时还会进一步改善机体的肌肉功能，增加肌肉力量，从而进一步提高机体的运动效率。瑜伽是目前主要的柔韧性训练形式之一，在改善患者机体柔韧性方面有重要价值，同时还能改善神经内分泌系统、心血管系统、运动系统及呼吸系统功能。Pullen等进行了一项利用瑜伽体式联合呼吸法改善心力衰竭患者柔韧性的研究，结果显示，患者在坚持每周3次、每次40min、持续12周的瑜伽柔韧性练习后，其心力衰竭相关症状显著改善，生活质量显著提高。Raghuram等进行了一项随机对照试验，对比了瑜伽组与对照组（常规的运动训练，非瑜伽柔韧性训练）患者的各项相关指标变化情况发现，瑜伽组各血脂相关指标水平、左心室收缩功能均较对照组有显著改善，且瑜伽组患者抑郁、焦虑等负性情绪也较对照组明显改善。可见，瑜伽这一柔韧性训练形式在老年慢性心力衰竭患者中具有一定的应用价值。

三、康复强度

老年患者运动康复的强度是老年慢性心力衰竭患者远期相关功能及生活质量提高的关键因素，老年慢性心力衰竭患者运动康复强度的确定可以根据Borg疲劳感等级及靶心率评估。2011年美国心脏病基金会与美国心脏协会对心脏病二级预防指南的修正指出，心脏病患者应持续开展至少每天30min、每周5～7d的中等强度运动训练，特别是有氧运动训练。上述修正指南中提到的运动强度，经Borg有感疲劳等级评价后等级为11～14级，即轻、中度有感疲劳，其靶心率为40%～60%。一项长达10年的随机对照研究发现，长时间的中等强度练习对老年慢性心力衰竭患者躯体功能及生活质量均有理想的正面影响，同时还能减少患者再住院治疗次数，降低病死率，显著改善患者预后。研究指出，对稳定期慢性心力衰竭患者制订高强度有氧间歇训练计划相较于持续进行中等强度的运动训练收益更多，且安全可行。这种高强度有氧间歇训练对患者有一定的要求，认为只有患者Brog有感疲劳等级在15～18级才可实施。相关动物实验研究结果显示，低强度运动训练可以进一步抑制甚至阻止心力衰竭的发生与发展。散步是最常见的老年患者运动康复训练形式之一，属于低强度运动训练，长时间坚持能改善老年患者心率储备，提高老年人群生活质量。坐位运动康复也属于低强度训练形式的一种，这种运动康复训练模式虽不能很好地改善心率储备，但能通过提高日常生活能力促进患者生活质量的改善。在实际情况下，老年慢性心力衰竭患者日常完全依靠坐位运动、散步等开展运动康复训练并不全面，还应补偿性地增加每日运动次数、持续运动时间及总的运动时间，以达到运动康复练习的目的。目前，考虑到运动康复训练开展的安全性，多为老年患者制订强度相对保守的运动康复训练计划。研究指出，将最初的6min最大步行距离的10%～20%作为基础运动量，在保证患者静息呼吸频率未超过每分钟5～10次的条件下，可以逐渐增加患者的运动强度，最终保证其能够在40～60min完成3000～5000步，且至少每周持续运动4～6d。可见，若老年慢性心力衰竭患者身体条件允许，可以适当增加运动强度，以达到运动康复治疗的目的。

四、运动康复注意事项

运动康复训练需长时间坚持，故老年患者对运动康复方案执行的依从性极为关键。通常老年患者运动康复训练依从性不佳的原因主要包括交通不便利、缺乏训练机构、经济条件差、运动动机缺乏、对运动效果认识不足、缺乏运动时间等；此外，还有部分患者因为在住院治疗期间错失训练机会而导致训练依从性低下。研究指出，有运动治疗师与心脏医师的共同监督及指导，并针对患者具体情况为其制订合理且具有针对性的运动方案对提高患者运动康复训练的依从性有积极的促进作用。宋韵等研究发现，评估患者心功能，并结合患者日常生活习惯及可以承受的活动量制订长期个性化运动康复训练方案，能增加患者运动康复训练依从性。但无监督的运动康复训练很难长期执行，依从性并不理想，且随着运动康复训练时间延长依从性明显降低，可见采取某种合适的干预方式提高老年慢性心力衰竭患者运动计划执行的依从性极为关键。保证患者机体安全是为老年慢性心力衰竭患者制订运动康复计划的首要原则。研究指出，对慢性心力衰竭患者进行恰当的运动训练风险评估、危险分级，并在训练开始前给予老年患者合理的健康教育及安全性防范措施指导，同时加强患者对计划执行的依从性均能很好地预防可能因运动导致的不良心脏事件的发生。

总之，运动康复训练对于老年慢性心力衰竭患者是一种安全高效的心功能康复手段，抗阻训练、耐力训练与柔韧性训练联合使用能获得更加理想的功效。目前运动康复训练在老年慢性心力衰竭中应用价值的相关研究多为短期训练，即观察12～16周训练价值，长期运动康复训练实施的效果与价值的相关报道较少见，仍需要进行大样本、前瞻性研究加以验证。此外，我国心脏康复事业起步较晚，与慢性心力衰竭相关的各项运动康复研究仍处于初级阶段，运动康复相关知识的认识尚不深刻，康复知识的普及力度较小，仍缺乏大量专业人员，与之相关的研究样本量也偏小，运动形式相对单一，因考虑到老年人群的身体素质水平，制订的运动强度也主要集中在轻中度，强度相对保守，仍待进一步深入研究。

（张国宁　司晓云）

参 考 文 献

陈文鹏，卢健棋，刘龙燕，等. 中医康复治疗慢性心力衰竭的研究进展［J］. 海南医学院学报，1-13.

王翠红. 慢性心衰患者应用运动康复护理的效果探讨［J］. 中国现代药物应用，2020，14（8）：222-223.

张学正，李静，王琼，等. 老年慢性心力衰竭患者运动康复的研究进展［J］. 医学综述，2020，（10）：1973-1977.

朱平辉，刘晓曦，宋德利，等. 慢性心力衰竭患者的运动康复［J］. 心肺血管病杂志，2017，36（6）：503-506.

Haykowsky MJ，Daniel KM，Bhella PS，et al. Heart Failure：Exercise Based Cardiac Rehabilitation：Who，When，and How Intense？［J］. Can J Cardiol，2016，32（10）：382-387

Palmer K，Bowles KA，Paton M，et al. Chronic Heart Failure and Exercise rehabilitation：A systematic review and meta-analysis［J］. Arch Phys Med Rehabil，2018，99（12）：2570-2582.

Rincón M，Rojas MX，Rodriguez Romero VA，et al. Economic Evaluation of Exercise-Based Cardiac rehabilitation Programs for Chronic Heart Failure Patients in Colombia［J］. J Cardiopulmonary Rehabil Prev，2016，36（1）：1219-1221.

第二节　慢性心力衰竭患者的康复治疗

目前最新指南均将心力衰竭患者的心脏康复治疗作为最高级别推荐。规范的心脏康复能够带来的普遍益处主要包括提高运动能力、减轻肥胖指数、改善自主神经张力、改善血脂、改善行为特征、改善生活和身体质量、改善血流动力学指标、减少住院、降低大病的发病率和死亡率。

运动训练是心脏康复治疗心力衰竭的核心内容，其目的在于提高患者的有氧运动能力。合理的运动训练可以增加骨骼肌质量、力量和耐力，优化骨骼肌氧供应和有氧代谢。同时，还可以降低循环中儿茶酚胺水平，减少肾素-血管紧张素-醛固酮系统的活化、改善内皮依赖性小动脉血管舒张、限制前炎症细胞因子。已有研究证明，运动训练不仅可以提高运动耐量，从而提高生活质量，而且可以延长预期寿命。

一、心肺运动试验

心肺运动试验（CPET）是评估心力衰竭患者的运动能力和摄氧量的基本工具。与标准的运动试验不同，CPET能确定无氧阈值（AT），表明肌肉新陈代谢从以有氧代谢为主进入到以无氧代谢为主，并确定峰值耗氧量（VO_2），两者都具有重要的功能和预后意义。通过上述两个参数可以为患者开出个性化运动处方。CPET的适应证为慢性心力衰竭患者临床症状稳定2周以上。禁忌证分为绝对禁忌证与相对禁忌证。

1. 绝对禁忌证　①急性心肌梗死（<2d）；②高危不稳定型心绞痛；③导致血流动力学不稳定的心律失常；④急性心内膜炎；⑤严重主动脉缩窄；⑥失代偿的心力衰竭；⑦急性肺动脉血栓形成或肺栓塞；⑧近期发生非心脏原因可影响运动能力的疾病或可因运动而加剧病情（如感染、肾衰竭、甲状腺毒症）；⑨残疾人或不能合作者；⑩未获得知情同意。

2. 相对禁忌证　①左冠状动脉主干狭窄；②中度狭窄的心脏瓣膜疾病；③电解质紊乱；④心动过速或心动过缓；⑤心室率未控制的心房颤动；⑥肥厚型心肌病；⑦不能合作的脑认知障碍者；⑧高度房室传导阻滞。

CPET终止运动指征也分为绝对指征与相对指征。

（1）绝对指征：①达到目标心率。②发生急性心肌梗死或怀疑心肌梗死。③发作严重心绞痛。④随功率递增，血压下降>10mmHg（1mmHg＝0.133 kPa），或持续低于基线血压。此外，收缩压>220mmHg（国外>250mmHg），舒张压>115mmHg。⑤发生严重心律失常，如二～三度房室传导阻滞、持续室性心动过速、频发室性期前收缩、快速心房颤动等。⑥出现面色苍白、皮肤湿冷及明显气促、呼吸困难。⑦出现中枢神经系统症状，如眩晕、视觉障碍、共济失调、感觉异常、步态异常、意识障碍。⑧患者要求停止运动。

（2）相对指征：①心电图示ST段水平压低或下斜型压低≥2mm，或ST段抬高>2mm；②胸痛进行性加重；③出现严重疲乏、气促、喘鸣音；④出现下肢痉挛或间歇跛行；⑤出现不太严重的心律失常，如室上性心动过速；⑥运动诱发束支传导阻滞未能与室性心动过速进行鉴别。

在排除了诸如血流动力学不稳定或明显室性心律失常等运动禁忌证后，运动训练计划需要通过递增和最大（症状受限）的运动试验对入院时的运动能力进行仔细和精确的评估，如果可能的话，应联合测量通气和气体交换指标（即心肺运动试验）。该评估应估算外周肌肉骨骼功能废退程度，估计所需的最小训练次数，并确定无氧阈值时最初耐力训练的强度。

应根据慢性心力衰竭患者的具体情况制订个体化运动处方。运动处方的要素包括运动种类、运动强度、运动时间和频率，其中运动强度是制订运动处方的重要内容，直接关系到运动的安全性和效果。慢性心力衰竭患者运动具有一定危险性，掌握合适运动强度更是制订及执行慢性心力衰竭患者运动处方的关键。

二、运动处方

运动处方是指从事体育运动的锻炼者，根据其健康、体力及心血管功能状况，结合学习、工作、生活环境和运动喜好等个体化特点，以处方的形式来确定运动的种类、方法、强度、频率和运动量等，并提出在运动中应该注意的事项。

运动处方包括运动频率、运动强度、运动时间、运动类型4个方面的内容。

1. 有氧运动处方　有氧运动是慢性心力衰竭患者运动康复的主要方式。有氧运动的种类包括骑踏车（即功率自行车）、骑自行车、步行、游泳、打太极拳等。

功率自行车：功率自行车允许在非常低的工作负荷下进行锻炼，可连续监测心率、心律和血压。对于慢性心力衰竭患者，功率自行车锻炼是推荐的最有利的有氧运动类型，尤其是对于严重运动不能耐受、有严重心律失常病史、经常需要调整利尿药及肥胖患者，以及其他类型运动的骨科、神经学和（或）年龄相关限制患者而言。

（1）运动处方分类

1）户外自行车：由于引起心血管应激的环境因素（如头部风力、坡度）的影响，采用功率自行车训练可承受的负荷量到户外进行自行车运动是不可取的。即使是户外自行车在一条平坦的赛道上以非常慢的速度（12km/h）行驶，也需要将近1000ml/min的VO_2，50～60 W。因此，户外自行车运动仅适用于临床长期稳定或具备高运动能力的慢性心力衰竭患者。

2）步行：步行时做功负荷范围较大，为患者提供了广泛的运动耐受范围。低速度（<50m/min）相当于650ml/min VO_2，只需0.3W·kg体重的低运动耐力。而较快速度（100m/min，）相当于900～1000ml/minVO_2，要求运动耐力为0.8～0.9W·kg体重。

3）游泳：游泳过程中，头部上浮和静水诱发的容积变化导致左心室容积负荷增加，使心脏容积增加，肺毛细血管楔压增加。缓慢游泳（20～25m/min）时，心率、血乳酸和血浆儿茶酚胺的测量结果与在100～150 W工作负荷下的功率自行车训练测量的结果相似。因此，患有舒张和收缩功能障碍的慢性心力衰竭患者应避免

游泳。

（2）运动强度

1）以心率为标准确定运动强度：传统运动强度以心率来确定，运动目标心率是最大预测心率（HR_{max}）[HR_{max}＝220－年龄（岁）]的65%～75%，即65%～75% HR_{max}。但临床研究表明，以此作为运动处方强度存在较大安全隐患。作为运动处方强度存在较大安全隐患。

2）自觉劳累分级：对服用β受体阻滞药或接受心脏移植的患者，其心率对运动反应迟钝，是以心率判断运动强度的不利条件，此时可根据Borg自感劳累分级评分（表25-1）为标准确定运动强度。心血管病患者建议的目标值为11～13级，其水平相当于40%～60%$VO_{2\,max}$。

3）运动持续时间：对于心脏事件发生后的废退（去适应）患者，每次运动时间最初可能短5～10min，并根据运动耐量逐步增加运动时间。

表25-1　Borg自感劳累分级

Borg 计分	自我理解的用力程度
6	非常非常轻
7	
8	
9	很轻
10	
11	轻
12	
13	有点用力
14	
15	用力
16	
17	很用力
18	
19	非常非常用力
20	

注：有氧运动的运动强度设定应控制自感劳累分级在12～13分范围。

随着身体素质的提高，每次锻炼时间可以每1～3周增加1次，直到锻炼时间在30～40min以上，但随着运动持续时间增加，其强度运动可能需要比最初时减少，每周3～7次。每日运动30min总时间可以多次运动累计，但每次至少10min（如3次10min运动，2次15min运动，或1次30min运动）。

4）运动进程：初始阶段：强度应保持在一个低水平（例如40%～50%峰值VO_2），直到达到10～15min的运动时间。根据症状和临床情况增加运动时间和训练频率。提高阶段：逐渐增加强度（50%～60%～70%，甚至大于80%峰值VO_2），如果耐受，将时间延长到

15～20min为主要目标。如果耐受到30min，则是次要目标。在反复运动试验的基础上，当患者能够以较低的自感劳累等级执行给定的运动强度时，建议重新调整训练强度和（或）假设与基线相比，运动耐力有所提高。一般来说，运动训练的进行顺序应为：持续时间、频率、强度。运动计划的维持阶段通常在训练的前6个月后开始。

2.抗阻运动处方　目前认为在冠心病患者中抗阻运动训练应该是有氧运动训练的一种辅助，而不是有氧运动训练的替代。

（1）运动强度：通常参照个人所测得的或估计的最大强度，或"1次最大负荷"（1-repetition maximum，1RM），即个体一次运动所能举起的最大重量。最初强度约为30% 1RM，以确保每次运动能正确完成，并防止肌肉骨骼损伤。当患者能够轻松完成三套动作，每天能重复动作12～15次时，其举起重量可以增加约5%，但须减少动作重复次数。

（2）运动频率：每周2～3次，两次抗阻运动间歇时间至少48h。

（3）运动持续时间：起初每次运动重复动作8～10次。起初为1～2套单一动作。随着肌肉施加的应力增加，肌肉性能得以提高。1套动作中重复动作12～15次。一般情况下，当重复的次数越少而举得越重时，则动作的强度和幅度越大，而当动作的次数和套数增加越多，则耐力增加越大。两套动作之间建议休息20～30s。

（4）运动方式：抗阻训练可以是举重或举哑铃或举锻炼机，往往在有氧运动后进行并作为放松运动的过渡。还包括卷曲二头肌、扩展肱三头肌、耸肩、屈膝俯卧撑、屈膝"紧缩"、1/4下蹲等。

三、慢性心力衰竭患者运动方案及实施

1.心功能Ⅰ～Ⅱ级运动方案及实施

（1）评估：体格检查；CPET或6min步行试验，活动能力评定，肌力评估，平衡、柔韧性评估；量表评估（营养、睡眠、心理、戒烟评估、心力衰竭容积量表）。

（2）运动处方

1）有氧运动

①方式：Ⅰ期，坐式呼吸训练操或形意吐纳操、功率踏车、划船器、上肢液阻、椭圆机、平衡训练、坐式气脉常通操、练八段锦等；Ⅱ期，走路、坐式呼吸训练操或形意吐纳操、功率踏车、划船器、椭圆机、上肢液阻、坐式气脉常通操、练八段锦、打太极拳、游泳、骑自行车、爬楼梯等。

②强度：静息心率＋（最大心率－静息心率）×40%～60%。

③时间：每次20～30min。

④频率：每周2～5次。

以有氧运动为主，1～3周后加入抗阻运动进行辅助。

2）抗阻运动

①方式：Ⅰ期，哑铃操、抗阻器械、站式哑铃、杠铃、坐式/卧式弹力带等；Ⅱ期，哑铃操、抗阻器械、站式哑铃、杠铃、站式弹力带等。

②强度：上肢30%～60% 1RM，下肢40%～60% 1RM。

③肌群：7组大肌群。

④重复次数：8～12次/组。

⑤频率：2次/周。

2.心功能Ⅲ级运动方案及实施

（1）评估：6min步行试验、心力衰竭容积量表、心力衰竭康复评估表（是否临床稳定、是否耐受早期运动、是否存在绝对/相对运动禁忌证、运动评估）、心理/营养/睡眠。

（2）运动处方

1）有氧运动

①方式：Ⅰ期，行为训练（卧、坐、站、踏、行）、坐式气脉常通操；Ⅱ期，心功能Ⅰ～Ⅱ级参照前述方案；心功能Ⅲ级可行平路慢走、行为训练（卧、坐、站、踏、行）、坐式气脉常通操。

②强度：静息心率＋（最大心率－静息心率）×40%～60%。

③时间：每次20～30min。

④频率：2～5次/周。

2）抗阻运动

①方式：Ⅰ期，坐式哑铃操、坐式/卧式弹力带等；Ⅱ期，坐式哑铃操、坐式/卧式弹力带等。

②强度：上肢20%～50% 1RM，下肢从30%～50%1RM。

③肌群：功能肌群。

④重复次数：5～8次/组。

⑤频率：2次/周。

3.心功能Ⅳ级运动方案及实施

（1）血流动力学不稳定者：在入院后8h内对危重患者进行筛查，以确定血流动力学是否稳定，以确定患者最初可采用的康复运动策略类型。应至少每天对患者进行一次筛查/评估，筛查/评估应在所有康复运动策略之前进行。护士应对患者的危险因素进行评估，并计划活动时间，以便进行充分的生理休息，以满足身体活动所需的氧气需求。

（2）血流动力学稳定者：可进行如下运动。

1）床上运动：①危重患者入住CCU后的几个小时内启动一个翻身时间表，以防止延长重力平衡。在静止状态下长时间的运动会导致患者翻身时血流动力学不稳定。②床上活动时，应考虑降低转动速度，以改变内耳对心血管反应的影响。③高危患者床上活动期间，应首先使用右外侧位置，以防止使用左外侧位置导致血流动

力学挑战。④位置变化的耐受性（床上活动）不应在变化后5～10min进行评估。所有证据都支持危重患者需要长时间才能平衡到新的位置。⑤如果患者不能耐受如前述所建议的人工翻身转体，如血压、血氧饱和度持续下降和（或）心率增加，则应将患者恢复到仰卧位，并考虑使用连续的横向旋转疗法。⑥通过逐渐增加床头角度和降低腿部，促进患者对坐姿的血流动力学适应。

具体形式：①头部抬高30°～45°；②自己或在辅助下的翻身，每2小时1次；③卧式呼吸训练；④肢体的被动关节活动度训练。

2）离床运动：①符合床外活动性标准的筛查应在治疗前进行。②每个患者都是独一无二的，因此运动计划应根据患者的实际情况进行调整。一些不完全符合床外活动性标准的患者也可安全参与，但需要密切监测。③在实施早期的渐进式运动方案之前，各小组应为运动期间的不耐受制订停止标准。

具体形式：①床沿坐/辅助坐10～15min；②转移到椅子上坐位15min；③床上坐位或椅子上坐位进食。

（许 滔）

参 考 文 献

邓金梅，吴燕群，陈银花. 老年慢性心力衰竭患者实施运动康复护理对其心功能和生活质量的影响［J］. 中国医药科学，2020，10（7）：123-126.

李晗，冯茹，陈红琢. 运动训练在心力衰竭患者心脏康复中的研究进展［J］. 中国康复，2020，35（4）：208-211.

李玲. 有氧运动康复护理对慢性心力衰竭患者心功能及运动耐力的影响［J］. 河南医学研究，2020，29（10）：1884-1885.

曾婷. 基于代谢当量制定护理方案对老年心衰患者心理状态的影响［J］. 心理月刊，2020，15（11）：42-43.

张学正，李静，王琼，等. 老年慢性心力衰竭患者运动康复的研究进展［J］. 医学综述，2020（10）：1973-1977.

第26章

急危重症患者的护理

第一节 急性心肌梗死的急救护理

一、概述

急性心肌梗死（AMI）是临床常见的心血管病症，主要是因为冠状动脉突发性、持续性缺血缺氧导致的心肌坏死。临床主要表现是剧烈性、持续性胸痛，并伴有胸闷、恶心、呕吐、大汗等症状，通过休息、使用硝酸酯类药物无法有效缓解，通常患者的血清心肌酶活性会明显增高，心电图呈进行性改变，一般表现为ST段显著抬升或降低，T波倒置。随着病情进展会并发心律失常、休克或心力衰竭等症状。临床上主要进行镇痛、吸氧、溶栓抗心律失常、防心力衰竭等治疗，介入手术是当前治疗AMI的重要方法。

二、急救护理

（一）急性期护理

AMI患者在入院后7d内必须绝对卧床静养，不得搬动，保持病房安静，以减小机体代谢，降低心肌耗氧，以便减轻心脏负荷。急性期患者确诊后，须立即送入监护室开展心电监护，密切观察患者的生命体征变化，以及心肌酶谱动态变化，特别要加强心电监护，以免出现心律失常，通常在急性心肌梗死24h内会出现室性心律失常，这就需要科室护理人员对心律失常有足够的认识，熟悉心电图变化并识别心律失常图形，在此过程中，要保持高度警惕性及敏锐感，能够及时发现心律、心率变化，并详细记录相关数据，及时通知医师。同时，快速建立2～3条静脉通路，严格遵医嘱输注硝酸甘油或硝酸异山梨酯等药物，做好静脉管路护理，妥善固定好，以免扭曲、脱落。此外，急性期早期应给予患者高流量吸氧（4～6L/min），持续3～5d，后逐步转变成低流量吸氧（1～2L/min），持续1周。通常有些患者特别是老年患者很难接受绝对卧床静养，这需要医护人员耐心、认真地向患者说明和解释，让患者认识到卧床休息的重要性，使其配合。在此期间，患者的洗漱、饮食、翻身、排便等均要有专人协助。在病情稳定后，应在医护人员协助下下床活动，在室内缓慢步行，但需要密切监测患者的心率、心律、血压等体征，以避免劳累。对于合并退化性心脏病患者，早期下床活动相对危险的，必须绝对卧床2周及2周以上。

（二）造影术护理

在为AMI患者进行造影术之前，一般以右手桡动脉为穿刺点，但是为了患者的安全着想，应在其腹股沟处进行备皮，以防止桡动脉穿刺失败，同时在备皮的过程中，应不断向患者讲解PCI手术治疗的目的、方法、过程及治疗的最终效果。遵医嘱服用阿司匹林、氯吡格雷（或替格瑞洛）等抗血小板聚集的药物。术后嘱患者注意休息，适当多饮水，促进对比剂的排出。

（三）疼痛护理

AMI最主要的症状就是胸痛，发病后因心肌处于长时间的缺血缺氧状态，使得代谢物逐渐积聚而刺激机体神经末梢，再通过神经传导于大脑出现痛觉，主要表现为剧烈、难以忍受的心前区疼痛，通常药物难以缓解，且伴有恶心、呕吐等症状。患者的心率明显加快，会使心肌耗氧增加，而损伤心肌组织，严重者可导致梗死面积扩大，加重病情。在应用过程中应注意观察患者心率、心律及血压的变化情况，如有异常及时通知医师，严禁患者家属擅自调整滴速，以免造成不良后果。同时要遵医嘱应用吗啡、哌替啶等药物镇痛，以免剧烈疼痛引起心律失常等情况。

（四）吸氧护理

吸氧是AMI治疗的重要措施，及时有效的吸氧治疗可有效提升血浆内的溶解氧水平，使损伤心肌细胞得以修复，控制病情，缓解症状。可根据患者情况进行鼻导管或面罩吸氧，并依照患者病情调整氧流量，通常为2～4L/min，病情较重者6～8L/min，如为面罩吸氧，则控制在5～10L/min，一般持续3～5d，如合并心力衰竭、心律失常等患者可适当延长时间。

（五）溶栓护理

对AMI患者进行第三代溶栓药物治疗时，应在12h内进行早期使用，严格按照用药流程使用，并且要单独建立静脉通道，绝对禁止和其他药物混合使用。进行溶栓前，给予阿司匹林300mg＋氯吡格雷300mg口服，要详细询问患者有无禁忌证，同时要进行一些血常规、心肌酶等检查，还应准备好抢救器械、药品和物品等。在溶栓治疗中，应密切观察病情变化，遵医嘱每隔15min给予床旁心电图检查，以观察心肌缺血改善情况。溶栓治疗后应观察是否有出血等并发症发生，如有异常应及时报告医师进行处理。

（六）心理护理

通常患者因发病急，病情危重，会担心自己的生命安全，再加上疾病带来的痛苦，往往会出现焦虑、不安、抑郁等不良心理，而这在较大程度上会加重心脏负担。因此，需要护理人员进行有效的心理干预，并主动和患者交流，引导患者更为明确地认识自身疾病；关心、安慰患者，并鼓励其树立治疗信心。护理时，动作轻柔、准确，以增强患者的安全感，缓解或消除患者的不良心理，使其更好地配合临床治疗和护理。此外，可指导患者掌握一定的减压法，如听音乐、与病友交流等。

（七）饮食护理

郭玉纯在其研究中指出，AMI发病后的2～3h不宜摄入过多能量，以减少代谢，降低心肌耗氧量。可给予患者流质食物，如米汤、温果汁、蜂蜜水等；病情好转后，可给予低脂、营养丰富的半流质饮食，可适当食用新鲜蔬菜、水果、鲜奶等，以确保胃肠道通畅，预防便秘。伴随患者病情的改善，饮食类型、数量可相应增加，但要控制脂肪、盐分等的摄入。

（八）康复护理

对AMI患者开展适当的早期康复训练，不但可预防长时间卧床出现的并发症，如下肢静脉血栓、肺梗死等，还有助于改善患者情绪，促进体力恢复，增强机体免疫力，提高临床治疗效果。对于无并发症患者在绝对卧床2～3d后可开展简单的康复训练；对于高危，且年龄65岁以上患者，应适当延长卧床时间，以确保梗死部位的心肌组织得以修补。可指导患者进行有氧运动，以改善心血管功能，如散步、打太极拳等，循序渐进。在康复训练中应持续对患者进行心电图监护，注意患者的自觉症状，随时进行血压、心率监测，以免心脏负荷过重。与此同时，还需指导患者纠正不良生活方式和习惯，消除潜在危险因素，如戒烟等。在康复训练中，应根据患者病情协助患者恢复日常生活自理能力。

总之，积极有效的护理干预是AMI患者临床治疗的重要组成，发挥着不可替代的作用。目前临床关于AMI护理研究取得了诸多成果，应从生理、心理及社会等方面给予患者全面、综合的护理，包括疾病治疗护理、心理护理、饮食护理、康复护理等，有助于提高疗效，促进患者心功能更好的恢复。

（梁　婷　邹　杨）

参考文献

金一. 主动脉球囊反搏术在急性心肌梗死中的应用及护理进展［J］. 当代护士（中旬刊），2013（5）：9-11.

苗丽. 急性心肌梗死的护理进展［J］. 实用临床护理学电子杂志，2017，2（11）：186-189.

万长征. 浅议急性心肌梗死的护理进展［J］. 河北医学，1999（11）：64-65.

王慧颖. 主动脉球囊反搏术在急性心肌梗死中的应用及护理进展［J］. 世界最新医学信息文摘，2019，19（37）：143-146.

韦懿珊，江雪美. 急性心肌梗死院前急救与护理进展［J］. 实用临床护理学电子杂志，2016，1（6）：185-186.

Ibrahim AW，Riddell TC，Devireddy CM，et al. Acute myocardial infarction［J］. Crit Care Clin. 2014 Jul；30（3）：341-364.

Martin L，Murphy M，Scanlon A，et al. Timely treatment for acute myocardial infarction and health outcomes：an integrative review of the literature［J］. Aust Crit Care. 2014 Aug；27（3）：111-118.

Twigg DE，Kutzer Y，Jacob E，et al. A quantitative systematic review of the association between nurse skill mix and nursing-sensitive patient outcomes in the acute care setting［J］. J Adv Nurs. 2019 Dec；75（12）：3404-3423.

第二节　高血压危象的急救护理

一、概述

高血压危象是指高血压患者的血压在极短时间内突然升高，这是高血压病程中一种特殊的临床表现。其可能由情绪变化、寒冷刺激、精神创伤、过度疲劳及内分泌失调等原因引起，导致小动脉出现较为强烈的暂时性痉挛，进而引起血压在极短时间内突然升高。高血压患者一旦有高血压危象出现，便可能对各生命器官产生致命性损害。各级缓进型高血压患者与急进型高血压患者都可能出现高血压危象，其具体临床表现有呼吸困难、面色苍白、剧烈头痛、心动过速、恶心呕吐等，此时需立即进行有效的急救护理治疗，否则可能导致患者死亡。

二、急救护理

（一）保持舒适体位

让高血压危象患者卧床，并保持舒适体位，将患者床头抬高30°，这样可以起到一定的降压效果。清除患者周围一切可能对其产生不良刺激的物品，防止患者躁动，使其情绪稳定。保持患者呼吸道畅通，这是高血压急救护理中需要特别注意的。如果患者出现昏迷现象，应迅速将其头部偏向一侧，使其保持平卧，采取适当的方式清除其口腔中的呕吐物、分泌物，然后使用面罩或导管帮助患者吸入氧气。如果患者出现严重的呼吸道阻塞，应进行插管，用呼吸机帮助患者吸入氧气。

（二）建立静脉通道

建立静脉通道可以对药物早期应用起到保证作用。因此，应立即对高血压危象患者开通两条静脉通道，予以125ml 20%甘露醇，静脉推注呋塞米40mg，葡萄糖500ml中加入硝普钠50mg，以每分钟10滴的速度避光滴注。在此过程中，需尽可能选用静脉留置针，保证药物迅速输入患者体内，同时保证患者不因躁动或体位改变而刺破血管。选择静脉时要避开关节，选择笔直、粗大的静脉，较易固定。如果患者同时患有糖尿病，不应选择葡萄糖溶液，特别是高渗糖溶液。

（三）快速降压

降压幅度应根据患者的实际情况而定，如肾功能正常，也没有冠状动脉和脑血管病史及原发性高血压等，可将血压降到正常状态。如果患者有继发性高血压和心、脑、肾损害等情况，降压幅度太大可能会使其心、脑、肾受到进一步损害，对于这类患者，血压一般以降至160/100mmHg为宜。降压速度应迅速，采取有效措施，将患者的血压降到合适状态，以免影响护理干预效果。降压药物的选择应对患者的外周血管有扩张作用，并对房室结、窦房结及心肌收缩无明显的抑制作用。

（四）心理护理

大多数高血压患者的病程都较为长，长时间处于高血压病症影响下，其身心已经非常疲惫，通常都具有抑郁、紧张和焦虑等负面心理，且情绪波动较大，加上高血压危象起病急，病情较为严重。所以，当患者病情较为稳定时，应立即对其进行有效护理，与患者家属进行有效沟通，使其配合医院，做好患者的心理疏导，增强患者战胜疾病的信心与动力。

（五）镇静

有躁动、抽搐的患者要用镇静药，要有专人在床旁守护，防止其发生坠床、舌咬伤及其他意外。需注意以下几点：①绝对卧床休息，将床头抬高30°，可以起到体位性降压的作用，避免一切不良刺激和不必要的活动，安定患者的情绪，避免躁动；②吸氧，如患者呼吸道分泌物较多，应吸痰，保持呼吸道通畅；③做好心理护理和生活护理，避免高血压危象的诱发因素；④保持有效静脉通路，避免搬动或在运送医院途中使穿刺针头的位置移动，导致针头刺破血管，造成液体外渗。患者要绝对卧床休息，去枕平卧，抬高床头，监测血压、脉搏、心率，并做好记录，如有异常，及时通知医师。观察患者是否有头痛、出汗、抽搐、烦躁不安、呕吐、视物模糊、惊厥等症状，是否合并心、脑、肾等并发症，根据其疾病及治疗史采取合理措施，降低血压。根据血压变化调整药物，将血压控制在160/100mmHg。在患者的床头备好抢救物品，向其讲解服药剂量、服用方法及服用时间，要求定时服用降压药物。

（梁 婷 邹 杨）

参 考 文 献

杜莹莹, 孙明, 赵春云. 高血压危象患者院前急救与护理效果观察［J］. 中西医结合心血管病电子杂志, 2019, 7（35）: 120-124.

纪洪波, 袁凤英. 高血压危象的急救护理体会［J］. 求医问药, 2012, 10（11）: 198-200.

贾建萍, 么冰, 任肖晶. 高血压危象急性期的护理体会［J］. 中西医结合心血管病电子杂志, 2019, 7（30）: 120-125.

宋淑梅. 高血压危象的急救及护理［J］. 世界最新医学信息文摘, 2018, 18（13）: 237-241.

苏明, 陈维龙, 刘君. 老年高血压危象患者院前急救治疗的措施及效果［J］. 中外医学研究, 2018, 16（21）: 172-173.

武明宇, 赵思宇. 高血压危象患者的院前急救护理体会［J］. 中国医药指南, 2019, 17（13）: 214-215.

第三节 主动脉夹层患者的急救护理

一、初步评估与护理

对患者初步评估与护理能够使患者得到及时的处理，减少不必要的检查或频繁检查，从而缩短使患者得到确诊的时间。及时监护患者的生命体征，严密观察患者病情变化，特别是血压情况，必要时双上肢血压交替测量，以做必要的对照。发现异常情况及时汇报医师行必要的处理。仔细询问病史，了解患者的主观感受，必要时协助医师做必要的体格检查。知道患者的基本情况，避免频繁检查而耽误治疗时间。及时给予患者及其家属必要的心理干预，避免患者情绪激动增加未知风险，安慰患者与家属配合检查并讲明必要性。护士本身应掌握本病的基本知识、对本病的预见性，以便做出必要的处理，防止意外情况的出现。

二、检查过程的风险评估与护理

由于主动脉夹层的确诊主要依靠影像学检查，特别是增强CT检查，但对于急性期主动脉夹层患者风险是很大的，这就需要医护人员充分评估检查过程中的意外，为此应有相应的应急预案。

1.医护人员应对患者在检查过程中的意外风险做充分评估，向患者及其家属解释检查的必要性，避免患者及其家属对相关检查产生异议，从而取得患者的积极配合。

2.保证绿色通道的畅通，与急诊科和影像科等相关科室沟通，提前做好相关准备，避免患者在检查过程中浪费时间，同时医护人员备好急救药品和器械，临床医护人员陪同检查，确保患者的安全。

3.检查过程中应密切观察患者的神志改变，积极与患者沟通，并进一步了解其思想动态，避免患者情绪的变化，特别是恐惧、焦虑、紧张等负性情绪会导致血压升高，加剧夹层范围进一步扩展，严重时可导致夹层破裂出血。

4.确诊患者为主动脉夹层后，迅速将患者转移到急诊抢救室给予心电监护，遵医嘱给予患者镇痛、降压等相关治疗，其他相关辅助检查则于床旁检查，避免频繁搬运患者而使患者病情加剧，同时联合相关科室会诊。

5.心理护理。主动脉夹层疼痛通常都是剧烈的，患者常表现出烦躁不安，频繁翻身或对检查不够理解，护士应理解患者，同时与患者积极沟通，并安抚患者及其家属，使患者积极配合检查，尽量避免语言的不良刺激而加重患者孤独无助的感觉，以免使患者病情加重。

三、诊断明确患者的病情观察与护理

此过程是能否控制患者病情的关键，给予患者初步的治疗，能够减缓患者的病情进展，为其进一步的治疗提供有力保障，并且减少意外情况的发生。护理措施如下。

1.一般护理 嘱患者绝对卧床休息，避免用力过度（如排便用力、剧烈咳嗽、剧烈翻身等），给予患者吸氧、迅速建立静脉通路，必要时予患者配血、准备相应的急救药品与器械，以应对患者出现意外情况提供抢救。

2.疼痛护理 主动脉夹层患者90%疼痛呈撕裂样剧烈疼痛，疼痛是主动脉夹层是否继续扩展的标志，医护人员应注意患者关于疼痛的主诉，严密观察疼痛的程度、性质与部位的改变，疼痛的减轻与加剧或放射范围扩大都预示病情的变化，应立即通知医师处理。特别需要注意的是，如果疼痛缓解或消失后又加重出现，应警惕夹层分离，继续发展甚至有瘤体破裂的危险。对患者疼痛的护理应遵医嘱给予吗啡或哌替啶肌内注射，对烦躁不安的患者给予地西泮等镇静药物的应用，使患者的负性情绪得到有效控制。

3.血压与心率的护理 迅速降低血压及减慢心率，以减少对主动脉的冲击力，这是有效控制夹层剥离速度的关键措施。尽快将收缩压降至 $100 \sim 120mmHg$ 或以下，可用硝普钠静脉滴注，以减轻心脏后负荷并降压，但应注意按血压控制水平及时调节滴速。如果患者血压突然下降，应注意主动脉破裂的可能，需及时汇报做相应处理。另外，还可给予 β 受体阻滞药如美托洛尔、普萘洛尔等，以减轻心肌收缩力和减慢心率，使心率维持在 $60 \sim 80$ 次/分，防止心率过快增加心肌耗氧，使心肌受损。

4.心理护理 严防患者情绪波动，加强心理护理，及时了解患者及其家属的心理动态和心理需求，给予患者全方位的关爱与帮助，尽量满足患者及其家属的合理要求，以解除患者的紧张、恐惧及焦虑情绪。医护人员应尽量缓解与减轻患者的不良心理反应，根据患者不同的心理感受，及时评估患者的应激反应和情绪状态，并确定相应的心理护理对策，给予患者全面情感支持，淡化患者对自身病情的忧虑。

5.转运过程中的护理 医护人员应充分评估在转运过程中出现的风险，保证患者能够迅速转入相关科室继续治疗。同时，应为转运过程中出现的风险制订相应的转运对策：转运前评估患者的基本情况；向患者及其家属解释转运的必要性和转运途中的风险，取得患者及其家属的配合；携带必要的抢救器械与药品；通知相关科室做好相应准备；医护人员协助转运，减轻患者的紧张情绪并在病情变化时迅速组织抢救；转运过程中密切观察患者的生命体征，注意患者面色改变，发现异常及时处理。主动脉夹层患者在运送途中常因路上车床推动引起的震动发生病情突变，因此在运送患者前，应做好充分准备。

总之，主动脉夹层起病急骤、进展快，且误诊率、病死率高，是临床上少见而严重的急症。针对主动脉夹层的急救护理，应注意以下几点：①加强本科医护人员对主动脉夹层的认识，加强对主动脉夹层知识的了解，尤其是遇到不明原因的剧烈腹痛与胸痛，应协助早期诊断，减少确诊该病的时间，为患者赢得治疗时间；②加强多科室之间的配合与协助，特别是与影像科、B超室、检验科以及血管外科等相关科室密切配合；③严密观察患者的病情变化，特别是血压与心率的变化，做到对本病的预见性，防止并发症的出现，同时做好相关心理护理；④加强医患及医护人员之间的沟通，配合相关治疗与处置，提前预防并发症的发生。

（梁　婷　邹　杨）

参 考 文 献

董晓艳，廖火城. 精细化护理联合依托考昔对急性主动脉夹层患者预后的影响研究［J］. 中外医学研究，2020，18（2）：89-91.

郭爱玲. 探讨心理护理在疑似主动脉夹层患者急诊CT增强中的应用效果［J］. 心理月刊，2020，15（10）：94-97.

何晓宇. 主动脉夹层患者的长途转运护理体会［J］. 当代护士（下旬刊），2020，27（4）：114-115.

薛影. 主动脉夹层患者疼痛控制护理研究［J］. 中国社区医师，2020，36（7）：151-152.

杨莹，别逢桂，谢庆，等. 剖宫产同期行Stanford A型主动脉夹层术的护理配合［J］. 齐鲁护理杂志，2020，26（8）：94-96.

袁翠琴. 主动脉夹层患者覆膜支架置入术后患者的监测及护理［J］. 临床医药文献电子杂志，2020，7（30）：98-101.

周守志，张萍，严兆娴. 主动脉夹层86例患者急救护理［J］. 实用临床医药杂志，2013，17（12）：27-28.

第四节　终末期心力衰竭患者的护理

一、尽力缓解症状，减轻患者痛苦

1.呼吸困难　端坐呼吸、夜间不能平卧或被憋醒是终末期心力衰竭患者最大的痛苦，甚至有濒死、窒息感，患者常诉解除呼吸困难是其最强烈的愿望。应将患者安置于舒适体位：半卧位时床尾用软枕抵挡以防止下滑，巡视病房时可帮助患者移向床头；端坐位时提供床上餐桌，餐桌上放一软垫以利于患者趴在餐桌上休息；患者坐于床边、两腿下垂时，提供床栏等不能移动的扶助物或有人看护，或让患者坐在有靠垫及扶手的椅子上休息，以防止发生跌伤意外。嘱家属给患者穿柔软、轻质无刺激的衣被，解开领口，以减轻憋闷、压迫感。给予持续吸氧，一般给予低至中流量给氧，吸氧时尽可能使用鼻导管，使患者吸氧时能喝水、吃饭、谈话，消除使用面罩时造成的窒息感；为减少疼痛，可在鼻孔及耳周涂上保护霜。遵医嘱给予多巴胺、多巴酚丁胺等非洋地黄类正性肌力药，微量泵对缓解症状效果较好，病程中严格控制输液速度与总量，防止发生急性肺水肿而加重呼吸困难甚至猝死。

2.疼痛　疼痛是医务人员在临床工作中经常面临的问题，疼痛护理是疼痛诊疗专业的重要组成，在疼痛诊疗中具有独特的作用。近年来，疼痛护理引起了越来越多的重视和关注，疼痛已被作为"第五生命体征"来评估与处理。终末期心力衰竭患者常诉全身不适甚至疼痛，非药物手段包括采取舒适体位、放松技术、分散注意力，或运用音乐疗法、香味疗法、发泄疗法等。也可遵医嘱使用镇痛药。

3.水肿　心力衰竭患者均出现过不同程度的水肿。非药物治疗手段包括适度限制钠盐和水分的摄入，抬高床头和患肢，避免使用非甾体抗炎药和钙通道阻滞药。静脉加用利尿药或增加利尿药给药频次，傍晚使用利尿药意味着夜间排尿过频而加重患者睡眠紊乱，故症状改善后尽可能将利尿药在早晨或上午使用。还应注意，使用利尿药期间过分限盐可引起低钠血症，导致病情不易控制甚至加重；使用排钾利尿药者若食欲缺乏，不能及时补充含钾的食物或药物，或伴有腹泻时，很容易造成低钾血症，而低钾血症是诱发室性心动过速、心室颤动甚至导致猝死的重要因素。故应详细记录出入量、称体重，严密监测钠钾平衡，必要时静脉补充电解质。

4.疲劳　终末期心力衰竭患者多有明显疲劳感，生活自理能力下降甚至完全不能自理。做好洗漱、饮食、排便等日常生活护理是保持终末期心力衰竭患者生理与心理舒适的重要内容之一。

5.食欲缺乏　因胃肠道及肝淤血、腹水等原因，心力衰竭患者多有不同程度的食欲缺乏，营养状态失衡。给予高蛋白、清淡易消化饮食，以流食、半流食为主，鼓励患者少食多餐，做好口腔护理，促进食欲。必要时遵医嘱静脉滴注白蛋白。若患者伴有恶心、呕吐，可能会导致口服用药困难，应改变给药方式，采用静脉、鼻饲、直肠等途径给药。

6.抑郁　终末期心力衰竭患者还有一个容易忽略的症状是抑郁。患者由于长期疾病折磨而痛苦不堪，加上经济困难、亲属照顾不周等原因，患者常出现情绪不稳定、悲观、抑郁，甚至对未来失去信心，不配合或拒绝治疗。护士首先要理解同情患者，给患者以高度的关注，使患者确信自己在需要时随时可能得到帮助与救治，让患者及其家属有信赖感和安全感。由于患者严重呼吸困难、夜间睡眠紊乱、病情经常变化需要治疗干预，饮食及排便等日常生活常在床上完成等因素，会给同病房友带来较大的干扰，应尽量为患者安排单人间或用屏风、床帘来创造相对独立的休养空间。针对患者的心理状态，医护人员应积极与患者和家属沟通，积极主动帮助患者完成未完成的心愿，给予其关心与支持，尊重患者。不强迫患者交谈，减少外界干扰，为患者创造一个安静、舒适的环境，使患者平静、安详、有尊严地离开人世。让家属24h陪伴在患者身边，以减轻患者的孤独感。后期不再完全限制患者饮食、饮水，提供烹调场所，让家属为患者制作可口饮食。用实际行动让患者感受到亲人的真情，增强其生活的勇气。终末期心力衰竭患者出院时多仍有症状，应指导亲属家庭护理方法，督促患者坚持药物治疗和门诊随访。同时，亲属由于长期照顾患者，体力和精神上往往不胜负荷，还要忍受可能即将失去亲人的痛苦，护士应给予家属最大的帮助和必要的心理支持。

二、预防并发症

1.压疮　在心力衰竭终末期，患者水肿严重、端坐呼吸、翻身困难、全身营养状况差，极易发生压疮，一旦发生压疮很难愈合，应及早采取预防措施。使用气垫床可缓解对皮肤、组织的压力，但气垫床在半卧位时易下滑，可在床头用绳子将气垫固定于床板上。为防止患者感觉气垫太滑或不透气，可在气垫上加棉垫。注意保护骶尾、肩胛、足跟、足踝等骨隆突部位，局部可贴减压敷料，翻身及使用便器时勿擦伤皮肤。保持会阴部清洁干燥，垫单潮湿后及时更换，若患者有尿失禁，男性可佩戴男式接尿器，女性可保留导尿管，但应防止泌尿系统感染。注意保持肛周清洁，保护肛周皮肤，尤其在患者有排便次数增多、腹泻时，可用油性软膏涂敷，以减少排泄物对肛周皮肤的刺激。

2.感染　终末期心力衰竭患者机体抵抗力低下，本组患者均曾出现过度防治。应保持病房每日通风至少2次，每次不少于30min。但患者不宜睡在正对门口、窗口、空调风口的位置，防止对流风给患者带来身体不适或受凉感冒。心力衰竭患者往往出汗较多，需经常更换衣服，为防止频繁更衣造成受凉感冒，可在衣服内衬以毛巾，并经常予以更换。限制探视，控制其他呼吸道感染者与患者接触是预防交叉感染的重要措施。严密监测体温变化，观察有无打喷嚏、咳嗽、咳痰，听诊肺部有无湿啰音。一旦出现感冒先兆，尽早遵医嘱给予防治感冒的药物，使用抗生素。若患者有痰，应定时翻身拍背，排痰困难者予雾化吸入，促进呼吸道分泌物排出。

3.静脉炎及血管周围组织坏死　终末期心力衰竭患者末梢循环差，又长期反复静脉用药，给局部血管穿刺带来困难：患者血管通透性增高，即使穿刺成功有回血亦可能出现穿刺局部肿胀，而患者又需要持续静脉输入多巴胺、多巴酚丁胺等正性肌力药物或使用白蛋白纠正低蛋白血症，这些药物易造成静脉炎、血管周围组织坏死。故应有计划地使用静脉，四肢血管交替使用，避免长期使用单一血管，妥善固定留置针，确保药物无渗漏。穿刺确实困难者，给予深静脉置管，首选锁骨下静脉（因不影响活动，不受排便刺激），解决患者穿刺的痛苦。

4.深静脉血栓形成与栓塞　患者疲乏无力，不愿活动，长期卧床，容易导致深静脉血栓形成，栓子脱落后可引起肺栓塞。应鼓励患者床旁主动与被动运动，多做指（趾）活动，以促进血液循环。

三、做好患者家属的心理护理

1.稳定家属情绪，鼓励患者接受治疗　有的家属只要谈及患者病情就不能控制自己的情绪，在患者面前痛哭流涕。对他们应给予理解和安慰，耐心开导尽量满足其合理要求，劝其不要在患者面前流露刺激性语言和动作以免影响患者情绪。要鼓励患者接受各种治疗，争取一线生存的希望。

2.指导家属合理安排体力精力照顾患者　绝大部分家属难以承受精神和经济上的负担，再加上为了工作和生活疏于对患者的照顾。此时不应一味指责家属，应以特别的爱心及时与其进行有效的交流、沟通；给予关怀，为其提供适当的帮助，指导其如何保持自身健康和保存体力，尽可能减少无谓的体力和精力消耗。患者家属由于长期照顾患者，受精神、体力的影响，加之无力承担高昂的治疗费用常常对患者的治疗失去了信心。对此类家属应给予更多的关心，了解他们的想法及面临的困难，给予耐心解释及心理安慰，让他们了解在患者对治疗失望的情况下更需要家人的陪伴照顾及关心和支持。

3.尊重患者的愿望　当患者得知自己将不久于人世时，总希望得到亲友及单位领导的关心。护士应及时联系其亲友及单位领导，让他们尽早来探望、问候患者，尽可能给予他们关怀，帮助其解决困难使他们感受到人间温暖。

4.做好临终患者家属的安抚工作　患者的去世对家属又是一次沉重打击，护士应在保护好患者的情况下尽量满足患者家属的合理要求，而不是一味机械地按护理程序去进行。必要时可提供适当的场地让其发泄悲痛，讨论对疾病不能治愈患者进行的整体护理，包括控制疼痛及其他症状和并发症，解决患者心理、社会和精神方面的问题，作为全新的人性化护理方式，充分体现了对生命的尊重。尽管提供的护理不能改善患者的心功能和预后，但能够改善终末期患者的生理、心理和社会不适状态，体现出护理的特有价值。

（梁　婷　邹　杨）

参 考 文 献

陈志华. 老年终末期心力衰竭患者的心理特点及护理对策［J］. 世界最新医学信息文摘，2015，15（63）：199-203.

黄峥，底瑞青，白井双，等. 基于NICE指南的姑息护理在

心力衰竭终末期患者中的应用［J］. 中华现代护理杂志，
　　2019（13）：1655-1658.

李敬霞，庞花妮. 终末期心力衰竭患者的护理［J］. 中华
　　现代护理杂志，2012（33）：4054-4056.

张俊红，高丽丽，徐云，等. 1例终末期心力衰竭患者的
　　姑息护理体会［J］. 实用临床医药杂志，2013，17（4）：
　　111-112.

张岩. 难治性终末期心力衰竭患者的临床护理实践［J］.
　　中国实用医药，2016，11（3）：225-226.

周艳红，胡蓉. 姑息护理在终末期心力衰竭患者中的运用
　　［J］. 实用临床护理学电子杂志，2017，2（51）：64-66.

Kurozumi Y，Oishi S，Sugano Y，et al. Possible asso-
　　ciations between palliative care conferences and positive
　　outcomes when performing palliative care for patients with
　　end-stage heart failure：a nationwide cross-sectional ques-
　　tionnaire survey［J］. Heart Vessels. 2019，34（3）：452-
　　461.

Lowey SE. Palliative Care in the Management of Patients with
　　Advanced Heart Failure［J］. Adv Exp Med Biol. 2018，

1067：295-311.

Malotte K，Saguros A，Groninger H. Continuous Cardiac
　　Inotropes in Patients With End-Stage Heart Failure：An
　　Evolving Experience［J］. J Pain Symptom Manage. 2018，
　　55（1）：159-163.

Martens P，Vercammen J，Ceyssens W，et al. Effects of
　　intravenous home dobutamine in palliative end-stage heart
　　failure on quality of life，heart failure hospitalization，and
　　cost expenditure［J］. ESC Heart Fail，2018，5（4）：
　　562-569.

Wong FK，Ng AY，Lee PH，et al. Effects of a transitional
　　palliative care model on patients with end-stage heart failure：
　　a randomised controlled trial［J］. Heart. 2016，15；102（14）：
　　1100-1108.

Wong FKY，So C，Ng AYM，et al. Cost effectiveness of a
　　transitional home-based palliative care program for patients
　　with end-stage heart failure［J］. Palliat Med. 2018，32（2）：
　　476-484.

第五节　COVID-19期间心血管急危重症患者的护理策略

一、概述

在对新型冠状病毒肺炎（新冠肺炎）救治中，冠心病的救治，尤其是急性ST段抬高心肌梗死（STEMI）是一种时间救治依赖性疾病，受到了巨大影响。研究表明，约51%新型冠状病毒感染患者伴有慢性基础疾病，其中冠心病患者占15%，提示冠心病患者是新型冠状病毒的更易感人群。不断增加的患病率和死亡率以及冠心病人群的易感性加重了冠心病这一特殊人群的心理负担。这对心血管急危重症患者的护理提出了严重挑战，其中涉及人员培训、不同护理单元应对措施以及心理建设等多方面内容，需要将此方面的经验进行总结归纳。

二、护理策略

（一）人员培训

针对新型冠状病毒感染的肺炎防控形势，制订相关防控知识培训方案，将学习资料发布至院网、护士助手等公共平台以供学习，并采用不定期考核方式检查学习效果，不断巩固培训效果。以期达到所有医护人员熟练掌握肺炎相关诊治指南、管理规范、防控措施及工作流程的目的。

1.心血管内科医师培训　首先针对心血管内科医师（包括规培医师）开展理论学习，包括新冠肺炎诊疗方案、医院感染管理规范、新冠肺炎急性心肌梗死患者诊

治流程、新冠肺炎患者血压管理等理论知识，每日不断更新。同时结合视频学习防护用具的规范穿脱及消毒规范等知识，以便随时接诊患者。

2.心血管内科护理人员培训　护理人员认真学习包括新冠肺炎的诊疗方案、国家卫生行业标准、中华护理学会关于新冠肺炎护理要点、静脉输液治疗工作建议、本院新冠肺炎护理工作指引、职业暴露的应急预案等理论知识。2020年2月6日，中国心血管健康联盟心血管病护理及技术平台的护理专家就此次新冠肺炎疫情，结合心血管重症疾病特点、围手术期护理防护措施进行网上培训，使专科护理人员受益匪浅。熟悉每班次工作流程，环境清洁消毒流程，在线视频学习防护用具的规范穿脱等知识。

（二）各护理单元应对措施

疫情期间心血管内科收治的患者多为心血管急危重症患者，主要包括ST段抬高心肌梗死、非ST段抬高心肌梗死、重症心力衰竭等。心血管急危重症患者多就诊于急诊或胸痛中心，少部分就诊于门诊，因此做好新入院患者的接诊、转运工作与后续护理工作同样重要。根据新型冠状病毒防控形势下《急性心肌梗死诊治流程和路径中国专家建议》（第1版）中提到的急性心肌梗死患者的诊治策略明确指出：总原则为首选溶栓治疗，不论是疑似或确诊新型冠状病毒感染的患者或是已排除病毒感染的患者，若无溶栓禁忌证，则应在各级防护下行溶

栓治疗，溶栓治疗成功后择期接受介入治疗。若溶栓失败或有溶栓禁忌证的患者应在综合评估后判断介入治疗的获益与风险，若获益大于风险则在相应标准要求下的心导管室进行介入治疗。因此心血管内科各护理单元必须在此特殊阶段保证日常工作顺利进行，同时配合心血管急重症患者救治及护理工作。

1.门、急诊患者与CCU的转运衔接　门、急诊接诊患者后初步判断病情，检查生命体征、心肌酶、血常规、胸部X线片，必要时行胸部CT，如初步判断患者非新冠肺炎，则收住CCU。接到转诊科室电话时先初步了解患者情况，备齐常用抢救物品。转运人员需熟悉各级防护措施及院内转运路线，做好交接登记，包括患者病情、治疗、当前生命体征等，两科室护理人员双签字，做到科室间转运无缝衔接，转运记录保存3年，最大可能降低院内感染风险。转运中做好相关人员防护，CCU医护人员根据患者临床表现及流行病学分析进行个人防护。

2. CCU应对措施

（1）CCU医务人员防护：根据患者具体情况选用二级或三级防护，在未排除患者感染新型冠状病毒时均采取标准预防，将患者安排在CCU单间负压病房，医务人员严格执行相关规范，静脉注射时使用安全型留置针，避免职业暴露。采集患者呼吸道分泌物或血标本时应做好三级防护。

（2）患者防护：患者住院期间配戴医用外科口罩。

（3）加强环境消毒：病区地面使用1000mg/L的含氯消毒液喷洒消毒，每日2次。若患者血液或体液等污染地面时立即用2000mg/L的含氯消毒液擦拭后清洁。每日2次开窗通风。

（4）严密监测生命体征及病情变化：患者入院后严密监测生命体征变化，重点监测体温、呼吸频率及节律、血氧饱和度、血压等。发热患者按院内管理流程上报医务处、护理部，积极排查有无新冠肺炎相关症状，遵医嘱给予对症处理，每30min测体温并观察是否伴有其他症状。

（5）常规护理：建立危重症患者护理计划单，预防或尽早发现并发症；根据病情遵医嘱按时、按量正确给药；准确记录生命体征，观察病情变化；记录24h出入量；做好生活及心理护理。

3. 普通病区应对措施

（1）严格落实个人防护要求：工作期间穿戴医用外科口罩、一次性帽子、工作服、工作鞋、手套等。严格落实手卫生，加强病室通风，增加清洁及消毒频次。若发现疑似或确诊患者立即启动相关应急预案，及时有效完成隔离、救治及转诊工作。下班后按医院要求清洗、消毒、测体温后方可离开病区。

（2）加强病区环境消毒：保持病区空气清新，每日通风2～3次，每次不少于30min。物体表面、地面用250～500mg/L的含氯消毒液擦拭或喷洒消毒，加强污物间消毒管控。注意清洁工具分区使用。治疗室、值班室等区域每日定时用紫外线灯消毒2次，每次不少于30min。

（3）执行门禁管理制度：病区启用门禁系统，医务人员刷卡进入。同时告知患者及其家属固定一名陪护人员以减少人员流动，降低病毒传播的可能性。所有进入病区人员均须戴口罩，体温测量并登记个人信息，询问流行病学史，无发热者可进入病区，有疑似感染人员应立即采取措施，同时上报。

（4）加强进入病区人员甄别：对新入病区的患者及其家属进行体温测量、症状观察及流行病学史询问，若发现疑似症状，立即采取隔离及转诊措施。外出家属再入病区需重新测量体温。

（5）病区所有人员体温记录：医务人员进入病区后先测量体温，并存档记录。除特护患者外，其余患者每日常规测量体温并记录，如有需求，可随时测量记录。

（6）患者及其家属教育：加强入院患者及其家属的健康教育，发放公众预防指南，做好个人防护，所有患者及其家属戴口罩，尽量避免与其他患者、家属接触；若有任何不适应立即告知医护人员排查；每位患者固定一名陪护人员，并发放陪员卡一张，作为进出病区的凭证，告知患者及其家属住院期间不得随意离开病房，每次进入病区需测量体温并记录，不得以任何理由请假离院。

4.特殊治疗区域应对措施

（1）溶栓隔离病房应对措施

1）溶栓隔离病房人员防护：接诊疑似或确诊患者时采用三级防护：一次性帽子、一次性手术服、一次性防护服、鞋套、N95防护口罩、护目镜、手套等。

2）溶栓前工作：①溶栓隔离病房准备：病房消毒按传染病房环境要求进行；做好医疗职业暴露应急预案演练。②溶栓前护理：给患者戴医用外科口罩；医护人员按三级防护标准进行防护；接诊患者后立即给予心电监护，迅速建立静脉通路及氧气吸入；遵医嘱给予扩血管或镇静镇痛药物；备齐溶栓常用急救物品及药物。

3）溶栓中工作：溶栓中护理应严密监测患者生命体征变化，配合医师处理各类心律失常；注意防止职业暴露及二次污染，医疗垃圾规范处置。

4）溶栓后工作：①溶栓后医务人员防护措施：做好医护人员防护，操作结束离开病房，按流程脱去所有一次性防护用品，并按"七步洗手法"规范洗手并进行手部消毒。所有一次性防护用具扔置医疗垃圾桶内，医疗垃圾装在双层垃圾袋中密封并做"新型冠状病毒肺炎"特殊标识。其余非一次性器具用2000mg/L的含氯消毒液擦拭后消毒备用。②溶栓后护理：观察患者溶栓效果及出血征象；嘱患者卧床休息，指导饮食及排便，做好心理护理；做好患者及其家属的健康教育；对于疑似或已确诊的患者溶栓后在隔离病房继续治疗,择期行介入治疗。

（2）心导管室应对措施

1）心导管室准备:心导管室准备专用手术间,保证每日常规清洁与消毒,备齐术中必需品,所有仪器使用一次性无菌保护外套包裹,每台手术用后更换,心导管室每日2次紫外线空气消毒,物体表面、地面用1000mg/L的含氯消毒液擦拭或喷洒消毒,每次60min。确定需急诊介入治疗患者的院内转运路线及流程,与胸痛中心、门诊、急诊或其他科室完成患者交接。

2）心导管室人员防护:心导管室医护人员熟悉医疗职业暴露处理措施,均采用三级防护,医护人员穿脱防护用具全部在缓冲区进行。

3）术前准备:给患者戴医用外科口罩;建立静脉通路;遵医嘱给予术前用药,备齐抢救物品及药品;予以心电监护,连接AED电极;尽量减少手术参与人员。

4）术中配合:所有物品放置于手术间内,手术期间禁止出入,手术间内、外各一名护士配合手术,无特殊情况手术间外护士不得进入手术间。术中避免二次污染,将所有医疗垃圾用后立即扔至医疗垃圾桶内。若患者体液污染地面时用2000mg/L的含氯消毒液擦拭干净。术中严密观察患者生命体征。

5）术后护理应对:①术后医护人员防护措施:做好医护人员防护,术后按流程脱去所有一次性防护用品,并按"七步洗手法"规范洗手,进行手部消毒。所有医疗垃圾装在双层垃圾袋中密封并做"新型冠状病毒肺炎"特殊标识。进行无死角终末消毒:地面、物体表面用2000~5000mg/L含氯消毒液泼洒浸泡或擦拭消毒,同时保持机房内层流及送风关闭。②术后护理:与病房或CCU联系转运患者事宜,保证患者顺利安全交接;转运后用含氯消毒液擦拭转运床;了解患者穿刺部位,置入支架部位及数量,严密观察病情变化;留有动脉鞘管者,连接压力监测,做好鞘管护理;密切观察

术后是否有并发症发生;遵医嘱应用抗凝剂,同时观察不良反应;对疑似或确诊的患者术后送往隔离病房监护。

（三）心理建设

1.医护人员的心理建设　通过理论学习新型冠状病毒感染的肺炎相关知识,提高医务人员认知水平,消除对疫情的恐惧。同时合理排班,优化工作环境,减少因工作量过大造成的压力。还可进行个体针对性心理辅导,了解医务人员的心理状况及压力来源,尽可能地为其预防或解决心理问题。

2.患者及其家属的心理建设　护理患者入院后需对患者及其家属进行新型冠状病毒感染肺炎相关知识的健康教育,给予他们最可靠、准确性最高的信息,嘱其切勿轻信谣言,减少外界不良信息的误导。另外,护理人员需耐心倾听患者及其家属的心声,针对存在的疑虑给予相应解答。若已存在相关心理问题,首先应做好心理护理,同时请心理科医师会诊治疗。

（陈奕蓉）

参 考 文 献

蔡闵敏,张春,王琼英,等.新型冠状病毒感染防控期心血管急危重症患者的护理策略[J].中国循证心血管医学杂志,2020,12（2）:152-154.

郭莉,高兴莲,常后婵,等.疑似或确诊新型冠状病毒肺炎患者手术室感染防控专家共识[J].中国感染控制杂志,2020,19（5）:385-392.

任怡,贾敬波,孙燕,等."护理应急管理"在新型冠状病毒肺炎突发公共卫生事件中的应用[J].天津护理,2020,28（2）:171-173.

汪晖,刘于,王颖,等.新型冠状病毒肺炎疫情防控一线护理人员培训需求的质性研究[J].护理学杂志,2020,35（8）:14-16.